Präparateliste Naturheilkunde 2024

Das Nachschlagewerk für Heilpraktiker, Ärzte und Apotheker

44. Auflage

Kontakt

Produktmanagement
Ramona Kretschmann
Tel.: 09221 949-235
r.kretschmann@mgo-fachverlage.de

Anzeigen und Einträge
Ute Weinländer
Tel.: 09221 949-313
u.weinlaender@mgo-fachverlage.de

Jessica Jaschke
Tel.: 09221 949-315
j.jaschke@mgo-fachverlage.de

44. Auflage 2024
© 2024 ML Verlag
in der mgo fachverlage GmbH & Co. KG, Kulmbach

ML Verlag
E.-C.-Baumann-Straße 5 · 95326 Kulmbach
Tel.: 09221 949-311 · Fax: 09221 949-377
kundenservice@mgo-fachverlage.de
www.praeparateliste-naturheilkunde.de

Druck: Appel & Klinger Druck und Medien GmbH, Schneckenlohe
Titelbild: © Anna Reinert – stock.adobe.com

Die Präparateliste Naturheilkunde erscheint jährlich. Diese Ausgabe ist für den Einzelpreis von 49,95 Euro (inkl. MwSt. und Versandkosten) beim Verlag zu beziehen.

Das Werk einschließlich aller seiner Teile ist urheberrechtlich geschützt. Vervielfältigung, Übersetzung, Mikroverfilmung und Einspeicherung und Verarbeitung in elektronische Systeme ist unzulässig und strafbar.

ISBN: 978-3-96474-622-1

Online-Datenbank unter grüne-liste.de

Wichtige Hinweise für den Benutzer der Präparateliste

Stetig entwickeln sich die Erkenntnisse in der Medizin durch Forschung und klinische Erfahrungen weiter. Daher hat der Verlag in diesem Werk ein besonderes Augenmerk auf die Aktualität der therapeutischen Angaben gelegt. Alle Informationen – wie Indikation, Dosierung oder unerwünschte Nebenwirkungen – entsprechen dem derzeitigen Wissensstand.

Dennoch ist der Anwender dieses Nachschlagewerkes verpflichtet, anhand der Fachinformation die Angaben selbst auf mögliche Abweichungen hin zu überprüfen und seine Verordnung in eigener Verantwortung zu treffen bzw. einen Arzt oder Apotheker zu konsultieren.

Die Produktinformationen und Health Claims wurden ausschließlich vom jeweiligen Hersteller zusammengestellt. Somit sind die Unternehmen für die Inhalte der Präparateeinträge und Anzeigen selbst verantwortlich. Eine Haftung des Verlages und der Redaktion ist daher ausgeschlossen.

Sind Überempfindlichkeiten oder Unverträglichkeiten gegenüber Wirk- und/oder Hilfsstoffen oder sonstigen Bestandteilen bekannt, darf dieses nicht angewendet werden.

Die aufgeführten Preise beziehen sich auf den Abgabepreis nach Lauer Taxe.

Hinweis: Sofern Probleme bei der Medikation auftreten, nehmen Sie bitte Kontakt mit Ihrem Arzt auf. Zu Risiken und Nebenwirkungen lesen Sie die Packungsbeilage und fragen Sie einen Arzt oder Apotheker.

Anregungen und Kritik zur Präparateliste
Wenn Sie Fragen oder Anregungen haben, können Sie sich gerne an uns wenden. Wir freuen uns auf den Kontakt mit Ihnen.

So erreichen Sie uns:
ML Verlag
E.-C.-Baumann-Straße 5 · 95326 Kulmbach
Tel.: 09221 949-311 · Fax: 09221 949-377
E-Mail: kundenservice@mgo-fachverlage.de
mgo-fachverlage.de

Einführung

Liebe Leserin, lieber Leser,

es freut mich, Ihnen in diesem Jahr die 44. aktualisierte Auflage der *Präparateliste Naturheilkunde – DIE GRÜNE LISTE* vorzulegen. Diese umfangreiche Zusammenstellung listet die gängigsten Präparate und Naturheilmittel und unterstützt bereits seit vielen Jahren naturheilkundlich tätige Therapeuten sowie Apotheker bei ihrer täglichen Arbeit. Egal, ob Sie ein konkretes Produkt suchen oder sich erst einmal einen Überblick verschaffen wollen – der strukturierte Aufbau ermöglicht es, schnell zum Ziel zu kommen.

Zur Vereinfachung sind die Präparate nach Indikationen und nach indikationsübergreifenden Präparaten gruppiert. Das Indikationsverzeichnis basiert auf dem in der Praxis verwendeten Sprachkanon bei Heilpraktikern und Apothekern und enthält Produkte mit sowie ohne Zulassung. Deshalb wurde das Verzeichnis um nicht-medizinische Indikationen wie z. B. „Nährstoffmangel" oder „Umwelt- und Schwermetallbelastung" ergänzt, denn so lassen sich beispielsweise auch Nahrungsergänzungsmittel einfach finden. Nahrungsergänzungsmittel/Lebensmittel sind durch Zusatz kenntlich gemacht. Die Struktur dient ausschließlich der besseren Auffindbarkeit der Produkte für Nutzer in der Praxis. Ein weiterer Teil mit medizinischem Bedarf rundet das Verzeichnis ab.

Ergänzend bieten wir im redaktionellen Teil dieser Ausgabe wertvolle Informationen und Hintergründe. So erfahren Sie, wie die Arzneimittelkommission der deutschen Heilpraktiker arbeitet (S. 381) und welche Neuerungen es in Bezug auf Arzneimittel in der Heilpraktikerpraxis zu beachten gilt (S. 423). Einen Einblick in das aktuelle Thema „Silent Inflammation" (Subklinische Entzündungen) lesen Sie ab S. 445.

Ein Tipp, falls Sie das Buch einmal nicht zur Hand haben: In der parallel erscheinenden *Online-Datenbank GRÜNE LISTE* finden Sie das gewünschte Präparat über die Volltextsuche mit einem Klick. Registrieren Sie sich kostenfrei unter www.grüne-liste.de!

Wir wünschen Ihnen viel Spaß beim Entdecken der einzelnen Mittel und deren Eigenschaften.

Ramona Kretschmann
Produktmanagerin ML Verlag

selenase®

Das Immunsystem sagt Danke!

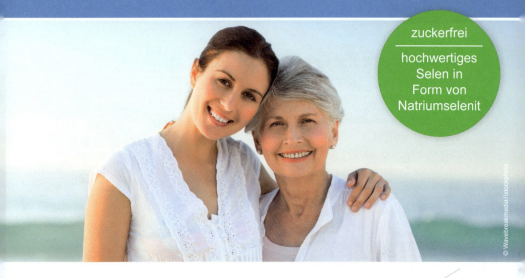

zuckerfrei

hochwertiges Selen in Form von Natriumselenit

selenase® 200 XXL zur Optimierung der Selenversorgung:

Vegan, glutenfrei, laktosefrei.
Ohne Konservierungsstoffe.
90 Tabletten je Packung

Wie unterstützt Selen das Immunsystem?

Erfahren Sie mehr auf unserer Homepage:
www.biosyn.de/gesundheitsthemen/selen

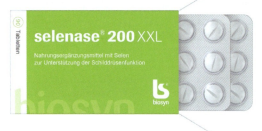

Selen trägt zu einer normalen Funktion des Immunsystems und der Schilddrüse bei. Eine Tablette selenase 200 XXL enthält 200 µg Selen, entsprechend 364 % der empfohlenen täglichen Nährstoffzufuhr (NRV). Eine abwechslungsreiche und ausgewogene Ernährung und eine gesunde Lebensweise sind wichtig.

Der Mensch und seine Lebensqualität stehen bei uns im Mittelpunkt

Made in Germany

biosyn Arzneimittel GmbH
Schorndorfer Straße 32
70734 Fellbach
Tel.: +49 (0) 711 575 32-00
www.biosyn.de

wir forschen

Ist Selen gleich Selen?

Selen gibt es in verschiedenen Formen, die vom menschlichen Körper unterschiedlich verwendet werden. Die in der Nahrung häufigste Selenform ist Selenomethionin. Dagegen hat die anorganische Selenform Natriumselenit Vorteile als Ergänzung zur Ernährung. Natriumselenit wird vom Körper durch passive Diffusion aufgenommen und schnell in Selenproteine umgewandelt. Der Körper kann es außerdem problemlos über den Urin ausscheiden.

Die Bioverfügbarkeit von Selenomethionin ist zwar höher als die von Natriumselenit, aber die Verwertung ist wesentlich komplizierter. Selenomethionin wird vom Körper nicht als Selenform erkannt, sondern mit der Aminosäure Methionin verwechselt. Das führt dazu, dass Selenomethionin unspezifisch und unreguliert in schwefelhaltige Proteine eingebaut wird. Zum einen steht dieses Selen nur in Teilen und nur über Umwege Selenproteinen zur Verfügung. Zum anderen kann dies zu einer Anreicherung im Körper führen.

Jetzt zum Subskriptionspreis vorbestellen

Präparateliste Naturheilkunde 2025
DIE GRÜNE LISTE

- Das Nachschlagewerk für Heilpraktiker, Ärzte und Apotheker
- Seit 45 Jahren bewährt
- **Inklusive Onlinedatenbank „Grüne Liste" unter www.grüne-liste.de**

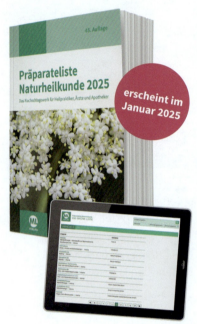

erscheint im Januar 2025

Noch schneller zum Eintrag:
Einfach kostenfrei registrieren unter

www.grüne-liste.de

Bestellen Sie schon jetzt Ihr Exemplar 2025 vor und Sie bekommen es pünktlich zum Veröffentlichungsdatum zugeschickt.

Profitieren Sie zusätzlich vom Subskriptionspreis von 39,95 Euro pro Buch bei einer Bestellung bis zum 31.01.2025.

Unser Bestellservice

Faxbestellung bitte an: 09221 949-377

 09221 949-311

Ja, ich bestelle:

_____ Expl. **Präparateliste Naturheilkunde 2025**
ISBN 978-3-96474-701-3, **39,95 Euro**

 kundenservice@mgo-fachverlage.de

_____
Name / Vorname

 oder Bestellung einfach rechts eintragen und abschicken.

_____
Straße / Hausnummer

 www.ml-buchverlag.de

_____
PLZ / Ort

_____
Datum / Unterschrift

Inhaltsverzeichnis

Suchanleitung	9
Präparategruppenverzeichnis	10
Abkürzungsverzeichnis	12
Übersicht: Indikationen und Produktgruppen	13
Alphabetisches Produktverzeichnis	27
Präparate nach Indikationen	**41**
Indikationsübergreifende Präparate	**341**
Medizinischer Bedarf	**375**
Arzneimittelkommission der deutschen Heilpraktiker	381
Aktuelles über Arzneimittel in der Heilpraktikerpraxis	423
Adressverzeichnis	429
Homöopathisches Tabellarium	487
Silent Inflammation – Einführung und Labordiagnostik	445
Glossar „Naturheilkunde"	521
Alphabetisches Herstellerverzeichnis	527

Muster Privatrezept

Dr. med. Max Mustermann

Dorfstraße 123 · 12345 Musterhausen
Telefon (01 23) 45 67 · Fax (01 23) 45 67

Rp. am

Euphrasia Augentropfen 1.2.2016

Tropfen
5 Einzeldosisbehältnisse à 0,5 ml
PZN 1448174

Dr. med. Max Mustermann
Arzt für Allgemeinmedizin
Dorfstraße 123
12345 Musterhausen
Telefon (01 23) 45 67

Suchanleitung

Finden Sie schnell und einfach, wonach Sie suchen.

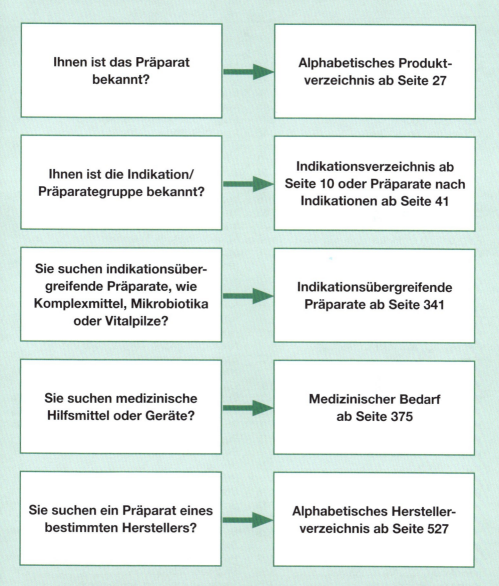

Ihnen ist das Präparat bekannt?	→	Alphabetisches Produktverzeichnis ab Seite 27
Ihnen ist die Indikation/Präparategruppe bekannt?	→	Indikationsverzeichnis ab Seite 10 oder Präparate nach Indikationen ab Seite 41
Sie suchen indikationsübergreifende Präparate, wie Komplexmittel, Mikrobiotika oder Vitalpilze?	→	Indikationsübergreifende Präparate ab Seite 341
Sie suchen medizinische Hilfsmittel oder Geräte?	→	Medizinischer Bedarf ab Seite 375
Sie suchen ein Präparat eines bestimmten Herstellers?	→	Alphabetisches Herstellerverzeichnis ab Seite 527

Noch schneller: Nutzen Sie unsere kostenfreie Onlinedatenbank unter
www.grüne-liste.de

Präparategruppenverzeichnis

Adipositas	42
Akupunktur	376
Allergie	42
Allergie - Heuschnupfen	46
Allergie - allergische Hautreaktionen	45
Alternativtherapien	376
Asthma und Bronchitis	46
Augenbeschwerden	48
Blutung	53
Dermatitis & Hautbeschwerden	54
Diabetes	62
Diagnostika	376
Durchblutungsstörung	63
Entzündungen	76
Erschöpfung und Müdigkeit	82
Gerätemedizin	378
Gerätemedizin - Klistier, Einlauf, Irrigator	378
Gicht	87
Grippe, grippaler Infekt, Erkältung	87
Grippe, grippaler Infekt, Erkältung - Fieber	99
Grippe, grippaler Infekt, Erkältung - Husten	100
Grippe, grippaler Infekt, Erkältung - Schnupfen	109
Gynäkologische Erkrankungen & Frauenbeschwerden	109
Haarausfall	116
Herz- und Kreislaufbeschwerden	117
Herz- und Kreislaufbeschwerden - Hypertonie	128
Herz- und Kreislaufbeschwerden - Schwindel	128
Homöopathie - Einzelmittel	342
Homöopathie - Komplexmittel	343
Hämorrhoiden	129
Immunsystemerkrankungen und -schwäche	129
Infektionen	150
Karies und Parodontitis	160
Knochenschwund	162
Krebserkrankungen	165
Körperpflege & Naturkosmetik	379
Lebererkrankung	168
Lympherkrankung	174
Magen-Darm-Beschwerden	175
Magen-Darm-Beschwerden - Blähungen	201
Magen-Darm-Beschwerden - Durchfall	202
Magen-Darm-Beschwerden - Galle	204
Magen-Darm-Beschwerden - Sodbrennen	206
Magen-Darm-Beschwerden - Verdauung	207
Magen-Darm-Beschwerden - Verstopfung	213
Magen-Darm-Beschwerden - Übelkeit und Erbrechen	216
Mikrobiologische Therapien	365
Milzerkrankung	217
Mund- und Rachenerkrankung	220
Mykosen	221
Mykosen - Nagelpilz	231
Neurologische Erkrankungen	231
Nährstoffmangel	232
Nährstoffmangel - Mikronährstoffe	257
Nährstoffmangel - Mineralstoffe und Spurenelemente	260
Nährstoffmangel - Vitamine	269
Ohrenbeschwerden - Schmerzen und Entzündung	274
Parasiten	276
Phytotherapie	370
Psychische Erkrankungen, Depressionen	277
Rheuma	287
Schilddrüsendysfunktion	291
Schmerzen akut/chronisch	292
Schmerzen akut/chronisch - Kopfschmerzen und Migräne	292
Schmerzen akut/chronisch - Neuralgie	294
Schmerzen akut/chronisch - Rückenschmerzen	294
Stoffwechselstörung	294
Stress, Unruhe und Schlafstörungen	305
Umwelt- und Schwermetallbelastung	314
Urogenitalerkrankungen	320
Urogenitalerkrankungen - Blasenentzündung	329

Präparategruppenverzeichnis

Urogenitalerkrankungen - Harnweg 329
Urogenitalerkrankungen - Nieren 330
Venöse Insuffizienz & Stauungen 331
Vergiftung 332
Verletzungen 334
Verletzungen - Prellungen 335
Verletzungen - Sport 335
Verletzungen - Verbrennungen 337
Verletzungen - Wunden 337
Vitalpilze 372
Übersäuerung 338

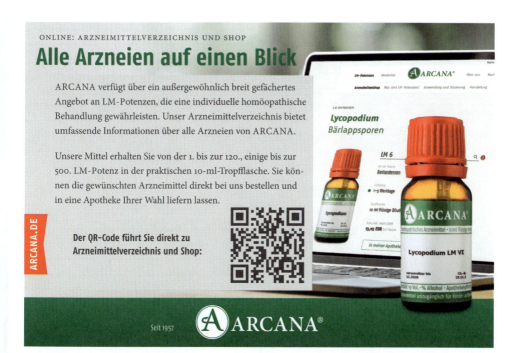

Abkürzungsverzeichnis

Abkürzung	Bedeutung
aa.	ana partes aequales
ad.	adde
ähnl.	ähnlich
Amp.	Ampullen
anfängl.	anfänglich
Anwend.	Anwendungen
anw.	anwenden
aquos.	aquosum
ärztl.	ärztlich
ausr.	ausreichend
BE	Broteinheiten
bzw.	beziehungsweise
ca.	circa
chron.	chronisch
comp.	compositus
d. h.	das heißt
etc.	et cetera
enth.	enthält
entspr.	entspricht
Erkrank.	Erkrankung
Erw.	Erwachsener
et al.	et alii / und andere
etw.	etwas
Farbst.	Farbstoffe
Filmtbl.	Filmtabletten
g	Gramm
gg.	gegen
ggf.	gegebenenfalls
gtt	guttae
HAB	Homöopathisches Arzneibuch
Hinw.	Hinweise
homöopath.	homöopathisch
i.m.	intramuskulär
i.v.	intravenös
J.	Jahr/en
jod.	jodiert
Kdr.	Kinder
Kleinkdr.	Kleinkinder

Abkürzung	Bedeutung
Kps.	Kapsel
Lebensj.	Lebensjahr
liq	liquidus
Lsg.	Lösung
mds. / m.d.s.	misce, da, signa
med.	medizinischen
mg	Milligramm
mind.	mindestens
ml	Milliliter
mögl.	möglich
Nr.	Nummer
NRV	nutrient reference values
Pat.	Patient
Ph. Eur.	Pharmacopoea Europaea
plv	pulvis
Rp.	recipe
s. c.	subcutan
s. o.	siehe oben
Schwang.	Schwangerschaft
sonst.	sonstige
Std.	Stunde
Stillz.	Stillzeit
Stör.	Störungen
Str.	Straße
Supp.	Suppositorium
tgl.	täglich
Tbl.	Tabletten
Tr.	Tropfen
u. a.	unter anderem
u. U.	unter Umständen
ungt.	unguentum
veränd.	verändern
Vol.-%	Volumen-Prozent
Wo.	Woche
z. B.	zum Beispiel
zzgl.	zuzüglich

Indikationen und Produktgruppen

Alle Informationen zu den Präparaten basieren auf den Angaben des jeweiligen Herstellers. Eine Haftung ist ausgeschlossen.

Indikationen und Produktgruppen

A

Adipositas	Interna	42
Akupunktur	Externa	376
Allergie	Interna	42
Allergie - Heuschnupfen	Externa Interna	46 46
Allergie - allergische Hautreaktionen	Interna	45
Alternativtherapien	Externa Interna	376 376
Asthma und Bronchitis	Injektionen Interna	46 47

Indikationen und Produktgruppen

Augenbeschwerden	Externa	48
	Interna	50

B

Blutung	Interna	53

D

Dermatitis & Hautbeschwerden	Externa	54
	Interna	60

Diabetes	Interna	62

Diagnostika	Interna	376

Durchblutungsstörung	Externa	63
	Injektionen	64
	Interna	66

15

E

Entzündungen	Interna	76
Erschöpfung und Müdigkeit	Injektionen	82
	Interna	82

G

Gerätemedizin	Externa	378
Gerätemedizin - Klistier, Einlauf, Irrigator	Externa	378
Gicht	Interna	87
Grippe, grippaler Infekt, Erkältung	Injektionen	87
	Interna	89
Grippe, grippaler Infekt, Erkältung - Fieber	Interna	99

Indikationen und Produktgruppen

Grippe, grippaler Infekt, Erkältung - Husten	Injektionen	100
	Interna	102
Grippe, grippaler Infekt, Erkältung - Schnupfen	Interna	109
Gynäkologische Erkrankungen & Frauenbeschwerden	Interna	109

H

Haarausfall	Interna	116
Herz- und Kreislaufbeschwerden	Externa	117
	Interna	117
Herz- und Kreislaufbeschwerden - Hypertonie	Interna	128
Herz- und Kreislaufbeschwerden - Schwindel	Interna	128
Homöopathie - Einzelmittel	Injektionen	342
	Interna	342

Indikationen und Produktgruppen

Homöopathie - Komplexmittel	Injektionen 343 Interna 344
Hämorrhoiden	Interna 129

I

Immunsystemerkrankungen und -schwäche	Injektionen 129 Interna 130
Infektionen	Injektionen 150 Interna 152

K

Karies und Parodontitis	Interna 160
Knochenschwund	Injektionen 162 Interna 162
Krebserkrankungen	Injektionen 165 Interna 168

Körperpflege & Naturkosmetik	Externa	379

L

Lebererkrankung	Interna	168
Lympherkrankung	Interna	174

M

Magen-Darm-Beschwerden	Injektionen	175
	Interna	177
Magen-Darm-Beschwerden - Blähungen	Interna	201
Magen-Darm-Beschwerden - Durchfall	Interna	202
Magen-Darm-Beschwerden - Galle	Injektionen	204
	Interna	204

Indikationen und Produktgruppen

Magen-Darm-Beschwerden - Sodbrennen	Interna	206
Magen-Darm-Beschwerden - Verdauung	Interna	207
Magen-Darm-Beschwerden - Verstopfung	Externa Interna	213 214
Magen-Darm-Beschwerden - Übelkeit und Erbrechen	Interna	216
Mikrobiologische Therapien	Interna	365
Milzerkrankung	Injektionen Interna	217 218
Mund- und Rachenerkrankung	Interna	220
Mykosen	Externa Injektionen Interna	221 222 224
Mykosen - Nagelpilz	Interna	231

N

Neurologische Erkrankungen	Interna 231
Nährstoffmangel	Injektionen 232
	Interna 233
Nährstoffmangel - Mikronährstoffe	Interna 257
Nährstoffmangel - Mineralstoffe und Spurenelemente	Injektionen 260
	Interna 262
Nährstoffmangel - Vitamine	Injektionen 269
	Interna 270

O

Ohrenbeschwerden - Schmerzen und Entzündung	Interna 274

P

Parasiten — Interna 276

Phytotherapie — Interna 370

Psychische Erkrankungen, Depressionen — Injektionen 277, Interna 280

R

Rheuma — Externa 287, Injektionen 287, Interna 288

S

Schilddrüsendysfunktion — Injektionen 291, Interna 291

Schmerzen akut/chronisch — Interna 292

Indikationen und Produktgruppen

Schmerzen akut/chronisch - Kopfschmerzen und Migräne	Interna	292
Schmerzen akut/chronisch - Neuralgie	Interna	294
Schmerzen akut/chronisch - Rückenschmerzen	Interna	294
Stoffwechselstörung	Injektionen Interna	294 297
Stress, Unruhe und Schlafstörungen	Interna	305

U

Umwelt- und Schwermetallbelastung	Injektionen Interna	314 315
Urogenitalerkrankungen	Injektionen Interna	320 321
Urogenitalerkrankungen - Blasenentzündung	Interna	329

23

Urogenitalerkrankungen - Harnweg	Interna	329
Urogenitalerkrankungen - Nieren	Interna	330

V

Venöse Insuffizienz & Stauungen	Interna	331
Vergiftung	Interna	332
Verletzungen	Interna	334
Verletzungen - Prellungen	Interna	335
Verletzungen - Sport	Externa	335
	Interna	336
Verletzungen - Verbrennungen	Externa	337
	Interna	337

Indikationen und Produktgruppen

Verletzungen - Wunden　　　　　　　　　　Interna　337

Vitalpilze　　　　　　　　　　　　　　　　Interna　372

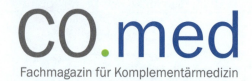

Ihr Partner für vielseitiges Praxiswissen
Unabhängig. Ganzheitlich. Praxisnah.

„Die CO.med bietet einen tollen Mix aus Theorie und Praxis. Ich kann immer wieder neue Erkenntnisse für meine Arbeit herausziehen."
Christiane B., Heilpraktikerin

- Fachlich fundierte Gesamtschau der Komplementärmedizin
- Verknüpfung von Wissenschaft und Praxiserfahrung, um Synergien und Potenzial zu nutzen

Ihre Vorteile im Abonnement:
- 12-mal jährlich CO.med frei Haus
- E-Paper und Artikeldatenbank auf **med-search.info** mit allen Beiträgen seit 2013
- Für Abonnenten inklusive: Specials zu Aus- und Fortbildung und Praxismanagement Präparateliste Naturheilkunde (jährlich neu)

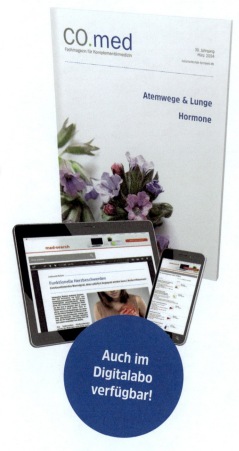

Auch im Digitalabo verfügbar!

Jetzt gratis Probeexemplar anfordern unter shop.mgo-fachverlage.de!

mgo fachverlage GmbH & Co. KG
E.-C.-Baumann-Str. 5
95326 Kulmbach

09221 949-346
kundenservice@mgo-fachverlage.de
www.mgo-fachverlage.de

Alphabetisches Produktverzeichnis

Alle Informationen zu den Präparaten basieren auf den Angaben des jeweiligen Herstellers. Eine Haftung ist ausgeschlossen.

Alphabetisches Produktverzeichnis

1. Meripharm: Erläuterungen und Eigenschaften der MERIDIANKOMPLEXE (Homöopathie - Komplexmittel)	344
2. Meripharm: ORGANSYSTEM UND MERIDIANKOMPLEX (Homöopathie - Komplexmittel)	345
3-SymBiose (Magen-Darm-Beschwerden)	177
3-SymBiose plus (Magen-Darm-Beschwerden)	177
3. Meripharm: Wichtige Aspekte zur Methodik der Anwendung der Meridiankomplexe (Homöopathie - Komplexmittel)	345
4. Meripharm: Zur Dosierung der Meridiankomplexe (Homöopathie - Komplexmittel)	346
5. Meripharm: MERIDIANKOMPLEX 1 (Homöopathie - Komplexmittel)	346
5. Meripharm: MERIDIANKOMPLEX 2 (Homöopathie - Komplexmittel)	347
5. Meripharm: MERIDIANKOMPLEX 3 (Homöopathie - Komplexmittel)	347
5. Meripharm: MERIDIANKOMPLEX 4 (Homöopathie - Komplexmittel)	348
5. Meripharm: MERIDIANKOMPLEX 5 (Homöopathie - Komplexmittel)	349
5. Meripharm: MERIDIANKOMPLEX 6 (Homöopathie - Komplexmittel)	349
5. Meripharm: MERIDIANKOMPLEX 7 (Homöopathie - Komplexmittel)	350
5. Meripharm: MERIDIANKOMPLEX 8 (Homöopathie - Komplexmittel)	350
5. Meripharm: MERIDIANKOMPLEX 9 (Homöopathie - Komplexmittel)	351
5. Meripharm: MERIDIANKOMPLEX 10 (Homöopathie - Komplexmittel)	351
5. Meripharm: MERIDIANKOMPLEX 11 (Homöopathie - Komplexmittel)	352
5. Meripharm: MERIDIANKOMPLEX 12 (Homöopathie - Komplexmittel)	352
5. Meripharm: MERIDIANKOMPLEX 13 (Homöopathie - Komplexmittel)	353
5. Meripharm: MERIDIANKOMPLEX 14 (Homöopathie - Komplexmittel)	353
5. Meripharm: MERIDIANKOMPLEX 15 (Homöopathie - Komplexmittel)	354
6. Meripharm: MERIDIANKOMPLEX-Kombinationen (Homöopathie - Komplexmittel)	354
7 Kräuter Elixier (Magen-Darm-Beschwerden)	177
7 Kräuter-Kraft nach Bertrand Heidelberger (Magen-Darm-Beschwerden)	178
7. Meripharm: CHAKRA-therapierende Kombinationen zur ungezielten Ausleitung (Homöopathie - Komplexmittel)	355
8. Meripharm: MERIDIANKOMPLEX Dreierkombinationen zur Chakra-Therapie (Homöopathie - Komplexmittel)	356
9. Meripharm: A.L.P.-Komplex „KERN" (Homöopathie - Komplexmittel)	358
9. Meripharm: A.S.K.-Komplex „KERN" (Homöopathie - Komplexmittel)	358
9. Meripharm: D.P.R.-Komplex „KERN" (Homöopathie - Komplexmittel)	359
9. Meripharm: H.E.S.-Komplex „KERN" (Homöopathie - Komplexmittel)	359
9. Meripharm: H.P.T.-Komplex „KERN" (Homöopathie - Komplexmittel)	359
9. Meripharm: H.R.Z.-Komplex „KERN" (Homöopathie - Komplexmittel)	360
9. Meripharm: M.G.R.-Komplex „KERN" N (Homöopathie - Komplexmittel)	360
9. Meripharm: P.S.R.-Komplex „KERN" (Homöopathie - Komplexmittel)	360

A

Acerola Zink (Grippe, grippaler Infekt, Erkältung)	89
Activomin® (Magen-Darm-Beschwerden)	179
Acurmin® (Magen-Darm-Beschwerden)	179
ADEK (Nährstoffmangel - Vitamine)	270

A — Alphabetisches Produktverzeichnis

Adrenal NutraMedix Tropfen (Erschöpfung und Müdigkeit)	82
AdrePlus (Stress, Unruhe und Schlafstörungen)	305
Akunadeln Wandrey (Akupunktur)	376
Akupunkturnadeln silikonfrei aus dem Hause HWATO, der Nr. 1 Chinas und vieles mehr ... (Akupunktur)	376
Albicansan® D3 (Mykosen)	221
Albicansan® D3 (Mykosen)	224
Albicansan® D4 (Mykosen)	225
Albicansan® D5 (Mykosen)	222
Albicansan® D5 (Mykosen)	226
Alkala® „N" (Nährstoffmangel)	233
Alkala® „S" (Nährstoffmangel)	233
Alkala® „T" (Magen-Darm-Beschwerden)	181
Amara-Tropfen (Magen-Darm-Beschwerden)	182
Aminosäuren Komplex (Nährstoffmangel)	234
Aplona® (Magen-Darm-Beschwerden - Durchfall)	202
Aranicyn Leber-Gallemittel (Lebererkrankung)	168
Araniforce® -T (Homöopathie - Komplexmittel)	361
Araniforce® arthro (Rheuma)	288
Arcana LM-Potenzen (Homöopathie - Komplexmittel)	361
Arginin-diet Biofrid (Herz- und Kreislaufbeschwerden - Hypertonie)	128
Ashwagandha Formula (Stress, Unruhe und Schlafstörungen)	306
Asparagus-P® (Urogenitalerkrankungen - Harnweg)	329
ASTRAGALUS & PANAX (Phytotherapie)	370
Aurum / Hyoscyamus comp. (Herz- und Kreislaufbeschwerden)	117
Aurum / Lavandula comp. (Herz- und Kreislaufbeschwerden)	117

B

B12 lingua MensSana (Nährstoffmangel)	234
Banderol NutraMedix Tropfen (Infektionen)	152
BasenKomplex (Übersäuerung)	338
Basica Compact® (Nährstoffmangel)	235
Basica Direkt® (Nährstoffmangel)	235
Basica Instant® (Nährstoffmangel)	236
Basica Vital® (Nährstoffmangel)	237
Basica® Pur (Nährstoffmangel)	237
BetaGlucan+ immun MensSana (Nährstoffmangel)	238
Bio-Essenzen – von livQ (Homöopathie - Einzelmittel)	342
Biotic premium MensSana (Nährstoffmangel)	238
Birkenkohle comp. (Magen-Darm-Beschwerden - Durchfall)	203
Bovisan® D5 (Immunsystemerkrankungen und -schwäche)	130
Bovisan® D5 (Immunsystemerkrankungen und -schwäche)	131
Bovisan® D6 (Immunsystemerkrankungen und -schwäche)	132
Bryophyllum 50 % (Stress, Unruhe und Schlafstörungen)	306
Bryophyllum Argento cultum D2 (Stress, Unruhe und Schlafstörungen)	307
BUENOSON® N-Salbe (Körperpflege & Naturkosmetik)	379
BUENOSON®-Fußbalsam (Dermatitis & Hautbeschwerden)	54
Burbur-Pinella NutraMedix Tropfen (Umwelt- und Schwermetallbelastung)	316
Bärlauch Bio Konzentrat (Umwelt- und Schwermetallbelastung)	316

Alphabetisches Produktverzeichnis — C

C

Calcium (Nährstoffmangel - Mineralstoffe und Spurenelemente)	263
Calmedoron (Stress, Unruhe und Schlafstörungen)	307
Calvakehl® D3 (Blutung)	53
Calvakehl® D4 (Blutung)	53
Cardiodoron Cardiodoron mite (Herz- und Kreislaufbeschwerden)	118
Cardiodoron / Aurum comp. (Herz- und Kreislaufbeschwerden)	119
Cardiodoron Rh (Herz- und Kreislaufbeschwerden)	119
CAREIMMUN Basic (Nährstoffmangel)	239
CAREIMMUN Onco (Nährstoffmangel)	239
Caricol® (Magen-Darm-Beschwerden)	183
Caricol® (Magen-Darm-Beschwerden - Blähungen)	201
Caricol® (Magen-Darm-Beschwerden - Verdauung)	208
Caricol®-Gastro (Magen-Darm-Beschwerden)	183
Caricol®-Gastro (Magen-Darm-Beschwerden - Sodbrennen)	206
Cerivikehl® D3 (Asthma und Bronchitis)	46
Cerivikehl® Urtinktur (Asthma und Bronchitis)	47
Chamo® Bürger (Dermatitis & Hautbeschwerden)	55
Cherry PLUS (Gicht)	87
China Purmed (Akupunktur)	376
Choleodoron (Magen-Darm-Beschwerden - Galle)	204
Citrokehl® (Stoffwechselstörung)	297
Citrokehl® (Stoffwechselstörung)	298
Citrokehl® (Stoffwechselstörung)	294
ClarkIntest Konzentrat nach Hulda Clark (Parasiten)	276
Coenzym Q10 active Gold Ubiquinol 60mg (Erschöpfung und Müdigkeit)	84
Colibiogen® Kinder (Magen-Darm-Beschwerden)	183
Colibiogen® oral (Magen-Darm-Beschwerden)	184
ColonBalance® (Magen-Darm-Beschwerden - Verdauung)	208
Combudoron (Verletzungen - Verbrennungen)	337
Crataegus comp. (Herz- und Kreislaufbeschwerden)	120
Curcuma + Vit. B (Entzündungen)	77

D

DemoDerm® Rosacea Basis Pflege (Dermatitis & Hautbeschwerden)	56
Derivatio H Inj. (Umwelt- und Schwermetallbelastung)	314
Derivatio Tabletten (Umwelt- und Schwermetallbelastung)	317
Dermabiogen® (Dermatitis & Hautbeschwerden)	56
Digestodoron (Magen-Darm-Beschwerden)	185
DISCMIGON®-Massagebalsam (Körperpflege & Naturkosmetik)	379
DISCMIGON®-N-Salbe (Rheuma)	287
Doppelherz Ginkgo 120 mg Filmtabletten (Durchblutungsstörung)	66
Doppelherz Ginkgo 240 mg Filmtabletten (Durchblutungsstörung)	68
Dr. Jacob's Basenpulver (Übersäuerung)	338
Dr. Jacob's Vitamin D3K2 Öl (Nährstoffmangel - Vitamine)	270

Alphabetisches Produktverzeichnis

E

Echtronerval® (Psychische Erkrankungen, Depressionen)	280
Echtrosept® (Grippe, grippaler Infekt, Erkältung)	90
Eisen plus Acerola Vit. C (Erschöpfung und Müdigkeit)	84
Eisen plus C pflanzlich aus Curryblatt und Hagebutte (Nährstoffmangel - Mineralstoffe und Spurenelemente)	263
Ekzevowen® derma (Dermatitis & Hautbeschwerden)	57
Enzyme (Magen-Darm-Beschwerden)	186
EPALIPID® (Nährstoffmangel)	240
Epiderali® Plus (Neurologische Erkrankungen)	231
Episcorit® Auszug (Immunsystemerkrankungen und -schwäche)	133
Ester C® Gold (Nährstoffmangel - Vitamine)	271
esto-gast® (Magen-Darm-Beschwerden)	186
Exmykehl® D3 (Mykosen)	226
Exmykehl® D5 Mischung (Mykosen)	227

F

Ferro MensSana (Nährstoffmangel)	241
Foerde f2M® (Magen-Darm-Beschwerden)	186
FOLSÄURE biosyn (Nährstoffmangel - Vitamine)	271
Fomepikehl® D5 (Immunsystemerkrankungen und -schwäche)	134
Formasan® (Rheuma)	287
Formasan® (Rheuma)	289
Fortakehl® D3 (Magen-Darm-Beschwerden)	187
Fortakehl® D4 (Magen-Darm-Beschwerden)	188
Fortakehl® D5 (Magen-Darm-Beschwerden)	189
Fortakehl® D5 (Magen-Darm-Beschwerden)	190
Fortakehl® D5/D6 (Magen-Darm-Beschwerden)	175

G

GABANight (Stress, Unruhe und Schlafstörungen)	308
GABAPur (Stress, Unruhe und Schlafstörungen)	308
Ginkgobakehl® D4 (Durchblutungsstörung)	70
Ginkgobakehl® D4 (Durchblutungsstörung)	64
Glucomedix NutraMedix Tropfen (Stoffwechselstörung)	299
Glutathion Liposomal (Immunsystemerkrankungen und -schwäche)	135
Goldrute Bio Konzentrat (Urogenitalerkrankungen)	321
Goldtropfen-W (Herz- und Kreislaufbeschwerden)	121
Griffonia 50 Serolution® (Psychische Erkrankungen, Depressionen)	280
Grünwalder Sennalax® (Magen-Darm-Beschwerden - Verstopfung)	214

H

Hepatodoron (Lebererkrankung)	169
Heuschnupfen-Weliplex® S (Allergie - Heuschnupfen)	46

Alphabetisches Produktverzeichnis — H

Hexacyl® Mischung (Lebererkrankung)	170
HUSTENLÖSER EFEU 8,25 mg/ml Sirup (Grippe, grippaler Infekt, Erkältung - Husten)	102

I

Immun Express (Infektionen)	152
Immun-Regulator Sieben-Schlüssel Kur (Nährstoffmangel - Mikronährstoffe)	257
Immunbiotic (Infektionen)	153
Immuno / Immuno akut MensSana (Nährstoffmangel)	241
Indische Weihrauch-Creme Zilly (Rheuma)	287
InflaSan (Entzündungen)	77
Infludo (Grippe, grippaler Infekt, Erkältung)	91
Infludoron (Grippe, grippaler Infekt, Erkältung)	92
ISCADOR® (Krebserkrankungen)	165
Itis-Protect® (Karies und Parodontitis)	161
Itis-Protect® I (Karies und Parodontitis)	161
Itis-Protect® II (Karies und Parodontitis)	161
Itis-Protect® III (Karies und Parodontitis)	161
Itis-Protect® IV (Karies und Parodontitis)	162

J

JARMINO Knochenbrühen-Konzentrat (Entzündungen)	77

K

Kalium spe (Nährstoffmangel - Mineralstoffe und Spurenelemente)	264
KaRazym® (Entzündungen)	78
Kardenwurzel Bio Frischpflanzen Konzentrat (Infektionen)	153
Kattwiga Therapiesystem (Homöopathie - Komplexmittel)	361
KIMUN (Nährstoffmangel)	241
Koriander Bio Frischpflanzen Konzentrat (Umwelt- und Schwermetallbelastung)	318
Kryptopyrrol Komplex (Stoffwechselstörung)	300

L

L-Glutamin 3000 (Nährstoffmangel - Mikronährstoffe)	257
Lachsöl (Herz- und Kreislaufbeschwerden)	121
Larifikehl® D4 (Grippe, grippaler Infekt, Erkältung - Husten)	104
Larifikehl® D5 (Grippe, grippaler Infekt, Erkältung - Husten)	105
Larifikehl® D5 (Grippe, grippaler Infekt, Erkältung - Husten)	100
Leber Galle Formula (Lebererkrankung)	171
Leber-Kraft Daily Bio Konzentrat (Lebererkrankung)	171
Lecicarbon® E CO2-Laxans Lecicarbon® K CO2-Laxans Lecicarbon® S CO2-Laxans (Magen-Darm-Beschwerden - Verstopfung)	215
Lipiscor® Fischölkapseln Omega-3 (Nährstoffmangel)	242
Lipon plus (Nährstoffmangel - Mikronährstoffe)	258
LITOZIN® (Nährstoffmangel)	242
Luffasan® (Allergie)	42
Luffasan® (Allergie)	43
Luffasan® (Allergie)	44
LUMACELL Akut Konzentrat (Infektionen)	154
Lutex Vision® (Augenbeschwerden)	50
Lymphocausal H Pflüger® (Grippe, grippaler Infekt, Erkältung - Fieber)	99
Lymphocausal Inj. Pflüger® (Grippe, grippaler Infekt, Erkältung)	87

M

M

Magnesium (Verletzungen - Sport)	336
Magnesium-Calcium (Übersäuerung)	339
Magnesium-Citrat + D direkt MensSana (Nährstoffmangel)	244
Man-Koso (Nährstoffmangel)	244
Mapurit® (Nährstoffmangel)	244
Melaleuka.de Öl, Melaleuca alternifolia, Australisches Teebaumöl aus selektiertem Wildwuchs. Höchste Qualität seit 1988. (Dermatitis & Hautbeschwerden)	57
memonizer (Gerätemedizin)	378
metabiarex® N (Umwelt- und Schwermetallbelastung)	319
metaglobiflu Erkältungsglobuli (Grippe, grippaler Infekt, Erkältung)	92
metaharonga® (Magen-Darm-Beschwerden - Blähungen)	202
metahepat (Magen-Darm-Beschwerden - Galle)	204
metaheptachol® N (Lebererkrankung)	172
metakaveron® Streukügelchen (Stress, Unruhe und Schlafstörungen)	309
metaossylen N (Rheuma)	290
metarubini N (Herz- und Kreislaufbeschwerden - Schwindel)	128
metasolitharis (Urogenitalerkrankungen)	322
metatendolor (Rheuma)	290
metatussolvent® Hustentropfen (Grippe, grippaler Infekt, Erkältung - Husten)	106
metavirulent® (Grippe, grippaler Infekt, Erkältung)	93
Migräne-Echtroplex® S (Schmerzen akut/chronisch - Kopfschmerzen und Migräne)	292
Milchsäure Pflüger Potenz- akkord® (Homöopathie - Komplexmittel)	343
Milchsäure Pflüger® (Stoffwechselstörung)	300
Milchsäure Pflüger® (Stoffwechselstörung)	301
Milchsäure Pflüger® Inj. 5 ml (Stoffwechselstörung)	295
Mineral plus (Nährstoffmangel - Mineralstoffe und Spurenelemente)	264
MiraCHOL® 3.0 Gold (Stoffwechselstörung)	301
MoFerrin® 21 (Nährstoffmangel - Mineralstoffe und Spurenelemente)	264
Mucedokehl® D3 (Psychische Erkrankungen, Depressionen)	281
Mucedokehl® D4 (Psychische Erkrankungen, Depressionen)	282
Mucedokehl® D5 (Psychische Erkrankungen, Depressionen)	277
Mucedokehl® D5 (Psychische Erkrankungen, Depressionen)	283
Mucokehl® D3 (Verletzungen - Sport)	335
Mucokehl® D3 (Durchblutungsstörung)	72
Mucokehl® D4 (Durchblutungsstörung)	73
Mucokehl® D5 (Durchblutungsstörung)	63
Mucokehl® D5 (Durchblutungsstörung)	73
Mucokehl® D5 (Durchblutungsstörung)	74
Mucokehl® D5/D6/D7 (Durchblutungsstörung)	65
MucosaLiv (Magen-Darm-Beschwerden)	191
MUCOZINK® (Nährstoffmangel - Mikronährstoffe)	258
Multinova Bio Vitalpilze (Nährstoffmangel)	245
Multinova Bio Vitalpilze (Vitalpilze)	372
Muscarsan® D6 (Psychische Erkrankungen, Depressionen)	283
Muscarsan® D6 (Psychische Erkrankungen, Depressionen)	284
Muscarsan® D6 (Psychische Erkrankungen, Depressionen)	278
MyBIOTIK®BALANCE RDS (Mikrobiologische Therapien)	366

Alphabetisches Produktverzeichnis   M

MyBIOTIK®BIOFIBRE (Mikrobiologische Therapien)	366
MyBIOTIK®IMMUGY (Grippe, grippaler Infekt, Erkältung)	93
MyBIOTIK®LIFE+ (Mikrobiologische Therapien)	367
MyBIOTIK®PRAELASAN (Magen-Darm-Beschwerden - Verdauung)	209
MyBIOTIK®PROTECT (Mikrobiologische Therapien)	368
MyBIOTIK®PUR (Mikrobiologische Therapien)	368
MyBIOTIK®SPORT (Mikrobiologische Therapien)	369
myfemella (Nährstoffmangel)	245
myflora comfort (Nährstoffmangel)	246

N

Nachtkerzenöl (Dermatitis & Hautbeschwerden)	60
Nachtkerzenöl-Schwarzkümmelöl Kapseln Biofrid (Nährstoffmangel)	247
Natur-Nahrung™ (Herz- und Kreislaufbeschwerden)	122
Nervoregin® comp. H Pflüger (Psychische Erkrankungen, Depressionen)	279
Nervoregin® H Tabletten (Homöopathie - Komplexmittel)	362
Nervoregin® Tropfen (Homöopathie - Komplexmittel)	363
Neukönigsförder Mineraltabletten® (Nährstoffmangel)	247
Neurodoron (Stress, Unruhe und Schlafstörungen)	309
Neurosagena® B-Komplex active Gold (Nährstoffmangel - Mikronährstoffe)	259
Nieren-Kraft Konzentrat nach Hulda Clark (Urogenitalerkrankungen)	323
Nigersan® D3 (Urogenitalerkrankungen)	324
Nigersan® D4 (Urogenitalerkrankungen)	324
Nigersan® D5 (Urogenitalerkrankungen)	325
Nigersan® D5 (Urogenitalerkrankungen)	326
Nigersan® D5/D6/D7 (Urogenitalerkrankungen)	320
NK-Borretschöl (Dermatitis & Hautbeschwerden)	61
Notakehl® D3 (Dermatitis & Hautbeschwerden)	58
Notakehl® D3 (Infektionen)	155
Notakehl® D4 (Infektionen)	156
Notakehl® D5 (Infektionen)	157
Notakehl® D5 (Infektionen)	158
Notakehl® D5/D6/D7 (Infektionen)	150
Nutra-BRL NutraMedix Tropfen (Infektionen)	159
NUTRIGLUCAN® (Nährstoffmangel - Mikronährstoffe)	259

O

Odonton-Echtroplex® (Entzündungen)	79
ODS 1 (Magen-Darm-Beschwerden)	191
ODS 1A (Magen-Darm-Beschwerden)	192
ODS 1K (Magen-Darm-Beschwerden)	192
ODS 2 (Magen-Darm-Beschwerden)	192
Okoubasan® D2 (Vergiftung)	332
Okoubasan® D2 (Vergiftung)	333
Okoubasan® Urtinktur (Vergiftung)	334
Olibanum RA-Weihrauch® (Rheuma)	291
Olivysat® novo Bürger (Herz- und Kreislaufbeschwerden)	123
Omega 3 forte 700 (Nährstoffmangel - Mikronährstoffe)	260
Omega-3 vegan MensSana (Nährstoffmangel)	248

O   Alphabetisches Produktverzeichnis

Omni Lactis® 20 Gold (Magen-Darm-Beschwerden)	193
OMNi-BiOTiC® 6 (Magen-Darm-Beschwerden)	193
OMNi-BiOTiC® 6 (Magen-Darm-Beschwerden - Verdauung)	210
OMNi-BiOTiC® 10 (Magen-Darm-Beschwerden)	194
OMNi-BiOTiC® 10 (Magen-Darm-Beschwerden - Verdauung)	210
OMNi-BiOTiC® Aktiv (Magen-Darm-Beschwerden)	194
OMNi-BiOTiC® Aktiv (Magen-Darm-Beschwerden - Verdauung)	210
OMNi-BiOTiC® COLONIZE (Magen-Darm-Beschwerden)	194
OMNi-BiOTiC® FLORA plus (Gynäkologische Erkrankungen & Frauenbeschwerden)	109
OMNi-BiOTiC® HETOX (Lebererkrankung)	173
OMNi-BiOTiC® iMMUND (Mund- und Rachenerkrankung)	220
OMNi-BiOTiC® metabolic (Magen-Darm-Beschwerden)	195
OMNi-BiOTiC® metabolic (Magen-Darm-Beschwerden - Verdauung)	211
OMNi-BiOTiC® METAtox (Diabetes)	62
OMNi-BiOTiC® METAtox (Stoffwechselstörung)	302
OMNi-BiOTiC® PANDA (Magen-Darm-Beschwerden)	195
OMNi-BiOTiC® PANDA (Magen-Darm-Beschwerden - Verdauung)	211
OMNi-BiOTiC® POWER (Magen-Darm-Beschwerden)	195
OMNi-BiOTiC® POWER (Magen-Darm-Beschwerden - Verdauung)	211
OMNi-BiOTiC® POWER (Erschöpfung und Müdigkeit)	85
OMNi-BiOTiC® Pro-Vi 5 (Immunsystemerkrankungen und -schwäche)	135
OMNi-BiOTiC® REISE (Magen-Darm-Beschwerden)	196
OMNi-BiOTiC® REISE (Magen-Darm-Beschwerden - Verdauung)	212
OMNi-BiOTiC® SR-9 mit B-Vitaminen (Magen-Darm-Beschwerden)	196
OMNi-BiOTiC® SR-9 mit B-Vitaminen (Magen-Darm-Beschwerden - Verdauung)	212
OMNi-LOGiC® APFELPEKTIN (Magen-Darm-Beschwerden)	197
OMNi-LOGiC® APFELPEKTIN (Magen-Darm-Beschwerden - Verdauung)	212
OMNi-LOGiC® FIBRE (Magen-Darm-Beschwerden)	197
OMNi-LOGiC® FIBRE (Magen-Darm-Beschwerden - Verstopfung)	216
OMNi-LOGiC® HUMIN (Magen-Darm-Beschwerden)	197
OMNi-LOGiC® HUMIN (Magen-Darm-Beschwerden - Durchfall)	203
OMNi-LOGiC® IMMUN (Magen-Darm-Beschwerden)	197
OMNi-LOGiC® IMMUN (Magen-Darm-Beschwerden - Verdauung)	213
OMNi-LOGiC® PLUS (Magen-Darm-Beschwerden)	198
OMNi-LOGiC® PLUS (Magen-Darm-Beschwerden - Verdauung)	213
OnLife® (Neurologische Erkrankungen)	231
Osteo Calbon Komplex® Gold (Knochenschwund)	163
Osteo Natur® (Knochenschwund)	164

Alphabetisches Produktverzeichnis O

Otofren® (Ohrenbeschwerden - Schmerzen und Entzündung)	274
Otovowen® (Ohrenbeschwerden - Schmerzen und Entzündung)	275

P

Panto-H-Gena® (Haarausfall)	116
PASSIFLORA DoppelherzPharma 425 mg Filmtabletten (Stress, Unruhe und Schlafstörungen)	310
Payagastron® (Magen-Darm-Beschwerden)	198
PEAPlus (Palmitoylethanolamid) (Schmerzen akut/chronisch - Neuralgie)	294
Pectovowen® (Grippe, grippaler Infekt, Erkältung - Husten)	106
Pefrakehl® D3 (Mykosen)	222
Pefrakehl® D3 (Mykosen)	228
Pefrakehl® D4 (Mykosen)	229
Pefrakehl® D5 (Mykosen)	230
Pefrakehl® D6 (Mykosen)	223
Pinikehl® D4 (Milzerkrankung)	218
Pinikehl® D4 (Milzerkrankung)	218
Pinikehl® D5 (Milzerkrankung)	217
Pinikehl® D5 (Milzerkrankung)	219
PIRIN – Hochgebirgsquellwasser (Umwelt- und Schwermetallbelastung)	320
Polysan Test (Spengler-Kolloide) (Diagnostika)	376
PREGNASana® (Gynäkologische Erkrankungen & Frauenbeschwerden)	110
Probikehl® (Nährstoffmangel)	248
Prävent Frau (Gynäkologische Erkrankungen & Frauenbeschwerden)	110
Pylosan® (Magen-Darm-Beschwerden)	198

Q

Q10 plus Vit.C (Stress, Unruhe und Schlafstörungen)	312
Quentakehl® D3 (Grippe, grippaler Infekt, Erkältung)	94
Quentakehl® D4 (Grippe, grippaler Infekt, Erkältung)	95
Quentakehl® D5 (Grippe, grippaler Infekt, Erkältung)	96
Quentakehl® D5/D6 (Grippe, grippaler Infekt, Erkältung)	88

R

Ranocalcin (Knochenschwund)	164
REGENAPLEXE (Homöopathie - Komplexmittel)	363
Regulatessenz® – Rechtsregulat® Bio (Homöopathie - Einzelmittel)	342
REHA 1 (Magen-Darm-Beschwerden)	199
Reishi / Ling Zhi Flüssigextrakt (Vitalpilze)	372
Relivora® Komplex (Grippe, grippaler Infekt, Erkältung - Husten)	101
Relivora® Komplex (Grippe, grippaler Infekt, Erkältung - Husten)	107
Reprop® Clyster (Magen-Darm-Beschwerden - Verstopfung)	213
rheumamed® (Rheuma)	287
RMS Biofrid Tropfen (Stoffwechselstörung)	302
rubyni® Acerola (Nährstoffmangel - Vitamine)	272
rubyni® Aronia (Herz- und Kreislaufbeschwerden)	124
rubyni® Edelholunder (Grippe, grippaler Infekt, Erkältung)	97
rubyni® Sauerkirsche (Stress, Unruhe und Schlafstörungen)	312

Alphabetisches Produktverzeichnis

rubyni® Schwarze Johannisbeere (Augenbeschwerden)	50	Sanukehl® Klebs D6 (Immunsystemerkrankungen und -schwäche)	140
rubyni® VISION (Augenbeschwerden)	51	Sanukehl® Myc D6 (Immunsystemerkrankungen und -schwäche)	141
rubyni® Wildheidelbeere (Entzündungen)	80		

S

Safran (Stress, Unruhe und Schlafstörungen)	313	Sanukehl® Prot D6 (Immunsystemerkrankungen und -schwäche)	142
Salvysat® 300 mg Filmtabletten (Gynäkologische Erkrankungen & Frauenbeschwerden)	111	Sanukehl® Pseu D6 (Immunsystemerkrankungen und -schwäche)	143
Salvysat® Flüssigkeit (Gynäkologische Erkrankungen & Frauenbeschwerden)	111	Sanukehl® Salm D6 (Immunsystemerkrankungen und -schwäche)	144
Samento NutraMedix Tropfen (Immunsystemerkrankungen und -schwäche)	136	Sanukehl® Staph D6 (Immunsystemerkrankungen und -schwäche)	144
SanDermin®plus Kapseln (Dermatitis & Hautbeschwerden)	61	Sanukehl® Strep D6 (Immunsystemerkrankungen und -schwäche)	145
SanFerin® (Infektionen)	159		
Sankombi® D5 Mischung (Homöopathie - Komplexmittel)	364	Sanukehl® Trich D6 (Immunsystemerkrankungen und -schwäche)	146
Sanucyst® Blasen-Nieren-Tropfen (Urogenitalerkrankungen)	327	Sanuvis® (Stoffwechselstörung)	296
		Sanuvis® (Stoffwechselstörung)	303
Sanugall® Tabletten (Magen-Darm-Beschwerden - Galle)	205	Sanuvis® D1 (Dermatitis & Hautbeschwerden)	59
Sanukehl® Acne D6 (Immunsystemerkrankungen und -schwäche)	137	Sanuvis® D2 (Stoffwechselstörung)	304
Sanukehl® Brucel D6 (Immunsystemerkrankungen und -schwäche)	137	Sanuvis® Tabletten (Stoffwechselstörung)	304
		Schwarzkümmelöl (Stress, Unruhe und Schlafstörungen)	313
Sanukehl® Cand D6 (Immunsystemerkrankungen und -schwäche)	138	Sealantro NutraMedix Tropfen (Umwelt- und Schwermetallbelastung)	320
Sanukehl® Coli D6 (Immunsystemerkrankungen und -schwäche)	139	Selen (Haarausfall)	116
		Selen 100 Biofrid (Nährstoffmangel)	249
Sanukehl® Coli D7 (Immunsystemerkrankungen und -schwäche)	129	Selen plus Acerola Vit. C (Stress, Unruhe und Schlafstörungen)	313
		Selen-Biofrid (Nährstoffmangel)	250

Alphabetisches Produktverzeichnis S

selenase 100XL (Nährstoffmangel)	251
selenase 200XXL (Nährstoffmangel)	251
selenase® 50 AP (Nährstoffmangel)	252
selenase® 50 Mikrogramm Injektionslösung (Nährstoffmangel)	232
selenase® 50 peroral (Nährstoffmangel)	253
Selenokehl® (Nährstoffmangel - Mineralstoffe und Spurenelemente)	260
Selenokehl® Mischung (Nährstoffmangel - Mineralstoffe und Spurenelemente)	265
SerenePro (Psychische Erkrankungen, Depressionen)	286
Serrapeptase NutraMedix Kapseln (Entzündungen)	81
Sibosan® (Mikrobiologische Therapien)	370
Siebensalz® Magnesium (Nährstoffmangel - Mineralstoffe und Spurenelemente)	266
Silvaysan® (Lebererkrankung)	173
Sinuvowen® (Grippe, grippaler Infekt, Erkältung)	98
Sorion® Repair Creme Sensitive (Dermatitis & Hautbeschwerden)	60
spacegarden daily + nightly (Vitalpilze)	372
Spasmovowen® (Magen-Darm-Beschwerden)	199
Spurenelemente (Nährstoffmangel - Mineralstoffe und Spurenelemente)	266
Staatl. Fachingen STILL (Magen-Darm-Beschwerden - Sodbrennen)	207
Strophanthus D4 Sanum (Herz- und Kreislaufbeschwerden)	125
Strophanthus D4 Sanum (Herz- und Kreislaufbeschwerden)	126
Styptysat 400 mg überzogene Tabletten (Gynäkologische Erkrankungen & Frauenbeschwerden)	113
SWISS FX CBD Öle (Entzündungen)	81
SYMBIOFLOR® 1 (Immunsystemerkrankungen und -schwäche)	147
SYMBIOFLOR® 2 (Magen-Darm-Beschwerden)	200
SymbioLact® Comp. (Nährstoffmangel)	253
SymbioLact® pur (Nährstoffmangel)	254
Synerga® (Allergie)	45

T

Takuna NutraMedix Tropfen (Infektionen)	160
Taraxan Sanum® D3 (Magen-Darm-Beschwerden)	176
Thrombo plus® (Durchblutungsstörung)	76
Thrombosol aktiv® (Durchblutungsstörung)	76
THYMVITAL (Nährstoffmangel)	254
Trinkmoor (Magen-Darm-Beschwerden)	201
Tussovowen® (Grippe, grippaler Infekt, Erkältung - Husten)	108

U

Usneabasan® Urtinktur (Schmerzen akut/chronisch - Kopfschmerzen und Migräne)	293
Ustilakehl® D5 (Gynäkologische Erkrankungen & Frauenbeschwerden)	114
Ustilakehl® D5 (Gynäkologische Erkrankungen & Frauenbeschwerden)	115
Utilin® „H" D5 (Immunsystemerkrankungen und -schwäche)	148
Utilin® „H" D5 Kapseln (Immunsystemerkrankungen und -schwäche)	149
Utilin® „H" D6 (Immunsystemerkrankungen und -schwäche)	149
Uvalysat® Flüssigkeit (Urogenitalerkrankungen)	328

V

V-Th-E Kuhl Mischung (Venöse Insuffizienz & Stauungen)	331
Visiodoron Calendula (Augenbeschwerden)	48
Visiodoron Euphrasia (Augenbeschwerden)	48
Visiodoron Euphrasia (Augenbeschwerden)	49
Visiodoron Euphrasia comp. (Augenbeschwerden)	49
Visiodoron Malva® (Augenbeschwerden)	50
Vit. AE + Lycopin (Augenbeschwerden)	52
Vit. B-Komplex plus (Stress, Unruhe und Schlafstörungen)	314
Vitaldrink Kinder / Erwachsene MensSana (Nährstoffmangel)	255
Vitamin B12 Sanum (Nährstoffmangel - Vitamine)	269
Vitamin B12 Tropfen (Nährstoffmangel - Vitamine)	273
Vitamin D3 15.000 (Nährstoffmangel - Vitamine)	273
Vitamin D3 & K2 (Knochenschwund)	165
Vitamin D3 Tropfen (Nährstoffmangel - Vitamine)	274
Vocorwen® (Herz- und Kreislaufbeschwerden)	127
VoWen® -T (Homöopathie - Komplexmittel)	365

Zinkokehl® D4 (Nährstoffmangel - Mineralstoffe und Spurenelemente)	261
ZINKOTASE® (Nährstoffmangel - Mineralstoffe und Spurenelemente)	268
Zintona® Kapseln (Magen-Darm-Beschwerden - Übelkeit und Erbrechen)	216

Z

Zink (Grippe, grippaler Infekt, Erkältung)	99
Zink + Biotin (Nährstoffmangel)	256
Zink + C MensSana (Nährstoffmangel)	256
Zinkcitrat 30 (Nährstoffmangel - Mineralstoffe und Spurenelemente)	267
Zinkokehl® D3 dil. (Nährstoffmangel - Mineralstoffe und Spurenelemente)	267

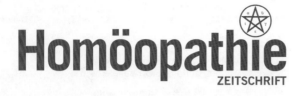

Kasuistik, Wissenswertes und Aktuelles rund um die Homöopathie

Die HZ versteht sich als Forum, in dem alle fundierten Richtungen innerhalb der Klassischen Homöopathie Gehör finden können. Bleiben Sie informiert und finden Sie gleichzeitig den fachlichen Erfahrungsaustausch mit Kolleginnen und Kollegen.

Ihre Vorteile im Abo:
- 4 Hefte im Jahr – druckfrisch frei Haus
- Lehrreiche Fallbeispiele aus der Praxis
- Vielseitige Schwerpunktthemen
- Erfahrene Autoren mit langjähriger Praxiserfahrung
- E-Paper und Artikelrecherche auf **med-search.info**

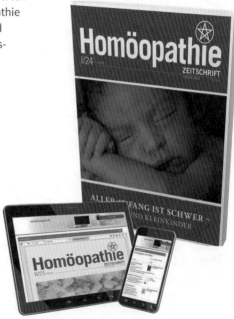

Jetzt im Schnupperabo testen unter shop.mgo-fachverlage.de!

mgo fachverlage GmbH & Co. KG
E.-C.-Baumann-Str. 5
95326 Kulmbach

09221 949-311
kundenservice@mgo-fachverlage.de
www.mgo-fachverlage.de

Präparate nach Indikationen

Alle Informationen zu den Präparaten basieren auf den Angaben des jeweiligen Herstellers. Eine Haftung ist ausgeschlossen.

Adipositas

INTERNA

INTERNA
(Adipositas)

7 Kräuter Elixier
Neurolab GmbH

flüssig/alkoholischer Extrakt

Nahrungsergänzungsmittel mit alkoholischem Extrakt aus 7 Kräutern mit bitterem Geschmack.

siehe Magen-Darm-Beschwerden

Glucomedix NutraMedix Tropfen
NutraMedix Deutschland

siehe Stoffwechselstörung

Griffonia 50 Serolution®
Biogena GmbH & Co KG

Kapseln

siehe Psychische Erkrankungen, Depressionen

INTERNA
(Allergie)

Acerola Zink
hypo-A

Kapseln

siehe Grippe, grippaler Infekt, Erkältung

BetaGlucan+ immun MensSana
MensSana AG

Granulat

siehe Nährstoffmangel

Ester C® Gold
Biogena GmbH & Co KG

Kapseln

siehe Nährstoffmangel - Vitamine

Luffasan®
Sanum-Kehlbeck

Tabletten

Wirkstoff: Luffa operculata D4

Zusammensetzung
1 Tablette enthält: Wirkstoff: 250 mg Luffa operculata trit. D4.
Sonstige Bestandteile: Kartoffelstärke, Magnesiumstearat (Ph. Eur.).

Anwendungsgebiete
Die Anwendungsgebiete entsprechen dem homöopathischen Arzneimittelbild. Dazu gehören: Heuschnupfen, Schnupfen.

Eigenschaften
Luffasan® wird aus den reifen, getrockneten Früchten von Luffa operculata, einem Kürbisgewächs, hergestellt. In der Volksmedizin Brasiliens ist Luffa ein universelles Heilmittel bei Verstopfung, Ödemen und auch bei Geschwülsten.

Luffasan® wird als Ausleitungsmittel vor allem bei Stauungen eingesetzt, die durch entzündliche Prozesse hervorgerufen werden.

Dosierung
Jugendliche ab 12 Jahren und Erwachsene nehmen bei akuten Zuständen alle halbe bis ganze Stunde, höchstens 6-mal täglich, je 1 Tablette ein.

Bei chronischen Verlaufsformen 1 – 3-mal täglich je 1 Tablette einnehmen.

Luffasan® unzerkaut mit ausreichend Flüssigkeit einnehmen. Die Einnahme kann unabhängig von der Mahlzeit erfolgen. Überdosierung: Bei der Einnahme größerer Mengen des Arzneimittels kann es bei Personen mit Milchzu-

INTERNA

Allergie

ckerunverträglichkeiten (Lactoseintoleranz) zu Magen-Darm-Beschwerden kommen oder eine abführende Wirkung auftreten.

Nebenwirkungen
Keine bekannt.

Gegenanzeigen
Luffasan® darf nicht eingenommen werden, wenn Sie überempfindlich (allergisch) gegen Luffa operculata oder einen der sonstigen Bestandteile sind. Nicht anwenden bei Kindern unter 12 Jahren.

Ggf. Besonderheiten bei Kindern, Schwangeren, Stillenden
Da keine ausreichend dokumentierten Erfahrungen zur Anwendung in der Schwangerschaft und Stillzeit vorliegen, sollte das Arzneimittel nur nach Rücksprache mit dem Arzt angewandt werden.

Vorsichtsmaßnahmen
Patienten mit der seltenen hereditären Galactose-Intoleranz, Lactase-Mangel oder Glucose-Galactose-Malabsorption sollten Luffasan® nicht einnehmen.

Wechselwirkungen
Keine bekannt.

Sonstige Hinweise
Enthält Lactose.

Packungsgrößen und Preise
(PZN)
80 Tabletten 01581542) .... Euro 10,65
3-mal 80 (PZN
Tabletten 01581559) .... Euro 31,30
Apothekenpflichtig.

Sanum-Kehlbeck

Luffasan®
Tropfen

Wirkstoff: Luffa operculata D4 dil.

Zusammensetzung
30 ml flüssige Verdünnung enthalten: Wirkstoff: 30 ml Luffa operculata D4 dil. (HAB, Vorschriften 4a, 5a). Enthält 51 Vol.-% Alkohol. 1 ml entspricht 41 Tropfen.

Anwendungsgebiete
Erfahrungsgemäß unterstützend angewendet bei:
– allergischer Rhinitis wie Fließschnupfen, Niesattacken, Stockschnupfen, juckenden, brennenden oder tränenden Augen
– Sinusitis
– zur Ausleitung bei Stauungen von entzündlichen Prozessen, Ödemen.

Eigenschaften
Luffasan® wird aus den reifen, getrockneten Früchten von Luffa operculata, einem Kürbisgewächs, hergestellt. In der Volksmedizin Brasiliens ist Luffa ein universelles Heilmittel bei Verstopfung, Ödemen und auch bei Geschwülsten. Luffasan® wird als Ausleitungsmittel vor allem bei Stauungen eingesetzt, die durch entzündliche Prozesse hervorgerufen werden.

Dosierung
1 – 3-mal täglich je 5 – 10 Tropfen einnehmen.

Nebenwirkungen
Keine bekannt.

Wechselwirkungen
Keine bekannt.

Gegenanzeigen
Nicht anwenden bei bekannter Überempfindlichkeit gegenüber Luffa operculata.

Ggf. Besonderheiten bei Kindern, Schwangeren, Stillenden
Da keine ausreichend dokumentierten Erfahrungen zur Anwendung in der Schwangerschaft und in der Stillzeit vorliegen, sollte das Arzneimittel nur nach Rücksprache mit dem Therapeuten angewendet werden. Zur Anwendung dieses Arzneimittels bei Kindern liegen keine ausreichend dokumentierten Erfahrungen vor. Es soll deshalb bei Kindern unter 12 Jahren nur nach Rücksprache mit dem Therapeuten angewendet werden.

Allergie

INTERNA

Packungsgrößen und Preise
30 ml (PZN 10392981) .... Euro 13,40
Apothekenpflichtig.

Sanum-Kehlbeck
Luffasan®
Nasenspray

Wirkstoff: Luffa operculata Dil. D4 aquos.

Zusammensetzung
20 ml Nasentropfen enthalten: Wirkstoff: 20 ml Luffa operculata Dil. D4 aquos. (HAB, Vorschriften 5b und 45, D2 - D4 mit isotonischer Natriumchloridlösung). 1 Sprühstoß entspricht 0,11 ml.

Anwendungsgebiete
Erfahrungsgemäß unterstützend angewendet bei:
– allergischer Rhinitis wie Fließschnupfen, Niesattacken, Stockschnupfen, juckenden, brennenden oder tränenden Augen
– Sinusitis
– zur Ausleitung bei Stauungen von entzündlichen Prozessen, Ödemen.

Eigenschaften
Luffasan® wird aus den reifen, getrockneten Früchten von Luffa operculata, einem Kürbisgewächs, hergestellt. In der Volksmedizin Brasiliens ist Luffa ein universelles Heilmittel bei Verstopfung, Ödemen und auch bei Geschwülsten. Luffasan® wird als Ausleitungsmittel vor allem bei Stauungen eingesetzt, die durch entzündliche Prozesse hervorgerufen werden.

Dosierung
Erwachsene und Kinder ab 12 Jahre: 2 – 3 mal täglich, 1 Sprühstoß in jede Nasenöffnung sprühen. Vor der Anwendung der Nasentropfen sollten Sie die Nase gründlich schnäuzen. Aus hygienischen Gründen und zur Vermeidung einer Ansteckung sollten die Nasentropfen immer nur von einer Person benutzt werden.

Nebenwirkungen
Keine bekannt.

Wechselwirkungen
Keine bekannt.

Gegenanzeigen
Nicht anwenden bei Überempfindlichkeit gegenüber Luffa operculata.

Ggf. Besonderheiten bei Kindern, Schwangeren, Stillenden
Da keine ausreichend dokumentierten Erfahrungen vorliegen, sollte Luffasan® in der Schwangerschaft und Stillzeit nur nach Rücksprache mit dem Arzt oder Therapeuten angewendet werden.

Zur Anwendung dieses Arzneimittels bei Kindern liegen keine ausreichend dokumentierten Erfahrungen vor. Es soll deshalb bei Kindern unter 12 Jahren nur nach Rücksprache mit dem Arzt oder Therapeuten angewendet werden.

Packungsgrößen und Preise
20 ml (PZN 14162189) .... Euro 16,15
Apothekenpflichtig.

Biogena GmbH & Co KG
Omega 3 forte 700
Weichkapseln

siehe Nährstoffmangel - Mikronährstoffe

Biogena GmbH & Co KG
Omni Lactis® 20 Gold
Kapseln

siehe Magen-Darm-Beschwerden

INTERNA | **A**llergie - allergische Hautreaktionen

BerryPharma
rubyni® Schwarze Johannisbeere

Kapseln

Nahrungsergänzungsmittel (hochrein).

siehe Augenbeschwerden

NutraMedix Deutschland
Samento NutraMedix Tropfen

siehe Immunsystemerkrankungen und -schwäche

NutraMedix Deutschland
Serrapeptase NutraMedix Kapseln

siehe Entzündungen

Laves-Arzneimittel GmbH
Synerga®
Flüssigkeit

Zutaten
Zellfreies Fermentationsfiltrat aus *Escherichia coli* Stamm Laves 1931, Lactose, Wasser, Ethanol, Zinkcitrat.

Eigenschaften
Nahrungsergänzungsmittel mit zellfreiem Fermentationsfiltrat aus *Escherichia coli*, Stamm Laves 1931 und Zink.

Zink trägt zu einer normalen Funktion des Immunsystems bei.

Hinweise
Enthält 4,8 Vol.-% Alkohol.

Die angegebene empfohlene tägliche Verzehrmenge darf nicht überschritten werden. Nahrungsergänzungsmittel sind kein Ersatz für eine abwechslungsreiche und ausgewogene

Ernährung sowie eine gesunde Lebensweise. Außerhalb der Reichweite von kleinen Kindern aufbewahren.

Verzehrempfehlung
1-3 x täglich 5 ml 1/2 Stunde vor den Mahlzeiten einnehmen.

Für die Einnahme bitte den beigefügten Messbecher verwenden. Messbecher nach jedem Gebrauch säubern und trocknen. Nicht aus der Flasche trinken. Nach der Entnahme Flasche gut verschließen.

Packungsgrößen und Preise
1 x 100 ml (PZN 16755226) . . . . . Euro 51,50

hypo-A
Zink
Kapseln

siehe Grippe, grippaler Infekt, Erkältung

INTERNA
(Allergie - allergische Hautreaktionen)

livQ Fermentationsprodukte
Bio-Essenzen – von livQ
Fermentierte Naturkonzentrate, flüssig

siehe Homöopathie - Einzelmittel

Dr. Niedermaier Pharma GmbH
Regulatessenz® – Rechtsregulat® Bio
Flüssiges Konzentrat

siehe Homöopathie - Einzelmittel

Allergie - Heuschnupfen EXTERNA

EXTERNA
(Allergie - Heuschnupfen)

Visiodoron Euphrasia
Weleda AG

Augentropfen

siehe Augenbeschwerden

Visiodoron Euphrasia
Weleda AG

Augentropfen in Monodosen

siehe Augenbeschwerden

INTERNA

Heuschnupfen-Weliplex® S
Weber & Weber

Mischung

Zusammensetzung
Wirkstoffe: 10 g (entspr. 10,7 ml) Mischung enth.: Acidum arsenicosum Dil. D6 2 g; Aralia racemosa Dil. D3 2 g; Sinapis nigra (HAB 34) Dil. D3 [HAB, V4a, Ø mit Ethanol 86 % (m/m)] 2 g; Schoenocaulon officinale Dil. D4 2 g. Sonst. Bestandteile: Glycerol; Gereinigtes Wasser.

Anwendungsgebiete
Die Anwendungsgebiete leiten sich von den homöopath. Arzneimittelbildern ab. Dazu gehört: Besserung der Beschwerden bei Heuschnupfen.

Gegenanzeigen
Keine bekannt.

Nebenwirkungen
Keine bekannt.

Sonstige Hinweise
Enthält 74 mg Alkohol (Ethanol) pro 5 Tropfen. Packungsbeilage beachten.

Dosierung und Art der Anwendung
Bei **akuten Zuständen** alle halbe bis ganze Std., höchstens 6x tgl., je 5 Tr. einnehmen. Eine über 1 Wo. hinausgehende Anwend. sollte nur nach Rücksprache mit einem homöopath. erfahrenen Therapeuten erfolgen. Bei **chron. Verlaufsformen** 1-3x tgl. je 5 Tr. einnehmen. Bei Besserung der Beschwerden ist die Häufigkeit der Anwend. zu reduzieren.

Packungsgrößen und Preise
50 ml (PZN 04377397) .... Euro 17,21
Apothekenpflichtig

MUCOZINK®
nutrimmun GmbH

Pulver

siehe Nährstoffmangel - Mikronährstoffe

MyBIOTIK®PUR
nutrimmun GmbH

Pulver

siehe Mikrobiologische Therapien

INJEKTIONEN
(Asthma und Bronchitis)

Cerivikehl® D3
Sanum-Kehlbeck

Injektionslösung

Wirkstoff: Cetraria islandica D3 Dil.

Zusammensetzung
Der Wirkstoff ist: 2 ml flüssige Verdünnung zur Injektion enthalten: 2 ml Cetraria islandica D3 Dil. (Lsg. D1 mit Ethanol 62 % (m/m) nach HAB, Vorschrift 4a).

INTERNA   **A**sthma und Bronchitis

Anwendungsgebiete
Erfahrungsgemäß unterstützend angewendet bei:
- Atemwegserkrankungen, Sinusitis, Laryngitis, Bronchitis, trockener Husten
- Appetitlosigkeit.

Eigenschaften
Cerivikehl®, ein pflanzliches Arzneimittel aus der Flechte „Isländisch Moos", wird allgemein zur Durchblutungsförderung der Schleimhäute eingesetzt. Ein bestimmter Teil der Flechtensäuren entfaltet speziell gegenüber Erregern von Mund-, Rachen-, und Darminfektionen eine milde antibiotische Wirkung, wobei es weder zur Entwicklung von antibiotikaresistenten Keimen noch zu allergischen Reaktionen kommt.

Gegenanzeigen
Cerivikehl® darf nicht angewendet werden, wenn Sie allergisch gegen Cetraria islandica sind.

Ggf. Besonderheiten bei Kindern, Schwangeren, Stillenden
Da keine ausreichend dokumentierten Erfahrungen zur Anwendung in der Schwangerschaft und Stillzeit vorliegen, sollte das Arzneimittel nur nach Rücksprache mit dem Arzt angewendet werden.
Zur Anwendung dieses Arzneimittels bei Kindern liegen keine ausreichend dokumentierten Erfahrungen vor. Es soll deshalb bei Kindern unter 12 Jahren nicht angewendet werden.

Wechselwirkungen
Keine bekannt.

Nebenwirkungen
Keine bekannt.

Dosierung
Erwachsenen und Jugendlichen ab 12 Jahren: 1 - 2 ml täglich s.c., i.m. oder i.v. injizieren.

Vor Anwendung beachten: Cerivikehl® enthält Natrium, aber weniger als 1 mmol (23 mg) Natrium pro 1 ml, d.h., es ist nahezu „natriumfrei".

Packungsgrößen und Preise
1 Amp. à 2 ml (PZN 03563152) . Euro 5,65
10 Amp. à 2 ml (PZN 03563169) . Euro 14,30
50 Amp. à 2 ml (PZN 03563175) . Euro 55,70
Apothekenpflichtig.

INTERNA

Sanum-Kehlbeck
Cerivikehl® Urtinktur
Tropfen

Wirkstoff: Cetraria islandica Urtinktur

Zusammensetzung
10 ml enthalten: Wirkstoff: 10 ml Cetraria islandica Urtinktur (HAB, Vorschrift 4a).

Anwendungsgebiete
Erfahrungsgemäß unterstützend angewendet bei:
- Atemwegserkrankungen, Sinusitis, Laryngitis, Bronchitis, trockener Husten
- Appetitlosigkeit.

Eigenschaften
Cerivikehl®, ein pflanzliches Arzneimittel aus der Flechte „Isländisch Moos", wird allgemein zur Durchblutungsförderung der Schleimhäute eingesetzt. Ein bestimmter Teil der Flechtensäuren entfaltet speziell gegenüber Erregern von Mund-, Rachen-, und Darminfektionen eine milde antibiotische Wirkung, wobei es weder zur Entwicklung von antibiotikaresistenten Keimen noch zu allergischen Reaktionen kommt.

Gegenanzeigen
Siehe unter "Ggf. Besonderheiten bei Kindern, Schwangeren, Stillenden" und "Warnhinweise".

Nebenwirkungen
Keine bekannt.

Augenbeschwerden EXTERNA

Ggf. Besonderheiten bei Kindern, Schwangeren, Stillenden
Da keine ausreichend dokumentierten Erfahrungen zur Anwendung in der Schwangerschaft und Stillzeit vorliegen, sollte das Arzneimittel nur nach Rücksprache mit dem Arzt angewendet werden. Zur Anwendung dieses Arzneimittels bei Kindern liegen keine ausreichend dokumentierten Erfahrungen vor. Es soll deshalb bei Kindern unter 12 Jahren nicht angewendet werden.

Warnhinweise
Dieses Arzneimittel enthält 70 Vol.-% Alkohol.

Wechselwirkungen
Keine bekannt.

Dosierung
Bei akuten Zuständen alle halbe bis ganze Stunde, höchstens 6-mal täglich, je 5 Tropfen einnehmen. Bei chronischen Verlaufsformen 1 – 3-mal täglich je 5 Tropfen einnehmen.

Packungsgrößen und Preise
10 ml (PZN 03563123) .... Euro 9,25
30 ml (PZN 03563146) .... Euro 13,40
Apothekenpflichtig.

EXTERNA
(Augenbeschwerden)

Weleda AG
Visiodoron Calendula
Augentropfen

Zusammensetzung
10,2 g (= 10 ml) enth.: Calendula officinalis 2a Dil. D4 10 g.

Sonstige Bestandteile: Borsäure, Natriumtetraborat.
Mit Kaliumnitrat isotonisiert.

Anwendungsgebiete
gemäß der anthroposophischen Menschen- und Naturerkenntnis.
Dazu gehört eitrige Bindehautentzündung.

Gegenanzeigen
Keine bekannt

Nebenwirkungen
Selten tritt nach dem Einträufeln im Auge ein vorübergehendes Brennen auf.

Dosierung
Soweit nicht anders verordnet, 1 – 5-mal täglich 1 Tropfen in den Bindehautsack träufeln.

Packungsgrößen und Preise
10 ml (PZN 01572371) .... Euro 16,48
Apothekenpflichtig

Weleda AG
Visiodoron Euphrasia
Augentropfen

Zusammensetzung
10,1 g (= 10 ml) enth.: Euphrasia 3c Dil. D3 10 g.

Sonstige Bestandteile: Borsäure, Natriumtetraborat. Mit Kaliumnitrat isotonisiert.

Anwendungsgebiete
gemäß der anthroposophischen Menschen- und Naturerkenntnis.

Dazu gehören: Katarrhalische Entzündungen am Auge, die mit vermehrter Tränenabsonderung einhergehen; Lidödeme, vor allem auf allergischer Grundlage.

Gegenanzeigen
Keine bekannt.

Nebenwirkungen
Es können Reizungen der Augen auftreten, wie z. B. Brennen, Rötung, Juckreiz, Schwellung oder vermehrter Tränenfluss (Häufigkeit unbekannt).

EXTERNA — Augenbeschwerden

Dosierung
Soweit vom Arzt nicht anders verordnet, 3-mal täglich 1 Tropfen in den Bindehautsack des betroffenen Auges träufeln.

Sonstige Hinweise
Euphrasia D3 Augentropfen sind generell mit Kontaktlinsen verträglich. Hinweise der Linsen-Hersteller bitte ggf. beachten.

Packungsgrößen und Preise
10 ml (PZN 01572649) .... Euro 14,99
Apothekenpflichtig

Weleda AG
Visiodoron Euphrasia
Augentropfen in Monodosen

Zusammensetzung
1 Einzeldosisbehältnis enthält:
Euphrasia 3c Dil. D3 0,4 ml.

Sonstige Bestandteile: Natriumchlorid, Natriumcitrat, Citronensäuremonohydrat.

Anwendungsgebiete
gemäß der anthroposophischen Menschen- und Naturerkenntnis.

Dazu gehören: Katarrhalische Entzündungen am Auge, die mit vermehrter Tränenabsonderung einhergehen; Lidödeme, vor allem auf allergischer Grundlage.

Gegenanzeigen
Allergie gegen Euphrasia (Augentrost) oder einen der sonstigen Bestandteile.

Nebenwirkungen
Es können Reizungen der Augen auftreten, wie z. B. Brennen, Rötung, Juckreiz, Schwellung oder vermehrter Tränenfluss (Häufigkeit unbekannt).

Besonderheiten bei Kindern
Anwendung bei Kindern unter 4 Jahren nach Rücksprache mit dem Arzt.

Dosierung
Soweit vom Arzt nicht anders verordnet, ist die übliche Dosis für Säuglinge, Kinder und Erwachsene: 3-mal täglich 1 Tropfen in den Bindehautsack des betroffenen Auges träufeln.

Packungsgrößen und Preise
10x 0,4 ml (PZN 11046063) ..... Euro 11,47
20x 0,4 ml (PZN 00529100) ..... Euro 15,97
Apothekenpflichtig

Weleda AG
Visiodoron Euphrasia comp.
Augensalbe

Zusammensetzung
1 g enth.: Echinacea Rh Ø (HAB, V. 21) 0,03 g / Euphrasia Rh Ø (HAB, V. 21) 0,05 g / Calendula officinalis e floribus cum calycibus Paraffinum liquidum (HAB, V. 57) 0,05 g.

Salbengrundlage: Weißes Vaselin, Dickflüssiges Paraffin, Cholesterol, Wasser für Injektionszwecke.

Anwendungsgebiete
gemäß der anthroposophischen Menschen- und Naturerkenntnis.

Dazu gehören: Bindehautentzündung und Gerstenkorn (Hordeolum).

Gegenanzeigen
Überempfindlichkeit gegen einen der Bestandteile oder gegen Korbblütler.

Nebenwirkungen
Es können auftreten: Lokale Überempfindlichkeits- und Unverträglichkeitsreaktionen am Auge, z. B. Brennen, Schmerzen, vermehrter Tränenfluss, Bindehautrötung, Lidschwellung, Juckreiz. Allgemeine immunologische Reaktionen: Hautausschlag, Juckreiz.

Dosierung
Soweit nicht anders verordnet, mehrmals täglich in den Bindehautsack einbringen.

Augenbeschwerden

INTERNA

Warnhinweise
Die Augensalbe bildet einen fettartigen Film auf der Hornhaut, daher kann unmittelbar nach Anwendung eine vorübergehende Beeinträchtigung des Sehvermögens auftreten. In diesem Zeitraum: nicht aktiv am Straßenverkehr teilnehmen und keine Maschinen bedienen!

Packungsgrößen und Preise
5 g (PZN 01312931) .... Euro 17,98

Apothekenpflichtig

Weleda AG
Visiodoron Malva®
Augentropfen

Zusammensetzung
0,15 % Natriumhyaluronat, 0,5 % Extrakt aus Malvenblüten (Malva sylvestris L.), Citratpuffer, Natriumchlorid, Wasser für Injektionszwecke.

Anwendungsgebiete
Zur Befeuchtung, Beruhigung und Erfrischung von trockenen und gereizten Augen.

Gegenanzeigen
Überempfindlichkeit gegen einen der Bestandteile.

Dosierung
Bei Bedarf 1 - 2 Tropfen in jedes Auge eintropfen.

Sonstige Hinweise
HydroGel Kontaktlinsen vor der Anwendung von Visiodoron Malva® entnehmen und ca. 10 Minuten nach dem Tropfen wieder einsetzen.

Packungsgrößen und Preise
20 Monodosen (PZN 08864740) . Euro 15,99
10 ml (PZN 17582696) . Euro 16,99

Medizinprodukt

INTERNA

BioActive Food GmbH
Lutex Vision®
Kapseln

Kapseln mit Lutein und Zeaxanthin für die Augen

Zusammensetzung
1 Kapsel enthält 450 µg Lutein, 150 µg Betacarotin, 30 µg Lycopin, 15 µg Zeaxanthin, Grünkohlextrakt, Oliven-, Raps-, Sanddornöl. Kapsel: Gelatine, Glycerol.

Anwendungsgebiete
Nahrungsergänzungsmittel für die Augen. Carotinoide zur Unterstützung des antioxidativen Schutzes. Lutein in Öl gelöst: erhöhte Bioverfügbarkeit.

Neben- und Wechselwirkungen
Keine bekannt.

Sonstige Hinweise
Ohne organische Lösungsmittel hergestellt. Hohe Bioverfügbarkeit.

Dosierung
Täglich 2 Kapseln zu einer Mahlzeit.

Packungsgrößen und Preise
90 Kapseln (PZN 8411091) ...... Euro 29,95

BerryPharma
rubyni® Schwarze Johannisbeere

Kapseln

Nahrungsergänzungsmittel (hochrein).

Inhaltsstoffe
Johannisbeerenextrakt aus Schwarzen Johannisbeeren der Sorte Blackdown, pflanzliche Kapselhülle aus Hydroxypropylmethylcellulose.

Eine Kapsel enthält 445 mg Johannisbeerenextrakt, davon 48,9 mg Anthocyane.

Eigenschaften

Die Schwarze Johannisbeere gehört seit Ewigkeiten zur täglichen Ernährung des Menschen. Allerdings können durch die Verarbeitung zu Säften und Aufstrichen wertvolle Stoffe zerstört werden. Im Fall von rubyni® bleiben alle Inhaltsstoffe in ihrer natürlichen Zusammensetzung erhalten, allen voran die wertvollen Polyphenole, Anthocyane und Antioxidantien.

Die verwendeten Schwarzen Johannisbeeren stammen von einer Kooperative aus dem französischen Loire-Tal. Die Verarbeitung zum Extrakt erfolgt lösungsmittelfrei.

Anwendungsgebiete

- Antioxidativ
- Augen- und Sehkraft
- Gehirn und Kognition
- Nerven
- Körperliche Leistung/Sportperformance
- Herz-Kreislauf und Blutgefäße

Verzehrempfehlung

Erwachsene nehmen täglich 1 Kapsel unzerkaut und mit ausreichend Flüssigkeit ein. Die empfohlene tägliche Verzehrmenge darf nicht überschritten werden.

Nahrungsergänzungsmittel sollten nicht als Ersatz für eine ausgewogene und abwechslungsreiche Ernährung dienen und ersetzen keine gesunde Lebensweise.

Sonstige Hinweise

rubyni® mit Schwarzer Johannisbeere ist von Natur aus vegan, laktose- und glutenfrei. Auf Füll- und Konservierungsstoffe wird bewusst verzichtet.

Weiterführende Informationen

www.rubyni.com
www.currantcraft.info
(Johannisbeerenextrakt CurrentCraft®)

Packungsgrößen und Preise

Glas mit 60 Kapseln . . . . Euro 59,90
Glas mit 90 Kapseln . . . . Euro 79,90

Herstellerangaben

BerryPharma GmbH | Weidboden 1 | 83339 Chieming | www.rubyni.com

Die Familie Philipp, die hinter BerryPharma® steht, hat sich seit Generationen ganz der Verarbeitung qualitativ hochwertiger Beeren und Früchte verschrieben. In den Produkten von BerryPharma® kommen nur natürliche Extrakte und Inhaltsstoffe zum Einsatz, die in ihrer Wirkung durch Studien belegt sind. Eine ideale Ergänzung für die tägliche Ernährung.
SO PURE. SO YOU.
Stand:
17.11.2023

BerryPharma

rubyni® VISION
Kapseln

Nahrungsergänzungsmittel mit Vitaminen, Mineral- und Pflanzenstoffen für Augen und Sehkraft.

Inhaltsstoffe

Buchweizenkeimpulver, schwarzes Johannisbeerenextrakt (aus Früchten von Ribes nigrum, 11% Anthocyane, Maltodextrin), pflanzliche Kapselhülle aus Hydroxypropylmethylcellulose, Ascorbinsäure, D-alpha-Tocopherol, Maquibeerenextrakt (aus Früchten von Aristotelia chilensis, 35% Anthocyane, Maltodextrin), Studenenblumenextrakt (aus Blüten von Tagetes erecta, 25% Lutein, 5% Zeaxanthin).

Eigenschaften

In rubyni® VISION finden sich neben dem Fruchtextrakt CurrantCraft®, das auch in rubyni® mit Schwarzer Johannisbeere steckt, weitere konzentrierte Inhaltsstoffe, die einen Beitrag zum Erhalt der natürlichen Sehkraft und der normalen Augenfunktion leisten können - zum Beispiel MaquiBright®, ein hochwertiges Extrakt aus Maquibeeren, die für ihre antioxidativen Schutzstoffe bekannt sind. Dazu kommen die Spurenelemente Zink und Kupfer sowie weitere pflanzliche Mikronährstoffe.

Augenbeschwerden

INTERNA

Alle verwendeten Inhaltsstoffe sind handverlesen und verfügen über eine eigene wissenschaftliche Studienlage im Bereich der Augengesundheit.

Anwendungsgebiete

- Augen- und Sehkraft
- Antioxidativ

Verzehrempfehlung
Erwachsene nehmen täglich 4 Kapseln unzerkaut und mit ausreichend Flüssigkeit ein. Die empfohlene tägliche Verzehrmenge darf nicht überschritten werden. Auf den Verzehr weiterer zinkhaltiger Nahrungsergänzungsmittel ist zu verzichten. Nahrungsergänzungsmittel sollten nicht als Ersatz für eine ausgewogene und abwechslungsreiche Ernährung dienen und ersetzen keine gesunde Lebensweise.

Sonstige Hinweise
rubyni® VISION ist von Natur aus vegan, laktose- und glutenfrei.

Weiterführende Informationen
www.rubyni.com

Packungsgrößen und Preise
Glas mit 140 Kapseln . . . . Euro 79,90

Herstellerangaben
BerryPharma GmbH | Weidboden 1 | 83339 Chieming | www.rubyni.com

Die Familie Philipp, die hinter BerryPharma® steht, hat sich seit Generationen ganz der Verarbeitung qualitativ hochwertiger Beeren und Früchte verschrieben. In den Produkten von BerryPharma® kommen nur natürliche Extrakte und Inhaltsstoffe zum Einsatz, die in ihrer Wirkung durch Studien belegt sind. Eine ideale Ergänzung für die tägliche Ernährung.
SO PURE. SO YOU.

Stand:
17.11.2023

BerryPharma

rubyni® Wildheidelbeere
Kapseln

Nahrungsergänzungsmittel mit reiner Wildheidelbeere.

siehe Entzündungen

hypo-A

Vit. AE + Lycopin
Kapseln

Anwendungsgebiete
Vit. A trägt zur Erhaltung normaler Haut und Schleimhäute sowie normaler Sehkraft bei. Vit. E trägt dazu bei, die Zellen vor oxidativem Stress zu schützen.

Eigenschaften
Vit. AE + Lycopin enthält rein natürliches Provitamin A (Beta-Carotin) aus Olivenöl, das im Körper zur jeweils benötigten Menge Vit. A umgewandelt wird. So wird eine Überdosierung mit Vit. A vermieden. In Kombination mit dem Radikalfänger Vit. E und dem hochwertigen Lycopin vollreifer Tomaten ist AE + Lycopin ein Lieblingsprodukt für den Sommer. Lactose- und glutenfrei.

Zusammensetzung
336 mg Fischöl mit 60 mg EPA, 40 mg DHA, 45 mg nat. Vit. E, 3 mg Vit. A-Äquivalente, 1 mg Lycopin, Feuchthaltemittel Glycerin in hypoallergener Gelatinekapsel

Packungsgrößen und Preise
25 Kapseln (PZN 11092637) . . . Euro 13,85
100 Kapseln (PZN 02410133) . . . Euro 42,70

INTERNA
(Blutung)

Calvakehl® D3
Tropfen

Sanum-Kehlbeck

Wirkstoff: Calvatia gigantea e sporibus Dil. D3

Zusammensetzung
10 ml flüssige Verdünnung enthalten: Wirkstoff: 10 ml Calvatia gigantea e sporibus Dil. D3 (HAB, Vorschrift 4 a, Lsg. D1 mit Ethanol 62 % (m/m)).

Anwendungsgebiete
Erfahrungsgemäß unterstützend angewendet bei:
Blutungsneigung, wie Nasenbluten; Gebärmutterblutung; Herz-Kreislauf-Schwäche mit Blutstauung; Sauerstoffmangel im Blut; Hautausschlägen; Magenschmerzen; Durchfall.

Eigenschaften
Calvakehl® wird gewonnen aus dem Pilz Riesenbovist (Calvatia gigantea). Schon im 16. Jahrhundert war die Anwendung des „Bubenfist" als blutstillendes und wundheilendes Mittel in der Volksheilkunde bekannt. Aufgrund der im Riesenbovist enthaltenen gefäß- und kapillarwirksamen Inhaltsstoffe ist Calvakehl® ein ausgezeichnetes Hämostatikum bei atonischen Blutungen.

Dosierung
1 – 3-mal täglich 5 - 10 Tropfen einnehmen.

Nebenwirkungen
Keine bekannt.

Wechselwirkungen
Keine bekannt.

Gegenanzeigen
Siehe unter "Ggf. Besonderheiten bei Kindern, Schwangeren, Stillenden" und "Warnhinweise".

Bei Alkohol- oder Leberkranken sollte aufgrund des Alkoholgehaltes das Arzneimittel nur nach Rücksprache mit dem Arzt angewendet werden.

Ggf. Besonderheiten bei Kindern, Schwangeren, Stillenden
Da keine ausreichend dokumentierten Erfahrungen zur Anwendung in der Schwangerschaft und Stillzeit vorliegen, sollte das Arzneimittel nur nach Rücksprache mit dem Arzt angewendet werden. Zur Anwendung dieses Arzneimittels bei Kindern liegen keine ausreichend dokumentierten Erfahrungen vor. Es soll deshalb bei Kindern unter 12 Jahren nicht angewendet werden.

Warnhinweise
Dieses Präparat enthält 70 Vol.-% Alkohol (Ethanol). Bei Beachtung der Dosierungsanleitung werden bei jeder Einnahme (entsprechend 10 Tropfen) bis zu 0,11 g Alkohol zugeführt. Ein gesundheitliches Risiko besteht u. a. bei Leberkranken, Alkoholkranken, Epileptikern, Hirngeschädigten, Schwangeren und Kindern. Die Wirkung anderer Arzneimittel kann beeinträchtigt oder verstärkt werden.

Packungsgrößen und Preise
10 ml (PZN 07339167) .... Euro 9,25
30 ml (PZN 07339173) .... Euro 13,40
Apothekenpflichtig.

Calvakehl® D4
Tabletten

Sanum-Kehlbeck

Wirkstoff: Calvatia gigantea e sporibus Trit. D4

Zusammensetzung
1 Tablette enthält: Wirkstoff: 250 mg Calvatia gigantea e sporibus Trit. D4 (HAB, Vorschriften 4a mit Ethanol 62 % (m/m), 7 mit Lactose, 6 mit Lactose).

Sonstige Bestandteile: Kartoffelstärke, Magnesiumstearat.

Dermatitis & Hautbeschwerden — EXTERNA

Anwendungsgebiete
Erfahrungsgemäß unterstützend angewendet bei:

Blutungsneigung, wie Nasenbluten; Gebärmutterblutung; Herz-Kreislauf-Schwäche mit Blutstauung; Sauerstoffmangel im Blut; Hautausschlägen; Magenschmerzen; Durchfall.

Eigenschaften
Calvakehl® wird gewonnen aus dem Pilz Riesenbovist (Calvatia gigantea). Schon im 16. Jahrhundert war die Anwendung des „Bubenfist" als blutstillendes und wundheilendes Mittel in der Volksheilkunde bekannt. Aufgrund der im Riesenbovist enthaltenen gefäß- und kapillarwirksamen Inhaltsstoffe ist Calvakehl® ein ausgezeichnetes Hämostatikum bei atonischen Blutungen.

Gegenanzeigen
Siehe unter "Ggf. Besonderheiten bei Kindern, Schwangeren, Stillenden" und "Warnhinweise".

Ggf. Besonderheiten bei Kindern, Schwangeren, Stillenden
Da keine ausreichend dokumentierten Erfahrungen in der Schwangerschaft und Stillzeit vorliegen, sollte das Arzneimittel nur nach Rücksprache mit dem Arzt angewendet werden. Zur Anwendung dieses Arzneimittels bei Kindern liegen keine ausreichend dokumentierten Erfahrungen vor. Es soll deshalb bei Kindern unter 12 Jahren nicht angewendet werden.

Warnhinweise
Enthält Lactose. Bitte nehmen Sie Calvakehl® D4 daher erst nach Rücksprache mit Ihrem Arzt ein, wenn Ihnen bekannt ist, dass Sie unter einer Unverträglichkeit gegenüber bestimmten Zuckern leiden.

Nebenwirkungen
Keine bekannt.

Wechselwirkungen
Keine bekannt.

Dosierung
1 – 3-mal täglich 1 Tablette mit ausreichend Flüssigkeit einnehmen.

Packungsgrößen und Preise
(PZN
80 Tabletten 00571990) .... Euro 10,65
3-mal 80 (PZN
Tabletten 00572009) .... Euro 31,30

Apothekenpflichtig.

Biogena GmbH & Co KG
MoFerrin® 21
Kapseln

siehe Nährstoffmangel - Mineralstoffe und Spurenelemente

Johannes Bürger Ysatfabrik GmbH
Styptysat 400 mg
überzogene Tabletten
Starke Menstruationsblutungen

siehe Gynäkologische Erkrankungen & Frauenbeschwerden

EXTERNA
(Dermatitis & Hautbeschwerden)

FRITZ ZILLY
BUENOSON®-Fußbalsam

Zusammensetzung
100 g enthalten: Auszug aus Johanniskrautblüten mit Olivenöl (0,07 : 1 m/m) 0,40 g; Erdnussöl 15,10 g; Weizenkeimöl 0,40 g; Avocadoöl 0,30 g; α-Tocopherolacetat 0,25 g; Ameisensäure (25 % m/m) 0,03 g; Press-Saft aus frischen Knoblauchzwiebeln (1 : 1,3 – 1,8 m/m) 0,50 g; Alkoholisch-wässrige Tinkturen (43 % m/m) aus: Birkenblättern (1 : 5 m/m) 1,75 g; Enzianwurzeln (1 : 4 m/m) 0,60 g; Gewürznel-

EXTERNA

Dermatitis & Hautbeschwerden

ken (1 : 4 m/m) 1,25 g; Wacholderbeeren (1 : 4 m/m) 1,00 g; Hopfenblüten (1 : 8 m/m) 1,75 g; Wurmfarnblätter (1 : 10 m/m) 0,75 g; Grundlage ad 100 g.

INGREDIENTS

AQUA · PETROLATUM · ARACHIS HYPOGAEA OIL · ALCOHOL · PENTAERYTHRITYL DIOLEATE · PENTAERYTHRITYL TRIOLEATE · GLYCERIN · SORBITOL · TRITICUM VULGARE GERM OIL · OLEA EUROPAEA FRUIT OIL · PERSEA GRATISSIMA OIL · BETULA ALBA LEAF EXTRACT · EUGENIA CARYOPHYLLUS BUD EXTRACT · JUNIPERUS COMMUNIS FRUIT EXTRACT · HUMULUS LUPULUS FLOWER EXTRACT · GENTIANA LUTEA RHIZOME/ ROOT EXTRACT · DRYOPTERIS FILIX-MAS LEAF EXTRACT · ALLIUM SATIVUM BULB JUICE · HYPERICUM PERFORATUM EXTRACT · TOCOPHERYL ACETATE · FORMIC ACID · PARFUM · BENZYL BENZOATE · CITRAL · CITRONELLOL · COUMARIN · EUGENOL · LIMONENE · LINALOOL ·

Eigenschaften
BUENOSON®-Fußbalsam ist das von der Rezeptur her nahezu identische Nachfolgepräparat von BUENOSON® N-Salbe. Die regelmäßige Anwendung von BUENOSON®-Fußbalsam hält die Haut der Füße weich und geschmeidig und beugt der Bildung von übermäßiger Hornhaut vor. Insbesondere im Bereich eines verformten Fußballens bilden sich oftmals massive Verhornungen der Fußhaut. Diese werden durch BUENOSON®-Fußbalsam bereits nach kurzer Anwendung stark vermindert und verschwinden bei intensivem und regelmäßigem Eincremen meist vollständig. Die Salbe löst die starke Oberflächenspannung der Hornhaut; Schwielen und rissige Fußkanten bilden sich langsam zurück und stoßen verhornte Haut ab, die sich beim Fußbad ablöst.

Besonders eignet sich BUENOSON®-Fußbalsam auch zur Anwendung während der Fußreflexzonen-Massage. Ein dichtes Netz von sensiblen Nervenendigungen bedeckt unsere Fuß-Sohlen. Durch die Massage spezieller Areale der Fuß-Sohle lassen sich die inneren Organe günstig beeinflussen und stärken.

Packungsgrößen und Preise
50 ml . . . . Euro 9,71
100 ml . . . . Euro 15,57

Johannes Bürger Ysatfabrik GmbH

Chamo® Bürger

reiner Kamillenpuder

Kosmetikum zur Behandlung der Haut bei Entzündungen und Affektionen

Zusammensetzung
Talkum, Chamomilla Recutita Flower Extract (Extrakt aus Kamillenblüten), Chamomilla Recutita Oil (Kamillenblauöl).

Anwendungsgebiete
Entsprechend der therapeutischen Möglichkeiten: Dermatitis (Bestrahlungsschäden, Sonnenbrand, Verbrennungen), Wundbehandlung (Dekubitus, Ulcus cruris), Intertrigo (Wundsein in Hautfalten), juckende Affektionen (Altershaut), Säuglingspflege (Windeldermatitis), Infektionskrankheiten (Windpocken, Gürtelrose, Masern), Wundheilung (Riss-, Kratz-, Schürfwunden), sowie bei Hand-, Fuß- und Achselschweiß.

Anwendung
Mehrmals täglich bei Bedarf gleichmäßig auftragen.
Nach dem Baden oder Duschen auf die Haut aufgetragen, gibt er ein besonders frisches, trockenes und weiches Hautgefühl.

Sonstige Hinweise
Puder nicht auf offene Wunden auftragen und Augenkontakt vermeiden. Nicht einatmen.

Eigenschaften
Leichte Hautentzündungen können mit Kamille erfolgreich behandelt werden. Die in den Kamillenblüten enthaltenen Wirkstoffe Chamazu-

Dermatitis & Hautbeschwerden

EXTERNA

len und Bisabolol entfalten nicht nur einen entzündungshemmenden, kühlenden Effekt auf der Haut, sondern wirken auch antibakteriell und pilzhemmend. Außerdem besitzen sie juckreizlindernde und desodorierende Eigenschaften.

Chamo® Bürger reiner Kamillenpuder in pharmazeutischer Qualität ist bei vielen Reizzuständen der Haut infolge mechanischer, thermischer oder chemischer Einwirkung unterstützend angezeigt. Eine weitere Option ist die adjuvante Behandlung von entzündlichen, allergischen oder infektionsbedingten Hauterscheinungen.

Packungsgrößen und Preise
75 g Puder (PZN 09739480) ..... Euro 22,50

Apothekenpflichtig

Agenki
DemoDerm® Rosacea Basis Pflege

Detox-Creme

Unterstützende Pflege bei Rosacea, Akne und seborrhoischem Ekzem. Leben ohne Trigger: Frei von Rosacea mit dem ganzheitlichen DemoDerm Hautkonzept.

Tag- und Nacht-Creme

Zusammensetzung
Aqua, Propylene glycol, Stearyl alcohol, Sulfur, Zinc oxide, Glycerin, Isopropyl palmitate, Palmitic acid, Stearic acid, Petrolatum, Glyceryl stearate, Dimethicone, Menthol, Lanolin, Sorbitan stearate, Polysorbate 80, Triticum vulgare (wheat) germ oil, Phenoxyethanol, Sodium hypochlorit, Salicylic acid, Benzyl alcohol, Sodium lauryl sulfate.

Anwendungsgebiete
Detoxing und Regeneration bei dauerhaft geröteter Haut, unreiner oder fettiger Haut, Mittessern, erweiterten Poren, Pickel, Pusteln, Rosacea, Akne und seborrhoischem Ekzem.

Dosierung
Morgens und abends sparsam auf die betroffenen Hautbereiche auftragen.

Anwendungsdauer
Sollte über einen längeren Zeitraum angewendet werden, mindestens 6 bis 12 Wochen.

Besonderheit
Eine vorübergehende Verschlechterung (Bsp.: Röte, Pickel, trockene und schuppende Haut) der Haut kann wirkspezifisch sein und dauert im Schnitt 14 Tage.

Packungsgrößen und Preise
30 g (PZN 16882640) .... Euro 54,00

Laves-Arzneimittel GmbH
Dermabiogen®

Mikrobiotische Hautpflege

Dermabiogen® Mikrobiotische Intensivcreme enthält ein Milchsäurebakterien-Extrakt vom *Lactobacillus brevis* DSM17250, wertvolle Öle aus Mandel, Jojoba und Borretsch sowie Sheabutter und Vitamin E.

Anwendungsgebiete
Ergänzende Pflege bei Neurodermitis, Schuppenflechte, Rosazea, Ekzem, Akne.

Zutaten
Aqua, Simmondsia Chinensis (Jojoba) Seed Oil, Cetearyl Alcohol, Glyceryl Stearate Citrate, Prunus Amygdalus Dulcis (Sweet Almond) Oil, Glycerin, Lactobacillus Extract Filtrate, Borago Officinalis Seed Oil, Sorbitol, Butyrospermum Parkii (Shea) Butter, Benzyl Alcohol, Saccharide Isomerate, Propylene Glycol, Sodium Stearoyl Glutamate, Xanthan Gum, Benzoic Acid, Tocopherol, Sorbic Acid, Lactic Acid, Citric Acid, Sodium Citrate.

Dermabiogen® Mikrobiotische Hauttinktur ist in der praktischen Applikatorflasche besonders gut für fettige Haut und behaarte Körperstellen geeignet. Enthält zusätzlich den Wirkstoff Allantoin, der feuchtigkeitsbindende und hautberuhigende Eigenschaften hat.

Anwendungsgebiete
Ölfreie Spezialhautpflege für die Kopfhaut und behaarte Körperstellen bei Neurodermitis, Schuppenflechte, Schuppen, Rosazea, Ekzem, Akne.

Zutaten
Aqua, Glycerin, Lactobacillus Extract Filtrate, Sorbitol, Propylene Glycol, Potassium Sorbate, Sodium Benzoaet, Allantoin, Lactic Acid, Arginine, Xanthan Gum, Biotin.

Packungsgrößen und Preise
Creme 50 ml (PZN
Airlessspender 18186212)   Euro 29,80
Tinktur 50 ml (PZN
Applikationsflasche 18186229)   Euro 28,20

Weber & Weber
Ekzevowen® derma
Creme

Zusammensetzung
Wirkstoffe: 10 g Creme enth.: Centella asiatica ⌀ 0,5 g; Mahonia aquifolium ⌀ 0,5 g; Viola tricolor ⌀ 0,5 g. Sonst. Bestandteil: DAC-Basiscreme (Glycerolmonostearat 60, Cetylalkohol, Mittelkettige Triglyceride, Weißes Vaselin, Macrogol-20-glycerolmonostearat, Propylenglycol, Gereinigtes Wasser).

Anwendungsgebiete
Die Anwendungsgebiete leiten sich von den homöopath. Arzneimittelbildern ab. Dazu gehört: Besserung der Beschwerden bei Hauterkrank. mit Juckreiz. Bei anhaltenden, unklaren oder neu auftretenden Beschwerden sollte ein Arzt aufgesucht werden, da es sich um Erkrank. handeln kann, die einer ärztl. Abklärung bedürfen.

Gegenanzeigen
Keine bekannt.

Nebenwirkungen
Keine bekannt.

Sonstige Hinweise
Enth. Ethanol (Alkohol), Cetylalkohol und Propylenglycol.

Ethanol kann auf geschädigter Haut ein schnell vorübergehendes brennendes Gefühl hervorrufen. Propylenglycol und Cetylalkohol können örtlich begrenzt Hautreizungen (z. B. Kontaktdermatitis) hervorrufen.

Bei Babys unter 4 Wo. erst nach Rücksprache mit dem Arzt oder Apotheker anw.

Bei der Behandlung mit Ekzevowen® derma im Genital- oder Analbereich kann es wegen des Hilfsstoffes Vaseline bei gleichzeitiger Anwend. von Kondomen aus Latex zu einer Verminderung der Reißfestigkeit und damit zu einer Beeinträchtigung der Sicherheit von Kondomen kommen.

Dosierung und Art der Anwendung
Zur Anwend. auf der Haut. Creme 1-3x tgl. auf die betroffenen Stellen auftragen.

Eine über 1 Wo. hinausgehende Anwend. sollte nur nach Rücksprache mit einem in der Homöopathie erfahrenen Arzt oder Heilpraktiker erfolgen. Bei Besserung der Beschwerden ist die Häufigkeit der Anwend. zu reduzieren.

Packungsgrößen und Preise
30 g Creme (PZN 03707013) .... Euro 14,89

Apothekenpflichtig

Melaleuka
Melaleuka.de Öl, Melaleuca alternifolia, Australisches Teebaumöl aus selektiertem Wildwuchs. Höchste Qualität seit 1988.

Zusammensetzung
Melaleuca alternifolia aus selektiertem Wildwuchs. Höchste Qualität. 100 % naturreines ätherisches Öl. Wasserdampfdestillation aus

Dermatitis & Hautbeschwerden

EXTERNA

den Nadeln des australischen Teebaums, Bungawalbyn Area, NSW. Cineol-Gehalt < 4 %, Terpinen-4-ol-Gehalt > 36 %.

Eigenschaften
Antiseptisch, antiviral, antibakteriell, antimykotisch. Stärkend, anregend, pflegend, juckreizstillend.

Packungsgrößen und Preise
10 ml (PZN 3770810) .... Euro 8,00
20 ml (PZN 3770827) .... Euro 10,00
50 ml (PZN 3770833) .... Euro 22,50
250 ml (PZN 0294906) .... Euro 90,00

Sanum-Kehlbeck
Notakehl® D3
Salbe

Wirkstoff: Penicillium chrysogenum e volumine mycelii (lyophil., steril.) Dil. D3

Zusammensetzung
1g Salbe enthält: Wirkstoff: 0,10 g Penicillium chrysogenum e volumine mycelii (lyophil., steril.) Dil. D3 (HAB, Vorschrift 5a, D1 mit gereinigtem Wasser).

Sonstige Bestandteile: Wollwachsalkoholsalbe, Mittelkettige Triglyceride, Glycerolmonostearat 40 - 55, Propylenglycol, Magnesiumsulfat-Heptahydrat, Milchsäure, gereinigtes Wasser.

Anwendungsgebiete
Erfahrungsgemäß unterstützend angewendet bei:
– bakteriellen Erkrankungen allgemeiner Art wie Angina tonsillaris, Laryngitis, Otitis
– Infekten des Urogenitaltraktes wie Zystitis, Prostatitis, Endometritis
– Erkrankungen der Atemwege wie Asthma-Bronchitis, Bronchitis, Sinubronchitis
– Neuritis, Neuralgien, HWS-, LWS-Syndrom
– Eiterungen, Akne, nach Zahnextraktionen.

Eigenschaften
Notakehl® wird gewonnen aus dem Schimmelpilz Penicillium chrysogenum und erfahrungsgemäß angewendet bei allen bakteriellen Erkrankungen. Notakehl® ist kein Antibiotikum und produziert keine antibiotischen Substanzen. Deshalb treten die bei einer Antibiotika-Behandlung möglichen Begleiterscheinungen, wie Allergien, Leberschäden, Zerstörung der Darmflora und Bildung penicillinresistenter Stämme nicht auf.

Gegenanzeigen
Nicht anwenden bei:
– bekannter Überempfindlichkeit gegenüber Schimmelpilzen (Penicillium chrysogenum)
– Autoimmunerkrankungen
– Kindern unter 12 Jahren
– Schwangerschaft und Stillzeit.

Vorsichtsmaßnahmen
Cetylstearylalcohol und Wollwachs (Bestandteile der Wollwachsalkoholsalbe) können örtlich begrenzt Hautreizungen (z. B. Kontaktdermatitis) hervorrufen. Propylenglycol kann Hautreizungen hervorrufen.

Wechselwirkungen
Immunsuppressiv wirkende Arzneimittel können die Wirksamkeit von Notakehl® D3 beeinträchtigen. Vor und nach der Behandlung mit oral verabreichten Lebendimpfstoffen ist ein Abstand von 4 Wochen einzuhalten.

Nebenwirkungen
Aufgrund des Gehaltes von Notakehl® D3 an spezifischen organischen Bestandteilen können Überempfindlichkeitsreaktionen, hauptsächlich in Form von Hautreaktionen, auftreten und eine Allergie gegen den Bestandteil Penicillium chrysogenum ausgelöst werden. Das Arzneimittel ist dann abzusetzen und ein Arzt aufzusuchen.

Dosierung
1 – 3-mal täglich dünn auf die betroffenen Hautpartien auftragen. Nach längstens 4 Wochen Therapiedauer sollte Notakehl® D3 abgesetzt werden.

EXTERNA

Dermatitis & Hautbeschwerden

Packungsgrößen und Preise
(PZN
1 Tube à 30 g 03685748) .... Euro 15,10
(PZN
10 Tuben à 30 g 03685754) .... Euro 125,25
Apothekenpflichtig.

Sanum-Kehlbeck

Sanuvis® D1
Salbe

Wirkstoff: Acidum L(+)-lacticum Dil. D1

Zusammensetzung
1 g Salbe enthält: Wirkstoff: 0,10 g Acidum L(+)-lacticum Dil. D1 (HAB, Vorschrift 5a, D1 mit gereinigtem Wasser).

Sonstige Bestandteile: Wollwachsalkoholsalbe, Mittelkettige Triglyceride, Glycerolmonostearat 40 - 55, Propylenglycol, Magnesiumsulfat - Heptahydrat, Wasser für Injektionszwecke.

Anwendungsgebiete
Erfahrungsgemäß unterstützend angewendet bei:
- Störungen des pH-Gleichgewichts im Körper
- Erkrankungen des Bewegungsapparates wie Muskelschmerzen, rheumatischen Beschwerden, Gelenkerkrankungen
- Herz-Kreislaufbeschwerden wie Durchblutungsstörungen
- Hauterkrankungen wie Verbrennungen, Psoriasis

Eigenschaften
Sanuvis® ist ein Präparat aus L(+)-Milchsäure, mit dem sich Stoffwechselstörungen beeinflussen lassen.

Gegenanzeigen
Keine bekannt. Siehe unter "Ggf. Besonderheiten bei Kindern, Schwangeren, Stillenden" und "Vorsichtsmaßnahmen".

Ggf. Besonderheiten bei Kindern, Schwangeren, Stillenden
Da keine ausreichend dokumentierten Erfahrungen zur Anwendung in der Schwangerschaft und Stillzeit vorliegen, sollte das Arzneimittel nur nach Rücksprache mit dem Arzt angewendet werden.

Zur Anwendung dieses Arzneimittels bei Kindern liegen keine ausreichend dokumentierten Erfahrungen vor. Es sollte deshalb bei Kindern unter 12 Jahren nicht angewendet werden.

Vorsichtsmaßnahmen
Cetylstearylalkohol (Bestandteil der Wollwachsalkoholsalbe) kann örtlich begrenzt Hautreizungen (z. B. Kontaktdermatitis) hervorrufen. Propylenglycol kann ebenfalls Hautreizungen hervorrufen.

Wechselwirkungen
Keine bekannt.

Nebenwirkungen
Keine bekannt.

Dosierung
1 – 3-mal täglich dünn auf die betroffenen Hautpartien auftragen.

Packungsgrößen und Preise
(PZN
1 Tube à 30 g 03690040) .... Euro 14,30
(PZN
10 Tuben à 30 g 03690057) .... Euro 115,95
Apothekenpflichtig.

Dermatitis & Hautbeschwerden

Sorion® Repair Creme Sensitive
Ruehe Healthcare GmbH

Salbe

Die pflanzliche Alternative bei Hautirritationen, Neurodermitis, Schuppenflechte und Juckreiz: Intensiv pflegende Repair Creme mit ayurvedischem Heilpflanzenkomplex, speziell abgestimmt auf die Bedürfnisse empfindlicher, trockener, gereizter, juckender und schuppiger Haut auf Basis einer sanften Öl-in-Wasser-Emulsion mit wertvollem Kokosöl und kaltgepresster Sheabutter. Frei von Mineralöl, Paraffinen, Parabenen sowie zusätzlichen Farb- und Duftstoffen. Hautverträglichkeit dermatologisch bestätigt.

Zusammensetzung

Aqua, Cocos Nucifera Oil (Kokosnussöl), Glycerin, Stearic Acid, Cetyl Palmitate, Glyceryl Stearate, Butyrospermum Parkii Butter (Shea Butter), Cetyl Alcohol, Polysorbate 80, Cetearyl Alcohol, Azadirachta Indica Bark And Leaf Extracts (Neem), Curcuma Longa Rhizome Extract (Kurkuma), Rubia Cordifolia Root And Stem Extracts (Färberwurzel), Wrightia Tinctoria Leaf Oil (Sweet Indrajao), Phenoxyethanol, Ethylhexylglycerin, Dimethicone, BHA, BHT

Anwendungsgebiete

Zur therapiebegleitenden Pflege bei akuten und chronischen Hautirritationen, Neurodermitis, Schuppenflechte, Herpes, Juckreiz und Ekzemen; aber auch bei Alltagsproblemen wie leichten Verbrennungen, Windelausschlag, Mückenstichen, sonnen- und umweltstrapazierter Haut. Für Körper, Gesicht und den äußeren Intimbereich sowie für alle Hauttypen, Kleinkinder und Schwangere geeignet.

Wechsel- und Nebenwirkungen

Keine bekannt.

Dosierung

3-4 x täglich dünn auf die betroffenen Stellen auftragen. Bei stark gereizter Haut die Creme nur sanft auftragen, nicht einreiben.

Packungsgrößen und Preise

Sorion® Repair Creme Sensitive
50 ml (PZN 16225592) .... Euro 21,90

Sorion® Repair Creme
12 ml (Probe) (PZN 10708970) ... Euro 6,90
60 ml (PZN 10132866) ... Euro 18,90
150 ml (PZN 12907857) ... Euro 39,90

Sorion® Repair Head Fluid
50 ml (PZN 10708993) .... Euro 22,90

Sorion® Repair Shampoo
200 ml (PZN 10709001) .... Euro 24,90

Sorion® Forte Plus
60 Kps. (28 g) (PZN 14327058) .. Euro 44,90

Sorion® Repair Soap
2 x 100 g (PZN 13965182) ...... Euro 16,90

Interna

MUCOZINK®
nutrimmun GmbH

Pulver

siehe Nährstoffmangel - Mikronährstoffe

MyBIOTIK®PUR
nutrimmun GmbH

Pulver

siehe Mikrobiologische Therapien

Nachtkerzenöl
hypo-A

Kapseln

Anwendungsgebiete

Das im Nachtkerzenöl enthaltene Vit. E trägt dazu bei, die Zellen vor oxidativem Stress zu schützen.

Eigenschaften

Geschätzt wird das Nachtkerzenöl vor allem wegen seines hohen Gehaltes an Omega-6-Fettsäuren. Hervorzuheben sind die Gamma-

INTERNA | **D**ermatitis & Hautbeschwerden

Linolensäure und ihre Vorstufe, die Linolsäure, die als essentielle, mehrfach ungesättigte Omega-6-Fettsäuren unserem Körper regelmäßig in ausreichender Menge über die Nahrung zugeführt werden müssen. Lactose- und glutenfrei.

Zusammensetzung
500 mg Nachtkerzenöl mit 45 mg GLA, 10 mg nat. Vit. E, Feuchthaltemittel Glycerin in hypoallergener Gelatinekapsel

Packungsgrößen und Preise
150 Kapseln (PZN 00028518) ... Euro 29,90

hypo-A
NK-Borretschöl
Kapseln

Anwendungsgebiete
Nachtkerzen- und Borretschöl werden vor allem wegen ihres hohen Gehaltes an ungesättigten Omega-6-Fettsäuren geschätzt. NK-Borretschöl enthält Vit. E, das dazu beiträgt, die Zellen vor oxidativem Stress zu schützen.

Eigenschaften
Sowohl Nachtkerzen- als auch Borretschöl sind besonders reich an der wertvollen Gamma-Linolensäure und Linolsäure. Durch die Mischung verschiedener Öle bieten NK-Borretschöl-Kapseln ein breiteres Spektrum von Omega-6-Fettsäuren. Lactose- und glutenfrei.

Zusammensetzung
300 mg Nachtkerzenöl und 200 mg Borretschöl mit insg. 59,5 mg GLA, 6,7 mg nat. Vit. E, Feuchthaltemittel Glycerin in hypoallergener Gelatinekapsel

Packungsgrößen und Preise
150 Kapseln (PZN 00503184) ... Euro 29,90

Biogena GmbH & Co KG
Omega 3 forte 700
Weichkapseln

siehe Nährstoffmangel - Mikronährstoffe

Biogena GmbH & Co KG
Omni Lactis® 20 Gold
Kapseln

siehe Magen-Darm-Beschwerden

Volopharm GmbH Deutschland
SanDermin®plus Kapseln

SanDermin®*plus* ist die natürliche Kapsel gegen Akne, Hautunreinheiten und ölige Haut. Die Inhaltsstoffe Lactoferrin, Vitamin E und Zink wirken antientzündlich, antibakteriell und reduzieren zudem die Talgproduktion der Haut um bis zu 30%. Mit nur einer Kapsel täglich kann so die Akne behandelt und die Gesundheit der Haut verbessert werden. Die empfohlene Einnahmedauer beträgt zumindest 8-12 Wochen.

Zusammensetzung
1 Kapsel enthält 200 mg Lactoferrin, 15 mg (22 IU) Vitamin E und 10 mg Zink.

Eigenschaften
SanDermin®*plus* wirkt mit seinen Inhaltsstoffen Hautproblemen, wie Akne, Hautunreinheiten und öliger Haut wirkungsvoll & wissenschaftlich erwiesen entgegen. Die natürlichen Wirkstoffe haben einerseits antibakterielle, andererseits entzündungshemmende Eigenschaften und reduzieren darüber hinaus die übermäßige Talgproduktion. Dabei verzichtet SanDermin®*plus* vollständig auf hormonelle Inhaltsstoffe (wie z.B. in der Pille), Antibiotika oder Isotretinoine. SanDermin®*plus* ist zur langfristigen Einnahme konzipiert und kann auch in der Schwangerschaft und Stillzeit bedenkenlos eingenommen werden.

Anwendungsgebiete
SanDermin®*plus* wird eingesetzt:
– bei unkomplizierten Infektionen der Haut (Akne vulgaris, leichte bis mittelschwere Formen)
– bei übermäßiger Talgproduktion (öliger Haut)

61

Diabetes

INTERNA

Dosierung
Eine Kapsel SanDermin®*plus* pro Tag vor oder zu einer Mahlzeit einnehmen. Die Kapsel kann auch geöffnet und der Inhalt mit (nicht heißen) Speisen oder Getränken verzehrt werden.

Packungsgröße
28 Kapseln PZN (17438628) . . . .
In Apotheken und online unter www.volopharm.com/de erhältlich.

Deep Green GmbH
SWISS FX CBD Öle
CBD Öl Tropfen

siehe Entzündungen

Biogena GmbH & Co KG
Zinkcitrat 30
Kapseln

siehe Nährstoffmangel - Mineralstoffe und Spurenelemente

INTERNA
(Diabetes)

Dr. Jacob's Medical GmbH
Dr. Jacob's Basenpulver
Pulver

Nahrungsergänzungsmittel mit Kalium-, Calcium- und Magnesium-Citrat - Multitalent mit über 30 belegten Gesundheitswirkungen (u.a. für Muskeln, Knochen, Nerven, weniger Erschöpfung, Herz und normalen Blutdruck)

siehe Übersäuerung

Swiss Medical Food AG
Epiderali® Plus
Tabletten

Lebensmittel für bes. med. Zwecke zum ergänzenden Diätmanagement bei peripherer Neuropathie bei Diabetes.
siehe Neurologische Erkrankungen

Biogena GmbH & Co KG
Ester C® Gold
Kapseln

siehe Nährstoffmangel - Vitamine

Biogena GmbH & Co KG
Neurosagena® B-Komplex active Gold
Kapseln

siehe Nährstoffmangel - Mikronährstoffe

Institut AllergoSan Deutschland (privat) GmbH
OMNi-BiOTiC® METAtox
Sachets
Zucker & Fett im Blick

Anwendungsgebiete
Ein ungünstiger Lebensstil spiegelt sich bei vielen in den Fett- und Zuckerwerten wider. Ausgangspunkt dafür ist häufig der Darm. Denn durch ungesunde Ernährung und Bewegungsmangel werden jene kommensalen Bakterien reduziert, die für die Aufrechterhaltung einer intakten Darmbarriere notwendig sind. Aufgabe dieser ist es, nur ausgewählte Stoffe aus dem Darminneren in den Körper durchzulassen. Dafür benötigt der Darm allerdings eine ausreichende Anzahl und Vielfalt an nützlichen Bakterien. OMNi-BiOTiC® METAtox unterstützt das Darmmikrobiom und somit die Darmbarriere mit neun natürlich im menschlichen Darm vorkommenden, vermehrungsfähigen Bakterienkulturen.

EXTERNA   Durchblutungsstörung

Zusammensetzung
Maisstärke, Maltodextrin, Kaliumchlorid, Bakterienstämme (mind. 7,5 Milliarden Keime pro 1 Portion = 3 g), pflanzliches Eiweiß (Reis), Magnesiumsulfat, Enzyme (Amylasen), Mangansulfat

Nahrungsergänzungsmittel mit hochaktiven Darmsymbionten

Weitere Informationen erhalten Sie unter: omni-biotic.com

BerryPharma
rubyni® Aronia
Kapseln

Nahrungsergänzungsmittel mit reiner Aronia.

siehe Herz- und Kreislaufbeschwerden

BerryPharma
rubyni® Wildheidelbeere
Kapseln

Nahrungsergänzungsmittel mit reiner Wildheidelbeere.

siehe Entzündungen

Biogena GmbH & Co KG
Vitamin D3 15.000
Kapseln

siehe Nährstoffmangel - Vitamine

EXTERNA
(Durchblutungsstörung)

Sanum-Kehlbeck
Mucokehl® D5
Augentropfen

Wirkstoff: Mucor racemosus e volumine mycelii (lyophil., steril) Dil. D5

Zusammensetzung
5 ml Augentropfen enthalten: Wirkstoff: 4999,95 mg Mucor racemosus e volumine mycelii (lyophil., steril.) Dil. D5 nach (HAB, V. 5 a, Lsg. D1 mit gereinigtem Wasser). Sonstige Bestandteile: 0,05 mg Chlorhexidindiacetat, 1 molare Natriumhydroxid-Lösung und/oder 2 molare Salzsäure (zur ph-Wert-Einstellung).

Anwendungsgebiete
Erfahrungsgemäß unterstützend angewendet bei:

Glaukom, Katarakt, Konjunktivitis.

Eigenschaften
In der SANUM-Therapie wird Mucokehl® als Therapeutikum für alle Krankheiten eingesetzt, die sich am Blut- und Gefäßsystem des Menschen abspielen oder hier ihre Ursache haben (Stauungskrankheiten).

Gegenanzeigen
Nicht anwenden bei:
- bekannter Überempfindlichkeit gegenüber Schimmelpilzen (Mucor racemosus)
- Autoimmunerkrankungen
- Kindern unter 12 Jahren
- Schwangerschaft und Stillzeit.

Vorsichtsmaßnahmen für die Anwendung und Warnhinweise:
Zur Dosierung und Dauer der Anwendung befragen Sie Ihren homöopathisch erfahrenen Therapeuten.

Durchblutungsstörung

INJEKTIONEN

Wechselwirkungen
Immunsuppressiv wirkende Arzneimittel können die Wirksamkeit von Mucokehl® D5 beeinträchtigen. Vor und nach der Behandlung mit oral verabreichten Lebendimpfstoffen ist ein Abstand von 4 Wochen einzuhalten.

Nebenwirkungen
Aufgrund des Gehaltes von Mucokehl® D5 an spezifischen organischen Bestandteilen können Überempfindlichkeitsreaktionen, hauptsächlich in Form von Hautreaktionen, auftreten und eine Allergie gegen den Bestandteil Mucor racemosus ausgelöst werden. Das Arzneimittel ist dann abzusetzen und ein Arzt aufzusuchen.

Art und Dauer der Anwendung
Zur Anwendung am Auge.
Nach längstens 4 Wochen Therapiedauer sollte Mucokehl® D5 abgesetzt werden.

Packungsgrößen und Preise
1-mal 5 ml (PZN 03206736) .... Euro 8,65
10-mal 5 ml (PZN 03206742) .... Euro 69,15
Apothekenpflichtig.

INJEKTIONEN

Sanum-Kehlbeck
Ginkgobakehl® D4
Injektionslösung

Wirkstoff: Ginkgo biloba e foliis sicc. D4 Dil.

Zusammensetzung
Der Wirkstoff ist: 2 ml flüssige Verdünnung zur Injektion enthalten: 2 ml Ginkgo biloba e foliis. sicc. D4 Dil. (Lsg. D1 mit Ethanol 62 % (m/m) nach HAB, Vorschrift 4a).

Anwendungsgebiete
Erfahrungsgemäß unterstützend angewendet bei:
- Durchblutungsstörungen im Kopfbereich wie Tinnitus, cerebrale Durchblutungsstörungen
- zur Verbesserung der Sauerstoffaufnahme

Eigenschaften
Bereits 3000 Jahre v. Chr. haben die Chinesen Heilmittel aus dem Ginkgobaum (Ginkgo biloba) gewonnen, um verschiedene Krankheiten zu lindern: Durchblutungsstörungen, verschiedene toxische Belastungen.

Gegenanzeigen
Ginkgobakehl® D4 darf nicht angewendet werden, wenn Sie allergisch gegen Ginkgo biloba sind.

Ggf. Besonderheiten bei Kindern, Schwangeren, Stillenden
Da keine ausreichend dokumentierten Erfahrungen zur Anwendung in der Schwangerschaft und Stillzeit vorliegen, sollte das Arzneimittel nur nach Rücksprache mit dem Arzt angewendet werden.
Zur Anwendung dieses Arzneimittels bei Kindern liegen keine ausreichenden Erfahrungen vor. Es soll deshalb bei Kindern unter 12 Jahren nicht angewendet werden.

Nebenwirkungen
Sehr selten leichte Magen-Darm-Beschwerden, Kopfschmerzen oder allergische Hautreaktionen. Darüber hinaus wurde bei Langzeitanwendungen über Einzelfälle von Blutungen berichtet, deren ursächlicher Zusammenhang mit der Einnahme von Ginkgo-Zubereitungen nicht gesichert ist.

Wechselwirkungen
Die Wirkung von gerinnungshemmenden Arzneimitteln kann verstärkt werden. Beachten Sie bitte, dass diese Angaben auch gelten können, wenn die Einnahme wenige Stunden oder Tage zurückliegt.

Dosierung
Erwachsenen und Jugendlichen ab 12 Jahren täglich 2 ml entweder intramuskulär, intravenös, subcutan oder intracutan injizieren. Ginkgobakehl® D4 enthält Natrium, aber weniger als 1 mmol (23 mg) Natrium pro 1 ml, d.h., es ist nahezu „natriumfrei".

INJEKTIONEN

Durchblutungsstörung

Packungsgrößen und Preise
1 Amp. à 2 ml (PZN 04525863) . Euro 5,65
10 Amp. à 2 ml (PZN 04525886) . Euro 14,30
50 Amp. à 2 ml (PZN 04525892) . Euro 55,70
Apothekenpflichtig.

Sanum-Kehlbeck
Mucokehl® D5/D6/D7
Injektionslösung

Wirkstoff: Mucor racemosus e volumine mycelii (lyophil., steril.) Dil. D5/D6/D7 aquos.

Zusammensetzung
Der Wirkstoff ist: 1 ml flüssige Verdünnung zur Injektion enthält: 1 ml Mucor racemosus e volumine mycelii (lyophil., steril.) Dil. D5 (bzw. Mucor racemosus e volumine mycelii (lyophil., steril.) Dil. D6 bzw. Mucor racemosus e volumine mycelii (lyophil., steril.) Dil. D7) aquos. (Lsg. D1 mit Wasser für Injektionszwecke nach HAB, Vorschrift 5b).

Anwendungsgebiete
Erfahrungsgemäß unterstützend angewendet bei:

- chronischen, latenten und akuten Beschwerden des Blutgefäßsystems, wie Thrombosen, Embolien, Postinfarktgeschehen, Angina pectoris, Bluthochdruck
- Durchblutungsstörungen und gestörter Wundheilung, wie Raucherbein, diabetisches Gangrän, Neurodermitis
- Venenleiden, wie Krampfadern, Hämorrhoiden
- Glaukom, Katarakt
- chronischem Schmerzsyndrom.

Eigenschaften
In der SANUM-Therapie wird Mucokehl® als Therapeutikum für alle Krankheiten eingesetzt, die sich am Blut- und Gefäßsystem des Menschen abspielen oder hier ihre Ursache haben (Stauungskrankheiten).

Gegenanzeigen
Mucokehl® D5/D6/D7 darf nicht angewendet werden,
- wenn Sie allergisch gegen Mucor racemosus sind
- bei Autoimmunerkrankungen
- bei Kindern unter 12 Jahren
- bei Schwangerschaft und Stillzeit.

Nebenwirkungen
Aufgrund des Gehaltes von Mucokehl® D5 bzw. Mucokehl® D6 bzw. Mucokehl® D7 an spezifischen organischen Bestandteilen können Überempfindlichkeitsreaktionen, hauptsächlich in Form von Hautreaktionen, auftreten und eine Allergie gegen den Bestandteil Mucor racemosus ausgelöst werden. Das Arzneimittel ist dann abzusetzen und ein Arzt aufzusuchen.

Dosierung
Erwachsenen und Jugendlichen ab 12 Jahren 2-mal wöchentlich 1 Ampulle zu 1 ml s.c. injizieren.

Nach längstens 4 Wochen Therapiedauer sollte Mucokehl® D5 bzw. Mucokehl® D6 bzw. Mucokehl® D7 abgesetzt werden.

Mucokehl® D5/D6/D7 enthält Natrium, aber weniger als 1 mmol (23 mg) Natrium pro 1 ml, d.h., es ist nahezu „natriumfrei".

Vorsichtsmaßnahmen
Keine bekannt.

Warnhinweise
Keine bekannt.

Online-Suche unter www.grüne-liste.de

Durchblutungsstörung

INTERNA

Wechselwirkungen
Immunsuppressiv wirkende Arzneimittel können die Wirksamkeit von Mucokehl® D5 bzw. Mucokehl® D6 bzw. Mucokehl® D7 beeinträchtigen. Vor und nach der Behandlung mit oral verabreichten Lebendimpfstoffen ist ein Abstand von 4 Wochen einzuhalten.

Packungsgrößen und Preise
D5
1 Amp. à 1 ml (PZN 03206630) Euro 7,50
10 Amp. à 1 ml (PZN 03206647) Euro 52,00
50 Amp. à 1 ml (PZN 03206653) Euro 219,20
D6
1 Amp. à 1 ml (PZN 03206601) Euro 6,65
10 Amp. à 1 ml (PZN 03206618) Euro 45,40
50 Amp. à 1 ml (PZN 03206624) Euro 187,50
D7
1 Amp. à 1 ml (PZN 03206570) Euro 5,65
10 Amp. à 1 ml (PZN 03206587) Euro 36,60
50 Amp. à 1 ml (PZN 03206593) Euro 150,80
Apothekenpflichtig.

INTERNA

Queisser Pharma
Doppelherz Ginkgo 120 mg Filmtabletten

Für Erwachsene
Ginkgo-biloba-Blätter Trockenextrakt

Anwendungsgebiete
Doppelherz Ginkgo 120 mg ist ein pflanzliches Arzneimittel zur Verbesserung einer altersbedingten kognitiven Beeinträchtigung und der Lebensqualität bei leichter Demenz.

Die Datenbank für Ihre Wissensrecherche:
med-search.info

Art der Anwendung
Doppelherz Ginkgo 120 mg sollte oral genommen werden. Die Filmtabletten nicht auf dem Rücken liegend einnehmen. Die Filmtabletten sollten unzerkaut mit Flüssigkeit, am besten mit einem Glas Trinkwasser, geschluckt werden. Die Einnahme kann unabhängig von den Mahlzeiten erfolgen.

Anwendungsdauer
Die Behandlung soll mindestens 8 Wochen betragen. Wenn nach 3 Monaten keine Besserung der Symptome eingetreten ist oder sich die Krankheitssymptome verstärken, ist vom Arzt zu überprüfen, ob die Weiterführung der Behandlung noch gerechtfertigt ist.

Dosierung
Die empfohlene Dosis beträgt für Erwachsene und ältere Patienten 1 Doppelherz Ginkgo 120 mg Filmtablette zweimal täglich. Die zweimal tägliche Einnahme sollte morgens und abends erfolgen.
Die Filmtablette kann in gleiche Dosen geteilt werden.

Besondere Patientengruppen
Es existieren keine Daten zur Dosierung im Falle eingeschränkter Nieren- oder Leberfunktion.

Gegenanzeigen
Doppelherz Ginkgo 120 mg darf nicht eingenommen werden,

- wenn Sie allergisch gegen Ginkgo-biloba Trockenextrakt oder einen der sonstigen Bestandteile dieses Arzneimittels sind.
- in der Schwangerschaft

Ggf. Besonderheiten bei Kindern, Schwangeren, Stillenden
Wenn Sie schwanger sind oder stillen, oder wenn Sie vermuten, schwanger zu sein oder beabsichtigen, schwanger zu werden, fragen Sie vor der Einnahme dieses Arzneimittels Ihren Arzt oder Apotheker um Rat.

Da es einzelne Hinweise darauf gibt, dass Ginkgo-haltige Präparate die Blutungsbereitschaft erhöhen könnten, darf dieses Arzneimittel während der Schwangerschaft nicht eingenommen werden.

Dieses Arzneimittel soll während der Stillzeit nicht angewendet werden, da keine ausreichenden Untersuchungen vorliegen. Es ist nicht bekannt, ob die Inhaltsstoffe des Extraktes in die Muttermilch übergehen.

Kinder und Jugendliche
Es gibt keine relevante Indikation für Kinder und Jugendliche.

Nebenwirkungen
Wie alle Arzneimittel kann auch dieses Arzneimittel Nebenwirkungen haben, die aber nicht bei jedem auftreten müssen.

Sehr häufig (kann mehr als 1 von 10 Behandelten betreffen): Kopfschmerzen

Häufig (kann bis zu 1 von 10 Behandelten betreffen): Schwindel, Durchfall, Bauchschmerzen, Übelkeit, Erbrechen

Nicht bekannt (Häufigkeit auf Grundlage der verfügbaren Daten nicht abschätzbar): Blutung an einzelnen Organen (Augen, Nase, Hirn- und gastrointestinale Blutungen), Überempfindlichkeitsreaktionen (allergischer Schock), allergische Hautreaktionen (Hautrötung, Ödem, Jucken und Ausschlag), Herzrhythmusstörungen, Palpitationen (Gefühl von schnelleren oder stärkeren oder unregelmäßigen Herzschlägen).

Vorsichtsmaßnahmen
Dieses Produkt enthält Lactose und Glucose. Bitte nehmen Sie Doppelherz Ginkgo 120 mg erst nach Rücksprache mit Ihrem Arzt ein, wenn Ihnen bekannt ist, dass Sie unter einer Unverträglichkeit gegenüber bestimmten Zuckern leiden.

Verkehrstüchtigkeit und Fähigkeit zum Bedienen von Maschinen
Ihr Arzt wird Ihnen sagen, ob Ihre Krankheit es Ihnen erlaubt zu fahren und Maschinen zu bedienen.

Es wurden keine ausreichenden Studien zu den Auswirkungen auf die Verkehrstüchtigkeit und das Bedienen von Maschinen durchgeführt.

Warnhinweise
Bitte sprechen Sie mit Ihrem Arzt oder Apotheker, bevor Sie Doppelherz Ginkgo 120 mg einnehmen,

- wenn Sie eine krankhaft erhöhte Blutungsneigung haben (hämorrhagische Diathesis), sowie bei gleichzeitiger Behandlung mit blutverdünnenden Medikamenten
- wenn bei Ihnen ein Krampfleiden (Epilepsie) bekannt ist
- wenn eine Operation in den nächsten 3 bis 4 Tagen geplant ist
- wenn Sie Efavirenz nehmen
- wenn Sie von Ihrem Arzt mitgeteilt bekommen haben, dass Sie unter einer Unverträglichkeit gegenüber bestimmten Zuckern leiden.

Bitte sprechen Sie mit Ihrem Arzt oder Apotheker, wenn sich die Symptome während der Einnahme von Doppelherz Ginkgo 120 mg verschlechtern.

Wechselwirkungen
Informieren Sie Ihren Arzt oder Apotheker, wenn Sie andere Arzneimittel einnehmen/anwenden, kürzlich andere Arzneimittel eingenommen/angewendet haben oder beabsichtigen, andere Arzneimittel einzunehmen/anzuwenden. Das schließt auch Arzneimittel ein, die Sie ohne Verschreibung gekauft haben.

Ginkgo kann die Wirkungsweise anderer Arzneimittel beeinflussen. Nehmen Sie dieses Arzneimittel daher nicht ein, bevor Sie Ihren Arzt konsultiert haben:

- Wenn Sie blutgerinnungshemmende Arzneimittel (z. B. Phenprocoumon und Warfarin) oder Thrombozytenaggregationshemmer (z. B. Clopidogrel, Acetylsalicylsäure und andere nicht-steroidale entzündungshemmende Arzneimittel) einnehmen

Durchblutungsstörung INTERNA

- Wenn Sie Dabigatran einnehmen
- Wenn Sie Nifedipin einnehmen

Die gleichzeitige Einnahme von Ginkgo-biloba Präparaten und Efavirenz wird nicht empfohlen; Plasmakonzentrationen von Efavirenz können verringert sein.

Aufbewahrungshinweise
Nicht über 30°C lagern.
Bewahren Sie dieses Arzneimittel für Kinder unzugänglich auf.

Zusammensetzung
Was Doppelherz Ginkgo 120 mg Filmtabletten enthalten: Der Wirkstoff ist Ginkgo-biloba-Blätter Trockenextrakt.

Eine Filmtablette enthält 120 mg quantifizierten, raffinierten Trockenextrakt aus Ginkgo-biloba-Blättern (35 – 67 : 1).
Der Extrakt ist quantifiziert auf
26,4 mg – 32,4 mg Flavonoide, berechnet als Flavonolglykoside,
3,36 mg – 4,08 mg Ginkgolide A, B und C,
3,12 mg – 3,84 mg Bilobalid.
Der Extrakt enthält höchstens 5 ppm Ginkgolsäuren.
Auszugsmittel: Aceton 60% (m/m).

Die sonstigen Bestandteile sind:
Tablettenkern:
Croscarmellose-Natrium
Hochdisperses Siliciumdioxid
Lactose-Monohydrat
Magnesiumstearat (Ph. Eur.) [pflanzlich]
Mikrokristalline Cellulose
Sprühgetrockneter Glucose-Sirup (Ph. Eur.)
Filmüberzug:
Macrogol 3350
Poly(vinylalkohol)
Talkum, Titandioxid (E171)
Eisen(III)-hydroxid-oxid x H_2O (E172)

Aussehen und Verpackung
Doppelherz Ginkgo 120 mg Filmtabletten sind gelbe, ovale Filmtabletten mit einer Bruchkerbe auf beiden Seiten (Tablettengröße: ca. 16,9 mm x 9,0 mm). Die Filmtabletten sind in PVC/PVdC/Aluminium-Blisterpackungen mit Umkarton verpackt.

Queisser Pharma
Doppelherz Ginkgo 240 mg Filmtabletten

Für Erwachsene
Ginkgo-biloba-Blätter Trockenextrakt

Anwendungsgebiete
Doppelherz Ginkgo 240 mg ist ein pflanzliches Arzneimittel zur Verbesserung einer altersbedingten kognitiven Beeinträchtigung und der Lebensqualität bei leichter Demenz.

Art der Anwendung
Doppelherz Ginkgo 240 mg sollte oral genommen werden. Die Filmtabletten nicht auf dem Rücken liegend einnehmen. Die Filmtabletten sollten unzerkaut mit Flüssigkeit, am besten mit einem Glas Trinkwasser, geschluckt werden. Die Einnahme kann unabhängig von den Mahlzeiten erfolgen.

Anwendungsdauer
Die Behandlung soll mindestens 8 Wochen betragen. Wenn nach 3 Monaten keine Besserung der Symptome eingetreten ist oder sich die Krankheitssymptome verstärken, ist vom Arzt zu überprüfen, ob die Weiterführung der Behandlung noch gerechtfertigt ist.

Dosierung
Die empfohlene Dosis beträgt für Erwachsene und ältere Patienten 1/2 Doppelherz Ginkgo 240 mg Filmtablette zweimal täglich.
Die zweimal tägliche Einnahme sollte morgens und abends erfolgen.
Die Filmtablette kann in gleiche Dosen geteilt werden.

Besondere Patientengruppen
Es existieren keine Daten zur Dosierung im Falle eingeschränkter Nieren- oder Leberfunktion.

Gegenanzeigen

Doppelherz Ginkgo 240 mg darf nicht eingenommen werden,
- wenn Sie allergisch gegen Ginkgo-biloba Trockenextrakt oder einen der sonstigen Bestandteile dieses Arzneimittels sind.
- in der Schwangerschaft

Ggf. Besonderheiten bei Kindern, Schwangeren, Stillenden

Wenn Sie schwanger sind oder stillen, oder wenn Sie vermuten, schwanger zu sein oder beabsichtigen, schwanger zu werden, fragen Sie vor der Einnahme dieses Arzneimittels Ihren Arzt oder Apotheker um Rat.

Da es einzelne Hinweise darauf gibt, dass Ginkgo-haltige Präparate die Blutungsbereitschaft erhöhen könnten, darf dieses Arzneimittel während der Schwangerschaft nicht eingenommen werden.

Dieses Arzneimittel soll während der Stillzeit nicht angewendet werden, da keine ausreichenden Untersuchungen vorliegen. Es ist nicht bekannt, ob die Inhaltsstoffe des Extraktes in die Muttermilch übergehen.

Kinder und Jugendliche
Es gibt keine relevante Indikation für Kinder und Jugendliche.

Nebenwirkungen

Wie alle Arzneimittel kann auch dieses Arzneimittel Nebenwirkungen haben, die aber nicht bei jedem auftreten müssen.

Sehr häufig (kann mehr als 1 von 10 Behandelten betreffen): Kopfschmerzen

Häufig (kann bis zu 1 von 10 Behandelten betreffen): Schwindel, Durchfall, Bauchschmerzen, Übelkeit, Erbrechen

Nicht bekannt (Häufigkeit auf Grundlage der verfügbaren Daten nicht abschätzbar): Blutung an einzelnen Organen (Augen, Nase, Hirn- und gastrointestinale Blutungen), Überempfindlichkeitsreaktionen (allergischer Schock), allergische Hautreaktionen (Hautrötung, Ödem, Jucken und Ausschlag), Herzrhythmusstörungen, Palpitationen (Gefühl von schnelleren oder stärkeren oder unregelmäßigen Herzschlägen).

Vorsichtsmaßnahmen

Dieses Produkt enthält Lactose und Glucose. Bitte nehmen Sie Doppelherz Ginkgo 240 mg erst nach Rücksprache mit Ihrem Arzt ein, wenn Ihnen bekannt ist, dass Sie unter einer Unverträglichkeit gegenüber bestimmten Zuckern leiden.

Verkehrstüchtigkeit und Fähigkeit zum Bedienen von Maschinen

Ihr Arzt wird Ihnen sagen, ob Ihre Krankheit es Ihnen erlaubt zu fahren und Maschinen zu bedienen.

Es wurden keine ausreichenden Studien zu den Auswirkungen auf die Verkehrstüchtigkeit und das Bedienen von Maschinen durchgeführt.

Warnhinweise

Bitte sprechen Sie mit Ihrem Arzt oder Apotheker, bevor Sie Doppelherz Ginkgo 240 mg einnehmen,
- wenn Sie eine krankhaft erhöhte Blutungsneigung haben (hämorrhagische Diathesis), sowie bei gleichzeitiger Behandlung mit blutverdünnenden Medikamenten
- wenn bei Ihnen ein Krampfleiden (Epilepsie) bekannt ist
- wenn eine Operation in den nächsten 3 bis 4 Tagen geplant ist
- wenn Sie Efavirenz nehmen
- wenn Sie von Ihrem Arzt mitgeteilt bekommen haben, dass Sie unter einer Unverträglichkeit gegenüber bestimmten Zuckern leiden.

Bitte sprechen Sie mit Ihrem Arzt oder Apotheker, wenn sich die Symptome während der Einnahme von Doppelherz Ginkgo 240 mg verschlechtern.

Wechselwirkungen

Informieren Sie Ihren Arzt oder Apotheker, wenn Sie andere Arzneimittel einnehmen/ anwenden, kürzlich andere Arzneimittel eingenommen/ angewendet haben oder beabsichtigen, andere Arzneimittel einzunehmen/

Durchblutungsstörung

INTERNA

anzuwenden. Dies schließt auch Arzneimittel ein, die Sie ohne Verschreibung gekauft haben.

Ginkgo kann die Wirkungsweise anderer Arzneimittel beeinflussen.

Nehmen Sie dieses Arzneimittel daher nicht ein, bevor Sie Ihren Arzt konsultiert haben:
- Wenn Sie blutgerinnungshemmende Arzneimittel (z. B. Phenprocoumon und Warfarin) oder Thrombozytenaggregationshemmer (z. B. Clopidogrel, Acetylsalicylsäure und andere nicht-steroidale entzündungshemmede Arzneimittel) einnehmen
- Wenn Sie Dabigatran einnehmen
- Wenn Sie Nifedipin einnehmen

Die gleichzeitige Einnahme von Ginkgo-biloba Präparaten und Efavirenz wird nicht empfohlen; Plasmakonzentrationen von Efavirenz können verringert sein.

Aufbewahrungshinweise
Nicht über 30°C lagern.
Bewahren Sie dieses Arzneimittel für Kinder unzugänglich auf.

Zusammensetzung
Was Doppelherz Ginkgo 240 mg Filmtabletten enthalten: Der Wirkstoff ist Ginkgo-biloba-Blätter Trockenextrakt.

Eine Filmtablette enthält 240 mg quantifizierten, raffinierten Trockenextrakt aus Ginkgo-biloba-Blättern (35 – 67 : 1).

Der Extrakt ist quantifiziert auf
52,8 mg – 64,8 mg Flavonoide, berechnet als Flavonolglykoside
6,72 mg – 8,16 mg Ginkgolide A, B und C,
6,24 mg – 7,68 mg Bilobalid.
Der Extrakt enthält höchstens 5 ppm Ginkgolsäuren.
Auszugsmittel: Aceton 60 % (m/m).

Die sonstigen Bestandteile sind:

Tablettenkern:
Croscarmellose-Natrium
Hochdisperses Siliciumdioxid

Lactose-Monohydrat
Magnesiumstearat (Ph. Eur.) [pflanzlich]
Mikrokristalline Cellulose
Sprühgetrockneter Glucose-Sirup (Ph. Eur.)
Filmüberzug:
Macrogol 3350
Poly(vinylalkohol)
Talkum
Titandioxid (E171)
Eisen(III)-hydroxid-oxid x H_2O (E172).

Aussehen und Verpackung
Doppelherz Ginkgo 240 mg Filmtabletten sind gelbe, längliche Filmtabletten mit einer Bruchkerbe auf beiden Seiten (Tablettengröße: ca. 19,2 mm x 8,2 mm). Die Filmtabletten sind in PVC/PVdC/Aluminium-Blisterpackungen mit Umkarton verpackt.

Sanum-Kehlbeck
Ginkgobakehl® D4
Tropfen

Wirkstoff: Ginkgo biloba e foliis sicc. Dil. D4

Zusammensetzung
10 ml enthalten: Wirkstoff: 10 ml Ginkgo biloba e foliis sicc. Dil. D4 nach Vorschrift 4a HAB, Lsg. D1 mit Ethanol 62 % (m/m).

Anwendungsgebiete
Erfahrungsgemäß unterstützend angewendet bei:
- Durchblutungsstörungen im Kopfbereich wie Tinnitus, cerebrale Durchblutungsstörungen
- zur Verbesserung der Sauerstoffaufnahme

Eigenschaften
Bereits 3000 Jahre v. Chr. haben die Chinesen Heilmittel aus dem Ginkgobaum (Ginkgo biloba) gewonnen, um verschiedene Krankheiten zu lindern: Durchblutungsstörungen, verschiedene toxische Belastungen.

Gegenanzeigen

Ginkgobakehl® D4 darf nicht eingenommen werden:
- bei bekannter Überempfindlichkeit gegenüber Ginkgo biloba,
- in der Schwangerschaft.

Bei Alkohol- oder Leberkranken sollte aufgrund des Alkoholgehaltes das Arzneimittel nur nach Rücksprache mit dem Arzt angewendet werden.

Ggf. Besonderheiten bei Kindern, Schwangeren, Stillenden

Da keine ausreichend dokumentierten Erfahrungen zur Anwendung in der Stillzeit vorliegen, sollte das Arzneimittel in der Stillzeit nicht angewendet werden.

Zur Anwendung dieses Arzneimittels bei Kindern und Jugendlichen liegen keine ausreichend dokumentierten Erfahrungen vor. Es soll deshalb bei Kindern und Jugendlichen unter 18 Jahren nicht angewendet werden.

Vorsichtsmaßnahmen

Patienten mit einer krankhaft erhöhten Blutungsneigung (hämorrhagische Diathese) und gleichzeitiger Einnahme von gerinnungshemmenden Mitteln (Antikoagulantien) und Medikamenten, welche die Verklumpung von Blutplättchen hemmen (Thrombozytenaggregationshemmer) sollten Ginkgobakehl® D4 nur nach Rücksprache mit dem Arzt anwenden. Zubereitungen aus Ginkgo können zu einer Verstärkung der Blutungsneigung führen, die Einnahme von Ginkgobakehl® D4 sollte deshalb 3 bis 4 Tage vor einer Operation vorsichtshalber beendet werden.

Nebenwirkungen

Es wurden nach der Einnahme von Ginkgobakehl® Magen-Darm-Beschwerden, Fieber, Kopfschmerzen, Überempfindlichkeitsreaktionen oder allergische Hautreaktionen (Rötung, Schwellung, Juckreiz) beobachtet. Darüber hinaus wurde bei Langzeitanwendung sehr selten über Blutungen berichtet, deren ursächlicher Zusammenhang mit der Einnahme von Ginkgo-Zubereitungen nicht gesichert ist. In diesem Fall sollten Sie die Anwendung unterbrechen und den Arzt aufsuchen.

Wechselwirkungen

Wird das Arzneimittel gleichzeitig mit gerinnungshemmenden Arzneimitteln (Antioagulantien) angewendet, kann deren Wirkung verstärkt werden. Bei der Anwendung von Medikamenten, welche die Verklumpung von Blutplättchen hemmen (Thrombozytenaggregationshemmer und andere nicht steroidale Antiphlogistika), kann deren Effekt beeinflusst werden.

Dosierung

Soweit nicht anders verordnet ist die übliche Dosis für Erwachsene: Bei akuten Zuständen alle halbe bis ganze Stunde, höchstens 6-mal täglich, je 5 Tropfen einnehmen. Bei chronischen Verlaufsformen 1 – 3-mal täglich je 5 Tropfen einnehmen.

Warnhinweise

Dieses Präparat enthält 52 Vol.-% Alkohol (Ethanol). Bei Beachtung der Dosierungsanleitung werden bei jeder Einnahme (entsprechend 5 Tropfen) bis zu 0,05 g Alkohol zugeführt. Ein gesundheitliches Risiko besteht u. a. bei Leberkranken, Alkoholkranken, Epileptikern, Hirngeschädigten, Schwangeren und Kindern. Die Wirkung anderer Arzneimittel kann beeinträchtigt oder verstärkt werden.

Packungsgrößen und Preise

10 ml (PZN 04113735) . . . . Euro 9,25
30 ml (PZN 04113741) . . . . Euro 13,40
100 ml (PZN 04113758) . . . . Euro 21,90

Apothekenpflichtig.

Durchblutungsstörung INTERNA

Immun-Regulator Sieben-Schlüssel Kur
Thymos elvau

Flüssiges Konzentrat

1,5 Jahre lang asiatisch fermentiertes Elixier

siehe Nährstoffmangel - Mikronährstoffe

Mucokehl® D3
Sanum-Kehlbeck

Zäpfchen

Wirkstoff: Mucor racemosus e volumine mycelii (lyophil., steril.) Trit. D3

Zusammensetzung
1 Zäpfchen enthält: Wirkstoff: 0,2 g Mucor racemosus e volumine mycelii (lyophil., steril.) Trit. D3 nach Vorschrift 6 HAB.
Sonstiger Bestandteil: Hartfett.

Anwendungsgebiete
Erfahrungsgemäß unterstützend angewendet bei:
- chronischen, latenten und akuten Beschwerden des Blutgefäßsystems, wie Thrombosen, Embolien, Postinfarktgeschehen, Angina pectoris, Bluthochdruck
- Durchblutungsstörungen und gestörter Wundheilung, wie Raucherbein, diabetisches Gangrän, Neurodermitis
- Venenleiden, wie Krampfadern, Hämorrhoiden, Fissura ani
- Entzündlichen Erkrankungen der Organe und des Bindegewebes im kleinen Becken, wie Endometritis, Prostatitis, Colitis-Syndrom, Diverticulitis
- Prostataadenom, Präkanzerosen
- Lymphostase
- chronischem Schmerzsyndrom.

Eigenschaften
In der SANUM-Therapie wird Mucokehl® als Therapeutikum für alle Krankheiten eingesetzt, die sich am Blut- und Gefäßsystem des Menschen abspielen oder hier ihre Ursache haben (Stauungskrankheiten).

Gegenanzeigen
Nicht anwenden bei:
- bekannter Überempfindlichkeit gegenüber Schimmelpilzen (Mucor racemosus).
- Autoimmunerkrankungen
- Kindern unter 12 Jahren
- Schwangerschaft und Stillzeit.

Wechselwirkungen
Immunsuppressiv wirkende Arzneimittel können die Wirksamkeit von Mucokehl® D3 beeinträchtigen. Vor und nach der Behandlung mit oral verabreichten Lebendimpfstoffen ist ein Abstand von 4 Wochen einzuhalten.

Nebenwirkungen
Aufgrund des Gehaltes von Mucokehl® D3 an spezifischen organischen Bestandteilen können Überempfindlichkeitsreaktionen, hauptsächlich in Form von Hautreaktionen, auftreten und eine Allergie gegen den Bestandteil Mucor racemosus ausgelöst werden. Das Arzneimittel ist dann abzusetzen und ein Arzt aufzusuchen.

Dosierung
Erwachsene und Jugendliche ab 12 Jahren führen einmal täglich 1 Zäpfchen vor dem Schlafengehen in den After ein. Nach längstens 4 Wochen Therapiedauer sollte Mucokehl® D3 abgesetzt werden.

Sonstige Hinweise
Enthält Lactose.

Vorsichtsmaßnahmen
Keine bekannt.

Warnhinweise
Keine bekannt.

Packungsgrößen und Preise
(PZN
10 Zäpfchen 03206707) .... Euro 16,85
10-mal 10 (PZN
Zäpfchen 03206713) .... Euro 139,00

Apothekenpflichtig.

Mucokehl® D4
Kapseln

Sanum-Kehlbeck

Wirkstoff: Mucor racemosus e volumine mycelii (lyophil., steril.) Trit. D4

Zusammensetzung
1 Kapsel enthält: Wirkstoff: 330 mg Mucor racemosus e volumine mycelii (lyophil., steril.) Trit. D4 (HAB, V. 6).
Sonstiger Bestandteil: Kapselhülle: Hypromellose.

Anwendungsgebiete
Erfahrungsgemäß unterstützend angewendet bei:
- chronischen, latenten und akuten Beschwerden des Blutgefäßsystems, wie Thrombosen, Embolien, Postinfarktgeschehen, Angina pectoris, Bluthochdruck
- Durchblutungsstörungen und gestörter Wundheilung, wie Raucherbein, diabetisches Gangrän, Neurodermitis
- Venenleiden, wie Krampfadern, Hämorrhoiden
- Glaukom, Katarakt
- chronischem Schmerzsyndrom.

Eigenschaften
In der SANUM-Therapie wird Mucokehl® als Therapeutikum für alle Krankheiten eingesetzt, die sich am Blut- und Gefäßsystem des Menschen abspielen oder hier ihre Ursache haben (Stauungskrankheiten).

Gegenanzeigen
Nicht anwenden bei:
- bekannter Überempfindlichkeit gegenüber Schimmelpilzen (Mucor racemosus)
- Autoimmunerkrankungen
- Kindern unter 12 Jahren
- Schwangerschaft und Stillzeit.

Vorsichtsmaßnahmen
Dieses Arzneimittel enthält Lactose. Bitte nehmen Sie Mucokehl® D4 daher erst nach Rücksprache mit Ihrem Arzt ein, wenn Ihnen bekannt ist, dass Sie unter einer Unverträglichkeit gegenüber bestimmten Zuckern leiden.

Nebenwirkungen
Aufgrund des Gehaltes von Mucokehl® D4 an spezifischen organischen Bestandteilen können Überempfindlichkeitsreaktionen, hauptsächlich in Form von Hautreaktionen, auftreten und eine Allergie gegen den Bestandteil Mucor racemosus ausgelöst werden. Das Arzneimittel ist dann abzusetzen und ein Arzt aufzusuchen.

Wechselwirkungen
Immunsuppressiv wirkende Arzneimittel können die Wirksamkeit von Mucokehl® D4 beeinträchtigen. Vor und nach der Behandlung mit oral verabreichten Lebendimpfstoffen ist ein Abstand von 4 Wochen einzuhalten.

Dosierung
1 – 3-mal täglich je 1 Kapsel vor den Mahlzeiten mit ausreichend Flüssigkeit (vorzugsweise ein Glas Trinkwasser) einnehmen. Nach längstens 4 Wochen Therapiedauer sollte Mucokehl® D4 abgesetzt werden.

Packungsgrößen und Preise
(PZN
20 Kapseln 04413408) .... Euro 31,15
10-mal 20 (PZN
Kapseln 04413414) .... Euro 273,60
Apothekenpflichtig.

Mucokehl® D5
Tabletten

Sanum-Kehlbeck

Wirkstoff: Mucor racemosus e volumine mycelii (lyophil., steril.) Trit. D5

Zusammensetzung
1 Tablette enthält: Wirkstoff: 250 mg Mucor racemosus e volumine mycelii (lyophil., steril.) Trit. D5 nach Vorschrift 6 HAB. Sonstige Bestandteile: Kartoffelstärke, Magnesiumstearat.

Durchblutungsstörung

INTERNA

Anwendungsgebiete
Erfahrungsgemäß unterstützend angewendet bei:
- chronischen, latenten und akuten Beschwerden des Blutgefäßsystems, wie Thrombosen, Embolien, Postinfarktgeschehen, Angina pectoris, Bluthochdruck
- Durchblutungsstörungen und gestörter Wundheilung, wie Raucherbein, diabetisches Gangrän, Neurodermitis
- Venenleiden, wie Krampfadern, Hämorrhoiden
- Glaukom, Katarakt
- chronischem Schmerzsyndrom.

Eigenschaften
In der SANUM-Therapie wird Mucokehl® als Therapeutikum für alle Krankheiten eingesetzt, die sich am Blut- und Gefäßsystem des Menschen abspielen oder hier ihre Ursache haben (Stauungskrankheiten).

Gegenanzeigen
Nicht anwenden bei:
- bekannter Überempfindlichkeit gegenüber Schimmelpilzen (Mucor racemosus)
- Autoimmunerkrankungen
- Kindern unter 12 Jahren
- Schwangerschaft und Stillzeit.

Vorsichtsmaßnahmen
Keine bekannt.

Warnhinweise
Keine bekannt.

Wechselwirkungen
Immunsuppressiv wirkende Arzneimittel können die Wirksamkeit von Mucokehl® D5 beeinträchtigen. Vor und nach der Behandlung mit oral verabreichten Lebendimpfstoffen ist ein Abstand von 4 Wochen einzuhalten.

Nebenwirkungen
Aufgrund des Gehaltes von Mucokehl® D5 an spezifischen organischen Bestandteilen können Überempfindlichkeitsreaktionen, hauptsächlich in Form von Hautreaktionen, auftreten und eine Allergie gegen den Bestandteil Mucor racemosus ausgelöst werden. Das Arzneimittel ist dann abzusetzen und ein Arzt aufzusuchen.

Dosierung
1 – 3-mal täglich 1 Tablette mit ausreichend Flüssigkeit einnehmen. Nach längstens 4 Wochen Therapiedauer sollte Mucokehl® D5 abgesetzt werden.

Sonstige Hinweise
Enthält Lactose. Bitte nehmen Sie Mucokehl® D5 daher erst nach Rücksprache mit Ihrem Arzt ein, wenn Ihnen bekannt ist, dass Sie unter einer Unverträglichkeit gegenüber bestimmten Zuckern leiden.

Packungsgrößen und Preise
(PZN
20 Tabletten 04548953) .... Euro 14,85
10-mal 20 (PZN
Tabletten 04603899) .... Euro 121,25

Apothekenpflichtig.

Sanum-Kehlbeck

Mucokehl® D5
Tropfen

Wirkstoff: Mucor racemosus e volumine mycelii (lyophil., steril.) Dil. D5

Zusammensetzung
10 ml flüssige Verdünnung enthalten: Wirkstoff: 10 ml Mucor racemosus e volumine mycelii (lyophil., steril.) Dil. D5 (HAB, Vorschrift 5a, Lsg. D1 mit gereinigtem Wasser).

Anwendungsgebiete
Erfahrungsgemäß unterstützend angewendet bei:
- chronischen, latenten und akuten Beschwerden des Blutgefäßsystems, wie Thrombosen, Embolien, Postinfarktgeschehen, Angina pectoris, Bluthochdruck
- Durchblutungsstörungen und gestörter Wundheilung, wie Raucherbein, diabetisches Gangrän, Neurodermitis

INTERNA — Durchblutungsstörung

- Venenleiden, wie Krampfadern, Hämorrhoiden
- Glaukom, Katarakt
- chronischem Schmerzsyndrom.

Eigenschaften

In der SANUM-Therapie wird Mucokehl® als Therapeutikum für alle Krankheiten eingesetzt, die sich am Blut- und Gefäßsystem des Menschen abspielen oder hier ihre Ursache haben (Stauungskrankheiten).

Gegenanzeigen

Nicht anwenden bei:
- bekannter Überempfindlichkeit gegenüber Schimmelpilzen (Mucor racemosus)
- Autoimmunerkrankungen
- Kindern unter 12 Jahren
- Schwangerschaft und Stillzeit.

Vorsichtsmaßnahmen
Keine bekannt.

Warnhinweise
Keine bekannt.

Wechselwirkungen

Immunsuppressiv wirkende Arzneimittel können die Wirksamkeit von Mucokehl® D5 beeinträchtigen.

Vor und nach der Behandlung mit oral verabreichten Lebendimpfstoffen ist ein Abstand von 4 Wochen einzuhalten.

Nebenwirkungen

Aufgrund des Gehaltes von Mucokehl® D5 an spezifischen organischen Bestandteilen können Überempfindlichkeitsreaktionen, hauptsächlich in Form von Hautreaktionen, auftreten und eine Allergie gegen den Bestandteil Mucor racemosus ausgelöst werden. Das Arzneimittel ist dann abzusetzen und ein Arzt aufzusuchen.

Dosierung

Zum Einnehmen: Erwachsene und Jugendliche ab 12 Jahren nehmen 1 – 2-mal täglich je 5 Tropfen ein.

Zum Einreiben: Erwachsene und Jugendliche ab 12 Jahren reiben 1-mal täglich 5 - 10 Tropfen in die Ellenbeuge ein.

Nach längstens 4 Wochen Therapiedauer sollte Mucokehl® D5 abgesetzt werden.

Packungsgrößen und Preise

10 ml (PZN 03206676) . . Euro 13,40
10-mal 10 ml (PZN 03207256) . . Euro 102,65
Apothekenpflichtig.

BerryPharma

rubyni® Aronia
Kapseln

Nahrungsergänzungsmittel mit reiner Aronia.

siehe Herz- und Kreislaufbeschwerden

Sanum-Kehlbeck

Sankombi® D5 Mischung
Tropfen

Wirkstoff: Mucor racemosus e volumine mycelii Dil. D5, Aspergillus niger e volumine mycelii Dil. D5

siehe Homöopathie - Komplexmittel

NutraMedix Deutschland

Serrapeptase NutraMedix Kapseln

siehe Entzündungen

Biogena GmbH & Co KG

Siebensalz® Magnesium
Kapseln

siehe Nährstoffmangel - Mineralstoffe und Spurenelemente

Entzündungen INTERNA

Thrombo plus®
Kapseln

BioActive Food GmbH

Kapseln mit Tomatenextrakt Fruitflow® für eine normale Blutgerinnung und Blutfluss

Zusammensetzung
1 Kapsel enthält 150 mg Tomatenextrakt. Trennmittel: Maltodextrin. Kapsel: Zellulose.

Anwendungsgebiete
Nahrungsergänzungsmittel zur Unterstützung eines normalen Blutflusses. Health Claim, EFSA 2009.

Wechselwirkungen
Patienten, die regelmäßig blutverdünnende Medikamente einnehmen, sollten dies mit dem behandelnden Arzt absprechen. Die kurzfristige Einnahme von Schmerzmittel wie ASS ist möglich.

Verzehrempfehlung
1 Kapsel mit einem Glas Wasser einnehmen.

Packungsgrößen und Preise
2-Monatspackung
60 Kapseln (PZN 13517029) . . . . . Euro 35,95

Eigenschaften
Thrombosol aktiv® ist ein Nahrungsergänzungsmittel mit einem wasserlöslichen Tomatenkonzentrat (WSTC II). Vielfältige Faktoren, wie z.B. Stress, Übergewicht oder auch ein zu hoher Cholesterinspiegel können die Blutplättchen leichter verklumpen lassen. Das Tomatenkonzentrat (WSTC II) der Thrombosol aktiv® Kapseln fördert die normale Blutplättchenaggregation und trägt zu einem gesunden Blutfluss bei. Ein bei Verletzungen erforderlicher Blutgerinnungsprozess wird jedoch nicht gestört.

Verzehrempfehlung
1 mal täglich 1 Kapsel (mit 150 mg Tomatenkonzentrat) mit einem Glas Wasser oder einer anderen Flüssigkeit einnehmen.

Sonstige Hinweise
Die angegebene empfohlene tägliche Verzehrmenge darf nicht überschritten werden. Nahrungsergänzungsmittel sollen nicht als Ersatz für eine ausgewogene und abwechslungsreiche Ernährung und eine gesunde Lebensweise verwendet werden. Bitte außerhalb der Reichweite von kleinen Kindern lagern.

Packungsgrößen und Preise
60 Kapseln (PZN 12551099) . . . . . Euro 36,40

Thrombosol aktiv®
Kapseln

Biofrid-Cosmetic

Zusammensetzung
In 100 g sind enthalten: Wasserlösliches Tomatenkonzentrat (WSTC II, 49 g), Überzugsmittel Hydroxypropylmethylcellulose, Füllstoff Cellulose, Kartoffelstärke, Trennmittel Magnesiumsalze der Speisefettsäuren.

Health Claim
Fördert die normale Blutplättchenaggregation und trägt zu einem gesunden Blutfluss bei.

INTERNA
(Entzündungen)

Acurmin®

Cellavent

Kapseln/Pulver

Nahrungsergänzungsmittel

Kurkuma-Präparate für verschiedene Anwendungsbereiche

siehe Magen-Darm-Beschwerden

INTERNA — Entzündungen

Weleda AG
Bryophyllum 50 %
Pulver

siehe Stress, Unruhe und Schlafstörungen

Cellavent
Cherry PLUS
Konzentrat / Kapseln

Nahrungsergänzungsmittel aus 100% naturreinen Montmorency-Sauerkirschen

siehe Gicht

hypo-A
Curcuma + Vit. B
Kapseln

Anwendungsgebiete
Zur sanften Schleimhautpflege, insbesondere für den Darm enthält Curcuma + Vit. B die B-Vitamine Vitamin B2, Vitamin B3 (Niacin) und Biotin. Zudem unterstützen Biotin und die Vitamine B2, B3 und B6, die zur normalen Funktion des Nervensystems beitragen, die durch Nerven fein gesteuerte Darmmotilität.

Eigenschaften
Nahrungsergänzungsmittel mit 250 mg Curcumin aus Bio-Curcuma longa, 15 mg Piperin zur Erhöhung der Bioverfügbarkeit von Curcumin sowie den B-Vitaminen Biotin, Vitamin B2, B3, B5 und B6 . Vegan, lactose- und glutenfrei.

Zusammensetzung
250 mg Curcumin, 15 mg Piperin, 25 mg Pantothensäure, 25 mg NE Niacin, 5 mg Vitamin B6, 5 mg Vitamin B2, 2500 µg Biotin in hypoallergener Kapsel

Packungsgrößen und Preise
60 Kapseln (PZN 18758944) . . . . . Euro 44,90

Neurolab GmbH
InflaSan
Kapseln

Für Gelenke und Darm
Nahrungsergänzungsmittel mit Boswelliasäuren aus Weihrauch (Boswellia serrata), Curcuminoiden aus Kurkuma (Curcuma longa), OPC aus Traubenkernen, Harpagosid aus Teufelskralle, Silymarin aus Mariendistel und Bor.

Zusammensetzung
2 Kapseln enthalten: Boswellia serrata 425 mg, Curcuma longa 300 mg, davon Curcuminoide 90 mg, Traubenkern Extrakt 158 mg, davon OPC 111 mg, Teufelskralle 150 mg, davon Harpagosid 4 mg, Mariendistel 150 mg, davon Silymarin 120 mg, Bor 50 µg, Hydroxypropylmethylcellulose (pflanzliche Kapselhülle)

Verzehrempfehlung
2 Kapseln täglich mit ausreichend Flüssigkeit 1/2 h vor oder 2 h nach einer Mahlzeit verzehren.

Sonstige Hinweise
Beim Verzehr in der Schwangerschaft, Stillzeit oder im Kindesalter halten Sie bitte Rücksprache mit Ihrem Arzt, Heilpraktiker oder Apotheker.

Packungsgrößen und Preise
1 Dose à 60 Kapseln . . . . Euro 34,95

Jarfood GmbH
JARMINO
Knochenbrühen-Konzentrat

Konzentrierte Bio-Brühe mit natürlichem Kollagen, Aminosäuren & Mineralien zum Auflösen im Wasser

Zusammensetzung
Rinderknochen* (70%), Wasser, Salz, *aus kontrolliert ökologischem Anbau

Entzündungen

INTERNA

Anwendungsgebiete
Darmerkrankungen, chronisch-entzündliche Darmerkrankungen (z.B. Morbus Crohn, Colitis Ulcerosa), Reizdarm-Syndrom, Leaky-Gut-Syndrom, Gelenkbeschwerden und chronisch-entzündliche Gelenkkrankheiten (z.B. Arthrose), Mineralstoffmangel, Kollagenmangel

Dosierung
Täglich 1-3 Teelöffel (je ca. 10g)

Art der Anwendung
1-3 Teelöffel in eine Tasse geben und mit warmem Wasser aufgießen. Nachdem sich das Konzentrat vollständig aufgelöst hat trinken. Alternativ: in Speisen einrühren

Gegenanzeigen
Keine

Packungsgröße und Preis
440g (44 Portionen) .... Euro 49,99

Volopharm GmbH Deutschland
KaRazym®
Tabletten

KaRazym® ist ein bewährter Enzymkomplex aus Bromelain, Papain, Pankreatin und Rutin. KaRazym® wird bei akuten und chronischen Entzündungen, bei Schwellungen sowie zur Beschleunigung der Regeneration eingesetzt.

Zusammensetzung
1 Tablette enthält 120 mg Papain, 90 mg Bromelain, 50 mg Pankreatin (enthält Trypsin, Chymotrypsin, Lipase und Amylase) und 50 mg Rutin.

Proteolytische Gesamtaktivität: mind. 1.800 FIP pro Tablette

Eigenschaften
Im Gegensatz zu Schmerzmitteln, die hauptsächlich darauf abzielen, Schmerzsignale zu blockieren und somit symptomatisch zu wirken, behandeln proteolytische Enzyme wie in KaRazym® Tabletten die zugrunde liegende Ursache von Entzündungen: sie stellen die Balance zwischen den pro- und anti-inflammatorischen Zytokinen wieder her und leiten somit das Abklingen der Entzündung ein. Dies führt wiederum dazu, dass die Schwellung im entzündeten Bereich rascher abnimmt und die Schmerzen nachlassen.

Anwendungsgebiete
KaRazym® kann durch seine einzigartige Zusammensetzung vielfältig eingesetzt werden:
– bei chronischer und akuter Entzündung: Rheuma, Arthrose, chronische Sinusitis, chronische Entzündung der Atemwege etc.
– bei Schwellungen, Hämatomen und Lymphödemen nach Verletzungen, Traumata und Operationen
– bei Mastopathie/Mastodynie und Beschwerden in der Menopause
– bei Sportverletzungen: Schwellungen, Hämatomen, Lymphödemen etc.
– bei stummer Entzündung
– bei Venenleiden
– bei Influenza (als Prophylaxe)
– in der komplementären Onkologie - Linderung von Therapienebenwirkungen

Dosierung
Anfangs und bei erhöhtem Bedarf 2 x 3 Tabletten (6 Tabl.) pro Tag, in der Folge 2 x 2 Tabletten (4 Tabl.) pro Tag einnehmen. Wichtig: für die optimale Wirkung sollten die Tabletten mindestens eine Stunde vor oder zwei Stunden nach einer Mahlzeit mit reichlich Flüssigkeit eingenommen werden.

Wechselwirkungen
Es gibt kaum Wechselwirkungen zwischen KaRazym® und anderen Medikamenten, außer mit starken Blutverdünnern, wie Vitamin K-Antagonisten, da KaRazym® eine leichte Gerinnungsverzögerung bewirkt. Wenn Nebenwirkungen auftreten, sind dies zumeist allergische Reaktionen auf ein Enzym der Ananas bzw. der Kiwi als Kreuzallergie.

INTERNA — Entzündungen

Packungsgrößen
100 Tabletten (PZN 2512129) ....
200 Tabletten (PZN 2512141) ....
400 Tabletten (PZN 7360078) ....
In Apotheken und online unter www.volopharm.com/de erhältlich.

Lachsöl
Kapseln hypo-A

siehe Herz- und Kreislaufbeschwerden

Nachtkerzenöl
Kapseln hypo-A

siehe Dermatitis & Hautbeschwerden

NK-Borretschöl
Kapseln hypo-A

siehe Dermatitis & Hautbeschwerden

Nutra-BRL NutraMedix Tropfen
NutraMedix Deutschland

siehe Infektionen

Odonton-Echtroplex®
Mischung Weber & Weber

Zusammensetzung
Wirkstoffe: 10 ml enth.: Arnica montana Dil. D4 1 ml; Calendula officinalis Dil. D3 1 ml; Delphinium staphisagria Dil. D4 1 ml; Echinacea purpurea ⌀ 2,5 ml; Hepar sulfuris Dil. D8 1 ml; Kalium bichromicum Dil. D8 1 ml; Kalium sulfuricum Dil. D8 1 ml; Symphytum officinale Dil. D6 1 ml. Sonst. Bestandteil: Ethanol 43 % (m/m).

Anwendungsgebiete
Die Anwendungsgebiete leiten sich von den homöopath. Arzneimittelbildern ab. Dazu gehört: Zur ausleitenden Begleittherapie bei operativen Entfernungen von Zahnherden.

Gegenanzeigen
Überempfindlichkeit gg. einen der Wirk- oder Hilfsstoffe oder gg. Korbblütler. Aus grundsätzlichen Erwägungen darf Odonton-Echtroplex® nicht eingenommen werden bei progredienten Systemerkrank. wie Autoimmunerkrank., Tuberkulose, Leukämie bzw. Leukämie-ähnl. Erkrank. (Leukosen), entzündlichen Erkrank. des Bindegewebes (Kollagenosen), Multipler Sklerose, AIDS-Erkrank., HIV-Infektion oder anderen chron. Virusinfektionen.

Nebenwirkungen
In Einzelfällen können Überempfindlichkeitsreaktionen auftreten. Für Arzneimittel mit Zubereitungen aus Sonnenhut (Echinacea) wurden Hautausschlag, Juckreiz, selten Gesichtsschwellung, Atemnot, Schwindel und Blutdruckabfall beobachtet.

Sonstige Hinweise
Enthält 79 mg Alkohol (Ethanol) pro 5 Tropfen. Packungsbeilage beachten.

Dosierung und Art der Anwendung
Bei akuten Zuständen alle halbe bis ganze Std., höchstens 6x tgl., je 5 Tr. einnehmen. Eine über 1 Wo. hinausgehende Anwend. sollte nur nach Rücksprache mit einem homöopath. erfahrenen Therapeuten erfolgen. Bei chron. Verlaufsformen 1-3x tgl. je 5 Tr. einnehmen. Bei Besserung der Beschwerden ist die Häufigkeit der Anwend. zu reduzieren.

Dauer der Anwend.: Odonton-Echtroplex® sollte ohne ärztl. Rat nicht länger als 8 Wo. angewendet werden.

Packungsgrößen und Preise
100 ml (PZN 03546751) .... Euro 22,87
Apothekenpflichtig

Entzündungen   INTERNA

ODS 1 *hypo-A*
Kapseln

siehe Magen-Darm-Beschwerden

ODS 2 *hypo-A*
Kapseln

siehe Magen-Darm-Beschwerden

Omega 3 forte 700 *Biogena GmbH & Co KG*
Weichkapseln

siehe Nährstoffmangel - Mikronährstoffe

PEAPlus (Palmitoylethanolamid) *Neurolab GmbH*
Kapseln

Für das Nervensystem und den Energiestoffwechsel

Nahrungsergänzungsmittel mit PEA (Palmitoylethanolamid) und den Vitaminen Thiamin und Niacin.

siehe Schmerzen akut/chronisch - Neuralgie

REHA 1 *hypo-A*
Kapseln

siehe Magen-Darm-Beschwerden

rubyni® Wildheidelbeere *BerryPharma*
Kapseln

Nahrungsergänzungsmittel mit reiner Wildheidelbeere.

Inhaltsstoffe
Bio-Wildheidelbeerextrakt aus Früchten der Vaccinium myrtillus, Maltodextrin, pflanzliche Kapselhülle aus Hydroxypropylmethylcellulose.
Eine Kapsel enthält 480 mg Bio-Wildheidelbeerextrakt BilCraft®, davon 48 mg Anthocyane.

Eigenschaften
Wilde Heidelbeeren standen seit jeher auf dem Speiseplan des Menschen. Dass sie zu Recht auch ihren Platz in der Naturheilkunde verdient haben, wissen wir spätestens seit Hildegard von Bingen. Unsere heutigen Kulturheidelbeeren aus den Supermärkten haben dieses Potential allerdings fast gänzlich verloren. Nur Wildheidelbeeren bieten das volle Paket an wertvollen bioaktiven Stoffen, Polyphenolen und Anthocyanen.

Rubyni® verwendet Wildheidelbeeren aus dem Karapatenvorland, wo sie seit jeher frei von landwirtschaftlichen Eingriffen wachsen. Die Verarbeitung zum Extrakt erfolgt lösungsmittelfrei.

Anwendungsgebiete
- Antioxidativ
- Anti-Diabetes
- Entzündungen
- Herz-Kreislauf und Blutgefäße
- Augen- und Sehkraft
- Gehirn und Kognition

Verzehrempfehlung
Erwachsene nehmen täglich 1 - 2 Kapseln unzerkaut und mit ausreichend Flüssigkeit ein. Die empfohlene tägliche Verzehrmenge darf nicht überschritten werden.

INTERNA — **E**ntzündungen

Nahrungsergänzungsmittel sollten nicht als Ersatz für eine ausgewogene und abwechslungsreiche Ernährung dienen und ersetzen keine gesunde Lebensweise.

Sonstige Hinweise
rubyni® mit Wildheidelbeeren ist bio-zertifiziert und von Natur aus vegan, laktose- und glutenfrei. Auf Füll- und Konservierungsstoffe wird bewusst verzichtet.

Weiterführende Informationen
www.rubyni.com

Packungsgrößen und Preise
Glas mit 60 Kapseln . . . . Euro 59,90
Glas mit 90 Kapseln . . . . Euro 79,90

Herstellerangaben
BerryPharma GmbH | Weidboden 1 | 83339 Chieming | www.rubyni.com

Die Familie Philipp, die hinter BerryPharma® steht, hat sich seit Generationen ganz der Verarbeitung qualitativ hochwertiger Beeren und Früchte verschrieben. In den Produkten von BerryPharma® kommen nur natürliche Extrakte und Inhaltsstoffe zum Einsatz, die in ihrer Wirkung durch Studien belegt sind. Eine ideale Ergänzung für die tägliche Ernährung.
SO PURE. SO YOU.

Stand:
17.11.2023

Anwendungsgebiete
entzündl. Schmerzen / Verletzungen / Schwellung, Gelenkschmerzen, Wunden, Biofilmauflösung, Thromboseprophylaxe, Durchblutungstörungen, Sinusitis, Krebs

Wirkstoffeigenschaften
proteolytisch, entzündungshemmend, abschwellend, analgetisch, firbinolytisch, antithrombotisch, Demaskierung von Tumorzellen, Biofilmauflösung, Reduzierung arteriosklerotischer Plaques

Gegenanzeigen
Schwangerschaft und Stillzeit

Nebenwirkungen
erhöht die Blutungsneigung, v.a. in Kombination mit Antikoagulantien

Dosierung und Art der Anwendung
akute Indikationen: 4x tgl. 3 Kapseln
chronische Indikationen: 2x tgl. 2 Kapseln

Packungsgrößen und Preise
120 Kapseln (PZN 18040307) . . . Euro 41,95

Bezug und weitere Informationen
NutraMedix Deutschland GmbH
www.nutramedix.de

NutraMedix Deutschland
Samento NutraMedix Tropfen

siehe Immunsystemerkrankungen und -schwäche

NutraMedix Deutschland
Serrapeptase NutraMedix Kapseln

Zusammensetzung pro Kapsel
Inulin und Serrapeptase (10000 IU), veg. Kapselhülle, Mg-Stearat aus pflanzl. Quelle

Deep Green GmbH
SWISS FX CBD Öle

CBD Öl Tropfen

Zusammensetzung
100% natürliche Zutaten ohne Farb- und Konservierungsmittel. Vegan und glutenfrei.

Dosierung
Die individuelle Dosierung ist abhängig von Größe und Gewicht. Als grobe Richtlinie gilt, eine Dosis von jeweils 2-3 Tropfen morgens und abends unter die Zunge zu träufeln.

Erschöpfung und Müdigkeit

Anwendungsgebiete
SWISS FX CBD Öl hat eine immunstärkende, entspannende und antioxidative Wirkung. Es fördert das allgemeine Wohlbefinden und einen gesunden Schlaf.

Produkte
SWISS FX Vollspektrum Öle
Das Vollspektrum Öl überzeugt mit einem besonders hohen CBD-Gehalt. Die SWISS FX Plus Serie ist auf spezielle Anwendungsbereiche wie beispielsweise Schlaf oder Konzentration ausgerichtet.

PZN 17211356 Vollspektrum CBD Öl 5%
PZN 17211362 Vollspektrum CBD Öl 10%
PZN 17211333 Vollspektrum CBD Öl 15%
PZN 17211379 Vollspektrum CBD Öl 20%
PZN 17977762 Vollspektrum CBD Öl 40%
PZN 18799328 CBD ÖL CHILL TIME
PZN 18799268 CBD ÖL RECOVER
PZN 18799280 CBD ÖL RELAX
PZN 18799274 CBD ÖL RELAX MAXX
PZN 18799305 CBD ÖL RELIEF
PZN 17901931 CBD ÖL SLEEP II
PZN 18799334 CBD ÖL SLEEP I
PZN 18799311 CBD ÖL SLEEP MAXX
PZN 18799245 CBD ÖL UPLIFTER
PZN 18799251 CBD ÖL VANILLA
PZN 18799297 CBD ÖL ZEN TIME
PZN 17901948 CBD ÖL FOCUS
PZN 17901931 CBD ÖL PROTECT

SWISS FX Breitspektrum Öle
SWISS FX CBD ÖL PURE ist garantiert THC-frei. Besonders gut geeignet für Sportler, Menschen mit Unverträglichkeiten und Personen, die aus beruflichen oder persönlichen Gründen auf THC verzichten möchten.

PZN 17669552 CBD Öl PURE 5%
PZN 17669569 CBD Öl PURE 15%

Injektionen

NutraMedix Deutschland
Takuna NutraMedix Tropfen
siehe Infektionen

hypo-A
Zink
Kapseln

siehe Grippe, grippaler Infekt, Erkältung

Injektionen
(Erschöpfung und Müdigkeit)

Iscador AG
ISCADOR®
Injektionslösung

Wirkstoff: Fermentierter wässriger Auszug aus Mistel

siehe Krebserkrankungen

Interna

NutraMedix Deutschland
Adrenal NutraMedix Tropfen

Zusammensetzung
Wurzelextrakt von Astagalus, Rosenwurz, amer. Ginseng; Beerentraubenextrakt Mineralwasser, Ethanol (20-24%)

Anwendungsgebiete
Stressadaptation, Fatigue, Erschöpfung, Nebennierenrindenschwäche

Vielfältiges Wissen im ML Verlag!
Schauen Sie vorbei unter www.ml-buchverlag.de

INTERNA

Erschöpfung und Müdigkeit

Wirkstoffeigenschaften
adaptogen, energieaufbauend, antioxidativ

Gegenanzeigen
Schwangerschaft und Stillzeit

Nebenwirkungen
keine bekannt

Dosierung und Art der Anwendung
2 - 6x täglich 20 Tropfen in Wasser
Kinder: 2 - 6x täglich 1/3 Tropfen pro kg KG

Packungsgrößen und Preise
30 ml (PZN 18039876) .... Euro 25,95

Bezug und weitere Informationen
NutraMedix Deutschland GmbH
www.nutramedix.de

Biogena GmbH & Co KG
Ashwagandha Formula
Kapseln

siehe Stress, Unruhe und Schlafstörungen

MensSana AG
B12 lingua MensSana
Tabletten

siehe Nährstoffmangel

Protina Pharmazeutische GmbH
Basica Compact®
Tabletten

Basische Tabletten. Nahrungsergänzungsmittel mit basischen Mineralstoffen und Spurenelementen.

siehe Nährstoffmangel

Protina Pharmazeutische GmbH
Basica Direkt®
Granulat

Basische Mikroperlen. Nahrungsergänzungsmittel mit basischen Mineralstoffen und Spurenelementen.

siehe Nährstoffmangel

Protina Pharmazeutische GmbH
Basica Instant®
Pulver

Basisches Trinkpulver. Nahrungsergänzungsmittel mit basischen Mineralstoffen und Spurenelementen.

siehe Nährstoffmangel

Protina Pharmazeutische GmbH
Basica Vital®
Granulat

Basisches Granulat. Nahrungsergänzungsmittel mit basischen Mineralstoffen und Spurenelementen.

siehe Nährstoffmangel

Protina Pharmazeutische GmbH
Basica® Pur
Pulver

Reines Basenpulver. Nahrungsergänzungsmittel mit basischen Mineralstoffen und Spurenelementen.

siehe Nährstoffmangel

livQ Fermentationsprodukte
Bio-Essenzen – von livQ
Fermentierte Naturkonzentrate, flüssig

siehe Homöopathie - Einzelmittel

Erschöpfung und Müdigkeit

INTERNA

Weleda AG
Bryophyllum Argento cultum D2
Flüssige Verdünnung

siehe Stress, Unruhe und Schlafstörungen

NutraMedix Deutschland
Burbur-Pinella NutraMedix Tropfen

siehe Umwelt- und Schwermetallbelastung

Biogena GmbH & Co KG
Coenzym Q10 active Gold Ubiquinol 60mg
Weichkapseln

Mit 60 mg Ubiquinol (KANEKA Ubiquinol™) - der effizientesten Q10-Form

Zusammensetzung
Gelatine (Fisch), Hydroxypropylmethylcellulose (Kapselhülle), Ubiquinol, Calcium-L-ascorbat.

Eigenschaften
Nahrungsergänzungsmittel mit Kaneka Ubiquinol™, dem aktiven Premium-Q10. Ubiquinol ist die körpereigene aktive Form von Coenzym Q10. In dieser Form steht das Coenzym Q10 dem Körper vollständig und ohne Verzögerung zur Verfügung, unabhängig von zellulären Umwandlungsschritten. Durch die innovative NutriGellets®-Technologie wird das Ubiquinol zusätzlich stabilisiert und geschützt. Nach dem Reinsubstanzenprinzip. Glutenfrei. Lactosefrei. Fructosefrei. Geprüfte Qualität.

Verzehrempfehlung
Täglich 1 Kapsel mit viel Flüssigkeit zu einer Mahlzeit verzehren.

Weiterführende Informationen
Weitere Details zum Produkt finden sie unter biogena.com

Packungsgrößen und Preise
60 Kapseln .... Euro 66,90
120 Kapseln .... Euro 111,90

hypo-A
Curcuma + Vit. B
Kapseln

siehe Entzündungen

Dr. Jacob's Medical GmbH
Dr. Jacob's Basenpulver
Pulver

Nahrungsergänzungsmittel mit Kalium-, Calcium- und Magnesium-Citrat - Multitalent mit über 30 belegten Gesundheitswirkungen (u.a. für Muskeln, Knochen, Nerven, weniger Erschöpfung, Herz und normalen Blutdruck)

siehe Übersäuerung

Dr. Jacob's Medical GmbH
Dr. Jacob's Vitamin D3K2 Öl
Tropfen

Nahrungsergänzungsmittel mit den Vitaminen D3 und K2 (all-trans MK-7)

siehe Nährstoffmangel - Vitamine

hypo-A
Eisen plus Acerola Vit. C
Kapseln

Anwendungsgebiete
Eisen trägt zur normalen Bildung von roten Blutkörperchen, Hämoglobin sowie zu einer normalen kognitiven Funktion bei. Gemeinsam sorgen Eisen und Vit. C für die Verringerung von Müdigkeit und Ermüdung.

INTERNA　　　　　　　　　　　　　　　　　**E**rschöpfung und Müdigkeit

Eigenschaften
Eisen plus natürliches Acerola Vit. C in einer Kapsel. Vit. C trägt zur besseren Eisenaufnahme bei und fördert so die Eisenverwertung im Körper. Vegan, lactose- und glutenfrei.

Zusammensetzung
300 mg Acerola-Pulver (entspr. ca. 75 mg nat. Vit. C), 14 mg Eisen als Eisen-II-gluconat in hypoallergener veganer Kapsel

Packungsgrößen und Preise
120 Kapseln (PZN 01879299) . . . Euro 44,15

　　　　　　　　　　　　　　　MensSana AG
Ferro MensSana
Granulat

siehe Nährstoffmangel

　　　　　　　　　　　　　　　MensSana AG
Magnesium-Citrat + D direkt MensSana
Granulat

siehe Nährstoffmangel

　　　　　　　　M-K Europa GmbH, Man-Koso
Man-Koso
asiatisch mehrjährig fermentiertes Enzym- und Aminosäuren-Konzentrat zur Stärkung der Abwehrkräfte

siehe Nährstoffmangel

　　　　　　　　Biogena GmbH & Co KG
MoFerrin® 21
Kapseln

siehe Nährstoffmangel - Mineralstoffe und Spurenelemente

　　　　　　　　　　　　　　　　　　hypo-A
Nachtkerzenöl
Kapseln

siehe Dermatitis & Hautbeschwerden

　　　　　　　　　　　　　　　　　Weleda AG
Neurodoron
Tabletten

siehe Stress, Unruhe und Schlafstörungen

　　　　　　　　　　　　　　　　　　hypo-A
NK-Borretschöl
Kapseln

siehe Dermatitis & Hautbeschwerden

　　　　　　　　　　　　　　　　　　hypo-A
ODS 1
Kapseln

siehe Magen-Darm-Beschwerden

　　　　　　　　　　　　　　　　　　hypo-A
ODS 2
Kapseln

siehe Magen-Darm-Beschwerden

Institut AllergoSan Deutschland (privat) GmbH
OMNi-BiOTiC® POWER
Sachets

Mehr Power bei starker Belastung

Anwendungsgebiete
Hohe Belastung im Alltag kann Darm und Energiehaushalt beeinträchtigen und erhöhte Anfälligkeit für Infekte mit sich bringen. OMNi-BiOTiC® POWER kombiniert 6 natürlich im menschlichen Darm vorkommende Bakterienstämme mit organischem, leicht vom Körper

85

Erschöpfung und Müdigkeit INTERNA

resorbierbarem Magnesium (Magnesiumcitrat), welches aufgrund seines Beitrags zu einer normalen Muskelfunktion und zur Verringerung von Müdigkeit und Ermüdung geschätzt wird – für einen energiegeladenen Tag!

Zusammensetzung
Maisdextrin, Magnesiumcitrat, Maisstärke, Kaliumchlorid, natürliches Blutorangen-Aroma, Bakterienstämme (mind. 10 Milliarden Keime pro 1 Portion = 4 g), pflanzliches Eiweiß (Reis), Magnesiumsulfat, Mangansulfat, Maltodextrin

Nahrungsergänzungsmittel mit hochaktiven Darmsymbionten und Magnesium

Weitere Informationen erhalten Sie unter: omni-biotic.com

hypo-A
PREGNASana®
Kapseln

siehe Gynäkologische Erkrankungen & Frauenbeschwerden

hypo-A
Q10 plus Vit.C
Kapseln

siehe Stress, Unruhe und Schlafstörungen

Dr. Niedermaier Pharma GmbH
Regulatessenz® – Rechtsregulat® Bio
Flüssiges Konzentrat

siehe Homöopathie - Einzelmittel

hypo-A
REHA 1
Kapseln

siehe Magen-Darm-Beschwerden

NutraMedix Deutschland
Sealantro NutraMedix Tropfen

siehe Umwelt- und Schwermetallbelastung

Biogena GmbH & Co KG
Siebensalz® Magnesium
Kapseln

siehe Nährstoffmangel - Mineralstoffe und Spurenelemente

Deep Green GmbH
spacegarden daily + nightly
Vitalpilzmischung

siehe Vitalpilze

Deep Green GmbH
SWISS FX CBD Öle
CBD Öl Tropfen

siehe Entzündungen

hypo-A
Vit. B-Komplex plus
Kapseln

siehe Stress, Unruhe und Schlafstörungen

MensSana AG
Vitaldrink Kinder / Erwachsene MensSana
Saft

siehe Nährstoffmangel

INTERNA

Gicht

Vitamin B12 Tropfen
Biogena GmbH & Co KG
Tropfen

siehe Nährstoffmangel - Vitamine

INTERNA
(Gicht)

Calcium
hypo-A
Kapseln

siehe Nährstoffmangel - Mineralstoffe und Spurenelemente

Cherry PLUS
Cellavent
Konzentrat / Kapseln

Nahrungsergänzungsmittel aus 100% naturreinen Montmorency-Sauerkirschen

Zusammensetzung
Konzentrat: 100% Sauerkirschsaft-Konzentrat. In einem schonenden Niedrigtemperaturverfahren aus 1.450 Kirschen pro Flasche gewonnen (Prunus Cerasus)

Kapseln: Montmorency-Sauerkirsch-Pulver, Cellulose (Kapselhülle)

Anwendungsgebiete
Hyperurikämie, Rheuma, Gicht, Arthritis, Kardiovaskuläre Gesundheit, verbesserte Regeneration und Schlaf, Entzündungen

Eigenschaften
Bestandteile der Sauerkirsche beeinflussen Produktion und Ausscheidung von Harnsäure. In verschiedenen Humanstudien konnten eine gesteigerte Ausscheidung von Harnsäure mit konsequent reduziertem Serum-Harnsäurespiegel und ein verringertes Risiko für Gichtanfälle beobachtet werden.

Einnahme
Konzentrat: Täglich bis zu einer Dosierkappe (30 ml) in 250 ml stilles Wasser oder Saft einrühren. Nicht unverdünnt einnehmen.

Kapseln: Täglich 2 Kapseln mit ausreichend Flüssigkeit einnehmen (entspricht 1100 mg Montmorency-Sauerkirsch-Pulver)

Packungsgrößen und Preise (Konzentrat)
500 ml / 1 (PZN
    Flasche 12529355) ... Euro 29,95
1500 ml / 3 (PZN
    Flaschen 12529361) ... Euro 79,95
3000 ml / 6 (PZN
    Flaschen 12529378) ... Euro 149,95

Packungsgrößen und Preise (Kapseln)
(PZN
60 St. / 1 Monat 10312723) .... Euro 28,95
180 St. / 3 (PZN
    Monate 11668592) .... Euro 74,95
360 St. / 6 (PZN
    Monate 11668600) .... Euro 134,95

rubyni® Sauerkirsche
BerryPharma
Kapseln

Nahrungsergänzungsmittel mit reiner Sauerkirsche.

siehe Stress, Unruhe und Schlafstörungen

INJEKTIONEN
(Grippe, grippaler Infekt, Erkältung)

Lymphocausal Inj. Pflüger®
Pflüger
Ampullen

Zusammensetzung
1 Ampulle zu 2 ml enthält:

Grippe, grippaler Infekt, Erkältung — INJEKTIONEN

Wirkstoffe: Echinacea Dil. D 3 3,60 mg, Echinacea purpurea Dil. D 3 80,00 mg, Eupatorium perfoliatum Dil. D 3 3,78 mg, Lachesis mutus Dil. D 10 20,00 mg, Vipera berus Dil. D 10 0,18 mg

Anwendungsgebiete
Die Anwendungsgebiete leiten sich von den homöopathischen Arzneimittelbildern ab.
Dazu gehören: Erkältungskrankheiten.

Warnhinweise
Nicht anwenden bei Überempfindlichkeit gegen einen der Wirkstoffe (z. B. Echinacea (Sonnenhut)) oder gegen Korbblütler. Nicht anwenden bei Diabetes mellitus. Aus grundsätzlichen Überlegungen darf Lymphocausal Inj. Pflüger® nicht angewendet werden bei fortschreitenden Systemerkrankungen wie Tuberkulose, Leukämie bzw. leukämieähnlichen Erkrankungen (Leukosen), entzündlichen Erkrankungen des Bindegewebes (Kollagenosen), Autoimmunerkrankungen, multipler Sklerose, bei AIDS-Erkrankung, HIV-Infektion oder anderen chronischen Viruserkrankungen. Lymphocausal Inj. Pflüger® darf bei Kindern unter 12 Jahren nicht angewendet werden.

Nebenwirkungen
In Einzelfällen können Überempfindlichkeitsreaktionen auftreten. Für Arzneimittel mit Zubereitungen aus Sonnenhut (Echinacea) wurden Hautausschlag, Juckreiz, selten Gesichtsschwellung, Atemnot, Schwindel und Blutdruckabfall beobachtet. In diesen Fällen sollten Sie das Arzneimittel absetzen und Ihren Arzt aufsuchen.

Hinweis: Bei der Einnahme eines homöopathischen Arzneimittels können sich die vorhandenen Beschwerden vorübergehend verschlimmern (Erstverschlimmerung).

In diesem Fall sollten Sie das Arzneimittel absetzen und Ihren Arzt befragen. Wenn Sie Nebenwirkungen bemerken, wenden Sie sich an Ihren Arzt oder Apotheker. Dies gilt auch für Nebenwirkungen, die nicht in der Packungsbeilage angegeben sind.

Wechselwirkungen
Es sind keine Wechselwirkungen bekannt.

Sonstige Hinweise
Die Wirkung eines homöopathischen Arzneimittels kann durch allgemein schädigende Faktoren in der Lebensweise und durch Reiz- und Genussmittel ungünstig beeinflusst werden. Falls Sie sonstige Arzneimittel einnehmen, fragen Sie bitte Ihren Arzt.

Dosierung
Die folgenden Angaben gelten für Erwachsene und Jugendliche ab 12 Jahren, soweit das Arzneimittel nicht anders verordnet wurde:

Bei akuten Zuständen täglich 1 Ampulle subkutan oder intramuskulär injizieren. Eine über eine Woche hinausgehende Anwendung sollte nur nach Rücksprache mit einem homöopathisch erfahrenen Therapeuten erfolgen. Bei Besserung der Beschwerden ist die Häufigkeit der Anwendung zu reduzieren.

Lymphocausal Inj. Pflüger® sollte ohne ärztlichen Rat nicht länger als 3 Wochen angewendet werden.

Packungsgrößen und Preise
Packungsgrößen: Flüssige Verdünnung zur Injektion.
10 bzw. 100 Ampullen zu 2 ml.
[Bündelpackung zu 100 (2 x 50) Ampullen zu 2 ml]

Sanum-Kehlbeck

Quentakehl® D5/D6
Injektionslösung

Wirkstoff: Penicillium glabrum e volumine mycelii (lyophil., steril.) Dil. D5/D6 aquos.

Zusammensetzung
Der Wirkstoff ist: 1 ml flüssige Verdünnung zur Injektion enthält: 1 ml Penicillium glabrum e volumine mycelii (lyophil., steril.) Dil. D5 bzw. D6 aquos. (Lsg. D1 mit Wasser für Injektionszwecke nach HAB, Vorschrift 5b).

Grippe, grippaler Infekt, Erkältung

Anwendungsgebiete
Erfahrungsgemäß unterstützend angewendet bei:
- akuten und latenten viralen Infektionen, wie Laryngitis, Bronchitis, Sinusitis, Pharyngitis, grippale Infekte, Warzen sowie Infektionen mit intrazellulären Bakterien und Spirochaeten
- allen Erkrankungen, die durch Mischinfektionen hervorgerufen werden, z. B. Herpes zoster, Windpocken
- Migräne, multiple Sklerose, Vertigo, Morbus Menière.

Eigenschaften
Quentakehl® wird gewonnen aus dem Schimmelpilz Penicillium glabrum und erfahrungsgemäß angewendet bei allen virusbedingten Erkrankungen. Quentakehl® ist kein Antibiotikum und produziert keine antibiotischen Substanzen. Deshalb treten die bei einer Antibiotika-Behandlung möglichen Begleiterscheinungen, wie Allergien, Leberschäden, Zerstörung der Darmflora und Bildung penicillinresistenter Stämme nicht auf.

Dosierung
Erwachsenen und Jugendlichen ab 12 Jahren 2-mal wöchentlich 1 Ampulle zu 1 ml s.c. injizieren. Nach längstens 4 Wochen Therapiedauer sollte Quentakehl® D5/D6 abgesetzt werden.

Quentakehl® D5/D6 enthält Natrium, aber weniger als 1 mmol (23 mg) Natrium pro 1 ml, d.h. es ist nahezu „natriumfrei".

Nebenwirkungen
Aufgrund des Gehaltes von Quentakehl® D5 bzw. Quentakehl® D6 an spezifischen organischen Bestandteilen können Überempfindlichkeitsreaktionen, hauptsächlich in Form von Hautreaktionen, auftreten und eine Allergie gegen den Bestandteil Penicillium glabrum ausgelöst werden. Das Arzneimittel ist dann abzusetzen und ein Arzt aufzusuchen.

Gegenanzeigen
Quentakehl® D5/D6 darf nicht angewendet werden,
- wenn Sie allergisch gegen Penicillium glabrum sind
- bei Autoimmunerkrankungen
- bei Kindern unter 12 Jahren
- bei Schwangerschaft und Stillzeit.

Vorsichtsmaßnahmen
Keine bekannt.

Warnhinweise
Keine bekannt.

Wechselwirkungen
Immunsuppressiv wirkende Arzneimittel können die Wirksamkeit von Quentakehl® D5 bzw. Quentakehl® D6 beeinträchtigen. Vor und nach der Behandlung mit oral verabreichten Lebendimpfstoffen ist ein Abstand von 4 Wochen einzuhalten.

Packungsgrößen und Preise
D5
1 Amp. à 1 ml (PZN 04457009) Euro 7,50
10 Amp. à 1 ml (PZN 04457015) Euro 52,00
50 Amp. à 1 ml (PZN 04457021) Euro 219,20
D6
1 Amp. à 1 ml (PZN 00040815) Euro 6,65
10 Amp. à 1 ml (PZN 00040821) Euro 45,40
50 Amp. à 1 ml (PZN 00040838) Euro 187,50
Apothekenpflichtig.

hypo-A

Acerola Zink
Kapseln

Anwendungsgebiete
Dieses Nahrungsergänzungsmittel mit Vit. C und Zink trägt zu einer normalen Funktion des Immunsystems bei. Zink trägt zu einem normalen Säure-Basen-Stoffwechsel bei.

Grippe, grippaler Infekt, Erkältung — INTERNA

Eigenschaften
Nahrungsergänzungsmittel für die normale Funktion des Immunsystems. Die Acerolakirsche gilt als Vitaminwunder und ist reich an natürlichen Polyphenolen. Kombiniert mit Zink als zweithäufigstes Spurenelement im Körper. Vegan, lactose- und glutenfrei.

Zusammensetzung
440 mg Acerola-Pulver (entspr. ca. 110 mg nat. Vit. C), 10 mg Zink als Gluconat in hypoallergener veganer Kapsel

Packungsgrößen und Preise
20 Kapseln (PZN 07690479) ... Euro 10,95
100 Kapseln (PZN 06052771) ... Euro 29,90

MensSana AG
BetaGlucan+ immun MensSana
Granulat

siehe Nährstoffmangel

livQ Fermentationsprodukte
Bio-Essenzen – von livQ
Fermentierte Naturkonzentrate, flüssig

siehe Homöopathie - Einzelmittel

MensSana AG
Biotic premium MensSana
Granulat

siehe Nährstoffmangel

Weber & Weber
Echtrosept®
Mischung

Zusammensetzung
Wirkstoffe: 10 ml enth.: Apis mellifica Dil. D2 0,1 ml; Bryonia Dil. D1 0,5 ml; Echinacea purpurea Ø 5 ml; Eupatorium perfoliatum Dil. D1 0,5 ml; Lachesis Dil. D8 0,5 ml; Thuja occidentalis Dil. D1 0,5 ml. Sonst. Bestandteil: Ethanol 15 % (m/m).

Anwendungsgebiete
Die Anwendungsgebiete leiten sich von den homöopath. Arzneimittelbildern ab. Dazu gehören: Erkältungskrankheiten.
Bei Fieber, das länger als 3 Tage besteht bleibt od. über 39°C ansteigt, sollte ein Arzt aufgesucht werden. Bei anhaltenden, unklaren od. neu auftretenden Beschwerden sollte ein Arzt aufgesucht werden, da es sich um Erkrank. handeln kann, die einer ärztl. Abklärung bedürfen.

Gegenanzeigen
Überempfindlichkeit gg. Bienengift (Apis mellifica), einen der übrigen Wirk- oder Hilfsstoffe oder gg. Korbblütler. Aus grundsätzlichen Erwägungen darf Echtrosept® nicht eingenommen werden bei fortschreitenden Systemerkrank. wie Tuberkulose, Leukämie bzw. leukämieähnl. Erkrank., entzündlichen Erkrank. des Bindegewebes (Kollagenosen), Autoimmunerkrank., Multipler Sklerose, AIDS-Erkrank., HIV-Infektion oder anderen chron. Viruserkrank.

Nebenwirkungen
In Einzelfällen können Überempfindlichkeitsreaktionen auftreten. Für Arzneimittel mit Zubereitungen aus Sonnenhut wurden Hautausschlag, Juckreiz, selten Gesichtsschwellung, Atemnot, Schwindel und Blutdruckabfall beobachtet. In seltenen Fällen kann Kreislaufschwäche auftreten.

Sonstige Hinweise
Enthält 75 mg Alkohol (Ethanol) pro 5 Tropfen. Packungsbeilage beachten.

Dosierung und Art der Anwendung
Alle halbe bis ganze Std., höchstens 6x tgl., je 5 Tr. einnehmen. Eine über 1 Wo. hinausgehende Anwend. sollte nur nach Rücksprache mit einem in der Homöopathie erfahrenen Arzt oder Heilpraktiker erfolgen. Bei chron. Ver-

INTERNA — Grippe, grippaler Infekt, Erkältung

laufsformen 1-3x tgl. 5 Tr. einnehmen. Bei Besserung der Beschwerden ist die Häufigkeit der Einnahme zu reduzieren.

Packungsgrößen und Preise
50 ml (PZN 02750277) .... Euro 16,51
100 ml (PZN 02750308) .... Euro 22,96
Apothekenpflichtig.

Biogena GmbH & Co KG
Ester C® Gold
Kapseln

siehe Nährstoffmangel - Vitamine

MensSana AG
Immuno / Immuno akut MensSana
Kapseln

siehe Nährstoffmangel

Weleda AG
Infludo
Mischung

Zusammensetzung
10 g (= 11,1 ml) enth.: Aconitum napellus Dil. D3 1 g / Bryonia Dil. D2 0,6 g / Eucalyptus Dil. D2 0,5 g / Eupatorium perfoliatum Dil. D2 0,4 g / Phosphorus Dil. D4 1 g / Sabadilla Dil. D3 1 g.
Sonstige Bestandteile: Ethanol 94 % (m/m), Gereinigtes Wasser.

Anwendungsgebiete
gemäß der anthroposophischen Menschen- und Naturerkenntnis. Dazu gehören: Grippale Infekte und fieberhafte Erkältungskrankheiten.

Gegenanzeigen
Alkoholkranke.

Nebenwirkungen
Bei empfindlichen Patienten können, insbesondere nach Abklingen des Fiebers, Kopfschmerzen, Unruhezustände und Schlaflosigkeit auftreten. Das Präparat sollte dann in der zweiten Tageshälfte geringer dosiert oder ausgesetzt werden.

Vorsichtsmaßnahmen
Leberkranke sollen Infludo wegen des Alkoholgehaltes nur nach Rücksprache mit dem Arzt einnehmen. Bei Fieber, das länger als 3 Tage bestehen bleibt und bei Atemnot ist die Rücksprache mit dem Arzt erforderlich.

Warnhinweise
Enthält 65 Vol.-% Alkohol.

Ggf. Besonderheiten bei Kindern, Schwangeren, Stillenden
Während Schwangerschaft und Stillzeit sowie bei Kleinkindern unter 6 Jahren wegen des Alkoholgehaltes und nicht ausreichend dokumentierter Erfahrungen nicht anwenden.

Dosierung
Infludo stets mit Wasser verdünnt einnehmen.
Im akuten Stadium nehmen Erw. alle 1 – 2 Stunden (max. 10x tgl.) 5 – 8 Tr. ein oder man gibt 60 – 80 Tr. auf 1 Glas Wasser und trinkt dieses schluckweise im Laufe des Tages. Wenn kein Fieber mehr besteht: 2 – 4x tgl. 5 – 8 Tr. bis zur vollständigen Genesung.
Bei Kindern ab 6 Jahren und Jugendlichen unter 18 Jahren richtet sich die Dosierung nach dem Körpergewicht (siehe Packungsbeilage).

Packungsgrößen und Preise
20 ml (PZN 00521118) .... Euro 12,97
50 ml (PZN 00521124) .... Euro 23,99
Apothekenpflichtig

Grippe, grippaler Infekt, Erkältung INTERNA

Weleda AG
Infludoron
Streukügelchen

Zusammensetzung
In 10 g Streukügelchen sind verarbeitet:
Aconitum napellus Dil. D1 0,01 g / Bryonia Dil. D1 0,06 g / Eucalyptus Ø 0,05 g / Eupatorium perfoliatum Dil. D1 0,04 g / Ferrum phosphoricum Dil. D6 0,1 g / Sabadilla Ø 0,01 g.

Anwendungsgebiete
gemäß der anthroposophischen Menschen- und Naturerkenntnis.
Dazu gehören: Grippale Infekte und fieberhafte Erkältungskrankheiten.

Gegenanzeigen
Keine bekannt.

Nebenwirkungen
Überempfindlichkeitsreaktionen (z. B. Juckreiz, Hautausschlag, Nesselsucht).

Vorsichtsmaßnahmen
Bei Fieber, das länger als 3 Tage besteht oder über 39 °C ansteigt, sowie bei anhaltenden, unklaren oder neu auftretenden Beschwerden sollte ein Arzt aufgesucht werden.

Warnhinweise
Enthält Saccharose (Zucker).

Dosierung
Soweit nicht anders verordnet: Erwachsene und Jugendliche ab 12 J. alle 1 – 2 Std. 15 Streukügelchen, Kdr. von 6 – 11 J. alle 1 – 2 Std. 8 – 10 Streukügelchen, Kdr. von 1 – 5 J. 3 – 4-mal tgl. 5 – 10 Streukügelchen, Säuglinge im 1. Lebensj. 3 – 4-mal tgl. 3 – 5 Streukügelchen im Mund zergehen lassen.

Packungsgrößen und Preise
10 g (PZN 09647424) . . . . Euro 12,97
50 g (PZN 09647430) . . . . Euro 34,99
Apothekenpflichtig

Jarfood GmbH
JARMINO
Knochenbrühen-Konzentrat

Konzentrierte Bio-Brühe mit natürlichem Kollagen, Aminosäuren & Mineralien zum Auflösen im Wasser

siehe Entzündungen

Volopharm GmbH Deutschland
KaRazym®
Tabletten

Der Enzymkomplex KaRazym® kann Grippeviren schädigen und dadurch zur rascheren Besserung der Symptome führen.
siehe Entzündungen

meta Fackler
metaglobiflu Erkältungsglobuli
Streukügelchen

Zusammensetzung
10 g enthalten: Aconitum napellus Dil. D3 10,0 mg, Atropa belladonna Dil. D6 0,1 mg, Cinchona pubescens Ø 10,5 mg, Drosera Dil. D3 10,0 mg, Echinacea Ø 10,5 mg, Phosphorus Dil. D6 9,0 mg. Sonst. Bestandt.: Saccharose.

Anwendungsgebiete
Diese leiten sich von den homöopathischen Arzneimittelbildern ab. Dazu gehören: Erkältungskrankheiten.

Dosierung
Soweit nicht anders verordnet: Akute Zustände: alle halbe bis ganze Std. höchstens 6-mal tgl.; bei länger andauernden Verlaufsformen 1-3-mal tgl.: Kdr. von 6-12 J. je 3 Globuli, Jugendl. ab 12 u. Erw. je 5 Globuli. Bei Besserung der Beschwerden ist die Häufigkeit der Anwendungen zu reduzieren.

INTERNA — Grippe, grippaler Infekt, Erkältung

Gegenanzeigen
Allergie gg. Chinin, Korbblütler od. einen anderen Inhaltsstoff; fortschreitende Systemerkrankungen (z.b. Tuberkulose, Leukämie/Leukosen), Kollagenosen, Autoimmunerkrankungen, od. chronische Viruserkrankungen.

Vorsichtsmaßnahmen
Kdr. unter 6 J. sowie Schwangerschaft und Stillzeit (keine Erfahrungen/Rücksprache). Bei Unverträglichkeit gegenüber bestimmten Zuckern (Saccharose) und bei Einnahme länger als 2 Wochen (Echinacea): Rücksprache.

Nebenwirkungen
Einzelfälle: Überempfindlichkeitsreaktionen wie Hautausschlag, Juckreiz, selten Gesichtsschwellung, Atemnot, Schwindel und Blutdruckabfall (Echinacea) bzw. Hautallergien od. Fieber (Chinin); selten erhöhte Blutungsneigung durch Thrombozytopenie; Sensibilisierung gegen Chinin od. Chinidin möglich.

Packungsgrößen und Preise
10 g .... Euro 11,70
Apothekenpflichtig.

meta Fackler
metavirulent®

Mischung
Flüssige Verdünnung zur Injektion

Zusammensetzung
Mischung: 10 g enthalten: Influencinum Nosode Dil. D30 1,0 g, Acidum L(+)-lacticum Dil. D15 0,3 g, Aconitum Dil. D4 0,2 g, Ferrum phosphoricum Dil. D8 5,0 g, Gelsemium sempervirens Dil. D4 0,3 g, Luffa operculata Dil. D12 1,0 g, Veratrum album Dil. D4 2,0 g, Gentiana lutea Ø 0,2 g. Sonst. Bestandt.: Ethanol, Ger. Wasser. Enthält 37 Vol.-% Alkohol. Ampullen: 1 Amp. enthält: Influencinum Nosode Dil. D30 200 mg, Acidum L(+)-lacticum Dil. D15 60 mg, Aconitum Dil. D4 40 mg, Ferrum phosphoricum Dil. D12 120 mg, Gelsemium sempervirens Dil. D4 60 mg, Luffa operculata Dil. D12 200 mg, Veratrum album Dil. D4 400 mg, Gentiana lutea Dil. D3 200 mg, Sonst. Bestandt.: Isotonische Natrumchloridlösung.

Anwendungsgebiete
Diese leiten sich von den homöopathischen Arzneimittelbildern ab. Dazu gehören: grippale Infekte. Hinw.: Bei Fieber, das länger als 3 Tage bestehen bleibt od. über 39°C ansteigt, sollte ein Arzt aufgesucht werden.

Dosierung
Erw. u. Jugendl. ab 12 J.: Mischung: Akute Zustände über 2 Tage, höchstens 12x tgl. je 5-10 Tr.; Bei Nachlassen der Beschwerden ist die Dosis zu reduzieren od. das Mittel abzusetzen. Ampullen: Individuelle Dos. durch homöopathisch erfahrenen Therapeuten.

Gegenanzeigen
Allergie gg. Inhaltsstoffe. Ampullen: Kinder unter 6 J.

Vorsichtsmaßnahmen
Schwangerschaft u. Stillzeit (Rücksprache)
Mischung: Kdr. unter 12 J., Ampullen: Kdr. von 6 - 12 J. (keine Erfahrungen/Rücksprache).

Nebenwirkungen
Keine bekannt.

Packungsgrößen und Preise
Mischung:
   50 ml (N1) .... Euro 13,78
   100 ml (N2) .... Euro 22,55
Ampullen:
   5 Ampullen á 2 ml (N1) ...... Euro   9,28
   50 Ampullen à 2 ml (N2) ...... Euro 64,90
   100 Ampullen à 2 ml (N3) ...... Euro 111,32

nutrimmun GmbH
MyBIOTIK®IMMUGY

Pulver + Kapseln

Eigenschaften
Für Immunsystem und Energie.

Grippe, grippaler Infekt, Erkältung — INTERNA

Nahrungsergänzungsmittel mit einem speziellen Komplex aus stoffwechselaktiven Bakterienkulturen, Vitaminen, Mineralstoffen und Beta-Glucanen aus Hefe (*Saccharomyces cerevisiae*).

Zink, Selen, Vitamin C, Vitamin D, Vitamin B6, Vitamin B12 und Folsäure tragen zur normalen Funktion des Immunsystems bei. Vitamin B1, Vitamin B2, Vitamin B6, Vitamin B12, Niacin, Biotin, Pantothensäure und Vitamin C tragen zu einem normalen Energiestoffwechsel bei.

Zusammensetzung
Pulver: Bakterienkulturen *Bifidobacterium animalis subsp. lactis* (BB-12®) und *Lactobacillus rhamnosus* (LGG®)
Kapseln: Vitamin B1, Vitamin B2, Niacin, Pantothensäure, Vitamin B6, Biotin, Folsäure, Vitamin B12, Vitamin C, Vitamin D, Vitamin E, Selen, Zink und Beta-Glucane aus Hefe (*Saccharomyces cerevisiae*)

BB-12® und LGG® sind eingetragene Marken von Chr. Hansen A/S.

Sonstige Hinweise
Glutenfrei. Laktosefrei. Vegan. Ohne Aromen, Farb- und Süßstoffe. Haltbar bei Raumtemperatur. Langfristige Einnahme möglich.

Dosierung
1 x tägl.: 1 Beutelinhalt (2 g) in ein leeres Glas füllen und unter Rühren in ca. 100 ml stillem Wasser auflösen. Auf leeren Magen mind. 15 Minuten vor einer Mahlzeit trinken. 2 Kapseln zu einer Mahlzeit mit etwas Flüssigkeit, z.B. einem Glas Wasser, einnehmen. Die Kapseln können bei Bedarf geöffnet werden.

Kinder von 4-10 Jahren: 1 x täglich ½ Beutelinhalt (1 g) und 1 Kapsel.

In Rücksprache mit gynäkologischem Fachpersonal auch für Schwangere und Stillende geeignet.

Packungsgrößen und Preise
15 Tagesport. (PZN 16537423) .. Euro 31,45
30 Tagesport. (PZN 16537475) .. Euro 52,95

---

nutrimmun GmbH
MyBIOTIK®SPORT
Pulver

siehe Mikrobiologische Therapien

nutrimmun GmbH
NUTRIGLUCAN®
Tabletten

siehe Nährstoffmangel - Mikronährstoffe

Sanum-Kehlbeck
Quentakehl® D3
Zäpfchen

Wirkstoff: Penicillium glabrum e volumine mycelii (lyophil., steril.) Trit. D3

Zusammensetzung
1 Zäpfchen enthält: Wirkstoff: 0,2 g Penicillium glabrum e volumine mycelii (lyophil., steril.) Trit. D3 nach Vorschrift 6 HAB.

Sonstiger Bestandteil: Hartfett.

Anwendungsgebiete
Erfahrungsgemäß unterstützend angewendet bei:

– akuten und latenten viralen Infektionen, wie Laryngitis, Bronchitis, Sinusitis, Pharyngitis, grippale Infekte, Warzen sowie Infektionen mit intrazellulären Bakterien und Spirochaeten
– allen Erkrankungen, die durch Mischinfektionen hervorgerufen werden, z. B. Herpes zoster, Windpocken
– Migräne, multiple Sklerose, Vertigo, Morbus Menière.

Eigenschaften
Quentakehl® wird gewonnen aus dem Schimmelpilz Penicillium glabrum und erfahrungsgemäß angewendet bei allen virusbedingten Erkrankungen. Quentakehl® ist kein Antibiotikum und produziert keine antibiotischen Substanzen. Deshalb treten die bei einer Antibiotika-

INTERNA — Grippe, grippaler Infekt, Erkältung

Behandlung möglichen Begleiterscheinungen, wie Allergien, Leberschäden, Zerstörung der Darmflora und Bildung penicillinresistenter Stämme nicht auf.

Dosierung
Erwachsene und Jugendliche ab 12 Jahren führen 1-mal täglich 1 Zäpfchen vor dem Schlafengehen in den After ein. Nach längstens 4 Wochen Therapiedauer sollte Quentakehl® D3 abgesetzt werden.

Nebenwirkungen
Aufgrund des Gehaltes von Quentakehl® D3 an spezifischen organischen Bestandteilen können Überempfindlichkeitsreaktionen, hauptsächlich in Form von Hautreaktionen, auftreten und eine Allergie gegen den Bestandteil Penicillium glabrum ausgelöst werden. Das Arzneimittel ist dann abzusetzen und ein Arzt aufzusuchen.

Gegenanzeigen
Nicht anwenden bei bekannter Überempfindlichkeit gegenüber Schimmelpilzen (Penicillium glabrum), Autoimmunerkrankungen, Kindern unter 12 Jahren, Schwangerschaft und Stillzeit.

Vorsichtsmaßnahmen
Keine bekannt.

Warnhinweise
Keine bekannt.

Wechselwirkungen
Immunsuppressiv wirkende Arzneimittel können die Wirksamkeit von Quentakehl® D3 beeinträchtigen. Vor und nach der Behandlung mit oral verabreichten Lebendimpfstoffen ist ein Abstand von 4 Wochen einzuhalten.

Sonstige Hinweise
Enthält Lactose.

Packungsgrößen und Preise
  (PZN
  10 Zäpfchen 04457050) .... Euro 16,85
  10-mal 10 (PZN
    Zäpfchen 04457067) .... Euro 139,00
Apothekenpflichtig.

Sanum-Kehlbeck

Quentakehl® D4
Hartkapseln

Wirkstoff: Penicillium glabrum e volumine mycelii (lyophil., steril.) Trit. D4

Zusammensetzung
1 Hartkapsel enthält: Wirkstoff: 330 mg Penicillium glabrum e volumine mycelii (lyophil., steril.) Trit. D4 nach Vorschrift 6 HAB.

Hartkapselhülle: Hypromellose.

Anwendungsgebiete
Erfahrungsgemäß unterstützend angewendet bei:
– akuten und latenten viralen Infektionen, wie Laryngitis, Bronchitis, Sinusitis, Pharyngitis, grippale Infekte, Warzen sowie Infektionen mit intrazellulären Bakterien und Spirochaeten
– allen Erkrankungen, die durch Mischinfektionen hervorgerufen werden, z. B. Herpes zoster, Windpocken
– Migräne, multiple Sklerose, Vertigo, Morbus Menière.

Eigenschaften
Quentakehl® wird gewonnen aus dem Schimmelpilz Penicillium glabrum und erfahrungsgemäß angewendet bei allen virusbedingten Erkrankungen. Quentakehl® ist kein Antibiotikum und produziert keine antibiotischen Substanzen. Deshalb treten die bei einer Antibiotika-Behandlung möglichen Begleiterscheinungen, wie Allergien, Leberschäden, Zerstörung der Darmflora und Bildung penicillinresistenter Stämme nicht auf.

Dosierung
Erwachsene und Jugendliche ab 12 Jahren nehmen täglich 1 - 3 Hartkapseln vor dem Frühstück oder abends vor dem Schlafengehen mit etwas Flüssigkeit ein. Nach längstens 4 Wochen Therapiedauer sollte Quentakehl® D4 abgesetzt werden.

Grippe, grippaler Infekt, Erkältung INTERNA

Nebenwirkungen
Aufgrund des Gehaltes von Quentakehl® D4 an spezifischen organischen Bestandteilen können Überempfindlichkeitsreaktionen, hauptsächlich in Form von Hautreaktionen, auftreten und eine Allergie gegen den Bestandteil Penicillium glabrum ausgelöst werden. Das Arzneimittel ist dann abzusetzen und ein Arzt aufzusuchen.

Gegenanzeigen
Nicht anwenden bei:

- bekannter Überempfindlichkeit gegenüber Schimmelpilzen (Penicillium glabrum)
- Autoimmunerkrankungen
- Kindern unter 12 Jahren
- Schwangerschaft und Stillzeit.

Vorsichtsmaßnahmen
Dieses Arzneimittel enthält Lactose. Bitte nehmen Sie Quentakehl® D4 erst nach Rücksprache mit Ihrem Arzt ein, wenn Ihnen bekannt ist, dass Sie unter einer Unverträglichkeit gegenüber bestimmten Zuckern leiden.

Wechselwirkungen
Immunsuppressiv wirkende Arzneimittel können die Wirksamkeit von Quentakehl® D4 beeinträchtigen. Vor und nach der Behandlung mit oral verabreichten Lebendimpfstoffen ist ein Abstand von 4 Wochen einzuhalten.

Sonstige Hinweise
Enthält Lactose.

Packungsgrößen und Preise
(PZN)
20 Hartkapseln 04457038) ... Euro 31,15
10-mal 20 (PZN
Hartkapseln 04457044) ... Euro 273,60
Apothekenpflichtig.

Sanum-Kehlbeck

Quentakehl® D5
Tropfen

Wirkstoff: Penicillium glabrum e volumine mycelii (lyophil., steril.) Dil. D5

Zusammensetzung
10 ml flüssige Verdünnung enthalten: Wirkstoff: 10 ml Penicillium glabrum e volumine mycelii (lyophil., steril.) Dil. D5 (HAB, V. 5a, Lsg. D1 mit gereinigtem Wasser).

Anwendungsgebiete
Erfahrungsgemäß unterstützend angewendet bei:

- akuten und latenten viralen Infektionen, wie Laryngitis, Bronchitis, Sinusitis, Pharyngitis, grippale Infekte, Warzen sowie Infektionen mit intrazellulären Bakterien und Spirochaeten
- allen Erkrankungen, die durch Mischinfektionen hervorgerufen werden, z. B. Herpes zoster, Windpocken
- Migräne, multiple Sklerose, Vertigo, Morbus Menière.

Eigenschaften
Quentakehl® wird gewonnen aus dem Schimmelpilz Penicillium glabrum und erfahrungsgemäß angewendet bei allen virusbedingten Erkrankungen. Quentakehl® ist kein Antibiotikum und produziert keine antibiotischen Substanzen. Deshalb treten die bei einer Antibiotika-Behandlung möglichen Begleiterscheinungen, wie Allergien, Leberschäden, Zerstörung der Darmflora und Bildung penicillinresistenter Stämme nicht auf.

Nebenwirkungen
Aufgrund des Gehaltes von Quentakehl® D5 an spezifischen organischen Bestandteilen können Überempfindlichkeitsreaktionen, hauptsächlich in Form von Hautreaktionen, auftreten und eine Allergie gegen den Bestandteil Penicillium glabrum ausgelöst werden. Das Arzneimittel ist dann abzusetzen und ein Arzt aufzusuchen.

Gegenanzeigen
Nicht anwenden bei:
- bekannter Überempfindlichkeit gegenüber Schimmelpilzen (Penicillium glabrum)
- Autoimmunerkrankungen
- Kindern unter 12 Jahren
- Schwangerschaft und Stillzeit.

Vorsichtsmaßnahmen
Keine bekannt.

Warnhinweise
Keine bekannt.

Wechselwirkungen
Immunsuppressiv wirkende Arzneimittel können die Wirksamkeit von Quentakehl® D5 beeinträchtigen. Vor und nach der Behandlung mit oral verabreichten Lebendimpfstoffen ist ein Abstand von 4 Wochen einzuhalten.

Dosierung
Zum Einnehmen: 1 – 2-mal täglich 5 Tropfen vor einer Mahlzeit.

Zum Einreiben: Einmal täglich 5 - 10 Tropfen in die Ellenbeuge einreiben.

Nach längstens 4 Wochen Therapiedauer sollte Quentakehl ® D5 abgesetzt werden.

Packungsgrößen und Preise
10 ml (PZN 03207227) . . Euro 13,40
10-mal 10 ml (PZN 03207233) . . Euro 102,65

Apothekenpflichtig.

BerryPharma

rubyni® Edelholunder
Kapseln

Nahrungsergänzungsmittel mit reinem Edelholunder für Abwehrkräfte und Immunsystem.

Inhaltsstoffe
Bio-Edelholunderbeerenextrakt aus dem Schwarzen Edelholunder der Sorte Haschberg, pflanzliche Kapselhülle aus Hydroxypropylmethylcellulose.

Eine Kapsel entspricht der Menge von mehr als 132 Holunderbeeren und enthält 45 mg Anthocyane.

Eigenschaften
Holunder gehört bereits seit Jahrtausenden zur Hausapotheke des Menschen. Heute wissen wir, dass das an den sekundären Pflanzstoffen des Holunders liegt: Anthocyane z. B. verleihen dem Schwarzen Holunder nicht nur seine charakteristische Farbe, sondern können auch antiviral wirken. Polysaccharide stimulieren das Immunsystem und unterstützen es in seiner normalen Funktion.

Der für rubyni® verwendete Edelholunder stammt ausschließlich aus der Steiermark und dem Burgenland in Österreich und wird per Hand geerntet. Die Verarbeitung zum Extrakt erfolgt lösungsmittelfrei.

Anwendungsgebiete
- Immunsystem
- Erkältung & Grippe
- Antioxidativ
- Darmgesundheit

Verzehrempfehlung
Erwachsene nehmen täglich 1 - 2 Kapseln unzerkaut und mit ausreichend Flüssigkeit ein. Die empfohlene tägliche Verzehrmenge darf nicht überschritten werden.

Nahrungsergänzungsmittel sollten nicht als Ersatz für eine ausgewogenen und abwechslungsreiche Ernährung dienen und ersetzen keine gesunde Lebensweise.

Sonstige Hinweise
rubyni® mit Edelholunder ist bio-zertifiziert und von Natur aus vegan, laktose- und glutenfrei. Auf Füll- und Konservierungsstoffe wird bewusst verzichtet.

Weiterführende Informationen
www.rubyni.com

www.eldercraft.info
(Edelholunderbeerenextrakt ElderCraft®)

Grippe, grippaler Infekt, Erkältung INTERNA

Packungsgrößen und Preise
Glas mit 60 Kapseln . . . . Euro 59,90
Glas mit 90 Kapseln . . . . Euro 79,90

Herstellerangaben
BerryPharma GmbH | Weidboden 1 | 83339 Chieming | www.rubyni.com

Die Familie Philipp, die hinter BerryPharma® steht, hat sich seit Generationen ganz der Verarbeitung qualitativ hochwertiger Beeren und Früchte verschrieben. In den Produkten von BerryPharma® kommen nur natürliche Extrakte und Inhaltsstoffe zum Einsatz, die in ihrer Wirkung durch Studien belegt sind. Eine ideale Ergänzung für die tägliche Ernährung.
SO PURE. SO YOU.
Stand:
17.11.2023

NutraMedix Deutschland
Serrapeptase NutraMedix Kapseln

siehe Entzündungen

Weber & Weber
Sinuvowen®
Mischung

Zusammensetzung
Wirkstoffe: 10 ml enth.: Hydrargyrum sulfuratum rubrum Dil. D8 3,33 ml; Kalium bichromicum Dil. D4 3,33 ml; Luffa operculata Dil. D6 3,33 ml.

Anwendungsgebiete
Die Anwendungsgebiete leiten sich von den homöopath. Arzneimittelbildern ab. Dazu gehören: Entzündungen der Nasennebenhöhlen (Sinusitis) mit Schnupfen.
Hinw.: Bei anhaltenden, unklaren und wiederkehrenden Beschwerden ist eine ärztl. Abklärung erforderlich.

Gegenanzeigen
Chromüberempfindlichkeit; Alkoholkranke; Kdr. unter 12 J. Zur Anwend. des Arzneimittels bei Kdr. liegen keine ausreichend dokumentierten Erfahrungen vor. Es soll deshalb bei Kdr. unter 12 J. nicht angewendet werden.

Nebenwirkungen
Es können Hautreaktionen auftreten; ferner kann nach der Anwendung erneut Speichelfluss auftreten. Das Mittel ist dann abzusetzen.

Sonstige Hinweise
Enthält 59 mg Alkohol (Ethanol) pro 5 Tropfen.
Packungsbeilage beachten.

Dosierung und Art der Anwendung
Soweit nicht anders verordnet: **Erw. und Jugendliche ab 12 J.**: Bei **akuten Zuständen** alle halbe bis ganze Std., höchstens 6x tgl., je 5 Tr. einnehmen. Eine über 1 Wo. hinausgehende Anwend. sollte nur nach Rücksprache mit einem homöopath. erfahrenen Therapeuten erfolgen. Bei **chron. Verlaufsformen** 1 – 3x tgl. je 5 Tr. einnehmen. Bei Besserung der Beschwerden ist die Häufigkeit der Anwend. zu reduzieren.

Packungsgrößen und Preise
30 ml (PZN 03298879) . . . . Euro 11,53
50 ml (PZN 06143611) . . . . Euro 16,77

Apothekenpflichtig

NutraMedix Deutschland
Takuna NutraMedix Tropfen

siehe Infektionen

MensSana AG
Vitaldrink Kinder / Erwachsene MensSana
Saft

siehe Nährstoffmangel

INTERNA   **G**rippe, grippaler Infekt, Erkältung - Fieber

Zink
Kapseln   hypo-A

Anwendungsgebiete
Zink trägt zu einer normalen Funktion des Immunsystems, zu einer normalen Fruchtbarkeit sowie zu einer normalen Reproduktion bei. Zink trägt zu einem normalen Säure-Basen-Stoffwechsel und zur Erhaltung normaler Sehkraft bei.

Eigenschaften
Da Zink nicht gespeichert werden kann, muss es regelmäßig über die Nahrung zugeführt werden. Damit die Zinkaufnahme im Darm möglichst effizient erfolgen kann, enthalten Zinkkapseln von hypo-A ausschließlich Zink-Gluconat. Vegan, lactose- und glutenfrei.

Zusammensetzung
10 mg Zink als Gluconat, Inulin (Ballaststoff der Zichorienwurzel) in hypoallergener veganer Kapsel

Packungsgrößen und Preise
120 Kapseln (PZN 00028375) ... Euro 36,50

Zink + C MensSana
Tabletten   MensSana AG

siehe Nährstoffmangel

Zinkcitrat 30
Kapseln   Biogena GmbH & Co KG

siehe Nährstoffmangel - Mineralstoffe und Spurenelemente

INTERNA
(Grippe, grippaler Infekt, Erkältung - Fieber)

Infludo
Mischung   Weleda AG

siehe Grippe, grippaler Infekt, Erkältung

Infludoron
Streukügelchen   Weleda AG

siehe Grippe, grippaler Infekt, Erkältung

Lymphocausal H Pflüger®
Tropfen   Pflüger

Zusammensetzung
10 ml enthalten:

Wirkstoffe: Echinacea Urt. 0,50 ml, Echinacea purpurea Urt. 0,50 ml, Eupatorium perfoliatum Urt. 0,50 ml, Lachesis mutus Dil. D 10 0,465 ml, Sonstiger Bestandteil: Ethanol 43 % (G/G) 8,035 ml.

Anwendungsgebiete
Die Anwendungsgebiete leitet sich von den homöopathischen Arzneimittelbildern ab.
Dazu gehören: Grippe und grippeähnliche fieberhafte Erkrankungen.

Warnhinweise
Was müssen Sie vor der Einnahme von Lymphocausal H Pflüger® beachten?

Nicht anwenden bei Kindern bis 12 Jahren, bei Überempfindlichkeit gegen einen der Wirk- oder Hilfsstoffe oder gegen Korbblütler.

Aus grundsätzlichen Erwägungen ist Lymphocausal H Pflüger® nicht anzuwenden bei fortschreitenden Systemerkrankungen (wie Tuberkulose, Sarkoidose), systemischen

Grippe, grippaler Infekt, Erkältung - Husten — INJEKTIONEN

Erkrankungen des weißen Blutzellsystems (z. B. Leukämie bzw. Leukämie-ähnlichen Erkrankungen), Autoimmunerkrankungen (entzündliche Erkrankungen des Bindegewebes - Kollagenosen -, multipler Sklerose), Immundefizienz (AIDS / HIV-Infektion), Immunsuppression (z. B. nach Organ- oder Knochenmarkstransplantation) sowie bei schweren chronischen Viruserkrankungen.

Nebenwirkungen
In Einzelfällen können Überempfindlichkeitsreaktionen auftreten.

Hinweis: Bei der Einnahme eines homöopathischen Arzneimittels können sich die vorhandenen Beschwerden vorübergehend verschlimmern (Erstverschlimmerung).

In diesem Fall sollten Sie das Arzneimittel absetzen und Ihren Arzt befragen. Wenn Sie Nebenwirkungen bemerken, wenden Sie sich an Ihren Arzt oder Apotheker. Dies gilt auch für Nebenwirkungen, die nicht in der Packungsbeilage angegeben sind.

Wechselwirkungen
Es sind keine Wechselwirkungen bekannt.

Sonstige Hinweise
Allgemeiner Hinweis: Die Wirkung eines homöopathischen Arzneimittels kann durch allgemein schädigende Faktoren in der Lebensweise und durch Reiz- und Genussmittel ungünstig beeinflusst werden. Falls Sie sonstige Arzneimittel einnehmen, fragen Sie bitte Ihren Arzt. Wichtige Informationen über bestimmte sonstige Bestandteile und Arzneiträger von Lymphocausal H Pflüger®: Dieses Arzneimittel enthält 53 Vol.-% Alkohol.

Dosierung
Die folgenden Angaben gelten für Erwachsene und Jugendliche ab 12 Jahren, soweit das Arzneimittel nicht anders verordnet wurde:

Bei akuten Zuständen alle halbe bis ganze Stunde, höchstens 4 mal täglich, je 5 Tropfen einnehmen.

Bei chronischen Verlaufsformen 1 - 3 mal täglich, je 5 Tropfen einnehmen.

Sollten die Beschwerden länger als 14 Tage andauern, sollte ein Arzt aufgesucht werden.

Packungsgrößen und Preise
Packungsgröße: 50 ml Mischung zum Einnehmen

hypo-A
Zink
Kapseln

siehe Grippe, grippaler Infekt, Erkältung

INJEKTIONEN
(Grippe, grippaler Infekt, Erkältung - Husten)

Sanum-Kehlbeck
Larifikehl® D5
Injektionslösung

Wirkstoff: Laricifomes officinalis e volumine mycelii Dil. D5 aquos.

Zusammensetzung
1 ml flüssige Verdünnung enthält: Wirkstoff: Laricifomes officinalis e volumine mycelii (lyophil., steril.) Dil. D5 aquos. nach Vorschrift 5b HAB.

Anwendungsgebiete
Erfahrungsgemäß unterstützend angewendet bei:

Fieber, Frösteln und Hitzewellen, nächtlichem starken Schwitzen, Bronchitis, Asthma und Husten, Lungenkrankheiten, Entzündungen der Verdauungsorgane, Arthrose, primär chronischer Polyarthritis.

Eigenschaften
Larifikehl® ist ein aus dem Pilz Laricifomes officinalis (Lärchenschwamm) hergestelltes Arzneimittel. In der Volksmedizin wurde er vorwie-

INJEKTIONEN

Grippe, grippaler Infekt, Erkältung - Husten

gend gegen Nachtschweiß bei Lungenkranken, gegen Asthma, Husten sowie als Abführmittel eingesetzt.

Dosierung
Erwachsenen und Jugendlichen ab 12 Jahren 2-mal wöchentlich 1 Ampulle zu 1 ml s.c. injizieren. Nach längstens 4 Wochen Therapiedauer sollte Larifikehl® D5 abgesetzt werden.

Vor Anwendung beachten: Larifikehl® D5 enthält Natrium, aber weniger als 1 mmol (23 mg) Natrium pro 1 ml, d.h., es ist nahezu „natriumfrei".

Nebenwirkungen
Aufgrund des Gehaltes von Larifikehl® an spezifischen organischen Bestandteilen können in seltenen Fällen Überempfindlichkeitsreaktionen, hauptsächlich in Form von Hautreaktionen, auftreten und eine Allergie gegen den Bestandteil Laricifomes officinalis ausgelöst werden. Das Arzneimittel ist dann abzusetzen und ein Arzt aufzusuchen.

Gegenanzeigen
Nicht anwenden bei:
- bekannter Überempfindlichkeit gegenüber Laricifomes officinalis
- Autoimmunerkrankungen
- Kindern unter 12 Jahren
- Schwangeren und Stillenden.

Vorsichtsmaßnahmen
Keine bekannt.

Warnhinweise
Keine bekannt.

Wechselwirkungen
Immunsuppressiv wirkende Arzneimittel können die Wirksamkeit von Larifikehl® D5 beeinträchtigen. Vor und nach der Behandlung mit oral verabreichten Lebendimpfstoffen ist ein Abstand von 4 Wochen einzuhalten.

Packungsgrößen und Preise
  1 Amp. à 1 ml (PZN 04548976)   Euro   7,50
 10 Amp. à 1 ml (PZN 04548982)   Euro   52,00
 50 Amp. à 1 ml (PZN 04548999)   Euro   219,20
Apothekenpflichtig.

Sanum-Kehlbeck

Relivora® Komplex
Injektionslösung

Wirkstoff: Drosera D3, Echinacea D4, Juglans D4

Zusammensetzung
1 Ampulle zu 2 ml enthält an Wirkstoffen: Drosera D3 dil. 50,0 µl, Echinacea D4 dil. 500,0 µl, Juglans (HAB 1934) D4 dil. 500,0 µl, HAB, Vorschrift 3a.

Sonstige Bestandteile: Natriumchlorid, Wasser für Injektionszwecke.

Anwendungsgebiete
Erfahrungsgemäß unterstützend angewendet bei:
- Anregung körpereigener Abwehrkräfte, Fieberprozesse
- entzündlichen Prozessen der Atemwege (harter, trockener Husten), Bronchitis, Keuchhusten.

Eigenschaften
Den einzelnen Extrakten von Relivora® Komplex kommen folgende Bedeutungen zu: Extrakte aus Drosera rotundifolia wirken broncholytisch, sekretolytisch und spasmolytisch. Die medizinische Anwendung von Echinacea angustifolia ist angezeigt und bewährt bei Allgemeininfekten zur Steigerung der unspezifischen, eigenen Abwehrleistung, bei Resistenz gegen Antibiotika, rezidivierenden Infekten und entzündlichen Prozessen im Bereich des Urogenitalsystems, der HNO-Heilkunde und der Dermatologie. Juglans regia wird infolge ihres hohen Gerbstoffgehaltes als Antiscrophulosum eingesetzt. Sie wird vornehmlich extern angewendet bei Hautleiden, Akne, Ekzemen, Pyodermien und Geschwüren. Das ätherische Öl wirkt antifungisch, während der wässrige Extrakt antivirale Wirkungen in Gewebekulturen zeigt. Mit dem Komplexpräparat Relivora® ist erstmals eine fein abgestimmte Kombination von naphthochinonhaltigen Drogen (Drosera und Juglans) mit den immunstimulierenden Faktoren aus Echinacea gelungen.

Grippe, grippaler Infekt, Erkältung - Husten INTERNA

Gegenanzeigen
Relivora® Komplex darf nicht angewendet werden bei Überempfindlichkeit gegen einen der Wirk- oder Hilfsstoffe, bei Überempfindlichkeit gegen Echinacea oder andere Korbblütler, in der Schwangerschaft und bei Kindern unter 1 Jahr. Aus grundsätzlichen Erwägungen ist Relivora® Komplex nicht anzuwenden bei progredienten Systemerkrankungen, wie Tuberkulose, Sarkoidose, Leukämie bzw. leukämieähnlichen Erkrankungen, entzündlichen Erkrankungen des Bindegewebes (Kollagenosen), Autoimmunerkrankungen, multipler Sklerose, AIDS-Erkrankung, HIV-Infektion oder anderen chronischen Viruserkrankungen, Diabetes mellitus.

Ggf. Besonderheiten bei Kindern, Schwangeren, Stillenden
Da keine ausreichend dokumentierten Erfahrungen zur Anwendung in der Stillzeit vorliegen, sollte das Arzneimittel in der Stillzeit nur nach Rücksprache mit dem Arzt angewendet werden. Zur Anwendung dieses Arzneimittels bei Kindern liegen keine ausreichenden Erfahrungen vor. Es soll deshalb bei Kindern von 1 - 12 Jahren nicht angewendet werden.

Vorsichtsmaßnahmen
Bei Patienten mit atopischen Erkrankungen besteht möglicherweise ein erhöhtes Risiko eines anaphylaktischen Schocks. Deshalb sollte Relivora® Komplex von Patienten mit atopischen Erkrankungen nur nach Rücksprache mit dem Arzt angewendet werden.

Wechselwirkungen
Keine bekannt.

Nebenwirkungen
Für Arzneimittel mit Zubereitungen aus Sonnenhut (Echinacea) wurden Hautauschlag, Juckreiz, selten Gesichtsschwellung, Atemnot, Schwindel und Blutdruckabfall, anaphylaktischer Schock, Stevens-Johnson-Syndrom beobachtet. Bei Patienten mit atopischen Erkrankungen können allergische Reaktionen ausgelöst werden. In diesen Fällen sollten Sie das Arzneimittel absetzen und Ihren Arzt aufsuchen. Die Einnahme von Arzneimitteln mit Zubereitungen aus Sonnenhut wird mit dem Auftreten von Autoimmunerkrankungen in Verbindung gebracht. Bei Langzeitanwendung (länger als 8 Wochen) können Blutbildveränderungen auftreten.

Dosierung
Erwachsene und Jugendliche ab 12 Jahren: 1-mal täglich 2 ml entweder i.m., i.v., s.c. oder i.c. injizieren. Relivora® Komplex sollte ohne ärztlichen Rat nicht länger als 10 Tage angewendet werden.

Überdosierung: Von den homöopathischen Bestandteilen sind keine Vergiftungserscheinungen zu erwarten.

Packungsgrößen und Preise
 1 Amp. à 2 ml (PZN 03826290) . Euro 6,65
10 Amp. à 2 ml (PZN 03826309) . Euro 16,85
50 Amp. à 2 ml (PZN 03826315) . Euro 69,15

Apothekenpflichtig.

INTERNA

Queisser Pharma (Doppelherz Pharma GmbH)
HUSTENLÖSER EFEU 8,25 mg/ml Sirup

Zur Anwendung bei Erwachsenen, Jugendlichen und Kindern ab 2 Jahren.

Wirkstoff: Efeublätter-Trockenextrakt

Anwendungsgebiete
HUSTENLÖSER EFEU 8,25 mg/ml Sirup enthält Efeublätter-Trockenextrakt (*Hedera helix* L., folium) (4-8:1).

HUSTENLÖSER EFEU ist ein pflanzliches Arzneimittel zur Schleimlösung bei produktivem Husten.

Art der Anwendung
Zum Einnehmen.

Dosierung
Die empfohlene Dosis beträgt:
Jugendliche, Erwachsene und ältere Patienten:
6 ml Sirup zweimal täglich;
Kinder von 6 bis 11 Jahren:
4 ml Sirup zweimal täglich;
Kinder von 2 bis 5 Jahren:
2 ml Sirup zweimal täglich.
Der beigefügte Messbecher ermöglicht eine einfache Dosierung.

Patienten mit einer Nieren- oder Lebererkrankung
Wegen fehlender Daten ist eine Dosierungsempfehlung nicht möglich.

Flasche vor Gebrauch schütteln.

Gegenanzeigen
-wenn Sie allergisch gegen den Wirkstoff (Efeublätter-Trockenextrakt), andere Pflanzen aus der Familie der *Araliaceae* (Efeu) oder einen der sonstigen Bestandteile dieses Arzneimittels sind.
-bei Kindern unter 2 Jahren aufgrund des allgemeinen Risikos einer Verschlimmerung der Atemwegsbeschwerden durch schleimlösende Arzneimittel.

Ggf. Besonderheiten bei Kindern, Schwangeren, Stillenden
Wenn Sie schwanger sind oder stillen, oder wenn Sie vermuten, schwanger zu sein oder beabsichtigen, schwanger zu werden, fragen Sie vor der Einnahme dieses Arzneimittels Ihren Arzt oder Apotheker um Rat.
Die Sicherheit von HUSTENLÖSER EFEU in der Schwangerschaft und Stillzeit wurde nicht untersucht.
Da keine ausreichenden Daten vorliegen, wird die Einnahme während der Schwangerschaft und Stillzeit nicht empfohlen.
Daten zur Auswirkung des Arzneimittels auf die Fortpflanzungsfähigkeit liegen nicht vor.
Bei Kindern unter 2 Jahren darf HUSTENLÖSER EFEU nicht angewendet werden.

Nebenwirkungen
Wie alle Arzneimittel kann auch dieses Arzneimittel Nebenwirkungen haben, die aber nicht bei jedem auftreten müssen.

Nebenwirkungen, die während der Behandlung mit HUSTENLÖSER EFEU auftreten können:

Es wurde von Magen-Darm-Beschwerden (Übelkeit, Erbrechen, Durchfall) berichtet. Die Häufigkeit ist nicht bekannt (Häufigkeit auf Grundlage der verfügbaren Daten nicht abschätzbar).

Es wurde von allergischen Reaktionen (Nesselsucht, Hautausschlag, Atemnot, anaphylaktische Reaktionen) berichtet. Die Häufigkeit ist nicht bekannt (Häufigkeit auf Grundlage der verfügbaren Daten nicht abschätzbar).

Wenn Sie andere Nebenwirkungen bemerken, die oben nicht genannt sind, wenden Sie sich an Ihren Arzt oder Apotheker.

Vorsichtsmaßnahmen
HUSTENLÖSER EFEU enthält Sorbitol
Dieses Arzneimittel enthält Sorbitol-Lösung 70% (nicht kristallisierend) (Ph. Eur.) entsprechend 469 mg Sorbitol pro ml.

Sorbitol ist eine Quelle für Fructose. Sprechen Sie mit Ihrem Arzt bevor Sie (oder Ihr Kind) dieses Arzneimittel einnehmen oder erhalten, wenn Ihr Arzt Ihnen mitgeteilt hat, dass Sie (oder Ihr Kind) eine Unverträglichkeit gegenüber einigen Zuckern haben oder wenn bei Ihnen eine hereditäre Fructoseintoleranz (HFI) – eine seltene angeborene Erkrankung, bei der eine Person Fructose nicht abbauen kann – festgestellt wurde.

Verkehrstüchtigkeit und Fähigkeit zum Bedienen von Maschinen
Es wurden keine Untersuchungen zur Wirkung auf die Verkehrstüchtigkeit und die Fähigkeit zum Bedienen von Maschinen durchgeführt.

Warnhinweise
Bitte sprechen Sie mit Ihrem Arzt oder Apotheker, bevor Sie HUSTENLÖSER EFEU einnehmen.

Grippe, grippaler Infekt, Erkältung - Husten INTERNA

Beim Auftreten von Atemnot, Fieber oder eitrigem Auswurf wenden Sie sich bitte an Ihren Arzt oder Apotheker.

Bei Patienten mit Magenschleimhautentzündung (Gastritis) oder Magengeschwür ist Vorsicht geboten.

Wenn die Beschwerden während der Einnahme dieses Arzneimittels länger als 7 Tage bestehen bleiben, wenden Sie sich bitte an Ihren Arzt oder Apotheker.

Kinder

Bei Kindern von 2 bis 4 Jahren mit anhaltendem oder wiederkehrendem Husten muss vor der Behandlung eine medizinische Diagnose gestellt werden.

Wechselwirkungen
Informieren Sie Ihren Arzt oder Apotheker, wenn Sie andere Arzneimittel einnehmen, kürzlich andere Arzneimittel eingenommen haben oder beabsichtigen, andere Arzneimittel einzunehmen.
Über einen Einfluss von HUSTENLÖSER EFEU auf die Wirkungen anderer Arzneimittel ist bisher nicht berichtet worden. Es wurden keine Studien zu Wechselwirkungen durchgeführt.

Aufbewahrungshinweise
Bewahren Sie dieses Arzneimittel für Kinder unzugänglich auf.
Nach dem ersten Öffnen nicht über 25 °C lagern.

Zusammensetzung
Der Wirkstoff ist: Efeublätter-Trockenextrakt.
1 ml (entsprechend 1,18 g) HUSTENLÖSER EFEU Sirup enthält 8,25 mg Trockenextrakt aus Efeublättern (*Hedera helix* L., folium) (4-8:1). Auszugsmittel: Ethanol 30 % (m/m).
-Die sonstigen Bestandteile sind:
Sorbitol-Lösung 70% (nicht kristallisierend) (Ph. Eur.) (E420),
Kaliumsorbat (Ph. Eur.) (E202),
Xanthangummi (E415),

Citronensäure (E330),
Gereinigtes Wasser.

Aussehen und Verpackung
HUSTENLÖSER EFEU ist eine braune, opaleszierende Flüssigkeit mit süßem Geschmack und möglichem leichten Bodensatz.

Das Behältnis von HUSTENLÖSER EFEU ist eine braune Glasflasche, die 100 ml oder 200 ml Sirup enthält, mit beigefügtem Messbecher.

Sanum-Kehlbeck
Larifikehl® D4
Kapseln

Wirkstoff: Laricifomes officinalis e volumine mycelii (lyophil., steril.) Trit. D4

Zusammensetzung
1 Kapsel enthält: Wirkstoff: 330 mg Laricifomes officinalis e volumine mycelii (lyophil., steril.) Trit. D4 nach Vorschrift 6 HAB.
Sonstiger Bestandteil: Kapselhülle: Hypromellose.

Anwendungsgebiete
Erfahrungsgemäß unterstützend angewendet bei:
Fieber, Frösteln und Hitzewellen, nächtlichem starken Schwitzen, Bronchitis, Asthma und Husten, Lungenkrankheiten, Entzündungen der Verdauungsorgane, Arthrose, primär chronischer Polyarthritis.

Eigenschaften
Larifikehl® ist ein aus dem Pilz Laricifomes officinalis (Lärchenschwamm) hergestelltes Arzneimittel. In der Volksmedizin wurde er vorwiegend gegen Nachtschweiß bei Lungenkranken, gegen Asthma, Husten sowie als Abführmittel eingesetzt.

INTERNA   **Grippe, grippaler Infekt, Erkältung - Husten**

Dosierung
Erwachsene und Jugendliche ab 12 Jahren nehmen täglich 1 - 3 Kapseln vor dem Frühstück oder abends vor dem Schlafengehen mit etwas Flüssigkeit ein.

Nach längstens 4 Wochen Therapiedauer sollte Larifikehl® D4 abgesetzt werden.

Nebenwirkungen
Aufgrund des Gehaltes von Larifikehl® D4 an spezifischen organischen Bestandteilen können in seltenen Fällen Überempfindlichkeitsreaktionen, hauptsächlich in Form von Hautreaktionen, auftreten und eine Allergie gegen den Bestandteil Laricifomes officinalis ausgelöst werden. Das Arzneimittel ist dann abzusetzen und ein Arzt aufzusuchen.

Gegenanzeigen
Nicht anwenden bei:
- bekannter Überempfindlichkeit gegenüber Laricifomes officinalis
- Autoimmunerkrankungen
- Kindern unter 12 Jahren
- Schwangeren und Stillenden

Vorsichtsmaßnahmen
Dieses Arzneimittel enthält Lactose. Bitte nehmen Sie Larifikehl® D4 erst nach Rücksprache mit Ihrem Arzt ein, wenn Ihnen bekannt ist, dass Sie an einer Unverträglichkeit gegenüber bestimmten Zuckern leiden.

Wechselwirkungen
Immunsuppressiv wirkende Arzneimittel können die Wirksamkeit von Larifikehl® D4 beeinträchtigen. Vor und nach der Behandlung mit oral verabreichten Lebendimpfstoffen ist ein Abstand von 4 Wochen einzuhalten.

Packungsgrößen und Preise
        (PZN)
  20 Kapseln 04549036) .... Euro 31,15
  10-mal 20 (PZN
      Kapseln 04549042) .... Euro 273,60
Apothekenpflichtig.

Sanum-Kehlbeck

Larifikehl® D5
Tropfen

Wirkstoff: Laricifomes officinalis e volumine mycelii (lyophil., steril.) Dil. D5

Zusammensetzung
10 ml flüssige Verdünnung enthalten: Wirkstoff: 10 ml Laricifomes officinalis e volumine mycelii (lyophil., steril.) Dil. D5 nach Vorschrift 5a HAB, Lsg. D1 mit gereinigtem Wasser.

Anwendungsgebiete
Erfahrungsgemäß unterstützend angewendet bei:
Fieber, Frösteln und Hitzewellen, nächtlichem starken Schwitzen, Bronchitis, Asthma und Husten, Lungenkrankheiten, Entzündungen der Verdauungsorgane, Arthrose, primär chronischer Polyarthritis.

Eigenschaften
Larifikehl® ist ein aus dem Pilz Laricifomes officinalis (Lärchenschwamm) hergestelltes Arzneimittel. In der Volksmedizin wurde er vorwiegend gegen Nachtschweiß bei Lungenkranken, gegen Asthma, Husten sowie als Abführmittel eingesetzt.

Dosierung
Zum Einnehmen: Erwachsene und Jugendliche ab 12 Jahren nehmen 1-mal täglich 8 Tropfen vor einer Mahlzeit ein.

Zum Einreiben in die Haut: Erwachsene und Jugendliche ab 12 Jahren reiben zweimal wöchentlich 5 - 10 Tropfen am Ort der Erkrankung oder in die Ellenbeugen ein.

Nach längstens 4 Wochen Therapiedauer sollte Larifikehl® D5 abgesetzt werden.

Nebenwirkungen
Aufgrund des Gehaltes von Larifikehl® D5 an spezifischen organischen Bestandteilen können in seltenen Fällen Überempfindlichkeitsreaktionen, hauptsächlich in Form von Hautreaktionen, auftreten und eine Allergie gegen

Grippe, grippaler Infekt, Erkältung - Husten INTERNA

den Bestandteil Laricifomes officinalis ausgelöst werden. Das Arzneimittel ist dann abzusetzen und ein Arzt aufzusuchen.

Gegenanzeigen
Nicht anwenden bei bekannter Überempfindlichkeit gegenüber Laricifomes officinalis, Autoimmunerkrankungen, Kindern unter 12 Jahren, Schwangeren und Stillenden.

Vorsichtsmaßnahmen
Keine bekannt.

Warnhinweise
Keine bekannt.

Wechselwirkungen
Immunsuppressiv wirkende Arzneimittel können die Wirksamkeit von Larifikehl® D5 beeinträchtigen. Vor und nach der Behandlung mit oral verabreichten Lebendimpfstoffen ist ein Abstand von 4 Wochen einzuhalten.

Packungsgrößen und Preise
10 ml (PZN 04549007) .. Euro 13,40
10-mal 10 ml (PZN 04549013) .. Euro 102,65
Apothekenpflichtig.

meta Fackler
metatussolvent® Hustentropfen
Mischung

Zusammensetzung
10 g enthalten: Coccus cacti Dil. D4 0,93 g, Cuprum aceticum Dil. D6 1,97 g, Drosera Dil. D4 1,97 g, Hyoscyamus Dil. D6 1,97 g. Sonst. Bestandt.: Ger. Wasser. Enthält 37 Vol.-% Alkohol.

Anwendungsgebiete
Diese leiten sich von den homöopathischen Arzneimittelbildern ab. Dazu gehören: Besserung der Beschwerden bei Infekten der oberen Atemwege mit Husten.

Dosierung
Soweit nicht anders verordnet: Erw. u. Jugendl. ab 12 J.: akut: 5 Tr. (halb-)stündl. bis 6x tgl., chronisch: 5 Tr. 1-3x tgl.; Kinder (6-11 J.):

3-4 Tr. (halb-)stündl. bis 6x tgl; Kleinkinder (1-5 J.): 2-3 Tr. (halb-)stündl. bis 6x tgl.; Säuglinge (bis 1. Lebensj.) nach Rücksprache mit dem Arzt: 1-2 Tr. (halb-)stündl. bis 6x tgl.; Bei Besserung d. Beschwerden ist die Häufigkeit der Anwend. zur reduzieren.

Gegenanzeigen
Keine bekannt.

Vorsichtsmaßnahmen
Kinder unter 12 J. sowie Schwangerschaft u. Stillzeit (keine Erfahrungen/Rücksprache).

Nebenwirkungen
Keine bekannt.

Packungsgrößen und Preise
50 ml .... Euro 13,78
100 ml .... Euro 22,55
Apothekenpflichtig

Weber & Weber
Pectovowen®
Mischung

Zusammensetzung
Wirkstoffe: 10 ml enth.: Drosera Dil. D1 0,05 ml; Echinacea purpurea Ø 0,4 ml; Kalium iodatum Dil. D4 0,4 ml; Lobelia inflata Dil. D4 0,8 ml; Pinus sylvestris Ø 0,3 ml. Sonst. Bestandteil: Ethanol 43 % (m/m).

Anwendungsgebiete
Die Anwendungsgebiete leiten sich von den homöopath. Arzneimittelbildern ab. Dazu gehören: Erkrankungen der Atemwege.

Bei Fieber, eitrigem oder blutigem Auswurf, Atemnot sowie bei anhaltenden, unklaren oder neu auftretenden Beschwerden sollten Sie Ihren Arzt aufsuchen.

Gegenanzeigen
Alkoholkranke, Überempfindlichkeit gg. einen der Wirk- oder Hilfsstoffe oder gg. Korbblütler. Aus grundsätzlichen Erwägungen darf Pectovowen® außerdem nicht eingenommen werden

INTERNA
Grippe, grippaler Infekt, Erkältung - Husten

bei fortschreitenden Systemerkrank. wie Tuberkulose, Leukämie bzw. leukämieähnl. Erkrank. (Leukosen), entzündlichen Erkrank. des Bindegewebes (Kollagenosen), Autoimmunerkrank., Multipler Sklerose, Aids-Erkrank., HIV-Infektion oder anderen chron. Viruserkrank.

Nebenwirkungen
In Einzelfällen können Überempfindlichkeitsreaktionen auftreten. Für Arzneimittel mit Zubereitungen aus Sonnenhut (Echinacea) wurden Hautausschlag, Juckreiz, selten Gesichtsschwellung, Atemnot, Schwindel und Blutdruckabfall beobachtet.

Sonstige Hinweise
Enthält 52 Vol.-% Alkohol.

Dosierung und Art der Anwendung
Bei **akuten Zuständen** alle halbe bis ganze Std., höchstens 12x tgl., je 5 – 10 Tr., bei **chron. Verlaufsformen** 1-3x tgl. 5 – 10 Tr. einnehmen.

Dauer der Anwend.: Pectovowen® sollte ohne ärztl. Rat nicht länger als 8 Wo. eingenommen werden.

Packungsgrößen und Preise
50 ml (PZN 03298939) . . . . Euro 16,51
Apothekenpflichtig

Sanum-Kehlbeck
Relivora® Komplex
Tropfen

Wirkstoff: Drosera D3, Echinacea D2, Juglans D4

Zusammensetzung
10 ml enthalten an Wirkstoffen: Drosera D3 dil. 0,25 ml, Echinacea D2 dil. 0,025 ml, Juglans (HAB 1934) D4 dil. 2,5 ml nach Vorschrift 3a HAB.

Sonstige Bestandteile: Ethanol 30 % (m/m), gereinigtes Wasser.

Anwendungsgebiete
Erfahrungsgemäß unterstützend angewendet bei:
– Anregung körpereigener Abwehrkräfte, Fieberprozesse
– entzündlichen Prozessen der Atemwege (harter, trockener Husten), Bronchitis, Keuchhusten.

Eigenschaften
Den einzelnen Extrakten von Relivora® Komplex kommen folgende Bedeutungen zu: Extrakte aus Drosera rotundifolia wirken broncholytisch, sekretolytisch und spasmolytisch. Die medizinische Anwendung von Echinacea angustifolia ist angezeigt und bewährt bei Allgemeininfekten zur Steigerung der unspezifischen, eigenen Abwehrleistung, bei Resistenz gegen Antibiotika, rezidivierenden Infekten und entzündlichen Prozessen im Bereich des Urogenitalsystems, der HNO-Heilkunde und der Dermatologie. Juglans regia wird infolge ihres hohen Gerbstoffgehaltes als Antiscrophulosum eingesetzt. Sie wird vornehmlich extern angewendet bei Hautleiden, Akne, Ekzemen, Pyodermien und Geschwüren. Das ätherische Öl wirkt antifungisch, während der wässrige Extrakt antivirale Wirkungen in Gewebekulturen zeigt. Mit dem Komplexpräparat Relivora® ist erstmals eine fein abgestimmte Kombination von naphthochinonhaltigen Drogen (Drosera und Juglans) mit den immunstimulierenden Faktoren aus Echinacea gelungen.

Gegenanzeigen
Relivora® Komplex darf nicht angewendet werden bei Überempfindlichkeit gegen einen der Wirk- oder Hilfsstoffe, bei Überempfindlichkeit gegen Echinacea oder andere Korbblütler, in der Schwangerschaft und bei Kindern unter 1 Jahr. Aus grundsätzlichen Erwägungen ist Relivora® Komplex nicht anzuwenden bei fortschreitenden Systemerkrankungen, wie Tuberkulose, Sarkoidose, Leukämie bzw. leukämieähnlichen Erkrankungen, entzündlichen Erkrankungen des Bindegewebes (Kolla-

Grippe, grippaler Infekt, Erkältung - Husten — INTERNA

genosen), Autoimmunerkrankungen, multipler Sklerose, AIDS-Erkrankung, HIV-Infektion oder anderen chronischen Viruserkrankungen.

Ggf. Besonderheiten bei Kindern, Schwangeren, Stillenden
Da keine ausreichend dokumentierten Erfahrungen zur Anwendung in der Stillzeit vorliegen, sollte das Arzneimittel nur nach Rücksprache mit dem Arzt angewendet werden. Das Arzneimittel darf bei Kindern unter 1 Jahr nicht angewendet werden.

Vorsichtsmaßnahmen
Bei Patienten mit atopischen Erkrankungen besteht möglicherweise ein erhöhtes Risiko eines anaphylaktischen Schocks. Deshalb sollte Relivora® Komplex von Patienten mit atopischen Erkrankungen nur nach Rücksprache mit dem Arzt angewendet werden. Wegen des Alkoholgehaltes soll Relivora® Komplex bei Leberkranken, Epileptikern und bei Personen mit organischen Erkrankungen des Gehirns nur nach Rücksprache mit dem Arzt angewendet werden.

Warnhinweise
Dieses Arzneimittel enthält 28 Vol.-% Alkohol (Ethanol).

Wechselwirkungen
Keine bekannt.

Nebenwirkungen
Für Arzneimittel mit Zubereitungen aus Sonnenhut (Echinacea) wurden Hautausschlag, Juckreiz, selten Gesichtsschwellung, Atemnot, Schwindel und Blutdruckabfall, anaphylaktischer Schock, Stevens-Johnson-Syndrom beobachtet. Bei Patienten mit atopischen Erkrankungen können allergische Reaktionen ausgelöst werden. In diesen Fällen sollten Sie das Arzneimittel absetzen und Ihren Arzt aufsuchen. Die Einnahme von Arzneimitteln mit Zubereitungen aus Sonnenhut wird mit dem Auftreten von Autoimmunerkrankungen in Verbindung gebracht. Bei Langzeitanwendung (länger als 8 Wochen) können Blutbildveränderungen auftreten.

Dosierung
Erwachsene und Kinder ab 12 Jahren nehmen bei akuten Zuständen alle halbe bis ganze Stunde, höchstens 6-mal täglich, je 5 Tropfen ein. Bei chronischen Verlaufsformen nehmen Erwachsene und Jugendliche ab 12 Jahren 1 – 3-mal täglich je 5 Tropfen ein. Kinder zwischen dem 6. und 12. Lebensjahr erhalten nicht mehr als zwei Drittel der Erwachsenendosis. Kleinkinder ab 1 Jahr bis zum 6. Lebensjahr erhalten nicht mehr als die Hälfte der Erwachsenendosis. Die Tropfen sind unverdünnt einzunehmen und einige Zeit im Mund zu belassen. Die Einnahme ist unabhängig von den Mahlzeiten. Relivora® Komplex sollte ohne ärztlichen Rat nicht länger als 10 Tage angewendet werden.

Überdosierung: Von den Bestandteilen sind keine Vergiftungserscheinungen zu erwarten. Nur für 100 ml Packung: Die Einnahme größerer Mengen des Arzneimittels kann insbesondere bei Kleinkindern zu einer Alkoholvergiftung führen; in diesem Fall besteht Lebensgefahr, weshalb unverzüglich ein Arzt aufzusuchen ist.

Packungsgrößen und Preise
30 ml (PZN 03569568) .... Euro 15,10
100 ml (PZN 03569574) .... Euro 28,20

Apothekenpflichtig.

Weber & Weber

Tussovowen®
Mischung

Zusammensetzung
Wirkstoffe: 10 ml enth.: Aralia racemosa Dil. D2 1,25 ml; Cephaelis ipecacuanha Dil. D4 1,25 ml; Cetraria islandica Dil. D3 1,25 ml; Drosera Dil. D2 1,25 ml; Grindelia robusta Dil. D3 1,25 ml; Inula helenium (HAB 34) Dil. D3 (HAB, V3a) 1,25 ml; Sanguinaria canadensis Dil. D3 1,25 ml; Solanum dulcamara Dil. D4 1,25 ml.

INTERNA — Grippe, grippaler Infekt, Erkältung - Schnupfen

Anwendungsgebiete
Die Anwendungsgebiete leiten sich von den homöopath. Arzneimittelbildern ab. Dazu gehört: Besserung der Beschwerden bei Atemwegsinfekten.

Gegenanzeigen
Schwang. und Stillz. sowie Überempfindlichkeit gg. Korbblütler und Alant (Inula helenium).

Nebenwirkungen
Keine bekannt.

Sonstige Hinweise
Enthält 63 Vol.-% Alkohol.

Dosierung und Art der Anwendung
Alle halbe bis ganze Std. höchstens die folgenden Einzeldosen einnehmen: **Erw. und Jugendliche** bis zu 6x tgl. 5 Tr., **Kdr. zwischen 6 und 12 J.** bis zu 6x tgl. 3 - 4 Tr. (maximal 20 Tr.), **Kdr. von 1 bis 6 J.** bis zu 6x tgl. 2 - 3 Tr. (maximal 15 Tr.). Eine über 1 Wo. hinausgehende Anwend. sollte nur nach Rücksprache mit einem in der Homöopathie erfahrenen Arzt oder Heilpraktiker erfolgen.
Bei chron. Verlaufsformen die folgenden Dosen einnehmen: **Erw. und Jugendliche** 1 – 3x tgl. 5 Tr., **Kdr. zwischen 6 und 12 J.** 1 – 3x tgl. 3 Tr., **Kdr. von 1 bis 6 J.** 1 – 3x tgl. 2 Tr. Bei Besserung der Beschwerden ist die Häufigkeit der Anwend. zu reduzieren.
Die Einzeldosis von 5 Tr. enthält etwa 120 mg Alkohol. Zum Vergleich weisen wir darauf hin, dass diese Alkoholmenge auch in der Regel mit 120 ml eines normalen Fruchtsaftes (1/2 Glas) aufgenommen wird.

Packungsgrößen und Preise
30 ml (PZN 03298885) .... Euro 11,53
50 ml (PZN 06143628) .... Euro 16,51
Apothekenpflichtig.

hypo-A
Zink
Kapseln

siehe Grippe, grippaler Infekt, Erkältung

INTERNA
(Grippe, grippaler Infekt, Erkältung - Schnupfen)

hypo-A
Zink
Kapseln

siehe Grippe, grippaler Infekt, Erkältung

INTERNA
(Gynäkologische Erkrankungen & Frauenbeschwerden)

hypo-A
Eisen plus Acerola Vit. C
Kapseln

siehe Erschöpfung und Müdigkeit

MensSana AG
Ferro MensSana
Granulat

siehe Nährstoffmangel

Biogena GmbH & Co KG
MoFerrin® 21
Kapseln

siehe Nährstoffmangel - Mineralstoffe und Spurenelemente

Institut AllergoSan Deutschland (privat) GmbH
OMNi-BiOTiC® FLORA plus
Sachets

Scheidenflora OK!

Anwendungsgebiete
Die Vaginalflora wird von Milliarden unterschiedlicher nützlicher Laktobazillen gebildet. Das natürliche Gleichgewicht der Scheiden-

Gynäkologische Erkrankungen & Frauenbeschwerden — INTERNA

flora kann jedoch ins Wanken geraten. Grund dafür können Medikamente (z. B. Antibiotika) oder hormonelle Veränderungen sein. Dadurch werden die wichtigen Laktobazillen in Anzahl und Vielfalt verändert. In Folge können sich Keime und Pilze leicht vermehren.
OMNi-BiOTiC® FLORA plus ergänzt die Scheidenflora ganz natürlich – einfach trinken!

Zusammensetzung
Maltodextrin, Fructooligosaccharide (FOS), Bakterienstämme (mind. 5 Milliarden Keime pro 1 Portion = 2 g), Maisstärke

Nahrungsergänzungsmittel mit hochaktiven Laktobazillen

Weitere Informationen erhalten Sie unter: omni-biotic.com

Institut AllergoSan Deutschland (privat) GmbH

OMNi-BiOTiC® PANDA
Sachets

Ein guter Start für Mutter und Kind

siehe Magen-Darm-Beschwerden

hypo-A

PREGNASana®
Kapseln

Anwendungsgebiete
PREGNASana® versorgt Mutter und Kind – ergänzend zu einer gesunden Ernährung – in jeder Phase von Kinderwunsch über Schwangerschaft bis Stillzeit mit wichtigen Nährstoffen.

Eigenschaften
PREGNASana® enthält wichtige Nährstoffe für die Fruchtbarkeit, die Hormonregulation, die Herzgesundheit, Blutbildung, Knochen- und Gelenkgesundheit, für ein gesundes Immunsystem und die Entwicklung von Gehirn und Nerven. Lactose- und glutenfrei.

Zusammensetzung
Kombipackung bestehend aus: ADEK (PZN 04192350), Lachsöl (PZN 00028493), Vit. B-Komplex plus (PZN 00267163), Eisen plus Acerola Vit. C (PZN 01879299), Kalium spe (PZN 11479661), Magnesium-Calcium (PZN 00589033)

Packungsgrößen und Preise
(PZN Kombinationspackung 13835350) Euro 199,45

Bezug und weitere Informationen
Bestellung unter www.shop.hypo-a.de

Neurolab GmbH

Prävent Frau
Kapseln

Für die Hormontätigkeit, Knochen, psychische Funktion, das Nervensystem und den Energiestoffwechsel

Nahrungsergänzungsmittel mit den Vitaminen E, B6, A, K, Folsäure und D, Zink, Selen, Curcuminoiden aus Kurkuma (Curcuma longa), Isoflavonoiden aus Soja, Grüner Tee, Resveratrol aus Jap. Staudenknöterich, OPC aus Traubenkernen, Quercetin aus Schnurbaum und Brokkoli.

Zusammensetzung
2 Kapseln enthalten: Vitamin E 134 mg α-TE, Zink 3,6 mg, Vitamin B6 3,5 mg, Vitamin A 1.023 µg RE, davon Retinylacetat 800 µg RE, davon β-Carotin 223 µg RE, Vitamin K 140 µg, Folsäure 138 µg, Selen 50 µg, Vitamin D 7µg (280 I.E.), Kurkuma 200 mg, davon Curcuminoide 90 mg, Sojabohne 67 mg, davon Isoflavonoide 27 mg, Grüner Tee 67 mg, Jap. Staudenknöterich 37 mg, davon trans-Resveratrol 36 mg, Traubenkern 35 mg, davon OPC 25 mg, Schnurbaum 18 mg, davon Quercetin 17 mg, Brokkoli 14 mg, Hydroxypropylmethylcellulose (pflanzliche Kapselhülle).

Verzehrempfehlung
2 Kapseln täglich mit ausreichend Flüssigkeit zu einer Mahlzeit verzehren.

INTERNA — Gynäkologische Erkrankungen & Frauenbeschwerden

Sonstige Hinweise
Beim Verzehr in der Schwangerschaft, Stillzeit oder im Kindesalter halten Sie bitte Rücksprache mit Ihrem Arzt, Heilpraktiker oder Apotheker.

Packungsgrößen und Preise
1 Dose à 90 Kapseln .... Euro 49,90

Johannes Bürger Ysatfabrik GmbH
Salvysat® 300 mg Filmtabletten
Zum Einnehmen

Zusammensetzung
1 Filmtablette enthält 300 mg Trockenextrakt aus Salbeiblättern (4-7:1); Auszugsmittel: Wasser. Sonstige Bestandteile: Mikrokristalline Cellulose, Lactose-Monohydrat, Maisstärke, hochdisperses Siliciumdioxid, Magnesiumstearat (Ph. Eur.) [pflanzlich], Hypromellose, Macrogol 4000, Titandioxid (E171), Eisen(III)-hydroxid-oxid x H_2O (E172).

Anwendungsgebiete
Bei vermehrter Schweißbildung.

Gegenanzeigen
Überempfindlich (allergisch) gegen Salbeiblätter und -zubereitungen oder einen der sonstigen Bestandteile.
Kinder und Jugendliche unter 18 Jahren, Schwangerschaft, Stillzeit.

Nebenwirkungen
Häufigkeit nicht bekannt: Überempfindlichkeitsreaktionen (Hautausschläge, Hautjucken, Nesselsucht, Schwellungen) sind aufgetreten. Bei den ersten Anzeichen einer Überempfindlichkeitsreaktion darf Salvysat® 300 mg nicht nochmals eingenommen werden.

Wechselwirkungen
Keine bekannt.

Warnhinweise
Wenn die Beschwerden länger als eine Woche andauern oder wenn unklare, anhaltende Beschwerden, wie z. B. Nachtschweiß, erhöhte Temperatur oder Gewichtsverlust auftreten, ist ein Arzt aufzusuchen.
Verkehrstüchtigkeit und das Bedienen von Maschinen: Keine Einschränkungen bekannt.

Dosierung
3 mal täglich 1 Filmtablette mit etwas Wasser einnehmen.

Überdosierung
Möglicherweise treten die oben aufgeführten Nebenwirkungen verstärkt auf.

Sonstige Hinweise
Salvysat 300 mg enthält Lactose. Bitte nehmen Sie Salvysat 300 mg daher erst nach Rücksprache mit Ihrem Arzt ein, wenn Ihnen bekannt ist, dass Sie unter einer Unverträglichkeit gegenüber bestimmten Zuckern leiden.

Packungsgrößen und Preise
30 Stück (PZN 16508083) ... Euro 12,95
2 x 30 Stück (PZN 16508108) ... Euro 24,97
90 Stück (PZN 17147747) ... Euro 35,65

Stand der Information: 12/2021

Apothekenpflichtig

Johannes Bürger Ysatfabrik GmbH
Salvysat® Flüssigkeit
Zum Einnehmen

Zusammensetzung
Auszug aus Salbeiblättern (1 : 2,9 – 3,1) 80,0 g/100 g. Auszugsmittel: Wasser; Salbeiöl 0,1 g/100 g. Sonstige Bestandteile: Ethanol 96% (V/V), Macrogolglycerolhydroxystearat

Anwendungsgebiete
Bei übermäßiger Schweißabsonderung und zur Spülung bei Entzündungen im Mund- und Rachenraum.

Gynäkologische Erkrankungen & Frauenbeschwerden — INTERNA

Gegenanzeigen
Überempfindlich (allergisch) gegen Salbei oder einen der sonstigen Bestandteile.
Alkoholkranke, Leberkranke, Kinder unter 12 Jahren, Schwangerschaft, Stillzeit.

Nebenwirkungen
Sehr selten (weniger als 1 von 10.000 Behandelten) sind Überempfindlichkeitsreaktionen (Hautausschläge, Hautjucken, Nesselsucht, Schwellungen) aufgetreten. Bei den ersten Anzeichen einer Überempfindlichkeitsreaktion darf Salvysat® Flüssigkeit nicht nochmals eingenommen werden.

Wechselwirkungen
Keine bekannt.

Warnhinweise
Dieses Arzneimittel enthält 22 Vol.-% Alkohol und Macrogolglycerolhydroxystearat.

Bei Beachtung der Dosierungsanleitung werden bei jeder Einnahme von 3 ml Salvysat® Flüssigkeit bis zu 0,6 g Alkohol zugeführt. Vorsicht ist geboten. Ein gesundheitliches Risiko besteht u.a. bei Leberkranken, Alkoholkranken, Epileptikern, Hirngeschädigten, Schwangeren und Kindern. Die Wirkung anderer Arzneimittel kann beeinträchtigt oder verstärkt werden.
Macrogolglycerolhydroxystearat kann Magenverstimmung und Durchfall hervorrufen.

Bei Beschwerden, die länger als eine Woche andauern, sowie bei allen unklaren, anhaltenden Beschwerden, wie z. B. Nachtschweiß, erhöhter Temperatur oder Gewichtsverlust, ist ein Arzt aufzusuchen.

Verkehrstüchtigkeit und das Bedienen von Maschinen:
Wegen des Alkoholgehalts kann Salvysat® Flüssigkeit einen mäßigen Einfluss auf die Verkehrstüchtigkeit und die Fähigkeit zum Bedienen von Maschinen haben.

Dosierung
Zur innerlichen Anwendung:
3 mal täglich 2 - 3 ml Salvysat® Flüssigkeit einnehmen.

Dauer der Anwendung
Aufgrund des Thujongehaltes sollten alkoholische Zubereitungen aus Salbeiblättern nicht länger als 14 Tage eingenommen werden.

Zur äußeren Anwendung
Zum Gurgeln und zum Spülen des Mund- und Rachenraumes: 5-10 ml Salvysat® Flüssigkeit auf ein halbes Glas Wasser (ca. 100 ml) mehrmals täglich gurgeln oder den Mund- und Rachenraum spülen.
Zu Pinselungen unverdünnt mit einem Wattestäbchen o. ä. mehrmals täglich auf die entzündete Mund- und Rachenschleimhaut auftragen.

Überdosierung
Die Einnahme größerer Mengen des Arzneimittels kann, insbesondere bei Kindern, zu einer Alkoholvergiftung führen. In diesem Fall besteht Lebensgefahr, weshalb unverzüglich ein Arzt aufzusuchen ist. Bei Einnahme des gesamten Flascheninhaltes werden folgende Mengen Alkohol aufgenommen: 30 ml: bis zu 6 g, 100 ml: bis zu 20 g.

Flaschen mit Gießring. Der Packung ist ein Messbecher mit 1-6 ml Graduierung beigelegt.

Packungsgrößen und Preise
30 ml Flüssigkeit (PZN 17147724) ... Euro 9,96
100 ml Flüssigkeit (PZN 17147730) ... Euro 27,42
5 x 100 ml (PZN Flüssigkeit 17147747) ... Euro 99,37

Stand der Information: 11/2019
Apothekenpflichtig

Styptysat 400 mg überzogene Tabletten

Johannes Bürger Ysatfabrik GmbH

Starke Menstruationsblutungen

Zusammensetzung
1 überzogene Tablette enthält als Wirkstoff 400 mg Trockenextrakt aus Hirtentäschelkraut (Capsella bursa-pastoris (L.) Medikus, herba) (5-9:1) Auszugsmittel Ethanol 25% (V/V). Sonstige Bestandteile: Maltodextrin, Maisstärke, Crospovidon Typ A (Ph. Eur.), Cellulose-Pulver, hochdisperses Siliciumdioxid, Povidon K 25, Lactose-Monohydrat (154,22 mg), Siliciumdioxid-Hydrat, Magnesiumstearat (Ph.Eur.) [pflanzlich], mittelkettige Triglyceride, Macrogol 6000, Hypromellose, Titandioxid (E171), Talkum, mikrokristalline Cellulose, Stearinsäure (Ph.Eur.) [pflanzlich].

Anwendungsgebiete
Zur Verminderung starker Menstruationsblutungen bei Frauen mit regelmäßigen Menstruationszyklen, nachdem ernsthafte Erkrankungen ärztlicherseits ausgeschlossen wurden.
Das Arzneimittel ist ein traditionelles Arzneimittel, das ausschließlich auf Grund langjähriger Anwendung für das Anwendungsgebiet registriert ist.

Gegenanzeigen
Überempfindlichkeit gegen den Wirkstoff oder einen der sonstigen Bestandteile. Heranwachsende unter 18 Jahren (keine ausreichenden Daten). Schwangerschaft, Stillzeit.

Nebenwirkungen
Keine bekannt.

Wechselwirkungen
Keine Untersuchungen zu Wechselwirkungen durchgeführt.

Warnhinweise
Wenn sich die Symptome während der Anwendung des Arzneimittels verschlimmern, sollte ein Arzt oder medizinisches Fachpersonal um Rat gefragt werden.

Dieses Arzneimittel enthält Lactose. Patienten mit der seltenen hereditären Galactose-Intoleranz, Lactase-Mangel oder Glucose-Galactose-Malabsorption sollten Styptysat 400 mg nicht einnehmen.

Dosierung
Die empfohlene Dosierung beträgt: 3 mal täglich eine Tablette.

Die Tabletten unzerkaut mit 1 Glas Wasser einnehmen.

Für konkrete Dosierungsempfehlungen bei Nieren-/Leberinsuffizienz gibt es keine hinreichenden Daten.

Art und Dauer der Anwendung
Die Anwendung wird 3-5 Tage vor der Menstruation begonnen, während der Menstruationsblutung fortgesetzt und mit dem letzten Tag der Blutung beendet. Nach einer Einnahmepause beginnt die Anwendung wieder 3-5 Tage vor der Menstruation. Wenn die Symptome während der Anwendung des Arzneimittels fortbestehen oder sich verschlimmern, sollte ein Arzt oder medizinisches Fachpersonal um Rat gefragt werden.
Hält die Menstruationsblutung länger als 7 Tage an, muss auf jeden Fall ein Arzt aufgesucht werden.

Sonstige Hinweise
Nicht über 30° C aufbewahren.

Packungsgrößen und Preise
30 überzogene (PZN Tabletten 18119598) . . . . Euro 24,89
60 überzogene (PZN Tabletten 18196759) . . . . Euro 44,99

Stand der Information: 03/2022

Apothekenpflichtig

Gynäkologische Erkrankungen & Frauenbeschwerden — INTERNA

SWISS FX CBD Öle
Deep Green GmbH

CBD Öl Tropfen

siehe Entzündungen

Ustilakehl® D5
Sanum-Kehlbeck

Tropfen

Wirkstoff: Ustilago zeae e volumine mycelii (lyophil., steril.) Dil. D5

Zusammensetzung
10 ml flüssige Verdünnung enthalten: Wirkstoff: 10 ml Ustilago zeae e volumine mycelii (lyophil., steril.) Dil. D5 nach Vorschrift 5a HAB, Lsg. D1 mit gereinigtem Wasser.

Anwendungsgebiete
Erfahrungsgemäß unterstützend angewendet bei:
Gebärmutterblutungen, membranöse Dysmenorrhoe, Menopausensyndrom, Menorrhagien, Metrorrhagien, menstruationsbedingten Kopfschmerzen, Migräne.

Eigenschaften
Ustilago zeae, der „Maisbrand" oder „Beulenbrand", ist ein parasitischer Pilz, der alle Teile der Maispflanze befallen kann und beulenartige, mit Sporenpulver gefüllte Auftreibungen bildet. Wie auch die Maispflanze selbst, kamen die ersten medizinischen Anwendungen der Droge aus Amerika. Dort wurde sie vor allem in der Volksheilkunde der farbigen Bevölkerung eingesetzt. Die ergotaminartige Wirkung des Maisbrandes am Uterus bedingt seine Hauptwirkung.

Dosierung
Soweit nicht anders verordnet gilt für Erwachsene und Jugendliche ab 12 Jahren:

Zum Einnehmen: 1-mal täglich 8 Tropfen vor einer Mahlzeit.

Zum Einreiben in die Haut: 2-mal wöchentlich 5 - 10 Tropfen in die Ellenbeuge einreiben.

Nach längstens 4 Wochen Therapiedauer sollte Ustilakehl ® D5 abgesetzt werden.

Nebenwirkungen
Aufgrund des Gehaltes von Ustilakehl® D5 an spezifischen organischen Bestandteilen können in seltenen Fällen Überempfindlichkeitsreaktionen, hauptsächlich in Form von Hautreaktionen, auftreten und eine Allergie gegen den Bestandteil Ustilago zeae ausgelöst werden. Das Arzneimittel ist dann abzusetzen und ein Arzt aufzusuchen.

Gegenanzeigen
Nicht anwenden bei:
– bekannter Überempfindlichkeit gegenüber Maisbrand (Ustilago zeae)
– Autoimmunerkrankungen
– Kindern unter 12 Jahren
– Schwangeren und Stillenden.

Vorsichtsmaßnahmen
Keine bekannt.

Warnhinweise
Keine bekannt.

Wechselwirkungen
Immunsuppressiv wirkende Arzneimittel können die Wirksamkeit von Ustilakehl ® D5 beeinträchtigen. Vor und nach der Behandlung mit oral verabreichten Lebendimpfstoffen ist ein Abstand von 4 Wochen einzuhalten.

Packungsgrößen und Preise
10 ml (PZN 04868646) .. Euro 13,40
10-mal 10 ml (PZN 04868652) .. Euro 102,65
Apothekenpflichtig.

INTERNA — Gynäkologische Erkrankungen & Frauenbeschwerden

Ustilakehl® D5
Zäpfchen

Sanum-Kehlbeck

Wirkstoff: Ustilago zeae e volumine mycelii (lyophil., steril.) Trit. D5

Zusammensetzung
1 Zäpfchen enthält: Wirkstoff: 0,2 g Ustilago zeae e volumine mycelii (lyophil., steril.) Trit. D5 nach Vorschrift 6 HAB.

Sonstiger Bestandteil: Hartfett.

Anwendungsgebiete
Erfahrungsgemäß unterstützend angewendet bei:
Gebärmutterblutungen, membranöse Dysmenorrhoe, Menopausensyndrom, Menorrhagien, Metrorrhagien, menstruationsbedingten Kopfschmerzen, Migräne.

Eigenschaften
Ustilago zeae, der „Maisbrand" oder „Beulenbrand", ist ein parasitischer Pilz, der alle Teile der Maispflanze befallen kann und beulenartige, mit Sporenpulver gefüllte Auftreibungen bildet. Wie auch die Maispflanze selbst, kamen die ersten medizinischen Anwendungen der Droge aus Amerika. Dort wurde sie vor allem in der Volksheilkunde der farbigen Bevölkerung eingesetzt. Die ergotaminartige Wirkung des Maisbrandes am Uterus bedingt seine Hauptwirkung.

Dosierung
Erwachsene und Jugendliche ab 12 Jahren führen 1-mal täglich 1 Zäpfchen vor dem Schlafengehen in den After ein. Nach längstens 4 Wochen Therapiedauer sollte Ustilakehl® D5 abgesetzt werden.

Nebenwirkungen
Aufgrund des Gehaltes von Ustilakehl® D5 an spezifischen organischen Bestandteilen können in seltenen Fällen Überempfindlichkeitsreaktionen, hauptsächlich in Form von Hautreaktionen, auftreten und eine Allergie gegen den Bestandteil Ustilago zeae ausgelöst werden. Das Arzneimittel ist dann abzusetzen und ein Arzt aufzusuchen.

Gegenanzeigen
Nicht anwenden bei:
– bekannter Überempfindlichkeit gegenüber Maisbrand (Ustilago zeae)
– Autoimmunerkrankungen
– Kindern unter 12 Jahren
– Schwangeren und Stillenden.

Vorsichtsmaßnahmen
Keine bekannt.

Warnhinweise
Keine bekannt.

Wechselwirkungen
Immunsuppressiv wirkende Arzneimittel können die Wirksamkeit von Ustilakehl® D5 beeinträchtigen. Vor und nach der Behandlung mit oral verabreichten Lebendimpfstoffen ist ein Abstand von 4 Wochen einzuhalten.

Sonstige Hinweise
Enthält Lactose.

Packungsgrößen und Preise
(PZN)
10 Zäpfchen 04868617) .... Euro 16,85
10-mal 10 (PZN
Zäpfchen 04868623) .... Euro 139,00

Apothekenpflichtig.

Haarausfall

INTERNA

INTERNA
(Haarausfall)

Dr. Jacob's Basenpulver
Dr. Jacob's Medical GmbH
Pulver

Nahrungsergänzungsmittel mit Kalium-, Calcium- und Magnesium-Citrat - Multitalent mit über 30 belegten Gesundheitswirkungen (u.a. für Muskeln, Knochen, Nerven, weniger Erschöpfung, Herz und normalen Blutdruck)

siehe Übersäuerung

MoFerrin® 21
Biogena GmbH & Co KG
Kapseln

siehe Nährstoffmangel - Mineralstoffe und Spurenelemente

Panto-H-Gena®
Biogena GmbH & Co KG
Kapseln

Mit dem körpereigenen Baustein L-Cystin, wertvoller Pantothensäure und besonders viel D-Biotin

Zusammensetzung
L-Cystin, Hydroxypropylmethylcellulose (Kapselhülle), Calcium-D-pantothenat, Erbsenfaser, D-Biotin.

Eigenschaften
Nahrungsergänzungsmittel mit einer Kombination aus L-Cystin und den Vitaminen Pantothensäure und Biotin in erhöhter Dosierung zur Unterstützung der Haarfülle. Biotin trägt zur Erhaltung der Haare bei. Nach dem Reinsubstanzenprinzip. Glutenfrei. Lactosefrei. 100 % vegan. Geprüfte Qualität.

Verzehrempfehlung
Täglich 1 Kapsel mit viel Flüssigkeit verzehren.

Weiterführende Informationen
Weitere Details zum Produkt finden Sie unter biogena.com

Packungsgrößen und Preise
120 Kapseln .... Euro 32,90

hypo-A
Selen
Kapseln

Anwendungsgebiete
Selen trägt dazu bei, die Zellen vor oxidativem Stress zu schützen. Selen trägt zum Erhalt normaler Haare und Nägel bei.

Eigenschaften
Selen wird vor allem als Cofaktor verschiedener schützender und regulatorischer Eiweiße benötigt. Vegan, lactose- und glutenfrei.

Zusammensetzung
100 µg Selen als Natriumselenit, 590 mg Glucosaminsulfat (pflanzlich) in hypoallergener veganer Kapsel

Packungsgrößen und Preise
120 Kapseln (PZN 05114955) ... Euro 44,15

hypo-A
Selen plus Acerola Vit. C
Kapseln

siehe Stress, Unruhe und Schlafstörungen

EXTERNA
(Herz- und Kreislaufbeschwerden)

Weleda AG
Aurum / Lavandula comp.
Creme

Zusammensetzung
10 g enth.: Aurum metallicum praeparatum Dil. D4 (D4 hergestellt mit Gereinigtem Wasser) 1 g / Lavandulae aetheroleum 0,03 g / Aetheroleum extractum e floribus recentibus Rosae damascenae et centifoliae (Blüte zu Extrakt ca. 500:1) 0,03 g.

Sonstige Bestandteile: Dickflüssiges Paraffin, Protegin® WX (Gelbes Vaselin, Ceresin, hydriertes Rizinusöl, Glycerolmonoisostearat, Polyglycerol-3-oleat), Gelbes Vaselin, Gereinigtes Wasser.

Anwendungsgebiete
gemäß der anthroposophischen Menschen- und Naturerkenntnis.
Dazu gehören: vegetative Herz-Kreislauf-Störungen, Herzklopfen und Herzangst.

Gegenanzeigen
Überempfindlichkeit gegen Lavendelöl oder einen der sonstigen Bestandteile; Kinder unter 2 Jahren (Gefahr eines Kehlkopfkrampfes).

Nebenwirkungen
Bei entsprechend sensibilisierten Patienten kann Lavendelöl Überempfindlichkeitsreaktionen (einschließlich Atemnot) auslösen.

Warnhinweise
Enthält Lavendelöl.

Ggf. Besonderheiten bei Kindern, Schwangeren, Stillenden
Die Creme sollte bei Kindern von 2 bis 3 Jahren wegen nicht ausreichend dokumentierter Erfahrungen nicht angewendet werden.

Dosierung
Soweit nicht anders verordnet, reiben Erwachsene und Jugendliche ab 12 Jahren 1 – 2-mal täglich (abends und ggf. morgens) einen Cremestrang von 2 – 3 cm Länge in der Herzgegend in die Haut ein. Bei Kindern von 3 – 11 Jahren wird 1– 2-mal täglich ein Cremestrang von 0,5 – 1 cm Länge in der Herzgegend in die Haut eingerieben.

Packungsgrößen und Preise
25 g (PZN 05486668) .... Euro 14,99
70 g (PZN 05486674) .... Euro 29,99
Apothekenpflichtig

INTERNA

hypo-A
ADEK
Kapseln

siehe Nährstoffmangel - Vitamine

Weleda AG
Aurum / Hyoscyamus comp.
Mischung

Zusammensetzung
10 g (= 10,2 ml) enth.: Aurum metallicum praeparatum Dil. D10 [ab D8 mit Ethanol 15 % (m/m)] 3,34 g / Hyoscyamus Dil. D5 [D2 mit Ethanol 30 % (m/m); ab D3 mit Ethanol 15 % (m/m)] 3,34 g / Stibium metallicum praeparatum Dil. D6 [D6 mit Ethanol 15 % (m/m)] 3,34 g.

Anwendungsgebiete
gemäß der anthroposophischen Menschen- und Naturerkenntnis.
Dazu gehören: Harmonisierung und Stabilisierung des Rhythmischen Systems, z. B. funktionelle Herzbeschwerden, auch mit Extrasystolie; Einschlafstörungen; psychovegetative Störungen.

Herz- und Kreislaufbeschwerden INTERNA

Gegenanzeigen
Keine bekannt

Nebenwirkungen
Keine bekannt

Vorsichtsmaßnahmen
Herzrhythmusstörungen erfordern eine ärztliche Abklärung. Die Anwendung von Aurum / Hyoscyamus comp. ersetzt nicht andere vom Arzt diesbezüglich verordnete Arzneimittel.

Warnhinweise
Enthält 18 Vol.-% Alkohol.

Dosierung
Soweit nicht anders verordnet, nehmen Erwachsene und Jugendliche 2 – 4 mal täglich 10 – 20 Tropfen, Kinder bei Einschlafstörungen oder psychovegetativen Störungen 2 – 4 mal täglich eine Einzeldosis entsprechend ihrer Altersstufe:

Säuglinge im 1. Lebensjahr 3 – 5 Tropfen; Kleinkinder von 1 bis 5 Jahren 5 – 10 Tropfen; Kinder von 6 bis 11 Jahren 8 – 15 Tropfen mit Wasser verdünnt ein.

Packungsgrößen und Preise
50 ml (PZN 01612656) .... Euro 29,99
Apothekenpflichtig

Weleda AG
Cardiodoron
Cardiodoron mite
Dilution

Zusammensetzung
Cardiodoron:
10 g (= 10,3 ml) enth.: Ethanol. Digestio (1:3,1) aus Onopordum acanthium, Flos rec., hergestellt mit 1 % Hyoscyamus niger, Herba rec. Ø (HAB, V. 2a) 1,0 g / ethanol. Digestio (1:3,1) aus Primula veris, Flos rec., hergestellt mit 1 % Hyoscyamus niger, Herba rec. Ø (HAB, V. 2a) 1,0 g. Sonstige Bestandteile: Ethanol 96 %, Gereinigtes Wasser.

Cardiodoron mite:
10 g (= 10,3 ml) enth.: Ethanol. Digestio (1:3,1) aus Onopordum acanthium, Flos rec., hergestellt mit 0,1 % Hyoscyamus niger, Herba rec. Ø (HAB, V. 2a) 1,0 g / ethanol. Digestio (1:3,1) aus Primula veris, Flos rec., hergestellt mit 0,1 % Hyoscyamus niger, Herba rec. Ø (HAB, V. 2a) 1,0 g. Sonstige Bestandteile: Ethanol 96 %, Gereinigtes Wasser.

Anwendungsgebiete
gemäß der anthroposophischen Menschen- und Naturerkenntnis.

Dazu gehören: Störungen vegetativer Rhythmen und ihrer Koordination, vor allem Herzrhythmusstörungen; Schlafstörungen; Missempfindungen im Herzbereich (Dyskardien) und unregelmäßige Kreislauftätigkeit mit Blutdruckschwankungen (orthostatische Dysregulationen) sowie funktionelle Herz- und Kreislaufstörungen bei und nach Infektionskrankheiten.

Gegenanzeigen
Überempfindlichkeit gegen Primeln.

Nebenwirkungen
Keine bekannt.

Warnhinweise
Enthält 24 Vol.-% Alkohol.

Ggf. Besonderheiten bei Kindern, Schwangeren, Stillenden
Wegen nicht ausreichend dokumentierter Erfahrungen in Schwangerschaft und Stillzeit nicht anwenden.

Dosierung und Art der Anwendung
Soweit nicht anders verordnet: Erwachsene und Jugendliche ab 12 J. 1 – 3-mal tgl. 15 – 20 Tropfen,
Kdr. von 6 bis 11 J. 1 – 3-mal tgl. 8 – 10 Tr.,
Kleinkdr. bis zu 5 J. 1 – 3-mal tgl. 3 – 8 Tr.,
Säuglinge bei Trinkschwäche vor jeder Mahlzeit 1 – 2 Tropfen.

INTERNA — Herz- und Kreislaufbeschwerden

Die Tropfen jeweils mit Wasser oder Tee verdünnt einnehmen.

Packungsgrößen und Preise
Cardiodoron
20 ml (PZN 01441522) .... Euro 20,99
50 ml (PZN 01441539) .... Euro 30,99
2x 50 ml (PZN 13893695) .... Euro 43,99
Verschreibungspflichtig

Cardiodoron mite
50 ml (PZN 01441611) .... Euro 30,98
Apothekenpflichtig

Weleda AG
Cardiodoron / Aurum comp.
Dilution

Zusammensetzung
10 g (= 10,2 ml) enth.: Arnica, Planta tota Dil. D10 2,5 g / Aurum metallicum praeparatum Dil. D10 [HAB, V. 8a; ab D8 mit Ethanol 15 % (m/m)] 2,5 g / ethanol. Digestio (1:3,1) aus Onopordum acanthium, Flos rec., hergestellt mit 0,1 % Hyoscyamus niger, Herba rec. Ø (HAB, V. 2a) 0,05 g / ethanol. Digestio (1:3,1) aus Primula veris, Flos rec., hergestellt mit 0,1 % Hyoscyamus niger, Herba rec. Ø (HAB, V. 2a) 0,05 g / Formica Dil. D10 [HAB, SV 4b; D2 mit Ethanol 30 % (m/m), ab D3 mit Ethanol 15 % (m/m)] 2,5 g.
Sonstige Bestandteile: Ethanol 94 % (m/m), Gereinigtes Wasser.

Anwendungsgebiete
gemäß der anthroposophischen Menschen- und Naturerkenntnis.
Dazu gehören: Störungen vegetativer Rhythmen und ihrer Koordination, z. B. hypotone Kreislaufregulationsstörungen und Missempfindungen im Herzbereich (Dyskardien).

Gegenanzeigen
Überempfindlichkeit gegen Primeln.

Nebenwirkungen
Keine bekannt

Warnhinweise
Enthält 18 Vol.-% Alkohol.

Dosierung
Soweit nicht anders verordnet: Erwachsene und Jugendliche ab 12 Jahren 10 – 15 Tropfen, Schulkinder von 6 – 11 Jahren 5 – 10 Tropfen, Säuglinge und Kleinkdr. bis 5 J. 3 – 5 Tropfen.
Die Einnahme erfolgt 1 – 3-mal täglich. Die Tropfen jeweils vor den Mahlzeiten mit Wasser oder Tee verdünnt einnehmen.

Packungsgrößen und Preise
2x 50 ml (PZN 15432917) .... Euro 42,99
Apothekenpflichtig

Weleda AG
Cardiodoron Rh
Tabletten

Zusammensetzung
1 Tablette enthält: Antrocknung aus: Onopordum acanthium, Flos Rh Ø (HAB, V. 21) 5 mg / Primula veris, Flos Rh Ø (HAB, V. 21) 5 mg / Hyoscyamus niger, Herba Rh Ø (HAB, V. 21) 0,2 mg.
Sonstige Bestandteile: Lactose-Monohydrat, Weizenstärke, Calciumbehenat.

Anwendungsgebiete
gemäß der anthroposophischen Menschen- und Naturerkenntnis.
Dazu gehören: Störungen vegetativer Rhythmen und ihrer Koordination, vor allem Herzrhythmusstörungen; Schlafstörungen; Missempfindungen im Herzbereich (Dyskardien) und unregelmäßige Kreislauftätigkeit mit Blutdruckschwankungen (orthostatische Dysregulationen) sowie funktionelle Herz- und Kreislaufstörungen bei und nach Infektionskrankheiten.

Gegenanzeigen
Überempfindlichkeit gegen Primeln oder Weizen.

Herz- und Kreislaufbeschwerden INTERNA

Nebenwirkungen
Weizenstärke kann Überempfindlichkeitsreaktionen hervorrufen.

Warnhinweise
Enthält Lactose und Weizenstärke.

Dieses Arzneimittel gilt als glutenfrei und für Zöliakie-Patienten ist es sehr unwahrscheinlich, dass es Probleme verursacht. Eine Tablette enthält nicht mehr als 2,0 Mikrogramm Gluten.

Dosierung
Soweit nicht anders verordnet: Erwachsene und Jugendliche ab 12 J. 1 – 3-mal tgl. 1 – 2 Tabletten,

Kinder von 6 bis 11 J. 1 – 3-mal tgl. 1 Tbl.,

Kleinkdr. unter 6 J. 1 – 3-mal tgl. 1/2 Tbl.,

Säuglinge bei Trinkschwäche vor jeder Mahlzeit 1/2 Tablette.

Tabletten vor den Mahlzeiten ggf. mit Wasser einnehmen; für Kinder und Säuglinge in etwas Tee oder Wasser auflösen.

Packungsgrößen und Preise
100 Tabletten (PZN 01894784) . . . Euro 27,99
250 Tabletten (PZN 01894790) . . . Euro 45,99
Verschreibungspflichtig

Biogena GmbH & Co KG
Coenzym Q10 active Gold Ubiquinol 60mg
Weichkapseln

siehe Erschöpfung und Müdigkeit

Weleda AG
Crataegus comp.
Dilution

Zusammensetzung
10 g (= 10,2 ml) enth.: Aurum metallicum praeparatum Dil. D15 [ab D8 mit Ethanol 15 % (m/m)] 2 g / Cactus grandiflorus, ethanol. Digestio Dil. D4 2 g / ethanol. Digestio (1:3,1) aus Onopordum acanthium, Flos rec., hergestellt mit 0,1 % Hyoscyamus niger, Herba rec. Ø (HAB, V. 2a) 0,2 g / ethanol. Digestio (1:3,1) aus Primula veris, Flos rec., hergestellt mit 0,1 % Hyoscyamus niger, Herba rec. Ø (HAB, V. 2a) 0,2 g / Cor bovis Dil. D6 [HAB, V. 42a; ab D2 mit Ethanol 15 % (m/m)] 2 g / Crataegus, ethanol. Digestio Dil. D3 2 g.

Sonstige Bestandteile: Ethanol 96 %, Gereinigtes Wasser.

Anwendungsgebiete
gemäß der anthroposophischen Menschen- und Naturerkenntnis.

Dazu gehören: Altersherz, Missempfindungen im Herzbereich; Unterstützung von Herz und Kreislauf, auch bei und nach fieberhaften Erkrankungen; Blutdruckschwankungen.

Gegenanzeigen
Überempfindlichkeit gegen einen der Bestandteile, gegen tierisches Eiweiß oder gegen Korbblütler.

Nebenwirkungen
In seltenen Fällen Überempfindlichkeitsreaktionen.

Warnhinweise
Enthält 19 Vol.-% Alkohol.

Besonderheiten bei Kindern
Sollte bei Kindern unter 12 Jahren wegen nicht ausreichend dokumentierter Erfahrungen nicht angewendet werden.

Dosierung
Soweit nicht anders verordnet, 3 – 5-mal tgl. 15 – 25 Tr. mit Wasser verdünnt einnehmen.

Packungsgrößen und Preise
50 ml (PZN 01572595) . . . . Euro 29,99
2x 50 ml (PZN 15426845) . . . . Euro 42,99

Apothekenpflichtig

Ester C® Gold
Biogena GmbH & Co KG

Kapseln

siehe Nährstoffmangel - Vitamine

Goldtropfen-W
Weber & Weber

Mischung

Zusammensetzung
Wirkstoffe: 10 ml enth.: Aurum chloratum Dil. D6 2 ml; Crataegus Ø 0,8 ml; Digitalis purpurea Dil. D4 1 ml. Sonst. Bestandteil: Ethanol 30 % (m/m).

Anwendungsgebiete
Die Anwendungsgebiete leiten sich von den homöopath. Arzneimittelbildern ab. Dazu gehört: Besserung des Befindens bei funktionellen Herz-Kreislauf-Störungen.

Gegenanzeigen
Keine bekannt.

Nebenwirkungen
Keine bekannt.

Sonstige Hinweise
Enthält 76 mg Alkohol (Ethanol) pro 5 Tropfen. Packungsbeilage beachten.

Dosierung und Art der Anwendung
Bei **akuten Zuständen** alle halbe bis ganze Std., höchstens 6x tgl., je 5 Tr. einnehmen. Eine über 1 Wo. hinausgehende Anwend. sollte nur nach Rücksprache mit einem homöopath. erfahrenen Therapeuten erfolgen. Bei **chron. Verlaufsformen** 1-3x tgl. je 5 Tr. einnehmen. Bei Besserung der Beschwerden ist die Häufigkeit der Einnahme zu reduzieren.

Packungsgrößen und Preise
50 ml (PZN 03317772) . . . . Euro 17,21
Apothekenpflichtig

Immun-Regulator Sieben-Schlüssel Kur
Thymos elvau

Flüssiges Konzentrat

1,5 Jahre lang asiatisch fermentiertes Elixier

siehe Nährstoffmangel - Mikronährstoffe

Lachsöl
hypo-A

Kapseln

Anwendungsgebiete
Lachsöl-Kapseln werden zur Unterstützung einer cholesterinbewussten Ernährung eingenommen. Das enthaltene Vit. E trägt außerdem dazu bei, die Zellen vor oxidativem Stress zu schützen. Lachsöl kann auch während der Schwangerschaft eine sinnvolle Nahrungsergänzung sein.

Eigenschaften
Der Bedarf an Fisch kann heute wegen der Schwermetallbelastung nicht mehr ausreichend gedeckt werden. Unterstützung bieten Lachsölkapseln mit reinen, hoch konzentrierten Omega-3-Fettsäuren aus Kaltwasserfischen und natürlichem Vit. E. Streng rückstandskontrolliert auf Schwermetalle und Umweltchemikalien. Nicht für Vegetarier geeignet.

Zusammensetzung
500 mg Fischöl mit 90 mg EPA, 60 mg DHA, 10 mg nat. Vit. E, Feuchthaltemittel Glycerin in hypoallergener Gelatinekapsel

Packungsgrößen und Preise
150 Kapseln (PZN 00028493) . . . Euro 29,90

Herz- und Kreislaufbeschwerden
INTERNA

Natur-Nahrung™
Volopharm GmbH Deutschland

Weichkapseln

Natur-Nahrung™ stärkt mit Weißdorn, Mistel & Knoblauch das Herz-Kreislauf-System und beugt Gefäßverkalkungen vor. Die natürlichen Weichkapseln von Natur-Nahrung™ sind als Weißdorn-Monopräparat sowie als Kombination aus Weißdorn-Mistel-Knoblauch, wirkungsvolle Phytotherapeutika für Personen, die Herz und Kreislauf aktiv unterstützen möchten.

Eigenschaften

Die Ölmazerate von NATUR-NAHRUNG™ machen sich den Wissensschatz der Volksmedizin zunutze und erhalten mit Heilpflanzen aus der Natur gezielt die Leistungsfähigkeit des Herzens. Die phytotherapeutischen Substanzen Weißdorn, Mistel und Knoblauch bewirken dabei einen Dreifachschutz für Herz und Kreislauf: Weißdorn fördert die Durchblutung und Sauerstoffversorgung des Herzens und stärkt somit die Herzfunktion. Mistel unterstützt die Kreislauffunktion und Knoblauch erzielt eine Senkung erhöhter Blutfettwerte, wodurch altersbedingten Gefäßveränderungen vorgebeugt und die Herzfunktion verbessert wird.

Die Wirkstoffe der Weichkapseln werden durch schonendes Mazerieren (= Ölauszug) der einzelnen Pflanzen gewonnen, somit bleiben die wertvollen Inhaltsstoffe mit hoher Bioverfügbarkeit erhalten.

- Präparate von Natur-Nahrung™ erhalten die Leistungsfähigkeit des Herzens
- Präparate von Natur-Nahrung™ führen zu einer Erweiterung der Gefäße
- Präparate von Natur-Nahrung™ verbessern die Durchblutung des Herzmuskels
- Präparate von Natur-Nahrung™ tragen zu einer Senkung erhöhter Blutfettwerte bei
- Präparate von Natur-Nahrung™ beugen altersbedingten Gefäßveränderungen vor

Anwendungsgebiete

Die Ölmazerate von Natur-Nahrung™ sind insbesondere empfohlen

- bei nachlassender Leistungsfähigkeit des Herzens (Altersherz)
- bei Kreislaufbeschwerden
- zur Vorbeugung von Altersbeschwerden
- bei allgemeiner Leistungsschwäche

Natur-Nahrung™ Herz:

Zusammensetzung: 1 Weichkapsel enthält 270 mg Weißdorn-Ölmazerat.

Dosierung: bis zu 3x täglich 1 - 2 Kapseln unzerkaut mit reichlich Flüssigkeit vor den Mahlzeiten einnehmen.

Natur-Nahrung™ Herz & Kreislauf:

Zusammensetzung: 1 Weichkapsel enthält 90 mg Weißdorn-Ölmazerat, 90 mg Mistel-Ölmazerat und 90 mg Knoblauch-Ölmazerat.

Dosierung: bis zu 3x täglich eine Kapsel unzerkaut mit reichlich Flüssigkeit vor den Mahlzeiten einnehmen.

Natur-Nahrung™ Herz & Kreislauf 1x tgl.:

Zusammensetzung: 1 Weichkapsel enthält 120 mg Knoblauch-Ölmazerat, 90 mg Mistel-Extrakt und 85 mg Weißdorn-Extrakt.

Dosierung: 1 x täglich eine Kapsel unzerkaut mit reichlich Flüssigkeit vor den Mahlzeiten einnehmen.

Packungsgrößen

Natur-Nahrung™ Herz & Kreislauf 1x tgl. 105 Kps. 18295616) . . . .
Natur-Nahrung™ Herz & Kreislauf 100 Kps. 18295622) . . . .
Natur-Nahrung™ Herz & Kreislauf 300 Kps 18295639) . . . .
Natur-Nahrung™ Herz 100 (PZN Kps. 18295645) . . . .
Natur-Nahrung™ Herz 300 (PZN Kps. 18295651) . . . .

In Apotheken und online unter www.volopharm.com/de erhältlich.

Olivysat® novo Bürger
Johannes Bürger Ysatfabrik GmbH

Dragees

Nahrungsergänzungsmittel zur vorbeugenden Unterstützung einer gesunden Herz-Kreislauf-Funktion

Zusammensetzung
1 Dragee enthält 250 mg Olivenblätterextrakt unter optimalem Zusatz von Vitamin C (48 mg), Vitamin B1 (0,65 mg) und Folsäure (120 µg).
Zutaten: Olivenblätterextrakt; Vitamin C; Zucker; Füllstoff Calciumcarbonat; Dextrose; Trennmittel Talkum; Stabilisator Polyvinylpyrrolidon, Weizenstärke; Emulgator Lecithin; Überzugsmittel Polyethylenglycol; Überzugsmittel Schelllack; Feuchthaltemittel Glycerin; Glukosesirup; Färbendes Lebensmittel (Konzentrat aus Spirulina und Saflor); Säuerungsmittel Citronensäure; Säureregulator Natriumhydrogencarbonat; Thiaminhydrochlorid (Vitamin B1); Stabilisator Gummi arabicum; Folsäure.

Anwendungsgebiete
Zur vorbeugenden Unterstützung und zur bewussten Stärkung und Kräftigung einer gesunden Herz-Kreislauf-Funktion. Zur Erhaltung eines normalen Energiestoffwechsels sowie einer umfassenden körperlichen Leistungsfähigkeit. Unter stressbedingten und energiezehrenden Lebensumständen ergänzt es die Ernährung. Die Vitaminzugaben gleichen eventuelle Mangelzustände aus.

Verzehrempfehlung
Je 1 Dragee täglich morgens und abends mit einem Glas Wasser zu den Mahlzeiten einnehmen.
Empfehlenswert ist eine Einnahmedauer von mindestens drei Monaten.
2 Dragees ergänzen die tägliche Nahrungsaufnahme an bioaktiven Substanzen und an Vitaminen, die zur Unterstützung einer normalen Herzfunktion, der Blutbildung und des Immunsystems beitragen
Olivysat® novo Bürger, mit seinen physiologisch wirksamen Substanzen aus dem Olivenblatt und den zugesetzten Vitaminen zum Ausgleich eventueller Mangelzustände, ist auch bei langfristiger Einnahme der empfohlenen Verzehrmenge gut verträglich.

Eigenschaften
Olivenblattextrakte besitzen durch das synergetische Zusammenspiel bioaktiver Substanzen aus physiologischer Sicht ein breites Profil für ein gesundes Herz und seine Funktionalität. Das betrifft auch die Gefäße und die Arterien, indem Sie auf deren Elastizität und Erweiterung Einfluss nehmen und dadurch die Blutdruckregulation beeinflussen was die Begleiterscheinungen eines zu hohen Blutdruckes positiv beeinflusst. Zusätzlich werden die Fließeigenschaften des Blutes begünstigt. Vorbeugend greifen cholesterin- und lipidsenkende Effekte gegen eine allgemeine Gefäßverkalkung.
Hinzu kommen antioxidative Eigenschaften gegen freie Radikale.

Vitamin C (Ascorbinsäure) beeinflusst den Abbau und die Ausscheidung von Cholesterin. Es ist ein wesentlicher Vitalstoff mit antioxidativer Kapazität. Dem nützlichen HDL-Cholesterin, wie auch den Vitaminen Folsäure und Vitamin E bietet es oxidativen Schutz. Vitamin C ist an der Kollagensynthese beteiligt und hilft so, die Innenwände der Blutgefäße zu stärken und zu glätten und kann so einer Arteriosklerose vorbeugen.
Es stimuliert das Immunsystem und normalisiert den Energiehaushalt bei Müdigkeit.

Vitamin B1 (Thiamin, Aneurin) besitzt im menschlichen Körper nur eine geringe Speicherkapazität. Es muss dem Körper täglich zugeführt werden. Mangelzustände zeigen sich durch allgemeine Symptome wie Kurzatmigkeit, Herzklopfen, Herzschwäche oder auch periphere Durchblutungsstörungen. Defizite können zu Blutarmut führen.

Vitamin B1 ist hitzeempfindlich und wird durch Kochen zerstört. Vitamin B1 ist notwendig für eine gesunde Herztätigkeit und eine normale Funktion des Nervensystems.

Herz- und Kreislaufbeschwerden INTERNA

Folsäure (Vitamin B9) ist ein sehr sensibles B-Vitamin. Es ist gegen Licht, Sauerstoff und Hitze empfindlich und kann wegen seiner guten Wasserlöslichkeit leicht ausgewaschen werden. Folsäure besitzt im menschlichen Körper wichtige physiologische Funktionen. Es stärkt das Immunsystem und wirkt gegen Müdigkeit und Erschöpfung.

Es nimmt Einfluss auf die Blutbildung, trägt zur normalen Zellteilung und einem normalen Homocysteinspiegel (Risikofaktor für Herzinfarkt, Schlaganfall und periphere Gefäßerkrankungen) bei.

Sein Mangel führt zu unzureichender Bildung roter Blutkörperchen, gestörter Bildung weißer Blutkörperchen und verminderter Produktion von Blutplättchen.

Packungsgrößen und Preise
90 Stück (PZN 09201148) .... Euro 21,71
Apothekenpflichtig

Biogena GmbH & Co KG
Omega 3 forte 700
Weichkapseln

siehe Nährstoffmangel - Mikronährstoffe

BerryPharma
rubyni® Aronia
Kapseln

Nahrungsergänzungsmittel mit reiner Aronia.

Inhaltsstoffe
Bio-Aroniaextrakt aus Früchten der Aronia melanocarpa (Sorte Elliott), Maltodextrin, pflanzliche Kapselhülle aus Hydroxypropylmethylcellulose.

Eine Kapsel enthält 400 mg Bio-Aroniaextrakt AroniaCraft®, davon 20 mg Anthocyane.

Eigenschaften
Aroniabeeren waren schon bei den amerikanischen Ureinwohnern Teil der täglichen Ernährung. Nach Europa kamen sie erst um 1900.
Aroniabeeren sind eine natürliche Quelle für eine Vielzahl einzigartiger Pflanzstoffe wie Polyphenole, Flavonoide und Polysaccharide, die unseren Körper dabei unterstützen können, uns jeden Tag und rund um die Uhr wertvolle Dienste zu leisten.

Die verwendeten Früchte stammen ausschließlich aus Polen, wo die Aronia eine lange Tradition hat und sogar als "heilige Pflanze" gilt. Die Verarbeitung zum Extrakt erfolgt lösungsmittelfrei.

Anwendungsgebiete
- Antioxidativ
- Herz-Kreislauf und Blutgefäße
- Anti-Diabetes
- Darmgesundheit
- Entzündungen
- Augen- und Sehkraft
- Gehirn und Kognition
- Nerven
- Sport Recovery
- Körperliche Leistung / Sportperformance

Verzehrempfehlung
Erwachsene nehmen täglich 1 - 2 Kapseln unzerkaut und mit ausreichend Flüssigkeit ein. Die empfohlene tägliche Verzehrmenge darf nicht überschritten werden.

Nahrungsergänzungsmittel sollten nicht als Ersatz für eine ausgewogene und abwechslungsreiche Ernährung dienen und ersetzen keine gesunde Lebensweise.

Sonstige Hinweise
rubyni® mit Aronia ist bio-zertifiziert und von Natur aus vegan, laktose- und glutenfrei. Auf Füll- und Konservierungsstoffe wird bewusst verzichtet.

Weiterführende Informationen
www.rubyni.com

www.aroniacraft.info
(Bio-Aroniaextrakt AroniaCraft®)

Packungsgrößen und Preise
Glas mit 60 Kapseln .... Euro 49,90
Glas mit 90 Kapseln .... Euro 69,90

Herstellerangaben
BerryPharma GmbH | Weidboden 1 | 83339 Chieming | www.rubyni.com

Die Familie Philipp, die hinter BerryPharma® steht, hat sich seit Generationen ganz der Verarbeitung qualitativ hochwertiger Beeren und Früchte verschrieben. In den Produkten von BerryPharma® kommen nur natürliche Extrakte und Inhaltsstoffe zum Einsatz, die in ihrer Wirkung durch Studien belegt sind. Eine ideale Ergänzung für die tägliche Ernährung.
SO PURE. SO YOU.

Stand:
17.11.2023

BerryPharma
rubyni® Sauerkirsche
Kapseln

Nahrungsergänzungsmittel mit reiner Sauerkirsche.

siehe Stress, Unruhe und Schlafstörungen

BerryPharma
rubyni® Schwarze Johannisbeere

Kapseln

Nahrungsergänzungsmittel (hochrein).

siehe Augenbeschwerden

Biogena GmbH & Co KG
Siebensalz® Magnesium
Kapseln

siehe Nährstoffmangel - Mineralstoffe und Spurenelemente

Sanum-Kehlbeck
Strophanthus D4 Sanum
Tabletten

Wirkstoff: Strophanthus gratus Trit. D4

Zusammensetzung
1 Tablette enthält: Wirkstoff: 250 mg Strophanthus gratus Trit. D4. Sonstige Bestandteile: Kartoffelstärke, Magnesiumstearat.

Anwendungsgebiete
Die Anwendungsgebiete entsprechen dem homöopathischen Arzneimittelbild. Dazu gehören: Herzschwäche, Erwartungsangst.

Eigenschaften
Strophanthin, auch bekannt unter dem Namen Ouabain, wurde von den Ureinwohnern Afrikas schon lange als Pfeilgift benutzt. Es wird aus einer Milchsaft produzierenden Schlingpflanze gewonnen, es ist aber zugleich auch ein körpereigenes Hormon des Menschen, das in der Zona fasciculata der Nebenniere gebildet wird und an der Regulation des Salz- und Wasserhaushaltes beteiligt ist. Im menschlichen Hypothalamus ist ebenfalls g-Strophanthin enthalten. Das g-Strophanthin ist also ein körpereigener Stoff. Durch seinen Einfluss kann die Herzarbeit wesentlich entlastet werden. Bei einer Schwäche der Nebenniere, mit der in zunehmendem Alter gerechnet werden muss, können Gaben von g-Strophanthin die fehlende Funktion der Nebenniere auffangen und damit das schwache „Altersherz" stützen.

Dosierung
Bei akuten Zuständen nehmen Erwachsene und Jugendliche ab 12 Jahren alle halbe bis ganze Stunde, höchstens 12-mal täglich, je 1 Tablette ein. Bei chronischen Verlaufsformen nehmen Erwachsene und Jugendliche ab 12 Jahren 1 – 3-mal täglich 1 Tablette ein. Die Tabletten sollen vor den Mahlzeiten mit ausreichend Flüssigkeit eingenommen werden. Überdosierung: Bei der Einnahme größerer Mengen des Arzneimittels kann es bei Personen mit Milchzuckerunverträglichkeit (Lakto-

Herz- und Kreislaufbeschwerden INTERNA

seintoleranz) zu Magen-Darm-Beschwerden kommen oder eine abführende Wirkung auftreten.

Nebenwirkungen
Keine bekannt.

Gegenanzeigen
Keine bekannt. Siehe unter „Ggf. Besonderheiten bei Kindern, Schwangeren, Stillenden" und „Vorsichtsmaßnahmen".

Ggf. Besonderheiten bei Kindern, Schwangeren, Stillenden
Da keine ausreichend dokumentierten Erfahrungen zur Anwendung in der Schwangerschaft und Stillzeit vorliegen, sollte das Arzneimittel nur nach Rücksprache mit dem Arzt angewendet werden. Zur Anwendung dieses Arzneimittels bei Kindern liegen keine ausreichend dokumentierten Erfahrungen vor. Es sollte deshalb bei Kindern unter 12 Jahren nicht angewendet werden.

Vorsichtsmaßnahmen
Patienten mit der seltenen hereditären Galactose-Intoleranz, Lactase-Mangel oder Glucose-Galactose-Malabsorption sollten Strophanthus D4 Sanum nicht einnehmen.

Wechselwirkungen
Keine bekannt.

Sonstige Hinweise
Dieses Arzneimittel enthält Lactose.

Packungsgrößen und Preise
(PZN
80 Tabletten 04231564) .... Euro 10,65
3-mal 80 (PZN
Tabletten 04231570) .... Euro 31,30
Apothekenpflichtig.

Sanum-Kehlbeck
Strophanthus D4 Sanum
Tropfen
Wirkstoff: Strophanthus gratus D4 dil.

Zusammensetzung
10 ml enthalten: Wirkstoff: 10 ml Strophanthus gratus D4 dil.

Anwendungsgebiete
Die Anwendungsgebiete entsprechen dem homöopathischen Arzneimittelbild. Dazu gehören: Herzschwäche, Erwartungsangst.

Eigenschaften
Strophanthin, auch bekannt unter dem Namen Ouabain, wurde von den Ureinwohnern Afrikas schon lange als Pfeilgift benutzt. Es wird aus einer Milchsaft produzierenden Schlingpflanze gewonnen, es ist aber zugleich auch ein körpereigenes Hormon des Menschen, das in der Zona fasciculata der Nebenniere gebildet wird und an der Regulation des Salz- und Wasserhaushaltes beteiligt ist. Im menschlichen Hypothalamus ist ebenfalls g-Strophanthin enthalten. Das g-Strophanthin ist also ein körpereigener Stoff. Durch seinen Einfluss kann die Herzarbeit wesentlich entlastet werden. Bei einer Schwäche der Nebenniere, mit der in zunehmendem Alter gerechnet werden muss, können Gaben von g-Strophanthin die fehlende Funktion der Nebenniere auffangen und damit das schwache „Altersherz" stützen.

Dosierung
Bei akuten Zuständen nehmen Erwachsene alle halbe bis ganze Stunde, höchstens 6-mal täglich, je 5 Tropfen ein. Bei chronischen Verlaufsformen 1 – 3-mal täglich je 5 Tropfen einnehmen. Die Tropfen sollen vor den Mahlzeiten eingenommen werden.

Überdosierung: Die Einnahme größerer Mengen des Arzneimittels kann insbesondere bei Kleinkindern zu einer Alkoholvergiftung führen, in diesem Fall besteht Lebensgefahr, weshalb unverzüglich ein Arzt aufzusuchen ist.

Nebenwirkungen
Keine bekannt.

Gegenanzeigen
Strophanthus D4 Sanum Flüssige Verdünnung darf nicht angewendet werden bei Kindern und Jugendlichen unter 18 Jahren sowie in der Schwangerschaft und Stillzeit. Nicht anwenden bei bestehender Niereninsuffizienz. Wegen des Alkoholgehaltes soll Strophanthus D4 Sa-

INTERNA

Herz- und Kreislaufbeschwerden

num Flüssige Verdünnung bei Leberkranken nur nach Rücksprache mit dem Arzt angewendet werden.

Vorsichtsmaßnahmen
Die Anwendung des Arzneimittels bei Herzschwäche sollte nicht ohne ärztlichen Rat erfolgen und ersetzt nicht die Einnahme anderer vom Arzt verordneter Arzneimittel. Bei Einnahme weiterer herzwirksamer Glykoside (z.B. Digoxin, Digitoxin) sollte das Arzneimittel nicht angewendet werden.

Warnhinweise
Strophanthus D4 Sanum Flüssige Verdünnung enthält 51 Vol.-% Alkohol.

Wechselwirkungen
Keine bekannt.

Packungsgrößen und Preise
10 ml (PZN 04231535) .... Euro 9,25
30 ml (PZN 04231541) .... Euro 13,40
100 ml (PZN 04231558) .... Euro 21,90
Apothekenpflichtig.

Weber & Weber
Vocorwen®
Mischung

Zusammensetzung
Wirkstoffe: 10 ml enth.: Camphora Dil. D1 2,4 ml; Convallaria majalis Ø 0,2 ml; Crataegus Ø 3,2 ml. Sonst. Bestandteil: Ethanol 43 % (m/m).

Anwendungsgebiete
Die Anwendungsgebiete leiten sich von den homöopath. Arzneimittelbildern ab. Dazu gehört: Besserung des Befindens bei Herz-Kreislauf-Störungen.

Gegenanzeigen
Säuglinge und Kleinkdr. bis zum 6. Lebensj. Bei Therapie mit Digitalisglycosiden und bei Kaliummangelzuständen sollte die Einnahme nur nach Rücksprache mit einem Arzt erfolgen.

Vorsichtsmaßnahmen
Bei Schmerzen in der Herzgegend, die in die Arme, den Oberbauch oder in die Halsgegend ausstrahlen können, bei Atemnot oder wenn die Beschwerden mit Angstzuständen, Übelkeit, Erbrechen oder Schweißausbrüchen verbunden sind und sich nicht innerhalb einer halben Stunde bessern, sowie bei Kollapszuständen ist ein Arzt aufzusuchen.

Besondere Vorsicht bei Erregungsleitungsstörungen und bei i.v. Calcium-Therapie.

Bei Schwang. und Stillz. nur nach Rücksprache mit dem Arzt, bei Kdr. unter 12 J. nicht anwenden.

Wechselwirkungen
Bei gleichzeitiger Einnahme von Vocorwen® mit Chinidin, Calcium, Arzneimitteln zur Entwässerung, Abführmitteln und bei der Langzeittherapie mit cortisonhaltigen Arzneimitteln werden die Wirkung und Nebenwirkung verstärkt.

Nebenwirkungen
Keine bekannt.

Sonstige Hinweise
Enthält 54 Vol.-% Alkohol.

Dosierung und Art der Anwendung
Bei **akuten Zuständen** alle halbe bis ganze Std., höchstens 6x tgl., je 5 Tr. einnehmen.

Eine über 1 Wo. hinausgehende Anwendung sollte nur nach Rücksprache mit einem homöopath. erfahrenen Therapeuten erfolgen.

Bei **chron. Verlaufsformen** 1-3x tgl. je 5 Tr. einnehmen.

Bei Besserung der Beschwerden ist die Häufigkeit der Anwend. zu reduzieren.

Packungsgrößen und Preise
30 ml (PZN 03300010) .... Euro 12,89
Apothekenpflichtig

Herz- und Kreislaufbeschwerden - Hypertonie INTERNA

INTERNA
(Herz- und Kreislaufbeschwerden - Hypertonie)

Biofrid-Cosmetic
Arginin-diet Biofrid
Tabletten

Zusammensetzung
1 Tablette enthält: 500 mg L-Arginin, 1 mg Vitamin B6, 133 µg Folsäure, 1,5 µg Vitamin B12. Sonstige Bestandteile: Stabilisator Sorbit, Trennmittel: Magnesiumsalze der Speisefettsäuren.

Anwendungsgebiete
Zum Diätmanagement bei Arteriosklerose und einem erhöhten Homocysteinspiegel durch Zufuhr von L-Arginin, Folsäure, Vitamin B6 und Vitamin B12.

Eigenschaften
Mit Hilfe von Folsäure und Vitamin B12 wird Homocystein entweder zu Methionin oder unter Beteiligung von Vitamin B6 zu der Aminosäure Cystein abgebaut.

Sonstige Hinweise
Arginin-diet Biofrid ist für Erwachsene bestimmt und muss als Lebensmittel für besondere medizinische Zwecke (bilanzierte Diät) unter ärztlicher Aufsicht verwendet werden. Arginin-diet Biofrid ist nicht einzunehmen bei schweren Herz-Kreislauf-Erkrankungen. Da keine Erfahrungen bei Schwangeren bzw. stillenden Frauen und Kindern vorliegen, ist dieser Personengruppe vom Verzehr abzuraten. Es ist nicht als einzige Nahrungsquelle geeignet. Kann bei übermäßigem Verzehr abführend wirken. Für kleine Kinder unzugänglich aufbewahren.

Da auf einen Überzug/Coating der Tabletten verzichtet wurde, sind die Tabletten lichtgeschützt im Blister aufzubewahren und erst unmittelbar vor dem Verzehr zu entnehmen.

Dosierung
3-mal täglich 2 Tabletten mit einer Mahlzeit verzehren.

Packungsgrößen und Preise
40 Tabletten (PZN 00877602) ... Euro 12,70
100 Tabletten (PZN 00877884) ... Euro 28,40

Dr. Jacob's Medical GmbH
Dr. Jacob's Basenpulver
Pulver

Nahrungsergänzungsmittel mit Kalium-, Calcium- und Magnesium-Citrat - Multitalent mit über 30 belegten Gesundheitswirkungen (u.a. für Muskeln, Knochen, Nerven, weniger Erschöpfung, Herz und normalen Blutdruck)

siehe Übersäuerung

Johannes Bürger Ysatfabrik GmbH
Olivysat® novo Bürger
Dragees

Nahrungsergänzungsmittel zur vorbeugenden Unterstützung einer gesunden Herz-Kreislauf-Funktion

siehe Herz- und Kreislaufbeschwerden

INTERNA
(Herz- und Kreislaufbeschwerden - Schwindel)

meta Fackler
metarubini N
Mischung

Zusammensetzung
10 g enthalten: Adonis vernalis Dil. D2 1,0 g, Cactus Dil. D2 0,5 g, Camphora Dil. D2 0,5 g, Crataegus Ø 1,0 g, Kalium carbonicum Dil. D2

INTERNA — Hämorrhoiden

1,0 g, Veratrum album Dil. D4 1,5 g. Sonst. Bestandt.: Ethanol, Ger. Wasser. Enth. 50 Vol.-% Alkohol.

Anwendungsgebiete
Registriertes homöopathisches Arzneimittel, daher ohne Angabe einer therapeutischen Indikation.

Dosierung
Soweit nicht anders verordnet, Erwachsene und Jugendl. ab 12 Jahren: Akute Zustände alle halbe bis ganze Std., höchstens 6x tgl., je 5 Tr.; Chronische Verlaufsformen 1 – 3x tgl. je 5 Tr.; Bei Besserung der Beschwerden ist die Häufigkeit der Einnahme zu reduzieren.

Gegenanzeigen
Allergie gg. Inhaltsstoffe; Säuglinge und Kinder bis zum 6. Lebensjahr.

Vorsichtsmaßnahmen
Kinder unter 12 Jahren (keine Erfahrungen/Rücksprache), Schwangerschaft und Stillzeit (Rücksprache).

Nebenwirkungen
Keine bekannt.

Packungsgrößen und Preise
50 ml .... Euro 14,24
100 ml .... Euro 24,66
Apothekenpflichtig.

Volopharm GmbH Deutschland
Natur-Nahrung™
Weichkapseln

Schwindel kann verschiedene Ursachen haben, u.a. Erkrankungen des Herzens wie Herzinsuffizienz. Natur-Nahrung™ Herz & Kreislauf Weichkapseln eignen sich für die Behandlung von kardiogenem Schwindel, da sie die Durchblutung des Herzmuskels verbessern.
siehe Herz- und Kreislaufbeschwerden

INTERNA
(Hämorrhoiden)

nutrimmun GmbH
MyBIOTIK®PRAELASAN
Pulver

siehe Magen-Darm-Beschwerden - Verdauung

INJEKTIONEN
(Immunsystemerkrankungen und -schwäche)

Sanum-Kehlbeck
Sanukehl® Coli D7
Injektionslösung

Wirkstoff: Escherichia coli extractum cellulae (lyophil., steril.) Dil. D7 aquos.

Zusammensetzung
1 Ampulle enthält: Wirkstoff: 1 ml Escherichia coli extractum cellulae (lyophil., steril.) Dil. D7 aquos. nach Vorschrift 5b HAB.

Anwendungsgebiete
Erfahrungsgemäß unterstützend angewendet bei:
– unterstützend bei Infektionen mit Escherichia coli
– Cholangitis, Cholezystitis, Gastroenteritis, Colitis, chronischen Darmentzündungen, Pyelonephritis, Epididymitis, Zystitis, Prostatitis, Salpingitis, Metritis, Kolpitis, Bronchitis.

Eigenschaften
Sanukehl® Coli enthält in einem speziellen Extrakt Polysaccharidbestandteile des Erregers Escherichia coli. Die Wirkung beruht auf der Absorption der Erreger-Antigene bzw. -Toxine.

Dosierung
Erwachsenen und Jugendlichen ab 12 Jahren 1 – 3-mal wöchentlich 1 ml s.c. injizieren.

Immunsystemerkrankungen und -schwäche　　　INTERNA

Nach längstens 4 Wochen Therapiedauer sollte Sanukehl® Coli D7 abgesetzt werden.

Nebenwirkungen
Aufgrund des Gehaltes von Sanukehl® Coli D7 an spezifischen organischen Bestandteilen können Überempfindlichkeitsreaktionen auftreten. In diesem Fall sollten Sie das Arzneimittel absetzen und Ihren Arzt befragen.

Gegenanzeigen
Nicht anwenden bei:
– bekannter Überempfindlichkeit gegenüber Escherichia coli
– Autoimmunerkrankungen
– Kindern unter 12 Jahren
– Schwangeren und Stillenden.

Wechselwirkungen
Immunsuppressiv wirkende Arzneimittel oder Therapien können die Wirksamkeit von Sanukehl® Coli D7 beeinträchtigen. Vor und nach der Behandlung mit oral verabreichten Lebendimpfstoffen ist ein Abstand von 4 Wochen einzuhalten.

Packungsgrößen und Preise
1 Amp. à 1 ml (PZN 07709517)　Euro　 12,45
10 Amp. à 1 ml (PZN 07709523)　Euro　 84,55
50 Amp. à 1 ml (PZN 07709546)　Euro 342,40
Apothekenpflichtig.

INTERNA

Wellnest Pflanzenkraft
7 Kräuter-Kraft nach Bertrand Heidelberger
Tropfen

siehe Magen-Darm-Beschwerden

hypo-A
Acerola Zink
Kapseln

siehe Grippe, grippaler Infekt, Erkältung

NutraMedix Deutschland
Banderol NutraMedix Tropfen

siehe Infektionen

livQ Fermentationsprodukte
Bio-Essenzen – von livQ
Fermentierte Naturkonzentrate, flüssig

siehe Homöopathie - Einzelmittel

Sanum-Kehlbeck
Bovisan® D5
Zäpfchen

Wirkstoff: Mycobacterium bovis (BCG) e muribus cellulae (lyophil., steril.) Trit. D5

Zusammensetzung
1 Zäpfchen enthält: Wirkstoff: 0,2 g Mycobacterium bovis (BCG) e muribus cellulae (lyophil., steril.) Trit. D5 nach Vorschrift 6 HAB.
Sonstiger Bestandteil: Hartfett.

Anwendungsgebiete
Erfahrungsgemäß unterstützend angewendet bei:
– chronisch entzündlichen Prozessen wie rheumatischen Beschwerden, Atemwegserkrankungen
– zur Immunmodulation.

Eigenschaften
Durch ein besonderes Kultur- und Aufbereitungsverfahren einer Stammlösung des Mycobacterium bovis wird ein für den Menschen apathogenes Präparat gewonnen, das jedoch seine immunmodulatorischen Fähigkeiten behalten hat.

Nebenwirkungen
Aufgrund des Gehaltes von Bovisan® D5 an spezifischen organischen Bestandteilen können in seltenen Fällen Überempfindlichkeitsreaktionen, hauptsächlich in Form von Hautreaktionen, auftreten und eine Allergie gegen

INTERNA — **Immunsystemerkrankungen und -schwäche**

den Bestandteil Mycobacterium bovis ausgelöst werden. Das Arzneimittel ist dann abzusetzen und ein Arzt aufzusuchen.

Wechselwirkungen
Immunsuppressiv wirkende Arzneimittel können die Wirksamkeit von Bovisan® D5 beeinträchtigen. Vor und nach der Behandlung mit oral verabreichten Lebendimpfstoffen ist ein Abstand von 4 Wochen einzuhalten.

Gegenanzeigen
Nicht anwenden bei bekannter Überempfindlichkeit gegenüber Mycobacterium bovis, Autoimmunerkrankungen, Kindern unter 12 Jahren, Schwangeren und Stillenden.

Dosierung
Erwachsene und Jugendliche ab 12 Jahren führen 1 mal täglich 1 Zäpfchen vor dem Schlafengehen in den After ein. Nach längstens 4 Wochen Therapiedauer sollte Bovisan® D5 abgesetzt werden.

Vorsichtsmaßnahmen
Keine bekannt.

Warnhinweise
Keine bekannt.

Sonstige Hinweise
Enthält Lactose.

Packungsgrößen und Preise
(PZN
1 x 10 Zäpfchen 04868681) ... Euro 24,70
10 x 10 (PZN
Zäpfchen 04868698) ... Euro 217,40
Apothekenpflichtig.

Sanum-Kehlbeck

Bovisan® D5
Hartkapseln

Wirkstoff: Mycobacterium bovis (BCG) e muribus cellulae (lyophil., steril.) Trit. D5

Zusammensetzung
1 Hartkapsel enthält: Wirkstoff: 330 mg Mycobacterium bovis (BCG) e muribus cellulae (lyophil., steril.) Trit. D5 nach Vorschrift 6 HAB.
Hartkapselhülle: Hypromellose.

Anwendungsgebiete
Erfahrungsgemäß unterstützend angewendet bei:
– chronisch entzündlichen Prozessen wie rheumatischen Beschwerden, Atemwegserkrankungen
– zur Immunmodulation.

Eigenschaften
Durch ein besonderes Kultur- und Aufbereitungsverfahren einer Stammlösung des Mycobacterium bovis wird ein für den Menschen apathogenes Präparat gewonnen, das jedoch seine immunmodulatorischen Fähigkeiten behalten hat.

Nebenwirkungen
Aufgrund des Gehaltes von Bovisan® D5 an spezifischen organischen Bestandteilen können in seltenen Fällen Überempfindlichkeitsreaktionen, hauptsächlich in Form von Hautreaktionen, auftreten und eine Allergie gegen den Bestandteil Mycobacterium bovis ausgelöst werden. Das Arzneimittel ist dann abzusetzen und ein Arzt aufzusuchen.

Gegenanzeigen
Nicht anwenden bei:
– Autoimmunerkrankungen
– Kindern unter 12 Jahren
– Schwangeren und Stillenden
– bekannter Überempfindlichkeit gegenüber Mycobacterium bovis.

Vorsichtsmaßnahmen
Dieses Arzneimittel enthält Lactose. Bitte nehmen Sie Bovisan® D5 erst nach Rücksprache mit Ihrem Arzt ein, wenn Ihnen bekannt ist, dass Sie unter einer Unverträglichkeit gegenüber bestimmten Zuckern leiden.

Wechselwirkungen
Immunsuppressiv wirkende Arzneimittel können die Wirksamkeit von Bovisan® D5 beeinträchtigen. Vor und nach der Behandlung mit oral verabreichten Lebendimpfstoffen ist ein Abstand von 4 Wochen einzuhalten.

Immunsystemerkrankungen und -schwäche INTERNA

Dosierung
Bei Erwachsenen und Jugendlichen ab 12 Jahren wird mit einer mittleren Dosierung – entsprechend 1 Hartkapsel alle 2 Wochen – therapiert. Bei fehlender oder schwacher Reaktion kann die Einnahme in kürzeren Abständen erfolgen – maximal 2-mal 1 Hartkapsel wöchentlich. Die Hartkapseln morgens vor dem Frühstück oder abends vor dem Schlafengehen mit ausreichend Flüssigkeit einnehmen. Nach längstens 4 Wochen Therapiedauer sollte Bovisan® D5 abgesetzt werden.

Sonstige Hinweise
Enthält Lactose.

Packungsgrößen und Preise
(PZN
1 x 5 Hartkps. 04868669) ..... Euro 15,10
(PZN
10 x 5 Hartkps. 04868675) ..... Euro 125,25
Apothekenpflichtig.

Sanum-Kehlbeck
Bovisan® D6
Tropfen

Wirkstoff: Mycobacterium bovis (BCG) e volumine cellulae (lyophil., steril.) Dil. D6

Zusammensetzung
5 ml flüssige Verdünnung enthalten: Wirkstoff: 5 ml Mycobacterium bovis (BCG) e volumine cellulae (lyophil., steril.) Dil. D6 nach Vorschrift 5a HAB, Lsg. D1 mit gereinigtem Wasser.

Anwendungsgebiete
Erfahrungsgemäß unterstützend angewendet bei:
- chronisch entzündlichen Prozessen wie rheumatischen Beschwerden, Atemwegserkrankungen
- zur Immunmodulation.

Eigenschaften
Durch ein besonderes Kultur- und Aufbereitungsverfahren einer Stammlösung des Mycobacterium bovis wird ein für den Menschen apathogenes Präparat gewonnen, das jedoch seine immunmodulatorischen Fähigkeiten behalten hat.

Dosierung
Erwachsene und Jugendliche ab 12 Jahren:
Zum Einnehmen: 1-mal täglich 5 - 10 Tropfen vor einer Mahlzeit.
Zum Einreiben in die Haut: 1-mal täglich 5 - 10 Tropfen in die Ellenbeugen oder um den Nabel herum einreiben.
Nach längstens 4 Wochen Therapiedauer sollte Bovisan® D6 abgesetzt werden.

Gegenanzeigen
Nicht anwenden bei: bekannter Überempfindlichkeit gegenüber Mycobacterium bovis oder kreuzreagierender Komponenten, Autoimmunerkrankungen, Kindern unter 12 Jahren, Schwangeren und Stillenden.

Vorsichtsmaßnahmen
Keine bekannt.

Warnhinweise
Keine bekannt.

Nebenwirkungen
Aufgrund des Gehaltes von Bovisan® D6 an spezifischen organischen Bestandteilen können in seltenen Fällen Überempfindlichkeitsreaktionen auftreten. In diesem Fall sollten Sie die Anwendung unterbrechen und einen Arzt aufsuchen.

Wechselwirkungen
Immunsuppressiv wirkende Arzneimittel oder Therapien können die Wirksamkeit von Bovisan® D6 beeinträchtigen. Vor und nach der Behandlung mit oral verabreichten Lebendimpfstoffen ist ein Abstand von 4 Wochen einzuhalten.

Packungsgrößen und Preise
1-mal 5 ml (PZN 07709492) ... Euro 14,30
10-mal 5 ml (PZN 07709500) ... Euro 115,95
Apothekenpflichtig.

Burbur-Pinella NutraMedix Tropfen

NutraMedix Deutschland

siehe Umwelt- und Schwermetallbelastung

Dr. Jacob's Vitamin D3K2 Öl
Tropfen

Dr. Jacob's Medical GmbH

Nahrungsergänzungsmittel mit den Vitaminen D3 und K2 (all-trans MK-7)

siehe Nährstoffmangel - Vitamine

Episcorit® Auszug
Tropfen

Sanum-Kehlbeck

Wirkstoff: Purpursonnenhutkraut-Presssaft

Zusammensetzung
100 ml Episcorit® enthalten: Wirkstoff: 75,6 ml Presssaft aus frischem, blühendem Purpursonnenhutkraut (1,5 - 2,5 : 1). Sonstige Bestandteile: Ethanol.

Anwendungsgebiete
Unterstützende Behandlung rezidivierender Infekte im Bereich der Atemwege und der ableitenden Harnwege.

Eigenschaften
Echinacea purpurea (Roter Sonnenhut) stammt aus Nordamerika. Bei den Indianern galt er als ein bevorzugtes Wundheilmittel. Echinacea stimuliert die körpereigene Interferon-Produktion und steigert somit deutlich die Abwehrfunktionen. Beim Menschen haben Echinaceazubereitungen eine immunbiologische Wirkung. Sie steigern z. B. die Zahl der weißen Blutkörperchen und der Milzzellen.

Dosierung
Erwachsene nehmen 3 – 4-mal täglich 55 Tropfen, entsprechend 2,75 ml ein. Episcorit® sollte nicht länger als zwei Wochen kontinuierlich eingenommen werden. Überdosierung: Überdosierungen und Intoxikationen sind bei dem vorliegenden Arzneimittel nicht zu erwarten. Eine spezielle Therapie von Intoxikationen ist nicht bekannt.

Nebenwirkungen
Es können Überempfindlichkeitsreaktionen auftreten. Für Arzneimittel mit Zubereitungen aus Sonnenhut wurden Hautausschlag, Juckreiz, selten Gesichtsschwellung, Atemnot, Schwindel und Blutdruckabfall beobachtet. Die Häufigkeit der Nebenwirkungen ist nicht bekannt.

Gegenanzeigen
Bei bekannter Allergie gegen einen der Wirk- oder Hilfsstoffe oder gegen Korbblütler. Aus grundsätzlichen Erwägungen darf Episcorit® nicht eingenommen werden bei fortschreitenden Systemerkrankungen, wie Tuberkulose, Leukämie bzw. leukämieähnlichen Erkrankungen (Leukosen), entzündlichen Erkrankungen des Bindegewebes (Kollagenosen), multipler Sklerose, AIDS-Erkrankungen, HIV-Infektionen, chronischen Viruserkrankungen und anderen Autoimmunerkrankungen.

Ggf. Besonderheiten bei Kindern, Schwangeren, Stillenden
Da keine ausreichenden Untersuchungen vorliegen und aufgrund des Alkoholgehaltes sollte Episcorit® in der Schwangerschaft und Stillzeit nicht angewendet werden. Zur Anwendung dieses Arzneimittels bei Kindern liegen keine ausreichenden Untersuchungen vor. Es soll deshalb bei Kindern unter 12 Jahren nicht angewendet werden.

Wechselwirkungen
Keine bekannt.

Warnhinweise
Dieses Arzneimittel enthält 22 Vol.-% Alkohol. Bei Beachtung der Dosierungsanleitung werden bei jeder Einnahme bis zu 0,47 g Alkohol zugeführt. Ein gesundheitliches Risiko besteht u. a. bei Leberkranken, Alkoholkranken, Epi-

Immunsystemerkrankungen und -schwäche INTERNA

leptikern, Hirngeschädigten, Schwangeren und Kindern. Die Wirkung anderer Arzneimittel kann beeinträchtigt oder verstärkt werden.

Packungsgrößen und Preise
30 ml (PZN 07284816) . . . . Euro 6,65
100 ml (PZN 07284822) . . . . Euro 20,25
Apothekenpflichtig.

Ester C® Gold
Biogena GmbH & Co KG
Kapseln

siehe Nährstoffmangel - Vitamine

Fomepikehl® D5
Sanum-Kehlbeck
Tropfen

Wirkstoff: Fomitopsis pinicola e muribus mycelii (lyophil., steril.) dil. D5

Zusammensetzung
10 ml flüssige Verdünnung enthalten: Wirkstoff: 10 ml Fomitopsis pinicola e muribus mycelii (lyophil., steril.) dil. D5 nach HAB, Vorschrift 5a, Lsg. D1 mit gereinigtem Wasser.

Anwendungsgebiete
Erfahrungsgemäß unterstützend angewendet bei:
Intermittierendem, remittierendem und biliösem Fieber mit Kopfschmerz, gelber Zunge, dauernder Übelkeit, Schwäche im Oberbauch und Verstopfung; Prostata-Adenom.

Eigenschaften
Polysaccarid-Extrakte aus Fomitopsis pinicola erwiesen sich als hochwirksame Immunmodulatoren. Außerdem haben sie vasodilatorische, hypotensive Wirkungen.

Dosierung
Zum Einnehmen: Erwachsene und Jugendliche ab 12 Jahren nehmen 1 – 2-mal tgl. je 5 Tropfen ein.

Zum Einreiben in die Haut: Erwachsene und Jugendliche ab 12 Jahren reiben zweimal wöchentlich 5 - 10 Tropfen in die Ellenbeuge ein.

Nach längstens 4 Wochen Therapiedauer sollte Fomepikehl® D5 abgesetzt werden.

Nebenwirkungen
Aufgrund des Gehaltes von Fomepikehl® D5 an spezifischen organischen Bestandteilen können in seltenen Fällen Überempfindlichkeitsreaktionen, hauptsächlich in Form von Hautreaktionen, auftreten und eine Allergie gegen den Bestandteil Fomitopsis pinicola ausgelöst werden. Das Arzneimittel ist dann abzusetzen und ein Arzt aufzusuchen.

Wechselwirkungen
Immunsuppressiv wirkende Arzneimittel können die Wirksamkeit von Fomipikehl® D5 Tropfen beeinträchtigen. Vor und nach der Behandlung mit oral verabreichten Lebendimpfstoffen ist ein Abstand von 4 Wochen einzuhalten.

Gegenanzeigen
Nicht anwenden bei: bekannter Überempfindlichkeit gegen Fomitopsis pinicola, Autoimmunerkrankungen, Kindern unter 12 Jahren und Schwangeren und Stillenden.

Vorsichtsmaßnahmen
Keine bekannt.

Warnhinweise
Keine bekannt.

Packungsgrößen und Preise
10 ml (PZN 03228086) . . Euro 13,40
10-mal 10 ml (PZN 03228100) . . Euro 102,65

Apothekenpflichtig.

INTERNA — Immunsystemerkrankungen und -schwäche

Glutathion Liposomal
Neurolab GmbH

flüssig

Nahrungsergänzungsmittel mit liposomalem Glutathion und Riboflavin.

Zusammensetzung
10 ml enthalten: Feuchthaltemittel: Glycerol, Phospholipide, reduziertes L-Glutathion 200 mg, Aroma: Grüner Apfel, Konservierungsmittel: Kaliumsorbat, Zitronensäuremonohydrat, Salvia rosmarinus (Rosmarin) Carnosinsäure Extrakt; Riboflavin 5 mg.

Verzehrempfehlung
10 ml täglich mit dem beiliegenden Messbecher abmessen und verzehren.

Sonstige Hinweise
Beim Verzehr in der Schwangerschaft, Stillzeit oder im Kindesalter halten Sie bitte Rücksprache mit Ihrem Arzt, Heilpraktiker oder Apotheker.

Packungsgrößen und Preise
1 Flasche á 250 ml .... Euro 49,90

Immuno / Immuno akut MensSana
MensSana AG

Kapseln

siehe Nährstoffmangel

Kardenwurzel Bio Frischpflanzen Konzentrat
Wellnest Pflanzenkraft

Tropfen

siehe Infektionen

L-Glutamin 3000
Biogena GmbH & Co KG

Pulver in Sticks

siehe Nährstoffmangel - Mikronährstoffe

Man-Koso
M-K Europa GmbH, Man-Koso

asiatisch mehrjährig fermentiertes Enzym- und Aminosäuren-Konzentrat zur Stärkung der Abwehrkräfte

siehe Nährstoffmangel

Nutra-BRL NutraMedix Tropfen
NutraMedix Deutschland

siehe Infektionen

ODS 1
hypo-A

Kapseln

siehe Magen-Darm-Beschwerden

ODS 2
hypo-A

Kapseln

siehe Magen-Darm-Beschwerden

OMNi-BiOTiC® Pro-Vi 5
Institut AllergoSan Deutschland (privat) GmbH

Sachets

5 Bakterien-Profis plus Vitamin D

Anwendungsgebiete
Das Immunsystem und der Darm als dessen Zentrale sind täglich mit Herausforderungen wie Keimbelastung, ungünstiger Ernährung und daraus resultierenden Vitamin- und Nährstoffdefiziten konfrontiert. Dies kann sowohl eine Veränderung der Bakterienvielfalt als auch eine verminderte Schlagkraft des Immunsystems zur Folge haben. OMNi-BiOTiC® Pro-Vi 5 enthält eine innovative und weltweit einzigartige Kombination aus 5 speziell ausgesuchten,

Immunsystemerkrankungen und -schwäche INTERNA

in vielen Studien bewährten Bakterienstämmen – ergänzt mit Vitamin D für das Immunsystem.

Zusammensetzung
Maltodextrin, hydrolysierte Kartoffelstärke, Inulin, Bakterienstämme (mind. 5 Milliarden Keime pro 1 Portion = 2 g), Vitamin D (Cholecalciferol)

Nahrungsergänzungsmittel mit hochaktiven Darmsymbionten und Vitamin D

Weitere Informationen erhalten Sie unter: omni-biotic.com

Dr. Niedermaier Pharma GmbH
Regulatessenz® – Rechtsregulat® Bio
Flüssiges Konzentrat

siehe Homöopathie - Einzelmittel

hypo-A
REHA 1
Kapseln

siehe Magen-Darm-Beschwerden

BerryPharma
rubyni® Edelholunder
Kapseln

Nahrungsergänzungsmittel mit reinem Edelholunder für Abwehrkräfte und Immunsystem.

siehe Grippe, grippaler Infekt, Erkältung

NutraMedix Deutschland
Samento NutraMedix Tropfen

Zusammensetzung
Uncaria tomentosa (Cat´s Claw) Extrakt; TOA-frei; Mineralwasser, Ethanol (20-24%)

Anwendungsgebiete
Autoimmunerkrankungen, Immunschwäche, Allergien, chronische Infektionen (Borreliose u.a.), entzündliche Systemerkrankungen, unterstützend bei Krebserkrankungen

Wirkstoffeigenschaften
immunmodulierend, antimikrobiell, entzündungshemmend, antioxidativ, antikarzinogen, neuroprotektiv

Samento ist frei von TOA (tetrazyklischen Oxindol-Alkaloiden) und wirkt deshalb im Gegensatz zu anderen Cat´s Claw Präparaten als Immunsystemmodulator. Samento kann daher auch bei überschießenden Immunreaktionen (Autoimmunerkrankungen, Allergien) erfolgreich eingesetzt werden.

Wird häufig in Kombination mit Banderol NutraMedix und / oder Takuna NutraMedix bei der Behandlung akuter und chronischer Infektionen angewendet (Borreliose u.a.).

Gegenanzeigen
Schwangerschaft und Stillzeit

Nebenwirkungen
Herxheimer-Reaktionen möglich

Dosierung und Art der Anwendung
2x täglich 30 Tropfen in Wasser, vor den Mahlzeiten, schrittweise Dosis steigern.

Kinder: 2x täglich 1/2 Tropfen pro kg KG

Packungsgrößen und Preise
30 ml (PZN 18040276) .... Euro 41,95
60 ml (PZN 18040282) .... Euro 64,95

Bezug und weitere Informationen
NutraMedix Deutschland GmbH
www.nutramedix.de

Volopharm GmbH Deutschland
SanFerin®
Tabletten

siehe Infektionen

Sanukehl® Acne D6
Sanum-Kehlbeck

Tropfen

Wirkstoff: Propionibacterium acnes extractum cellulae (lyophil., steril.) Dil. D6

Zusammensetzung
10 ml flüssige Verdünnung enthalten: Wirkstoff: 10 ml Propionibacterium acnes extractum cellulae (lyophil., steril.) Dil. D6 (HAB, Vorschrift 5 a, Lsg. D1 mit gereinigtem Wasser).

Anwendungsgebiete
Erfahrungsgemäß unterstützend angewendet bei:
- unterstützend bei Infektionen mit Propionibacterium (Cutibacterium) acnes
- Acne conglobata, rheumatoider Arthritis, venösen und cerebralen Durchblutungsstörungen.

Eigenschaften
Sanukehl® Acne enthält in einem speziellen Extrakt Polysaccharidbestandteile des Erregers Propionibacterium acnes. Die Wirkung beruht auf der Absorption der Erreger-Antigene bzw. -Toxine.

Dosierung
Zum Einnehmen: Bei akuten Zuständen vor einer Mahlzeit 5 - 10 Tropfen alle 12 - 24 Stunden; bei chronischen Verlaufsformen 10 Tropfen jeden 2. Tag.

Zum Einreiben in die Haut: Alle 1 - 2 Tage 5 - 10 Tropfen in die Ellenbeugen.

Nach längstens 8 Wochen Therapiedauer sollte eine mehrmonatige Therapiepause eingelegt werden.

Gegenanzeigen
Keine bekannt. Siehe unter Besonderheiten bei Kindern, Schwangeren, Stillenden.

Nebenwirkungen
Aufgrund des Gehaltes von Sanukehl® Acne D6 an spezifischen organischen Bestandteilen können in seltenen Fällen Überempfindlichkeitsreaktionen auftreten. In diesem Fall sollten Sie die Anwendung unterbrechen und einen Arzt aufsuchen.

Ggf. Besonderheiten bei Kindern, Schwangeren, Stillenden
Da keine ausreichend dokumentierten Erfahrungen zur Anwendung in der Schwangerschaft und Stillzeit vorliegen, sollte das Arzneimittel in der Schwangerschaft nicht und in der Stillzeit nur nach Rücksprache mit dem Arzt angewendet werden.

Zur Anwendung dieses Arzneimittels bei Kindern unter 10 Jahren liegen keine ausreichend dokumentierten Erfahrungen vor. Es soll deshalb bei Kindern unter 10 Jahren nicht angewendet werden.

Wechselwirkungen
Immunsuppressiv wirkende Arzneimittel oder Therapien können die Wirksamkeit von Sanukehl ® Acne D6 beeinträchtigen. Vor und nach der Behandlung mit oral verabreichten Lebendimpfstoffen ist ein Abstand von 4 Wochen einzuhalten.

Packungsgrößen und Preise
10 ml (PZN 07402807) .. Euro 18,60
10-mal 10 ml (PZN 07402813) .. Euro 153,65

Apothekenpflichtig.

Sanukehl® Brucel D6
Sanum-Kehlbeck

Tropfen

Wirkstoff: Brucella melitensis extractum cellulae (lyophil., steril.) Dil. D6

Zusammensetzung
10 ml flüssige Verdünnung enthalten: Wirkstoff: 10 ml Brucella melitensis extractum cellulae (lyophil., steril.) Dil. D6 (HAB, Vorschrift 5 a, Lsg. D1 mit gereinigtem Wasser).

Immunsystemerkrankungen und -schwäche INTERNA

Anwendungsgebiete
Erfahrungsgemäß unterstützend angewendet bei:
- unterstützend bei Infektionen mit Borrelien, Plasmodien, Malaria
- Myalgien, subakuter Polyarthritis, Neurasthenien, Orchitis, Epididymitis, Kopfschmerzen/ Migräne, LWS-Syndrom, grippeartigen Symptomen.

Eigenschaften
Sanukehl® Brucel enthält in einem speziellen Extrakt Polysaccharidbestandteile des Erregers Brucella melitensis. Die Wirkung beruht auf der Absorption der Erreger-Antigene bzw. -Toxine.

Dosierung
Für Erwachsene und Jugendliche ab 12 Jahren gilt:

Zum Einnehmen: Bei akuten Zuständen vor einer Mahlzeit 5 - 10 Tropfen alle 12 - 24 Stunden; bei chronischen Verlaufsformen werden 10 Tropfen alle zwei Tage eingenommen.

Zum Einreiben in die Haut: Alle 1 - 2 Tage 5 - 10 Tropfen in die Ellenbeugen.

Nach längstens 4 Wochen Therapiedauer sollte Sanukehl® Brucel D6 abgesetzt werden.

Nebenwirkungen
Aufgrund des Gehaltes von Sanukehl® Brucel D6 an spezifischen organischen Bestandteilen können Überempfindlichkeitsreaktionen, hauptsächlich in Form von Hautreaktionen, auftreten und eine Allergie gegen den Bestandteil Brucella melitensis ausgelöst werden. Das Arzneimittel ist dann abzusetzen und ein Arzt aufzusuchen.

Gegenanzeigen
Nicht anwenden bei: bekannter Überempfindlichkeit gegenüber Bakterienbestandteilen (Brucella melitensis), Autoimmunerkrankungen, Kindern unter 12 Jahren, Schwangeren und Stillenden.

Wechselwirkungen
Immunsuppressiv wirkende Arzneimittel können die Wirksamkeit von Sanukehl® Brucel D6 beeinträchtigen. Vor und nach der Behandlung mit oral verabreichten Lebendimpfstoffen ist ein Abstand von 4 Wochen einzuhalten.

Packungsgrößen und Preise
10 ml (PZN 07402836) .. Euro 18,60
10-mal 10 ml (PZN 07402842) .. Euro 153,65

Apothekenpflichtig.

Sanum-Kehlbeck
Sanukehl® Cand D6
Tropfen

Wirkstoff: Candida albicans extractum cellulae (lyophil, steril.) Dil. D6

Zusammensetzung
10 ml flüssige Verdünnung enthalten: Wirkstoff: 10 ml Candida albicans extractum cellulae (lyophil, steril.) Dil. D6 (HAB, Vorschrift 5 a, Lsg. D1 mit gereinigtem Wasser).

Anwendungsgebiete
Erfahrungsgemäß unterstützend angewendet bei:
- unterstützend bei Infektionen mit verschiedenen Candida Spezies
- Erkrankungen des Mundes, wie Stomatitis, Gingivitis, Perlèche, Aphthen
- Dickdarmentzündung, Obstipation nach Behandlung mit Antibiotika
- allergischem Asthma
- Vaginalmykosen, Vulvaentzündung, Vulvovaginitis, Craurosis vulvae
- Dermatose, z. B. nach Behandlung mit Antibiotika
- Darmdysbiose

Eigenschaften
Sanukehl® Cand wird hergestellt aus den Serotypen A und B von Candida albicans, zu denen der weitaus größte Teil der beim Menschen isolierten Candidiasis-Erreger gehört. Sanukehl® Cand enthält in einem speziellen Extrakt

INTERNA — Immunsystemerkrankungen und -schwäche

Polysaccharidbestandteile des Erregers Candida albicans. Die Wirkung beruht auf der Absorption der Erreger-Antigene bzw. -Toxine.

Dosierung
Für Erwachsene und Jugendliche ab 12 Jahren gilt:

Zum Einnehmen: Bei akuten Zuständen vor einer Mahlzeit 5 - 10 Tropfen alle 12 - 24 Stunden; bei chronischen Verlaufsformen 10 Tropfen jeden 2. Tag.

Zum Einreiben in die Haut: Alle 1 - 2 Tage 5 - 10 Tropfen in die Ellenbeugen.

Nach längstens 4 Wochen Therapiedauer sollte Sanukehl® Cand D6 abgesetzt werden.

Nebenwirkungen
Aufgrund des Gehaltes von Sanukehl® Cand D6 an spezifischen organischen Bestandteilen können Überempfindlichkeitsreaktionen, hauptsächlich in Form von Hautreaktionen, auftreten und eine Allergie gegen den Bestandteil Candida albicans ausgelöst werden. Das Arzneimittel ist dann abzusetzen und ein Arzt aufzusuchen.

Gegenanzeigen
Nicht anwenden bei: bekannter Überempfindlichkeit gegenüber Candida albicans, Autoimmunerkrankungen, Kindern unter 12 Jahren, Schwangeren und Stillenden.

Wechselwirkungen
Immunsuppressiv wirkende Arzneimittel können die Wirksamkeit von Sanukehl® Cand D6 beeinträchtigen. Vor und nach der Behandlung mit oral verabreichten Lebendimpfstoffen ist ein Abstand von 4 Wochen einzuhalten.

Packungsgrößen und Preise
10 ml (PZN 07402859) . . Euro 18,60
10-mal 10 ml (PZN 07402865) . . Euro 153,45
Apothekenpflichtig.

Sanum-Kehlbeck

Sanukehl® Coli D6
Tropfen

Wirkstoff: Escherichia coli extractum cellulae (lyophil., steril.) Dil. D6

Zusammensetzung
10 ml flüssige Verdünnung enthalten: Wirkstoff: 10 ml Escherichia coli extractum cellulae (lyophil., steril.) Dil. D6 (HAB, Vorschrift 5 a, Lsg. D1 mit gereinigtem Wasser).

Anwendungsgebiete
Erfahrungsgemäß unterstützend angewendet bei:

– unterstützend bei Infektionen mit Escherichia coli
– Cholangitis, Cholezystitis, Gastroenteritis, Colitis, chronischen Darmentzündungen, Pyelonephritis, Epididymitis, Zystitis, Prostatitis, Salpingitis, Metritis, Kolpitis, Bronchitis.

Eigenschaften
Sanukehl® Coli enthält in einem speziellen Extrakt Polysaccharidbestandteile des Erregers Escherichia coli. Die Wirkung beruht auf der Absorption der Erreger-Antigene bzw. -Toxine.

Dosierung
Zum Einnehmen: Bei akuten Zuständen vor einer Mahlzeit 5 - 10 Tropfen alle 12 - 24 Stunden; bei chronischen Verlaufsformen 10 Tropfen jeden 2. Tag.

Zum Einreiben in die Haut: Alle 1 - 2 Tage 5 - 10 Tropfen in die Ellenbeugen.

Kinder zwischen dem 4. und 6. Lebensjahr erhalten nicht mehr als die Hälfte, Kinder zwischen dem 6. und 12. Lebensjahr erhalten nicht mehr als zwei Drittel der Erwachsenendosis.

Nach längstens 8 Wochen Therapiedauer sollte eine mehrmonatige Therapiepause eingelegt werden.

Immunsystemerkrankungen und -schwäche — INTERNA

Nebenwirkungen
Aufgrund des Gehaltes von Sanukehl® Coli D6 an spezifischen organischen Bestandteilen können in seltenen Fällen Überempfindlichkeitsreaktionen auftreten. In diesem Fall sollten Sie die Anwendung unterbrechen und einen Arzt aufsuchen.

Gegenanzeigen
Keine bekannt. Siehe unter Besonderheiten bei Kindern, Schwangeren, Stillenden.

Ggf. Besonderheiten bei Kindern, Schwangeren, Stillenden
Da keine ausreichend dokumentierten Erfahrungen zur Anwendung in der Schwangerschaft und Stillzeit vorliegen, sollte das Arzneimittel in der Schwangerschaft nicht und in der Stillzeit nur nach Rücksprache mit dem Arzt angewendet werden.

Zur Anwendung dieses Arzneimittels bei Kindern unter 3 Jahren liegen keine ausreichend dokumentierten Erfahrungen vor. Es soll deshalb bei Kindern unter 3 Jahren nicht angewendet werden.

Wechselwirkungen
Immunsuppressiv wirkende Arzneimittel oder Therapien können die Wirksamkeit von Sanukehl® Coli D6 beeinträchtigen. Vor und nach der Behandlung mit oral verabreichten Lebendimpfstoffen ist ein Abstand von 4 Wochen einzuhalten.

Packungsgrößen und Preise
10 ml (PZN 07402871) . . Euro 18,60
10-mal 10 ml (PZN 07402888) . . Euro 153,65
Apothekenpflichtig.

Sanum-Kehlbeck

Sanukehl® Klebs D6
Tropfen

Wirkstoff: Klebsiella pneumoniae extractum cellulae (lyophil., steril.) Dil. D6

Zusammensetzung
10 ml enthalten: Wirkstoff: 10 ml Klebsiella pneumoniae extractum cellulae (lyophil., steril.) Dil. D6 (HAB, Vorschrift 5 a, Lsg. D1 mit gereinigtem Wasser).

Anwendungsgebiete
Erfahrungsgemäß unterstützend angewendet bei:
- unterstützend bei Infektionen mit Klebsiellen
- Atemwegserkrankungen, Dysbiose nach Antibiotika-Therapie.

Eigenschaften
Sanukehl® Klebs enthält in einem speziellen Extrakt Polysaccharidbestandteile des Erregers Klebsiella pneumoniae. Die Wirkung beruht auf der Absorption der Erreger-Antigene bzw. -Toxine.

Dosierung
Erwachsene und Jugendliche ab 12 Jahren nehmen bei akuten Erkrankungen vor einer Mahlzeit 5 - 10 Tropfen alle 12 - 24 Stunden ein; bei chronischen Verlaufsformen werden 10 Tropfen alle 2 Tage eingenommen.

Zum Einreiben: Erwachsene und Jugendliche ab 12 Jahren reiben alle 1 - 2 Tage 5 - 10 Tropfen am Ort der Erkrankung oder in die Ellenbeuge ein.

Nach längstens 4 Wochen Therapiedauer sollte Sanukehl® Klebs abgesetzt werden.

Nebenwirkungen
Aufgrund des Gehaltes von Sanukehl® Klebs D6 an spezifischen organischen Bestandteilen können in seltenen Fällen Überempfindlichkeitsreaktionen, hauptsächlich in Form von Hautreaktionen, auftreten. Das Auftreten einer Allergie gegen den Bestandteil Klebsiella pneumoniae kann nicht ausgeschlossen werden. Das Arzneimittel ist dann abzusetzen und ein Arzt aufsuchen.

Gegenanzeigen
Nicht anwenden bei:
- bekannter Überempfindlichkeit gegenüber Klebsiellen-Arten oder Klebsiella pneumoniae
- Autoimmunerkrankungen
- Kindern unter 12 Jahren
- Schwangeren und Stillenden.

INTERNA — Immunsystemerkrankungen und -schwäche

Vorsichtsmaßnahmen
Keine bekannt.

Warnhinweise
Keine bekannt.

Wechselwirkungen
Immunsuppressiv wirkende Arzneimittel oder Therapien können die Wirksamkeit von Sanukehl® Klebs D6 beeinträchtigen. Vor und nach der Behandlung mit oral verabreichten Lebendimpfstoffen ist ein Abstand von 4 Wochen einzuhalten.

Packungsgrößen und Preise
10 ml (PZN 07402894) . . Euro 18,60
10-mal 10 ml (PZN 07402902) . . Euro 153,65
Apothekenpflichtig.

Sanum-Kehlbeck
Sanukehl® Myc D6
Tropfen

Wirkstoff: Mycobacterium bovis (BCG) extractum cellulae (lyophil., steril.) Dil. D6

Zusammensetzung
10 ml flüssige Verdünnung enthalten: Wirkstoff: 10 ml Mycobacterium bovis (BCG) extractum cellulae (lyophil., steril.) Dil. D6 (HAB, Vorschrift 5 a, Lsg. D1 mit gereinigtem Wasser).

Anwendungsgebiete
Erfahrungsgemäß unterstützend angewendet bei:
– unterstützend bei Infektionen mit Mykobakterien
– Atemwegserkrankungen; chronisch-rezidivierenden Haut- und Schleimhauterkrankungen, z. B. Akne juvenilis, Urticaria, Hordeolum, Psoriasis; Lupus erythematodes; Arthritis; Osteochondrose; Cholezystitis; Enterocolitis; Ulcus ventriculi et duodeni; Kopfschmerzen; Metritis, Nephritis, Otitis.

Eigenschaften
Sanukehl® Myc enthält in einem speziellen Extrakt Polysaccharidbestandteile des Erregers Mycobacterium bovis. Die Wirkung beruht auf der Absorption der Erreger-Antigene bzw. -Toxine.

Dosierung
Zum Einnehmen: Bei akuten Zuständen vor einer Mahlzeit 5 - 10 Tropfen alle 12 - 24 Stunden; bei chronischen Verlaufsformen 10 Tropfen jeden 2. Tag.

Zum Einreiben in die Haut: Alle 1 - 2 Tage 5 - 10 Tropfen in die Ellenbeugen.

Nach längstens 8 Wochen Therapiedauer sollte eine mehrmonatige Therapiepause eingelegt werden.

Nebenwirkungen
Aufgrund des Gehaltes von Sanukehl® Myc D6 an spezifischen organischen Bestandteilen können in seltenen Fällen Überempfindlichkeitsreaktionen auftreten. In diesem Fall sollten Sie die Anwendung unterbrechen und einen Arzt aufsuchen.

Gegenanzeigen
Keine bekannt. Siehe unter Besonderheiten bei Kindern, Schwangeren, Stillenden.

Ggf. Besonderheiten bei Kindern, Schwangeren, Stillenden
Da keine ausreichend dokumentierten Erfahrungen zur Anwendung in der Schwangerschaft und Stillzeit vorliegen, sollte das Arzneimittel in der Schwangerschaft nicht und in der Stillzeit nur nach Rücksprache mit dem Arzt angewendet werden.

Zur Anwendung dieses Arzneimittels bei Kindern liegen keine aureichend dokumentierten Erfahrungen vor. Es soll deshalb bei Kindern unter 12 Jahren nicht angewendet werden.

Wechselwirkungen
Immunsuppressiv wirkende Arzneimittel oder Therapien können die Wirksamkeit von Sanukehl® Myc D6 beeinträchtigen. Vor und nach

Immunsystemerkrankungen und -schwäche INTERNA

der Behandlung mit oral verabreichten Lebendimpfstoffen ist ein Abstand von 4 Wochen einzuhalten.

Packungsgrößen und Preise
10 ml (PZN 07402919) .. Euro 18,60
10-mal 10 ml (PZN 07402925) .. Euro 153,65
Apothekenpflichtig.

Sanum-Kehlbeck
Sanukehl® Prot D6
Tropfen

Wirkstoff: Proteus vulgaris extractum cellulae (lyophil., steril.) Dil. D6

Zusammensetzung
10 ml flüssige Verdünnung enthalten: Wirkstoff: 10 ml Proteus vulgaris extractum cellulae (lyophil., steril.) Dil. D6 (HAB, Vorschrift 5 a, Lsg. D1 mit gereinigtem Wasser).

Anwendungsgebiete
Erfahrungsgemäß unterstützend angewendet bei:

- unterstützend bei Infektionen mit Proteus
- Otitis, Osteomyelitis, Darmdysbiose nach Antibiotika-Therapie, Colitis ulcerosa, Angina tonsillaris, rheumatischen Beschwerden, chronisch-eitrigen Erkrankungen des Respirations- und Verdauungstraktes.

Eigenschaften
Sanukehl® Prot enthält in einem speziellen Extrakt Polysaccharidbestandteile des Erregers Proteus vulgaris. Die Wirkung beruht auf der Absorption der Erreger-Antigene bzw. -Toxine.

Dosierung
Zum Einnehmen: Bei akuten Zuständen nehmen Erwachsene und Jugendliche ab 12 Jahren vor einer Mahlzeit 5 - 10 Tropfen alle 12–24 Stunden ein; bei chronischen Verlaufsformen 10 Tropfen jeden 2. Tag.

Zum Einreiben in die Haut: Alle 1 - 2 Tage 5 - 10 Tropfen in die Ellenbeugen.

Nach längstens 4 Wochen Therapiedauer sollte Sanukehl® Prot D6 abgesetzt werden.

Nebenwirkungen
Aufgrund des Gehaltes von Sanukehl® Prot D6 an spezifischen organischen Bestandteilen können in seltenen Fällen Überempfindlichkeitsreaktionen, hautsächlich in Form von Hautreaktionen, auftreten und eine Allergie gegen den Bestandteil Proteus vulgaris ausgelöst werden. Das Arzneimittel ist dann abzusetzen und ein Arzt aufzusuchen.

Gegenanzeigen
Nicht anwenden bei:

- bekannter Überempfindichkeit gegenüber Proteus-Arten
- Autoimmunerkrankungen
- Kindern unter 12 Jahren
- Schwangeren und Stillenden.

Vorsichtsmaßnahmen
Keine bekannt.

Warnhinweise
Keine bekannt.

Wechselwirkungen
Immunsuppressiv wirkende Arzneimittel oder Therapien können die Wirksamkeit von Sanukehl® Prot D6 beeinträchtigen. Vor und nach der Behandlung mit oral verabreichten Lebendimpfstoffen ist ein Abstand von 4 Wochen einzuhalten.

Packungsgrößen und Preise
10 ml (PZN 07402931) .. Euro 18,60
10-mal 10 ml (PZN 07402948) .. Euro 153,65
Apothekenpflichtig.

Sanukehl® Pseu D6
Tropfen

Sanum-Kehlbeck

Wirkstoff: Pseudomonas aeruginosa extractum cellulae (lyophil., steril.) Dil. D6

Zusammensetzung
10 ml enthalten: Wirkstoff: 10 ml Pseudomonas aeruginosa extractum cellulae (lyophil., steril.) Dil. D6 (HAB, Vorschrift 5a, Lsg. D1 mit gereinigtem Wasser).

Anwendungsgebiete
Erfahrungsgemäß unterstützend angewendet bei:
– unterstützend bei Infektionen mit Pseudomonaden, Viren
– Asthma bronchiale, Otitis, Sinusitis, Pharyngitis, chronischer Bronchitis, Psoriasis.

Eigenschaften
Sanukehl® Pseu enthält in einem speziellen Extrakt Polysaccharidbestandteile des Erregers Pseudomonas aeruginosa. Die Wirkung beruht auf der Absorption der Erreger-Antigene bzw. -Toxine.

Dosierung
Zum Einnehmen:
<u>Erwachsene und Jugendliche ab 12 Jahren:</u>
Bei akuten Krankheitszuständen werden vor einer Mahlzeit 5 - 10 Tropfen alle 12 - 24 Stunden eingenommen. Bei chronischen Verlaufsformen werden 10 Tropfen alle 2 Tage eingenommen.

<u>Kinder ab 6 bis unter 12 Jahren:</u>
Bei akuten Krankheitszuständen werden vor einer Mahlzeit 5 Tropfen alle 12 - 24 Stunden eingenommen; bei chronischen Verlaufsformen werden 5 Tropfen alle zwei Tage eingenommen.

Zum Einreiben in die Haut:
<u>Erwachsene und Jugendliche ab 12 Jahren:</u>
Alle 1 - 2 Tage werden 5 - 10 Tropfen in die Ellenbeugen oder um den Nabel herum eingerieben.

<u>Kinder ab 6 bis unter 12 Jahren:</u>
Alle 1 - 2 Tage werden 5 Tropfen in die Ellenbeugen oder um den Nabel herum eingerieben.

<u>Kinder ab 2 bis unter 6 Jahren:</u>
Alle 1 - 2 Tage werden höchstens 5 Tropfen in die Ellenbeugen oder um den Nabel herum eingerieben. Die allgemeine Empfehlung zur Dosierung ist 1 Tropfen pro Lebensjahr.

Nach längstens 4 Wochen Therapiedauer sollte Sanukehl® Pseu D6 abgesetzt werden.

Nebenwirkungen
Aufgrund des Gehaltes von Sanukehl® Pseu D6 an spezifischen organischen Bestandteilen können in seltenen Fällen Überempfindlichkeitsreaktionen, hauptsächlich in Form von Hautreaktionen, auftreten und eine Allergie gegen den Bestandteil Pseudomonas aeruginosa ausgelöst werden. Das Arzneimittel ist dann abzusetzen und ein Arzt aufzusuchen.

Gegenanzeigen
Nicht anwenden bei:
– bekannter Überempfindlichkeit gegenüber Pseudomonas aeruginosa
– Autoimmunerkrankungen
– Kindern unter 2 Jahren
– Schwangeren und Stillenden.

Wechselwirkungen
Immunsuppressiv wirkende Arzneimittel können die Wirksamkeit von Sanukehl® Pseu D6 beeinträchtigen. Vor und nach der Behandlung mit oral verabreichten Lebendimpfstoffen ist ein Abstand von 4 Wochen einzuhalten.

Packungsgrößen und Preise
10 ml (PZN 07402954) . . Euro 18,90
10-mal 10 ml (PZN 07402960) . . Euro 153,65

Apothekenpflichtig.

Immunsystemerkrankungen und -schwäche INTERNA

Sanukehl® Salm D6
Sanum-Kehlbeck

Tropfen

Wirkstoff: Salmonella enteritidis extractum cellulae (lyophil., steril.) Dil. D6

Zusammensetzung
10 ml flüssige Verdünnung enthalten: Wirkstoff: 10 ml Salmonella enteritidis extractum cellulae (lyophil., steril.) Dil. D6 (HAB, Vorschrift 5 a, Lsg. D1 mit gereinigtem Wasser).

Anwendungsgebiete
Erfahrungsgemäß unterstützend angewendet bei:

Rheumatischen Beschwerden, Wachstumshemmung, chronischer Pankreatitis, chronischer Gastroenteritis, Zoeliakie, rheumatischem Fieber.

Eigenschaften
Sanukehl® Salm enthält in einem speziellen Extrakt Polysaccharidbestandteile des Erregers Salmonella enteritidis. Die Wirkung beruht auf der Absorption der Erreger-Antigene bzw. -Toxine.

Dosierung
Für Erwachsene und Jugendliche ab 12 Jahren gilt:

Zum Einnehmen: Bei akuten Zuständen vor einer Mahlzeit 5 - 10 Tropfen alle 12 - 24 Stunden; bei chronischen Verlaufsformen werden 10 Tropfen alle 2 Tage eingenommen.

Zum Einreiben in die Haut: Alle 1 - 2 Tage 5 - 10 Tropfen in die Ellenbeugen.

Nach längstens 4 Wochen Therapiedauer sollte Sanukehl® Salm D6 abgesetzt werden.

Nebenwirkungen
Aufgrund des Gehaltes von Sanukehl® Salm D6 an spezifischen organischen Bestandteilen können Überempfindlichkeitsreaktionen, hauptsächlich in Form von Hautreaktionen, auftreten und eine Allergie gegen den Bestandteil Salmonella enteritidis ausgelöst werden. Das Arzneimittel ist dann abzusetzen und ein Arzt aufzusuchen.

Gegenanzeigen
Nicht anwenden bei: bekannter Überempfindlichkeit gegenüber Bakterienbestandteilen (Salmonella enteritidis). Autoimmunerkrankungen, Kindern unter 12 Jahren, Schwangeren und Stillenden.

Wechselwirkungen
Immunsuppressiv wirkende Arzneimittel können die Wirksamkeit von Sanukehl® Salm D6 beeinträchtigen. Vor und nach der Behandlung mit oral verabreichten Lebendimpfstoffen ist ein Abstand von 4 Wochen einzuhalten.

Packungsgrößen und Preise
10 ml (PZN 07402977) .. Euro 18,60
10-mal 10 ml (PZN 07402983) .. Euro 153,65
Apothekenpflichtig.

Sanukehl® Staph D6
Sanum-Kehlbeck

Tropfen

Wirkstoff: Staphylococcus aureus extractum cellulae (lyophil., steril.) Dil. D6

Zusammensetzung
10 ml flüssige Verdünnung enthalten: Wirkstoff: 10 ml Staphylococcus aureus extractum cellulae (lyophil., steril.) Dil. D6 (HAB, Vorschrift 5 a, Lsg. D1 mit gereinigtem Wasser).

Anwendungsgebiete
Erfahrungsgemäß unterstützend angewendet bei:

– unterstützend bei Infektionen mit Staphylokokken
– Follikulitis, Impetigo, Acne conglobata, Blepharitis, Enteritis, Hordeolum, Angina tonsillaris, Otitis, Sinusitis, Mastoiditis, Meningitis, Osteomyelitis, Nephritis.

Eigenschaften
Sanukehl® Staph enthält in einem speziellen Extrakt Polysaccharidbestandteile des Erregers Staphylococcus aureus. Die Wirkung beruht auf der Absorption der Erreger-Antigene bzw. -Toxine.

INTERNA — Immunsystemerkrankungen und -schwäche

Dosierung

Zum Einnehmen: Bei akuten Zuständen vor einer Mahlzeit 5 - 10 Tropfen alle 12 - 24 Stunden; bei chronischen Verlaufsformen 10 Tropfen jeden 2. Tag.

Zum Einreiben in die Haut: Alle 1 - 2 Tage 5 - 10 Tropfen in die Ellenbeugen.

Nach längstens 8 Wochen Therapiedauer sollte eine mehrmonatige Therapiepause eingelegt werden.

Nebenwirkungen

Aufgrund des Gehaltes von Sanukehl® Staph D6 an spezifischen organischen Bestandteilen können in seltenen Fällen Überempfindlichkeitsreaktionen auftreten. In diesem Fall sollten Sie die Anwendung unterbrechen und einen Arzt aufsuchen.

Gegenanzeigen

Keine bekannt. Siehe unter Besonderheiten bei Kindern, Schwangeren, Stillenden.

Ggf. Besonderheiten bei Kindern, Schwangeren, Stillenden

Da keine ausreichend dokumentierten Erfahrungen zur Anwendung in der Schwangerschaft und Stillzeit vorliegen, sollte das Arzneimittel in der Schwangerschaft nicht und in der Stillzeit nur nach Rücksprache mit dem Arzt angewendet werden.

Zur Anwendung dieses Arzneimittels bei Kindern liegen keine ausreichend dokumentierten Erfahrungen vor. Es soll deshalb bei Kindern unter 12 Jahren nicht angewendet werden.

Wechselwirkungen

Immunsuppressiv wirkende Arzneimittel oder Therapien können die Wirksamkeit von Sanukehl® Staph D6 beeinträchtigen. Vor und nach der Behandlung mit oral verabreichten Lebendimpfstoffen ist ein Abstand von 4 Wochen einzuhalten.

Packungsgrößen und Preise

10 ml (PZN 07403008) .. Euro 18,60
10-mal 10 ml (PZN 07403014) .. Euro 153,65
Apothekenpflichtig.

Sanum-Kehlbeck

Sanukehl® Strep D6
Tropfen

Wirkstoff: Streptococcus pyogenes extractum cellulae (lyophil., steril.) Dil. D6

Zusammensetzung

10 ml flüssige Verdünnung enthalten: Wirkstoff: 10 ml Streptococcus pyogenes extractum cellulae (lyophil., steril.) Dil. D6 (HAB, Vorschrift 5 a, Lsg. D1 mit gereinigtem Wasser).

Anwendungsgebiete

Erfahrungsgemäß unterstützend angewendet bei:

– unterstützend bei Infektionen mit Streptokokken
– Angina tonsillaris, Ekzem, Endo-, Myo- und Perikarditis, Empyem, Mastitis puerpuralis, Osteomyelitis, Otitis, Sinubronchitis, Phlegmone, primär chronischer Polyarthritis.

Eigenschaften

Sanukehl® Strep enthält in einem speziellen Extrakt Polysaccharidbestandteile des Erregers Streptococcus pyogenes. Die Wirkung beruht auf der Absorption der Erreger-Antigene bzw. -Toxine.

Dosierung

Für Erwachsene und Jugendliche ab 12 Jahren gilt:

Zum Einnehmen: Bei akuten Zuständen vor einer Mahlzeit 5 - 10 Tropfen alle 12 - 24 Stunden; bei chronischen Verlaufsformen 10 Tropfen jeden 2. Tag.

Zum Einreiben in die Haut: Alle 1 - 2 Tage 5 - 10 Tropfen in die Ellenbeugen.

Nach längstens 4 Wochen Therapiedauer sollte Sanukehl® Strep D6 abgesetzt werden.

Nebenwirkungen

Aufgrund des Gehaltes von Sanukehl® Strep D6 an spezifischen organischen Bestandteilen können Überempfindlichkeitsreaktionen, hauptsächlich in Form von Hautreaktionen,

Immunsystemerkrankungen und -schwäche INTERNA

auftreten und eine Allergie gegen den Bestandteil Streptococcus pyogenes ausgelöst werden. Das Arzneimittel ist dann abzusetzen und ein Arzt aufzusuchen.

Gegenanzeigen
Nicht anwenden bei: bekannter Überempfindlichkeit gegenüber Bakterienbestandteilen (Streptococcus pyogenes), Autoimmunerkrankungen, Kindern unter 12 Jahren, Schwangeren und Stillenden.

Wechselwirkungen
Immunsuppressiv wirkende Arzneimittel können die Wirksamkeit von Sanukehl® Strep D6 beeinträchtigen. Vor und nach der Behandlung mit oral verabreichten Lebendimpfstoffen ist ein Abstand von 4 Wochen einzuhalten.

Packungsgrößen und Preise
10 ml (PZN 07403020) . . Euro 18,60
10-mal 10 ml (PZN 07403037) . . Euro 153,65
Apothekenpflichtig.

Sanum-Kehlbeck
Sanukehl® Trich D6
Tropfen

Wirkstoff: Trichophyton verrucosum extractum cellulae (lyophil., steril.) Dil. D6

Zusammensetzung
10 ml flüssige Verdünnung enthalten: Wirkstoff: 10 ml Trichophyton verrucosum extractum cellulae (lyophil., steril.) Dil. D6 (HAB, Vorschrift 5 a, Lsg. D1 mit gereinigtem Wasser).

Anwendungsgebiete
Erfahrungsgemäß unterstützend angewendet bei:

– unterstützend bei Infektionen mit Dermatophytose (Trichophytie).
– Mykosen der Haare, Haut, Nägel; Tinea; Trichophytie, Haarausfall (Alopezie).

Eigenschaften
Sanukehl® Trich enthält in einem speziellen Extrakt Polysaccharidbestandteile des Erregers Trichophyton verrucosum. Die Wirkung beruht auf der Absorption der Erreger-Antigene bzw. -Toxine.

Dosierung
Zum Einnehmen: Erwachsene und Jugendliche ab 12 Jahren nehmen bei akuten Krankheitszuständen vor einer Mahlzeit 5 - 10 Tropfen alle 12 - 24 Stunden ein. Bei chronischen Verlaufsformen werden 10 Tropfen alle 2 Tage eingenommen.

Zum Einreiben in die Haut: Erwachsene und Jugendliche ab 12 Jahren alle 1 - 2 Tage 5 - 10 Tropfen am Ort der Erkrankung oder in die Ellenbeugen.

Nach längstens 4 Wochen Therapiedauer sollte eine mehrmonatige Therapiepause eingelegt werden.

Nebenwirkungen
Aufgrund des Gehaltes von Sanukehl® Trich D6 an spezifischen organischen Bestandteilen können in seltenen Fällen Überempfindlichkeitsreaktionen auftreten. In diesem Fall sollten Sie die Anwendung unterbrechen und einen Arzt aufsuchen.

Gegenanzeigen
Nicht anwenden bei bekannter Überempfindlichkeit gegenüber Trichophytonarten. Nicht anwenden bei Kindern unter 12 Jahren. Siehe unter „Ggf. Besonderheiten bei Kindern, Schwangeren, Stillenden„.

Ggf. Besonderheiten bei Kindern, Schwangeren, Stillenden
Da keine ausreichend dokumentierten Erfahrungen zur Anwendung in der Schwangerschaft und Stillzeit vorliegen, sollte das Arzneimittel nur nach Rücksprache mit dem Arzt angewendet werden.

INTERNA — Immunsystemerkrankungen und -schwäche

Wechselwirkungen
Immunsuppressiv wirkende Arzneimittel oder Therapien können die Wirksamkeit von Sanukehl® Trich D6 beeinträchtigen. Vor und nach der Behandlung mit oral verabreichten Lebendimpfstoffen ist ein Abstand von 4 Wochen einzuhalten.

Packungsgrößen und Preise
10 ml (PZN 07403043) . . Euro 18,60
10-mal 10 ml (PZN 07403066) . . Euro 153,65
Apothekenpflichtig.

NutraMedix Deutschland
Sealantro NutraMedix Tropfen

siehe Umwelt- und Schwermetallbelastung

NutraMedix Deutschland
Serrapeptase NutraMedix Kapseln

siehe Entzündungen

SymbioPharm GmbH
SYMBIOFLOR® 1
Tropfen

Zusammensetzung
Symbioflor® 1: 1 ml (12 Tropfen) Suspension enthält: Bakterienkultur (1,0 ml) mit Enterococcus faecalis Bakterien (DSM 16440, Zellen und Autolysat) entsprechend 1,5 – 4,5 x 10^7 lebenden Zellen.

Sonstige Bestandteile:
Lactose-Monohydrat, Cystin, Natriumcarbonat-Decahydrat, Natriumchlorid, Magnesiumsulfat-Heptahydrat, Kaliumchlorid, Calciumchlorid-Dihydrat, Magnesiumchlorid-Hexahydrat, gereinigtes Wasser.

Anwendungsgebiete
Zur Verminderung der Rezidivrate bei wiederkehrenden Infektionen der oberen und unteren Atemwege, besonders bei Entzündungen der Nebenhöhlen (Sinusitis) und der Bronchien (Bronchitis).

Gegenanzeigen
Überempfindlichkeit gegen den Wirkstoff oder einen der sonstigen Bestandteile.

Nebenwirkungen
Symbioflor® 1 ist im Allgemeinen gut verträglich. Es können jedoch folgende Nebenwirkungen auftreten: Sehr selten: Hautreaktionen, Urticaria, Pruritus, Exantheme, Angioödem, Kopfschmerz, Mundtrockenheit, Magenschmerzen, Übelkeit, Erbrechen, Diarrhoe.

Wechselwirkungen
Antibiotika können die Enterococcus faecalis-Bakterien hemmen und somit die Wirksamkeit dieses Arzneimittels abschwächen.

Warnhinweise
Symbioflor® 1 ist nicht zur symptomatischen Therapie akuter Atemwegserkrankungen geeignet. Patienten mit der seltenen hereditären Galaktose-Intoleranz, Laktase-Mangel oder Glukose- Galaktose-Malabsorption sollten Symbioflor ® 1 nicht einnehmen. An Patienten unter 18 Jahren und über 65 Jahren liegen keine kontrollierten Studien vor.

Dosierung
Erwachsene ab 18 Jahren: 3-mal täglich werden 30 Tropfen (morgens nach dem Aufstehen, mittags vor dem Essen und abends vor dem Schlafen gehen) eingenommen, ca. 1 Minute im Mund behalten und vor dem Schlucken damit gurgeln.

Packungsgrößen und Preise
1 x 50 ml (N1) (PZN 00996086) . . Euro 19,99
2 x 50 ml (N2) (PZN 08636223) . . Euro 33,45
3 x 50 ml (N3) (PZN 08636246) . . Euro 46,29

Immunsystemerkrankungen und -schwäche INTERNA

SYMBIOFLOR® 2
Tropfen

SymbioPharm GmbH

siehe Magen-Darm-Beschwerden

Takuna NutraMedix Tropfen

NutraMedix Deutschland

siehe Infektionen

Utilin® „H" D5
Zäpfchen

Sanum-Kehlbeck

Wirkstoff: Bacillus subtilis e muribus cellulae (lyophil., steril.) Trit. D5

Zusammensetzung
1 Zäpfchen enthält: Wirkstoff: 0,2 g Bacillus subtilis e muribus cellulae (lyophil., steril.) Trit. D5 nach Vorschrift 6 HAB.
Sonstiger Bestandteil: Hartfett.

Anwendungsgebiete
Erfahrungsgemäß unterstützend angewendet bei:
Subakuten und chronischen Entzündungen, Funktionsstörungen des Darmes, Störungen der Leber und Gallenblase, zur Immunmodulation, zur Immunprophylaxe, Schilddrüsenüberfunktion (Basedow'sche Krankheit), Postmenopausensyndrom.

Eigenschaften
Utilin® H wird aus Bacillus subtilis (= DSM 5330), einem apathogenen Bacillus, hergestellt. Es ist ein mildes Reiztherapeutikum zur unspezifischen Immunmodulation.

Dosierung
Erwachsene und Jugendliche ab 12 Jahren führen 1 – 3-mal wöchentlich 1 Zäpfchen vor dem Schlafengehen in den After ein. Nach längstens 4 Wochen Therapiedauer sollte Utilin® „H" D5 abgesetzt werden.

Nebenwirkungen
Aufgrund des Gehaltes von Utilin® „H" D5 an spezifischen organischen Bestandteilen können in seltenen Fällen Überempfindlichkeitsreaktionen, hauptsächlich in Form von Hautreaktionen, auftreten und eine Allergie gegen den Bestandteil Bacillus subtilis ausgelöst werden. Das Arzneimittel ist dann abzusetzen und ein Arzt aufzusuchen.

Gegenanzeigen
Nicht anwenden bei:
- bekannter Überempfindlichkeit gegenüber Bacillus subtilis
- Autoimmunerkrankungen
- Kindern unter 12 Jahren
- Schwangeren und Stillenden.

Vorsichtsmaßnahmen
Keine bekannt.

Warnhinweise
Keine bekannt.

Wechselwirkungen
Immunsuppressiv wirkende Arzneimittel können die Wirksamkeit von Utilin® „H" D5 beeinträchtigen. Vor und nach der Behandlung mit oral verabreichten Lebendimpfstoffen ist ein Abstand von 4 Wochen einzuhalten.

Sonstige Hinweise
Enthält Lactose.

Packungsgrößen und Preise
(PZN
10 Zäpfchen 02100728) .... Euro 24,70
10-mal 10 (PZN
Zäpfchen 02100734) .... Euro 217,40

Apothekenpflichtig.

Utilin® „H" D5 Kapseln
Kapseln

Sanum-Kehlbeck

Wirkstoff: Bacillus subtilis e muribus cellulae (lyophil., steril.) Trit. D5

Zusammensetzung
1 Kapsel enthält: Wirkstoff: 330 mg Bacillus subtilis e muribus cellulae (lyophil., steril.) Trit. D5 nach Vorschrift 6 HAB.
Sonstiger Bestandteil: Kapselhülle: Hypromellose.

Anwendungsgebiete
Erfahrungsgemäß unterstützend angewendet bei:
Subakuten und chronischen Entzündungen, Funktionsstörungen des Darmes, Störungen der Leber und Gallenblase, zur Immunmodulation, zur Immunprophylaxe, Schilddrüsenüberfunktion (Basedow'sche Krankheit), Postmenopausensyndrom.

Eigenschaften
Utilin® H wird aus Bacillus subtilis (= DSM 5330), einem apathogenen Bacillus, hergestellt. Es ist ein mildes Reiztherapeutikum zur unspezifischen Immunmodulation.

Dosierung
Erwachsene und Jugendliche ab 12 Jahren nehmen 1 Kapsel alle 2 Wochen. Bei fehlender oder schwacher Reaktion kann die Einnahme in kürzeren Abständen erfolgen – maximal 2-mal wöchentlich 1 Kapsel. Die Kapseln morgens vor dem Frühstück oder abends vor dem Schlafengehen mit etwas Flüssigkeit einnehmen.
Nach längstens 4 Wochen Therapiedauer sollte Utilin® „H" D5 abgesetzt werden.

Nebenwirkungen
Aufgrund des Gehaltes von Utilin® „H" D5 an spezifischen organischen Bestandteilen können in seltenen Fällen Überempfindlichkeitsreaktionen, hauptsächlich in Form von Hautreaktionen, auftreten und eine Allergie gegen den Bestandteil Bacillus subtilis ausgelöst werden. Das Arzneimittel ist dann abzusetzen und ein Arzt aufzusuchen.

Gegenanzeigen
Nicht anwenden bei:
- bekannter Überempfindlichkeit gegenüber Bacillus subtilis
- Autoimmunerkrankungen
- Kindern unter 12 Jahren
- Schwangeren und Stillenden.

Wechselwirkungen
Immunsuppressiv wirkende Arzneimittel können die Wirksamkeit von Utilin® „H" D5 beeinträchtigen. Vor und nach der Behandlung mit oral verabreichten Lebendimpfstoffen ist ein Abstand von 4 Wochen einzuhalten.

Vorsichtsmaßnahmen
Dieses Arzneimittel enthält Lactose. Bitte nehmen Sie Utilin® „H" D5 erst nach Rücksprache mit Ihrem Arzt ein, wenn Ihnen bekannt ist, dass Sie unter einer Unverträglichkeit gegenüber bestimmten Zuckern leiden.

Sonstige Hinweise
Enthält Lactose.

Packungsgrößen und Preise
(PZN
5 Kapseln 02100705) .... Euro 15,10
10-mal 5 (PZN
Kapseln 02100711) .... Euro 125,25
Apothekenpflichtig.

Utilin® „H" D6
Tropfen

Sanum-Kehlbeck

Wirkstoff: Bacillus subtilis e volumine cellulae (lyophil., steril) Dil. D6

Zusammensetzung
1 ml (= 22 Tropfen) enthält: Wirkstoff: 1 ml Bacillus subtilis e volumine cellulae (lyophil., steril) Dil. D6 (HAB Vorschrift 5a, Lsg. D1 mit gereinigtem Wasser).

Infektionen　　　　　　　　　　　　　　　　INJEKTIONEN

Anwendungsgebiete
Erfahrungsgemäß unterstützend angewendet bei:

Subakuten und chronischen Entzündungen, Funktionsstörungen des Darmes, Störungen der Leber und Gallenblase, zur Immunmodulation, zur Immunprophylaxe, Schilddrüsenüberfunktion (Basedow'sche Krankheit), Postmenopausensyndrom.

Eigenschaften
Utilin® H wird aus Bacillus subtilis (= DSM 5330), einem apathogenen Bacillus, hergestellt. Es ist ein mildes Reiztherapeutikum zur unspezifischen Immunmodulation.

Art und Dauer der Anwendung
Zum Einnehmen.

Nebenwirkungen
Keine bekannt.

Wechselwirkungen
Keine bekannt.

Gegenanzeigen
- bekannte Überempfindlichkeit gegenüber Bacillus subtilis
- Autoimmunerkrankungen
- Kinder unter 12 Jahren
- Schwangerschaft und Stillzeit

Vorsichtsmaßnahmen für die Anwendung und Warnhinweise
Zur Dosierung, Dauer und Art der Anwendung befragen Sie Ihren homöopathisch erfahrenen Therapeuten.

Packungsgrößen und Preise
5 ml (PZN 13660264) ...... Euro 14,30
10x 5 ml (PZN 13660270) ...... Euro 115,95
Apothekenpflichtig.

Biogena GmbH & Co KG
Vitamin D3 15.000
Kapseln

siehe Nährstoffmangel - Vitamine

Biogena GmbH & Co KG
Vitamin D3 & K2
Kapseln

siehe Knochenschwund

Biogena GmbH & Co KG
Vitamin D3 Tropfen
Tropfen

siehe Nährstoffmangel - Vitamine

hypo-A
Zink
Kapseln

siehe Grippe, grippaler Infekt, Erkältung

MensSana AG
Zink + C MensSana
Tabletten

siehe Nährstoffmangel

Biogena GmbH & Co KG
Zinkcitrat 30
Kapseln

siehe Nährstoffmangel - Mineralstoffe und Spurenelemente

INJEKTIONEN
(Infektionen)

Sanum-Kehlbeck
Notakehl® D5/D6/D7
Injektionslösung

Wirkstoff: Penicillium chrysogenum e volumine mycelii (lyophil., steril.) Dil. D5/D6/D7 aquos.

Zusammensetzung
1 ml flüssige Verdünnung zur Injektion enthält:
Wirkstoff: 1 ml Penicillium chrysogenum e volumine mycelii (lyophil., steril.) Dil. D5 bzw. Penicillium chrysogenum e volumine mycelii (lyophil., steril.) Dil. D6 bzw. Penicillium chrysogenum e volumine mycelii (lyophil., steril.) Dil. D7 aquos. (HAB, V. 5b).

Anwendungsgebiete
Erfahrungsgemäß unterstützend angewendet bei:
- bakteriellen Erkrankungen allgemeiner Art wie Angina tonsillaris, Laryngitis, Otitis
- Infekten des Urogenitaltraktes wie Zystitis, Prostatitis, Endometritis
- Infekten des Magen-Darm-Traktes wie Diarrhoe und Gastritis
- Erkrankungen der Atemwege wie Asthma-Bronchitis, Bronchitis, Sinubronchitis
- Neuritis, Neuralgien, HWS-, LWS-Syndrom
- Eiterungen, Akne, nach Zahnextraktionen.

Eigenschaften
Notakehl® wird gewonnen aus dem Schimmelpilz Penicillium chrysogenum und erfahrungsgemäß angewendet bei allen bakteriellen Erkrankungen. Notakehl® ist kein Antibiotikum und produziert keine antibiotischen Substanzen. Deshalb treten die bei einer Antibiotika-Behandlung möglichen Begleiterscheinungen, wie Allergien, Leberschäden, Zerstörung der Darmflora und Bildung penicillinresistenter Stämme nicht auf.

Nebenwirkungen
Aufgrund des Gehaltes von Notakehl® D5/D6/D7 an spezifischen organischen Bestandteilen können Überempfindlichkeitsreaktionen, hauptsächlich in Form von Hautreaktionen, auftreten und eine Allergie gegen den Bestandteil Penicillium chrysogenum ausgelöst werden. Das Arzneimittel ist dann abzusetzen und ein Arzt aufzusuchen.

Online-Suche unter
www.grüne-liste.de

Gegenanzeigen
Nicht anwenden bei:
- bekannter Überempfindlichkeit gegenüber Schimmelpilzen (Penicillium chrysogenum)
- Autoimmunerkrankungen
- Kindern unter 12 Jahren
- Schwangerschaft und Stillzeit.

Vorsichtsmaßnahmen
Keine bekannt.

Warnhinweise
Keine bekannt.

Wechselwirkungen
Immunsuppressiv wirkende Arzneimittel können die Wirksamkeit von Notakehl® D5/D6/D7 beeinträchtigen. Vor und nach der Behandlung mit oral verabreichten Lebendimpfstoffen ist ein Abstand von 4 Wochen einzuhalten.

Dosierung
2-mal wöchentlich 1 ml entweder intramuskulär, subcutan, intracutan oder intravenös injizieren. Nach längstens 4 Wochen Therapiedauer sollte Notakehl® D5/D6/D7 abgesetzt werden.

Vor Anwendung beachten: Notakehl® D5/D6/D7 enthält Natrium, aber weniger als 1 mmol (23 mg) Natrium pro 1 ml, d.h., es ist nahezu „natriumfrei".

Packungsgrößen und Preise
D5
 1 Amp. à 1 ml (PZN 03207084) Euro 7,50
 10 Amp. à 1 ml (PZN 03207090) Euro 52,00
 50 Amp. à 1 ml (PZN 03207109) Euro 219,20
D6
 1 Amp. à 1 ml (PZN 03207055) Euro 6,65
 10 Amp. à 1 ml (PZN 03207061) Euro 45,40
 50 Amp. à 1 ml (PZN 03207078) Euro 187,50
D7
 1 Amp. à 1 ml (PZN 03207026) Euro 5,65
 10 Amp. à 1 ml (PZN 03207032) Euro 36,60
 50 Amp. à 1 ml (PZN 03207049) Euro 150,80

Apothekenpflichtig.

Infektionen

INTERNA

Banderol NutraMedix Tropfen
NutraMedix Deutschland

Zusammensetzung
Otoba parvivolia Rinden-Extrakt, Mineralwasser, Ethanol (20-24%)

Anwendungsgebiete
akute und chronische bakterielle, mykotische und parasitäre Infektionen

Wirkstoffeigenschaften
antibakteriell, antimykotisch, antiparasitär, entzündungshemmend
Wird häufig in Kombination mit Samento NutraMedix bei der Behandlung akuter und chronischer Infektionen angewendet (chron. Borreliose mit Co-Infektionen u.a.).

Gegenanzeigen
Schwangerschaft und Stillzeit

Nebenwirkungen
Herxheimer-Reaktionen möglich

Dosierung und Art der Anwendung
2x täglich 30 Tropfen in Wasser, vor den Mahlzeiten, schrittweise Dosis steigern
Kinder: 2x täglich 1/2 Tropfen pro kg KG

Packungsgrößen und Preise
30 ml (PZN 18039942) .... Euro 34,95
60 ml (PZN 18039959) .... Euro 54,95

Bezug und weitere Informationen
NutraMedix Deutschland GmbH
www.nutramedix.de

Burbur-Pinella NutraMedix Tropfen
NutraMedix Deutschland

siehe Umwelt- und Schwermetallbelastung

Glutathion Liposomal
Neurolab GmbH

flüssig
Nahrungsergänzungsmittel mit liposomalem Glutathion und Riboflavin.

siehe Immunsystemerkrankungen und -schwäche

Immun Express
Neurolab GmbH

flüssig/alkoholischer Extrakt
Nahrungsergänzungsmittel mit Süßholz, Zistrose, Thymian, Propolis, Eukalyptus, Schwarze Johannisbeere und Vitamin C.

Zusammensetzung
18 Sprühstöße enthalten: Vitamin C 40 mg, Süßholz 150 mg, Zistrose 60 mg, Thymian 50 mg, Propolis 20 mg, Eukalyptus 18 mg, davon ätherisches Öl 2 mg, Schwarze Johannisbeere 3 mg.

Verzehrempfehlung
6 x täglich jeweils 3 Sprühstöße oder nach Bedarf in den Rachen sprühen (= 2 ml).

Sonstige Hinweise
Beim Verzehr in der Schwangerschaft, Stillzeit oder im Kindesalter halten Sie bitte Rücksprache mit Ihrem Arzt, Heilpraktiker oder Apotheker. Enthält Süßholzwurzel: Bei hohem Blutdruck sollte ein übermäßiger Verzehr dieses Erzeugnisses vermieden werden.

Wechselwirkungen
Blutdruckmedikamente

Packungsgrößen und Preise
1 Flasche á 30 ml .... Euro 29,90

Immunbiotic
Neurolab GmbH

Kapseln

Für eine gesunde Funktion des Immunsystems

Nahrungsergänzungsmittel mit Vitamin D, Bifidobakterien, Laktobazillen und Streptococcus.

Zusammensetzung
2 Kapseln enthalten: Vitamin D 5 µg (200 I.E.), Bakterienkulturen $2*10^{10}$ KBE (B. bifidum, B. breve, B. lactis, B. longum, L. casei, L. paracasei, L. plantarum, L. rhamnosus, S. thermophilus), Füllstoff: Resistente Maisstärke, Hydroxypropylmethylcellulose (pflanzliche Kapselhülle).

Verzehrempfehlung
2 Kapseln täglich mit ausreichend Flüssigkeit kurz vor einer Mahlzeit verzehren.

Packungsgrößen und Preise
1 Dose à 60 Kapseln .... Euro 36,70

Kardenwurzel Bio Frischpflanzen Konzentrat
Wellnest Pflanzenkraft

Tropfen

Zusammensetzung
Kräuterbitter-Konzentrat aus Auszügen einjähriger Kardenwurzel (kbA in Deutschland), Bio-Alkohol 32 % Vol.

Anwendungsgebiete
Auszüge der Wilden Karde haben in der Naturheilkunde eine lange Geschichte. Traditionell finden Kardenextrakte bei Gelenkbeschwerden (Arthrose, Gicht, Rheuma) und Hautproblemen (Fisteln, Warzen, Akne) Beachtung. Weiterhin schreibt man der Kardenwurzel schweiß-, galle- und harntreibende sowie entschlackende und verdauungsfördernde Eigenschaften zu. Besonders effektiv ist der Kardeneinsatz bei Infektionen wie Borreliose: Da die Arzneipflanze den „inneren Arzt" und die Immunabwehr aktiviert, werden Kardenextrakte von Naturheilkundlern als pflanzliche Antibiotika-Alternative geschätzt. In diesem Kontext empfiehlt sich Kardenwurzel Bio Frischpflanzen Konzentrat zur Stärkung des Immunsystems, Mobilisierung der Selbstheilungskräfte und natürlichen Behandlung von Borreliose.

Eigenschaften
Zu den Wirksubstanzen der Wilden Karde gehören Gerbstoffe, Bitterstoffe, Iridoide, Saponine, organische Säuren sowie Inulin und Tannin. Ihr Zusammenspiel animiert den Körper zur Intensivierung der Abwehrkräfte. Gerade bei bakteriellen Infektionskrankheiten wie Borreliose kommen die Pflanzenstoffe zielgerichtet zur Geltung.

Dosierung
Täglich 2x 10 Tropfen mit ausreichend Flüssigkeit.

Nebenwirkungen
Keine bekannt.

Wechselwirkungen
Kardenwurzel Bio Frischpflanzen Konzentrat entfaltet in Kombination mit Katzenkralle (Cat's Claw) Konzentrat seine optimale Wirkung.

Warnhinweise
Enthält Alkohol (32 % Vol.)

Ggf. Besonderheiten bei Kindern, Schwangeren, Stillenden
In der Schwangerschaft und Stillzeit nur in Rücksprache mit dem Arzt einnehmen.

Sonstige Hinweise
Außerhalb der Reichweite von Kindern sowie trocken, licht- und wärmegeschützt lagern.

Weiterführende Informationen
Kardenwurzel Bio Frischpflanzen Konzentrat wird schonend nach überlieferter Handwerkstradition von einer heimischen Manufaktur in einem zweimonatigen Kaltauszug bei Raumtemperatur hergestellt. Verwendung finden

einjährig geerntete Kardenfrischpflanzen (kbA) von einem brandenburgischen Biohof, energetisiertes Wasser und Bio-Alkohol. Das Kräuterbitter-Konzentrat bildet nicht zuletzt aufgrund des Ansatzverhältnisses 1:1,8 das pflanzliche Wirkstoff-Spektrum in konzentrierter Form vollständig ab und enthält somit ein Höchstmaß sekundärer P!anzenstoffe und ätherischer Öle. Gelöst werden sie vom Körper unmittelbar verwertet.

Packungsgrößen und Preise
100 ml (PZN 8458566) .... Euro 34,90
Stand: 01.11.2020

Wellnest Pflanzenkraft
LUMACELL Akut Konzentrat
Tropfen

Zusammensetzung
Kräuterbitter-Konzentrat aus Auszügen von Einjährigem Beifuß, Bio-Alkohol 32 % Vol.

Anwendungsgebiete
Der Einjährige Beifuß ist eine traditionelle Arzneipfanze der TCM, die in China seit Jahrtausenden gegen Fieber und Malaria eingesetzt wird. Dafür ist der Pflanzenstoff Artemisinin verantwortlich, der 1971 erstmals von der chinesischen Pharmakologin Tu Youyou isoliert wurde. 2002 erkannte die Weltgesundheitsorganisation WHO Artemisinin als Malariamittel an. Tu Youyou erhielt 2015 den Nobelpreis für Medizin. LUMACELL Akut Konzentrat basiert auf Auszügen zermahlener Beifußblätter, da nach aktuellen Forschungsergebnissen die Gesamtheit aller Pflanzenstoffe noch wirksamer gegen Infektionen ist, als der isolierte Wirkstoff Artemisinin. Somit empiehlt sich das Kräuterbitter-Konzentrat nicht allein zur Fieberlinderung und Malariabekämpfung, sondern generell gegen Erreger aller Art: Bei Viren, Bakterien, Pilzen und Parasiten stärkt LUMACELL Akut Konzentrat die Immunabwehr und mobilisiert die Selbstheilungskräfte. Mögliche Einsatzgebiete reichen von Erkältungen und Grippe über Corona und Malaria bis Borreliose. Unabhängig davon ist der Einjährige Beifuß dafür bekannt, Verdauungsbeschwerden wie Magenkrämpfe, Blähungen und Durchfälle zu lindern.

Eigenschaften
Artemisinin und dessen Derivate (zusammenfassend: „Artemisinine") sind nachweislich in der Lage, das Immunsystem gegen mehrere Krebsarten zu aktivieren. Im Zuge dessen attackieren die Artemisinine kranke Zellen von außen und zersetzen sie von innen. Sie zerstören demnach kranke Zellen wie Sprengstoff. Ferner regulieren Artemisinine alpha-Zellen in der Bauchspeicheldrüse was potenziell in der Diabetes-Therapie von Nutzen ist.

Dosierung
Täglich (mindestens) 2x 25 Tropfen mit ausreichend Flüssigkeit. Um eine Artemisinin-Resistenz zu vermeiden, gilt es die Einnahmeempfehlung strikt einzuhalten: Werden dauerhaft zu geringe Mengen des Kräuterbitter-Konzentrats eingenommen, kommt dessen Wirkkraft nicht mehr zur Geltung!

Nebenwirkungen
Keine bekannt.

Wechselwirkungen
Es gibt Hinweise, dass die Kombination von Beifuß-Auszügen und Eisenpräparaten wirksam gegen wuchernde Zellen sein kann: Zunächst lagert sich Eisen in den Zellen an und fungiert als Zielmarker für Artemisinine, dann intensiviert Eisen deren „zellsprengenden" Eigenschaften.

Warnhinweise
Enthält Alkohol (32 % Vol.)

Ggf. Besonderheiten bei Kindern, Schwangeren, Stillenden
In der Kinderwunschzeit und Schwangerschaft nicht einnehmen, da der Einjährige Beifuß den Pflanzenstoff Thujon enthält. Stillende sollten die Einnahme mit ihrem Arzt oder Therapeuten besprechen.

INTERNA — Infektionen

Sonstige Hinweise
Außerhalb der Reichweite von Kindern sowie trocken-, licht- und wärmegeschützt lagern.

Weiterführende Informationen
Wellnest LUMACELL Akut Konzentrat wird schonend nach überlieferter Handwerkstradition von einer heimischen Manufaktur in einem zweimonatigen Kaltauszug bei Raumtemperatur hergestellt. Verwendung finden zermahlene Blätter des Einjährigen Beifuß aus regionalem Bio-Anbau, Bio-Alkohol und mit Aktivkohle gereinigtes und energetisiertes Wasser. Die Ur-Tinktur bildet das pflanzliche Wirkstoff-Spektrum in konzentrierter Form vollständig ab und enthält somit ein Höchstmaß sekundärer Pflanzenstoffe und ätherischer Öle. Gelöst werden sie vom Körper unmittelbar verwertet.

Packungsgrößen und Preise
100 ml (PZN 16686525) .... Euro 34,90
Stand: 01.11.2020

Sanum-Kehlbeck
Notakehl® D3
Zäpfchen

Wirkstoff: Penicillium chrysogenum e volumine mycelii (lyophil., steril.) Trit. D3

Zusammensetzung
1 Zäpfchen enthält: Wirkstoff: 0,2 g Penicillium chrysogenum e volumine mycelii (lyophil., steril.) Trit. D3 nach Vorschrift 6 HAB.
Sonstiger Bestandteil: Hartfett.

Anwendungsgebiete
Erfahrungsgemäß unterstützend angewendet bei:
– Infekten des Urogenitaltraktes wie Zystitis, Prostatitis, Endometritis
– Infekten des Magen-Darm-Traktes wie Diarrhoe und Gastritis
– Neuritis, Neuralgien, HWS-, LWS-Syndrom
– Eiterungen, Akne.

Eigenschaften
Notakehl® wird gewonnen aus dem Schimmelpilz Penicillium chrysogenum und erfahrungsgemäß angewendet bei allen bakteriellen Erkrankungen. Notakehl® ist kein Antibiotikum und produziert keine antibiotischen Substanzen. Deshalb treten die bei einer Antibiotika-Behandlung möglichen Begleiterscheinungen, wie Allergien, Leberschäden, Zerstörung der Darmflora und Bildung penicillinresistenter Stämme nicht auf.

Gegenanzeigen
Nicht anwenden bei:
– bekannter Überempfindlichkeit gegenüber Schimmelpilzen (Penicillium chrysogenum)
– Autoimmunerkrankungen
– Kindern unter 12 Jahren
– Schwangerschaft und Stillzeit.

Nebenwirkungen
Aufgrund des Gehaltes von Notakehl® D3 an spezifischen organischen Bestandteilen können Überempfindlichkeitsreaktionen, hauptsächlich in Form von Hautreaktionen, auftreten und eine Allergie gegen den Bestandteil Penicillium chrysogenum ausgelöst werden. Das Arzneimittel ist dann abzusetzen und ein Arzt aufzusuchen.

Dosierung
Erwachsene und Jugendliche ab 12 Jahren führen 1-mal täglich 1 Zäpfchen vor dem Schlafengehen in den After ein. Nach längstens 4 Wochen Therapiedauer sollte Notakehl® D3 abgesetzt werden.

Vorsichtsmaßnahmen
Keine bekannt.

Warnhinweise
Keine bekannt.

Wechselwirkungen
Immunsuppressiv wirkende Arzneimittel können die Wirksamkeit von Notakehl® D3 beeinträchtigen. Vor und nach der Behandlung mit oral verabreichten Lebendimpfstoffen ist ein Abstand von 4 Wochen einzuhalten.

Infektionen

INTERNA

Sonstige Hinweise
Enthält Lactose.

Packungsgrößen und Preise
(PZN
10 Zäpfchen 03207150) .... Euro 16,85
10-mal 10 (PZN
Zäpfchen 03207167) .... Euro 139,00
Apothekenpflichtig.

Sanum-Kehlbeck
Notakehl® D4
Hartkapseln

Wirkstoff: Penicillium chrysogenum e volumine mycelii (lyophil., steril.) Trit. D4

Zusammensetzung
1 Hartkapsel enthält: Wirkstoff: 330 mg Penicillium chrysogenum e volumine mycelii (lyophil., steril.) Trit. D4 nach Vorschrift 6 HAB.

Hartkapselhülle: Hypromellose (HPMC).

Anwendungsgebiete
Erfahrungsgemäß unterstützend angewendet bei:
- bakteriellen Erkrankungen allgemeiner Art wie Angina tonsillaris, Laryngitis, Otitis
- Infekten des Urogenitaltraktes wie Zystitis, Prostatitis, Endometritis
- Infekten des Magen-Darm-Traktes wie Diarrhoe und Gastritis
- Erkrankungen der Atemwege wie Asthma-Bronchitis, Bronchitis, Sinubronchitis
- Neuritis, Neuralgien, HWS-, LWS-Syndrom
- Eiterungen, Akne, nach Zahnextraktionen.

Eigenschaften
Notakehl® wird gewonnen aus dem Schimmelpilz Penicillium chrysogenum und erfahrungsgemäß angewendet bei allen bakteriellen Erkrankungen. Notakehl® ist kein Antibiotikum und produziert keine antibiotischen Substanzen. Deshalb treten die bei einer Antibiotika-Behandlung möglichen Begleiterscheinungen, wie Allergien, Leberschäden, Zerstörung der Darmflora und Bildung penicillinresistenter Stämme nicht auf.

Nebenwirkungen
Aufgrund des Gehaltes von Notakehl® D4 an spezifischen organischen Bestandteilen können Überempfindlichkeitsreaktionen, hauptsächlich in Form von Hautreaktionen, auftreten und eine Allergie gegen den Bestandteil Penicillium chrysogenum ausgelöst werden. Das Arzneimittel ist dann abzusetzen und ein Arzt aufzusuchen.

Gegenanzeigen
Nicht anwenden bei:
- bekannter Überempfindlichkeit gegenüber Schimmelpilzen (Penicillium chrysogenum)
- Autoimmunerkrankungen
- Kindern unter 12 Jahren
- Schwangerschaft und Stillzeit.

Vorsichtsmaßnahmen
Keine bekannt.

Warnhinweise
Keine bekannt.

Wechselwirkungen
Immunsuppressiv wirkende Arzneimittel können die Wirksamkeit von Notakehl® D4 beeinträchtigen. Vor und nach der Behandlung mit oral verabreichten Lebendimpfstoffen ist ein Abstand von 4 Wochen einzuhalten.

Sonstige Hinweise
Enthält Lactose. Bitte nehmen Sie Notakehl® D4 daher erst nach Rücksprache mit Ihrem Arzt ein, wenn Ihnen bekannt ist, dass Sie unter einer Unverträglichkeit gegenüber bestimmten Zuckern leiden.

Dosierung
1 – 3-mal täglich 1 Hartkapsel vor den Mahlzeiten mit ausreichend Flüssigkeit einnehmen. Nach längstens 4 Wochen Therapiedauer sollte Notakehl® D4 abgesetzt werden.

INTERNA — Infektionen

Packungsgrößen und Preise
(PZN
20 Kapseln 04383222) .... Euro 31,15
10-mal 20 (PZN
Kapseln 04383239) .... Euro 273,60
Apothekenpflichtig.

Sanum-Kehlbeck
Notakehl® D5
Tabletten

Wirkstoff: Penicillium chrysogenum e volumine mycelii (lyophil., steril.) Trit. D5

Zusammensetzung
1 Tablette enthält: Wirkstoff: 250 mg Penicillium chrysogenum e volumine mycelii (lyophil., steril.) Trit. D5 nach Vorschrift 6 HAB.

Sonstige Bestandteile: Kartoffelstärke, Magnesiumstearat.

Anwendungsgebiete
Erfahrungsgemäß unterstützend angewendet bei:
- bakteriellen Erkrankungen allgemeiner Art wie Angina tonsillaris, Laryngitis, Otitis
- Infekten des Urogenitaltraktes wie Zystitis, Prostatitis, Endometritis
- Infekten des Magen-Darm-Traktes wie Diarrhoe und Gastritis
- Erkrankungen der Atemwege wie Asthma-Bronchitis, Bronchitis, Sinubronchitis
- Neuritis, Neuralgien, HWS-, LWS-Syndrom
- Eiterungen, Akne, nach Zahnextraktionen.

Eigenschaften
Notakehl® wird gewonnen aus dem Schimmelpilz Penicillium chrysogenum und erfahrungsgemäß angewendet bei allen bakteriellen Erkrankungen. Notakehl® ist kein Antibiotikum und produziert keine antibiotischen Substanzen. Deshalb treten die bei einer Antibiotika-Behandlung möglichen Begleiterscheinungen wie Allergien, Leberschäden, Zerstörung der Darmflora und Bildung penicillinresistenter Stämme nicht auf.

Nebenwirkungen
Aufgrund des Gehaltes von Notakehl® D5 an spezifischen organischen Bestandteilen können Überempfindlichkeitsreaktionen, hauptsächlich in Form von Hautreaktionen, auftreten und eine Allergie gegen den Bestandteil Penicillium chrysogenum ausgelöst werden. Das Arzneimittel ist dann abzusetzen und ein Arzt aufzusuchen.

Gegenanzeigen
Nicht anwenden bei:
- bekannter Überempfindlichkeit gegenüber Schimmelpilzen (Penicillium chrysogenum)
- Autoimmunerkrankungen
- Kindern unter 12 Jahren
- Schwangerschaft und Stillzeit.

Vorsichtsmaßnahmen
Keine bekannt.

Warnhinweise
Keine bekannt.

Sonstige Hinweise
Enthält Lactose. Bitte nehmen Sie Notakehl® D5 daher erst nach Rücksprache mit Ihrem Arzt ein, wenn Ihnen bekannt ist, dass Sie unter einer Unverträglichkeit gegenüber bestimmten Zuckern leiden.

Wechselwirkungen
Immunsuppressiv wirkende Arzneimittel können die Wirksamkeit von Notakehl® D5 beeinträchtigen. Vor und nach der Behandlung mit oral verabreichten Lebendimpfstoffen ist ein Abstand von 4 Wochen einzuhalten.

Dosierung
1 - 3-mal täglich 1 Tablette mit ausreichend Flüssigkeit einnehmen. Nach längstens 4 Wochen Therapiedauer sollte Notakehl® D5 abgesetzt werden.

Infektionen

Packungsgrößen und Preise
(PZN
20 Tabletten 04426569) .... Euro 14,85
10-mal 20 (PZN
Tabletten 04426575) .... Euro 121,25
Apothekenpflichtig.

Sanum-Kehlbeck
Notakehl® D5
Tropfen

Wirkstoff: Penicillium chrysogenum e volumine mycelii (lyophil., steril.) Dil. D5

Zusammensetzung
10 ml flüssige Verdünnung enthalten: Wirkstoff: 10 ml Penicillium chrysogenum e volumine mycelii (lyophil., steril.) Dil. D5 (HAB, V. 5a, Lsg. D1 mit gereinigtem Wasser).

Anwendungsgebiete
Erfahrungsgemäß unterstützend angewendet bei:
- bakteriellen Erkrankungen allgemeiner Art wie Angina tonsillaris, Laryngitis, Otitis
- Infekten des Urogenitaltraktes wie Zystitis, Prostatitis, Endometritis
- Infekten des Magen-Darm-Traktes wie Diarrhoe und Gastritis
- Erkrankungen der Atemwege wie Asthma-Bronchitis, Bronchitis, Sinubronchitis
- Neuritis, Neuralgien, HWS-, LWS-Syndrom
- Eiterungen, Akne, nach Zahnextraktionen.

Eigenschaften
Notakehl® wird gewonnen aus dem Schimmelpilz Penicillium chrysogenum und erfahrungsgemäß angewendet bei allen bakteriellen Erkrankungen. Notakehl® ist kein Antibiotikum und produziert keine antibiotischen Substanzen. Deshalb treten die bei einer Antibiotika-Behandlung möglichen Begleiterscheinungen, wie Allergien, Leberschäden, Zerstörung der Darmflora und Bildung penicillinresistenter Stämme nicht auf.

Nebenwirkungen
Aufgrund des Gehaltes von Notakehl® D5 an spezifischen organischen Bestandteilen können Überempfindlichkeitsreaktionen, hauptsächlich in Form von Hautreaktionen, auftreten und eine Allergie gegen den Bestandteil Penicillium chrysogenum ausgelöst werden. Das Arzneimittel ist dann abzusetzen und ein Arzt aufzusuchen.

Gegenanzeigen
Nicht anwenden bei:
- bekannter Überempfindlichkeit gegenüber Schimmelpilzen (Penicillium chrysogenum)
- Autoimmunerkrankungen
- Kindern unter 12 Jahren
- Schwangerschaft und Stillzeit.

Vorsichtsmaßnahmen
Keine bekannt.

Warnhinweise
Keine bekannt.

Wechselwirkungen
Immunsuppressiv wirkende Arzneimittel können die Wirksamkeit von Notakehl® D5 beeinträchtigen. Vor und nach der Behandlung mit oral verabreichten Lebendimpfstoffen ist ein Abstand von 4 Wochen einzuhalten.

Dosierung
Zum Einnehmen: 1 – 2-mal täglich 5 Tropfen vor einer Mahlzeit.

Zum Einreiben: 1-mal täglich 5 - 10 Tropfen in die Ellenbeuge einreiben.
Nach längstens 4 Wochen Therapiedauer sollte Notakehl® D5 abgesetzt werden.

Packungsgrößen und Preise
10 ml (PZN 03207115) .. Euro 13,40
10-mal 10 ml (PZN 03207121) .. Euro 102,65
Apothekenpflichtig.

INTERNA

Infektionen

Nutra-BRL NutraMedix Tropfen
NutraMedix Deutschland

Zusammensetzung
Uncaria tomentosa (Cat´s Claw) Rindenextrakt (TOA-frei); Otoba parfivoila Rindenextrakt, Stevia reboudiana Blatt-extrakt, Mineralwasser, Ethanol (20-24%)

Anwendungsgebiete
Borreliose (akut und chronisch) sowie deren bakt., mykot. und paras. Co-Infektionen

Wirkstoffeigenschaften
immunmodulierend, breitspektrum antimikrobiell, entzündungshemmend, antioxidativ, antikarzinogen, neuroprotektiv

Nutra-BRL ist frei von TOA (tetrazyklischen Oxindol-Alkaloiden) und wirkt deshalb im Gegensatz zu anderen Cat´s Claw Präparaten als Immunsystemmodulator. Nutra-BRL kann daher auch bei überschießenden Immunreaktionen (Autoimmunerkrankungen) erfolgreich eingesetzt werden.

Wird häufig in Kombination mit Serrapeptase NutraMedix und / oder Takuna NutraMedix bei der Behandlung der chronischen Lyme-Borreliose angewendet.

Gegenanzeigen
Schwangerschaft und Stillzeit

Nebenwirkungen
Herxheimer-Reaktionen möglich

Dosierung und Art der Anwendung
2x täglich 60 Tropfen in Wasser, vor den Mahlzeiten, schrittweise Dosis steigern
Kinder: 2x täglich 1 Tropfen pro kg KG

Packungsgrößen und Preise
60 ml (PZN 18447807) .... Euro 54,95

Bezug und weitere Informationen
NutraMedix Deutschland GmbH
www.nutramedix.de

Samento NutraMedix Tropfen
NutraMedix Deutschland

siehe Immunsystemerkrankungen und -schwäche

SanFerin®
Volopharm GmbH Deutschland

Tabletten

SanFerin® unterstützt als ‚natürliches Antibiotikum' den Körper bei der Abwehr von Krankheitserregern (Bakterien, Viren, Pilze) und stärkt das Immunsystem.

Zusammensetzung
1 Tablette enthält 75 mg Lactoferrin, 30 mg Lysozym, 150 mg Mannose, 100 mg ß-Glucan und 2 mg Zink.

Eigenschaften
SanFerin® stärkt durch seine rein natürlichen Inhaltsstoffe Lactoferrin, Lysozym, ß-Glucan, Mannose und Zink das Immunsystem und schützt vor Bakterien, Viren und Pilzen. Lactoferrin und Lysozym besitzen zudem die Fähigkeit, bakteriellen Biofilm aufzulösen. Zusätzlich fördert SanFerin® präbiotisch das Darmmikrobiom.

Anwendungsgebiete
SanFerin® aus rein natürlichen Inhaltsstoffen wirkt antibakteriell, antiviral und teilweise antimykotisch. Dadurch ist es für den therapeutischen sowie prophylaktischen Einsatz bei folgenden unkomplizierten Infektionen bestens geeignet:
– bei Harnwegsinfekten
– bei Atemwegsinfekten
– bei Infekten im Magen-Darm-Bereich (z.B. bei Dysbakterien)
– bei Infekten in der Mundhöhle (z.B. Paradontitis, Stomatitis, Gingivitis)

Dosierung
Anfangs und bei erhöhtem Bedarf 2 x 3 Tabletten (6 Tabl.) pro Tag, in Folge 2 x 2 Tabletten (4 Tabl.) pro Tag mit reichlich Flüssigkeit einneh-

Karies und Parodontitis INTERNA

men. Die Einnahme der Tabletten sollte zumindest über einen Zeitraum von mehreren Tagen erfolgen. SanFerin® kann auch in der Schwangerschaft und Stillzeit verwendet werden.

Gegenanzeigen
SanFerin® Tabletten sind in der Regel sehr gut verträglich. Lediglich Personen mit Hühnereiallergie ist von der Einnahme abzuraten, da Lysozym daraus gewonnen wird. Die angegebene Tagesdosis nicht überschreiten.

Packungsgrößen
20 Tabletten PZN (11090058) . . . .
40 Tabletten PZN (11090064) . . . .
80 Tabletten PZN (11608182) . . . .
In Apotheken und online unter www.volopharm.com/de erhältlich.

NutraMedix Deutschland
Sealantro NutraMedix Tropfen

siehe Umwelt- und Schwermetallbelastung

NutraMedix Deutschland
Serrapeptase NutraMedix Kapseln

siehe Entzündungen

NutraMedix Deutschland
Takuna NutraMedix Tropfen

Zusammensetzung
Ameisenbaum-Rinden-Extrakt, Mineralwasser, Ethanol (20-24%)

Anwendungsgebiete
akute / chronische virale Infektionen, z.B. Influenza, Covid, EBV, Gürtelrose, Herpes

Wirkstoffeigenschaften
antiviral, entzündungshemmend

Wird häufig in Kombination mit Samento NutraMedix bei der Behandlung akuter und chronischer viraler Infektionen angewendet.

Gegenanzeigen
Schwangerschaft und Stillzeit

Nebenwirkungen
Herxheimer-Reaktionen möglich

Dosierung und Art der Anwendung
2 - 4x täglich 30 Tropfen in Wasser, vor den Mahlzeiten, schrittweise Dosis steigern
Kinder: 2 - 4x täglich 1/2 Tropfen pro kg KG

Packungsgrößen und Preise
30 ml (PZN 18040359) . . . . Euro 34,95
60 ml (PZN 18040365) . . . . Euro 54,95

Bezug und weitere Informationen
NutraMedix Deutschland GmbH
www.nutramedix.de

INTERNA
(Karies und Parodontitis)

Dr. Jacob's Medical GmbH
Dr. Jacob's Basenpulver
Pulver

Nahrungsergänzungsmittel mit Kalium-, Calcium- und Magnesium-Citrat - Multitalent mit über 30 belegten Gesundheitswirkungen (u.a. für Muskeln, Knochen, Nerven, weniger Erschöpfung, Herz und normalen Blutdruck)

siehe Übersäuerung

Itis-Protect®
Kapseln *hypo-A*

Anwendungsgebiete
Bilanzierte Diät zum Diätmanagement bei Parodontitis in vier Schritten. Die 4-monatige Kur trägt dazu bei, Entzündungsreaktionen bei Parodontitis zu reduzieren und die Regeneration des Zahnhalteapparates, das Immunsystem und die Mundschleimhaut bei Parodontitis zu unterstützen. Die Einnahme von Itis-Protect sollte von einem Arzt oder Zahnarzt begleitet werden.

Eigenschaften
Itis-Protect® enthält Nährstoffe und Darmsymbionten zur Unterstützung des Immunsystems. Auf diesem Wege verringert Itis-Protect® parodontische Entzündungen und trägt zum Erhalt des Zahnhalteapparates bei. Parodontitisbedingtem Zahnverlust wird vorgebeugt. Mithilfe eines aMMP-8-Testes lässt sich vorab ermitteln, ob Gewebedestruktion stattfindet. Lactose- und glutenfrei.

Zusammensetzung
Auf Itis-Protect® I, das über 28 Tage mit Nährstoffen unterstützt, folgen jeweils über weitere 28 Tage Itis-Protect® II, III und IV.

Itis-Protect® I
Kapseln *hypo-A*

Anwendungsgebiete
Itis-Protect® I bildet den ersten Schritt einer 4-teiligen Begleittherapie bei Parodontitis. Für die gesamte Kur werden die 4 Phasen von Itis-Protect® I–IV ihrer Nummerierung folgend über je 4 Wochen eingenommen.

Eigenschaften
Itis-Protect® I enthält verblisterte Kapseln von ADEK, Acerola Zink, Mineral plus und Q10 plus Vit. C für die 3 mal tägliche Anwendung vier Wochen lang. Lactose- und glutenfrei.

Zusammensetzung
Kombipackung für 28 Tage bestehend aus: ADEK, Acerola Zink, Mineral plus, Q10 plus Vit. C

Packungsgrößen und Preise
(PZN
Kombipackung 10127210) .... Euro 119,35

Itis-Protect® II
Kapseln *hypo-A*

Anwendungsgebiete
Itis-Protect® II ist das Paket für den zweiten Schritt der 4-teiligen Begleittherapie bei Parodontitis. Um eine optimale Wirkung zu erzielen, sollten alle 4 Schritte der Kur vollständig und in der richtigen Reihenfolge (I–IV) durchgeführt werden.

Eigenschaften
Jedes Paket Itis-Protect® II beinhaltet verblisterte Kapseln von Schwarzkümmelöl, AE + Lycopin, 3-Symbiose und Kalium spe für die 3 mal tägliche Anwendung vier Wochen lang. In der 2. Phase flammt die Entzündungsaktivität oft auf, ehe sie sich in Phase 3 abbaut. Lactose- und glutenfrei.

Zusammensetzung
Kombipackung für 28 Tage bestehend aus: Schwarzkümmelöl, Vit. AE + Lycopin, 3-Symbiose, Kalium spe

Packungsgrößen und Preise
Preis (PZN 10127227) .... Euro 148,25

Itis-Protect® III
Kapseln *hypo-A*

Anwendungsgebiete
Itis-Protect® III, der dritte Schritt zum Schutz vor Zahnverlust durch Parodontitis.

Knochenschwund — INJEKTIONEN

Eigenschaften
Jedes Paket Itis-Protect® III beinhaltet verblisterte Kapseln von Lachsöl, Schwarzkümmelöl, 3-Symbiose plus und Magnesium-Calcium für die 3 mal tägliche Anwendung vier Wochen lang. Lactose- und glutenfrei.

Zusammensetzung
Kombipackung für 28 Tage bestehend aus: Lachsöl, Schwarzkümmelöl, 3-Symbiose plus, Magnesium-Calcium

Packungsgrößen und Preise
Kombipackung (PZN 10127233)   Euro 168,25

hypo-A
Itis-Protect® IV
Kapseln

Anwendungsgebiete
Itis-Protect® IV ist der vierte und letzte Schritt der 4-monatigen Begleittherapie bei Parodontitis mit hochwertigen Mikronährstoffkombinationen.

Eigenschaften
Jedes Paket Itis-Protect® IV beinhaltet Vit. AE + Lycopin, 3-Symbiose plus, Q10 plus Vit. C und Magnesium-Calcium für die 3 mal tägliche Anwendung vier Wochen lang. Lactose- und glutenfrei.

Zusammensetzung
Kombipackung für 28 Tage bestehend aus: Vit. AE + Lycopin, 3-Symbiose plus, Q10 plus Vit. C, Magnesium-Calcium

Packungsgrößen und Preise
Kombinationspackung (PZN 10127256)   Euro 174,85

Volopharm GmbH Deutschland
SanFerin®
Tabletten

siehe Infektionen

INJEKTIONEN
(Knochenschwund)

Sanum-Kehlbeck
Nigersan® D5/D6/D7
Injektionslösung

Wirkstoff: Aspergillus niger e volumine mycelii (lyophil., steril.) Dil. D5/D6/D7 aquos.

siehe Urogenitalerkrankungen

INTERNA

hypo-A
Calcium
Kapseln

siehe Nährstoffmangel - Mineralstoffe und Spurenelemente

Dr. Jacob's Medical GmbH
Dr. Jacob's Basenpulver
Pulver

Nahrungsergänzungsmittel mit Kalium-, Calcium- und Magnesium-Citrat - Multitalent mit über 30 belegten Gesundheitswirkungen (u.a. für Muskeln, Knochen, Nerven, weniger Erschöpfung, Herz und normalen Blutdruck).

siehe Übersäuerung

Dr. Jacob's Medical GmbH
Dr. Jacob's Vitamin D3K2 Öl
Tropfen

Nahrungsergänzungsmittel mit den Vitaminen D3 und K2 (all-trans MK-7)

siehe Nährstoffmangel - Vitamine

INTERNA — Knochenschwund

JARMINO
Knochenbrühen-Konzentrat
Jarfood GmbH

Konzentrierte Bio-Brühe mit natürlichem Kollagen, Aminosäuren & Mineralien zum Auflösen im Wasser

siehe Entzündungen

Nigersan® D3
Sanum-Kehlbeck

Zäpfchen

Wirkstoff: Aspergillus niger e volumine mycelii (lyophil., steril.) Trit. D3

siehe Urogenitalerkrankungen

Nigersan® D4
Sanum-Kehlbeck

Hartkapseln

Wirkstoff: Aspergillus niger e volumine mycelii (lyophil., steril.) Trit. D4

siehe Urogenitalerkrankungen

Nigersan® D5
Sanum-Kehlbeck

Tabletten

Wirkstoff: Aspergillus niger e volumine mycelii (lyophil., steril.) Trit. D5

siehe Urogenitalerkrankungen

Nigersan® D5
Sanum-Kehlbeck

Tropfen

Wirkstoff: Aspergillus niger e volumine mycelii (lyophil., steril.) Dil. D5

siehe Urogenitalerkrankungen

Osteo Calbon Komplex® Gold
Biogena GmbH & Co KG

Kapseln

Mit Calcium & Phosphor aus natürlicher Quelle, den Vitaminen K2 und D3 sowie mit den Spurenelementen Bor und Silicium

Zusammensetzung
Ossein-Hydroxyapatit, Hydroxypropylmethylcellulose (Kapselhülle), Füllstoff: Cellulosepulver, Korallencalcium, Bambus-Extrakt, Menachinon (Vitamin K2), Borsäure, Cholecalciferol.

Eigenschaften
Premium-Nahrungsergänzungsmittel zur Erhaltung starker Knochenstrukturen mit Calcium und Phosphor aus natürlichem mikrokristallinem Hydroxyapatit, den Vitaminen K2 und D3 sowie mit den Spurenelementen Bor und Silicium. Vitamin D und Vitamin K tragen zur Erhaltung einer stabilen Knochenstruktur bei. Zudem spielt Vitamin D eine wichtige Rolle bei der Aufnahme und Verwertung von Calcium und Phosphor. Nach dem Reinsubstanzenprinzip. Glutenfrei. Lactosefrei. Hypoallergen. Geprüfte Qualität.

Verzehrempfehlung
Täglich 3 x 1 Kapsel oder 1 x 3 Kapseln mit viel Flüssigkeit außerhalb der Mahlzeiten verzehren.

Weiterführende Informationen
Weitere Details zum Produkt finden Sie unter biogena.com

Packungsgrößen und Preise
90 Kapseln .... Euro 37,90

Knochenschwund

Osteo Natur®
Kapseln

BioActive Food GmbH

vegane Kapseln mit Vitamin D und Vitamin K für die Knochen

Zusammensetzung
1 Kapsel enthält 5 µg Vitamin D2 aus Vitamin-D-Hefe, 12,2 µg Vitamin K1 aus Grünkohl, Trennmittel: Magnesiumstearat. Kapsel: Zellulose.

Anwendungsgebiete
Nahrungsergänzungsmittel zur Erhaltung der Knochengesundheit und zur begleitenden Therapie bei Osteoporose.

Warnhinweise
Patienten, die Vitamin-K-Antagonisten zur Blutverdünnung einnehmen, sollten ihren behandelnden Arzt über die Einnahme informieren.

Dosierung
Täglich 2 Kapseln zu einer Mahlzeit einnehmen.

Packungsgröße und Preise
60 Kapseln (PZN 8411085) ...... Euro 24,95

Ranocalcin
Pflüger

Zusammensetzung
1 Tablette enthält: Wirkstoffe: Acidum silicicum Trit. D 2 40,0 mg, Calcium carbonicum Hahnemanni Trit. D 1 75,0 mg, Calcium fluoratum Trit. D 4 10,0 mg, Calcium phosphoricum Trit. D 1 75,0 mg, Ferrum phosphoricum Trit. D 2 10,0 mg, Zincum metallicum Trit. D 10 10,0 mg.

Anwendungsgebiete
Die Anwendungsgebiete leiten sich von den homöopathischen Arzneimittelbildern ab. Dazu gehören: Schwächezustände des Stütz- und Bindegewebes und der Knochen.

Nebenwirkungen
Bei der Anwendung eines homöopathischen Arzneimittels können sich die vorhandenen Beschwerden vorübergehend verschlimmern (Erstverschlimmerung). In diesem Fall sollten Sie das Arzneimittel absetzen und Ihren Arzt befragen. Wenn Sie Nebenwirkungen beobachten, teilen Sie diese bitte Ihrem Arzt oder Apotheker mit.

Wechselwirkungen
Keine bekannt. Allgemeiner Hinweis: Die Wirkung eines homöopathischen Arzneimittels kann durch allgemein schädigende Faktoren in der Lebensweise und durch Reiz- und Genussmittel ungünstig beeinflusst werden. Falls Sie sonstige Arzneimittel einnehmen, fragen Sie Ihren Arzt.

Warnhinweise
Dieses Arzneimittel enthält Lactose. Bitte nehmen Sie Ranocalcin daher erst nach Rücksprache mit Ihrem Arzt ein, wenn Ihnen bekannt ist, dass Sie unter einer Unverträglichkeit gegenüber bestimmten Zuckern leiden.

Hinweis:
Bei anhaltenden, unklaren oder neu auftretenden Beschwerden sollte ein Arzt aufgesucht werden, da es sich um Erkrankungen handeln kann, die einer ärztlichen Abklärung bedürfen. Fragen Sie vor Einnahme/Anwendung von allen Arzneimitteln Ihren Arzt um Rat.

Dosierung
Erwachsene und Kinder ab 12 Jahren nehmen bei akuten Zuständen alle halbe bis ganze Stunde, höchstens 12-mal täglich, je 1 Tablette ein. Eine über eine Woche hinausgehende Anwendung sollte nur nach Rücksprache mit einem homöopathisch erfahrenen Therapeuten erfolgen. Bei chronischen Verlaufsformen 1 – 3-mal täglich 1 Tablette einnehmen. Bei Besserung der Beschwerden ist die Häufigkeit der Anwendung zu reduzieren. Die Akutdosierung bei Kindern bis 12 Jahren erfolgt halbstündlich bis stündlich bis zu 6-mal täglich, in chroni-

schen Fällen 1 – 3-mal täglich. Dazu wird jeweils 1 Tablette in 6 Teelöffeln Wasser aufgelöst. Von dieser Lösung erhalten - Säuglinge bis zum 1. Lebensjahr nach Rücksprache mit einem Arzt: 2 Teelöffel, - Kleinkinder bis unter 6 Jahren: 3 Teelöffel, - Kinder ab 6 bis unter 12 Jahren: 4 Teelöffel. Der Rest der Lösung ist jeweils wegzuschütten. Eine über eine Woche hinausgehende Anwendung sollte nur nach Rücksprache mit einem homöopathisch erfahrenen Therapeuten erfolgen. Bei Besserung der Beschwerden ist die Häufigkeit der Anwendung zu reduzieren. In Zweifelsfällen halten Sie bitte Rücksprache mit Ihrem homöopathisch erfahrenen Therapeuten. Auch homöopathische Arzneimittel sollten ohne ärztlichen Rat nicht über längere Zeit eingenommen werden.

Packungsgrößen und Preise
100 Tabletten (PZN 10098827) . . . Euro 14,60
Apothekenpflichtig.

Biogena GmbH & Co KG
Vitamin D3 15.000
Kapseln

siehe Nährstoffmangel - Vitamine

Biogena GmbH & Co KG
Vitamin D3 & K2
Kapseln

Duopräparat mit den Vitaminen D3 & K2 – kombiniert mit Leinöl zur Verbesserung der Aufnahme sowie mit Lutein

Zusammensetzung
Gelatine (Fisch), Hydroxypropylmethylcellulose (Kapselhülle), Leinöl, Cholecalciferol, Lutein, Vitamin K2 (Menachinon).

Eigenschaften
Nahrungsergänzungsmittel mit Vitamin K2 und Vitamin D3 in gut bioverfügbaren Formen, mit Leinöl zur Verbesserung der Aufnahme sowie mit Lutein. Vitamin D und Vitamin K unterstützen die Erhaltung der Knochen. Nach dem Reinsubstanzenprinzip. Glutenfrei. Lactosefrei. Fructosefrei. Geprüfte Qualität.

Verzehrempfehlung
Täglich 1 Kapsel (1000 I.E. Vitamin D3, 75 µg Vitamin K2) mit viel Flüssigkeit verzehren. Patientinnen und Patienten, die Antikoagulantien einnehmen, sollten vor der Einnahme von Vitamin-K-Präparaten ihre Ärztin oder ihren Arzt konsultieren.

Weiterführende Informationen
Weitere Details zum Produkt finden Sie unter biogena.com

Packungsgrößen und Preise
120 Kapseln . . . . Euro 49,90

Biogena GmbH & Co KG
Vitamin D3 Tropfen
Tropfen

siehe Nährstoffmangel - Vitamine

INJEKTIONEN
(Krebserkrankungen)

Iscador AG
ISCADOR®
Injektionslösung

Wirkstoff: Fermentierter wässriger Auszug aus Mistel

Zusammensetzung
Fermentierter wässriger Auszug aus *Viscum album* (Pflanze zu Auszug = 1 : 5) von den Wirtsbäumen Apfelbaum (M), Eiche (Qu), Kiefer (P) und Ulme (U); teilweise auch mit Metallzusätzen. Sonstige Bestandteile: Natriumchlorid, Wasser für Injektionszwecke.

Krebserkrankungen — INJEKTIONEN

Anwendungsgebiete

Gemäß der anthroposophischen Menschen- und Naturerkenntnis. Dazu gehören bei Erwachsenen: Anregung von Form- und Integrationskräften zur Auflösung und Wiedereingliederung verselbständigter Wachstumsprozesse, z. B.:
- bei bösartigen Geschwulstkrankheiten auch mit begleitenden Störungen der blutbildenden Organe
- bei gutartigen Geschwulstkrankheiten
- bei definierten Präkanzerosen
- zur Rezidivprophylaxe nach Geschwulstoperationen

Dosierung und Art der Anwendung
Einleitungsphase:

Soweit nicht anders verordnet, wird, um Überreaktionen zu vermeiden, zu Beginn der Therapie mit Iscador eine einschleichende Dosierung mit der Serie 0 empfohlen, welche die niedrigsten Dosierungen in aufsteigender Stärke enthält. Es wird 2- bis 3-mal wöchentlich 1 ml Iscador subkutan injiziert in ansteigender Stärke entsprechend der Zusammenstellung der Serie. Wird die Serie 0 gut vertragen, kann bis zum Erreichen der individuellen Reaktionsdosis des Patienten auf Serie I bis eventuell Serie II gesteigert werden.

Die optimale Stärke bzw. Dosis muss individuell ermittelt werden. Hierzu sind nach heutigem Wissensstand folgende Reaktionen zu beachten, die einzeln oder in Kombination auftreten können.

a) Änderung des subjektiven Befindens

Eine Besserung des Allgemeinbefindens (Zunahme von Appetit und Gewicht, Normalisierung von Schlaf, Wärmeempfinden und Leistungsfähigkeit) und der psychischen Befindlichkeit (Aufhellung der Stimmungslage, Zunahme von Lebensmut und Initiativfähigkeit) sowie eine Linderung von Schmerzzuständen zeigen an, dass im optimalen Bereich dosiert wurde.

b) Temperaturreaktion

Temperaturreaktion in Form eines überdurchschnittlichen Anstiegs der Körpertemperatur wenige Stunden nach Injektion, einer Wiederherstellung der physiologischen Morgen-/Abend-Differenz von mindestens 0,5°C oder eines Anstiegs des mittleren Temperaturniveaus unter Behandlung.

c) Immunologische Reaktion

Zum Beispiel Anstieg der Leukozyten (vor allem der absoluten Lymphozyten- und Eosinophilenzahl), Besserung des zellulären Immunstatus bei Bestimmung der Lymphozyten-Subpopulationen.

d) Lokale Entzündungsreaktion

Lokale Entzündungsreaktion an der Einspritzstelle bis max. 5 cm Durchmesser.

Erhaltungsphase:

Soweit nicht anders verordnet:

Mit der so ermittelten optimalen individuellen Stärke bzw. Dosis wird die Behandlung fortgesetzt. Es wird entweder mit derjenigen Serie weitertherapiert, bei der die Reaktionsdosis die höchste Stärke darstellt, oder mit der entsprechenden Sortenpackung (Packung mit Ampullen einer Stärke). Zur Vermeidung von Gewöhnungseffekten empfiehlt sich eine rhythmische Anwendung.

Weitere Informationen zur Dosierung und der Art der Anwendung finden Sie in «ISCADOR – Empfehlung für die Behandlung in Deutschland».

Anzufordern über: www.iscador.de/fachkreise

Vielfältiges Wissen im ML Verlag!
Schauen Sie vorbei unter **www.ml-buchverlag.de**

Gegenanzeigen

- Bekannte Allergie auf Mistelzubereitungen
- Akut entzündliche bzw. hoch fieberhafte Erkrankungen: die Behandlung sollte bis zum Abklingen der Entzündungszeichen unterbrochen werden
- Chronische granulomatöse Erkrankungen, floride Autoimmunerkrankungen und solche unter immunsuppressiver Therapie
- Hyperthyreose mit Tachykardie

Nebenwirkungen

Eine geringe Steigerung der Körpertemperatur und lokale entzündliche Reaktionen an der subkutanen Injektionsstelle treten zu Beginn der Therapie fast regelmäßig auf und sind Zeichen der Reaktionslage des Patienten. Ebenso unbedenklich sind vorübergehende leichte Schwellungen regionaler Lymphknoten. Bei Fieber über 38°C (evtl. mit Abgeschlagenheit, Frösteln, allgemeinem Krankheitsgefühl, Kopfschmerzen und kurzzeitigen Schwindelgefühlen) oder bei größeren örtlichen Reaktionen über 5 cm Durchmesser sollte die nächste Injektion erst nach Abklingen dieser Symptome und in reduzierter Stärke bzw. Dosis gegeben werden. Das durch Iscador-Injektionen hervorgerufene Fieber soll nicht durch fiebersenkende Arzneimittel unterdrückt werden. Bei länger als 3 Tage anhaltendem Fieber ist an einen infektiösen Prozess oder Tumorfieber zu denken. Übermäßige lokale Reaktionen lassen sich durch Anwendung einer geringeren Stärke des Präparates oder auch einer geringeren Menge von Iscador M vermeiden. In diesem Fall wird die Anwendung von 0,1-0,5 ml Iscador mit Hilfe einer skalierten 1 ml-Spritze empfohlen. Es können lokalisierte oder systemische allergische oder allergoide Reaktionen auftreten (gewöhnlich in Form von generalisiertem Juckreiz, Urtikaria oder Exanthem, mitunter auch mit Angioödem, Schüttelfrost, Atemnot und Bronchospastik, vereinzelt mit Schock oder als Erythema exsudativum multiforme), die das Absetzen des Präparates und die Einleitung einer ärztlichen Therapie erfordern. Eine Aktivierung vorbestehender Entzündungen sowie entzündliche Reizerscheinungen oberflächlicher Venen im Injektionsbereich sind möglich. Auch hier ist eine vorübergehende Therapiepause bis zum Abklingen der Entzündungsreaktion erforderlich. Es wurde über das Auftreten chronischer granulomatöser Entzündungen (Sarkoidose, Erythema nodosum) und von Autoimmunerkrankungen (Dermatomyositis) während einer Misteltherapie berichtet. Auch über Symptome einer Hirndruckerhöhung bei Hirntumoren/-metastasen während einer Misteltherapie wurde berichtet.

Sonstige Hinweise

Die Aufbewahrung von Iscador erfolgt im Kühlschrank bei Temperaturen zwischen + 2°C bis + 8°C.

Packungsgrößen und Preise
Serienpackungen

Iscador M, P, Qu, U c. Hg Serie 0: 7 Ampullen und 14 (2 x 7) Ampullen

Iscador M, M c. Arg., M c. Cu, M c. Hg, P, P c. Hg, Qu, Qu c. Arg. Qu c. Cu, Qu c. Hg, U c. Hg Serie I und Serie II: 14 (2 x 7) Ampullen

Sortenpackungen

Iscador M, P, Qu 0,0001 mg, 0,001 mg, 1 mg, 10 mg, 20 mg: 7 Ampullen

Iscador M c. Arg., M c. Cu, M c. Hg, Qu c. Arg., Qu c. Cu, Qu c. Hg, P c. Hg 1 mg, 10 mg, 20 mg: 7 Ampullen

Iscador U c. Hg 0,01 mg, 0,1 mg, 1 mg, 10 mg, 20 mg: 7 Ampullen

Iscador M, Qu 5 mg spezial: 7 Ampullen und 14 (2 x 7) Ampullen

Preise

7 Ampullen (N1) . . . . Euro 64,14
14 (2x7) Ampullen (N2) . . . . Euro 122,89

Apothekenpflichtig

Stand: Dezember 2021

INTERNA

Adrenal NutraMedix Tropfen
NutraMedix Deutschland

siehe Erschöpfung und Müdigkeit

Burbur-Pinella NutraMedix Tropfen
NutraMedix Deutschland

siehe Umwelt- und Schwermetallbelastung

KaRazym®
Volopharm GmbH Deutschland

Tabletten

Der Enzymkomplex KaRazym® eignet sich in der komplementären Onkologie zur Linderung der Nebenwirkungen von Chemo- und Strahlentherapie.
siehe Entzündungen

LUMACELL Akut Konzentrat
Wellnest Pflanzenkraft

Tropfen

siehe Infektionen

OnLife®
Swiss Medical Food AG

Tabletten

Lebensmittel für bes. med. Zwecke zum ergänzenden Diätmanagement bei peripherer Neuropathie durch Chemotherapie.
siehe Neurologische Erkrankungen

Samento NutraMedix Tropfen
NutraMedix Deutschland

siehe Immunsystemerkrankungen und -schwäche

Sealantro NutraMedix Tropfen
NutraMedix Deutschland

siehe Umwelt- und Schwermetallbelastung

Serrapeptase NutraMedix Kapseln
NutraMedix Deutschland

siehe Entzündungen

INTERNA
(Lebererkrankung)

Aranicyn Leber-Gallemittel
Weber & Weber

Mischung

Zusammensetzung
Wirkstoffe: 10 ml enth.: Berberis vulgaris Ø 0,03 ml; Cynara scolymus (HAB 34) Ø (HAB, V3a) 1 ml; Lycopodium clavatum Dil. D4 0,075 ml; Taraxacum officinale Ø 1 ml. Sonst. Bestandteil: Ethanol 43 % (m/m).

Anwendungsgebiete
Die Anwendungsgebiete leiten sich von den homöopath. Arzneimittelbildern ab. Dazu gehört: Besserung der Beschwerden bei Leber-Galle-Störungen.

Gegenanzeigen
Überempfindlichk. gg. Taraxacum officinale (Löwenzahn), Lycopodium clavatum (Bärlappsporen), einen d. weiteren Wirk- oder Hilfsstoffe oder gg. Korbblütler.

Die Präparateliste Naturheilkunde

DIE GRÜNE LISTE

www.grüne-liste.de

Verschluss der Gallenwege, Gallenblasenvereiterung und Darmverschluss. Bei Gallensteinleiden nur nach Rücksprache mit dem Arzt anw.

Nebenwirkungen
Keine bekannt.

Sonstige Hinweise
Enthält 74 mg Alkohol (Ethanol) pro 5 Tr. Packungsbeilage beachten.

Dosierung und Art der Anwendung
Bei **akuten Zuständen** alle halbe bis ganze Std., höchstens 6x tgl., je 5 Tr. einnehmen. Eine über 1 Wo. hinausgehende Anwend. sollte nur nach Rücksprache mit einem homöopath. erfahrenen Therapeuten erfolgen. Bei **chron. Verlaufsformen** 1-3x tgl. je 5 Tr. einnehmen. Bei Besserung der Beschwerden ist die Häufigkeit der Anwend. zu reduzieren.

Packungsgrößen und Preise
50 ml (PZN 02565166) .... Euro 17,21
Apothekenpflichtig

NutraMedix Deutschland
Burbur-Pinella NutraMedix Tropfen

siehe Umwelt- und Schwermetallbelastung

Weleda AG
Hepatodoron
Tabletten

Zusammensetzung
1 Tablette enthält: Fragaria vesca, Folium sicc. 40 mg / Vitis vinifera, Folium sicc. 40 mg.
Sonstige Bestandteile: Lactose-Monohydrat, Weizenstärke, Calciumbehenat.

Anwendungsgebiete
gemäß der anthroposophischen Menschen- und Naturerkenntnis.

Dazu gehören: Anregung der Lebertätigkeit, als Basistherapie bei Lebererkrankungen, auch bei chronisch-entzündlichen und degenerativen Formen, auch mit Verstopfung und Ekzemen.

Gegenanzeigen
Überempfindlichkeit gegen Erdbeeren (Fragaria vesca), Weizen oder einen der sonstigen Bestandteile.

Nebenwirkungen
Selten Überempfindlichkeitsreaktionen. Weizenstärke kann Überempfindlichkeitsreaktionen hervorrufen.

Vorsichtsmaßnahmen
Lebererkrankungen bedürfen grundsätzlich der Abklärung und Überwachung durch den Arzt. Eine Arzneimitteltherapie ersetzt nicht die Vermeidung der die Leber schädigenden Ursachen (z. B. Alkohol).

Warnhinweise
Enthält Lactose und Weizenstärke.
Dieses Arzneimittel gilt als glutenfrei und für Zöliakiepatienten ist es sehr unwahrscheinlich, dass es Probleme verursacht. Eine Tablette enthält maximal 0,3 Mikrogramm Gluten.

Dosierung
Soweit nicht anders verordnet, ist die übliche Einzeldosis: Für Erwachsene und Kinder ab 12 Jahren: 1 - 2 Tabletten, für Kinder von 6 bis 12 Jahren: 1 Tablette, für Säuglinge und Kleinkinder bis zu 6 Jahren: 1/2 Tablette.

Die Tabletten werden 1 - 3-mal täglich gut zerkaut vor dem Essen eingenommen. Säuglinge und Kleinkinder bis zu 3 Jahren erhalten die Tabletten in zerdrückter Form.

Packungsgrößen und Preise
200 Tabletten (PZN 00761710) ... Euro 36,49
Apothekenpflichtig

Hexacyl® Mischung
Tropfen

Sanum-Kehlbeck

Wirkstoffe: Sulfur D4, Lycopodium Urtinktur, Berberis Urtinktur

Zusammensetzung
10 g (entsprechend 10,99 ml) Mischung enthält: Wirkstoffe: 3,00 g Sulfur dil. D4, 0,10 g Lycopodium Urtinktur, 0,05 g Berberis Urtinktur.

Sonstige Bestandteile: Ethanol 43 % (m/m), gereinigtes Wasser.

Anwendungsgebiete
Die Anwendungsgebiete leiten sich von den homöopathischen Arzneimittelbildern ab. Dazu gehören: Unterstützende Behandlung bei funktionellen Störungen von Leber, Galle und Nieren.

Eigenschaften
Die Inhaltsstoffe von Hexacyl® – Sulfur, Lycopodium und Berberis – zeigen in ihren homöopathischen Arzneimittelbildern ein ähnliches Wirkungsspektrum. Die jeweiligen Einzelsubstanzen weisen als Schwerpunkt im Symptomenbild Stauungen im venösen Anteil des Kreislaufsystems auf. Daraus resultieren charakteristische Störungen in anderen Organen, besonders Leber und Niere.

Für die homöopathische Repertorisation sind folgende Symptome ausschlaggebend:

- Die Entgiftungsfunktionen von Leber und Niere sind gehemmt (harnsaure Diathese), es kommt zu Starre mit Neigung zu Steinbildung in Gallen- bzw. Harnblase.
- Vielfältige Beschwerden des Magen-Darm-Traktes aufgrund ungenügender Produktion der verschiedenen Verdauungssäfte.
- Hautveränderungen, z. B. trockene oder eitrige Ekzeme mit starkem Juckreiz und Rötung, besonders an Körperöffnungen, sind weitere Hinweise auf die schlechte Stoffwechsellage.
- Verspannungen und Schmerzzustände des Bewegungsapparates mit großer Schwäche.
- Cardiale Störungen als Folge der Stauung im Leber- und Pfortaderkreislauf.

Leitsymptome sind: Starkes Brennen und Juckreiz, Erschöpfung, Verschlechterung durch Wärme, Kälte und Ruhe. Besserung durch frische Luft, mäßige Bewegung. Hexacyl® ist angezeigt zur Ausleitung bei allen toxischen oder infektiösen Schädigungen mit erhöhtem Eiweißzerfall, wie Nahrungsmittel- und Genussmittelunverträglichkeit, Infektionen und Intoxikationen.

Dosierung
Bei akuten Zuständen nehmen Jugendliche ab 12 Jahren und Erwachsene alle halbe bis ganze Stunde, höchstens 12-mal täglich, je 5 - 10 Tropfen ein. Bei chronischen Verlaufsformen 1 – 3-mal täglich je 5 Tropfen einnehmen. Nehmen Sie die Tropfen mit etwas Trinkwasser ein.

Überdosierung: Die Einnahme größerer Mengen des Arzneimittels kann insbesondere bei Kleinkindern zu einer Alkoholvergiftung führen; in diesem Fall besteht Lebensgefahr, weshalb unverzüglich ein Arzt aufzusuchen ist.

Nebenwirkungen
Keine bekannt.

Gegenanzeigen
Hexacyl® ist bei Alkoholkranken nicht anzuwenden.

Vorsichtsmaßnahmen
Hexacyl® ist bei Leberkranken erst nach Rücksprache mit dem Arzt anzuwenden.

Ggf. Besonderheiten bei Kindern, Schwangeren, Stillenden
In der Schwangerschaft und Stillzeit sollte Hexacyl® auch wegen des Alkoholgehaltes nicht angewendet werden. Zur Anwendung dieses Arzneimittels bei Kindern liegen bisher keine ausreichenden Erfahrungen für eine allgemeine Empfehlung für diese Altersgruppe vor. Es soll

deshalb bei Kindern unter 12 Jahren aufgrund des Alkoholgehaltes nur nach Rücksprache mit dem Arzt angewendet werden.

Wechselwirkungen
Keine bekannt.

Warnhinweise
Dieses Arzneimittel enthält 59,9 Vol.-% Alkohol (Ethanol).

Packungsgrößen und Preise
10 ml (PZN 00383662) .... Euro 12,55
30 ml (PZN 00384147) .... Euro 15,10
100 ml (PZN 00388837) .... Euro 28,20
Apothekenpflichtig.

Biogena GmbH & Co KG
Leber Galle Formula
Kapseln

Pflanzliche Kombination von bewährten Extrakten aus Artischocke, Mariendistel, Ingwer und Löwenzahn

Zusammensetzung
Artischockensaft-Pulver, Erbsenfaser, Hydroxypropylmethylcellulose (Kapselhülle), (Sonnenblumen-)Lecithin, Mariendistel-Extrakt, Löwenzahn-Extrakt, Ingwer-Extrakt

Eigenschaften
Pflanzliches Nahrungsergänzungsmittel mit ausgewählten Extrakten aus Artischocke, Mariendistel, Ingwer und Löwenzahn. Mariendistel trägt zum Erhalt der Leberfunktion bei. Artischocke unterstützt die Anregung des Leber-Galle-Systems.
Nach dem Reinsubstanzenprinzip. Glutenfrei. Lactosefrei. 100 % vegan. Geprüfte Qualität.

Verzehrempfehlung
Täglich 1–2 Kapseln mit viel Flüssigkeit zu einer Mahlzeit verzehren. Nur für Erwachsene geeignet.

Weiterführende Informationen
Weitere Details zum Produkt finden Sie unter biogena.com

Packungsgrößen und Preise
120 Kapseln .... Euro 54,90

Wellnest Pflanzenkraft
Leber-Kraft Daily Bio Konzentrat

Tropfen

Zusammensetzung
Kräuterbitter-Konzentrat aus Auszügen von Mariendistel, Kurkuma, Odermennig, Schafgarbe, Löwenzahn (alle kbA), Bio-Alkohol 32 % Vol.

Anwendungsgebiete
Aus naturheilkundlicher Sicht weisen folgende Symptome klassisch auf eine Fettleber sowie ernährungsbedingt eingeschränkte Leberleistungen hin: häufige Tagesmüdigkeit, nachlassende Leistungsfähigkeit, leichte Reizbarkeit, regelmäßige Schlafstörungen zwischen 1 und 3 Uhr sowie anhaltende Verdauungsprobleme, insbesondere Sodbrennen, Verstopfungen und weicher, schleimiger Stuhl. Die genannten Symptome sprechen für Leber-Kraft Daily Bio Konzentrat. Das Kräuterbitter-Konzentrat basiert auf Auszügen der bewährten „Leberkräuter" Mariendistel, Kurkuma, Odermennig, Schafgarbe und Löwenzahn. Deren sekundäre Pflanzenstoffe und ätherischen Öle haben eine reinigende und entgiftende Wirkung und stärken so die Leber. Bei akutem Sodbrennen ist das Kräuterbitter-Konzentrat extrem schnell wirksam.

Eigenschaften
Leber-Kraft Daily Bio Konzentrat wird vom Körper sehr gut aufgenommen. Das Kräuterbitter-Konzentrat unterstützt die Fettverdauung, schützt vor freien Radikalen und Umweltgiften, weitet die Leber- und Gallengänge, regt

Lebererkrankung

INTERNA

den Gallenfluss an, harmonisiert den Stoffwechsel, reguliert den Cholesterinhaushalt und verstärkt die Entgiftungsleistungen.

Dosierung
Täglich 2x 10 Tropfen mit ausreichend Flüssigkeit. Zur Vitalisierung der Leberkräfte ist eine regelmäßige Einnahme erforderlich.

Nebenwirkungen
Keine bekannt.

Wechselwirkungen
Keine bekannt.

Warnhinweise
Enthält Alkohol (32 % Vol.)

Ggf. Besonderheiten bei Kindern, Schwangeren, Stillenden
In der Schwangerschaft und Stillzeit nur in Rücksprache mit dem Arzt einnehmen.

Sonstige Hinweise
Außerhalb der Reichweite von Kindern sowie trocken, licht- und wärmegeschützt lagern.

Weiterführende Informationen
Leber-Kraft Daily Bio Konzentrat wird schonend nach überlieferter Handwerkstradition von einer heimischen Manufaktur in einem zweimonatigen Kaltauszug bei Raumtemperatur hergestellt. Verwendung finden Bestandteile von Mariendistel, Kurkuma, Odermennig, Schafgarbe und Löwenzahn (alle kbA) sowie energetisiertes Wasser und Bio-Alkohol. Das Kräuterbitter-Konzentrat bildet das pflanzliche Wirkstoff-Spektrum in konzentrierter Form vollständig ab und enthält somit ein Höchstmaß sekundärer Pflanzenstoffe und ätherischer Öle. Gelöst werden sie vom Körper unmittelbar verwertet.

Packungsgrößen und Preise
100 ml (PZN 8458655) .... Euro 24,90
Stand: 01.11.2020

metaheptachol® N
meta Fackler
Mischung

Zusammensetzung
10 g enthalten: Berberis Dil. D2 1,0 g, Carduus marianus Ø 0,1 g, Chelidonium Dil. D6 1,0 g, Flor de piedra Dil. D6 0,3 g, Picrasma excelsa, Quassia amara Dil. D2 1,0 g, Stannum metallicum Dil. D8 0,5 g. Sonst. Bestandt.: Ethanol, Ger. Wasser. Enth. 34 Vol.-% Alkohol.

Anwendungsgebiete
Diese leiten sich von den homöopathischen Arzneimittelbildern ab. Dazu gehören: Chronische Störungen des Leber-Galle-Systems. Hinw.: Bei anhaltenden, unklaren oder neu auftretenden Oberbauchbeschwerden sowie bei Gallensteinleiden oder bei Gelbsucht sollte ein Arzt aufgesucht werden.

Dosierung
Soweit nicht anders verordnet: Jugendl. ab 12 J. und Erw. 1 – 3x tgl. 5 – 10 Tr.; Bei Besserung der Beschwerden kann die Häufigkeit der Einnahme reduziert werden.

Gegenanzeigen
Allergie gg. Korbblütler (Carduus marianus) od. Inhaltsstoffe.

Vorsichtsmaßnahmen
Kdr. unter 12 J. (keine Erfahrungen/Rücksprache); Schwangerschaft u. Stillzeit (Rücksprache).

Nebenwirkungen
Kann leicht abführend wirken (Carduus marianus).

Packungsgrößen und Preise
50 ml .... Euro 12,29
100 ml .... Euro 21,25

Apothekenpflichtig.

INTERNA — Lebererkrankung

MucosaLiv
Pulver

Neurolab GmbH

Nahrungsergänzungsmittel mit den Vitaminen C, Pantothensäure, Niacin, B6, Riboflavin, Biotin, B12 und Folsäure, Magnesium, Zink, Selen, Akazienfaser, Resistente Stärke, L-Glutamin, Glycin, L-Lysin, L-Threonin, L-Cystein, L-Methionin, Methylsulfonylmethan, Cholin, Kurkuma und Süßungsmittel.

siehe Magen-Darm-Beschwerden

Institut AllergoSan Deutschland (privat) GmbH

OMNi-BiOTiC® HETOX
Sachets

Darm und Leber – eng verbunden

Anwendungsgebiete
Darm und Darmmikrobiom haben wesentlichen Einfluss auf die Leber, welche über die Pfortader eng mit dem Darm verbunden ist. Welche Stoffe vom Darm in die Leber gelangen, hängt wesentlich von der Beschaffenheit der Darmbarriere ab. Ist diese intakt, gelangen nur ausgewählte, nützliche Stoffe in die Leber. Für eine funktionierend Barriere benötigt der Darm jedoch eine ausreichende Anzahl und Vielfalt an kommensalen Bakterien. OMNi-BiOTiC® HETOX unterstützt das Darmmikrobiom und somit die Darmbarriere mit neun natürlich im menschlichen Darm vorkommenden, vermehrungsfähigen Bakterienkulturen.

Zusammensetzung
Maisstärke, Maltodextrin, Kaliumchlorid, Bakterienstämme (mind. 15 Milliarden Keime pro 1 Portion = 6 g), pflanzliches Eiweiß (Reis), Magnesiumsulfat, Enzyme (Amylasen), Mangansulfat

Nahrungsergänzungsmittel mit hochaktiven Darmsymbionten

Weitere Informationen erhalten Sie unter: omni-biotic.com

Sanum-Kehlbeck

Silvaysan®
Hartkapseln

Wirkstoff: Mariendistelfrüchte-Trockenextrakt

Zusammensetzung
1 Hartkapsel enthält: Wirkstoff: 136 - 160 mg Trockenextrakt aus Mariendistelfrüchten (50 - 70 : 1) entsprechend 86,6 mg Silymarin (berechnet als Silibinin, HPLC), Auszugsmittel: Aceton.

Normierungsmaterial: Glucose-Monohydrat 0 bis 24 mg.

Sonstige Bestandteile: Glucose-Monohydrat, hochdisperses Siliciumdioxid, Lactose-Monohydrat, Magnesiumstearat, Gelatine, Natriumdodecylsulfat.

Anwendungsgebiete
Zur unterstützenden Behandlung bei chronisch-entzündlichen Lebererkrankungen, Leberzirrhose und toxischen (durch Lebergifte verursachten) Leberschäden. Das Arzneimittel ist nicht zur Behandlung von akuten Vergiftungen bestimmt.

Eigenschaften
Die therapeutische Wirksamkeit von Silymarin beruht auf zwei Angriffspunkten bzw. Wirkmechanismen: Zum einen verändert Silymarin die Struktur der äußeren Zellmembran der Hepatozyten derart, dass Lebergifte nicht in das Zellinnere eindringen können. Zum anderen stimuliert Silymarin die Aktivität der nukleolären Polymerase A mit der Konsequenz einer gesteigerten ribosomalen Proteinsynthese. Damit wird die Regenerationsfähigkeit der Leber angeregt und die Neubildung von Hepatozyten stimuliert.

Lympherkrankung

INTERNA

Dosierung
Erwachsene und Heranwachsende ab 12 Jahren nehmen 3-mal täglich 1 Hartkapsel Silvaysan® unzerkaut mit ausreichend Flüssigkeit (z. B. ein Glas Wasser) ein.

Überdosierung: Vergiftungserscheinungen sind bisher nicht beobachtet worden. Bei Überdosierung können die beschriebenen Nebenwirkungen in verstärkten Maßen auftreten. Bei Verdacht einer Überdosierung mit Silvaysan® verständigen Sie bitte Ihren Arzt.

Nebenwirkungen
Gelegentlich werden Magen-Darm-Beschwerden, wie z. B. Übelkeit und leicht abführende Wirkung, beobachtet. Gelegentlich können Überempfindlichkeitsreaktionen, wie z. B. Hautausschlag, Juckreiz oder Atemnot, auftreten.

Gegenanzeigen
Sie dürfen Silvaysan® nicht bei bekannter Überempfindlichkeit gegen Mariendistelfrüchte und/oder andere Korbblütler sowie einen der sonstigen Bestandteile einnehmen. Sie dürfen Silvaysan® in der Schwangerschaft nicht einnehmen.

Ggf. Besonderheiten bei Kindern, Schwangeren, Stillenden
Silvaysan® soll wegen nicht ausreichender Untersuchungen in der Stillzeit nicht angewendet werden. Zur Anwendung von Silvaysan® bei Kindern liegen keine ausreichenden Untersuchungen vor. Es soll deshalb bei Kindern unter 12 Jahren nicht angewendet werden.

Vorsichtsmaßnahmen
Patienten mit der seltenen hereditären Galactose-Intoleranz, Lactase-Mangel oder Glucose-Galactose-Malabsorption sollten Silvaysan® nicht einnehmen.

Bei Gelbsucht (hell- bis dunkelgelbe Hautverfärbung, Gelbfärbung des Augenweiß) soll ein Arzt aufgesucht werden. Die Arzneimitteltherapie ersetzt nicht die Vermeidung der die Leber schädigenden Ursachen (Alkohol).

Wechselwirkungen
Bitte informieren Sie Ihren Arzt oder Apotheker, wenn Sie andere Arzneimittel einnehmen/ anwenden bzw. vor kurzem eingenommen/ angewendet haben, auch wenn es sich um nicht verschreibungspflichtige Arzneimittel handelt, da eine gegenseitige Beeinflussung nicht ausgeschlossen werden kann.

Durch Besserung der Leberfunktion unter der Einnahme von Silvaysan® kann die Verstoffwechslung von anderen gleichzeitig eingenommenen Arzneimitteln verändert werden, so dass gegebenenfalls die Dosierung angepasst werden muss.

Bei gleichzeitiger Einnahme von Silvaysan® und Amiodaron (Arzneimittel gegen Herzrhythmusstörungen) ist nicht ausgeschlossen, dass die antiarrhythmische Wirkung von Amiodaron verstärkt wird.

Sonstige Hinweise
Enthält Lactose.

Packungsgrößen und Preise
20 Kapseln (PZN 08440483) ... Euro 12,55
100 Kapseln (PZN 08440508) ... Euro 42,95

Apothekenpflichtig.

INTERNA
(Lympherkrankung)

NutraMedix Deutschland
Burbur-Pinella NutraMedix Tropfen

siehe Umwelt- und Schwermetallbelastung

INJEKTIONEN
(Magen-Darm-Beschwerden)

Fortakehl® D5/D6
Sanum-Kehlbeck

Injektionslösung

Wirkstoff: Penicillium roquefortii e volumine mycelii (lyophil., steril.) Dil. D5/D6 aquos.

Zusammensetzung
1 ml flüssige Verdünnung zur Injektion enthält: Wirkstoff: 1 ml Penicillium roquefortii e volumine mycelii (lyophil., steril.) Dil. D5 bzw. D6 aquos. nach Vorschrift 5b HAB.

Anwendungsgebiete
Erfahrungsgemäß unterstützend angewendet bei:
Dysbakterie allgemein und Schleimhautzerstörung; Gastritis, Enteritis, Colitissyndrom mit Cholecystitis, Pankreatitis; Diarrhoe, Obstipation, Vomitus; Ulcus ventriculi; Mykosen des Darmes, des Urogenitaltraktes und der Haut; Bronchitis, Infektanfälligkeit.

Eigenschaften
Fortakehl®, gewonnen aus dem Schimmelpilz Penicillium roquefortii, ist kein Antibiotikum und enthält oder produziert keine Penicillinsäure. Dadurch treten auch nicht die bei einer Antibiotika-Behandlung möglichen Begleiterscheinungen, wie Allergien, Leberschäden, Zerstörung der Darmflora und Bildung penicillinresistenter Stämme auf.

Dosierung
Erwachsenen und Jugendlichen ab 12 Jahren 2-mal wöchentlich 1 Ampulle zu 1 ml s.c. injizieren. Nach längstens 4 Wochen Therapiedauer sollte Fortakehl® D5 bzw. Fortakehl® D6 abgesetzt werden.

Vor Anwendung beachten: Fortakehl® D5 bzw. D6 enthält Natrium, aber weniger als 1 mmol (23 mg) Natrium pro 1 ml, d.h. es ist nahezu „natriumfrei".

Nebenwirkungen
Aufgrund des Gehaltes von Fortakehl® D5 bzw. D6 an spezifischen organischen Bestandteilen können Überempfindlichkeitsreaktionen, hauptsächlich in Form von Hautreaktionen, auftreten und eine Allergie gegen den Bestandteil Penicillium roquefortii ausgelöst werden. Das Arzneimittel ist dann sofort abzusetzen und ein Arzt aufzusuchen.

Gegenanzeigen
Nicht anwenden bei:
- bekannter Überempfindlichkeit gegenüber Schimmelpilzen (Penicillium roquefortii)
- Autoimmunerkrankungen
- Kindern unter 12 Jahren
- Schwangeren und Stillenden

Vorsichtsmaßnahmen
Keine bekannt.

Warnhinweise
Keine bekannt.

Wechselwirkungen
Immunsuppressiv wirkende Arzneimittel können die Wirksamkeit von Fortakehl® D5 bzw. D6 beeinträchtigen. Vor und nach der Behandlung mit oral verabreichten Lebendimpfstoffen ist ein Abstand von 4 Wochen einzuhalten.

Packungsgrößen und Preise
D5
 1 Amp. à 1 ml (PZN 04456955) Euro   7,50
10 Amp. à 1 ml (PZN 04456961) Euro 52,00
50 Amp. à 1 ml (PZN 04456978) Euro 219,20
D6
 1 Amp. à 1 ml (PZN 00040784) Euro   6,65
10 Amp. à 1 ml (PZN 00040790) Euro 45,40
50 Amp. à 1 ml (PZN 00040809) Euro 187,50

Apothekenpflichtig.

Taraxan Sanum® D3

Sanum-Kehlbeck

Injektionslösung

Wirkstoff: Taraxacum officinale Dil. D3

Zusammensetzung
Der Wirkstoff ist: 1 ml flüssige Verdünnung zur Injektion enthält: 1 ml Taraxacum officinale Dil. D3.
Sonstige Bestandteile: Natriumchlorid.

Anwendungsgebiete
Erfahrungsgemäß unterstützend angewendet bei:
- venösen Stauungen
- zur Blut- und Gewebereinigung
- zur Anregung der Verdauungssäfte, vor allem des Galleflusses
- Oberbauchbeschwerden
- Muskel- und Gelenkverspannungen am ganzen Körper
- zur Unterstützung der Ausscheidung/Entgiftung durch Leber, Galle und Niere
- Juckreiz

Eigenschaften
Taraxacum officinale enthält viele Gerb- und Bitterstoffe, insbesondere Taraxin sowie Inulin, Fructose, Mineralien und Spurenelemente. Bereits im Mittelalter wurde Löwenzahn in verschiedenen Zubereitungen als Lebensmittel und als Pflanzenarznei eingesetzt, um die Leber- und Nierentätigkeit anzuregen und damit eine Reinigung des Bindegewebes sowie des Blutes zu erzielen.

Folgende Symptome ergeben sich aus dem homöopathischen Arzneimittelbild:
- Wirkungsrichtung auf Leber, Galle und Harnausscheidung
- Muskel- und Gelenkverspannungen am ganzen Körper
- Venöse Stauungen
- Oberbauchbeschwerden
- Juckreiz
- Besserung der Symptome bei Bewegung, Verschlechterung in der Ruhe und im Liegen sowie bei nasskalter Witterung.

Taraxan Sanum® D3 ist angezeigt als Begleitmittel in jeder Therapie, die eine Unterstützung der Entgiftung und der Ausscheidungsvorgänge erfordert.

Dosierung
Erwachsenen und Jugendlichen ab 12 Jahren 2-mal wöchentlich den Inhalt einer Ampulle entweder i.c., s.c., i.m. oder i.v. injizieren.

Taraxan Sanum® D3 enthält Natrium, aber weniger als 1 mmol (23 mg) Natrium pro 1 ml, d.h., es ist nahezu „natriumfrei".

Nebenwirkungen
Keine bekannt.

Gegenanzeigen
Taraxan Sanum® D3 darf nicht angewendet werden, wenn Sie allergisch gegen Taraxacum officinale sind.

Wechselwirkungen
Keine bekannt.

Ggf. Besonderheiten bei Kindern, Schwangeren, Stillenden
Da keine ausreichend dokumentierten Erfahrungen zur Anwendung in der Schwangerschaft und Stillzeit vorliegen, sollte das Arzneimittel nur nach Rücksprache mit dem Arzt angewendet werden. Zur Anwendung dieses Arzneimittels bei Kindern liegen keine ausreichend dokumentierten Erfahrungen vor. Es soll deshalb bei Kindern unter 12 Jahren nicht angewendet werden.

Packungsgrößen und Preise
1 Amp. à 1 ml (PZN 01864636) . Euro 5,65
10 Amp. à 1 ml (PZN 01864642) . Euro 14,30
50 Amp. à 1 ml (PZN 01864659) . Euro 55,70

Apothekenpflichtig.

INTERNA — Magen-Darm-Beschwerden

INTERNA

3-SymBiose
Kapseln hypo-A

Anwendungsgebiete
Vit. D trägt zu einer normalen Funktion des Immunsystems bei. Vit. B12 trägt zu einer normalen Funktion des Nervensystems bei. Zink trägt dazu bei, die Zellen vor oxidativem Stress zu schützen. Folat trägt zu einer normalen Aminosäuresynthese bei.

Eigenschaften
Diese spezielle Kombination aus zwei Milchsäurebakterienstämmen mit Vitaminen und Spurenelementen ergibt eine einzigartige Mischung zur Darmpflege. Lactose- und glutenfrei.

Zusammensetzung
Kombination von Bifidobacterium lactis, Lactobacillus acidophilus als 109 lebensfähige Keime, 10 mg Zink als Gluconat, 200 µg Folsäure, 5 µg Vit. D3, 4 µg Vit. B12, 50 mg Kieselerde, Inulin (Ballaststoff der Zichorienwurzel) in hypoallergener Gelatinekapsel

Packungsgrößen und Preise
100 Kapseln (PZN 01609890) ... Euro 42,70

3-SymBiose plus
Kapseln hypo-A

Anwendungsgebiete
Vit. D trägt zur Erhaltung normaler Zähne bei. Vit. D, B12 und Folsäure tragen zu einer normalen Funktion des Immunsystems bei und haben eine Funktion bei der Zellteilung. Vit. B6 trägt zu einem normalen Eiweiß- und Glycogenstoffwechsel bei.

Eigenschaften
3-SymBiose plus ist ein in seiner Zusammensetzung einzigartiges Präparat zur Darmpflege. Drei spezielle lebensfähige Darmbakterienstämme, 5 wertvolle Vitamine und Kieselerde machen 3-SymBiose plus zu einer einzigartigen Mischung, die verschiedene Synergien nutzt. 3-SymBiose plus ist zentraler Bestandteil von ODS 2. ODS 2 steht dabei für „Orthomolekulare Darmpflege Schritt 2". Lactose- und glutenfrei.

Zusammensetzung
Kombination von Bifidobacterium lactis, Lactobacillus acidophilus, Streptococcus faecium als 109 lebensfähige Keime, 200 µg Folsäure, 7,5 µg Vit. D3, 9 mg Vit. B5, 2 mg Vit. B6, 6 µg Vit. B12, 25 mg Kieselerde, 50 mg Saccharomyces cerevisiae in hypoallergener veganer Kapsel

Packungsgrößen und Preise
20 Kapseln (PZN 07690491) ... Euro 13,85
100 Kapseln (PZN 01879307) ... Euro 54,50

7 Kräuter Elixier
Neurolab GmbH

flüssig/alkoholischer Extrakt

Nahrungsergänzungsmittel mit alkoholischem Extrakt aus 7 Kräutern mit bitterem Geschmack.

Zusammensetzung
18 Sprühstöße enthalten: Schafgarbe 46 mg, Tausendgüldenkraut 40 mg, Ingwer 24 mg, Olivenblatt 20 mg, Bockshornklee 20 mg, Enzian 10 mg, Olive junge Triebe 1 mg, Feldahorn Knospen 1 mg.

Verzehrempfehlung
3x täglich jeweils 6 Sprühstöße in den Rachen sprühen (= 2 ml).

Magen-Darm-Beschwerden

INTERNA

Sonstige Hinweise
Beim Verzehr in der Schwangerschaft, Stillzeit oder im Kindesalter halten Sie bitte Rücksprache mit Ihrem Arzt, Heilpraktiker oder Apotheker.

Packungsgrößen und Preise
1 Sprühflasche à 50 ml .... Euro 37,90

Wellnest Pflanzenkraft
7 Kräuter-Kraft nach Bertrand Heidelberger
Tropfen

Zusammensetzung
Kräuterbitter-Konzentrat aus Auszügen von Wermut, Schafgarbe, Wacholder, Anis, Fenchelsamen, Kümmel, Bibernelle (alle kBA), Bio-Alkohol 32 % Vol.

Anwendungsgebiete
Das 7 Kräuter-Kraft Konzentrat beruht auf dem 50-jährigen Erfahrungsschatz des Naturheilpraktikers Bertrand Heidelberger. Zum Tragen kommen Kräuter, die durch ihre verdauungsfördernde, schleimlösende und allgemein harmonisierende Wirkung auf den Körper in der Pflanzenheilkunde berühmt sind: Der extrem bittere Wermut, die in alten Kräuterbüchern als „Heil aller Schäden" bezeichnete Schafgarbe, die traditionelle und in der Küche geschätzte Heilpflanze Wacholder, der als „Römischer Fenchel" oder „süßer Kümmel" bekannte Anis, das wärmende Kraut Fenchel, die vielseitige Bibernelle sowie der anregende, wärmende und beruhigende Kümmel. 7 Kräuter-Kraft ist ideal bei Völlegefühl und Verdauungsbeschwerden (vor allem Blähungen), zur Unterstützung des Immunsystems, zur Stärkung der Schleimhäute (etwa bei chronischen Nasenhöhlenbeschwerden) sowie zur Darmreinigung bei stark kohlenhydrathaltiger Ernährung.

Eigenschaften
Zu einem Konzentrat vereint, haben die gelösten sekundären Pflanzenstoffe und ätherischen Öle von Wermut, Schafgarbe, Wacholder, Anis, Fenchelsamen, Kümmel und Bibernelle einen schleimbefreienden Einfluss auf den Körper: sie unterstützen die Entschlackung, entlasten den Stoffwechsel, stärken die Selbstheilungskräfte und fördern das Immunsystem.

Dosierung
Täglich 2x 10 Tropfen mit ausreichend Flüssigkeit.

Nebenwirkungen
Keine bekannt.

Wechselwirkungen
Keine bekannt.

Warnhinweise
Enthält Alkohol (32 % Vol.)

Ggf. Besonderheiten bei Kindern, Schwangeren, Stillenden
In der Schwangerschaft und Stillzeit nur in Rücksprache mit dem Arzt einnehmen.

Sonstige Hinweise
Außerhalb der Reichweite von Kindern sowie trocken, licht- und wärmegeschützt lagern.

Weiterführende Informationen
Wellnest 7 Kräuter-Kraft wird schonend nach überlieferter Handwerkstradition von einer heimischen Manufaktur in einem zweimonatigen Kaltauszug bei Raumtemperatur hergestellt. Für die Extraktion der wertvollen Pflanzenstoffe aus Bio-Anbau verwenden wir ausschließlich Bio-Alkohol und mit Aktivkohle gereinigtes und energetisiertes Wasser.
Die Ur-Tinktur bildet das pflanzliche Wirkstoff-Spektrum in konzentrierter Form vollständig ab und enthält somit ein Höchstmaß sekundärer Pflanzenstoffe und ätherischer Öle. Gelöst werden sie vom Körper unmittelbar verwertet.

Packungsgrößen und Preise
100 ml (PZN 8458684) .... Euro 29,90

Stand: 01.11.2020

INTERNA Magen-Darm-Beschwerden

Activomin®
Kapseln

WH Pharmawerk Weinböhla GmbH

Zusammensetzung
400 mg natürliche Huminsäuren WH67®. Die Kapselhülle besteht aus Cellulose und ist mit natürlichem Chlorophyll eingefärbt.

Zusatzinformation: Das Produkt enthält keine Konservierungsstoffe, keine tierischen Bestandteile; es ist gelatine-, lactose-, gluten-, jod- und cholesterinfrei. Für Diabetiker geeignet.

Stoff- oder Indikationsgruppe Activomin® ist ein Medizinprodukt in Kapselform zur Anwendung bei unspezifischen Durchfällen, Magen-Darm-Beschwerden und zur Bindung von Schadstoffen und Toxinen (Beachte Gebrauchsanweisung).

Anwendungsgebiete
Activomin® ist ein Medizinprodukt in Kapselform zur oralen Anwendung:
- bei unspezifischen Durchfällen
- bei Magen-Darm-Beschwerden
- zur Bindung von Schadstoffen und Toxinen unter den unten aufgeführten Bedingungen.

Wirkungsbeschreibung
Activomin® reduziert gastro-intestinale Beschwerden (Magen-Darm-Beschwerden) wie Bauchschmerzen, Blähungen, Völlegefühl und Windabgang z.B. bei Operationen am Darm.

Activomin® verbessert die Stuhlkonsistenz und das Stuhlverhalten bei unspezifischen Durchfällen.

Die im Activomin® enthaltenen Huminsäuren WH67® werden nicht vom Körper resorbiert, sondern verbleiben im Magen-Darm-Trakt. Das Produkt ist durch seine physikalischen Wirkungen, wie Sorption, Chelatisierung, Komplexierung und Ionenaustausch charakterisiert. Activomin® bindet Flüssigkeit. Tierexperimentelle Daten und Pilotstudien beim Menschen lassen die begründeten Annahmen zu, dass Huminsäuren WH67® leicht adstringierend wirken und das Wachstum von Bakterien mit positiven Wirkungen auf den Gesamtorganismus durch eine Milieuänderung im Darm unterstützen.

Activomin® vermindert die Resorption von aufgenommenen Schadstoffen und Toxinen, indem es diese Substanzen im Magen-Darm-Trakt adsorptiv fest bindet. Activomin® und Toxine werden zusammen im Stuhl ausgeschieden. Im Darm verbleiben weniger freie Toxinmoleküle, die für eine mögliche Resorption zur Verfügung stehen. Die negativen Ladungen der Huminsäuren wirken dabei wie ein Gegenpol für organische und anorganische Kationen und halten diese fest gebunden.

Neben der Bindung von Schwermetallen wie beispielsweise Quecksilber und Blei werden lipophile Herbizide der Klassen der Bipyridine und Chlortriazine gebunden. Hydrophobe Herbizide, polyzyklische aromatische Kohlenwasserstoffe und Glyphosat können ebenso gebunden werden wie lipophile Pestizide, wie z.B. DDT und weitere chlororganische Insektizide.

Packungsgrößen und Preise
20 Kapseln (PZN 18061769) ... Euro 12,14
60 Kapseln (PZN 00703026) ... Euro 25,58
120 Kapseln (PZN 01061067) ... Euro 46,26

Cellavent

Acurmin®
Kapseln/Pulver

Nahrungsergänzungsmittel

Kurkuma-Präparate für verschiedene Anwendungsbereiche

Anwendungsgebiete
Entzündliche Prozesse, metabolisches Syndrom, Herzkreislauf-Erkrankungen, Lebergesundheit, Arthrose, rheumatische Erkrankungen, Reizdarm, chron.-entzündl. Darmerkrankungen, neurodegenerative Erkrankungen

Magen-Darm-Beschwerden INTERNA

Acurmin® PLUS Kapseln
Kurkuma-Extrakt mit höchster Bioverfügbarkeit durch mizellare Darreichung. Für einen Langzeit-Curcumin-Spiegel im Blut.*

Zusammensetzung
Emulgator (Polysorbat 80), Kapselhülle: Gelatine (Rind. Halal und Kosher-zertifiziert), Feuchthaltemittel Glycerin, Kurkuma-Extrakt, Cholecalciferol (Vitamin D3)

Einnahme
2 Kapseln tägl. (je 55 mg Curcumin und 14 µg Vitamin D3 (560 I.E.))

Packungsgrößen und Preise
60 St. / 1 (PZN Monat 11875285) .... Euro 29,95
180 St. / 3 (PZN Monate 12451506) .... Euro 84,95
360 St. / 6 (PZN Monate 12475079) .... Euro 149,95

*Dauerhaft erhöhter Curcuminspiegel nach mehrwöchiger Einnahme

Acurmin® ferment Pulver
Bio-Kurkuma-Pulver, fermentiert mit 2 Mrd. KbE/g postbiotischen Bakterien, rechts- und linksdrehender Milchsäure und mindestens 2,5% Curcuminoiden.

Zusammensetzung
fermentlife® Bio-Kurkuma-Pulver (fermentiert mit L. plantarum, L. brevis, L. fermentum)

Einnahme
Bis zu einem Teelöffel (1 g) tägl. in die Nahrung integrieren (z.B. in Joghurt, Porridge o. Milch)

Packungsgrößen und Preise
120 g / 1 Dose (PZN 17616685)   Euro 16,95

Acurmin® ferment Kapseln
Bio-Kurkuma-Pulver, fermentiert mit 2 Mrd. KbE/g postbiotischen Bakterien, rechts- und linksdrehender Milchsäure und mindestens 2,5% Curcuminoiden.

Zusammensetzung
fermentlife® Bio-Kurkuma-Pulver (fermentiert mit L. plantarum L. brevis, L. fermentum), fermentierter schwarzer Pfeffer, Kapselhülle: Cellulose

Einnahme
2 Kapseln tägl. (1.100 mg ferment. Bio-Kurkuma-Pulver, 10 mg ferment. schwarzer Bio-Pfeffer)

Packungsgrößen und Preise
60 St. / 1 Monat (PZN 18703274)   Euro 19,95

Acurmin® Phytolistic
Bio-Vollspektrum-Kurkuma-Extrakt. 50 % Curcuminoide mit verbesserter Bioverfügbarkeit. Ohne tierische oder synthetische Zusatzstoffe.

Zusammensetzung
Bio-Kurkuma-Extrakt. Kapselhülle: Cellulose.

Einnahme
2 Kapseln tägl. (300 mg Curcuminoide)

Packungsgrößen und Preise
(PZN
60 St. / 1 Monat 14178687) .... Euro 24,95
180 St. / 3 (PZN Monate 14178693) .... Euro 74,85

Acurmin® DEPOT Kapseln
Kurkuma-Extrakt mit Time-Delayed-Release-Formel zur stufenweisen Freisetzung während der Darmpassage.

Zusammensetzung
Mikrokristalline Cellulose, ACMIN97® (Kurkuma-Extrakt mit 97% Curcuminoiden), Hydroxypropylmethylcellulose, Tricalciumphosphat, Shellac, Magnesiumstearat, Carboxymethylcellulose-Natrium, Ammoniumhydrogencarbonat, mittelkettige Triglyzeride, Talcum, Polyvinylpyrrolidon, Siliziumdioxid.

Einnahme
2 Kapseln tägl. (336 mg Curcuminoide)

INTERNA — Magen-Darm-Beschwerden

Packungsgrößen und Preise
60 St. / 1 Monat (PZN 17611038)   Euro 24,95

Sanum-Kehlbeck
Alkala® „T"
Tabletten

Wirkstoff: Natriumhydrogencarbonat

Zusammensetzung
1 Tablette enthält: Wirkstoff: 1g Natriumhydrogencarbonat.
Sonstige Bestandteile: Lactose, Cellulose, Kartoffelstärke, Magnesiumstearat, Saccharin-Natrium, Gummi arabicum, Maltodextrin, Pfefferminzöl.

Anwendungsgebiete
Traditionell angewendet als mild wirksames Arzneimittel bei Sodbrennen und säurebedingten Magenbeschwerden.

Eigenschaften
Alkala® „T" ist ein Basenpräparat, das dazu geeignet ist, das Säure-Basen-Gleichgewicht im Organismus wiederherzustellen. Im Idealfall ist dieses Verhältnis im Menschen ausgeglichen. Verschiebungen des Säure-Basenhaushaltes in den sauren Bereich sind heutzutage aufgrund unserer Lebens- und Umweltbedingungen immer häufiger anzutreffen. Erste typische Anzeichen von Übersäuerung im Magen-Darmbereich sind Sodbrennen, saures Aufstoßen, Blähungen etc. In der Folge ist die Übersäuerung dann eine typische Begleiterscheinung der chronischen Stoffwechselstörung.

Nebenwirkungen
Häufig sind nach der Einnahme von Alkala® „T" Völlegefühl und Aufstoßen aufgetreten. Lang anhaltender Gebrauch kann die Bildung von Kalzium- und Magnesiumphosphatsteinen in der Niere begünstigen.

Wechselwirkungen
Über die Erhöhung des pH-Wertes im Magen und Harn kann die Resorption und Ausscheidung von schwachen Säuren und Basen beeinflusst werden. Dies gilt z. b. für Sympathomimetika, Anticholinerika, trizyklische Antidepressiva, Barbiturate, H_2-Blocker, Captopril, Clorazepat, Chinidin. Funktionelle Wechselwirkungen sind mit Gluco- und Mineralocorticoiden, Androgenen und Diuretika, die die Kaliumausscheidung erhöhen, möglich. Auf eine mögliche Beeinflussung der Löslichkeit von Medikamenten, die mit dem Harn eliminiert werden (z. B. Ciprofloxazin), ist zu achten.
Wegen des stark alkalischen pH-Wertes ist die Lösung von Alkala® „T" Tabletten mit den meisten Arzneimitteln inkompatibel. Insbesondere die Kombination mit calcium-, magnesium- und phosphathaltigen Lösungen kann zu Ausfällungen führen.

Gegenanzeigen
Alkala® „T" darf nicht angewendet werden bei bekannter Überempfindlichkeit gegen einen der sonstigen Bestandteile. Bei Störungen im Säure-Basen-Haushalt (Alkalose), Kaliummangel oder bei Durchführung einer natriumarmen Diät darf Alkala® „T" nicht eingenommen werden. Wegen der Gefahr der Magenruptur darf Alkala® „T" bei Säureverätzung des Magens nicht angewendet werden.

Ggf. Besonderheiten bei Kindern, Schwangeren, Stillenden
Da keine ausreichenden Untersuchungen vorliegen, soll Alkala® „T" bei Schwangeren, während der Stillzeit und bei Kindern unter 12 Jahren nicht angewendet werden.

Vorsichtsmaßnahmen
Patienten mit der seltenen hereditären Galactose-Intoleranz, Lactase-Mangel oder Glucose-Galactose-Malabsorption sollten Alkala® „T" Tabletten nicht einnehmen.

Dosierung
3-mal täglich 1 Tablette mit Flüssigkeit einnehmen. Grundsätzlich sollte ein Abstand von ein bis zwei Stunden zwischen der Einnahme von Alkala® „T" und der von anderen Medikamenten eingehalten werden.

Magen-Darm-Beschwerden INTERNA

Sonstige Hinweise
Enthält Lactose.

Packungsgrößen und Preise
(PZN
20 Tabletten 04868586) .... Euro 5,65
(PZN
100 Tabletten 04868592) .... Euro 20,85
10-mal 100 (PZN
Tabletten 04868600) .... Euro 176,60

Weleda AG
Amara-Tropfen
Dilution

Zusammensetzung
10 g (= 10,4 ml) enth.: 0,15 g ethanol. Auszug aus Artemisia absinthium, Herba rec. (1:2,3) / 0,075 g ethanol. Auszug aus Centaurium erythraea, Herba rec. (1:2,3) / 0,6 g ethanol. Auszug aus Cichorium intybus, Planta tota rec. (1:2,3) / Gentiana lutea, ethanol. Decoctum Ø 0,36 g / Juniperus communis, Summitates, ethanol. Infusum Ø (HAB, V. 20) 0,05 g / Millefolii herba, ethanol. Infusum Ø (HAB, V. 20) 2,0 g / 0,15 g ethanol. Decoctum aus Peucedanum ostruthium, Rhizoma rec. (1:2,15) / Salvia officinalis, ethanol. Infusum Ø 1,0 g / Taraxacum Ø 0,32 g.

Sonstige Bestandteile: Ethanol 96 %, Gereinigtes Wasser

Anwendungsgebiete
gemäß der anthroposophischen Menschen- und Naturerkenntnis.

Dazu gehören: Funktionelle Störungen von Bildung und Absonderung der Verdauungssäfte; Störungen der Bewegungsabläufe von Magen und Dünndarm sowie deren Folgezustände, z. B. Sodbrennen, Appetitlosigkeit, Übelkeit, Völlegefühl nach dem Essen.

Gegenanzeigen
Überempfindlichkeit gegen Cichorium (Wegwarte) oder andere Korbblütler.
Schwangerschaft und Stillzeit.

Nebenwirkungen
Selten Überempfindlichkeitsreaktionen.

Warnhinweise
Enthält 33 Vol.-% Alkohol.

Dosierung
Soweit nicht anders verordnet, werden bei Appetitlosigkeit 10 – 15 Tropfen 15 Minuten vor dem Essen eingenommen. Bei Störungen der Verdauungstätigkeit und Beschwerden, wie Übelkeit oder Völlegefühl, werden zur Intensivierung der Verdauung 10 – 15 Tropfen 1 Stunde nach dem Essen eingenommen. Kinder von 6 – 11 Jahren erhalten 5 – 8 Tropfen, Kleinkinder von 1 – 5 Jahren 3 – 5 Tropfen.

Packungsgrößen und Preise
50 ml (PZN 01390138) .... Euro 24,97
Apothekenpflichtig

livQ Fermentationsprodukte
Bio-Essenzen – von livQ
Fermentierte Naturkonzentrate, flüssig

siehe Homöopathie - Einzelmittel

MensSana AG
Biotic premium MensSana
Granulat

siehe Nährstoffmangel

Weleda AG
Birkenkohle comp.
Hartkapseln

siehe Magen-Darm-Beschwerden - Durchfall

INTERNA — Magen-Darm-Beschwerden

Bärlauch Bio Konzentrat
Wellnest Pflanzenkraft
Tropfen

siehe Umwelt- und Schwermetallbelastung

Institut AllergoSan Deutschland (privat) GmbH
Caricol®
Sticks

Wohlbefinden im Darm

Anwendungsgebiete
Unser moderner Lebensstil wirkt sich oft negativ auf die Verdauung aus. Dies kann zu Problemen wie unregelmäßigem Stuhlgang oder Verstopfung führen. In der Natur findet sich für das Gleichgewicht der Verdauung eine besondere Frucht: die Papaya. Das in ihr enthaltene Enzym Papain unterstützt die Verdauung, indem es Proteine aus der Nahrung aufspaltet und so deren Verwertung erleichtert.

Caricol® enthält die natürliche Kraft vollreifer Bio-Papayafrüchte in geballter Form. Durch ein patentiertes Zubereitungsverfahren ist die Aktivität des Verdauungsenzyms in Caricol® vervierfacht. Damit eignet sich Caricol® ideal, um bei ernährungsbedingten Problemen das Wohlgefühl im Darm zu stärken.

Zusammensetzung
Bio-Papayafrüchte, Bio-Apfelsaftkonzentrat, natürliches Bio-Apfelsaftaroma

Nahrungsergänzungsmittel mit der Kraft der Papaya

Weitere Informationen erhalten Sie unter: caricol.com

Institut AllergoSan Deutschland (privat) GmbH
Caricol®-Gastro
Sticks

Magenschmerzen, Sodbrennen?

Anwendungsgebiete
Der Leidensdruck von Patienten mit chronischer Gastritis und Gastritisassoziierten Symptomen äußert sich primär in Form von Schmerzen und den damit verbundenen Einschränkungen des täglichen Lebens. Caricol®-Gastro wird zum Diätmanagement bei in Folge einer Gastritis schmerzempfindlichen Magenschleimhaut eingesetzt. Die Kombination aus den im Hafer enthaltenen Avenanthramiden (Polyphenole) und der enzymatischen Kraft der Papaya beruhigt die schmerzempfindliche Magenschleimhaut innerhalb kürzester Zeit.

Zusammensetzung
Wasser, Bio-Papayafrüchte, Bio-Apfelsaftkonzentrat, Bio-Hafermehl, natürliches Bio-Apfelsaftaroma

Lebensmittel für besondere medizinische Zwecke (Bilanzierte Diät)

Weitere Informationen erhalten Sie unter: caricol.com

Wellnest Pflanzenkraft
ClarkIntest Konzentrat nach Hulda Clark
Tropfen

siehe Parasiten

Laves-Arzneimittel GmbH
Colibiogen® Kinder
Flüssigkeit

Zutaten
Zellfreies Fermentationsfiltrat aus *Escherichia coli* Stamm Laves 1931, Wasser, **Lactose**, Orangenaroma

Eigenschaften
Colibiogen® Kinder unterstützt das Gleichgewicht des Immunsystems im Darm und trägt zur Regenerierung der Darmschleimhaut bei. Die Stoffwechselprodukte von *E. coli* L1931 (beispielsweise Glykolipide, Peptide, Fettsäuren und Aminosäuren) sind wichtige Nährstoffe für die Darmzellen.

Magen-Darm-Beschwerden INTERNA

Bei Reizdarmpatienten mit einer Funktionsstörung der Darmschleimhaut-Barriere wurde einem verringerte Konzentration dieser Nährstoffe gefunden

Anwendungsgebiet
Lebensmittel für besondere medizinische Zwecke (bilanzierte Diät) zum Diätmanagement bei Reizdarmsyndrom

Warnhinweise
Bei Colibiogen® Kinder handelt es sich um eine bilanzierte Diät für Kinder und nicht um ein vollständiges Lebensmittel; es ist deshalb nicht zur ausschließlichen Ernährung geeignet.
Nur unter ärztlicher Aufsicht verwenden.

Verzehrempfehlung
1-3 x täglich 5 ml 1/2 Stunde vor den Mahlzeiten einnehmen.
Für die Entnahme bitte den beigefügten Messbecher verwenden. Messbecher nach jedem Gebrauch säubern und trocknen lassen. Nicht aus der Flasche trinken. Nach der Entnahme Flasche gut verschließen.

Packungsgrößen und Preise
1 x 50 ml (PZN 16755203) . . . . . . Euro 26,50

Laves-Arzneimittel GmbH
Colibiogen® oral
Flüssigkeit

Zutaten
Zellfreies Fermentationsfiltrat aus *Escherichia coli* Stamm Laves 1931, Wasser, Ethanol, Saccharose, Natriumbenzoat, Orangenaroma, Zitronensäure

Eigenschaften
Colibiogen® oral unterstützt das Gleichgewicht des Immunsystems im Darm und trägt zur Regenerierung der Darmschleimhaut bei. Die Stoffwechselprodukte von *E. coli* L1931 (z.B. Glykolipide, Peptide, Fettsäuren und Aminosäuren) sind wichtige Nährstoffe für die Darmzellen.

Bei Reizdarmpatienten mit einer Funktionsstörung der Darmschleimhaut-Barriere wurde einem verringerte Konzentration dieser Nährstoffe gefunden.

Anwendungsgebiete
Lebensmittel für besondere medizinische Zwecke (bilanzierte Diät) zum Diätmanagement bei Reizdarmsyndrom

Warnhinweise
Enthält 4,8 Vol.-% Alkohol.
Bei Colibiogen® oral handelt es sich um eine bilanzierte Diät für Erwachsene und nicht um ein vollständiges Lebensmittel; es ist deshalb nicht zur ausschließlichen Ernährung geeignet.
Nur unter ärztlicher Aufsicht verwenden.
Vor dem Verzehr in der Schwangerschaft und Stillzeit den Arzt befragen.

Verzehrempfehlung
1-3 x täglich 5 ml 1/2 Stunde vor den Mahlzeiten einnehmen.
Für die Entnahme bitte den beigefügten Messbecher verwenden. Messbecher nach jedem Gebrauch säubern und trocknen lassen. Nicht aus der Flasche trinken. Nach der Entnahme Flasche gut verschließen.

Packungsgrößen und Preise
1 x 100 ml (PZN 16755195) . . . . . Euro 50,25

Biogena GmbH & Co KG
ColonBalance®
Pulver

siehe Magen-Darm-Beschwerden - Verdauung

INTERNA Magen-Darm-Beschwerden

Digestodoron
Weleda AG

Dilution, Tabletten

Zusammensetzung
Dilution: 10 g (= 9,4 ml) enth.: 1,8 g ethanol. Digestio (1:3,1) aus Dryopteris filix-mas, Folium rec. / 0,4 g ethanol. Digestio (1:3,1) aus Polypodium vulgare, Folium rec. / 4 g ethanol. Digestio (1:3,1) aus Salix alba / purpurea / viminalis, Folium rec. / 1,8 g ethanol. Digestio (1:3,1) aus Phyllitis scolopendrium, Folium rec. Sonstiger Bestandteil: Saccharose.
Tabletten: 1 Tablette enth.: 36 mg ethanol. Digestio (1:3,1) aus Dryopteris filix-mas, Folium rec. / 8 mg ethanol. Digestio (1:3,1) aus Polypodium vulgare, Folium rec. / 80 mg ethanol. Digestio (1:3,1) aus Salix alba / purpurea / viminalis, Folium rec. / 36 mg ethanol. Digestio (1:3,1) aus Phyllitis scolopendrium, Folium rec. Sonstige Bestandteile: Lactose-Monohydrat, Weizenstärke, Calciumbehenat.

Anwendungsgebiete
gemäß der anthroposophischen Menschen- und Naturerkenntnis.
Dazu gehören: Störungen der Absonderungs- und Bewegungstätigkeit sowie des Milieus im Verdauungstrakt, auch auf chronisch-entzündlicher Grundlage, z.B. Sodbrennen, Übelkeit, Blähungen, Durchfälle, Verstopfung, Enteritis granulomatosa, Colitis ulcerosa.

Gegenanzeigen
Überempfindlichkeit gegen einen der wirksamen Bestandteile, Weizen (bei Tbl.) oder Salicylate. In den letzten drei Monaten der Schwangerschaft (aufgrund des Gehaltes an Salicylaten).

Schwangerschaft und Stillzeit
Die Anwendung von Digestodoron® während des ersten und zweiten Drittels der Schwangerschaft und in der Stillzeit wird aufgrund des im Arzneimittel enthaltenen Bestandteils Weidenblätter (Salix) nicht empfohlen. In Weidenblättern enthaltenen Substanzen (Salicylate) können in den Blutkreislauf des ungeborenen Kindes gelangen und gehen in die Muttermilch über. Siehe auch unter Gegenanzeigen.

Nebenwirkungen
Es können allergische Reaktionen auftreten. Weizenstärke kann Überempfindlichkeitsreaktionen hervorrufen (bei Tbl.).

Vorsichtsmaßnahmen
Bei andauernden oder wiederkehrenden Beschwerden, bei Schwarzfärbung des Stuhls, bei anhaltenden, unklaren oder neu auftretenden Beschwerden sollte ein Arzt aufgesucht werden, da es sich um Erkrankungen handeln kann, die einer ärztlichen Abklärung bedürfen.
Bei Enteritis granulomatosa, Colitis ulcerosa sowie bei Magen- und Zwölffingerdarm-Geschwüren ist das Arzneimittel nur nach Rücksprache mit dem Arzt anzuwenden und ersetzt nicht andere vom Arzt verordnete Medikamente.

Warnhinweise
Dilution: Enthält 24 Vol.-% Alkohol und Saccharose (Zucker).
Tabletten: Enthält Lactose und Weizenstärke. Es gilt als glutenfrei und für Zöliakie-Patienten ist es sehr unwahrscheinlich, dass es Probleme verursacht. Eine Tablette enthält nicht mehr als 2,0 Mikrogramm Gluten.

Dosierung und Art der Anwendung
Soweit nicht anders verordnet:
Dilution:
Erwachsene und Kinder ab 6 J. 8 – 12 Tropfen, Kleinkinder von 1 bis 5 Jahren 4 Tropfen und Säuglinge im 1. Lebensjahr 2 – 4 Tropfen 1 – 3 mal täglich ca. 1/4 Stunde vor den Mahlzeiten mit Wasser verdünnt einnehmen.
Tabletten:
Erwachsene und Jugendliche 2 - 4 Tbl., Schulkinder von 6 bis 11 Jahren 1 - 2 Tbl., Kleinkinder von 2 bis 5 Jahren 1 Tbl., Säuglinge und Kleinkinder unter 2 J. 1/2 Tbl.

Magen-Darm-Beschwerden   INTERNA

1 – 3 mal täglich ca. 1/4 Stunde vor den Mahlzeiten ggf. mit etwas Wasser einnehmen. Kinder bis zu 5 Jahren erhalten die Tabletten in zerstoßener Form oder in Wasser oder Tee aufgelöst.

Dauer der Anwendung
Die Behandlung sollte kurmäßig über ca. 3 Monate durchgeführt und nach einer Einnahmepause evtl. wiederholt werden.

Packungsgrößen und Preise
50 ml (PZN 08915868) . . . Euro 26,99
100 Tabletten (PZN 08915839) . . . Euro 20,99
250 Tabletten (PZN 08915845) . . . Euro 37,98
Apothekenpflichtig

hypo-A
Enzyme
Kapseln

Anwendungsgebiete
Zur leichteren Verdauung schwer bekömmlicher Mahlzeiten. Enzyme sollten direkt zu den Mahlzeiten eingenommen werden.

Eigenschaften
Für Menschen mit bestimmten Lebensmittelunverträglichkeiten. Enzyme sind ein wichtiger Begleiter für unbeschwerte Mahlzeiten; pflanzliche Helfer unterstützen eine gesunde Regulation im Körper. Vegan, lactose- und glutenfrei.

Zusammensetzung
60 mg Kümmelpulver, 50 mg Bromelain, 50 mg Papain, 50 mg Lipase, 50 mg Lactase, 50 mg Protease, 50 mg Yamsextrakt, 50 mg Rotkleeextrakt, 40 mg Löwenzahnpulver, 30 mg Amylase, 20 mg Nattokinase, 10 mg Streptococcus thermophilus in hypoallergener veganer Kapsel

Packungsgrößen und Preise
25 Kapseln (PZN 12418561) . . . Euro 19,40
100 Kapseln (PZN 12589162) . . . Euro 57,75

w. feldhoff & comp. arzneimittel gmbh
esto-gast®
Flüssigkeit

Magen-Darm-Liquidium

Zusammensetzung
10 ml, entsprechend 8,68 g, Flüssigkeit enthalten: Wirkstoffe: Citronellöl 0,0041 g, Muskatöl 0,0041 g, Zimtöl 0,0027 g, Nelkenöl 0,0020 g. Sonstige Bestandteile: Ethanol 96 %, gereinigtes Wasser.

Dosierung
2 - 3-mal täglich 2 ml mittels beigefügten Dosierbechers. Diese 2 ml in 1 – 2 Teelöffel Wasser verdünnt einnehmen.

Anwendungsgebiete
Traditionell innerlich zur Unterstützung der Verdauungsfunktion.

Packungsgrößen und Preise
20 ml (N1) (PZN 01755864) . . . . Euro 8,26
50 ml (N2) (PZN 01755870) . . . . Euro 16,73
100 ml (N3) (PZN 02750171) . . . . Euro 27,37

FF Förde Forschung
Foerde f2M®
Spray

Mikrobiotisches Spray mit 33 Lebendbakterienstämmen

Nahrungsergänzungsmittel

Anwendung
Zur Unterstützung des Darmmikrobioms

Zusammensetzung
Wasser, Zuckerrohrmelasse, Rohrzucker, Kräuter- und Pflanzenmischung (Auszug) [Ananas, Angelikawurzel, Anis, Basilikumkraut, Dillfrüchte, Fenchel, Heidelbeerblätter, Himbeerblätter, Ingwer, Kümmel, Odermennigkraut, Olivenblätter, Oreganum, Pfefferminze, Rosmarinblätter, Rotkleeblüten, Salbeiblätter, Schwarzkümmelsamen, Süßholz, Thymian, Traubenkernmehl (OPC), Rheishi Ling Zhi (Ga-

INTERNA

Magen-Darm-Beschwerden

nodermalucidum)], fermentierte Reiskleie, fermentierte Papaya, fermentierter Seetang, fermentierte Karotten, fermentierter Gelbwurz, Mikroorganismen (Bacillus subtilis, Bifidobacterium animalis, Bifidobacterium bifidum, Bifidobacterium breve, Bifidobacterium longum, Bifidobacterium infantis, Bifidobacterium lactis, Enterococcus faecium, Lactobacillus acidophilus, Lactobacillus amylolyticus, Lactobacillus amylovorus, Lactobacillus bulgaricus, Lactobacillus casei 01, Lactobacillus casei 02, Lactobacillus casei 03, Lactobacillus crispatus, Lactobacillus delbrueckii, Lactobacillus farraginis, Lactobacillus fermentum, Lactobacillus gasseri, Lactobacillus helveticus, Lactobacillus johnsonii, Lactobacillus paracasei, Lactobacillus parafarraginis, Lactobacillus plantarum, Lactobacillus reuteri, Lactobacillus rhamnosus, Lactobacillus salivarius, Lactobacillus zeae, Lactobacillus diacetylactis, Lactococcus lactis, Saccharomyces cerevisae, Streptococcus thermophilus)

Einnahmeempfehlung
5 Hübe in den Mund sprühen und nach 15 Sekunden ca. 100 ml stilles Wasser trinken. Benutzen Sie Foerde f2M® morgens und abends vor dem Zähneputzen.

Packungsgrößen und Preise
50ml (PZN 13921925) . . . . Euro 21,95

Sanum-Kehlbeck
Fortakehl® D3
Zäpfchen

Wirkstoff: Penicillium roquefortii e volumine mycelii (lyophil., steril.) Trit. D3

Zusammensetzung
1 Zäpfchen enthält: Wirkstoff: 0,2 g Penicillium roquefortii e volumine mycelii (lyophil., steril.) Trit. D3 nach Vorschrift 6 HAB.
Sonstiger Bestandteil: Hartfett.

Anwendungsgebiete
Erfahrungsgemäß unterstützend angewendet bei:

Dysbakterie allgemein und Schleimhautzerstörung; Gastritis, Enteritis, Colitissyndrom mit Cholecystitis, Pankreatitis; Diarrhoe, Obstipation, Vomitus; Ulcus ventriculi; Mykosen des Darmes, des Urogenitaltraktes und der Haut; Bronchitis, Infektanfälligkeit.

Eigenschaften
Fortakehl®, gewonnen aus dem Schimmelpilz Penicillium roquefortii, ist kein Antibiotikum und enthält oder produziert keine Penicillinsäure. Dadurch treten auch nicht die bei einer Antibiotika-Behandlung möglichen Begleiterscheinungen, wie Allergien, Leberschäden, Zerstörung der Darmflora und Bildung penicillinresistenter Stämme auf.

Dosierung
Erwachsene und Jugendliche ab 12 Jahren führen 1-3 mal wöchentlich 1 Zäpfchen vor dem Schlafengehen in den After ein. Nach längstens 4 Wochen Therapiedauer sollte Fortakehl® D3 abgesetzt werden.

Nebenwirkungen
Aufgrund des Gehaltes von Fortakehl® D3 an spezifischen organischen Bestandteilen können in seltenen Fällen Überempfindlichkeitsreaktionen, hauptsächlich in Form von Hautreaktionen, auftreten und eine Allergie gegen den Bestandteil Penicillium roquefortii ausgelöst werden. Das Arzneimittel ist dann sofort abzusetzen und ein Arzt aufzusuchen.

Gegenanzeigen
Nicht anwenden bei bekannter Überempfindlichkeit gegenüber Schimmelpilzen (Penicillium roquefortii), Kindern unter 12 Jahren, Schwangeren und Stillenden.

Vorsichtsmaßnahmen
Keine bekannt.

Warnhinweise
Keine bekannt.

Magen-Darm-Beschwerden

Wechselwirkungen
Immunsuppressiv wirkende Arzneimittel können die Wirksamkeit von Fortakehl® D3 beeinträchtigen. Vor und nach der Behandlung mit oral verabreichten Lebendimpfstoffen ist ein Abstand von 4 Wochen einzuhalten.

Sonstige Hinweise
Enthält Lactose.

Packungsgrößen und Preise
(PZN
10 Zäpfchen 04456984) .... Euro 16,85
10-mal 10 (PZN
Zäpfchen 04456990) .... Euro 139,00
Apothekenpflichtig.

Sanum-Kehlbeck

Fortakehl® D4
Kapseln

Wirkstoff: Penicillium roquefortii e volumine mycelii (lyophil., steril.) Trit. D4

Zusammensetzung
1 Kapsel enthält: Wirkstoff: 330 mg Penicillium roquefortii e volumine mycelii (lyophil., steril.) Trit. D4 (HAB, V. 6). Kapselhülle: Hypromellose.

Anwendungsgebiete
Erfahrungsgemäß unterstützend angewendet bei:
Dysbakterie allgemein und Schleimhautzerstörung; Gastritis, Enteritis, Colitissyndrom mit Cholecystitis, Pankreatitis; Diarrhoe, Obstipation, Vomitus; Ulcus ventriculi; Mykosen des Darmes, des Urogenitaltraktes und der Haut; Bronchitis, Infektanfälligkeit.

Eigenschaften
Fortakehl®, gewonnen aus dem Schimmelpilz Penicillium roquefortii, ist kein Antibiotikum und enthält oder produziert keine Penicillinsäure. Dadurch treten auch nicht die bei einer Antibiotika-Behandlung möglichen Begleiterscheinungen, wie Allergien, Leberschäden, Zerstörung der Darmflora und Bildung penicillinresistenter Stämme auf.

Nebenwirkungen
Aufgrund des Gehaltes von Fortakehl® D4 an spezifischen organischen Bestandteilen können Überempfindlichkeitsreaktionen, hauptsächlich in Form von Hautreaktionen, auftreten und eine Allergie gegen den Bestandteil Penicillium roquefortii ausgelöst werden. Das Arzneimittel ist dann sofort abzusetzen und ein Arzt aufzusuchen.

Gegenanzeigen
Nicht anwenden bei:
- bekannter Überempfindlichkeit gegenüber Schimmelpilzen (Penicillium roquefortii)
- Autoimmunerkrankungen
- Kindern unter 12 Jahren
- Schwangeren und Stillenden.

Vorsichtsmaßnahmen
Dieses Arzneimittel enthält Lactose. Bitte nehmen Sie Fortakehl® D4 daher erst nach Rücksprache mit Ihrem Arzt ein, wenn Ihnen bekannt ist, dass Sie unter einer Unverträglichkeit gegenüber bestimmten Zuckern leiden.

Wechselwirkungen
Immunsuppressiv wirkende Arzneimittel können die Wirksamkeit von Fortakehl® D4 beeinträchtigen. Vor und nach der Behandlung mit oral verabreichten Lebendimpfstoffen ist ein Abstand von 4 Wochen einzuhalten.

Dosierung
Zum Einnehmen: Soweit nicht anders verordnet nehmen Erwachsene und Jugendliche ab 12 Jahren bei chronischen Verlaufsformen 1 – 3-mal täglich je 1 Kapsel vor den Mahlzeiten mit ausreichend Flüssigkeit ein. Nach längstens 4 Wochen Therapiedauer sollte Fortakehl® D4 abgesetzt werden.

Sonstige Hinweise
Enthält Lactose.

INTERNA   Magen-Darm-Beschwerden

Packungsgrößen und Preise
(PZN
20 Kapseln 04355326) .... Euro 31,15
10-mal 20 (PZN
Kapseln 04355332) .... Euro 273,60
Apothekenpflichtig.

Sanum-Kehlbeck
Fortakehl® D5
Tropfen

Wirkstoff: Penicillium roquefortii e volumine mycelii (lyophil., steril.) Dil. D5

Zusammensetzung
10 ml enthalten: Wirkstoff: 10 ml Penicillium roquefortii e volumine mycelii (lyophil., steril.) Dil. D5 nach Vorschrift 5a HAB, Lsg. D1 mit gereinigtem Wasser.

Anwendungsgebiete
Erfahrungsgemäß unterstützend angewendet bei:

Dysbakterie allgemein und Schleimhautzerstörung; Gastritis, Enteritis, Colitissyndrom mit Cholecystitis, Pankreatitis; Diarrhoe, Obstipation, Vomitus; Ulcus ventriculi; Mykosen des Darmes, des Urogenitaltraktes und der Haut; Bronchitis, Infektanfälligkeit.

Eigenschaften
Fortakehl®, gewonnen aus dem Schimmelpilz Penicillium roquefortii, ist kein Antibiotikum und enthält oder produziert keine Penicillinsäure. Dadurch treten auch nicht die bei einer Antibiotika-Behandlung möglichen Begleiterscheinungen, wie Allergien, Leberschäden, Zerstörung der Darmflora und Bildung penicillinresistenter Stämme auf.

Nebenwirkungen
Aufgrund des Gehaltes von Fortakehl® D5 an spezifischen organischen Bestandteilen können in seltenen Fällen Überempfindlichkeitsreaktionen, hauptsächlich in Form von Hautreaktionen, auftreten und eine Allergie gegen den Bestandteil Penicillium roquefortii ausgelöst werden. Das Arzneimittel ist dann sofort abzusetzen und ein Arzt aufzusuchen.

Gegenanzeigen
Nicht anwenden bei:

- bekannter Überempfindlichkeit gegenüber Schimmelpilzen (Penicillium roquefortii)
- Autoimmunerkrankungen
- Kindern unter 12 Jahren
- Schwangeren und Stillenden

Vorsichtsmaßnahmen
Keine bekannt.

Warnhinweise
Keine bekannt.

Wechselwirkungen
Immunsuppressiv wirkende Arzneimittel können die Wirksamkeit von Fortakehl® D5 beeinträchtigen. Vor und nach der Behandlung mit oral verabreichten Lebendimpfstoffen ist ein Abstand von 4 Wochen einzuhalten.

Dosierung
Zum Einnehmen: Erwachsene und Jugendliche ab 12 Jahren nehmen 1 – 2-mal täglich je 5 Tropfen ein.

Zum Einreiben: Erwachsene und Jugendliche ab 12 Jahren reiben einmal täglich 5 - 10 Tropfen in die Ellenbeuge ein.

Nach längstens 4 Wochen Therapiedauer sollte Fortakehl® D5 abgesetzt werden.

Packungsgrößen und Preise
10 ml (PZN 03207173) .. Euro 13,40
10-mal 10 ml (PZN 03207196) .. Euro 102,65
Apothekenpflichtig.

Magen-Darm-Beschwerden INTERNA

Fortakehl® D5
Sanum-Kehlbeck

Tabletten

Wirkstoff: Penicillium roquefortii e volumine mycelii (lyophil., steril.) Trit. D5

Zusammensetzung
1 Tablette enthält: Wirkstoff: 250 mg Penicillium roquefortii e volumine mycelii (lyophil., steril.) Trit. D5 nach Vorschrift 6 HAB.
Sonstige Bestandteile: Kartoffelstärke, Magnesiumstearat.

Anwendungsgebiete
Erfahrungsgemäß unterstützend angewendet bei:
Dysbakterie allgemein und Schleimhautzerstörung; Gastritis, Enteritis, Colitissyndrom mit Cholecystitis, Pankreatitis; Diarrhoe, Obstipation, Vomitus; Ulcus ventriculi; Mykosen des Darmes, des Urogenitaltraktes und der Haut; Bronchitis, Infektanfälligkeit.

Eigenschaften
Fortakehl®, gewonnen aus dem Schimmelpilz Penicillium roquefortii, ist kein Antibiotikum und enthält oder produziert keine Penicillinsäure. Dadurch treten auch nicht die bei einer Antibiotika-Behandlung möglichen Begleiterscheinungen, wie Allergien, Leberschäden, Zerstörung der Darmflora und Bildung penicillinresistenter Stämme auf.

Nebenwirkungen
Keine bekannt.

Gegenanzeigen
Siehe unter Besonderheiten bei Kindern, Schwangeren, Stillenden.
Nicht anwenden bei Überempfindlichkeit gegenüber Schimmelpilzen (Penicillium roquefortii).

Ggf. Besonderheiten bei Kindern, Schwangeren, Stillenden
Da keine ausreichend dokumentierten Erfahrungen zur Anwendung in der Schwangerschaft und Stillzeit vorliegen, sollte das Arzneimittel nur nach Rücksprache mit dem Arzt angewendet werden. Zur Anwendung dieses Arzneimittels bei Kindern liegen keine ausreichend dokumentierten Erfahrungen vor. Es soll deshalb bei Kindern unter 12 Jahren nicht angewendet werden.

Dosierung
1 – 3-mal täglich 1 Tablette mit ausreichend Flüssigkeit einnehmen.

Sonstige Hinweise
Dieses Arzneimittel enthält Lactose. Bitte nehmen Sie Fortakehl® D5 daher erst nach Rücksprache mit Ihrem Arzt ein, wenn Ihnen bekannt ist, dass Sie unter einer Unverträglichkeit gegenüber bestimmten Zuckern leiden.

Wechselwirkungen
Keine bekannt.

Packungsgrößen und Preise
(PZN
20 Tabletten 04413319) .... Euro 14,85
10-mal 20 (PZN
Tabletten 04413325) .... Euro 121,25
Apothekenpflichtig.

Neurolab GmbH

Immunbiotic
Kapseln

Für eine gesunde Funktion des Immunsystems

Nahrungsergänzungsmittel mit Vitamin D, Bifidobakterien, Laktobazillen und Streptococcus.

siehe Infektionen

INTERNA   Magen-Darm-Beschwerden

Koriander Bio Frischpflanzen Konzentrat
Wellnest Pflanzenkraft

Tropfen

siehe Umwelt- und Schwermetallbelastung

L-Glutamin 3000
Biogena GmbH & Co KG

Pulver in Sticks

siehe Nährstoffmangel - Mikronährstoffe

Leber Galle Formula
Biogena GmbH & Co KG

Kapseln

siehe Lebererkrankung

Leber-Kraft Daily Bio Konzentrat
Wellnest Pflanzenkraft

Tropfen

siehe Lebererkrankung

MucosaLiv
Neurolab GmbH

Pulver

Nahrungsergänzungsmittel mit den Vitaminen C, Pantothensäure, Niacin, B6, Riboflavin, Biotin, B12 und Folsäure, Magnesium, Zink, Selen, Akazienfaser, Resistente Stärke, L-Glutamin, Glycin, L-Lysin, L-Threonin, L-Cystein, L-Methionin, Methylsulfonylmethan, Cholin, Kurkuma und Süßungsmittel.

Zusammensetzung

16 g Pulver enthalten: Vitamin C 500 mg, Pantothensäure 120 mg, Magnesium 113 mg, Niacin 72 mg NE, Vitamin B6 20 mg, Riboflavin 14 mg, Zink 7,5 mg, Biotin 1000µg, Vitamin B12 500 µg, Folsäure 400 µg, Selen 50 µg, Akazienfaser 5 g, Resistente Stärke 2 g, L-Glutamin 1,5 g, Glycin 500 mg, L-Lysin 500 mg, L-Threonin 500 mg, L-Cystein 400 mg, L-Methionin 200 mg, Methylsulfonylmethan 200 mg, Cholin 165 mg, Kurkuma 120 mg.

Verzehrempfehlung

16 g Pulver (1 gestrichener Messlöffel) täglich in 150 ml Flüssigkeit lösen und sofort verzehren.

Sonstige Hinweise

Beim Verzehr in der Schwangerschaft, Stillzeit oder im Kindesalter halten Sie bitte Rücksprache mit Ihrem Arzt, Heilpraktiker oder Apotheker.

Packungsgrößen und Preise

1 Dose à 480 g .... Euro 59,90

MyBIOTIK®BALANCE RDS
nutrimmun GmbH

Pulver + Kapsel

siehe Mikrobiologische Therapien

MyBIOTIK®SPORT
nutrimmun GmbH

Pulver

siehe Mikrobiologische Therapien

ODS 1
hypo-A

Kapseln

Anwendungsgebiete

ODS 1 ist eine Abwandlung von ODS 1A. Anstelle von Kalium spe und Vit. AE + Lycopin enthält das Kombipaket hypo-A Magnesium-Calcium.

Magen-Darm-Beschwerden INTERNA

Eigenschaften
Darmpflegende Mikronährstoffkombination aus hypo-A Schwarzkümmelöl, 3-Symbiose und Magnesium-Calcium. ODS 1 versorgt den Körper mit ungesättigten Omega-6-Fettsäuren, lebensfähigen Milchsäurebakterien und wichtigen Vitaminen sowie Mineralstoffen. Lactose- und glutenfrei.

Zusammensetzung
Kombipackung bestehend aus: Schwarzkümmelöl (PZN 00028524), 3-Symbiose (PZN 01609890), Magnesium-Calcium (PZN 00589033)

Packungsgrößen und Preise
(PZN Kombinationspackung 04655761) Euro 102,50

Bezug und weitere Informationen
Bestellung unter www.shop.hypo-a.de

hypo-A
ODS 1A
Kapseln

Anwendungsgebiete
ODS 1A ist die 2. Phase der orthomolekularen Darmpflege von hypo-A (bestehend aus REHA 1, ODS 1A und ODS 2). Dünndarm-Symbionten unterstützen den Darm, desweiteren pflegen die Inhaltsstoffe die Schleimhäute und unterstützen das Immunsystem. Alternativen zu ODS 1A sind ODS 1K (ohne Vit. AE + Lycopin) oder ODS 1 (ohne Vit. AE + Lycopin, außerdem jod-und kaliumfrei, dafür mit Magnesium-Calcium).

Eigenschaften
ODS 1A besteht aus hypo-A Schwarzkümmelöl, 3-Symbiose, Kalium Spe und Vit. AE + Lycopin. Die zweite Phase der orthomolekularen Darmpflege enthält zahlreiche Nährstoffe für den Darm, die Schleimhäute und den Stoffwechsel sowie die lebensfähigen Milchsäurebakterien Bifidobacterium lactis und Lactobacillus acidophilus, die im Dünndarm vorkommen. Frei von Lactose und Gluten.

Zusammensetzung
Kombipackung bestehend aus: Vit. AE + Lycopin (PZN 02410133), Schwarzkümmelöl (PZN 00028524), 3-Symbiose (PZN 01609890), Kalium spe (PZN 11479661)

Packungsgrößen und Preise
(PZN Kombinationspackung 11143286) Euro 145.20

hypo-A
ODS 1K
Kapseln

Anwendungsgebiete
ODS 1K ist die schmalere Version von ODS 1A ohne Vit. AE + Lycopin.

Eigenschaften
ODS 1K umfasst die hypo-A-Produkte Schwarzkümmelöl aus ägyptischem Bio-Schwarzkümmelöl mit mehrfach ungesättigten Fettsäuren, 3-Symbiose und Kalium Spe. 3-Symbiose enthält neben lebensfähigen Darmkulturen u.a. Zink und Vitamin D3, die zu einer normalen Funktion des Immunsystems beitragen. Lactose- und glutenfrei.

Zusammensetzung
Kombipackung bestehend aus: Schwarzkümmelöl (PZN 00028524), 3-Symbiose (PZN 01609890), Kalium spe (PZN 11479661)

Packungsgrößen und Preise
(PZN Kombinationspackung 04164997) Euro 102,50

Bezug und weitere Informationen
Bestellung unter www.shop.hypo-a.de

hypo-A
ODS 2
Kapseln

Anwendungsgebiete
ODS 2 ist die 3. und letzte Phase der orthomolekularen Darmpflege von hypo-A (bestehend aus REHA 1, ODS 1A und ODS 2) und der

zweite Symbionten-haltige Schritt mit Dünn- und Dickdarm-Symbionten. ODS 2 enthält lebensfähige Darmkeime und Mikronährstoffe für die Darmgesundheit und hormonelle Regulation.

Eigenschaften
ODS 2 umfasst hypo-A Lachsöl, Schwarzkümmelöl, 3-Symbiose Plus sowie Magnesium-Calcium. Zentraler Bestandteil ist 3-Symbiose Plus, ein mit drei speziellen lebensfähigen Darmbakterienstämme, fünf wertvollen Vitamine und Kieselerde einzigartiges Darmpflege-Präparat, das verschiedene Synergien nutzt. Insbesondere nach der Einnahme von Antibiotika kann eine orthomolekulare Darmpflege mit lebensfähigen Mikroorganismen sinnvoll sein. Lactose- und glutenfrei.

Zusammensetzung
Kombipackung bestehend aus: Lachsöl (PZN 00028493), Schwarzkümmelöl (PZN 00028524), 3-Symbiose plus (PZN 01879307), Magnesium-Calcium (PZN 00589033)

Packungsgrößen und Preise
(PZN Kombinationspackung 04656200) Euro 144,20

Biogena GmbH & Co KG
Omni Lactis® 20 Gold
Kapseln

Nahrungsergänzungsmittel mit 10 wissenschaftlich getesteten Bakterienstämmen in Premiumdosierung

Zusammensetzung
Lacto- und Bifidobakterienpulver**, Inulin (aus Zichorienwurzel), Hydroxypropylmethylcellulose (Kapselhülle).
**Mit insgesamt 20 Milliarden KBE (Koloniebildender Einheiten) pro Tagesdosis (2 Kapseln) der Stämme Lactobacillus rhamnosus (LR110 NordBiotic™), L. paracasei (LPC100 NordBiotic™), L. acidophilus (LA120 NordBiotic™), L. casei (LC130 NordBiotic™), L. planta-

rum (LP140 NordBiotic™), Bifidobacterium animalis ssp. lactis (BI040 NordBiotic™), B. breve (BB010 NordBiotic™), B. longum (BL020 NordBiotic™), B. bifidum (BF030 NordBiotic™), Streptococcus thermophilus (ST250 NordBiotic™) zum Zeitpunkt der Abfüllung.

Eigenschaften
Multistammpräparat mit 10 vermehrungsfähigen Lacto- und Bifidobakterienstämmen in hoher Konzentration (20 Mrd. vermehrungsfähige Keime pro Tagesdosis) sowie mit Inulin aus der Zichorienwurzel. Nach dem Reinsubstanzenprinzip. Glutenfrei. Lactosefrei. 100 % vegan. Hypoallergen. Geprüfte Qualität.

Verzehrempfehlung
Täglich 2 x 1 Kapsel mit viel Flüssigkeit ca. 30 Minuten vor einer Mahlzeit verzehren. Um die Verträglichkeit zu optimieren, kann mit einer Einschleichphase von täglich 1 x 1 Kapsel begonnen werden. Bei gleichzeitiger Einnahme von Antibiotika wird ein zeitlicher Abstand von 2–3 Stunden empfohlen.

Weiterführende Informationen
Weitere Details zum Produkt finden Sie unter biogena.com

Packungsgrößen und Preise
60 Kapseln .... Euro 55,90
180 Kapseln .... Euro 144,90

Institut AllergoSan Deutschland (privat) GmbH
OMNi-BiOTiC® 6
Sachets

Der tägliche Begleiter für ein gutes „Bauchgefühl"

Anwendungsgebiete
In einem funktionierenden Darm sorgen Billiarden von Bakterien dafür, dass Vitalstoffe verwertbar gemacht und Giftstoffe abtransportiert werden. Häufig sind diese wichtigen Helfer jedoch durch Stress, Fast-Food und Medikamente dezimiert. OMNi-BiOTiC® 6 ist die Ba-

Magen-Darm-Beschwerden INTERNA

sisversorgung für jeden Tag und jedes Alter und ergänzt das Mikrobiom mit 6 hochaktiven Leitkeimstämmen.

Zusammensetzung
Maisstärke, Maltodextrin, Fructooligosaccharide (FOS), Inulin, Polydextrose, Kaliumchlorid, Bakterienstämme (mind. 1 Milliarde Keime pro 1 g Pulver), pflanzliches Eiweiß (Reis), Magnesiumsulfat, Enzyme (Amylasen), Mangansulfat

Nahrungsergänzungsmittel mit hochaktiven Leitkeimstämmen

Weitere Informationen erhalten Sie unter: omni-biotic.com

Institut AllergoSan Deutschland (privat) GmbH
OMNi-BiOTiC® 10
Sachets
Antibiotikum? Darmflora ergänzen!

Anwendungsgebiete
Unter einer Antibiotika-Therapie reduziert sich die natürliche Darmflora unwiederbringlich. Das hat Einfluss auf unsere Verdauung und die Ansiedelung von unüblichen Bakterien (z.B. Clostridium difficile) im Darm. OMNi-BiOTiC® 10 sorgt für „Nachschub": Die 10 enthaltenen Bakterienstämme können sich erwiesenermaßen im Darm ansiedeln und vermehren – auch bereits während der Antibiotika-Therapie.

Zusammensetzung
Maisstärke, Maltodextrin, Inulin, Kaliumchlorid, pflanzliches Eiweiß (Reis), Magnesiumsulfat, Bakterienstämme (mind. 5 Milliarden Keime pro 1 Portion = 5 g), Fructooligosaccharide (FOS), Enzyme (Amylasen), Vanillearoma, Mangansulfat

Nahrungsergänzungsmittel mit hochaktiven Darmsymbionten

Weitere Informationen erhalten Sie unter: omni-biotic.com

Institut AllergoSan Deutschland (privat) GmbH
OMNi-BiOTiC® Aktiv
Pulver
Aktiv durchs Leben

Anwendungsgebiete
OMNi-BiOTiC® Aktiv enthält elf speziell ausgewählte, wissenschaftlich erforschte Bakterienstämme. Die enthaltenen Bifidobakterien, Laktobazillen und Laktokokken besiedeln den gesamten Darm in hoher Keimzahl und ergänzen die Darmflora, die im Laufe des Lebens durch veränderten Stoffwechsel, ungesunde Ernährung, einseitige Diät oder schwere Medikamente dezimiert wurde.

Zusammensetzung
Reisstärke, Maltodextrin, Kaliumchlorid, Bakterienstämme (mind. 5 Milliarden Keime pro 1 Portion = 5 g), pflanzliches Eiweiß (Reis), Magnesiumsulfat, Mangansulfat

Nahrungsergänzungsmittel mit hochaktiven Darmsymbionten

Weitere Informationen erhalten Sie unter: omni-biotic.com

Institut AllergoSan Deutschland (privat) GmbH
OMNi-BiOTiC® COLONIZE
Neustart für den Darm
Sachets

Anwendungsgebiete
Bei einer Koloskopie wird durch die vorbereitende Darmreinigung die natürliche Darmflora auf weniger als ein Dreißigstel reduziert. Als Folgen einer Darmspiegelung treten daher häufig Beschwerden wie Bauchschmerzen, Krämpfe, Durchfall, Übelkeit, Völlegefühl oder Verstopfung auf. OMNi-BiOTiC® COLONIZE ergänzt die Darmflora nach der Darmspiegelung nachweislich und natürlich – und unterstützt den Darm so beim „Neustart"!

Zusammensetzung

Reisstärke, Maltodextrin, pflanzliches Eiweiß (Reis), Kaliumchlorid, Bakterienstämme (mind. 18 Milliarden Keime pro Tagesdosis = 6 g), Magnesiumsulfat, Mangansulfat

Nahrungsergänzungsmittel mit hochaktiven Darmsymbionten

Weitere Informationen erhalten Sie unter: omni-biotic.com

Institut AllergoSan Deutschland (privat) GmbH

OMNi-BiOTiC® metabolic

Sachets

Mit dem Darm zur Wunschfigur

Anwendungsgebiete

Wissenschaftlichen Untersuchungen zufolge kommen bei Übergewichtigen spezielle Bakterien (Firmicutes) im Darm häufiger vor. Sie sind in der Lage, sonst unverdauliche Ballaststoffe aufzuspalten, und speichern den Überschuss an Kalorien dann in Form von Fettpölsterchen für „Notzeiten". Die speziell ausgewählten Bakterienstämme in OMNi-BiOTiC® metabolic verdrängen die aggressiv Ballaststoff spaltenden Firmicutes und regulieren das Ungleichgewicht im Darm.

Zusammensetzung

Maisstärke, Maltodextrin, Fructooligosaccharide (FOS), Galactooligosaccharide (GOS), Polydextrose, Kaliumchlorid, pflanzliches Eiweiß (Reis), Magnesiumsulfat, Bakterienstämme (mind. 3 Milliarden Keime pro 1 Portion = 3 g), Mangansulfat, Lactose
(1 Beutel enthält 11 mg Lactose, das entspricht ca. 4 Tropfen Kuhmilch)

Nahrungsergänzungsmittel mit hochaktiven Darmsymbionten

Weitere Informationen erhalten Sie unter: omni-biotic.com

Institut AllergoSan Deutschland (privat) GmbH

OMNi-BiOTiC® PANDA

Sachets

Ein guter Start für Mutter und Kind

Anwendungsgebiete

Der Start ins Leben ist für die Entwicklung der kindlichen Darmflora entscheidend: Denn sowohl die Art der Geburt (natürliche Geburt oder Kaiserschnitt) als auch die Nahrungsquelle für das Neugeborene (Stillen oder Fläschchennahrung) beeinflussen die Zusammensetzung und Artenvielfalt der Besiedelung im kindlichen Darm entscheidend.

OMNi-BiOTiC® PANDA enthält eine wissenschaftlich geprüfte Kombination aus vier natürlich im menschlichen Darm vorkommenden Bakterienstämmen, die speziell für Schwangere und Babys ausgewählt wurden.

Zusammensetzung

Reisstärke, Maltodextrin, Bakterienstämme (mind. 3 Milliarden Keime pro 1 Portion = 3 g)

Nahrungsergänzungsmittel mit hochaktiven Darmsymbionten

Weitere Informationen erhalten Sie unter: omni-biotic.com

Institut AllergoSan Deutschland (privat) GmbH

OMNi-BiOTiC® POWER

Sachets

Mehr Power bei starker Belastung

Anwendungsgebiete

Hohe Belastung im Alltag kann Darm und Energiehaushalt beeinträchtigen und erhöhte Anfälligkeit für Infekte mit sich bringen. OMNi-BiOTiC® POWER kombiniert 6 natürlich im menschlichen Darm vorkommende Bakterienstämme mit organischem, leicht vom Körper resorbierbarem Magnesium (Magnesiumcitrat), welches aufgrund seines Beitrags zu einer nor-

Magen-Darm-Beschwerden INTERNA

malen Muskelfunktion und zur Verringerung von Müdigkeit und Ermüdung geschätzt wird – für einen energiegeladenen Tag!

Zusammensetzung
Maisdextrin, Magnesiumcitrat, Maisstärke, Kaliumchlorid, natürliches Blutorangen-Aroma, Bakterienstämme (mind. 10 Milliarden Keime pro 1 Portion = 4 g), pflanzliches Eiweiß (Reis), Magnesiumsulfat, Mangansulfat, Maltodextrin

Nahrungsergänzungsmittel mit hochaktiven Darmsymbionten und Magnesium

Weitere Informationen erhalten Sie unter: omni-biotic.com

Institut AllergoSan Deutschland (privat) GmbH

OMNi-BiOTiC® REISE

Sachets

Für jeden Tag der Reise

Anwendungsgebiete
Bei Auslandsaufenthalten kann das Verdauungssystem durch äußere Einwirkungen unterschiedlichster Art (ungewohntes Essen, veränderter Tagesrhythmus etc.) aus dem Gleichgewicht geraten. Führende Experten empfehlen deshalb, auch den Darm auf die Reise vorzubereiten – mit speziell entwickelten Multispezies-Synbiotika. OMNi-BiOTiC® REISE enthält 10 ausgewählte Bakterienstämme und die hohe Anzahl von 5 Milliarden hochaktiven Darmbakterien zur Anwendung an jedem Reisetag.

Zusammensetzung
Maisstärke, Maltodextrin, Fructooligosaccharide (FOS), Maisdextrin, Polydextrose, Kaliumchlorid, pflanzliches Eiweiß (Reis), Magnesiumsulfat, Bakterienstämme (mind. 5 Milliarden Keime pro 1 Portion = 5 g), Enzyme (Amylasen), Mangansulfat

Die Datenbank für Ihre Wissensrecherche:
med-search.info

Nahrungsergänzungsmittel mit hochaktiven Darmsymbionten

Weitere Informationen erhalten Sie unter: omni-biotic.com

Institut AllergoSan Deutschland (privat) GmbH

OMNi-BiOTiC® SR-9 mit B-Vitaminen

Sachets

Ihr richtiges Nervenfutter!

Anwendungsgebiete
Das Mikrobiom steuert nicht nur die Darmfunktion, sondern über die sogenannte Darm-Hirn-Achse auch Stimmungslage, Emotionen und geistige Leistungsfähigkeit. Bei psychischer Beanspruchung ist daher die Ergänzung der Darmflora mit ausgewählten Bakterienstämmen und B-Vitaminen sinnvoll, die zur normalen Funktion des Nervensystems (B2, B6, B12) und einer normalen psychischen Funktion (B6, B12) beitragen – vereint in OMNi-BiOTiC® SR-9 mit B-Vitaminen.

Zusammensetzung
Maisstärke, Maltodextrin, Inulin, Kaliumchlorid, pflanzliches Eiweiß (Reis), Bakterienstämme (mind. 7,5 Milliarden Keime pro 1 Portion = 3 g), Magnesiumsulfat, Fructooligosaccharide (FOS), Enzyme (Amylasen), Vitamin B2 (Riboflavin- 5'-Natriumphosphat), Vitamin B6 (Pyridoxin Hydrochlorid), Mangansulfat, Vitamin B12 (Cyanocobalamin)

Nahrungsergänzungsmittel mit hochaktiven Darmsymbionten und B-Vitaminen

Weitere Informationen erhalten Sie unter: omni-biotic.com

INTERNA — Magen-Darm-Beschwerden

Institut AllergoSan Deutschland (privat) GmbH
OMNi-LOGiC® APFELPEKTIN
Kapseln

Gleich„gewicht" im Darm

Apfelpektin ist der Nährstoff für Bacteroidetes – jene Bakterien, die die Ausscheidung von Zucker aus dem Körper unterstützen. Steht ausreichend „Futter" zur Verfügung, vermehren sie sich und siedeln sich nachhaltig im Darm an.

Zusammensetzung
Apfelpektin, Hydroxypropylmethylcellulose (Kapselhülle)

Nahrungsergänzungsmittel mit wertvollen Ballaststoffen für Darmbakterien

Weitere Informationen erhalten Sie unter: omni-biotic.com

Institut AllergoSan Deutschland (privat) GmbH
OMNi-LOGiC® FIBRE
Pulver

Ballaststoffe? Natürlich!

Anwendungsgebiete
Moderne Ernährungsgewohnheiten mit vielen industriell verarbeiteten Lebensmitteln führen dazu, dass ein Großteil der Bevölkerung mit wichtigen Ballaststoffen unterversorgt ist. OMNi-LOGiC® FIBRE enthält 8,8 g hochwertige Ballaststoffe zum Ausgleich des täglichen Ballaststoffdefizits, um wichtigen Darmbakterien ausreichend Nahrung als Lebensgrundlage zur Verfügung zu stellen und darüber hinaus die Verdauung zu regulieren.

Zusammensetzung
Resistentes Dextrin (Mais), Teilhydrolisiertes Guarkernmehl

Lebensmittel für besondere medizinische Zwecke (bilanzierte Diät)

Weitere Informationen erhalten Sie unter: omni-biotic.com

Institut AllergoSan Deutschland (privat) GmbH
OMNi-LOGiC® HUMIN
Kapseln

Durchfall natürlich im Griff

Anwendungsgebiete
Anhaltende Belastungen durch Umweltgifte wie Pflanzenschutz- und Schädlingsbekämpfungsmittel sowie Schwermetalle überschreiten immer öfter die Kapazität der körpereigenen Selbstreinigungskräfte. Häufig zeigt sich eine derartige Überlastung in Form von Durchfall. Die in OMNi-LOGiC® HUMIN enthaltenen natürlichen Huminsäuren haben die Fähigkeit, Schadstoffe im menschlichen Darm fest an sich zu binden und unterstützen die Ausscheidung der schädlichen Stoffe über den Stuhl. Darüber hinaus schützen sie die Darmschleimhaut und beruhigen gereizte Nervenenden im Darm.

Zusammensetzung
Huminsäuren WH67®, Cellulose (Kapselhülle)

Medizinprodukt

Weitere Informationen erhalten Sie unter: omni-biotic.com

Institut AllergoSan Deutschland (privat) GmbH
OMNi-LOGiC® IMMUN
Pulver

Für das Darm-Immunsystem

Anwendungsgebiete
OMNi-LOGiC® IMMUN kombiniert wertvolle Ballaststoffe mit wichtigen Vitaminen und Mineralstoffen für Darm und Immunsystem.

Zusammensetzung
Resistentes Maisdextrin, Fibregum™ (Gummi acacia), Calciumcarbonat, Zinkcitrat, Nicotinamid, Cholecalciferol, Riboflavin, natürliches Vanillearoma

Fibregum™ ist ein eingetragenes Markenzeichen von Nexira.

Magen-Darm-Beschwerden INTERNA

Nahrungsergänzungsmittel

Weitere Informationen erhalten Sie unter: omni-biotic.com

Institut AllergoSan Deutschland (privat) GmbH
OMNi-LOGiC® PLUS
Pulver

Darm im Gleich„gewicht"

Anwendungsgebiete
OMNi-LOGiC® PLUS kombiniert Vitamine und Mineralstoffe für die Darmschleimhaut mit einer wichtigen Nahrungsquelle, welche die Vermehrung spezifischer Darmbakterien stimuliert sowie quellenden Ballaststoffen, welche die Gewichtsreduktion unterstützen.

Zusammensetzung
Galactooligosaccharide (GOS) (**Milch**), Fructooligosaccharide (FOS), Konjac-Glucomannan, Calciumcarbonat, Gummi arabicum, Zinkcitrat, Cholecalciferol, Riboflavin

(1 Tagesdosis (= 15 g) enthält 1,14 g Lactose)

Nahrungsergänzungsmittel

Weitere Informationen erhalten Sie unter: omni-biotic.com

Weber & Weber
Payagastron®
Mischung

Zusammensetzung
Wirkstoffe: 10 ml enth.: Apomorphinum hydrochloricum Dil. D8 1 ml; Artemisia absinthium Ø 0,01 ml; Semecarpus anacardium Dil. D2 0,02 ml; Strychnos nux-vomica Dil. D4 2 ml. Sonst. Bestandteil: Ethanol 43 % (m/m).

Anwendungsgebiete
Die Anwendungsgebiete leiten sich von den homöopath. Arzneimittelbildern ab. Dazu gehört: Besserung von Magenbeschwerden.

Gegenanzeigen
Überempfindlichk. gg. einen d. Wirk- oder Hilfsstoffe oder gg. Korbblütler.

Nebenwirkungen
Keine bekannt.

Sonstige Hinweise
Enthält 73 mg Alkohol (Ethanol) pro 5 Tropfen. Packungsbeilage beachten.

Dosierung und Art der Anwendung
Bei akuten Zuständen alle halbe bis ganze Std., höchstens 6x tgl., je 5 Tropfen einnehmen. Eine über 1 Wo. hinausgehende Anwend. sollte nur nach Rücksprache mit einem homöopath. erfahrenen Therapeuten erfolgen. Bei chron. Verlaufsformen 1–3x tgl. je 5 Tr. einnehmen. Bei Besserung der Beschwerden ist die Häufigkeit der Anwend. zu reduzieren.

Packungsgrößen und Preise
30 ml (PZN 06910619) .... Euro 11,53
50 ml (PZN 03299637) .... Euro 16,51
Apothekenpflichtig.

Laves-Arzneimittel GmbH
Pylosan®
Kapseln

Zutaten
Sonnenblumenöl, Gelatine (Rind), Lactobacillus reuteri DSM 17648 (inaktiviert), Feuchthaltemittel Glycerin, Emulgator Lecithine, pflanzliches Öl (Palmöl), Emulgator Mono- und Diglyceride von Speisefettsäuren, Zinkoxid, Farbstoff Eisenoxid gelb, Cyanocobalamin (Vitamin B12).

Eigenschaften
Nahrungsergänzungsmittel mit Lactobacillus reuteri DSM 17648, Zink und Vitamin B12.

Hinweise
Die angegebene empfohlene tägliche Verzehrmenge darf nicht überschritten werden. Nahrungsergänzungsmittel sollten nicht als Ersatz

INTERNA — Magen-Darm-Beschwerden

für eine ausgewogene, abwechslungsreiche Ernährung dienen und ersetzen nicht eine gesunde Lebensweise. Außerhalb der Reichweite von kleinen Kindern aufbewahren.

Verzehrempfehlung
2x täglich 1 Kapsel nach dem Frühstück und Abendessen mit etwas Flüssigkeit einnehmen (unzerkaut schlucken).

Packungsgrößen und Preise
30 Kapseln (PZN 12416881) .... Euro 27,30
60 Kapseln (PZN 12416898) ..... Euro 49,90

Dr. Niedermaier Pharma GmbH
Regulatessenz® – Rechtsregulat® Bio
Flüssiges Konzentrat

siehe Homöopathie - Einzelmittel

hypo-A
REHA 1
Kapseln

Anwendungsgebiete
REHA 1 ist die 1. Phase der orthomolekularen Darmpflege von hypo-A (bestehend aus REHA 1, ODS 1A und ODS 2). Das Kombipaket unterstützt die Mikronährstoffgrundversorgung, den Säure-Basen-Haushalt und bietet Schutz vor oxidativem Stress.

Eigenschaften
REHA 1 enthält hypo-A Lachsöl, Vit. B-Komplex plus, Spurenelemente und Magnesium-Calcium. Es bietet somit eine sorgfältig abgestimmte Mischung aus Omega-3-Fettsäuren, Spurenelementen, Mineralstoffen, Zink und B-Vitaminen. Das enthaltene Vit. E trägt dazu bei, die Zellen vor oxidativem Stress zu schützen; Zink trägt zu einem normalen Säure-Basen-Stoffwechsel bei. Lactose- und glutenfrei.

Zusammensetzung
Kombipackung bestehend aus: Lachsöl (PZN 00028493), Vit. B-Komplex plus (PZN 00267163), Spurenelemente (PZN 00028487), Magnesium-Calcium (PZN 00589033)

Packungsgrößen und Preise
(PZN Kombinationspackung 04656217) Euro 127,40

BerryPharma
rubyni® Aronia
Kapseln

Nahrungsergänzungsmittel mit reiner Aronia.

siehe Herz- und Kreislaufbeschwerden

BerryPharma
rubyni® Edelholunder
Kapseln

Nahrungsergänzungsmittel mit reinem Edelholunder für Abwehrkräfte und Immunsystem.

siehe Grippe, grippaler Infekt, Erkältung

Weber & Weber
Spasmovowen®
Mischung

Zusammensetzung
Wirkstoffe: 10 ml enth.: Atropa bella-donna Dil. D4 1,0 ml; Carbo vegetabilis Dil. D8 1,0 ml; Citrullus colocynthis Dil. D4 1,0 ml; Plumbum metallicum Dil. D8 1,0 ml; Strychnos nux-vomica Dil. D4 1,0 ml. Sonst. Bestandteil: Ethanol 30 % (m/m).

Anwendungsgebiete
Die Anwendungsgebiete leiten sich von den homöopath. Arzneimittelbildern ab. Dazu gehören: Besserung von krampfartigen Magen-Darm-Beschwerden, Blähungen.

Magen-Darm-Beschwerden INTERNA

Gegenanzeigen
Keine bekannt.

Nebenwirkungen
Keine bekannt.

Sonstige Hinweise
Enthält 42 Vol.-% Alkohol.

Dosierung und Art der Anwendung
Alle halbe bis ganze Std. höchstens die folgenden Einzeldosen einnehmen: **Erw. und Jugendliche** bis zu 6x tgl. 5 Tr., **Kdr.** zwischen 6 und 12 J. bis zu 4x tgl. 5 Tr., **Kdr.** von 1 bis 6 J. bis zu 3x tgl. 5 Tr. Eine über 1 Wo. hinausgehende Anwend. sollte nur nach Rücksprache mit einem homöopath. erfahrenen Therapeuten erfolgen. Bei **chron.** Verlaufsformen die folgenden Dosen einnehmen: **Erw. und Jugendliche** 1 – 3x tgl. 5 Tr., **Kdr.** zwischen 6 und 12 J. 1 – 3x tgl. 3 Tr., **Kdr. von 1 bis 6 J.** 1 – 3x tgl. 2 Tr. Bei Besserung der Beschwerden ist die Häufigkeit der Anwend. zu reduzieren.

Packungsgrößen und Preise
50 ml (PZN 03299991) . . . . Euro 16,51
Apothekenpflichtig.

SymbioPharm GmbH
SYMBIOFLOR® 1
Tropfen

siehe **Immunsystemerkrankungen und -schwäche**

SymbioPharm GmbH
SYMBIOFLOR® 2
Tropfen

Zusammensetzung
Symbioflor® 2: 1 ml (= 14 Tropfen) Suspension enthalten: Bakterienkonzentrat mit Escherichia-coli-Bakterien (DSM 17252, Zellen und Autolysat) entsprechend 1,5 – 4,5 x 10^7 lebenden Zellen.

Sonstige Bestandteile:
Natriumchlorid, Magnesiumsulfat-Heptahydrat, Kaliumchlorid, Calciumchlorid-Dihydrat, Magnesiumchlorid-Hexahydrat, gereinigtes Wasser.

Anwendungsgebiete
Reizdarmsyndrom (Colonirritabile).

Gegenanzeigen
Symbioflor® 2: Überempfindlichkeit gegen den Wirkstoff oder einen der sonstigen Bestandteile. Schwere organische Erkrankungen des Magen- Darmtraktes wie akute Choleozystitis, akute Pankreatitis, Ileus, Kachexie, Marasmus. Während akut fieberhafter Erkrankungen sollte Symbioflor® 2 vorübergehend abgesetzt werden.

Nebenwirkungen
Häufig: Bauchschmerzen (inklusive Oberbauchbeschwerden und Bauchbeschwerde, Urticaria

Wechselwirkungen
Antiobiotika können die Escherichia Coli – Bakterien hemmen und somit die Wirksamkeit dieses Arzneimittels abschwächen.

Warnhinweise
Vor der Stellung der Diagnose „Reizdarm" müssen organische Ursachen der Störungen des Magen-Darmtraktes ausgeschlossen werden.

Dosierung
Soweit nicht anders verordnet, nehmen Erwachsene zu Beginn der Behandlung 3x täglich 10 Tropfen (in etwas Wasser gelöst) zu den Mahlzeiten ein. Nach 1 Woche wird die Dosis auf 3x täglich 20 Tropfen gesteigert. Falls sich zu Beginn der Behandlung Anzeichen von gastrointestinalen Symptomen wie Flatulenz, Durchfall, Bauchschmerzen oder –beschwerden verstärken oder häufiger auftreten, sollte Symbioflor® 2 verdünnt in Wasser, oder in geringer Menge eingenommen werden oder die Steigerung der Tropfenzahl sollte langsamer erfolgen.

INTERNA   **Magen-Darm-Beschwerden - Blähungen**

Packungsgrößen und Preise
1 x 50 ml (N2) (PZN 0996100) ... Euro 19,99
2 x 50 ml (N3) (PZN 8636252) ... Euro 33,59
Apothekenpflichtig.

Weleda AG
Birkenkohle comp.
Hartkapseln

siehe Magen-Darm-Beschwerden - Durchfall

SonnenMoor
Trinkmoor
Ein Hoch auf die Lebenskraft

Zusammensetzung
Wasser, Moor.

Anwendungsgebiete
Nahrungsergänzungsmittel mit Huminsäuren für Magen und Darm.

Neben- und Wechselwirkungen
Keine bekannt.

Sonstige Hinweise
Moor enthält von Natur aus wertvolle Huminsäuren.
Auch in Tablettenform als MoorFein Tabletten erhältlich.

Dosierung
2x täglich je 10 ml mit etwas Flüssigkeit aufnehmen.

Packungsgrößen und Preise
1l Flasche .... Euro 44,95
500 ml Flasche .... Euro 27,40

INTERNA
(Magen-Darm-Beschwerden - Blähungen)

Institut AllergoSan Deutschland (privat) GmbH
Caricol®
Sticks
Wohlbefinden im Darm

Anwendungsgebiete
Unser moderner Lebensstil wirkt sich oft negativ auf die Verdauung aus. Dies kann zu Problemen wie unregelmäßigem Stuhlgang oder Verstopfung führen. In der Natur findet sich für das Gleichgewicht der Verdauung eine besondere Frucht: die Papaya. Das in ihr enthaltene Enzym Papain unterstützt die Verdauung, indem es Proteine aus der Nahrung aufspaltet und so deren Verwertung erleichtert.

Caricol® enthält die natürliche Kraft vollreifer Bio-Papayafrüchte in geballter Form. Durch ein patentiertes Zubereitungsverfahren ist die Aktivität des Verdauungsenzyms in Caricol® vervierfacht. Damit eignet sich Caricol® ideal, um bei ernährungsbedingten Problemen das Wohlgefühl im Darm zu stärken.

Zusammensetzung
Bio-Papayafrüchte, Bio-Apfelsaftkonzentrat, natürliches Bio-Apfelsaftaroma

Nahrungsergänzungsmittel mit der Kraft der Papaya

Weitere Informationen erhalten Sie unter: caricol.com

WH Pharmawerk Weinböhla GmbH
Activomin®
Kapseln

siehe Magen-Darm-Beschwerden

Weleda AG
Digestodoron
Dilution, Tabletten

siehe Magen-Darm-Beschwerden

Magen-Darm-Beschwerden - Durchfall INTERNA

metaharonga®
meta Fackler
Mischung

Zusammensetzung
10 g enthalten: Asa foetida Dil. D3 0,2 g, Eichhornia Dil. D2 3,0 g, Haronga Ø 0,2 g, Nux vomica Dil. D4 2,0 g, Okoubaka Dil. D2 2,0 g, Syzygium jambolanum Ø 0,1 g, Taraxacum Dil. D1 0,2 g. Sonst. Bestandt.: Ger. Wasser. Enth. 51,5 Vol.-% Alkohol.

Anwendungsgebiete
Registriertes homöopathisches Arzneimittel, daher ohne Angabe einer therapeutischen Indikation.

Dosierung
Soweit nicht anders verordnet, Erwachsene und Jugendl. ab 12 Jahren: Akute Zustände alle halbe bis ganze Std., höchstens 6-mal tgl., je 5 Tr.; Chronische Verlaufsformen 1 – 3x tgl. je 5 Tr.

Gegenanzeigen
Akute Pankreatitis, Allergie gg. Korbblütler (Taraxacum officinale).

Vorsichtsmaßnahmen
Kinder unter 12 Jahren (keine Erfahrungen/ Rücksprache), Schwangerschaft und Stillzeit (Rücksprache).

Nebenwirkungen
Erhöhte Sonnenlichtempfindlichkeit besonders bei hellhäutigen Personen möglich.

Packungsgrößen und Preise
50 ml . . . . Euro 12,29
100 ml . . . . Euro 21,45
Apothekenpflichtig.

INTERNA
(Magen-Darm-Beschwerden - Durchfall)

WH Pharmawerk Weinböhla GmbH
Activomin®
Kapseln

siehe Magen-Darm-Beschwerden

Aplona®
athenstaedt
Pulver

Zusammensetzung
1 Portionsbeutel enthält:
Wirkstoff: Apfelpulver getrocknet (malum siccum) 4,9 g.
Sonstige Bestandteile: hochdisperses Siliciumdioxid, Maisstärke.

Anwendungsgebiet
Traditionell angewendet zur Besserung der Symptome bei akuten unkomplizierten Durchfallerkrankungen, neben einer ausreichenden Flüssigkeitszufuhr und Diätmaßnahmen. Hinweis: Aplona® ist ein traditionelles pflanzliches Arzneimittel, zur Anwendung bei akuten unkomplizierten Durchfallerkrankungen, das ausschließlich aufgrund langjähriger Anwendung für das Anwendungsgebiet registriert ist.

Gegenanzeigen
Allergie gegen Apfelpulver und sonstige Bestandteile

Nebenwirkungen
Keine bekannt.

Wechselwirkungen
Aplona® sollte nicht gleichzeitig mit anderen Arzneimitteln eingenommen werden. Um eine Absorption von anderen Arzneimitteln an Aplona® zu verhindern, sollten zwischen der Einnahme von Aplona® und anderen Arzneimitteln 2–3 Stunden Abstand eingehalten werden.

Dihydrostreptomycin kann wegen der Säurewirkung von Aplona® nicht gleichzeitig wirksam werden.

Dosierung
Kinder ab 3 Jahren und Erwachsene: Soweit nicht anders verordnet, wird für jede Einnahme frisch der Inhalt eines Portionsbeutels Aplona® mit 1 Tasse (1/8 l) trinkwarmem abgekochtem Wasser oder dünnem Tee umgerührt. Dann 5-10 Minuten stehen lassen. Eventuell mit

INTERNA Magen-Darm-Beschwerden - Durchfall

Süßstoff, nicht mit Zucker, süßen. Aplona® kann trinkwarm oder auch kalt eingenommen werden. Aplona® darf nicht gekocht werden.

Packungsgrößen und Preise
20 Beutel .... Euro 24,07
50 Beutel .... Euro 53,26
5-mal 20 Beutel .... Euro 114,36
2-mal 50 Beutel .... Euro 110,03

Weleda AG
Birkenkohle comp.
Hartkapseln

Zusammensetzung
In 1 Hartkapsel sind verarbeitet: Antimonit Trit. D2 27 mg / Carbo Betulae 232 mg / Chamomilla recutita, Radix, ethanol. Decoctum Ø [HAB, V. 19f; Ø mit Ethanol 30 % (m/m)] 11 mg.

Sonstige Bestandteile: Lactose-Monohydrat, Sorbitol-Lösung 70% (nicht kristallisierend). Kapselhülle: Gelatine.

Anwendungsgebiete
gemäß der anthroposophischen Menschen- und Naturerkenntnis.

Dazu gehören: Akute Verdauungsstörungen mit Blähungen und Darmkrämpfen sowie Durchfällen.

Gegenanzeigen
Überempfindlichkeit gegen Kamille, andere Korbblütler oder gegen einen der anderen Bestandteile.

Säuglinge und Kleinkinder unter 6 Jahren.
Schwangerschaft und Stillzeit.

Nebenwirkungen
Keine bekannt.

Wechselwirkungen
Keine bekannt.

Grundsätzlich kann jedoch wegen des Adsorptionsvermögens des Bestandteils Carbo Betulae die Wirkung anderer gleichzeitig eingenommener Arzneimittel beeinträchtigt werden.

Warnhinweise
Enthält Lactose und Sorbitol.

Dosierung
Soweit nicht anders verordnet, 3 - 5-mal täglich 1 Kapsel mit reichlich Flüssigkeit einnehmen. Nicht länger als 2 Wochen einnehmen.

Packungsgrößen und Preise
20 Stück (PZN 01390144) .... Euro 18,98
50 Stück (PZN 02342182) .... Euro 39,97
Apothekenpflichtig

Weleda AG
Digestodoron
Dilution, Tabletten

siehe Magen-Darm-Beschwerden

nutrimmun GmbH
MyBIOTIK®PRAELASAN
Pulver

siehe Magen-Darm-Beschwerden - Verdauung

nutrimmun GmbH
MyBIOTIK®PROTECT
Pulver

siehe Mikrobiologische Therapien

Institut AllergoSan Deutschland (privat) GmbH
OMNi-LOGiC® HUMIN
Kapseln

Durchfall natürlich im Griff

Anwendungsgebiete
Anhaltende Belastungen durch Umweltgifte wie Pflanzenschutz- und Schädlingsbekämpfungsmittel sowie Schwermetalle überschreiten immer öfter die Kapazität der körpereigenen Selbstreinigungskräfte. Häufig zeigt sich

Magen-Darm-Beschwerden - Galle — INJEKTIONEN

eine derartige Überlastung in Form von Durchfall. Die in OMNi-LOGiC® HUMIN enthaltenen natürlichen Huminsäuren haben die Fähigkeit, Schadstoffe im menschlichen Darm fest an sich zu binden und unterstützen die Ausscheidung der schädlichen Stoffe über den Stuhl. Darüber hinaus schützen sie die Darmschleimhaut und beruhigen gereizte Nervenenden im Darm.

Zusammensetzung
Huminsäuren WH67®, Cellulose (Kapselhülle)

Medizinprodukt

Weitere Informationen erhalten Sie unter: omni-biotic.com

INJEKTIONEN
(Magen-Darm-Beschwerden - Galle)

meta Fackler
metahepat
Flüssige Verdünnung zur Injektion

Zusammensetzung
1 Ampulle (2 ml) enthält: Berberis vulgaris Dil. D3 200 mg, Carduus marianus Dil. D3 200 mg, Chelidonium Dil. D3 200 mg, Fel tauri depuratum Dil. D3 100 mg, Flor de piedra Dil. D3 100 mg, Phosphorus Dil. D12 100 mg, Picrasma excelsa, Quassia amara Dil. D4 200 mg, Stannum metallicum Dil. D12 100 mg. Sonst. Bestandt.: Isotonische Natriumchloridlösung.

Anwendungsgebiete
Die Anwendungsgebiete leiten sich von den homöopathischen Arzneimittelbildern ab. Dazu gehören: Chronische Störungen des Leber-Galle-Systems mit Verdauungsschwäche. Hinweis: Bei anhaltenden, unklaren oder neu auftretenden Oberbauchbeschwerden sowie bei Gallensteinleiden, bei Verschluss der Gallenwege und bei Gelbsucht sollte ein Arzt aufgesucht werden.

Dosierung
Soweit nicht anders verordnet, Erwachsene und Jugendliche ab 12 Jahren: Bei chronischen Verlaufsformen 1–2 ml täglich i.c., s.c., i.m. oder langsam i.v. injizieren. Bei Besserung der Beschwerden ist die Häufigkeit der Anwendung zu reduzieren.

Gegenanzeigen
Allergie gegen Korbblütler (Carduus marianus) oder einen anderen Inhaltsstoff.

Vorsichtsmaßnahmen
Kinder unter 12 J. (keine Erfahrungen/soll nicht angewendet werden), Schwangerschaft und Stillzeit (wegen Chelidonium Rücksprache).

Nebenwirkungen
Keine bekannt.

Packungsgrößen und Preise
5 Ampullen à 2 ml(N1) . . . . Euro 8,65
50 Ampullen à 2 ml . . . . Euro 60,42
100 Ampullen à 2 ml . . . . Euro 103,51
Apothekenpflichtig.

INTERNA

Weleda AG
Choleodoron
Mischung

Zusammensetzung
10 g (= 11,1 ml) enth.: Wirkstoffe: Chelidonium Ø 0,675 g / Curcuma xanthorrhiza, Rhizoma, ethanol. Decoctum Ø [HAB, V. 19f, Ø mit Ethanol 62 % (m/m)] 2,5 g. Sonstige Bestandteile: Ethanol 94 % (m/m), Gereinigtes Wasser.

Anwendungsgebiete
gemäß der anthroposophischen Menschen- und Naturerkenntnis.

Dazu gehören: Anregung der Cholerese; Exkretionsstörung der Galle und Dyskinesien der Gallenblase und der Gallenwege.

INTERNA — Magen-Darm-Beschwerden - Galle

Gegenanzeigen
Verschluss der Gallenwege; Lebererkrankungen; gleichzeitige Einnahme v. Arzneimitteln mit leberschädigenden Eigenschaften. Cave: Cholelithiasis. Schwangerschaft und Stillzeit.

Nebenwirkungen
Sehr selten vorüberg. Schmerzen im Oberbauchbereich. Bei der Anwendung von Arzneimitteln, die Schöllkraut (Chelidonium) enthalten, sind Fälle von Leberschädigungen [Anstieg der Leberenzymwerte, des Bilirubins bis hin zu arzneimittelbedingter Gelbsucht (medikamentös-toxische Hepatitis)] sowie Fälle von Leberversagen aufgetreten.

Vorsichtsmaßnahmen
Wenn Zeichen einer Leberschädigung (Gelbfärbung der Haut oder Augen, dunkler Urin, entfärbter Stuhl, Schmerzen im Oberbauch, Übelkeit, Appetitverlust, Müdigkeit) auftreten, ist die Einnahme von Choleodoron sofort zu beenden und ein Arzt aufzusuchen.

Warnhinweise
Enthält 64 Vol.-% Alkohol.

Besonderheiten bei Kindern
Bei Kleinkindern unter 2 Jahren soll Choleodoron nicht angewendet werden, da keine ausreichend dokumentierten Erfahrungen vorliegen.

Dosierung und Art der Anwendung
Soweit nicht anders verordnet, nehmen Erwachsene und Jugendliche 2 – 4 mal täglich 5 – 15 Tropfen und Kinder von 2 bis 11 Jahren 2 – 4 mal täglich 5 – 10 Tropfen nach dem Essen mit Wasser verdünnt ein.

Packungsgrößen und Preise
50 ml (PZN 00211530) .... Euro 25,99
Apothekenpflichtig

Biogena GmbH & Co KG

Leber Galle Formula
Kapseln

siehe Lebererkrankung

Sanum-Kehlbeck

Sanugall® Tabletten
Tabletten

Wirkstoffe: Berberis D2, Calcium carbonicum Hahnemanni D8, Carduus marianus D1, Chelidonium D4, Cholesterinum D4, Natrium sulfuricum D3

Zusammensetzung
1 Tablette enthält: Wirkstoffe: 25 mg Berberis Trit. D2, 25 mg Calcium carbonicum Hahnemanni Trit. D8, 100 mg Carduus marianus Trit. D1, 55 mg Chelidonium Trit. D4, 15 mg Cholesterinum Trit. D4, 30 mg Natrium sulfuricum Trit. D3.

Sonstige Bestandteile: Kartoffelstärke, Magnesiumstearat (Ph.Eur.).

Anwendungsgebiete
Die Anwendungsgebiete leiten sich von den homöopathischen Arzneimittelbildern ab. Dazu gehören: Zur unterstützenden Behandlung bei Erkrankungen der Gallenblase.

Eigenschaften
In der Naturheilkunde haben die Bestandteile dieses Medikamentes zur Behandlung von Leber-/Galleerkrankungen schon lange einen hohen Stellenwert. Sie wirken reinigend und regulierend auf unterschiedliche Organsysteme und die Körpersäfte.

Dosierung
Bei akuten Zuständen alle halbe bis ganze Stunde, höchstens 12-mal täglich, je 1 Tablette einnehmen. Bei chronischen Verlaufsformen 3-mal täglich 1 Tablette einnehmen. Die Dosierung bei Kindern erfolgt nach Anweisung des homöopathischen Arztes.

Nebenwirkungen
Sehr selten können Überempfindlichkeitsreaktionen, z. B. Hautausschlag oder Atemnot, auftreten. Unerwünschte Arzneimittelwirkungen sind für schöllkrauthaltige homöopathische Arzneimittel bisher nicht bekannt geworden. Für pflanzliche schöllkraut (= chelidonium)-hal-

Magen-Darm-Beschwerden - Sodbrennen — INTERNA

tige Präparate sind sehr selten Anstiege der Transaminasen und des Bilirubins bis hin zu einer arzneimittelbedingten Gelbsucht (medikamentös-toxischen Hepatitis) beobachtet worden, die sich jedoch nach Absetzen des Medikaments zurückbildeten.

Gegenanzeigen
Sanugall® darf wegen des Bestandteils Schöllkraut (Chelidonium majus) in der Schwangerschaft und Stillzeit nicht eingenommen werden.

Ggf. Besonderheiten bei Kindern, Schwangeren, Stillenden
Zur Anwendung dieses Arzneimittels bei Kindern liegen keine ausreichend dokumentierten Erfahrungen vor. Es soll deshalb bei Kindern unter 12 Jahren nur nach Rücksprache mit einem homöopathisch erfahrenen Arzt unter Berücksichtigung des homöopathischen Arzneimittelbildes angewendet werden.

Vorsichtsmaßnahmen
Bei bestehenden Lebererkrankungen oder solchen in der Vorgeschichte oder bei gleichzeitiger Anwendung leberschädigender Stoffe sollte Sanugall® nur nach Rücksprache mit dem Arzt angewendet werden.

Warnhinweise
Patienten mit der seltenen hereditären Galactose-Intoleranz, Lactase-Mangel oder Glucose-Galactose-Malabsorption sollten Sanugall® nicht einnehmen.

Wechselwirkungen
Keine bekannt.

Sonstige Hinweise
Enthält Lactose.

Packungsgrößen und Preise
80 Tabletten (PZN 06198291) ... Euro 13,70
240 Tabletten (PZN 06198316) ... Euro 37,45
Apothekenpflichtig.

INTERNA
(Magen-Darm-Beschwerden - Sodbrennen)

Weleda AG

Amara-Tropfen
Dilution

siehe Magen-Darm-Beschwerden

Institut AllergoSan Deutschland (privat) GmbH

Caricol®-Gastro
Sticks

Magenschmerzen, Sodbrennen?

Anwendungsgebiete
Der Leidensdruck von Patienten mit chronischer Gastritis und Gastritisassoziierten Symptomen äußert sich primär in Form von Schmerzen und den damit verbundenen Einschränkungen des täglichen Lebens. Caricol®-Gastro wird zum Diätmanagement bei in Folge einer Gastritis schmerzempfindlichen Magenschleimhaut eingesetzt. Die Kombination aus den im Hafer enthaltenen Avenanthramiden (Polyphenole) und der enzymatischen Kraft der Papaya beruhigt die schmerzempfindliche Magenschleimhaut innerhalb kürzester Zeit.

Zusammensetzung
Wasser, Bio-Papayafrüchte, Bio-Apfelsaftkonzentrat, Bio-Hafermehl, natürliches Bio-Apfelsaftaroma

Lebensmittel für besondere medizinische Zwecke (Bilanzierte Diät)

Weitere Informationen erhalten Sie unter: caricol.com

INTERNA   **M**agen-Darm-Beschwerden - Verdauung

Digestodoron
Weleda AG

Dilution, Tabletten

siehe Magen-Darm-Beschwerden

Dr. Jacob's Basenpulver
Dr. Jacob's Medical GmbH

Pulver

Nahrungsergänzungsmittel mit Kalium-, Calcium- und Magnesium-Citrat - Multitalent mit über 30 belegten Gesundheitswirkungen (u.a. für Muskeln, Knochen, Nerven, weniger Erschöpfung, Herz und normalen Blutdruck)

siehe Übersäuerung

Staatl. Fachingen STILL
Fachingen Heil- und Mineralbrunnen GmbH

Heilwasser zum Trinken

Zusammensetzung
Natrium 564,0; Kalium 16,1; Magnesium 59,2; Calcium 98,7; Fluorid 0,3; Chlorid 139,0; Hydrogencarbonat 1.846,0; Kohlensäure 1.510,0; Gesamtgehalt Mineralstoffe 2.800,0

Anwendungsgebiete
Zur symptomatischen Behandlung von Sodbrennen bei Erwachsenen. Staatl. Fachingen regt die Funktion von Magen und Darm an, fördert die Verdauung. Es fördert die Harnausscheidung bei Harnwegserkrankungen, beugt Harnsäure- und Calciumoxalatsteinen vor und unterstützt die Behandlung chronischer Harnwegsinfektionen.

Vorsichtsmaßnahmen
Bei schwerer Herz- und Niereninsuffizienz dürfen Sie Staatl. Fachingen nur noch nach Rücksprache mit dem Arzt trinken.

Wechselwirkungen
Die Aufnahme und Ausscheidung von Medikamenten kann beeinflusst werden.

Dosierung
Bei Sodbrennen täglich 1,5 Liter Heilwasser über den Tag verteilt zimmerwarm, schluckweise und in Portionen von ca. 200 ml innerhalb von jeweils 5-10 Min. trinken. 1-2 Gläser (200-500 ml) ca. 15-30 Min. vor dem Frühstück, den Rest 15-30 Min. vor jeder Hauptmahlzeit schluckweise, bei Bedarf zu den anderen Mahlzeiten, trinken.

Sonstige Hinweise
Kommt es zu einer Verschlechterung der Symptomatik, ist ein Arzt aufzusuchen oder bleiben die Beschwerden unter der Behandlung länger als 2-4 Wochen bestehen oder treten danach häufig wieder auf, sollte ebenfalls ein Arzt aufgesucht werden. 2-3 Flaschen (zu je 0,75 l) über den Tag verteilt getrunken, fördern die Harnausscheidung und beugen Harnsäure und Calciumoxalatsteinen vor. Für Magen und Darm trinken Sie 0,25 bis 0,5l bei den drei Hauptmahlzeiten oder bei Bedarf.

Stand
08/2022

Freiverkäufliches Arzneimittel

INTERNA
(Magen-Darm-Beschwerden - Verdauung)

3-SymBiose
hypo-A

Kapseln

siehe Magen-Darm-Beschwerden

3-SymBiose plus
hypo-A

Kapseln

siehe Magen-Darm-Beschwerden

Magen-Darm-Beschwerden - Verdauung — INTERNA

Amara-Tropfen
Weleda AG

Dilution

siehe Magen-Darm-Beschwerden

Caricol®
Institut AllergoSan Deutschland (privat) GmbH

Sticks

Wohlbefinden im Darm

Anwendungsgebiete
Unser moderner Lebensstil wirkt sich oft negativ auf die Verdauung aus. Dies kann zu Problemen wie unregelmäßigem Stuhlgang oder Verstopfung führen. In der Natur findet sich für das Gleichgewicht der Verdauung eine besondere Frucht: die Papaya. Das in ihr enthaltene Enzym Papain unterstützt die Verdauung, indem es Proteine aus der Nahrung aufspaltet und so deren Verwertung erleichtert.

Caricol® enthält die natürliche Kraft vollreifer Bio-Papayafrüchte in geballter Form. Durch ein patentiertes Zubereitungsverfahren ist die Aktivität des Verdauungsenzyms in Caricol® vervierfacht. Damit eignet sich Caricol® ideal, um bei ernährungsbedingten Problemen das Wohlgefühl im Darm zu stärken.

Zusammensetzung
Bio-Papayafrüchte, Bio-Apfelsaftkonzentrat, natürliches Bio-Apfelsaftaroma

Nahrungsergänzungsmittel mit der Kraft der Papaya

Weitere Informationen erhalten Sie unter: caricol.com

ColonBalance®
Biogena GmbH & Co KG

Pulver

Geschmacksneutrales Pulver mit hohem Gehalt an löslichen pflanzlichen Nahrungsfasern

Zusammensetzung
Resistentes Dextrin, Wachsmaisquellstärke (Amylopektin), Akazienfaser, Citruspektin.

Eigenschaften
Ballaststoffe steigern das Volumen des Speisebreis im Darm und üben so Druck auf die Darmwand aus. Das regt die Eigenbewegung des Darms an und der Speisebrei verweilt kürzer im Darm. Die sogenannten wasserlöslichen Ballaststoffe dienen zudem den in der Darmflora lebenden Bakterien als Nahrung. Da Ballaststoffe quellen, ist eine ausreichende Flüssigkeitszufuhr ein Muss.
Nach dem Reinsubstanzenprinzip. Glutenfrei. Lactosefrei. 100 % vegan. Hypoallergen. Geprüfte Qualität.

Verzehrempfehlung
10 g Pulver (1 Messlöffel oder 1 Stick) in ca. 100 ml Wasser einrühren und sofort trinken oder nach Belieben in Speisen einrühren.

Weiterführende Informationen
Weitere Details zum Produkt finden Sie unter biogena.com

Packungsgrößen und Preise
300 g Dose .... Euro 44,90
30 Sticks .... Euro 44,90

hypo-A

Curcuma + Vit. B
Kapseln

siehe Entzündungen

Digestodoron
Weleda AG

Dilution, Tabletten

siehe Magen-Darm-Beschwerden

INTERNA — Magen-Darm-Beschwerden - Verdauung

Enzyme
Kapseln

hypo-A

siehe Magen-Darm-Beschwerden

nutrimmun GmbH
MyBIOTIK®BIOFIBRE
Pulver

siehe Mikrobiologische Therapien

nutrimmun GmbH
MyBIOTIK®PRAELASAN
Pulver

Eigenschaften
Für eine normale Verdauung.

Nahrungsergänzungsmittel mit einem präbiotischen Ballaststoffkomplex aus gemahlenen Flohsamenschalen, resistentem Dextrin und Baobab sowie dem verdauungsrelevanten Mineralstoff Calcium. Flohsamen tragen zu einer normalen Verdauungsfunktion bei. Calcium trägt zu einer normalen Funktion der Verdauungsenzyme bei.

Zusammensetzung
Resistentes Dextrin (63 %), gemahlene Flohsamenschalen (21%), Calciumsalze der Zitronensäure, Baobabfruchtpulver (7 %)

Sonstige Hinweise
Glutenfrei. Laktosefrei. Vegan. Ohne Aromen, Farb- und Süßstoffe. Haltbar bei Raumtemperatur. Langfristige Einnahme ohne Gewöhnungseffekt möglich.

Ballaststoffreich: Eine Tagesportion MyBIOTIK®PRAELASAN deckt bereits 1/3 (10,4 g) der Empfehlung für die tägliche Ballaststoffzufuhr (30 g).

Wichtig: Bei der Einnahme von quellenden Ballaststoffen wie Flohsamen ist eine zeitnah erhöhte Flüssigkeitszufuhr notwendig.

Aufgrund seiner quellenden Eigenschaften sollte MyBIOTIK®PRAELASAN bei Darmverschluss oder krankhaft verengter Speiseröhre nicht eingenommen werden.

Dosierung
Die Tagesportion Pulver 14 g (3 gestrichene Messlöffel) in ein leeres Glas füllen und unter Rühren in ca. 200 ml Flüssigkeit auflösen. Das geschmacksneutrale Pulver kann flexibel je nach Vorliebe in stilles Wasser, Tee, Saft, Joghurt, Müsli oder andere Speisen sowie Getränke eingerührt werden. Die Tagesportion kann über den Tag verteilt vor oder zu einer Mahlzeit eingenommen werden.

Mindestens 1 Monat, eine regelmäßige Einnahme ist empfehlenswert.

Kinder von 6-14 Jahren nehmen 1 x täglich 1½ gestrichene Messlöffel (7 g).

In Rücksprache mit gynäkologischem Fachpersonal auch für Schwangere und Stillende geeignet.

Packungsgrößen und Preise
15 Tagesportionen, (PZN
210 g Pulver 18706120) . Euro 17,95
30 Tagesportionen, (PZN
420 g Pulver 18033129) . Euro 31,95

nutrimmun GmbH
MyBIOTIK®PROTECT
Pulver

siehe Mikrobiologische Therapien

Online-Suche unter **www.grüne-liste.de**

Magen-Darm-Beschwerden - Verdauung INTERNA

Institut AllergoSan Deutschland (privat) GmbH
OMNi-BiOTiC® 6
Sachets

Der tägliche Begleiter für ein gutes „Bauchgefühl"

Anwendungsgebiete

In einem funktionierenden Darm sorgen Billiarden von Bakterien dafür, dass Vitalstoffe verwertbar gemacht und Giftstoffe abtransportiert werden. Häufig sind diese wichtigen Helfer jedoch durch Stress, Fast-Food und Medikamente dezimiert. OMNi-BiOTiC® 6 ist die Basisversorgung für jeden Tag und jedes Alter und ergänzt das Mikrobiom mit 6 hochaktiven Leitkeimstämmen.

Zusammensetzung
Maisstärke, Maltodextrin, Fructooligosaccharide (FOS), Inulin, Polydextrose, Kaliumchlorid, Bakterienstämme (mind. 1 Milliarde Keime pro 1 g Pulver), pflanzliches Eiweiß (Reis), Magnesiumsulfat, Enzyme (Amylasen), Mangansulfat

Nahrungsergänzungsmittel mit hochaktiven Leitkeimstämmen

Weitere Informationen erhalten Sie unter: omni-biotic.com

Institut AllergoSan Deutschland (privat) GmbH
OMNi-BiOTiC® 10
Sachets

Antibiotikum? Darmflora ergänzen!

Anwendungsgebiete
Unter einer Antibiotika-Therapie reduziert sich die natürliche Darmflora unwiederbringlich. Das hat Einfluss auf unsere Verdauung und die Ansiedelung von unüblichen Bakterien (z.B. Clostridium difficile) im Darm. OMNi-BiOTiC® 10 sorgt für „Nachschub": Die 10 enthaltenen Bakterienstämme können sich erwiesenermaßen im Darm ansiedeln und vermehren – auch bereits während der Antibiotika-Therapie.

Zusammensetzung
Maisstärke, Maltodextrin, Inulin, Kaliumchlorid, pflanzliches Eiweiß (Reis), Magnesiumsulfat, Bakterienstämme (mind. 5 Milliarden Keime pro 1 Portion = 5 g), Fructooligosaccharide (FOS), Enzyme (Amylasen), Vanillearoma, Mangansulfat

Nahrungsergänzungsmittel mit hochaktiven Darmsymbionten

Weitere Informationen erhalten Sie unter: omni-biotic.com

Institut AllergoSan Deutschland (privat) GmbH
OMNi-BiOTiC® Aktiv
Pulver

Aktiv durchs Leben

Anwendungsgebiete
OMNi-BiOTiC® Aktiv enthält elf speziell ausgewählte, wissenschaftlich erforschte Bakterienstämme. Die enthaltenen Bifidobakterien, Laktobazillen und Laktokokken besiedeln den gesamten Darm in hoher Keimzahl und ergänzen die Darmflora, die im Laufe des Lebens durch veränderten Stoffwechsel, ungesunde Ernährung, einseitige Diät oder schwere Medikamente dezimiert wurde.

Zusammensetzung
Reisstärke, Maltodextrin, Kaliumchlorid, Bakterienstämme (mind. 5 Milliarden Keime pro 1 Portion = 5 g), pflanzliches Eiweiß (Reis), Magnesiumsulfat, Mangansulfat

Nahrungsergänzungsmittel mit hochaktiven Darmsymbionten

Weitere Informationen erhalten Sie unter: omni-biotic.com

INTERNA — Magen-Darm-Beschwerden - Verdauung

Institut AllergoSan Deutschland (privat) GmbH
OMNi-BiOTiC® metabolic
Sachets

Mit dem Darm zur Wunschfigur

Anwendungsgebiete
Wissenschaftlichen Untersuchungen zufolge kommen bei Übergewichtigen spezielle Bakterien (Firmicutes) im Darm häufiger vor. Sie sind in der Lage, sonst unverdauliche Ballaststoffe aufzuspalten, und speichern den Überschuss an Kalorien dann in Form von Fettpölsterchen für „Notzeiten". Die speziell ausgewählten Bakterienstämme in OMNi-BiOTiC® metabolic verdrängen die aggressiv Ballaststoff spaltenden Firmicutes und regulieren das Ungleichgewicht im Darm.

Zusammensetzung
Maisstärke, Maltodextrin, Fructooligosaccharide (FOS), Galactooligosaccharide (GOS), Polydextrose, Kaliumchlorid, pflanzliches Eiweiß (Reis), Magnesiumsulfat, Bakterienstämme (mind. 3 Milliarden Keime pro 1 Portion = 3 g), Mangansulfat, Lactose
(1 Beutel enthält 11 mg Lactose, das entspricht ca. 4 Tropfen Kuhmilch)

Nahrungsergänzungsmittel mit hochaktiven Darmsymbionten

Weitere Informationen erhalten Sie unter: omni-biotic.com

Institut AllergoSan Deutschland (privat) GmbH
OMNi-BiOTiC® PANDA
Sachets

Ein guter Start für Mutter und Kind

Anwendungsgebiete
Der Start ins Leben ist für die Entwicklung der kindlichen Darmflora entscheidend: Denn sowohl die Art der Geburt (natürliche Geburt oder Kaiserschnitt) als auch die Nahrungsquelle für das Neugeborene (Stillen oder Fläschchennahrung) beeinflussen die Zusammensetzung und Artenvielfalt der Besiedelung im kindlichen Darm entscheidend.

OMNi-BiOTiC® PANDA enthält eine wissenschaftlich geprüfte Kombination aus vier natürlich im menschlichen Darm vorkommenden Bakterienstämmen, die speziell für Schwangere und Babys ausgewählt wurden.

Zusammensetzung
Reisstärke, Maltodextrin, Bakterienstämme (mind. 3 Milliarden Keime pro 1 Portion = 3 g)

Nahrungsergänzungsmittel mit hochaktiven Darmsymbionten

Weitere Informationen erhalten Sie unter: omni-biotic.com

Institut AllergoSan Deutschland (privat) GmbH
OMNi-BiOTiC® POWER
Sachets

Mehr Power bei starker Belastung

Anwendungsgebiete
Hohe Belastung im Alltag kann Darm und Energiehaushalt beeinträchtigen und erhöhte Anfälligkeit für Infekte mit sich bringen. OMNi-BiOTiC® POWER kombiniert 6 natürlich im menschlichen Darm vorkommende Bakterienstämme mit organischem, leicht vom Körper resorbierbarem Magnesium (Magnesiumcitrat),

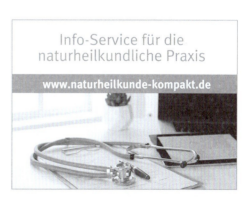

Info-Service für die naturheilkundliche Praxis
www.naturheilkunde-kompakt.de

Magen-Darm-Beschwerden - Verdauung INTERNA

welches aufgrund seines Beitrags zu einer normalen Muskelfunktion und zur Verringerung von Müdigkeit und Ermüdung geschätzt wird – für einen energiegeladenen Tag!

Zusammensetzung
Maisdextrin, Magnesiumcitrat, Maisstärke, Kaliumchlorid, natürliches Blutorangen-Aroma, Bakterienstämme (mind. 10 Milliarden Keime pro 1 Portion = 4 g), pflanzliches Eiweiß (Reis), Magnesiumsulfat, Mangansulfat, Maltodextrin

Nahrungsergänzungsmittel mit hochaktiven Darmsymbionten und Magnesium

Weitere Informationen erhalten Sie unter: omni-biotic.com

Institut AllergoSan Deutschland (privat) GmbH
OMNi-BiOTiC® REISE
Sachets
Für jeden Tag der Reise

Anwendungsgebiete
Bei Auslandsaufenthalten kann das Verdauungssystem durch äußere Einwirkungen unterschiedlichster Art (ungewohntes Essen, veränderter Tagesrhythmus etc.) aus dem Gleichgewicht geraten. Führende Experten empfehlen deshalb, auch den Darm auf die Reise vorzubereiten – mit speziell entwickelten Multispezies-Synbiotika. OMNi-BiOTiC® REISE enthält 10 ausgewählte Bakterienstämme und die hohe Anzahl von 5 Milliarden hochaktiven Darmbakterien zur Anwendung an jedem Reisetag.

Zusammensetzung
Maisstärke, Maltodextrin, Fructooligosaccharide (FOS), Maisdextrin, Polydextrose, Kaliumchlorid, pflanzliches Eiweiß (Reis), Magnesiumsulfat, Bakterienstämme (mind. 5 Milliarden Keime pro 1 Portion = 5 g), Enzyme (Amylasen), Mangansulfat

Nahrungsergänzungsmittel mit hochaktiven Darmsymbionten

Weitere Informationen erhalten Sie unter: omni-biotic.com

Institut AllergoSan Deutschland (privat) GmbH
OMNi-BiOTiC® SR-9 mit B-Vitaminen
Sachets
Ihr richtiges Nervenfutter!

Anwendungsgebiete
Das Mikrobiom steuert nicht nur die Darmfunktion, sondern über die sogenannte Darm-Hirn-Achse auch Stimmungslage, Emotionen und geistige Leistungsfähigkeit. Bei psychischer Beanspruchung ist daher die Ergänzung der Darmflora mit ausgewählten Bakterienstämmen und B-Vitaminen sinnvoll, die zur normalen Funktion des Nervensystems (B2, B6, B12) und einer normalen psychischen Funktion (B6, B12) beitragen – vereint in OMNi-BiOTiC® SR-9 mit B-Vitaminen.

Zusammensetzung
Maisstärke, Maltodextrin, Inulin, Kaliumchlorid, pflanzliches Eiweiß (Reis), Bakterienstämme (mind. 7,5 Milliarden Keime pro 1 Portion = 3 g), Magnesiumsulfat, Fructooligosaccharide (FOS), Enzyme (Amylasen), Vitamin B2 (Riboflavin- 5'-Natriumphosphat), Vitamin B6 (Pyridoxin Hydrochlorid), Mangansulfat, Vitamin B12 (Cyanocobalamin)

Nahrungsergänzungsmittel mit hochaktiven Darmsymbionten und B-Vitaminen

Weitere Informationen erhalten Sie unter: omni-biotic.com

Institut AllergoSan Deutschland (privat) GmbH
OMNi-LOGiC® APFELPEKTIN
Kapseln

Gleich„gewicht" im Darm

Apfelpektin ist der Nährstoff für Bacteroidetes – jene Bakterien, die die Ausscheidung von Zucker aus dem Körper unterstützen. Steht

EXTERNA Magen-Darm-Beschwerden - Verstopfung

ausreichend „Futter" zur Verfügung, vermehren sie sich und siedeln sich nachhaltig im Darm an.

Zusammensetzung
Apfelpektin, Hydroxypropylmethylcellulose (Kapselhülle)

Nahrungsergänzungsmittel mit wertvollen Ballaststoffen für Darmbakterien

Weitere Informationen erhalten Sie unter: omni-biotic.com

Institut AllergoSan Deutschland (privat) GmbH
OMNi-LOGiC® IMMUN
Pulver

Für das Darm-Immunsystem

Anwendungsgebiete
OMNi-LOGiC® IMMUN kombiniert wertvolle Ballaststoffe mit wichtigen Vitaminen und Mineralstoffen für Darm und Immunsystem.

Zusammensetzung
Resistentes Maisdextrin, Fibregum™ (Gummi acacia), Calciumcarbonat, Zinkcitrat, Nicotinamid, Cholecalciferol, Riboflavin, natürliches Vanillearoma

Fibregum™ ist ein eingetragenes Markenzeichen von Nexira.

Nahrungsergänzungsmittel

Weitere Informationen erhalten Sie unter: omni-biotic.com

Institut AllergoSan Deutschland (privat) GmbH
OMNi-LOGiC® PLUS
Pulver

Darm im Gleich„gewicht"

Anwendungsgebiete
OMNi-LOGiC® PLUS kombiniert Vitamine und Mineralstoffe für die Darmschleimhaut mit einer wichtigen Nahrungsquelle, welche die Vermehrung spezifischer Darmbakterien stimuliert sowie quellenden Ballaststoffen, welche die Gewichtsreduktion unterstützen.

Zusammensetzung
Galactooligosaccharide (GOS) (**Milch**), Fructooligosaccharide (FOS), Konjac-Glucomannan, Calciumcarbonat, Gummi arabicum, Zinkcitrat, Cholecalciferol, Riboflavin
(1 Tagesdosis (= 15 g) enthält 1,14 g Lactose)

Nahrungsergänzungsmittel

Weitere Informationen erhalten Sie unter: omni-biotic.com

NutraMedix Deutschland
Serrapeptase NutraMedix Kapseln

siehe Entzündungen

EXTERNA
(Magen-Darm-Beschwerden - Verstopfung)

Practomed UG
Reprop® Clyster

Einlaufgerät zur Darmentleerung

Anwendungsgebiete
Zur raschen Entleerung des Enddarms bei Verstopfung, zur Anregung der Darmtätigkeit bei Darmträgheit, zur kontrollierten Darmentleerung bei Stuhlinkontinenz. In der Naturheilkunde: zur Darmreinigung, z. B. beim Fasten.

Eigenschaften
Das mittels Klistier eingeführte Wasser bewirkt einerseits eine Erweichung und Verdünnung des Stuhls und andererseits einen Dehnungsreiz im Enddarm. Ist die eingeführte Wassermenge genügend groß, kommt es zu reflektorischen Darmbewegungen und schließlich zur Darmentleerung.

Magen-Darm-Beschwerden - Verstopfung INTERNA

Warnhinweise und Vorsichtsmaßnahmen
Nur sauberes Wasser verwenden. Gleitmittel auf Darmrohrspitze auftragen, um mechanische Irritation des Analkanals zu vermeiden. Bei Widerstand oder Schmerzen bei der Einführung des Darmrohrs Vorgang abbrechen und Arzt konsultieren.

Schwangerschaft
Schwangere Frauen können bis zur 20. Schwangerschaftswoche Einläufe zur Stuhlentleerung einsetzen. Ab der 21. Schwangerschaftswoche sollten Einläufe nicht ohne Rücksprache mit Hebamme, Frauenärztin oder Frauenarzt durchgeführt werden, da unter Umständen Wehen ausgelöst werden können.

Anwendung bei Kindern und Jugendlichen
Wir empfehlen Einläufe nur mit Zustimmung des Kindes/Jugendlichen durchzuführen und die Wassermenge dem Alter entsprechend anzupassen.

Weitere Informationen
www.reprop.de

INTERNA

Grünwalder Sennalax®
Grünwalder
Filmtabletten

Sennesfrüchtetrockenextrakt

Zusammensetzung
Sennesfrüchtetrockenextrakt (6 – 12 : 1, Auszugsmittel Ethanol 60 % V/V) 55,2 – 107,2 mg, entspr. 13 mg Hydroxyanthracenglycoside, ber. als Sennosid B. Weitere Bestandteile: Talkum, Schellack, Ca-Stearat.

Anwendungsgebiete
Zur kurzfristigen Anwendung bei Verstopfung.

Gegenanzeigen
Darmverschluss; bei akut entzündlicher Erkrankung des Darms, z. B. Morbus Crohn, Colit. ulcer. oder Blinddarmentzündung; bei Bauchschmerzen unbekannter Ursache; bei schwerer Dehydration mit Wasser- und Elektrolytverlust; Kinder unter 12 Jahren.

Warnhinweise
Bei inkontinenten erwachsenen Personen sollte bei Einnahme von Grünwalder Sennalax® ein längerer Hautkontakt mit dem Kot durch Wechseln der Vorlage vermieden werden.

Nebenwirkungen
In Einzelfällen krampfartige Magen- und Darmbeschwerden. Bei chron. Gebrauch/Missbrauch: Elektrolytverluste, insbesondere Kaliumverluste, Albuminurie und Hämaturie, Pigmenteinlagerungen in die Darmschleimhaut.

Wechselwirkungen
Bei chron. Gebrauch/Missbrauch ist durch Kaliummangel eine Verstärkung der Herzglykosidwirkung sowie eine Beeinflussung der Wirkung von Antiarrhythmika möglich. Kaliumverluste können durch Kombination mit Thiaziddiuretika, NNR-Steroiden und Süßholzwurzel verstärkt werden.

Dosierung
1 – 2 Filmtabletten pro Tag, am besten vor dem Abendessen unzerkaut mit reichlich Flüssigkeit.

Packungsgrößen und Preise
30 Filmtbl. (N1) (PZN 04483900) . . Euro 5,96
Apothekenpflichtig.

Weleda AG

Hepatodoron
Tabletten

siehe Lebererkrankung

athenstaedt

Lecicarbon® E CO2-Laxans
Lecicarbon® K CO2-Laxans
Lecicarbon® S CO2-Laxans

Suppositorien für Erwachsene/Kinder/Säuglinge

Zusammensetzung
1 Suppositorium für Säuglinge/für Kinder/für Erwachsene enthält:

arzneilich wirksame Bestandteile:

Natriumhydrogencarbonat

125 mg/250 mg/500 mg,

Natriumdihydrogenphosphat H2O-frei

170 mg/340 mg/680 mg.

Sonstige Bestandteile: Hartfett, (3-sn-Phosphatidyl)cholin (aus Sojabohnen), hochdisperses Siliciumdioxid.

Anwendungsgebiete
Zur kurzfristigen Anwendung bei verschiedenen Ursachen der Stuhlverstopfung, z. B. bei schlackenarmer Kost oder mangelnder Bewegung sowie bei Erkrankungen, die eine erleichterte Stuhlentleerung erfordern. Zur Darmentleerung bei diagnostischen oder therapeutischen Maßnahmen im Enddarmbereich. **Lecicarbon®** kann auch zusätzlich angewendet werden, wenn vorher andere Abführmittel erfolglos genommen wurden.

Gegenanzeigen
Ileus und Megakolon; insbesondere bei Kindern und Säuglingen, bei allen Erkrankungen im Anal- und Rektalbereich, bei denen eine Gefahr des übermäßigen Übertritts von CO2 besteht; bei Überempfindlichkeit gegenüber Soja, Erdnuss oder einem der sonstigen Bestandteile.

Wechselwirkungen
Keine bekannt.

Nebenwirkungen
(3-sn-Phosphatidyl)cholin (Sojalecithin) kann sehr selten allergische Reaktionen hervorrufen. Hinweis: In seltenen Fällen kann das Einführen des Zäpfchens ein leichtes, schnell abklingendes Brennen verursachen.

Ggf. Besonderheiten bei Kindern, Schwangeren, Stillenden
Was muss in Schwangerschaft und Stillzeit beachtet werden?
Besondere Vorsicht bei Einnahme/Anwendung von **Lecicarbon®** CO2-Laxans ist erforderlich.
Schwangerschaft:
Sie dürfen **Lecicarbon®** CO2-Laxans in der Schwangerschaft nach Rücksprache mit Ihrem Arzt anwenden.
Stillzeit:
Sie dürfen **Lecicarbon®** CO2-Laxans in der Stillzeit anwenden.

Warnhinweise
(3-sn-Phosphatidyl)cholin (Sojalecithin) kann sehr selten allergische Reaktionen hervorrufen.

Pharmakologie
Nach dem Einführen in den Enddarm schmilzt das Zäpfchen. Unter Einwirkung von Feuchtigkeit reagieren die beiden Wirkstoffe Natriumhydrogencarbonat und Natriumdihydrogenphosphat miteinander. Dabei wird Kohlensäure gebildet, die sich in Wasser und Kohlendioxid (CO2) spaltet. Das gebildete Kohlendioxid wirkt als „physiologisches Gas" auf die Darmschleimhaut und die Rektumwand und löst somit den Defäkationsreflex aus. Die als Hilfsstoffe enthaltenen Fette können durch ihre Gleitwirkung die Stuhlentleerung erleichtern.

Dosierung
Soweit nicht anders verordnet, bei Bedarf ein Zäpfchen einführen, gegebenenfalls kann die Anwendung nach ca. 30 Minuten bis 1 Stunde wiederholt werden. Es stehen Zäpfchen in der Dosierung für Erwachsene, Kinder und Säuglinge zur Verfügung. Zu beachten ist die jeweilige Zäpfchenart. **Lecicarbon®** CO2-Laxans

Magen-Darm-Beschwerden - Übelkeit und Erbrechen INTERNA

darf über längere Zeit angewendet werden und führt nicht zur Gewöhnung. Bei chronischer Verstopfung sollte jedoch in jedem Fall der Arzt zu Rate gezogen werden.

Packungsgrößen und Preise
10 Supp. für Sgl. . . . . Euro 8,10
10 Supp. für Kdr. . . . . Euro 8,22
10 Supp. für Erw. . . . . Euro 9,63
30 Supp. für Erw. . . . . Euro 21,86
100 Supp. für Erw. . . . . Euro 57,74
50-mal 10 Supp. für Erw. . . . .
Apothekenpflichtig.

Zusammensetzung
Resistentes Dextrin (Mais), Teilhydrolisiertes Guarkernmehl

Lebensmittel für besondere medizinische Zwecke (bilanzierte Diät)

Weitere Informationen erhalten Sie unter: omni-biotic.com

INTERNA
(Magen-Darm-Beschwerden - Übelkeit und Erbrechen)

nutrimmun GmbH
MyBIOTIK®BIOFIBRE
Pulver

siehe Mikrobiologische Therapien

Weleda AG
Amara-Tropfen
Dilution

siehe Magen-Darm-Beschwerden

nutrimmun GmbH
MyBIOTIK®PRAELASAN
Pulver

siehe Magen-Darm-Beschwerden - Verdauung

Grünwalder
Zintona® Kapseln
Kapseln

Ingwerwurzelstock

Zusammensetzung
1 Hartkapsel enthält: 250 mg Ingwerwurzelstock-Pulver.

Institut AllergoSan Deutschland (privat) GmbH
OMNi-LOGiC® FIBRE
Pulver

Ballaststoffe? Natürlich!

Anwendungsgebiete
Moderne Ernährungsgewohnheiten mit vielen industriell verarbeiteten Lebensmitteln führen dazu, dass ein Großteil der Bevölkerung mit wichtigen Ballaststoffen unterversorgt ist. OMNi-LOGiC® FIBRE enthält 8,8 g hochwertige Ballaststoffe zum Ausgleich des täglichen Ballaststoffdefizits, um wichtige Darmbakterien ausreichend Nahrung als Lebensgrundlage zur Verfügung zu stellen und darüber hinaus die Verdauung zu regulieren.

Weitere Bestandteile: E 132, E 171, Gelatine, hochdisp. Siliciumdioxid, Natriumdodecylsulfat.

Anwendungsgebiete
Symptom der Reisekrankheit, wie Schwindel, Übelkeit und Erbrechen. Nach Rücksprache mit dem Arzt bei Gallenleiden.

Nebenwirkungen
Eventuell Erhöhung der Blutungsneigung.

Wechselwirkungen
Erhöhung der Absorption von Sulfaguanidin.

Gegenanzeigen
Gallensteine, Schwangerschaft, Stillzeit.

INJEKTIONEN

Milzerkrankung

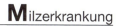

Dosierung
Erwachsene und Kinder ab 6 Jahren jeweils 2 Hartkapseln 1/2 Stunde vor Reisebeginn mit Flüssigkeit; dann alle 4 Stunden wiederholen, max. 10 Hartkapseln/Tag.

Packungsgrößen und Preise
10 Kps. (PZN 03041933) .... Euro 8,57
20 Kps. (PZN 03041956) .... Euro 15,10
50 Kps. (PZN 04483917) .... Euro 31,43

INJEKTIONEN
(Milzerkrankung)

Sanum-Kehlbeck
Pinikehl® D5
Injektionslösung

Wirkstoff: Fomitopsis pinicola e volumine mycelii (lyophil., steril.) Dil. D5 aquos.

Zusammensetzung
1 ml flüssige Verdünnung zur Injektion enthält:
Wirkstoff: 1 ml Fomitopsis pinicola e volumine mycelii (lyophil., steril.) Dil. D5 aquos. nach Vorschrift 5b HAB.

Anwendungsgebiete
Erfahrungsgemäß unterstützend angewendet bei:
Erkrankungen der Leber und Milz, Febris intermittens.

Eigenschaften
Pinikehl® wird aus Fomitopsis pinicola gewonnen und bevorzugt eingesetzt bei Schwäche und Störungen von Leber und Milz.

Dosierung
Soweit nicht anders verordnet: Erwachsenen und Jugendlichen ab 12 Jahren 2-mal wöchentlich 1 Ampulle zu 1 ml s.c. injizieren. Nach längstens 4 Wochen Therapiedauer sollte Pinikehl® D5 abgesetzt werden.

Vor Anwendung beachten: Pinikehl® D5 enthält Natrium, aber weniger als 1 mmol (23 mg) Natrium pro 1 ml, d.h., es ist nahezu „natriumfrei".

Nebenwirkungen
Aufgrund des Gehaltes von Pinikehl® D5 an spezifischen organischen Bestandteilen können in seltenen Fällen Überempfindlichkeitsreaktionen auftreten.

Gegenanzeigen
Nicht anwenden bei:
– bekannter Überempfindlichkeit gegenüber Fomitopsis pinicola (Fichtenporling)
– Autoimmunerkrankungen
– Kindern unter 12 Jahren
– Schwangeren und Stillenden.

Vorsichtsmaßnahmen
Keine bekannt.

Warnhinweise
Keine bekannt.

Wechselwirkungen
Immunsuppressiv wirkende Arzneimittel können die Wirksamkeit von Pinikehl® D5 beeinträchtigen. Vor und nach der Behandlung mit oral verabreichten Lebendimpfstoffen ist ein Abstand von 4 Wochen einzuhalten.

Packungsgrößen und Preise
 1 Amp. à 1 ml (PZN 04549059) Euro   7,50
10 Amp. à 1 ml (PZN 04549065) Euro 52,00
50 Amp. à 1 ml (PZN 04549071) Euro 219,20
Apothekenpflichtig.

Milzerkrankung

INTERNA

INTERNA

Pinikehl® D4
Sanum-Kehlbeck

Zäpfchen

Wirkstoff: Fomitopsis pinicola e volumine mycelii (lyophil., steril.) Trit. D4

Zusammensetzung
1 Zäpfchen enthält: Wirkstoff: 0,2 g Fomitopsis pinicola e volumine mycelii (lyophil., steril.) Trit. D4 nach Vorschrift 6 HAB.
Sonstiger Bestandteil: Hartfett.

Anwendungsgebiete
Erfahrungsgemäß unterstützend angewendet bei:
Erkrankungen der Leber und Milz, Febris intermittens.

Eigenschaften
Pinikehl® wird aus Fomitopsis pinicola gewonnen und bevorzugt eingesetzt bei Schwäche und Störungen von Leber und Milz.

Dosierung
Erwachsene und Jugendliche ab 12 Jahren führen 1 – 3-mal wöchentlich 1 Zäpfchen vor dem Schlafengehen in den After ein. Nach längstens 4 Wochen Therapiedauer sollte Pinikehl® D4 abgesetzt werden.

Nebenwirkungen
Aufgrund des Gehaltes von Pinikehl® D4 an spezifischen organischen Bestandteilen können in seltenen Fällen Überempfindlichkeitsreaktionen, hauptsächlich in Form von Hautreaktionen, auftreten und eine Allergie gegen den Bestandteil Fomitopsis pinicola ausgelöst werden. Das Arzneimittel ist dann abzusetzen und ein Arzt aufzusuchen.

Gegenanzeigen
Nicht anwenden bei:
- bekannter Überempfindlichkeit gegenüber Fomitopsis pinicola
- Kindern unter 12 Jahren
- Schwangeren und Stillenden.

Vorsichtsmaßnahmen
Keine bekannt.

Warnhinweise
Keine bekannt.

Wechselwirkungen
Immunsuppressiv wirkende Arzneimittel können die Wirksamkeit von Pinikehl® D4 beeinträchtigen. Vor und nach der Behandlung mit oral verabreichten Lebendimpfstoffen ist ein Abstand von 4 Wochen einzuhalten.

Sonstige Hinweise
Enthält Lactose.

Packungsgrößen und Preise
(PZN
10 Zäpfchen 04549102) .... Euro 16,85
10-mal 10 (PZN
Zäpfchen 04549119) .... Euro 139,00
Apothekenpflichtig.

Pinikehl® D4
Sanum-Kehlbeck

Hartkapseln

Wirkstoff: Fomitopsis pinicola e volumine mycelii (lyophil., steril.) Trit. D4

Zusammensetzung
1 Hartkapsel enthält: Wirkstoff: 330 mg Fomitopsis pinicola e volumine mycelii (lyophil., steril.) Trit. D4 nach Vorschrift 6 HAB.
Sonstiger Bestandteil: Kapselhülle: Hypromellose.

Anwendungsgebiete
Erfahrungsgemäß unterstützend angewendet bei:
Erkrankungen der Leber und Milz, Febris intermittens.

INTERNA — Milzerkrankung

Eigenschaften
Pinikehl® wird aus Fomitopsis pinicola gewonnen und bevorzugt eingesetzt bei Schwäche und Störungen von Leber und Milz.

Dosierung
Erwachsene und Jugendliche ab 12 Jahren nehmen 1 – 3-mal täglich je 1 Hartkapsel ein. Nach längstens 4 Wochen Therapiedauer sollte Pinikehl® D4 abgesetzt werden.

Nebenwirkungen
Aufgrund des Gehaltes von Pinikehl® D4 an spezifischen organischen Bestandteilen können in seltenen Fällen Überempfindlichkeitsreaktionen, hauptsächlich in Form von Hautreaktionen, auftreten und eine Allergie gegen den Bestandteil Fomitopsis pinicola ausgelöst werden. Das Arzneimittel ist dann abzusetzen und ein Arzt aufzusuchen.

Gegenanzeigen
Nicht anwenden bei:
- Überempfindlichkeit gegenüber Fomitopsis pinicola
- Autoimmunerkrankungen
- Kindern unter 12 Jahren
- Schwangeren und Stillenden.

Vorsichtsmaßnahmen
Dieses Arzneimittel enthält Lactose. Bitte nehmen Sie Pinikehl® D4 erst nach Rücksprache mit Ihrem Arzt ein, wenn Ihnen bekannt ist, dass Sie unter einer Unverträglichkeit gegenüber bestimmten Zuckern leiden.

Wechselwirkungen
Immunsuppressiv wirkende Arzneimittel können die Wirksamkeit von Pinikehl® D4 beeinträchtigen. Vor und nach der Behandlung mit oral verabreichten Lebendimpfstoffen ist ein Abstand von 4 Wochen einzuhalten.

Sonstige Hinweise
Enthält Lactose.

Packungsgrößen und Preise
(PZN 20 Kapseln 04549183) .... Euro 31,15
10-mal 20 (PZN Kapseln 04549208) .... Euro 273,60
Apothekenpflichtig.

Sanum-Kehlbeck

Pinikehl® D5
Tropfen

Wirkstoff: Fomitopsis pinicola e volumine mycelii (lyophil., steril.) Dil. D5

Zusammensetzung
10 ml flüssige Verdünnung enthalten: Wirkstoff: 10 ml Fomitopsis pinicola e volumine mycelii (lyophil., steril.) Dil. D5 nach Vorschrift 5a, HAB, Lsg. D1 mit gereinigtem Wasser.

Anwendungsgebiete
Erfahrungsgemäß unterstützend angewendet bei:
Erkrankungen der Leber und Milz, Febris intermittens.

Eigenschaften
Pinikehl® wird aus Fomitopsis pinicola gewonnen und bevorzugt eingesetzt bei Schwäche und Störungen von Leber und Milz.

Dosierung
Zum Einnehmen: Erwachsene und Jugendliche ab 12 Jahren nehmen 1 – 2-mal täglich je 5 Tropfen ein.
Zum Einreiben in die Haut: Erwachsene und Jugendliche ab 12 Jahren reiben 2-mal wöchentlich 5 - 10 Tropfen in die Ellenbeuge ein.
Nach längstens 4 Wochen Therapiedauer sollte Pinikehl® D5 abgesetzt werden.

Nebenwirkungen
Aufgrund des Gehaltes von Pinikehl® D5 an spezifischen organischen Bestandteilen können in seltenen Fällen Überempfindlichkeitsreaktionen, hauptsächlich in Form von Haut-

Mund- und Rachenerkrankung INTERNA

reaktionen, auftreten und eine Allergie gegen den Bestandteil Fomitopsis pinicola ausgelöst werden. Das Arzneimittel ist dann abzusetzen und ein Arzt aufzusuchen.

Gegenanzeigen
Nicht anwenden bei:
- Überempfindlichkeit gegenüber Fomitopsis pinicola
- Autoimmunerkrankungen
- Kindern unter 12 Jahren
- Schwangeren und Stillenden.

Vorsichtsmaßnahmen
Keine bekannt.

Warnhinweise
Keine bekannt.

Wechselwirkungen
Immunsuppressiv wirkende Arzneimittel können die Wirksamkeit von Pinikehl® D5 beeinträchtigen. Vor und nach der Behandlung mit oral verabreichten Lebendimpfstoffen ist ein Abstand von 4 Wochen einzuhalten.

Packungsgrößen und Preise
10 ml (PZN 04549088) .. Euro 13,40
10-mal 10 ml (PZN 04549094) .. Euro 102,65
Apothekenpflichtig.

INTERNA
(Mund- und Rachenerkrankung)

hypo-A
Itis-Protect®
Kapseln

siehe Karies und Parodontitis

hypo-A
Itis-Protect® I
Kapseln

siehe Karies und Parodontitis

hypo-A
Itis-Protect® II
Kapseln

siehe Karies und Parodontitis

hypo-A
Itis-Protect® III
Kapseln

siehe Karies und Parodontitis

hypo-A
Itis-Protect® IV
Kapseln

siehe Karies und Parodontitis

Institut AllergoSan Deutschland (privat) GmbH
OMNi-BiOTiC® iMMUND
Lutschtabletten

Immun gesund beginnt im Mund

Anwendungsgebiete
Ein intaktes orales Mikrobiom bildet die erste Abwehrbarriere gegen unerwünschte Erreger, die über Mund-, Nasen- und Rachenraum in den Organismus eindringen. Um das orale Mikrobiom von Kindern und Erwachsenen zu unterstützen, wurde OMNi-BiOTiC® iMMUND entwickelt: Jede Lutschtablette enthält 1 Milliarde Keime des in vielen Studien überprüften Bakterienstamms Streptococcus salivarius K12, ergänzt mit Vitamin D als Beitrag zur normalen Funktion des Immunsystems.

Zusammensetzung
Isomalt, Bakterienstamm (mind. 1 Milliarde Keime pro 1 Lutschtablette), Magnesiumstearat, Erdbeeraroma, Vitamin D

Nahrungsergänzungsmittel

Weitere Informationen erhalten Sie unter: omni-biotic.com

EXTERNA — Mykosen

Salvysat® Flüssigkeit
Johannes Bürger Ysatfabrik GmbH

Zum Einnehmen

siehe Gynäkologische Erkrankungen & Frauenbeschwerden

SanFerin®
Volopharm GmbH Deutschland

Tabletten

siehe Infektionen

EXTERNA
(Mykosen)

Albicansan® D3
Sanum-Kehlbeck

Salbe

Wirkstoff: Candida albicans e volumine mycelii (lyophil., steril.) Dil. D3

Zusammensetzung
1 g Salbe enthält: Wirkstoff: 0,10 g Candida albicans e volumine mycelii (lyophil., steril.) Dil. D3 (HAB, Vorschrift 5a, D1 mit gereinigtem Wasser).

Sonstige Bestandteile: Wollwachsalkoholsalbe, Mittelkettige Triglyceride, Glycerolmonostearat 40 - 55, Propylenglycol, Magnesiumsulfat-Heptahydrat, Milchsäure, gereinigtes Wasser.

Anwendungsgebiete
Erfahrungsgemäß unterstützend angewendet bei:
- Mykosen und mykotisch überlagerten Erkrankungen der Haut und des Überganges zur Schleimhaut
- Balanitis, Vulvitis, Pruritus genitalis
- Erkrankungen des Mundes wie Stomatitis, Gingivitis, Perlèche, Aphthen.

Eigenschaften
Albicansan® wird gewonnen aus dem Hefepilz Candida albicans und eingesetzt zur Behandlung von Mykosen des Darmes, der Haut und Schleimhäute, die auf einer Fehlbesiedlung mit Candida albicans beruhen.

Dosierung
1 – 3x täglich dünn auf die betroffenen Hautpartien auftragen.

Nebenwirkungen
Keine bekannt.

Wechselwirkungen
Keine bekannt.

Gegenanzeigen
Nicht anwenden bei Überempfindlichkeit gegenüber Hefepilzen (Candida albicans).

Ggf. Besonderheiten bei Kindern, Schwangeren, Stillenden
Da keine ausreichend dokumentierten Erfahrungen vorliegen, sollte Albicansan® D3 in der Schwangerschaft und Stillzeit nur nach Rücksprache mit dem Arzt angewendet werden. Zur Anwendung dieses Arzneimittels bei Kindern unter 12 Jahren liegen keine ausreichend dokumentierten Erfahrungen vor. Es soll deshalb bei Kindern unter 12 Jahren nicht angewendet werden.

Vorsichtsmaßnahmen
Propylenglycol kann Hautreizungen hervorrufen. Wollwachsalkoholsalbe kann örtlich begrenzt Hautreizungen (z. B. Kontaktdermatitis) hervorrufen.

Packungsgrößen und Preise
(PZN
1 Tube à 30 g 04456866) .... Euro 15,10
(PZN
10 Tuben à 30 g 04456872) .... Euro 125,25

Apothekenpflichtig.

Pefrakehl® D3
Sanum-Kehlbeck

Salbe

Wirkstoff: Candida parapsilosis e volumine mycelii (lyophil., steril.) Dil. D3

Zusammensetzung
1 g Salbe enthält: Wirkstoff: 0,10 g Candida parapsilosis e volumine mycelii (lyophil., steril.) Dil. D3 (HAB, Vorschrift 5a, Lsg. D1 mit gereinigtem Wasser).

Sonstige Bestandteile: Wollwachsalkoholsalbe, Mittelkettige Triglyceride, Glycerolmonostearat 40 - 55, Propylenglycol, Magnesiumsulfat-Heptahydrat, Milchsäure, Wasser für Injektionszwecke.

Anwendungsgebiete
Erfahrungsgemäß unterstützend angewendet bei:
Mykosen und mykotisch überlagerten Erkrankungen der Haut und des Überganges zur Schleimhaut, Balanitis, Vulvitis, Pruritus genitalis.

Eigenschaften
Pefrakehl® wird gewonnen aus dem Hefepilz Candida parapsilosis und eingesetzt zur Behandlung von Mykosen des Darmes, der Haut und Schleimhäute.

Gegenanzeigen
Nicht anwenden bei Überempfindlichkeit gegenüber Hefepilzen (Candida parapsilosis).

Ggf. Besonderheiten bei Kindern, Schwangeren, Stillenden
Da keine ausreichend dokumentierten Erfahrungen zur Anwendung in der Schwangerschaft und Stillzeit vorliegen, sollte das Arzneimittel nur nach Rücksprache mit dem Arzt angewendet werden.

Vorsichtsmaßnahmen
Cetylstearylalkohol (Bestandteil der Wollwachsalkoholsalbe) kann örtlich begrenzt Hautreizungen (z. B. Kontaktdermatitis) hervorrufen. Propylenglycol kann ebenfalls Hautreizungen hervorrufen.

Wechselwirkungen
Keine bekannt.

Nebenwirkungen
Keine bekannt.

Dosierung
1 – 3-mal täglich dünn auf die betroffenen Hautpartien auftragen.

Packungsgrößen und Preise
(PZN
1 Tube à 30 g 03685725) .... Euro 15,10
(PZN
10 Tuben à 30 g 03685731) .... Euro 125,25
Apothekenpflichtig.

INJEKTIONEN

Sanum-Kehlbeck
Albicansan® D5
Injektionslösung

Wirkstoff: Candida albicans e volumine mycelii (lyophil., steril.) Dil. D5 aquos.

Zusammensetzung
1 ml flüssige Verdünnung zur Injektion enthält: Wirkstoff: 1 ml Candida albicans e volumine mycelii (lyophil., steril.) Dil. D5 aquos. nach Vorschrift 5b HAB.

Anwendungsgebiete
Erfahrungsgemäß unterstützend angewendet bei:
- Mykosen und sekundär mykotisch infizierten Hautkrankheiten
- Erkrankungen des Mundes, wie Stomatitis, Gingivitis, Perlèche, Aphthen
- Mykosen des Urogenitaltraktes, wie Vaginitis (auch in Kombination mit Adnexitis), Urethritis
- Mykosen des Magen-Darm-Traktes.

INJEKTIONEN

Mykosen

Eigenschaften
Albicansan® wird gewonnen aus dem Hefepilz Candida albicans und eingesetzt zur Behandlung von Mykosen des Darmes, der Haut und Schleimhäute, die auf einer Fehlbesiedlung mit Candida albicans beruhen.

Dosierung
Erwachsenen und Jugendlichen ab 12 Jahren 2x wöchentlich 1 Ampulle zu 1 ml s.c. injizieren.

Nach längstens 4 Wochen Therapiedauer sollte Albicansan® D5 abgesetzt werden.

Vor Anwendung beachten: Albicansan® D5 enthält Natrium, aber weniger als 1 mmol (23 mg) Natrium pro 1 ml, d.h., es ist nahezu „natriumfrei".

Nebenwirkungen
Aufgrund des Gehaltes von Albicansan® D5 an spezifischen organischen Bestandteilen können in seltenen Fällen Überempfindlichkeitsreaktionen, hauptsächlich in Form von Hautreaktionen, auftreten und eine Allergie gegen den Bestandteil Candida albicans ausgelöst werden. Das Arzneimittel ist dann abzusetzen und ein Arzt aufzusuchen.

Wechselwirkungen
Immunsuppressiv wirkende Arzneimittel können die Wirksamkeit von Albicansan® D5 beeinträchtigen. Vor und nach der Behandlung mit oral verabreichten Lebendimpfstoffen ist ein Abstand von 4 Wochen einzuhalten.

Gegenanzeigen
Nicht anwenden bei bekannter Überempfindlichkeit gegenüber Hefepilzen (Candida albicans), Autoimmunerkrankungen, Kindern unter 12 Jahren, Schwangeren und Stillenden.

Vorsichtsmaßnahmen
Keine bekannt.

Warnhinweise
Keine bekannt.

Packungsgrößen und Preise
1 Amp. à 1 ml (PZN 04456808) Euro 7,50
10 Amp. à 1 ml (PZN 04456814) Euro 52,00
50 Amp. à 1 ml (PZN 04456820) Euro 219,20
Apothekenpflichtig.

Sanum-Kehlbeck

Pefrakehl® D6
Injektionslösung

Wirkstoff: Candida parapsilosis e volumine mycelii (lyophil., steril.) Dil. D6 aquos.

Zusammensetzung
1 Ampulle zu 1 ml enthält: Wirkstoff: 1 ml Candida parapsilosis e volumine mycelii (lyophil., steril.) Dil. D6 aquos. nach Vorschrift 5b HAB.

Anwendungsgebiete
Erfahrungsgemäß unterstützend angewendet bei:
– Erkrankungen des Respirationstraktes
– Mykosen des Darmes und sekundär mykotisch infizierten Haut- und Schleimhauterkrankungen
– Erkrankungen bakterieller und viraler Genese, wie Rhagaden, Aphten, Pemphigus vulgaris, Lymphadenitis, Cystitis, Otitis externa, Akne, Zahngranulome.

Eigenschaften
Pefrakehl® wird gewonnen aus dem Hefepilz Candida parapsilosis und eingesetzt zur Behandlung von Mykosen des Darmes, der Haut und Schleimhäute.

Nebenwirkungen
Aufgrund des Gehaltes von Pefrakehl® D6 an spezifischen organischen Bestandteilen können Überempfindlichkeitsreaktionen, hauptsächlich in Form von Hautreaktionen, auftreten und eine Allergie gegen den Bestandteil Candida parapsilosis ausgelöst werden. Das Arzneimittel ist dann abzusetzen und ein Arzt aufzusuchen.

Mykosen

Gegenanzeigen
Nicht anwenden bei:
- bekannter Überempfindlichkeit gegenüber Hefepilzen (Candida parapsilosis)
- Autoimmunerkrankungen
- Kindern unter 12 Jahren
- Schwangerschaft und Stillzeit.

Vorsichtsmaßnahmen
Keine bekannt.

Warnhinweise
Keine bekannt.

Wechselwirkungen
Immunsuppressiv wirkende Arzneimittel können die Wirksamkeit von Pefrakehl® D6 beeinträchtigen. Vor und nach der Behandlung mit oral verabreichten Lebendimpfstoffen ist ein Abstand von 4 Wochen einzuhalten.

Dosierung
Erwachsenen und Jugendlichen ab 12 Jahren 2-mal wöchentlich 1 ml s.c. injizieren. Nach längstens 4 Wochen Therapiedauer sollte Pefrakehl® D6 abgesetzt werden.

Packungsgrößen und Preise
1 Amp. à 1 ml (PZN 03206937) Euro   6,50
10 Amp. à 1 ml (PZN 03206943) Euro 45,40
50 Amp. à 1 ml (PZN 03206966) Euro 187,50
Apothekenpflichtig.

INTERNA

Sanum-Kehlbeck
Albicansan® D3
Zäpfchen

Wirkstoff: Candida albicans e volumine mycelii (lyophil, steril.) Trit. D3

Zusammensetzung
1 Zäpfchen enthält: Wirkstoff: 0,2 g Candida albicans e volumine mycelii (lyophil., steril.) Trit. D3 nach Vorschrift 6 HAB.
Sonstiger Bestandteil: Hartfett.

Anwendungsgebiete
Erfahrungsgemäß unterstützend angewendet bei:
- Mykosen und sekundär mykotisch infizierten Hautkrankheiten
- Mykosen des Urogenitaltraktes, wie Vaginitis (auch in Kombination mit Adnexitis), Urethritis
- Mykosen des Magen-Darm-Traktes.

Eigenschaften
Albicansan® wird gewonnen aus dem Hefepilz Candida albicans und eingesetzt zur Behandlung von Mykosen des Darmes, der Haut und Schleimhäute, die auf einer Fehlbesiedlung mit Candida albicans beruhen.

Dosierung
1x täglich 1 Zäpfchen vor dem Schlafengehen in den After einführen.

Nebenwirkungen
Keine bekannt.

Wechselwirkungen
Keine bekannt.

Ggf. Besonderheiten bei Kindern, Schwangeren, Stillenden
Da keine ausreichend dokumentierten Erfahrungen vorliegen, sollte Albicansan® D3 in der Schwangerschaft und Stillzeit nur nach Rücksprache mit dem Arzt angewendet werden. Zur Anwendung dieses Arzneimittels bei Kindern unter 6 Jahren liegen keine ausreichend dokumentierten Erfahrungen vor. Es soll deshalb bei Kindern unter 6 Jahren nicht angewendet werden.

Gegenanzeigen
Nicht anwenden bei Überempfindlichkeit gegenüber Hefepilzen (Candida albicans).

Sonstige Hinweise
Enthält Lactose.

Packungsgrößen und Preise
(PZN
10 Zäpfchen 04456903) .... Euro 16,85
10-mal 10 (PZN
Zäpfchen 04456926) .... Euro 139,00
Apothekenpflichtig.

Sanum-Kehlbeck
Albicansan® D4
Hartkapseln

Wirkstoff: Candida albicans e volumine mycelii (lyophil, steril.) Trit. D4

Zusammensetzung
1 Hartkapsel enthält: Wirkstoff: 330 mg Candida albicans e volumine mycelii (lyophil, steril.) Trit. D4 nach Vorschrift 6 HAB.

Hartkapselhülle: Hypromellose (HPMC).

Anwendungsgebiete
Erfahrungsgemäß unterstützend angewendet bei:
- Mykosen und sekundär mykotisch infizierten Hautkrankheiten
- Erkrankungen des Mundes, wie Stomatitis, Gingivitis, Perlèche, Aphthen
- Mykosen des Urogenitaltraktes, wie Vaginitis (auch in Kombination mit Adnexitis), Urethritis
- Mykosen des Magen-Darm-Traktes.

Eigenschaften
Albicansan® wird gewonnen aus dem Hefepilz Candida albicans und eingesetzt zur Behandlung von Mykosen des Darmes, der Haut und Schleimhäute, die auf einer Fehlbesiedlung mit Candida albicans beruhen.

Dosierung
1 – 3x täglich je 1 Hartkapsel vor den Mahlzeiten mit ausreichend Flüssigkeit (vorzugsweise ein Glas Trinkwasser) einnehmen. Kinder zwischen dem 6. und 12. Lebensjahr erhalten nicht mehr als zwei Drittel der Erwachsenendosis.

Nebenwirkungen
Keine bekannt.

Wechselwirkungen
Keine bekannt.

Ggf. Besonderheiten bei Kindern, Schwangeren, Stillenden
Da keine ausreichend dokumentierten Erfahrungen vorliegen, sollte Albicansan® D4 in der Schwangerschaft und Stillzeit nur nach Rücksprache mit dem Arzt angewendet werden.

Zur Anwendung dieses Arzneimittels bei Kindern unter 6 Jahren liegen keine ausreichend dokumentierten Erfahrungen vor. Es soll deshalb bei Kindern unter 6 Jahren nicht angewendet werden.

Vorsichtsmaßnahmen
Dieses Arzneimittel enthält Lactose. Bitte nehmen Sie Albicansan® D4 daher erst nach Rückspache mit Ihrem Arzt ein, wenn Ihnen bekannt ist, dass Sie unter einer Unverträglichkeit gegenüber bestimmten Zuckern leiden.

Gegenanzeigen
Nicht anwenden bei Überempfindlichkeit gegenüber Hefepilzen (Candida albicans).

Sonstige Hinweise
Enthält Lactose.

Packungsgrößen und Preise
(PZN
20 Hartkapseln 04456837) ... Euro 31,15
10-mal 20 (PZN
Hartkapseln 04456843) ... Euro 273,60
Apothekenpflichtig.

Mykosen

Albicansan® D5
Sanum-Kehlbeck
Tropfen

Wirkstoff: Candida albicans e volumine mycelii (lyophil., steril.) Dil. D5

Zusammensetzung
10 ml flüssige Verdünnung enthalten: Wirkstoff: 10 ml Candida albicans e volumine mycelii (lyophil., steril.) Dil. D5 nach Vorschrift 5a HAB, D1 mit gereinigtem Wasser.

Anwendungsgebiete
Erfahrungsgemäß unterstützend angewendet bei:
- Mykosen und sekundär mykotisch infizierten Hautkrankheiten
- Erkrankungen des Mundes, wie Stomatitis, Gingivitis, Perlèche, Aphthen
- Mykosen des Urogenitaltraktes, wie Vaginitis (auch in Kombination mit Adnexitis), Urethritis
- Mykosen des Magen-Darm-Traktes.

Eigenschaften
Albicansan® wird gewonnen aus dem Hefepilz Candida albicans und eingesetzt zur Behandlung von Mykosen des Darmes, der Haut und Schleimhäute, die auf einer Fehlbesiedlung mit Candida albicans beruhen.

Dosierung
Zum Einnehmen: 1 – 2x täglich je 5 Tropfen vor einer Mahlzeit.

Zum Einreiben: Zweimal wöchentlich 5 - 10 Tropfen in die Ellenbeugen, nur auf intakter Haut.

Kinder zwischen dem 6. und 12. Lebensjahr erhalten nicht mehr als zwei Drittel der Erwachsenendosis.

Nebenwirkungen
Keine bekannt.

Wechselwirkungen
Keine bekannt.

Gegenanzeigen
Nicht anwenden bei Überempfindlichkeit gegenüber Hefepilzen (Candida albicans).

Ggf. Besonderheiten bei Kindern, Schwangeren, Stillenden
Da keine ausreichend dokumentierten Erfahrungen vorliegen, sollte Albicansan® D5 in der Schwangerschaft und Stillzeit nur nach Rücksprache mit dem Arzt angewendet werden. Zur Anwendung dieses Arzneimittels bei Kindern unter 6 Jahren liegen keine ausreichend dokumentierten Erfahrungen vor. Es soll deshalb bei Kindern unter 6 Jahren nicht angewendet werden.

Packungsgrößen und Preise
1-mal 10 ml (PZN 04456889) . . Euro 13,40
10-mal 10 ml (PZN 04456895) . . Euro 102,65

Apothekenpflichtig.

Banderol NutraMedix Tropfen
NutraMedix Deutschland

siehe Infektionen

Exmykehl® D3
Sanum-Kehlbeck
Zäpfchen

Wirkstoffe: Candida albicans e volumine mycelii (lyophil., steril.) Trit. D3, Candida parapsilosis e volumine mycelii (lyophil., steril.) Trit. D3, Penicillium roquefortii e volumine mycelii (lyophil., steril.) Trit. D3.

Zusammensetzung
1 Zäpfchen enthält: Wirkstoffe: 0,067 g Candida albicans e volumine mycelii (lyophil., steril.) Trit. D3 (HAB, Vorschrift 6), 0,067 g Candida parapsilosis e volumine mycelii (lyophil., steril.) Trit. D3 (HAB, Vorschrift 6), 0,067 g Penicillium roquefortii e volumine mycelii (lyophil., steril.) Trit. D3 (HAB, Vorschrift 6).

Sonstige Bestandteile: Hartfett.

Anwendungsgebiete

Erfahrungsgemäß unterstützend angewendet bei:

Darmmykosen, Vaginalmykosen, Prostatahypertrophie, Zystitis, entzündlichen Darmerkrankungen, Obstipation.

Eigenschaften

In Exmykehl® D3 sind die spezifisch antimykotisch wirksamen Pilze Penicillium roquefortii, Candida parapsilosis und Candida albicans kombiniert. Durch die Kombination ergibt sich ein weites Wirkungsspektrum.

Dosierung

Erwachsene und Jugendliche ab 12 Jahren führen einmal täglich 1 Zäpfchen vor dem Schlafengehen in den After ein.

Nebenwirkungen

Aufgrund des Gehaltes von Exmykehl® D3 an spezifischen organischen Bestandteilen können in seltenen Fällen Überempfindlichkeitsreaktionen, hauptsächlich in Form von Hautreaktionen, auftreten und eine Allergie gegen die Bestandteile Candida albicans, Candida parapsilosis und Penicillium roquefortii ausgelöst werden. Das Arzneimittel ist dann abzusetzen und ein Arzt aufzusuchen.

Wechselwirkungen

Immunsupressiv wirkende Arzneimittel können die Wirksamkeit von Exmykehl® D3 beeinträchtigen. Vor und nach der Behandlung mit oral verabreichten Lebendimpfstoffen ist ein Abstand von 4 Wochen einzuhalten.

Gegenanzeigen

Nicht anwenden bei:
- bekannter Überempfindlichkeit gegenüber Hefepilzen (Candida albicans und Candida parapsilosis)
- bekannter Überempfindlichkeit gegenüber Schimmelpilzen (Penicillium roquefortii)
- Autoimmunerkrankungen
- Kindern unter 12 Jahren
- Schwangeren und Stillenden

Vorsichtsmaßnahmen

Keine bekannt.

Warnhinweise

Keine bekannt.

Packungsgrößen und Preise

(PZN
10 Zäpfchen 04456932) .... Euro 16,85
10-mal 10 (PZN
Zäpfchen 04456949) .... Euro 139,00
Apothekenpflichtig.

Sanum-Kehlbeck
Exmykehl® D5 Mischung
Tropfen

Wirkstoffe: Candida albicans e volumine mycelii (lyophil., steril.) D5, Candida parapsilosis e volumine mycelii (lyophil., steril.) D5, Penicillium roquefortii e volumine mycelii (lyophil., steril.) D5

Zusammensetzung

1 ml (= 22 Tropfen) enthält: 0,333 ml Candida albicans e volumine mycelii (lyophil., steril.) Dil. D5 (HAB, Vorschrift 5a, Lsg. D1 mit gereinigtem Wasser), 0,333 ml Candida parapsilosis e volumine mycelii (lyophil., steril.) Dil. D5 (HAB, Vorschrift 5a, Lsg. D1 mit gereinigtem Wasser), 0,334 ml Penicillium roquefortii e volumine mycelii (lyophil., steril.) Dil. D5 (HAB, Vorschrift 5a, Lsg. D1 mit gereinigtem Wasser).

Anwendungsgebiete

Erfahrungsgemäß unterstützend angewendet bei: Darmmykosen, Vaginalmykosen, Prostatahypertrophie, Zystitis, entzündlichen Darmerkrankungen, Obstipation.

Eigenschaften

In Exmykehl® D5 sind die spezifisch wirksamen Pilzpräparate Penicillium roquefortii, Candida parapsilosis und Candida albicans kombiniert. Durch diese Kombination ergibt sich ein breites Wirkungsspektrum.

Art und Dauer der Anwendung
Zum Einnehmen.
Nach längstens 4 Wochen Therapiedauer sollte Exmykehl® D5 abgesetzt werden.

Nebenwirkungen
Aufgrund des Gehaltes von Exmykehl® D5 an spezifischen organischen Bestandteilen können Überempfindlichkeitsreaktionen, hauptsächlich in Form von Hautreaktionen, auftreten und eine Allergie gegen die Bestandteile Candida albicans, Candida parapsilosis und Penicillium roquefortii ausgelöst werden. Das Arzneimittel ist in diesem Falle abzusetzen und ein Arzt aufzusuchen.

Wechselwirkungen
Immunsuppressiv wirkende Arzneimittel können die Wirksamkeit von Exmykehl® D5 beeinträchtigen. Vor und nach der Behandlung mit oral verabreichten Lebendimpfstoffen ist ein Abstand von 4 Wochen einzuhalten.

Gegenanzeigen
– bekannte Überempfindlichkeit gegenüber Hefepilzen (Candida albicans, Candida parapsilosis)
– bekannte Überempfindlichkeit gegenüber Schimmelpilzen (Penicillium roquefortii)
– Autoimmunerkrankungen
– bei Kindern unter 12 Jahren
– Schwangerschaft und Stillzeit

Vorsichtsmaßnahmen
Zur Dosierung, Dauer und Art der Anwendung befragen Sie Ihren homöopathisch erfahrenen Therapeuten.

Packungsgrößen und Preise
10 ml (PZN 12802615) ..... Euro 13,40
10x 10 ml (PZN 12802621) ..... Euro 102,45
Apothekenpflichtig.

NutraMedix Deutschland
Nutra-BRL NutraMedix Tropfen
siehe Infektionen

Sanum-Kehlbeck
Pefrakehl® D3
Zäpfchen
Wirkstoff: Candida parapsilosis e volumine mycelii (lyophil., steril.) Trit. D3

Zusammensetzung
1 Zäpfchen enthält: Wirkstoff: 0,2 g Candida parapsilosis e volumine mycelii (lyophil., steril.) Trit. D3 nach Vorschrift 6 HAB.
Sonstiger Bestandteil: Hartfett.

Anwendungsgebiete
Erfahrungsgemäß unterstützend angewendet bei:
– Erkrankungen des Respirationstraktes
– Mykosen des Darmes und sekundär mykotisch infizierten Haut- und Schleimhauterkrankungen
– Erkrankungen bakterieller und viraler Genese, wie Rhagaden, Aphten, Pemphigus vulgaris, Lymphadenitis, Cystitis, Otitis externa, Akne, Zahngranulome.

Eigenschaften
Pefrakehl® wird gewonnen aus dem Hefepilz Candida parapsilosis und eingesetzt zur Behandlung von Mykosen des Darmes, der Haut und Schleimhäute.

Gegenanzeigen
Nicht anwenden bei:
– bekannter Überempfindlichkeit gegenüber Hefepilzen (Candida parapsilosis)
– Autoimmunerkrankungen
– Kindern unter 12 Jahren
– Schwangeren und Stillenden.

Vorsichtsmaßnahmen
Keine bekannt.

Warnhinweise
Keine bekannt.

Sonstige Hinweise
Enthält Lactose.

INTERNA Mykosen

Wechselwirkungen
Immunsuppressiv wirkende Arzneimittel können die Wirksamkeit von Pefrakehl® D3 beeinträchtigen.
Vor und nach der Behandlung mit oral verabreichten Lebendimpfstoffen ist ein Abstand von 4 Wochen einzuhalten.

Nebenwirkungen
Aufgrund des Gehaltes von Pefrakehl® D3 an spezifischen organischen Bestandteilen können in seltenen Fällen Überempfindlichkeitsreaktionen, hauptsächlich in Form von Hautreaktionen, auftreten und eine Allergie gegen den Bestandteil Candida parapsilosis ausgelöst werden. Das Arzneimittel ist dann abzusetzen und ein Arzt aufzusuchen.

Dosierung
Erwachsene und Jugendliche ab 12 Jahren führen 1-mal täglich 1 Zäpfchen vor dem Schlafengehen in den After ein. Nach längstens 4 Wochen Therapiedauer sollte Pefrakehl® D3 abgesetzt werden.

Packungsgrößen und Preise
(PZN
10 Zäpfchen 03206995) .... Euro 16,85
10-mal 10 (PZN
Zäpfchen 03207003) .... Euro 139,00
Apothekenpflichtig.

Sanum-Kehlbeck

Pefrakehl® D4
Hartkapseln

Wirkstoff: Candida parapsilosis e volumine mycelii (lyophil., steril.) Trit. D4

Zusammensetzung
1 Hartkapsel enthält: Wirkstoff: 330 mg Candida parapsilosis e volumine mycelii (lyophil., steril.) Trit. D4 nach Vorschrift 6 mit Lactose HAB.
Sonstige Bestandteile: Hartkapselhülle: Hypromellose. Arzneimittel enthält Lactose.

Anwendungsgebiete
Erfahrungsgemäß unterstützend angewendet bei:
- Erkrankungen des Respirationstraktes
- Mykosen des Darmes und sekundär mykotisch infizierten Haut- und Schleimhauterkrankungen
- Erkrankungen bakterieller und viraler Genese, wie Rhagaden, Aphten, Pemphigus vulgaris, Lymphadenitis, Cystitis, Otitis externa, Akne, Zahngranulome.

Eigenschaften
Pefrakehl® wird gewonnen aus dem Hefepilz Candida parapsilosis und eingesetzt zur Behandlung von Mykosen des Darmes, der Haut und Schleimhäute.

Nebenwirkungen
Aufgrund des Gehaltes von Pefrakehl® D4 an spezifischen organischen Bestandteilen können Überempfindlichkeitsreaktionen, hauptsächlich in Form von Hautreaktionen, auftreten und eine Allergie gegen den Bestandteil Candida parapsilosis ausgelöst werden. Das Arzneimittel ist dann abzusetzen und ein Arzt aufzusuchen.

Gegenanzeigen
Nicht anwenden bei:
- bekannter Überempfindlichkeit gegenüber Hefepilzen (Candida parapsilosis)
- Autoimmunerkrankungen
- Kindern unter 12 Jahren
- Schwangeren und Stillenden.

Dosierung
Soweit nicht anders verordnet gilt für Erwachsene und Jugendliche ab 12 Jahren: Täglich 1 - 3 Hartkapseln vor dem Frühstück oder abends vor dem Schlafengehen mit ausreichend Flüssigkeit einnehmen. Nach längstens 4 Wochen Therapiedauer sollte Pefrakehl® D4 abgesetzt werden.

Sonstige Hinweise
Enthält Lactose.

Mykosen

Vorsichtsmaßnahmen
Dieses Arzneimittel enthält Lactose. Bitte nehmen Sie Pefrakehl® D4 daher erst nach Rücksprache mit Ihrem Arzt ein, wenn Ihnen bekannt ist, dass Sie unter einer Unverträglichkeit gegenüber bestimmten Zuckern leiden.

Wechselwirkungen
Immunsuppressiv wirkende Arzneimittel können die Wirksamkeit von Pefrakehl® D4 beeinträchtigen. Vor und nach der Behandlung mit oral verabreichten Lebendimpfstoffen ist ein Abstand von 4 Wochen einzuhalten.

Packungsgrößen und Preise
    (PZN
  20 Hartkapseln 04413377) ... Euro 31,15
    10-mal 20 (PZN
  Hartkapseln 04413383) ... Euro 273,60
Apothekenpflichtig.

Pefrakehl® D5
Sanum-Kehlbeck
Tropfen

Wirkstoff: Candida parapsilosis e volumine mycelii (lyophil., steril.) Dil. D5

Zusammensetzung
10 ml flüssige Verdünnung enthalten: Wirkstoff: 10 ml Candida parapsilosis e volumine mycelii (lyophil., steril.) Dil. D5 (HAB, Vorschrift 5a, Lsg. D1 mit gereinigtem Wasser).

Anwendungsgebiete
Erfahrungsgemäß unterstützend angewendet bei:
- Erkrankungen des Respirationstraktes
- Mykosen des Darmes und sekundär mykotisch infizierten Haut- und Schleimhauterkrankungen
- Erkrankungen bakterieller und viraler Genese, wie Rhagaden, Aphten, Pemphigus vulgaris, Lymphadenitis, Cystitis, Otitis externa, Akne, Zahngranulome.

Eigenschaften
Pefrakehl® wird gewonnen aus dem Hefepilz Candida parapsilosis und eingesetzt zur Behandlung von Mykosen des Darmes, der Haut und Schleimhäute.

Nebenwirkungen
Aufgrund des Gehaltes von Pefrakehl® D5 an spezifischen organischen Bestandteilen können in seltenen Fällen Überempfindlichkeitsreaktionen, hauptsächlich in Form von Hautreaktionen, auftreten und eine Allergie gegen den Bestandteil Candida parapsilosis ausgelöst werden. Das Arzneimittel ist dann abzusetzen und ein Arzt aufzusuchen.

Gegenanzeigen
Nicht anwenden bei:
- bekannter Überempfindlichkeit gegenüber Pilzen (Candida parapsilosis)
- Autoimmunerkrankungen
- Kindern unter 12 Jahren
- Schwangeren und Stillenden.

Vorsichtsmaßnahmen
Keine bekannt.

Warnhinweise
Keine bekannt.

Wechselwirkungen
Immunsuppressiv wirkende Arzneimittel können die Wirksamkeit von Pefrakehl® D5 beeinträchtigen. Vor und nach der Behandlung mit oral verabreichten Lebendimpfstoffen ist ein Abstand von 4 Wochen einzuhalten.

Dosierung
Zum Einnehmen: Erwachsene und Jugendliche ab 12 Jahren nehmen 1 – 2-mal täglich je 5 Tropfen ein.

Zum Einreiben: Erwachsene und Jugendliche ab 12 Jahren reiben 1-mal täglich 5 - 10 Tropfen in die Ellenbeuge ein.

Nach längstens 4 Wochen Therapiedauer sollte Pefrakehl® D5 abgesetzt werden.

INTERNA   **M**ykosen - Nagelpilz

Packungsgrößen und Preise
10 ml (PZN 03206972) .. Euro 13,40
10-mal 10 ml (PZN 03206989) .. Euro 102,65
Apothekenpflichtig.

NutraMedix Deutschland
Samento NutraMedix Tropfen

siehe **Immunsystemerkrankungen und -schwäche**

NutraMedix Deutschland
Serrapeptase NutraMedix Kapseln

siehe Entzündungen

INTERNA
(Mykosen - Nagelpilz)

hypo-A
Selen
Kapseln

siehe Haarausfall

hypo-A
Selen plus Acerola Vit. C
Kapseln

siehe Stress, Unruhe und Schlafstörungen

INTERNA
(Neurologische Erkrankungen)

NutraMedix Deutschland
Burbur-Pinella NutraMedix Tropfen

siehe Umwelt- und Schwermetallbelastung

Swiss Medical Food AG
Epiderali® Plus
Tabletten

Lebensmittel für bes. med. Zwecke zum ergänzenden Diätmanagement bei peripherer Neuropathie bei Diabetes.

Zusammensetzung
Patentiertes Fettsäuregemisch (F. A. G.®) aus PEA, EPA, DHA, alpha-Linolensäure, Linolsäure, Ölsäure, Palmitinsäure, B12, Spirulina

Verzehrempfehlung
2x 1 Tabl. tägl., unter ärztl. Aufsicht anwenden.

Nebenwirkungen
Keine Neben- und Wechselwirkungen bekannt.

Packungsgrößen und Preise
30 Tabletten (PZN 18375025) . . . .
Rezeptfrei in Apotheken und direkt vom Herst. im Onlineshop (swissmedicalfood.com).

Biogena GmbH & Co KG
Neurosagena® B-Komplex active Gold
Kapseln

siehe Nährstoffmangel - Mikronährstoffe

MensSana AG
Omega-3 vegan MensSana
Dragees

siehe Nährstoffmangel

Swiss Medical Food AG
OnLife®
Tabletten

Lebensmittel für bes. med. Zwecke zum ergänzenden Diätmanagement bei peripherer Neuropathie durch Chemotherapie.

Nährstoffmangel

INJEKTIONEN

Zusammensetzung
Patentiertes Fettsäurengemisch (F.A.G.®) aus PEA, EPA, DHA, alpha-Linolensäure, Linolsäure, Ölsäure, Palmitinsäure u.a.

Verzehrempfehlung
2x 1 Tabl. tägl., unter ärztl. Aufsicht anwenden. Ggf. Ergänzung mit Onlife® Creme (50ml).

Nebenwirkungen
Keine Neben- und Wechselwirkungen bekannt.

Packungsgrößen und Preise
30 Tabletten (PZN 12349475) . . . .
Rezeptfrei in Apotheken und direkt vom Herst. im Onlineshop (swissmedicalfood.com).

NutraMedix Deutschland
Sealantro NutraMedix Tropfen

siehe Umwelt- und Schwermetallbelastung

NutraMedix Deutschland
Serrapeptase NutraMedix Kapseln

siehe Entzündungen

Biogena GmbH & Co KG
Vitamin B12 Tropfen
Tropfen

siehe Nährstoffmangel - Vitamine

Die Präparateliste Naturheilkunde
DIE GRÜNE LISTE
www.grüne-liste.de

INJEKTIONEN
(Nährstoffmangel)

biosyn Arzneimittel GmbH
selenase® 50 Mikrogramm Injektionslösung

Wirkstoff
Natriumselenit-Pentahydrat
50 µg Selen pro ml

Zusammensetzung
1 ml Injektionslösung enthält als Wirkstoff 0,167 mg Natriumselenit-Pentahydrat entsprechend 50 µg Selen in 0,9%iger NaCl Lösung. Sonstige Bestandteile: Natriumchlorid, Salzsäure, Wasser für Injektionszwecke.

Anwendungsgebiete
Nachgewiesener Selenmangel, der ernährungsmäßig nicht behoben werden kann. Ein Selenmangel kann auftreten bei:

Maldigestions- und Malabsorptionszuständen, Fehl- und Mangelernährung (z. B. totale parenterale Ernährung).

Dosierung
Täglich 50 µg Selen (entsprechend 1 Ampulle selenase® 50 Mikrogramm Injektionslösung).

Die Injektion von selenase® 50 Mikrogramm Injektionslösung erfolgt als intramuskuläre oder intravenöse Anwendung. Zur Therapiekontrolle ist die Selenbestimmung im Vollblut bzw. Serum sinnvoll.

Eine parenterale Zufuhr soll so lange erfolgen, wie ein nachgewiesener Selenmangel besteht und eine ausreichende Aufnahme von Selen mit der Nahrung nicht möglich ist.

Gegenanzeigen
Überempfindlichkeit gegen den Wirkstoff Natriumselenit-Pentahydrat oder einen der sonstigen Bestandteile. Selenintoxikationen.

Nährstoffmangel

Nebenwirkungen
Bei bestimmungsgemäßem Gebrauch bisher nicht bekannt.

Wechselwirkungen
Bei parenteraler Verabreichung als Zusatz zu Infusionslösungen muss sichergestellt sein, dass keine unspezifischen Ausfällungen auftreten. Es ist darauf zu achten, dass der pH-Wert nicht unter 7,0 absinkt und keine Mischung mit Reduktionsmitteln wie z. B. Vitamin C erfolgt, da dann eine Ausfällung von elementarem Selen nicht auszuschließen ist. Elementares Selen ist in wässrigem Medium nicht löslich und nicht bioverfügbar. selenase® ist mit allen gebräuchlichen Infusionslösungen (Elektrolyt- und Kohlenhydratlösungen) mischbar.
Enthält Natriumverbindungen.

selenase® 50 Mikrogramm Injektionslösung enthält keine Hefe und ist gluten-, laktose- und gelatinefrei. Für Vegetarier und Veganer geeignet.

Packungsgrößen und Preise
10 Ampullen zu 1 ml (PZN Injektionslösung 13865799) Euro 39,08*
50 Ampullen zu 1 ml (PZN Injektionslösung 13335771) Euro 148,88*

*Bitte beachten Sie eine evtl. Preiserhöhung ab 01.01.2024 in der Online-Version der Präparateliste Naturheilkunde.

Eigenschaften
Alkala® „N" ist ein Nahrungsergänzungsmittel mit Zink und basischen Mineralstoffen. Zink trägt zu einem normalen Säure-Basen-Stoffwechsel bei.

Verzehrempfehlung
1x täglich 3 Gramm (ein gestrichener Messlöffel) in ½ Glas warmen Wasser auflösen und schluckweise, ggf. über den Tag verteilt trinken.

Hinweis
Grundsätzlich sollte ein Abstand von ein bis zwei Stunden zwischen der Einnahme von Alkala® „N" und der von Medikamenten eingehalten werden. Dieses Nahrungsergänzungsmittel ist kein Ersatz für eine abwechslungsreiche und ausgewogene Ernährung und eine gesunde Lebensweise. Die angegebene Tagesdosis nicht überschreiten. Für kleine Kinder unzugänglich aufbewahren.

Packungsgrößen und Preise
Dose mit 150 g Pulver (50 Portionen zu je 3 g), inkl. 25x (PZN 2 pH-Teststreifen 17266972) Euro 10,25
Bündelpackung mit 10x 150 g Pulver (50 Portionen zu je 3 g), inkl. 10x 25x (PZN 2 pH-Teststreifen 17297895) Euro 82,15

Sanum-Kehlbeck
Alkala® „N"
Pulver

Zutaten
Säureregulatoren Natriumhydrogencarbonat, Kaliumhydrogencarbonat; Zinkgluconat, Säureregulator Trinatriumcitrat. 3 g Pulver (1 Messlöffel) enthält 10 mg Zink.

Sanum-Kehlbeck
Alkala® „S"
Pulver

Nahrungsergänzungsmittel mit Kalium, Calcium und Magnesium

Zusammensetzung
Trikaliumcitrat, Trimagnesiumcitrat, Tricalciumcitrat, Trennmittel Siliciumdioxid.

Nährstoffmangel — INTERNA

Health Claim
Magnesium trägt zur Erhaltung normaler Knochen und Zähne sowie zur Verringerung von Müdigkeit und Ermüdung bei.

Eigenschaften
Magnesium, Kalium und Calcium gehören zu den wichtigsten Mineralstoffen des Körpers. Kalium trägt zu einer normalen Funktion des Nervensystems sowie einer normalen Muskelfunktion bei. Calcium trägt zu einem normalen Energiestoffwechsel bei und hat eine Funktion bei der Zellteilung und -spezialisierung.

Sonstige Hinweise
Alkala® „S" darf nicht bei Nierenversagen, Hyperkaliämie, Alkalose oder bei der gleichzeitigen Einnahme von kaliumsparenden Diuretika eingenommen werden.
Dieses Nahrungsergänzungsmittel ist kein Ersatz für eine abwechslungsreiche und ausgewogene Ernährung und eine gesunde Lebensweise. Die angegebene Tagesdosis nicht überschreiten. Für kleine Kinder unzugänglich aufbewahren. Vor dem Öffnen bitte schütteln! Dose trocken lagern und Deckel geschlossen halten! Alkala® „S" ist lactose- und glutenfrei.

Verzehrempfehlung
1 – 2-mal täglich 1 leicht gehäuften Teelöffel á 4,5 g Pulver in einem Glas Wasser oder Saft einrühren und wenn möglich zu einer Mahlzeit trinken.

Packungsgrößen und Preise
250 Gramm
Dose (PZN 11077891) Euro 18,15

Neurolab GmbH
Aminosäuren Komplex
Tabletten
mit 8 essentiellen Aminosäuren

Nahrungsergänzungsmittel mit L-Leucin, L-Lysin, L-Phenylalanin, L-Valin, L-Isoleucin, L-Threonin, L-Methionin und L-Tryptophan.

Zusammensetzung
3 Tabletten enthalten: L-Leucin 650 mg, L-Lysin 500 mg, L-Phenylalanin 450 mg, L-Valin 325 mg, L-Isoleucin 325 mg, L-Threonin 200 mg, L-Methionin 120 mg, L-Tryptophan 100 mg.

Verzehrempfehlung
3 Tabletten täglich mit ausreichend Flüssigkeit 1/2 h vor oder 2 h nach einer Mahlzeit verzehren.

Sonstige Hinweise
Enthält L-Tryptophan und L-Phenylalanin. Bei Depressionen, in der Schwangerschaft, Stillzeit und im Kindes- oder Jugendalter halten Sie bitte Rücksprache mit Ihrem Arzt, Heilpraktiker oder Apotheker. Nach der Einnahme des Produktes ist die Fähigkeit zur Teilnahme am Straßenverkehr möglicherweise beeinträchtigt.

Packungsgrößen und Preise
1 Dose à 90 Tabletten .... Euro 19,90

MensSana AG
B12 lingua MensSana
Tabletten

Eigenschaften
Veganes Nahrungsergänzungsmittel mit 500 µg Methylcobalamin und allen B-Vitaminen im Tagesbedarf. Vitamin B12 trägt zu einem normalen Energiestoffwechsel, Nervensystem sowie verringerter Müdigkeit und Ermüdung bei. Frei von Laktose, Fruktose, Farbstoffen. Ohne Gentechnik. Glutenfrei.

Basica Compact®
Tabletten

Basische Tabletten. Nahrungsergänzungsmittel mit basischen Mineralstoffen und Spurenelementen.

Weiterführende Informationen
Basica Compact® enthält eine Kombination basischer Mineralstoffe und wertvoller Spurenelemente. Die organisch gebundenen Mineralstoffe unterstützen das Säure-Basen-Gleichgewicht* und den Stoffwechsel*. Zudem tragen diese zur körperlichen und geistigen Ausgeglichenheit* bei. Die Tabletten sind klein, glatt und gut zu schlucken. Basica Compact® bietet ein optimales Calcium-Magnesium-Verhältnis nach Sander im Verhältnis von 3 : 1. Basica Compact® ist lactose-, jod-, gluten-, zucker- und purinfrei und enthält keine Hefen, Gelatine und künstliche Aroma- oder Konservierungsstoffe. Für Diabetiker geeignet.

Zusammensetzung
Füllstoff Mannitol, Füllstoff mikrokristalline Cellulose, Maisstärke, Nicotinamid, Säuerungsmittel Zitronensäure, Trennmittel Magnesiumsalze der Speisefettsäuren (pflanzlich), Calcium-D-Pantothenat, Trennmittel Polyethylenglycol, Aroma Orange, Riboflavin-5-phosphat, Pyridoxinhydrochlorid, Thiaminmononitrat, Methylcobalamin, Süßungsmittel Sucralose, Pteroylmonoglutaminsäure, D-Biotin

Verzehrempfehlung
Erw. und Jugendliche lutschen tgl. 1 Tbl.

Weiterführende Informationen
Weitere Hinweise zum Produkt finden Sie unter www.menssana.de

Packungsgrößen und Preise
90 Lutschtabletten (PZN (58,5g) 13947652) .. Euro 27,95

Protina Pharmazeutische GmbH

*Zink trägt zu einem normalen Säure-Basen-Haushalt und einem regulären Kohlenhydrat- und Fettsäurestoffwechsel bei. Magnesium trägt zur Verringerung von Müdigkeit und Erschöpfung bei sowie zum Erhalt der normalen psychischen Funktionen. Wie auch Calcium leistet es außerdem einen Beitrag zum normalen Energiestoffwechsel.

Zusammensetzung
Calciumcitrat, Maltodextrin, Magnesiumhydroxid, Magnesiumcitrat, Füllstoff Hydroxypropylcellulose, Trennmittel vernetzte Natriumcarboxymethylcellulose, Zinkcitrat, Eisencitrat, Natriumcitrat, Kupfercitrat, Chromchlorid, Natriummolybdat, Natriumselenit, Trennmittel Magnesiumsalze von Speisefettsäuren und Siliciumdioxid

Verzehrempfehlung
Jeweils morgens und abends 3 Tabletten einnehmen. Kann unabhängig von den Mahlzeiten eingenommen werden. Die empfohlene Tagesdosierung darf nicht überschritten werden. Hinweis für Diabetiker: Eine Tagesportion (6 Tabletten) Basica Compact® entspricht < 0,1 BE bzw. 25 kJ (6 kcal).

Packungsgrößen und Preise
120 Stück . . . . Euro 17,95
360 Stück . . . . Euro 39,95

Protina Pharmazeutische GmbH
Basica Direkt®
Granulat

Basische Mikroperlen. Nahrungsergänzungsmittel mit basischen Mineralstoffen und Spurenelementen.

Weiterführende Informationen
Basica Direkt® enthält eine Kombination basischer Mineralstoffe und wertvoller Spurenelemente. Die organisch gebundenen Mineralstoffe unterstützen das Säure-Basen-Gleichgewicht* und den Stoffwechsel*. Zudem tragen diese zur körperlichen und geistigen

Nährstoffmangel

INTERNA

Ausgeglichenheit* bei. Basica Direkt® sind basische Mikroperlen zur direkten Einnahme ohne Wasser. Die basischen Mikroperlen lösen sich schnell im Mund und haben einen frischen Zitronengeschmack (natürliches Aroma). Die praktischen Sticks sind ideal für Berufstätige, auf Reisen oder beim Sport, da sie jederzeit und überall eingenommen werden können. Basica Direkt® ist lactose-, jod-, gluten-, zucker- und purinfrei und enthält keine Hefen, Gelatine oder künstliche Aroma- oder Konservierungsstoffe. Enthält Süßungsmittel Sorbit. Für Diabetiker geeignet.

*Zink trägt zu einem normalen Säure-Basen-Haushalt und einem regulären Kohlenhydrat- und Fettsäurestoffwechsel bei. Magnesium trägt zur Verringerung von Müdigkeit und Erschöpfung bei sowie zum Erhalt der normalen psychischen Funktionen. Wie auch Calcium leistet es außerdem einen Beitrag zum normalen Energiestoffwechsel.

Zusammensetzung
Süßungsmittel Sorbit, Calciumcitrat, Säureregulator Kaliumtartrat, Magnesiumcitrat, Magnesiumoxid, Trennmittel Calciumsalze von Speisefettsäuren, Zinkcitrat, natürliches Aroma, Natriummolybdat, Chromchlorid, Natriumselenit.

Verzehrempfehlung
Jeweils morgens und abends den Inhalt eines Sticks direkt einnehmen. Die angegebene empfohlene Tagesdosis darf nicht überschritten werden. Kann bei übermäßigem Verzehr abführend wirken. Hinweis für Diabetiker: Eine Tagesportion (2 Sticks) Basica Direkt® entspricht 0,2 BE bzw. 49 kJ (11 kcal).

Packungsgrößen und Preise
Packung mit 30 Sticks .... Euro 17,95
Packung mit 80 Sticks .... Euro 37,95

Protina Pharmazeutische GmbH

Basica Instant®
Pulver

Basisches Trinkpulver. Nahrungsergänzungsmittel mit basischen Mineralstoffen und Spurenelementen.

Weiterführende Informationen
Basica Instant® enthält eine Kombination basischer Mineralstoffe und wertvoller Spurenelemente. Die organisch gebundenen Mineralstoffe unterstützen das Säure-Basen-Gleichgewicht* und den Stoffwechsel*. Zudem tragen diese zur körperlichen und geistigen Ausgeglichenheit* bei. Basica Instant® ist ein basisches Trinkpulver zur Zubereitung eines Getränks mit fruchtigem Orangengeschmack. Zusätzlich enthält Basica Instant® Vitamin C und Vitamin B2. Basica Instant® wird nur einmal täglich eingenommen. Basica Instant® ist lactose-, gluten-, purin- und jodfrei. Ohne Gelatine und künstliche Konservierungsstoffe. Mit Vitamin C und Vitamin B2. Für Diabetiker nicht geeignet.

*Zink trägt zu einem normalen Säure-Basen-Haushalt und einem regulären Kohlenhydrat- und Fettsäurestoffwechsel bei. Magnesium trägt zur Verringerung von Müdigkeit und Erschöpfung bei sowie zum Erhalt der normalen psychischen Funktionen. Wie auch Calcium leistet es außerdem einen Beitrag zum normalen Energiestoffwechsel.

Zusammensetzung
Saccharose, Säurungsmittel Zitronensäure, Maltodextrin, Calciumcarbonat, Magnesiumcarbonat, Magnesiumcitrat, Kaliumcitrat, Natriumhydrogencarbonat, Natriumcitrat, Ascorbinsäure, Orangen-Aroma, Zinkcitrat, Kupfercitrat, Riboflavin, Chromchlorid, Natriummolybdat, Selenhefe.

Verzehrempfehlung
1 x täglich 2 Messlöffel (15 g) in einem Glas Wasser (ca. 250 ml) auflösen und trinken. Für eine stärkere bzw. schwächere Süßung, die

INTERNA — Nährstoffmangel

Wassermenge variieren. Die empfohlene Tagesdosierung darf nicht überschritten werden. Hinweis für Diabetiker: Eine Tagesportion (2 Messlöffel) Basica Instant® entspricht 0,8 BE bzw. 208 kJ (49 kcal).

Packungsgrößen und Preise
300 g .... Euro 17,95

Protina Pharmazeutische GmbH
Basica Vital®
Granulat

Basisches Granulat. Nahrungsergänzungsmittel mit basischen Mineralstoffen und Spurenelementen.

Weiterführende Informationen
Basica Vital® enthält eine Kombination basischer Mineralstoffe und wertvoller Spurenelemente. Die organisch gebundenen Mineralstoffe unterstützen das Säure-Basen-Gleichgewicht* und den Stoffwechsel*. Zudem tragen diese zur körperlichen und geistigen Ausgeglichenheit* bei. Basica Vital® ist ein basisches Granulat zum Einrühren in Speisen. Auch zum Kochen und Backen geeignet, da geschmacksneutral und hitzebeständig. Basica Vital® ist jodfrei, gluten- und purinfrei und enthält keine Hefen, Gelatine und künstliche Aroma- oder Konservierungsstoffe. Basica Vital® ist die einzige Darreichungsform, die Lactose enthält.

*Zink trägt zu einem normalen Säure-Basen-Haushalt und einem regulären Kohlenhydrat- und Fettsäurestoffwechsel bei. Magnesium trägt zur Verringerung von Müdigkeit und Erschöpfung bei sowie zum Erhalt der normalen psychischen Funktionen. Wie auch Calcium leistet es außerdem einen Beitrag zum normalen Energiestoffwechsel.

Zusammensetzung
Lactose, Calciumcitrat, Natriumcitrat, Magnesiumcitrat, Kaliumcitrat, Maltodextrin, Zinkcitrat, Eisencitrat, Kupfercitrat, Chromchlorid, Natriummolybdat, Natriumselenit.

Verzehrempfehlung
1 Portion (à 16 g) morgens und abends in Speisen einrühren. Die empfohlene Tagesdosierung darf nicht überschritten werden. Hinweis für Diabetiker: Eine Tagesportion (ca. 32 g) Basica Vital® entspricht 2,0 BE bzw. 471 kJ (111 kcal).

Packungsgrößen und Preise
200 g .... Euro 10,95
800 g .... Euro 37,95

Protina Pharmazeutische GmbH
Basica® Pur
Pulver

Reines Basenpulver. Nahrungsergänzungsmittel mit basischen Mineralstoffen und Spurenelementen.

Weiterführende Informationen
Basica® Pur enthält eine Kombination basischer Mineralstoffe und wertvoller Spurenelemente. Die organisch gebundenen Mineralstoffe unterstützen das Säure-Basen-Gleichgewicht* und den Stoffwechsel*. Zudem tragen diese zur körperlichen und geistigen Ausgeglichenheit* bei. Basica® Pur enthält reine basische Mineralstoffe und Spurenelemente. Es ist frei von Lactose, Gluten, Jod und Purinen und enthält keine Hefen, Gelatine und künstliche Aroma- oder Konservierungsstoffe. Für Veganer geeignet und durch den Verzicht auf Zucker, Aromen und Süßstoffe ohne Geschmack. Basica® Pur ist vielseitig verwendbar und kann in Wasser oder Saft aufgelöst sowie in Speisen eingerührt werden. Basica® Pur ist hitzebeständig und deshalb auch zum Kochen und Backen geeignet. In praktischen Portionsbeuteln zur einfachen Dosierung der Tagesportion.

*Zink trägt zu einem normalen Säure-Basen-Haushalt und einem regulären Kohlenhydrat- und Fettsäurestoffwechsel bei. Magnesium trägt zur Verringerung von Müdigkeit und Erschöpfung bei sowie zum Erhalt der normalen

Nährstoffmangel

INTERNA

psychischen Funktionen. Wie auch Calcium leistet es außerdem einen Beitrag zum normalen Energiestoffwechsel.

Zusammensetzung
Calciumlactat, Natriumcitrat, Kaliumcitrat, Magnesiumcitrat, Zinkcitrat, Chromchlorid, Natriummolybdat, Natriumselenat.

Verzehrempfehlung
Jeweils morgens und abends den Inhalt eines Sticks in 250 ml Wasser oder Saft auflösen. Kann auch in kalte oder warme Speisen eingerührt werden. Hinweis für Diabetiker: 1 Tagesportion (2 Sticks) entspricht < 0,1 BE bzw. 70 kJ (16 kcal).

Packungsgrößen und Preise
Packung mit 20 Sticks .... Euro 15,95
Packung mit 50 Sticks .... Euro 29,45

MensSana AG
BetaGlucan+ immun MensSana
Granulat

Eigenschaften
Vegetarisches Nahrungsergänzungsmittel mit Beta-Glucanen aus Bäckerhefe sowie Vitamin B6, B9, B12, C, D, Selen und Zink für die normale Funktion des Immunsystems. Praktischer Direktstick mit erfrischendem Orangengeschmack. Frei von Laktose, Fruktose, Farbstoffen. Ohne Gentechnik. Glutenfrei.

Zusammensetzung
Süßungsmittel Sorbitol, Beta-Glucane aus Backhefe, Ascorbinsäure, Zinkcitrat-3-hydrat, Aroma Orange, Cyanocobalamin, Cholecalciferol, Pyridoxinhydrochlorid, Pteroylmonoglutaminsäure, L-Selenomethionin

Warnhinweise
Keine Empfehlung für die Einnahme weiterer zinkhaltiger Nahrungsergänzungsmittel.

Verzehrempfehlung
Erw. und Jugendliche verzehren tgl. 1 Stick.

Weiterführende Informationen
Weitere Hinweise zum Produkt finden Sie unter www.menssana.de

Packungsgrößen und Preise
30 Sticks (48 g) (PZN 17653652)   Euro 34,95

MensSana AG
Biotic premium MensSana
Granulat

Eigenschaften
Veganes Nahrungsergänzungsmittel mit insgesamt 2 x 10^9 koloniebildenden Einheiten aus 9 vermehrungsfähigen Bakterienstämmen sowie dem kompletten Vitamin B-Komplex in 100 %iger Tagesdosierung. Enthält zusätzlich Inulin als Präbiotikum. Fertig dosiertes, geschmacksneutrales Getränkepulver. Frei von Laktose, Farbstoffen, Aromen. Ohne Gentechnik. Glutenfrei.

Zusammensetzung
Maltodextrin, Inulin, Reisstärke, B. bifidum, B. breve, B. lactis, B. longum, L. casei, L. paracasei, L. plantarum, L. rhamnosus, S. thermophilus, Nicotinamid, Pantothensäure, Riboflavin, PyridoxinHCL, Thiamin, Folsäure, Biotin, Cyanocobalamin

Verzehrempfehlung
1 Sachet tgl. abends / vor dem Frühstück in 250 ml Leitungswasser, stillem Wasser oder Milch auflösen und sofort verzehren.

Weiterführende Informationen
Weitere Hinweise zum Produkt finden Sie unter www.menssana.de

Packungsgrößen und Preise
10 Sachets (20 g) (PZN 16926461) .... Euro 16,95
28 Sachets (56 g) (PZN 16926449) .... Euro 39,95

CAREIMMUN Basic
biosyn Arzneimittel GmbH

Kapseln

Eigenschaften
optimale Versorgung mit Mikronährstoffen, sekundären Pflanzenstoffen und Coenzym Q10 für
- ein leistungsfähiges Immunsystem
- gesunde Haut, Haare, Nägel, Schleimhäute und Zähne
- die normale Funktion des Nervensystems
- den Energiestoffwechsel in den Zellen
- besseren Zellschutz vor oxidativem Stress

Verzehrempfehlung
Eine Kapsel pro Tag mit Flüssigkeit einnehmen.

Ein Vorteil ist die spezielle Beschichtung der Pellets, die dafür sorgt, dass die Kapseln geöffnet werden können, und die Pellets beispielsweise über das Essen gestreut eingenommen werden können.

Nahrungsergänzungsmittel sollten nicht als Ersatz für eine ausgewogene und abwechslungsreiche Ernährung verwendet werden. Eine abwechslungsreiche und ausgewogene Ernährung sowie eine gesunde Lebensweise sind von großer Bedeutung.

Die angegebene empfohlene tägliche Verzehrmenge darf nicht überschritten werden.

Zutaten
Füllstoff: mikrokristalline Cellulose; L-Ascorbinsäure (Vitamin C), Überzugmittel: Hydroxypropylmethylcellulose; Magnesiumoxid, Coenzym Q10, Nicotinamid (Vitamin B3), D-α-Tocopherylsäuresuccinat (Vitamin E), Lycopin, Zinkoxid, Kupfergluconat, Überzugmittel: Schellack; Calcium-D-pantothenat (Vitamin B5), Lutein, Maisstärke, β-Carotin, Saccharose, Verdickungsmittel: Gummi arabicum; Retinylacetat (Vitamin A), Pyridoxinhydrochlorid (Vitamin B6), Thiaminmononitrat (Vitamin B1), Riboflavin (Vitamin B2), pflanzliche Öle (Kokos, Palm), Trennmittel: Magnesiumsalze der Speisefettsäuren; Calcium-L-methylfolat, Maltodextrin, Natriumselenat, Chrom[III]-chlorid, Natriummolybdat, D-Biotin, Cholecalciferol (Vitamin D3), Trennmittel: Tricalciumphosphat; Säuerungsmittel: Trinatriumcitrat; Cyanocobalamin (Vitamin B12), Säuerungsmittel: Citronensäure, Verdickungsmittel: Natriumalginat.

CAREIMMUN Basic® enthält keine Hefe und ist gluten-, laktose- und gelatinefrei. Für Vegetarier und Veganer geeignet.

Packungsgrößen und Preise
90 Kapseln (PZN 04472428) .. Euro 55,26*
270 Kapseln (PZN 04472434) .. Euro 112,56*

*Bitte beachten Sie eine evtl. Preiserhöhung ab 01.01.2024 in der Online-Version der Präparateliste Naturheilkunde.

CAREIMMUN Onco
biosyn Arzneimittel GmbH

Kapseln

Eigenschaften
bei ernährungsphysiologischen Belastungssituationen.
- zur Verringerung von Müdigkeit und Ermattung
- für Zellschutz vor oxidativem Stress zur Unterstützung der normalen Zellteilung und der Zellspezialisierung
- zur Erhaltung der Schleimhäute
- für eine normale Funktion des Nervensystems
- zur Förderung des Energiestoffwechsels

Verzehrempfehlung
Eine Kapsel pro Tag mit Flüssigkeit einnehmen.

Ein Vorteil ist die spezielle Beschichtung der Pellets, die dafür sorgt, dass die Kapseln geöffnet werden können, und die Pellets beispielsweise über das Essen gestreut eingenommen werden können.

Nährstoffmangel INTERNA

Nahrungsergänzungsmittel sollten nicht als Ersatz für eine ausgewogene und abwechslungsreiche Ernährung verwendet werden. Eine abwechslungsreiche und ausgewogene Ernährung sowie eine gesunde Lebensweise sind von großer Bedeutung.
Die angegebene empfohlene tägliche Verzehrmenge darf nicht überschritten werden.

Zutaten
Füllstoff: mikrokristalline Cellulose; L-Ascorbinsäure (Vitamin C), Überzugmittel: Hydroxypropylmethylcellulose; Coenzym Q10, Nicotinamid (Vitamin B3), Lutein, Lycopin, D-α-Tocopherylsäuresuccinat (Vitamin E), Zinkoxid, Kupfergluconat, Überzugmittel: Schellack; Calcium-D-pantothenat (Vitamin B5), Maisstärke, Trennmittel: Dicalciumphosphat; Saccharose, Verdickungsmittel: Gummi arabicum; Pyridoxinhydrochlorid (Vitamin B6), Thiaminmononitrat (Vitamin B1), Riboflavin (Vitamin B2), pflanzliche Öle (Kokos, Palm), Trennmittel: Magnesiumsalze der Speisefettsäuren; Maltodextrin, Calcium-L-methylfolat, Natriumselenat, Chrom[III]-chlorid, Natriummolybdat, D-Biotin, Cholecalciferol (Vitamin D3), Trennmittel: Tricalciumphospat; Säuerungsmittel: Trinatriumcitrat; Cyanocobalamin (Vitamin B12), Säuerungsmittel: Citronensäure, Verdickungsmittel: Natriumalginat.
CAREIMMUN Onco® enthält keine Hefe und ist gluten-, laktose- und gelatinefrei. Für Vegetarier und Veganer geeignet.

Packungsgrößen und Preise
90 Kapseln (PZN 12599858) . . Euro 60,28*
270 Kapseln (PZN 12599864) . . Euro 127,72*
*Bitte beachten Sie eine evtl. Preiserhöhung ab 01.01.2024 in der Online-Version der Präparateliste Naturheilkunde.

Biogena GmbH & Co KG

ColonBalance®
Pulver

siehe Magen-Darm-Beschwerden - Verdauung

Dr. Jacob's Medical GmbH
Dr. Jacob's Basenpulver
Pulver

Nahrungsergänzungsmittel mit Kalium-, Calcium- und Magnesium-Citrat - Multitalent mit über 30 belegten Gesundheitswirkungen (u.a. für Muskeln, Knochen, Nerven, weniger Erschöpfung, Herz und normalen Blutdruck)

siehe Übersäuerung

Biofrid-Cosmetic
EPALIPID®
Granulat

Zusammensetzung
100 % Sojalecithin-Granulat vegan - ohne Gentechnik.

Health Claim
Linolsäure trägt zur Aufrechterhaltung eines normalen Cholesterinspiegels im Blut bei.

Eigenschaften
EPALIPID® ist ein Phospholipid-Komplex, der aus gentechnikfreien Sojabohnen hergestellt wird. Die wertvollen mehrfach ungesättigten Fettsäuren wie Linol- und Linolensäure sind die Hauptbestandteile von Phosphatidylcholin, Phosphatidylethanolamin und Phosphatidylinositol.

Verzehrempfehlung
3 Teelöffel täglich nach Belieben in Flüssigkeiten verrühren oder über Speisen streuen.

Sonstige Hinweise
Die angegebene empfohlene Verzehrmenge darf nicht überschritten werden. Eine positive Wirkung tritt ab einer täglichen Aufnahme von 10 g Linolsäure ein. Nahrungsergänzungsmittel sollen nicht als Ersatz für eine ausgewogene und abwechslungsreiche Ernährung und eine gesunde Lebensweise verwendet werden. Bitte außerhalb der Reichweite von kleinen Kindern lagern.

INTERNA   **N**ährstoffmangel

Allergene: Soja.

Packungsgrößen und Preise
1 Dose à 300 g (PZN 00148671) . Euro 18,60

MensSana AG
Ferro MensSana
Granulat

Eigenschaften
Veganes Nahrungsergänzungsmittel mit mikroverkapseltem Eisenfumarat, natürlichem Vitamin C aus Acerola sowie Vitamin B12. Eisen trägt zur normalen Bildung roter Blutkörperchen und Hämoglobin bei. B12 trägt zur normalen Bildung roter Blutkörperchen bei. Vitamin C erhöht die Eisenaufnahme. Frei von Laktose, Farbstoffen. Ohne Gentechnik. Glutenfrei.

Zusammensetzung
Zucker, Acerola-Extrakt, Rote-Bete-Saftpulver, Maltodextrin, Eisenfumarat, Aroma, pflanzliches Fett (Ursprung Rapsöl), Cyanocobalamin

Warnhinweise
Eisen für Männer, postmenopausale Frauen, Schwangere nur nach ärztl. Rücksprache.

Verzehrempfehlung
Erw., Jugendliche verzehren tgl. 1 Stick.

Weiterführende Informationen
Weitere Hinweise zum Produkt finden Sie unter www.menssana.de.

Packungsgrößen und Preise
28 Sticks (56 g) (PZN 09533979)   Euro 22,95

MensSana AG
Immuno / Immuno akut MensSana
Kapseln

Eigenschaften
Veganes Nahrungsergänzungsmittel mit B6, B9, B12, C, D, E, Chrom, Selen, Zink, Beta-Carotin, sekundären Pflanzenstoffen (Tagetes-,Tomaten-, Zitrusextrakt). Frei von Laktose, Fruktose, Aromen. Ohne Gentechnik.

Zusammensetzung
L-Ascorbinsäure, Hydroxypropylmethylcellulose (Kapselhülle), Citrusextrakt, Zinkgluconat, Tagetesextrakt, Tomatenextrakt, D-alpha-Tocopherylacetat, Chromhefe, Füllstoff mikrokristalline Cellulose, Selenomethionin, Cyanocobalamin, Beta-Carotin, Pyridoxinhydrochlorid, Trennmittel Magnesiumsalze der Speisefettsäuren (pflanzlich), Trennmittel Siliciumdioxid, Cholecalciferol, Pteroylmonoglutaminsäure

Warnhinweise
Keine Empfehlung für die Einnahme weiterer zinkhaltiger Nahrungsergänzungsmittel.

Verzehrempfehlung
Erw. und Jugendliche verzehren tgl. 1 Kps.

Weiterführende Informationen
Weitere Hinweise zum Produkt finden Sie unter www.menssana.de.

Packungsgrößen und Preise
30 Kapseln (16,5 (PZN
                  g) 09706747) . . . . Euro 12,95
90 Kapseln (49,5 (PZN
                  g) 09706730) . . . . Euro 32,95

biosyn Arzneimittel GmbH
KIMUN
Kapseln

Eigenschaften
unterstützt das Immunsystem

Nahrungsergänzungsmittel mit Selen
– wenn die Abwehrkräfte mit den Jahren schwächer werden
– in Belastungssituationen
– während der Genesung
– nach einer Antibiotika-Therapie

KIMUN® ist ein Nahrungsergänzungsmittel mit Aminosäuren in Kombination mit dem Spurenelement Selen. Durch Selen trägt KIMUN® dazu bei, die natürlichen Abwehrkräfte des

Nährstoffmangel

Körpers zu unterstützen. Die tägliche Einnahme von KIMUN® ist daher im Alter und Belastungssituationen zu empfehlen.

Verzehrempfehlung
1 Kapsel (30 µg Selen = 55 % der Nährstoffbezugswerte NRV) pro Tag ca. 1 Stunde vor einer Mahlzeit mit etwas Flüssigkeit schlucken.
Bei Schluckbeschwerden die Kapsel öffnen und den Inhalt mit etwas Flüssigkeit einnehmen.
Eine abwechslungsreiche und ausgewogene Ernährung sowie eine gesunde Lebensweise sind von großer Bedeutung. Die angegebene empfohlene tägliche Verzehrmenge darf nicht überschritten werden.

Zutaten
63,2 % Aminosäuremischung (L-Glutaminsäure, L-Asparaginsäure, L-Leucin, L-Valin, L-Lysinmonohydrochlorid, L-Arginin, L-Isoleucin, Glycin, L-Alanin, L-Threonin, L-Serin, L-Prolin, L-Phenyl-alanin, L-Methionin, L-Histidin-monohydrochlorid, L-Cystin, L-Tyrosin); Überzugsmittel: Hydroxypropylmethylcellulose, Schellack; Füllstoff: mikrokristalline Cellulose; Natriumselenit-Pentahydrat; Farbstoffe: E 101, E 131; Trennmittel: Magnesiumsalze der Speisefettsäuren.

KIMUN® ist lactose- und hefefrei.

Packungsgrößen und Preise
30 Kapseln (PZN 01878868) . . . . Euro 49,91*
*Bitte beachten Sie eine evtl. Preiserhöhung ab 01.01.2024 in der Online-Version der Präparateliste Naturheilkunde.

Sanum-Kehlbeck
Lipiscor® Fischölkapseln Omega-3
Kapseln

Zutaten
Fischölkonzentrat (73%), Gelatine (Rind), Feuchthaltemittel Glycerin, Antioxidationsmittel stark tocopherolhaltige Extrakte, Wasser. In einer Kapsel Lipiscor® liegen 300 mg EPA und 200 mg DHA als Triglyceride vor.

Eigenschaften
Lipiscor® ist ein Nahrungsergänzungsmittel aus Fischöl mit Omega-3-Fettsäuren. EPA und DHA tragen zur Aufrechterhaltung eines normalen Blutdrucks[1]* und Triglyceridspiegels im Blut[2]* sowie einer normalen Herzfunktion[3] bei. DHA trägt zur Erhaltung einer normalen Gehirnfunktion[4] sowie normaler Sehkraft[4] bei.

Die positive Wirkung stellt sich laut EFSA bei einer täglichen Aufnahme von [1] 3 g EPA und DHA; [2] 2 g EPA und DHA; [3] 250 mg EPA und DHA; [4] 250 mg DHA ein.

*Die Gesamtaufnahme aus Lebensmitteln und diesem Nahrungsergänzungsmittel darf die tägliche Aufnahme von 5 g an EPA und DHA nicht überschreiten.

Verzehrempfehlung
3 mal täglich 2 Kapseln mit einer Mahlzeit verzehren.

Hinweis
Dieses Nahrungsergänzungsmittel ist kein Ersatz für eine abwechslungsreiche, ausgewogene Ernährung und eine gesunde Lebensweise. Für kleine Kinder unzugänglich aufbewahren. Die angegebene Tagesdosis nicht überschreiten.

Allergene
enthält Fisch.

Packungsgrößen und Preise
Dose mit 120 (PZN
Kapseln 17180940 . . . . Euro 28,00

Queisser Pharma
LITOZIN®
**Flüssigkeit/
Kapseln/
Pulver**

Weiterführende Informationen
LITOZIN Ultra Kapseln und LITOZIN Hagebuttenpulver:

INTERNA — Nährstoffmangel

LITOZIN ist ein spezielles Nahrungsergänzungsmittel, welches aus den Früchten der Hagebutte hergestellt wird. In mehrjähriger Untersuchungsarbeit fanden skandinavische Ernährungsexperten heraus, dass die spezielle Hagebuttensorte Rosa canina L. und ein besonders schonendes Herstellungsverfahren nötig sind, um ein Hagebuttenprodukt mit besonders guten Eigenschaften zu erhalten. Nur durch das besondere Verfahren kann sichergestellt werden, dass die wertvollen Pflanzenstoffe bei der Herstellung des Hagebuttenpulvers nicht zerstört werden. Die roten Früchte der Hagebutte Rosa canina L. enthalten eine Vielzahl an Pflanzeninhaltsstoffen. Diese Vielfalt der Natur kann man nicht nachbauen. LITOZIN enthält Hagebuttenpulver hergestellt aus sorgfältig ausgewählten Früchten und nach einem besonderen, schonenden Herstellungsverfahren. Die LITOZIN Ultra Kapseln enthalten zusätzlich noch Vitamin C. Vitamin C trägt zu einer normalen Kollagenbildung für eine normale Knorpel- und Knochenfunktion bei. Anders als chemische Substanzen, deren Effekte manchmal schnell spürbar sind, dauert es einige Zeit, bis die gesundheitsfördernden Effekte von pflanzlichen Inhaltsstoffen sich entfalten. LITOZIN sollte regelmäßig angewendet werden.

LITOZIN HAGEBUTTE + KOLLAGEN Trinkfläschchen:

Die Trinkfläschchen enthalten Vitamin D, Vitamin C, das Spurenelement Selen sowie zusätzlich 5 g Hagebuttensaftkonzentrat und 10 g Kollagenhydrolysat.

Kollagen ist das quantitativ bedeutendste Protein unseres Organismus. Es macht den Hauptanteil der meisten Binde- und Stützgewebe aus und bestimmt deren Eigenschaften. Kollagen ist ein Faserbestandteil von Knochen, Knorpel und Sehnen.

Verzehrempfehlung
Kapseln: Erwachsene nehmen 3 Kapseln täglich mit ausreichend Wasser zu einer Mahlzeit ein oder öffnen die Kapseln und streuen das Pulver über Lebensmittel wie Joghurt oder Müsli.

Hagebuttenpulver: Einen Messlöffel voll (2,5 g) täglich einnehmen. Das Pulver kann mit Wasser eingenommen oder in Müsli, Joghurt oder Ähnliches eingerührt werden. Am besten zu einer Mahlzeit einnehmen. Das Pulver sollte nicht erwärmt werden.

Trinkfläschchen: Täglich den Inhalt eines Trinkfläschchens verzehren. Vor dem Verzehr gut schütteln.

Sonstige Hinweise
Die angegebene empfohlene tägliche Verzehrmenge darf nicht überschritten werden. Nahrungsergänzungsmittel sind kein Ersatz für eine ausgewogene und abwechslungsreiche Ernährung und eine gesunde Lebensweise. Für Kinder unzugänglich aufbewahren.

Zusammensetzung
Kapseln (pro 1 Kapsel): 750 mg Hagebuttenpulver, 26,6 mg Vitamin C

Hagebuttenpulver (pro 1 Messlöffel): 2,5 g Hagebuttenpulver

Trinkfläschchen (pro Trinkfläschchen): 10 g Kollagenhydrolysat, 5 g Hagebuttensaftkonzentrat, 60 mg Vitamin C, 5 µg Vitamin D, 25 µg Selen

Packungsgrößen und Preise
   LITOZIN
   Hagebutte
   +Kollagen (30
   Trinkfläschchen) (PZN11138061)   Euro 44,95
   LITOZIN Ultra
   Kapseln (120
      Kapseln) (PZN09771006)   Euro 35,95
   LITOZIN
   Hagebuttenpulver
   (130 g Pulver) (PZN11523155)   Euro 39,95

Nährstoffmangel

INTERNA

Magnesium-Citrat + D direkt MensSana
MensSana AG

Granulat

Eigenschaften
Veganes Nahrungsergänzungsmittel mit hochwertigem Magnesiumcitrat und Vitamin D. Beide Inhalte tragen zum Erhalt einer normalen Muskelfunktion bei. Frei von Laktose, Fruktose, Farbstoffen. Ohne Gentechnik. Glutenfrei.

Zusammensetzung
Füllstoff Erythritol, Tri-Magnesiumdicitrat-9-hydrat, Säuerungsmittel Zitronensäure, Trennmittel Magnesiumsalze der Speisefettsäuren (pflanzlich), Aroma, Tri-Calciumphosphat, Cholecalciferol, Süßungsmittel Sucralose

Warnhinweise
Nicht für Kinder unter 4 Jahren. Magnesium kann abführend wirken. Die Aufnahme der Tagesdosis sollte auf mindestens zwei Portionen verteilt werden.

Verzehrempfehlung
Erw. und Jugendliche verzehren tgl. 2 Sticks.

Weiterführende Informationen
Weitere Hinweise zum Produkt finden Sie unter www.menssana.de.

Packungsgrößen und Preise
(PZN
28 Sticks (98 g) 16613868) ..... Euro 14,95
(PZN
60 Sticks (210 g) 16613851) ..... Euro 26,95

Man-Koso
M-K Europa GmbH, Man-Koso

asiatisch mehrjährig fermentiertes Enzym- und Aminosäuren-Konzentrat zur Stärkung der Abwehrkräfte

Herstellerangaben
3 Jahre 3 Monate lang fermentiertes Enzym- und Aminosäuren-Konzentrat aus Asien.

Musartiges Frucht- und Gemüsekonzentrat in kontrolliert bester Qualität. Zur Mobilisierung der Selbstheilungskräfte und Entgiftung.

Mapurit®
Sanum-Kehlbeck

Kapseln

Nahrungsergänzungsmittel mit Magnesium und Vitamin E

Zusammensetzung
Magnesiumoxid, D-alpha-Tocopherylacetat, Überzugsmittel: Hydroxypropylmethylcellulose, Füllstoff: Cellulosepulver, Trennmittel: Magnesiumsalze der Speisefettsäuren.

Health Claims
Magnesium trägt zu einer normalen Muskelfunktion sowie einer normalen Funktion des Nervensystems bei.

Eigenschaften
Vitamin E trägt dazu bei, die Zellen vor oxidativem Stress zu schützen. Magnesium ist ein Mineralstoff, der wichtig für die Muskeln und das Nervensystem ist. Bei sportlichen Aktivitäten kann sich der Magnesiumbedarf erhöhen.

Sonstige Hinweise
Die angegebene empfohlene tägliche Verzehrmenge darf nicht überschritten werden. Nahrungsergänzungsmittel sollen nicht als Ersatz für eine ausgewogene und abwechslungsreiche Ernährung und eine gesunde Lebensweise verwendet werden. Bitte außerhalb der Reichweite von kleinen Kindern lagern.

Verzehrempfehlung
2-mal täglich 1 Kapsel mit einer Mahlzeit verzehren.

Packungsgrößen und Preise
40 Kapseln (PZN 11595321) ... Euro 11,15
100 Kapseln (PZN 11595338) ... Euro 23,90

Multinova Bio Vitalpilze

Multinova

Kapseln/Pulver/Flüssigextrakte

Bio Vitalpilze von Multinova Hersteller und Großhandel/Direktimport

- Bio Zertifikat DE 001 ÖKO 001
- 40 % Nachlass für Apotheken-Heilpraktiker-Ärzte-Therapeuten und Heilberufe
- 100 % Bio - ohne Zusatzstoffe
- Mehr über uns : www.multinova.eu

MyBIOTIK®SPORT
Pulver

nutrimmun GmbH

siehe Mikrobiologische Therapien

myfemella
Tabletten

biosyn Arzneimittel GmbH

Eigenschaften

Nahrungsergänzungsmittel mit Sporebiotics, kombiniert mit Cranberry, Goldrute und Lactoferrin.

Sporebiotics enthalten lebensfähige *Bacillus*-Mikroorganismen in Form von Sporen. Diese Art der Verkapselung setzen manche Bakterienstämme in der Natur ein, um unter widrigen Umweltbedingungen überleben zu können – beispielsweise unter hohen Temperaturen, bei Wassermangel oder eben auch in starken Säuren. Bei Sporebiotics sorgt diese natürliche Schutzhülle für eine hohe Stabilität gegenüber der Magensäure und für eine lange Haltbarkeit.

Die meisten klassischen Bakterienkulturen, wie Laktobazillen oder Bifidobakterien, überleben dagegen das saure Milieu des Magens nicht. Um sie widerstandsfähiger zu machen, werden sie oft chemisch beschichtet. Dennoch reagieren diese Bakterienkulturen häufig empfindlich auf die Magensäure. Auch Feuchtigkeit und Hitze setzen ihnen zu, weshalb ihre Haltbarkeit begrenzt ist. Bei der Einnahme ist daher oft nur noch ein kleiner Teil lebensfähig.

MyFemella enthält zwei verschiedene, sich ergänzende Sporebiotics – *Bacillus subtilis natto* und *Bacillus coagulans* – in Kombination mit Cranberry, Goldrute und Lactoferrin.

Lactoferrin ist ein in Säugetieren vorkommendes Protein mit einem breiten Spektrum an Aufgaben. Es findet sich in vielen Körperflüssigkeiten, etwa in Tränen, Speichel, Nasen- und Bronchialsekret. Besonders viel Lactoferrin ist in der Muttermilch enthalten – vor allem in der Vormilch (Kolostrum), die das Neugeborene als erste Nahrung zu sich nimmt. Das Protein ist nur zu einem geringen Teil mit Eisen gesättigt und kann mehr als das Fünffache seiner ursprünglichen Eisenladung binden.

Eine Tablette myfemella enthält 100 Milligramm Lactoferrin – so viel wie ein Liter Kuhmilch.

Verzehrempfehlung

Einmal täglich eine Tablette mit einem großen Glas Wasser einnehmen. Ab 12 Jahren empfohlen.

Die angegebene empfohlene tägliche Verzehrmenge darf nicht überschritten werden. Nahrungsergänzungsmittel sollten nicht als Ersatz für eine ausgewogene und abwechslungsreiche Ernährung verwendet werden.

Zutaten

Cranberry-Extrakt; Füllstoff: mikrokristalline Cellulose; Lactoferrin[1]; Füllstoff: Dicalciumphosphat; Trennmittel: Speisefettsäuren; Füllstoff: Gummi arabicum; Überzugsmittel: Hydroxypropylmethylcellulose; Füllstoff: Polydextrose; Farbstoff: Calciumcarbonat; *Bacillus coagulans*[2], *Bacillus subtilis*[3]; Füllstoff: Siliciumdioxid; Trennmittel: Magnesiumsalze der Speisefettsäuren; Pulver der Goldrute (*Solidago virgaurea L.*); pflanzliches Öl (Kokos, Palm); Farbstoff: Eisenoxide und Eisenhydroxide, Indigotin

[1] LFG90 [2] ATCC 7050 [3] LMG P-31319

Nährstoffmangel

INTERNA

Durchschnittlicher Nährstoffgehalt von myfemella

Nährstoff	pro Tablette
MY02® (LMG P-31319) Bacillus subtilis natto ATCC 7050 (LMG 6326)	1,25 Mrd. KBE*
Bacillus coagulans	1,25 Mrd. KBE*
Cranberry-Extrakt, Vaccinium macrocarpon	500 mg
Goldruten-Extrakt, Solidago virgaurea	6 mg
Lactoferrin	100 mg

*KBE = Kolonien-bildende Einheiten

Packungsgrößen und Preise
30 Tabletten (PZN 16838769) ... Euro 37,50*
*Bitte beachten Sie eine evtl. Preiserhöhung ab 01.01.2024 in der Online-Version der Präparateliste Naturheilkunde.

myflora comfort
biosyn Arzneimittel GmbH

Kapseln

Eigenschaften
Nahrungsergänzungsmittel mit Sporebiotics und pflanzlichen Inhaltsstoffen (Artischockenextrakt und Akazienfasern).

Sporebiotics enthalten lebensfähige Bacillus-Mikroorganismen in Form von Sporen. Diese Art der Verkapselung setzen manche Bakterienstämme in der Natur ein, um unter widrigen Umweltbedingungen überleben zu können – beispielsweise unter hohen Temperaturen, bei Wassermangel oder eben auch in starken Säuren. Bei Sporebiotics sorgt diese natürliche Schutzhülle für eine hohe Stabilität gegenüber der Magensäure und für eine lange Haltbarkeit.

Die meisten klassischen Bakterienkulturen, wie Laktobazillen oder Bifidobakterien, überleben dagegen das saure Milieu des Magens nicht. Um sie widerstandsfähiger zu machen, werden sie oft chemisch beschichtet. Dennoch reagieren diese Bakterienkulturen häufig empfindlich auf die Magensäure. Auch Feuchtigkeit und Hitze setzen ihnen zu, weshalb ihre Haltbarkeit begrenzt ist. Bei der Einnahme ist daher oft nur noch ein kleiner Teil lebensfähig.

MyFlora comfort enthält zwei verschiedene, sich ergänzende Sporebiotics – Bacillus subtilis natto und Bacillus coagulans – in Kombination mit wertvollen pflanzlichen Inhaltsstoffen (Botanicals).

Die Artischocke bereichert seit dem Altertum als Kulturpflanze unsere Ernährung. Artischockenextrakt wird aus den Artischockenherzen und den Hüllblättern der Pflanze hergestellt. Akazienfasern werden aus dem Milchsaft der Akazienbäume gewonnen. Der Milchsaft besteht hauptsächlich aus löslichen Ballaststoffen. Akazienfasern sind ein Produkt der Natur. Die Fasern quellen nicht nach.

Verzehrempfehlung
Täglich 1–2 Kapseln einnehmen. Ab 12 Jahren empfohlen.

Menschen, die auf Artischocke und andere Korbblütler allergisch reagieren, dürfen Artischocken-Extrakte nicht einnehmen. Wer an Gallensteinen oder an einem Verschluss der Gallenwege leidet, sollte auf Artischocke ebenfalls verzichten.

Die angegebene empfohlene tägliche Verzehrmenge darf nicht überschritten werden. Nahrungsergänzungsmittel sollten nicht als Ersatz für eine ausgewogene und abwechslungsreiche Ernährung verwendet werden.

Zutaten
Artischockenextrakt; Akazienfasern; Bacillus coagulans*, Bacillus subtilis**; Trennmittel (Magnesiumsalze der Speisefettsäuren, Siliciumdioxid); Füllstoff: mikrokristalline Cellulose; Überzugsmittel: Hydroxypropylmethylcellulose; Farbstoff: Chlorophylle

* ATCC 7050 ** LMG P-31319

Durchschnittlicher Nährstoffgehalt von myflora comfort

Nährstoff	pro Kapsel	Tagesverzehrmenge (2 Kapseln)
MY02® (LMG P-31319) Bacillus subtilis natto ATCC 7050	1,25 Mrd. KBE*	2,5 Mrd. KBE*
(LMG 6326) Bacillus coagulans	1,25 Mrd. KBE*	2,5 Mrd. KBE*
Artischockenextrakt Cynara scolymus	150 mg	300 mg
Akazienfasern (lösliche Ballaststoffe)	20 mg	40 mg

*KBE = Kolonien-bildende Einheiten

Packungsgrößen und Preise
30 Kapseln (PZN 16838656) .... Euro 37,59*
*Bitte beachten Sie eine evtl. Preiserhöhung ab 01.01.2024 in der Online-Version der Präparateliste Naturheilkunde.

Biofrid-Cosmetic
Nachtkerzenöl-Schwarzkümmelöl Kapseln Biofrid
Kapseln

Zusammensetzung
Nachtkerzenöl (69%), Schwarzkümmelöl (25%), Überzugsmittel: Hydroxypropylmethylcellulose, D-α-Tocopherol, Stabilisator: Siliciumdioxid, Retinylpalmitat.

Health Claim
Linolsäure trägt zur Aufrechterhaltung eines normalen Cholesterinspiegels im Blut und Vitamin A zur Erhaltung normaler Haut und Schleimhaut bei.

Eigenschaften
Nachtkerzenöl und Schwarzkümmelöl werden aus der Pressung der Samen gewonnen. Das Öl der Nachtkerze enthält 65-75% Linolsäure und γ-Linolensäure. Im Schwarzkümmelöl sind zusätzlich andere Fettsäuren und sekundäre Pflanzenstoffe enthalten, welche einen positiven Einfluss auf den Organismus haben können. Vitamin A trägt zu einer normalen Funktion des Immunsystems bei und Vitamin E trägt dazu bei, die Zellen vor oxidativem Stress zu schützen. Durch die Kombination von Nachtkerzenöl und Schwarzkümmelöl mit den Vitaminen A und E ergeben sich vielfältige Anwendungsmöglichkeiten. Ein hoher Gehalt an Omega-6-Fettsäuren (bis zu 75% Linolsäure) zeichnet das Nachtkerzenöl gegenüber anderen pflanzlichen Ölen aus. Schwarzkümmelöl ist reich an verschiedenen ungesättigten Fettsäuren

Sonstige Hinweise
Eine positive Wirkung tritt erst ab 10 g Linolsäure ein. Der hohe Gehalt an γ-Linolensäure zeichnet das Nachtkerzenöl gegenüber allen anderen häufig verwendeten Speisefetten aus. Dieses Nahrungsergänzungsmittel ist kein Ersatz für eine abwechslungsreiche und ausgewogene Ernährung und eine gesunde Lebensweise. Die angegebene Tagesdosis nicht überschreiten. Für kleine Kinder unzugänglich aufbewahren. Dieses Nahrungsergänzungsmittel ist ein veganes Produkt.

Verzehrempfehlung
2-mal täglich 2 Kapseln mit einer Mahlzeit verzehren.

Packungsgrößen und Preise
100 Kapseln (PZN 14376335) ... Euro 25,90

Desma GmbH
Neukönigsförder Mineraltabletten®
Tabletten

Nahrungsergänzungsmittel mit Spurenelementen und Mineralstoffen

Eigenschaften
Nahrungsergänzungsmittel mit einem ausgewogenen Verhältnis an Mineralstoffen und Spurenelementen, versorgt den Körper optimal bei unausgewogener Ernährung oder erhöh-

Nährstoffmangel INTERNA

tem Mineralstoffbedarf. Das physiologische Gleichgewicht der Elektrolyte ist gewahrt. In den Mineraltabletten wurde der optimale Ca:K-Quotient und Ca:P-Quotient berücksichtigt. Die Mineralien werden nach der Einnahme zu unterschiedlichen Zeitpunkten freigesetzt, so dass eine gegenseitige Antagonisierung nicht stattfindet.

Zusammensetzung
1 Tablette enthält: Kaliumchlorid (102,3 mg K) Calciumcarbonat und Calciumhydrogenphosphat (53 mg Ca und 37 mg P), Magnesiumhydrogenphosphat und Magnesiumoxid (26,2 mg Mg), Eisensulfat (0,7 mg Fe), Zinkoxid (0,8 mg Zn), Manganchlorid (0,3 mg Mn). Weitere Bestandteile: Saccharose; Füllstoff: Cellulose; Überzugsmittel: Hydroxypropylmethylcellulose, mikrokristalline Cellulose, Stearinsäure; Sprengmittel: Natrium-Carboxymethylcellulose; Trennmittel: Magnesiumsalz der Stearinsaure, Siliciumdioxid; Stabilisator: Polyvinylpyrrolidon; Füllstoff: Talkum; Kupfersulfat.

Verzehrempfehlung
3x täglich 1–2 Tabletten mit reichlich Flüssigkeit zu den Mahlzeiten. Tägliche Verzehrmenge nicht überschreiten. Nahrungsergänzungsmittel sollen nicht als Ersatz für eine ausgewogene Ernährung dienen. Frei von Gluten, Lactose und genmodifizierten Inhaltsstoffen, vegan.

Packungsgrößen und Preise
200 Tabletten (PZN 17363095) .... UVP

MensSana AG

Omega-3 vegan MensSana
Dragees

Eigenschaften
Veganes Nahrungsergänzungsmittel mit hochwertiger Docosahexaensäure (DHA) aus der Mikroalge Schizochytrium sp. in Form eines fruchtigen Kaudragees (Geschmacksmix aus Orange/Zitrone/Passionsfrucht). Ohne Gentechnik. Glutenfrei.

Zusammensetzung
Öl aus der Mikroalge Schizochytrium sp, Süßungsmittel Xylit, Wasser, Süßungsmittel Sorbit, Geliermittel Pectin, Säureregulatoren: Trinatriumcitrat, Äpfelsäure, Aroma, Antioxidationsmittel Ascorbinsäure, Emulgator Lecithin, Säureregulator Tricalciumcitrat, Süßungsmittel Stevioglycoside aus Stevia, Farbstoff Beta-Carotin

Warnhinweis
Kann bei übermäßigem Verzehr abführend wirken.

Verzehrempfehlung
Erwachsene und Kinder ab 3 Jahren verzehren tgl. 1 Kaudragee vor dem Essen.

Weiterführende Informationen
Weitere Hinweise zum Produkt finden Sie unter www.menssana.de.

Packungsgröße und Preis
30 Kaudragees (PZN
(42,5 g) 18373894) ... Euro 29,95

hypo-A

PREGNASana®
Kapseln

siehe Gynäkologische Erkrankungen & Frauenbeschwerden

Sanum-Kehlbeck

Probikehl®
Kapseln

Nahrungsergänzungsmittel mit sieben Probiotika-Stämmen und den Präbiotika Inulin und Fructo-Oligosacchariden

Zusammensetzung
Maisstärke, Überzugsmittel: Hydroxypropylmethylcellulose (Kapselhülle), Maltodextrin, Inulin, Kaliumchlorid, Magnesiumsulfat, Fructo-Oligosaccharide, Amylase, Lactobacillus acidophilus W22, Lactobacillus paracasei

INTERNA   Nährstoffmangel

W20, Lactococcus lactis W19, Bifidobacterium lactis W52, Bifidobacterium lactis W51, Lactobacillus salivarius W24, Lactobacillus plantarum W21, Aroma, Mangansulfat.

Sonstige Hinweise
Die Einnahme von Probikehl® ist kein Ersatz für eine abwechslungsreiche und ausgewogene Ernährung und eine gesunde Lebensweise. Die angegebene Tagesdosis nicht überschreiten. Für kleine Kinder unzugänglich aufbewahren.

Verzehrempfehlung
2-mal täglich 2 Kapseln vor oder zu einer Mahlzeit.

Packungsgrößen und Preise
40 Kapseln (PZN 11160764) ... Euro 21,50
120 Kapseln (PZN 15386117) ... Euro 58,65

Dr. Niedermaier Pharma GmbH
Regulatessenz® – Rechtsregulat® Bio
Flüssiges Konzentrat

siehe Homöopathie - Einzelmittel

BerryPharma
rubyni® Aronia
Kapseln

Nahrungsergänzungsmittel mit reiner Aronia.

siehe Herz- und Kreislaufbeschwerden

BerryPharma
rubyni® Edelholunder
Kapseln

Nahrungsergänzungsmittel mit reinem Edelholunder für Abwehrkräfte und Immunsystem.

siehe Grippe, grippaler Infekt, Erkältung

BerryPharma
rubyni® Sauerkirsche
Kapseln

Nahrungsergänzungsmittel mit reiner Sauerkirsche.

siehe Stress, Unruhe und Schlafstörungen

BerryPharma
rubyni® Schwarze Johannisbeere
Kapseln

Nahrungsergänzungsmittel (hochrein).

siehe Augenbeschwerden

BerryPharma
rubyni® VISION
Kapseln

Nahrungsergänzungsmittel mit Vitaminen, Mineral- und Pflanzenstoffen für Augen und Sehkraft.

siehe Augenbeschwerden

BerryPharma
rubyni® Wildheidelbeere
Kapseln

Nahrungsergänzungsmittel mit reiner Wildheidelbeere.

siehe Entzündungen

Biofrid-Cosmetic
Selen 100 Biofrid
Kapseln

Zusammensetzung
1 Kapsel enthält: 249 µg L-Selenomethionin (entspricht 100 µg Selen). Sonstige Bestandteile: Füllstoff Cellulose, Überzugsmittel Hydro-

Nährstoffmangel INTERNA

xypropylmethylcellulose, Füllstoff: Dicalciumphosphat, Trennmittel: Magnesiumsalze der Speisefettsäuren.

Health Claims
Selen trägt zu einer normalen Funktion des Immunsystems und der Schilddrüsenfunktion bei und hilft, die Zellen vor oxidativem Stress zu schützen.

Eigenschaften
Selen zählt zu den essentiellen Spurenelementen. Das zur Gruppe der Chalkogene (Erzbildner) zählende Element findet sich in Pflanzen vorzugsweise in Form von L-Selenomethionin. Im Körper eines Menschen sind bis zu 20 Milligramm an Selen vorhanden. Die Hauptmenge ist in Muskeln lokalisiert. Die höchsten Konzentrationen treten in Leber, Niere und Milz auf. Selen schützt die Körperzellen vor oxidativem Stress. Selen hilft freie Radikale abzufangen und schützt die Funktion des Immunsystems. Der Körper braucht Selen für die Verwertung von Jod bei der Produktion von Schilddrüsenhormonen.

Sonstige Hinweise
Dieses Nahrungsergänzungsmittel ist kein Ersatz für eine abwechslungsreiche und eine ausgewogene Ernährung und eine gesunde Lebensweise. Die angegebene Tagesdosis nicht überschreiten. Für kleine Kinder unzugänglich aufbewahren.

Verzehrempfehlung
Täglich 1 Kapsel mit einer Mahlzeit verzehren.

Packungsgrößen und Preise
100 Kapseln (PZN 12344064) ... Euro 22,20

xypropylmethylcellulose, Füllstoff: Dicalciumphosphat, Trennmittel: Magnesiumsalze der Speisefettsäuren.

Health Claims
Selen trägt zu einer normalen Funktion des Immunsystems und der Schilddrüsenfunktion bei und hilft, die Zellen vor oxidativem Stress zu schützen.

Eigenschaften
Selen zählt zu den essentiellen Spurenelementen. Das zur Gruppe der Chalkogene (Erzbildner) zählende Element findet sich in Pflanzen vorzugsweise in Form von L-Selenomethionin. Im Körper eines Menschen sind bis zu 20 Milligramm an Selen vorhanden. Die Hauptmenge ist in Muskeln lokalisiert. Die höchsten Konzentrationen treten in Leber, Niere und Milz auf. Selen schützt die Körperzellen vor oxidativem Stress. Selen hilft freie Radikale abzufangen und schützt die Funktion des Immunsystems. Der Körper braucht Selen für die Verwertung von Jod bei der Produktion von Schilddrüsenhormonen.

Sonstige Hinweise
Dieses Nahrungsergänzungsmittel ist kein Ersatz für eine abwechslungsreiche und eine ausgewogene Ernährung und eine gesunde Lebensweise. Die angegebene Tagesdosis nicht überschreiten. Für kleine Kinder unzugänglich aufbewahren.

Verzehrempfehlung
Täglich 1 Kapsel mit einer Mahlzeit verzehren.

Packungsgrößen und Preise
20 Kapseln (PZN 04240988) ... Euro 5,90
100 Kapseln (PZN 04241522) ... Euro 16,90

Biofrid-Cosmetic
Selen-Biofrid
Kapseln

Zusammensetzung
1 Kapsel enthält: 74 µg L-Selenomethionin (entspricht 30 µg Selen). Sonstige Bestandteile: Füllstoff Cellulose, Überzugsmittel Hydro-

biosyn Arzneimittel GmbH
selenase 100XL
Tabletten

Eigenschaften
Nahrungsergänzungsmittel mit Selen als Beitrag zum Schutz der Zellen vor oxidativem Stress.
Selen ist als Bestandteil von Selenproteinen ein wichtiger Bestandteil der Schutz-mechanismen im Körper gegen oxidativen Stress. Ein Großteil der Selenproteine sind Antioxidantien, wobei das wichtigste antioxidative Selenprotein in jeder einzelnen Zelle zu finden ist. Dieses Protein baut unter anderem das Zellgift Wasserstoffperoxid zu Wasser ab. Bei einer unzureichenden Selenversorgung ist die antioxidative Funktion der Selenproteine stark eingeschränkt. Dies kann negative Auswirkungen haben.

Doch Selen ist nicht gleich Selen. Wie gut es vom Körper verwertet wird, hängt von der Art des zugeführten Selens ab. Nahrungsergänzungsmittel wie die hochwertige selenase enthalten Selen in anorganischer Form als Natriumselenit. Das kann der Organismus gezielt und bedarfsgerecht in die entsprechenden Eiweißstoffe einbauen. Überschüssiges Selen wird wieder ausgeschieden. Dadurch kann es sich nicht in schädlicher Weise im Körper anreichern.

Verzehrempfehlung
Eine Tablette (100 μg Selen = 182 % der Nährstoffbezugswerte NRV) pro Tag mit Flüssigkeit einnehmen.

Nahrungsergänzungsmittel sollten nicht als Ersatz für eine ausgewogene und abwechslungsreiche Ernährung verwendet werden. Eine abwechslungsreiche und ausgewogene Ernährung sowie eine gesunde Lebensweise sind von großer Bedeutung.

Die angegebene empfohlene tägliche Verzehrmenge darf nicht überschritten werden.

Zutaten
Trennmittel: Monocalciumphosphat; Füllstoff: mikrokristalline Cellulose; Überzugsmittel: Hydroxypropylmethylcellulose; Trennmittel: Magnesiumsalze der Speisefettsäuren; Natriumselenit-Pentahydrat.

selenase® 100 XL ist gluten-, laktose- und hefefrei und für Vegetarier und Veganer gut geeignet.

Packungsgrößen und Preise
90 Tabletten (PZN 17530015) ... Euro 23,57*
*Bitte beachten Sie eine evtl. Preiserhöhung ab 01.01.2024 in der Online-Version der Präparateliste Naturheilkunde.

biosyn Arzneimittel GmbH
selenase 200XXL
Tabletten

Eigenschaften
mit Selen für eine normale Funktion der Schilddrüse.

Nahrungsergänzungsmittel mit anorganischem Selen (Natriumselenit).

Die Schilddrüse ist das selenreichste Organ des Körpers und reagiert daher besonders empfindlich auf eine unzureichende Selenversorgung. Ebenso wie Jod ist Selen essentiell für die Schilddrüse. Die von der Schilddrüse produzierten Hormone beeinflussen die ge-

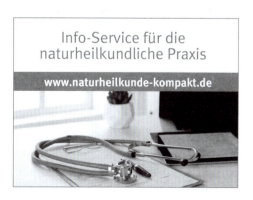

Info-Service für die naturheilkundliche Praxis

www.naturheilkunde-kompakt.de

Nährstoffmangel — INTERNA

samte körperliche Entwicklung. Sie steuern z. B. den Energie- und Knochenstoffwechsel, die Verdauungsfunktion, Herz- und Kreislauffunktionen und die psychische Verfassung.

Selen wird in sogenannte Selenproteine eingebaut. Zwei dieser Selenproteine sind für die Schilddrüse unverzichtbar. Zum einen ist ein Selenprotein notwendig um das aktive Schilddrüsenhormon (T3) aus der inaktiven Form Thyroxin (T4) zu bilden. Bei der Bildung der Schilddrüsenhormone entsteht Wasserstoffperoxid, ein Zellgift. Wird Wasserstoffperoxid nicht schnell wieder abgebaut, wird das Schilddrüsengewebe geschädigt. Für den Abbau von Wasserstoffperoxid ist ein weiteres Selenprotein zuständig.

Verzehrempfehlung
Eine Tablette (200 µg Selen = 364 % der Nährstoffbezugswerte NRV) pro Tag mit Flüssigkeit einnehmen.

Nahrungsergänzungsmittel sollten nicht als Ersatz für eine ausgewogene und abwechslungsreiche Ernährung verwendet werden. Eine abwechslungsreiche und ausgewogene Ernährung sowie eine gesunde Lebensweise sind von großer Bedeutung.

Die angegebene empfohlene tägliche Verzehrmenge darf nicht überschritten werden.

Zutaten
Trennmittel: Monocalciumphosphat; Füllstoff: mikrokristalline Cellulose; Überzugsmittel: Hydroxypropylmethylcellulose; Trennmittel: Magnesiumsalze der Speisefettsäuren; Natriumselenit-Pentahydrat.

selenase® 200 XXL ist gluten-, laktose- und hefefrei und für Vegetarier und Veganer gut geeignet. Die Tabletten sind aufgrund der Bruchlinie teilbar.

Packungsgrößen und Preise
90 Tabletten (PZN 17530021) .. Euro 33,87*

*Bitte beachten Sie eine evtl. Preiserhöhung ab 01.01.2024 in der Online-Version der Präparateliste Naturheilkunde.

biosyn Arzneimittel GmbH

selenase® 50 AP
Tabletten

Wirkstoff
Natriumselenit-Pentahydrat
50 µg Selen pro Tablette

Zusammensetzung
1 Tablette enthält 0,167 mg Natriumselenit-Pentahydrat (entsprechend 50 µg Selen). Sonstige Bestandteile: Magnesiumstearat (Ph. Eur.), Maisstärke, Povidon K 25, Sucrose, Talkum.

Anwendungsgebiete
Nachgewiesener Selenmangel, der ernährungsmäßig nicht behoben werden kann. Ein Selenmangel kann auftreten bei Maldigestions- und Malabsorptionszuständen sowie bei Fehl- und Mangelernährung.

Dosierung
Soweit nicht anders verordnet beträgt die tägliche Dosis 1 Tablette (entsprechend 50 µg Selen). selenase® 50 AP sollte mit etwas Flüssigkeit eingenommen werden – vorzugsweise einem Glas Wasser.

Gegenanzeigen
Überempfindlichkeit gegen den Wirkstoff Natriumselenit-Pentahydrat oder einen der sonstigen Bestandteile. Selenintoxikationen.

Nebenwirkungen
Bei bestimmungsgemäßem Gebrauch bisher nicht bekannt.

Wechselwirkungen
Das in selenase® 50 AP enthaltene Natriumselenit-Pentahydrat kann bei gleichzeitiger Einnahme von Mineralstoffen bzw. Spurenelementen deren Wirksamkeit herabsetzen. Die gleichzeitige Einnahme von Vitamin C sollte vermieden werden. Getrennte Einnahme von selenase® 50 AP und z. B. Vitamin C mit Abstand von mindestens 1 Stunde ist jedoch möglich.

INTERNA

Nährstoffmangel

Enthält Sucrose.

selenase® 50 AP enthält keine Hefe und ist gluten-, laktose- und gelatinefrei. Für Vegetarier und Veganer geeignet.

Packungsgrößen und Preise
20 Tabletten (PZN
(N1) 04445609) .... Euro 9,19*
50 Tabletten (PZN
(N2) 04445615) .... Euro 19,78*
100 Tabletten (PZN
(N3) 04445621) .... Euro 35,38*

*Bitte beachten Sie eine evtl. Preiserhöhung ab 01.01.2024 in der Online-Version der Präparateliste Naturheilkunde.

biosyn Arzneimittel GmbH
selenase® 50 peroral
Trinkampullen

Wirkstoff

Natriumselenit-Pentahydrat
50 µg Selen in 1 ml Lösung zum Einnehmen

Zusammensetzung

1 Trinkampulle zu 1 ml enthält als Wirkstoff 50 µg reines Selen als Natriumselenit-Pentahydrat in 0,9%iger wässriger NaCl-Lösung. Sonstige Bestandteile: Natriumchlorid, Salzsäure 10 %, Wasser für Injektionszwecke.

Anwendungsgebiete und Darreichungsform

Nachgewiesener Selenmangel, der ernährungsmäßig nicht behoben werden kann. Ein Selenmangel kann auftreten bei Maldigestions- und Malabsorptionszuständen sowie bei Fehl- und Mangelernährung.

Lösung zum Einnehmen

Dosierung

Täglich 50 µg Selen (entsprechend 1 Trinkampulle selenase® 50 peroral).

Gegenanzeigen

Überempfindlichkeit gegen den Wirkstoff Natriumselenit-Pentahydrat oder einen der sonstigen Bestandteile. Selenintoxikationen. Weitere Informationen siehe Fachinformation.

Nebenwirkungen

Bei bestimmungsgemäßem Gebrauch bisher nicht bekannt.

Wechselwirkungen

selenase® 50 peroral darf nicht mit Reduktionsmitteln wie z. B. Vitamin C gemischt werden, da dann eine Ausfällung von elementarem Selen nicht auszuschließen ist. Elementares Selen ist in wässrigem Medium nicht löslich und nicht bioverfügbar. selenase® 50 peroral und Vitamin C können jedoch zeitlich versetzt (mit mind. 1 Stunde Abstand) verabreicht werden.

selenase ® 50 peroral enthält keine Hefe und ist gluten-, laktose- undgelatinefrei. Für Vegetarier und Veganer geeignet.

Packungsgrößen und Preise
50 Trinkampullen
zu 1 ml Lösung (PZN
(N2) 01240315) . Euro 53,07*

*Bitte beachten Sie eine evtl. Preiserhöhung ab 01.01.2024 in der Online-Version der Präparateliste Naturheilkunde.

SymbioPharm GmbH
SymbioLact® Comp.
Pulver

SymbioLact® Comp. ist ein Nahrungsergänzungsmittel, das Biotin und verschiedene Stämme Milchsäure bildender Bakterien enthält. Diese Bakterien gehören zu den Vertretern der Darmflora. Die im SymbioLact® Comp. enthaltenen Bakterien sind gefriergetrocknet. Sobald sie mit Wasser in Kontakt kommen, können sie dieses aufnehmen, aktiv werden und sich vermehren. Neben den Milchsäurebakterien enthält SymbioLact® Comp. das Vitamin Biotin (30 µg pro Beutel). Biotin ist ein Bestandteil von vielen für den Stoffwechsel der Körperzellen wichtigen Enzymen. Gerade sehr aktive Gewebe wie die Schleimhäute des Körpers benötigen Biotin, damit Zellteilungspro-

Nährstoffmangel   INTERNA

zesse geregelt ablaufen können. Die Darmschleimhaut ist die größte Schleimhaut des Körpers.

Zusammensetzung
Maltodextrin, Milchsäure bildende Bakterien, Trennmittel Siliciumdioxid, Biotin. 1 Portion SymbioLact® Comp. (1 Beutel) enthälteine Mischung gefriergetrockneter Milchsäurebakterien des oberen und unteren Verdauungstraktes mit einer Gesamtkeimzahl von $\geq$ 1x10^9 koloniebildenden Bakterien pro Gramm. Diese Mischung setzt sich zusammen aus den Stämmen: Lactobacillus acidophilus, Lactobacillus paracasei, Lactococcus lactis, Bifidobacterium lactis. SymbioLact Comp. ist frei von Gluten und Laktose. Das Produkt kann Spuren von Milcheiweiß enthalten.

Verzehrempfehlung
1 – 2x täglich den Inhalt eines Beutels in ein Glas geben, Wasser ohne Kohlensäure zufügen, umrühren und zu der Hauptmahlzeit trinken.

Packungsgrößen und Preise
30 Beutel à 2g (PZN 07493325) . . Euro 39,95
90 Beutel à 2g (PZN 00171865) . . Euro 99,95

SymbioPharm GmbH
SymbioLact® pur
Pulver

„SymbioLact® pur ist ein Nahrungsergänzungsmittel, das Biotin und 2 verschiedene Stämme Milchsäure bildender Bakterien enthält. Diese Bakterien gehören zu den Vertretern der Darmflora. Die im SymbioLact® pur enthaltenen Bakterien sind gefriergetrocknet. Sobald sie mit Wasser in Kontakt kommen, können sie dieses aufnehmen, aktiv werden und sich vermehren. Neben den Milchsäurebakterien enthält SymbioLact® pur das Vitamin Biotin (30 µg pro Beutel). Biotin ist ein Bestandteil von vielen für den Stoffwechsel der Körperzellen wichtigen Enzymen. SymbioLact® pur ist frei von Milch- und Sojaeiweiß, Gluten und Milchzucker. SymbioLact® pur ist daher auch für Menschen geeignet, die unter einer Milchunverträglichkeit bzw. einer Milchallergie leiden."

Zusammensetzung
Inulin, Maltodextrin, Milchsäure bildende Bakterien, Trennmittel Siliciumdioxid, Biotin (30 µ g pro Beutel).

Packungsgrößen und Preise
30 Beutel à 1 g (PZN 01676248)   Euro 44,95
90 Beutel à 1 g (PZN 09205146)   Euro 119,95

Biofrid-Cosmetic
Thrombosol aktiv®
Kapseln

siehe Durchblutungsstörung

biosyn Arzneimittel GmbH
THYMVITAL
Kapseln

Eigenschaften
– mit Thymusextrakt
– Selen und Zink: zum Schutz vor oxidativem Stress und für eine normale Funktion des Immunsystems
– Selen: für eine normale Funktion der Schilddrüse
– Zink: für eine normale kognitive Funktion

Ein Zinkdefizit äußert sich oft nur durch recht unspezifische Symptome: beispielsweise Müdigkeit, Konzentrationsschwäche, abnehmende Leistungsfähigkeit, depressive Stimmung oder Infektanfälligkeit. Häufig treten Wundheilungsstörungen und Hautveränderungen auf, wie Akne, Ekzeme oder Schuppenbildung. Durch hormonelle Veränderungen können das sexuelle Interesse und die Zeugungsfähigkeit zurückgehen. Bemerkbar macht sich eine Unterversorgung mit Selen – ähnlich wie bei Zink – in den meisten Fällen durch wenig charakteristische Symptome. Mögliche Anzeichen sind beispielsweise Müdigkeit, Haarausfall, schuppige Haut, Leberfunktionsstörungen, Muskelschwäche oder eine verringerte Spermaqualität. Die Funktion der Schilddrüse und des Immunsystems werden eingeschränkt.

Das Ungleichgewicht der TH1 / TH2-Balance, welches durch Stress verursacht werden kann, kann mit einer Selen- und Zinksupplementierung ausgleichen, weil damit die Funktion des Immunsystems unterstützt wird.

Verzehrempfehlung
1 Kapsel pro Tag ca. 30 Minuten vor einer Mahlzeit unzerkaut mit etwas Flüssigkeit einnehmen.

THYMVITAL®-Kapseln sind magensaftresistent und dünndarmlöslich. Sie sollten nicht gleichzeitig mit hochdosierten, magensaftresistenten, dünndarmwirksamen Enzympräparaten (proteolytischen Enzymen) eingenommen werden, da der Thymusextrakt sonst möglicherweise zerstört werden kann.

Zur optimalen Unterstützung des Immunsystems hat es sich als sinnvoll erwiesen, z. B. nach einer dreimonatigen Einnahme von THYMVITAL® vier Wochen Pause einzulegen.

Die angegebene empfohlene tägliche Verzehrmenge darf nicht überschritten werden.

Nahrungsergänzungsmittel sollten nicht als Ersatz für eine ausgewogene und abwechslungsreiche Ernährung verwendet werden.

Eine abwechslungsreiche und ausgewogene Ernährung sowie eine gesunde Lebensweise sind von großer Bedeutung. Von einer Anwendung während der Schwangerschaft und Stillzeit sowie bei Kindern unter 12 Jahren wird abgeraten.

Zutaten
Thymusextrakt-Pulver vom Kalb (50%); Füllstoff: mikrokristalline Cellulose; Überzugsmittel: Schellack; Rindergelatine (Kapselhülle); Farbstoffe: E 171, E 555; Zinkgluconat; Natriumselenit Pentahydrat.

Packungsgrößen und Preise
30 Kapseln (PZN 10143864) . . . . Euro 39,15*
*Bitte beachten Sie eine evtl. Preiserhöhung ab 01.01.2024 in der Online-Version der Präparateliste Naturheilkunde.

MensSana AG
Vitaldrink Kinder / Erwachsene MensSana
Saft

Eigenschaften
Veganes Nahrungsergänzungsmittel zur ganzheitlichen Basisversorgung mit allen wichtigen Vitaminen und Mineralstoffen als leckerer Saft. Frei von Laktose, Farbstoffen. Ohne Gentechnik. Glutenfrei.

Zusammensetzung
Gebirgsquellwasser, Saccharose, Magnesiumcitrat, Orangenfruchtsaftpulver, L-Ascorbinsäure, Zinkgluconat, Konservierungsstoff Kaliumsorbat, Verdickungsmittel Xanthan, D-alpha-Tocopherylacetat, Aroma, Beta Carotin, Nicotinamid, Maltodextrin, L-Selenomethionin, Calcium-D-Pantothenat, Pyridoxolhydrochlorid, Thiaminhydrochlorid, Riboflavin, Maissirup, Gummi Arabicum, Cholecalciferol, Chrom-II-Chlorid-Hexahydrat, Natriumjodid, D-Biotin, Cyanocobalamin

Verzehrempfehlung
Erwachsene verzehren tgl. 30 ml, Kinder (7 - 14 J.) 20 ml und Kinder (4 - 6 J.) 10 ml.

Weiterführende Informationen
Weitere Hinweise zum Produkt finden Sie unter www.menssana.de

Nährstoffmangel

INTERNA

Packungsgrößen und Preise
Vitaldrink
Erwachsene (500 (PZN
ml) 09486263) . . . Euro 19,95
Vitaldrink Kinder (PZN
(500 ml) 09486286) . . . Euro 19,95

hypo-A
Zink
Kapseln

siehe Grippe, grippaler Infekt, Erkältung

Biofrid-Cosmetic
Zink + Biotin
Kapseln

Zusammensetzung
Füllstoff: Cellulosepulver, Zinkgluconat, Überzugsmittel: Hydroxypropylmethylcellulose, Kartoffelstärke, Trennmittel: Magnesiumsalze der Speisefettsäuren, Biotin.

Health Claims
Zink trägt zu einer normalen Funktion des Immunsystems bei. Biotin trägt zu einer normalen Funktion des Nervensystems bei.

Eigenschaften
Zink trägt zu einer normalen Fruchtbarkeit und Reproduktion sowie zur Erhaltung normaler Knochen bei. Biotin und Zink tragen zur Erhaltung normaler Haare und Haut bei. Zink kann nicht vom Körper selbst hergestellt und lange gespeichert werden. Es sollte deshalb über eine gesunde und ausgewogene Ernährung zugeführt werden. In Zinkgluconat ist Zink organisch gebunden und kann so vom Körper gut aufgenommen werden.

Sonstige Hinweise
Zink + Biotin Kapseln nicht bei schweren Schäden des Nierenparenchyms und akutem Nierenversagen anwenden. Dieses Nahrungsergänzungsmittel ist kein Ersatz für eine abwechslungsreiche und ausgewogene Ernäh-

rung und eine gesunde Lebensweise und ist für eine kurzfristige Anwendung vorgesehen. Die angegebene Tagesdosis nicht überschreiten. Für kleine Kinder unzugänglich aufbewahren. Biotin kann Auswirkungen auf klinische Laboruntersuchungen haben, die entweder zu falsch erniedrigten oder falsch erhöhten Untersuchungsergebnissen führen können. Bei Durchführung von Laboruntersuchungen weisen Sie bitte Ihren Arzt auf die Einnahme dieses Nahrungsergänzungsmittels hin.

Verzehrempfehlung
Täglich 1 Kapsel mit einer Mahlzeit verzehren.

Packungsgrößen und Preise
40 Kapseln (PZN 11697441) . . . Euro 10,45
100 Kapseln (PZN 11697458) . . . Euro 19,05

MensSana AG
Zink + C MensSana
Tabletten

Eigenschaften
Veganes Nahrungsergänzungsmittel mit hochwertigem Zinkcitrat, natürlichem Vitamin C aus Acerola. Beide Inhalte tragen zu einer normalen Funktion des Immunsystems bei.

Zusammensetzung
Füllstoff Sorbit, Holunderbeersaftpulver, Vitamin C, Sanddornfruchtpulver, Acerolafruchtpulver mit Vitamin C, Säuerungsmittel Zitronensäure, Trennmittel gehärtete pflanzliche Fette (Ursprung Raps), Zinkcitrat-3-hydrat, Trennmittel Magnesiumsalze der Speisefettsäuren (pflanzlich), Trennmittel Tricalciumphosphat, Aroma Johannisbeere, Süßungsmittel Sucralose

Warnhinweise
Keine Empfehlung für die Einnahme weiterer zinkhaltiger Nahrungsergänzungsmittel.

Verzehrempfehlung
Erw. und Jugendliche lutschen tgl. 2 Tbl.

INTERNA

Nährstoffmangel - Mikronährstoffe

Weiterführende Informationen
Weitere Hinweise zum Produkt finden Sie unter www.menssana.de.

Packungsgrößen und Preise
30 Lutschtabletten (PZN
(45 g) 13947652) .. Euro 11,95
90 Lutschtabletten (PZN
(135 g) 12354660 .. Euro 29,95

INTERNA
(Nährstoffmangel - Mikronährstoffe)

Biogena GmbH & Co KG
Ashwagandha Formula
Kapseln

siehe Stress, Unruhe und Schlafstörungen

Biogena GmbH & Co KG
Coenzym Q10 active Gold Ubiquinol 60mg
Weichkapseln

siehe Erschöpfung und Müdigkeit

Biogena GmbH & Co KG
Griffonia 50 Serolution®
Kapseln

siehe Psychische Erkrankungen, Depressionen

Thymos elvau
Immun-Regulator Sieben-Schlüssel Kur
Flüssiges Konzentrat

1,5 Jahre lang asiatisch fermentiertes Elixier

Asiatisch fermentiertes Flüssig-Ferment.

Reich an direkt für den Körper verfügbaren fermentierten Enzymen und Aminosäuren.

Anwendung
Allgemeine Stärkung, und Regulierung Herz-Kreislauf-Apparat, Durchblutung.

Sonstige Hinweise
Keine Überdosierung möglich, Gegen- und Wechselwirkungen nicht bekannt, ohne Alkohol, rein vegetarisch.

Packungsgröße
Flasche 600 ml (PZN 5026978) . . . .

Biogena GmbH & Co KG
L-Glutamin 3000
Pulver in Sticks

Nahrungsergänzungsmittel aus der wertvollen AminosäureL-Glutamin, mit 3 g pro Stick

Zusammensetzung
L-Glutamin.

Eigenschaften
Die Aminosäure L-Glutamin in praktischen Ready-to-go-Sticks. Mit 3 g pro Stick in der bioidenten L-Form als optimale Quelle zur zusätzlichen Zufuhr bei erhöhtem Bedarf. Die Muskulatur weist einen besonders hohen Anteil an L-Glutamin auf.
Nach dem Reinsubstanzenprinzip. Glutenfrei. Lactosefrei. Fructosefrei. 100 % vegan. Hypoallergen. Geprüfte Qualität.

Verzehrempfehlung
Täglich den Inhalt eines Sticks (3 g) in reichlich Wasser (ca. 250–300 ml) auflösen und trinken.

Weiterführende Informationen
Weitere Details zum Produkt finden Sie unter biogena.com

Packungsgrößen und Preise
30 Sticks . . . . Euro 41,90

Nährstoffmangel - Mikronährstoffe INTERNA

Leber Galle Formula
Biogena GmbH & Co KG
Kapseln

siehe Lebererkrankung

Lipon plus
hypo-A
Kapseln

Anwendungsgebiete
Vit. B1, B3 und Biotin tragen zu zu einer normalen Funktion des Nervensystems und einer normalen psychischen Funktion bei.

Eigenschaften
Zentraler Bestandteil von Lipon plus ist die alpha-Liponsäure. Alpha-Liponsäure ist für viele enzymatische Reaktionen im Körper unverzichtbar. Das „plus" im Namen steht für die Vit. B1, B3, Biotin, Vit. K1 und Chrom, die Lipon plus zusätzlich enthält.

Zusammensetzung
100 mg alpha-Liponsäure, 32 mg Vit. B3, 3,3 mg Vit. B1, 150 µg Biotin, 80 µg Vit. K1, 40 µg Chrom als Chrom-III-chlorid, Saccharomyces cerevisiae, Inulin (Ballaststoff der Zichorienwurzel) in hypoallergener veganer Kapsel

Packungsgrößen und Preise
100 Kapseln (PZN 00840616) ... Euro 44,15

Lutex Vision®
BioActive Food GmbH
Kapseln

Kapseln mit Lutein und Zeaxanthin für die Augen

siehe Augenbeschwerden

MiraCHOL® 3.0 Gold
Biogena GmbH & Co KG
Kapseln

siehe Stoffwechselstörung

MUCOZINK®
nutrimmun GmbH
Pulver

Eigenschaften
Für Haut und Darmschleimhaut.

Nahrungsergänzungsmittel mit Vitaminen, Mineralstoffen sowie Glutamin und Taurin. Vitamin A, Vitamin B2, Biotin und Niacin tragen zum Erhalt normaler Haut und Schleimhäute bei. Zink und Vitamin C tragen zum Erhalt normaler Haut bei.

Zusammensetzung
Saccharose, L-Glutamin (10 %), Magnesiumsalze der Zitronensäure, Säuerungsmittel: Zitronensäure, Taurin (2 %), L-Ascorbinsäure (Vitamin C), natürliches Aroma, Maltodextrin, Zinkgluconat, D-alpha-Tocopherylacetat (natürliches Vitamin E), Nicotinamid (Niacin), Calcium-D-pantothenat (Pantothensäure), Rote Beetesaftpulver, Pyridoxinhydrochlorid (Vitamin B6), Riboflavin-5'-phosphat-Natrium (Vitamin B2), Kupfergluconat, Thiaminmononitrat (Vitamin B1), Retinylacetat (Vitamin A), Cholecalciferol (Vitamin D), Pteroylmonoglutaminsäure (Folsäure), Chrom(III)-chlorid, D-Biotin, Natriumselenat (Selen), Cyanocobalamin (Vitamin B12).

Sonstige Hinweise
Glutenfrei. Laktosefrei. Vegetarisch. Ohne Farb- und Süßstoffe. Mit natürlichem Aroma. Haltbar bei Raumtemperatur. Langfristige Einnahme möglich.

Dosierung
1 x tägl.: 20 g Pulver (je nach Produktauswahl 2 gestrichene Messlöffel oder 1 Portionsbeutel) in ein leeres Glas füllen und unter Rühren in ca. 200 ml stillem Wasser auflösen. Zu oder nach einer Mahlzeit trinken.

Kinder von 11-14 Jahren: 1 x tägl. 2 geh. TL (13 g)

Kinder von 4-10 Jahren: 1 x tägl. 1 geh. TL (7 g)

In Rücksprache mit gynäkologischem Fachpersonal auch für Schwangere und Stillende geeignet.

Packungsgrößen und Preise
15 Tagesportionen, (PZN
300 g Pulver (Dose) 02766108) . Euro 26,45
30 Tagesportionen, (PZN
600 g Pulver (Dose) 02019819) . Euro 47,95
30 Tagesportionen, (PZN
30 x 20 g 12901553) . Euro 52,95

Biogena GmbH & Co KG
Neurosagena® B-Komplex active Gold
Kapseln

Zur Unterstützung der Funktionen von Nerven und Psyche

Zusammensetzung
Calcium-D-pantothenat, Nicotinamid, Hydroxypropylmethylcellulose (Kapselhülle), Phosphatidylserin-Pulver aus Sonnenblumenlecithin, Thiaminmononitrat, L-Ascorbyl-6-palmitat, Vitamin B12 (Methylcobalamin, Hydroxocobalamin, 5'-Desoxyadenosylcobalamin), Natrium-Riboflavin-5'-phosphat, Riboflavin, Pyridoxal-5'-phosphat, Pyridoxinhydrochlorid, D-Biotin, Folsäure, 5MTHF-Glucosamin.

Eigenschaften
Premium-Nahrungsergänzungsmittel mit hohem Gehalt an B-Vitaminen und mit Phosphatidylserin aus Sonnenblumenlecithin. Enthält die aktiven Vitamin-Formen B6 als Pyridoxal-5'-phosphat, B2 als Riboflavin-5'-phosphat, B12 als MHA-Formula (Methylcobalamin, Hydroxocobalamin, 5'- Desoxyadenosylcobalamin) sowie Folsäure als 5MTHF-Glucosamin. Die Vitamine Thiamin, B6, B12, Niacin und Biotin tragen zu einer normalen Funktion des Nervensystems und der Psyche bei. Nach dem Reinsubstanzenprinzip. Glutenfrei. Lactosefrei. Fructosefrei. 100 % vegan. Hypoallergen. Geprüfte Qualität.

Verzehrempfehlung
Täglich 1 Kapsel mit viel Flüssigkeit verzehren. Nicht unter 15 Jahren geeignet.

Weiterführende Informationen
Weitere Details zum Produkt finden Sie unter biogena.com

Packungsgrößen und Preise
60 Kapseln . . . . Euro 38,90
180 Kapseln . . . . Euro 99,90

nutrimmun GmbH
NUTRIGLUCAN®
Tabletten

Eigenschaften
Für das Immunsystem.
Nahrungsergänzungsmittel mit Zink, Vitamin C, Vitamin B6 und Beta-Glucan. Zink, Vitamin C und Vitamin B6 tragen zur normalen Funktion des Immunsystems bei.

Zusammensetzung
(1→3),(1→6)-β-D-Glucanreiche Hefe-Fraktion (55%, davon 20% β-D-Glucan), Füllstoff: Mikrokristalline Cellulose, L-Ascorbinsäure (Vitamin C), Maisdextrin, Zinkgluconat, Pyridoxinhydrochlorid (Vitamin B6), Trennmittel: Magnesiumsalze der Speisefettsäuren und Siliciumdioxid.

Sonstige Hinweise
Glutenfrei. Laktosefrei. Vegan. Ohne Aromen Farb- und Süßstoffe. Haltbar bei Raumtemperatur. Langfristige Einnahme möglich.

Die in NUTRIGLUCAN® enthaltenen Beta-Glucane werden aus der Zellwand der Bäckerhefe isoliert. Die für NUTRIGLUCAN® verwendete Glucan-Fraktion enthält keine lebenden Hefezellen.

Dosierung
1 x tägl.: 3 Tabl. zu einer Mahlzeit mit Flüssigkeit, z.B. einem Glas Wasser, einnehmen. Alternativ kann die Tagesportion auch auf mehrere Mahlzeiten verteilt werden.

Nährstoffmangel - Mineralstoffe und Spurenelemente INJEKTIONEN

Kinder von 8-14 Jahren: 2 Tabl. tägl.
Kinder von 4-7 Jahren: 1 Tabl. tägl.
In Rücksprache mit gynäkologischem Fachpersonal auch für Schwangere und Stillende geeignet.

Packungsgrößen und Preise
30 Tagesportionen, (PZN
90 Tabletten 03736144) . . Euro 33,45

Biogena GmbH & Co KG
Omega 3 forte 700
Weichkapseln

Hochkonzentriertes Qualitätsfischöl mit Vitamin E in maritimer Kapsel

Zusammensetzung
Fischöl-Konzentrat, Kapselhülle (Gelatine aus Fisch, Feuchthaltemittel: Glycerin), D-alpha-Tocopherol, gemischte Tocopherole.

Eigenschaften
Nahrungsergänzungsmittel mit ultrareinem, hochkonzentriertem Qualitätsfischöl zur Verbesserung der Zufuhr an den essenziellen Omega-3-Fettsäuren EPA (Eicosapentaensäure) und DHA (Docosahexaensäure). Mit Vitamin E zum antioxidativen Schutz vor freien Radikalen. Nach dem Reinsubstanzenprinzip. Glutenfrei. Lactosefrei. Fructosefrei. Geprüfte Qualität.

Verzehrempfehlung
Täglich 2 Kapseln (800 mg EPA, 600 mg DHA, 20 mg Vitamin E) mit viel Flüssigkeit zu einer Mahlzeit verzehren.

Weiterführende Informationen
Weitere Details zum Produkt finden Sie unter biogena.com

Packungsgrößen und Preise
90 Kapseln . . . . Euro 49,90

Biogena GmbH & Co KG
Omni Lactis® 20 Gold
Kapseln

siehe Magen-Darm-Beschwerden

Biogena GmbH & Co KG
Osteo Calbon Komplex® Gold
Kapseln

siehe Knochenschwund

BioActive Food GmbH
Osteo Natur®
Kapseln

vegane Kapseln mit Vitamin D und Vitamin K für die Knochen

siehe Knochenschwund

Biogena GmbH & Co KG
Panto-H-Gena®
Kapseln

siehe Haarausfall

INJEKTIONEN
(Nährstoffmangel - Mineralstoffe und Spurenelemente)

Sanum-Kehlbeck
Selenokehl®
Injektionslösung

Wirkstoff: Natrium selenosum Dil. D4

Zusammensetzung
2 ml flüssige Verdünnung zur Injektion enthält:
Wirkstoff: 0,16 ml Natrium selenosum Dil. D4 (HAB, V. 5a, Lsg. D1 mit gereinigtem Wasser).

Sonstige Bestandteile: Isotonische Natriumchloridlösung 1,84 ml.

INJEKTIONEN   **N**ährstoffmangel - Mineralstoffe und Spurenelemente

Anwendungsgebiete
Erfahrungsgemäß unterstützend angewendet bei:
- begleitend bei der Therapie von Selenmangelzuständen wie bei Schilddrüsenerkrankungen, bei Schwermetallbelastung, Leberbeschwerden
- unterstützend bei Atemwegserkrankungen wie Bronchitis, Asthma, Tonsillitis

Eigenschaften
Selen ist ein essentielles Spurenelement. Im menschlichen Körper ist es hauptsächlich an das Enzym Glutathionperoxidase gebunden, ein Bestandteil des antioxidativen Schutzsystems der Zelle. In Modellversuchen konnte nachgewiesen werden, dass die selenhaltige Glutathionperoxidase eines der wirkungsstärksten radikalfangenden Enzyme des Körpers darstellt. Sie senkt u. a. die Lipidperoxidationsrate und schützt so die Zellmembran vor Schäden. Selenmangel verstärkt die Toxizität von Schwermetallen, wie Quecksilber, Blei und Cadmium und potenziert oxidativ und chemisch induzierte Leberschäden.

Nebenwirkungen
Keine bekannt.

Gegenanzeigen
Keine bekannt.

Ggf. Besonderheiten bei Kindern, Schwangeren, Stillenden
Da keine ausreichend dokumentierten Erfahrungen zur Anwendung in der Schwangerschaft und Stillzeit vorliegen, sollte das Arzneimittel in der Schwangerschaft und Stillzeit nur nach Rücksprache mit dem Arzt angewendet werden.
Zur Anwendung dieses Arzneimittels bei Kindern liegen keine ausreichend dokumentierten Erfahrungen vor. Es soll deshalb bei Kindern unter 12 Jahren nicht angewendet werden.

Wechselwirkungen
Keine bekannt.

Dosierung
Erwachsenen und Jugendlichen ab 12 Jahren: Täglich 2 ml entweder i.m., langsam i.v. oder s.c. injizieren. Eine Überschreitung dieser Dosierung sollte vermieden werden, da sonst Gesundheitsgefährdungen nicht ausgeschlossen werden können. Eine weitere Substitution von Selen, z. B. durch Einnahme zusätzlicher Selenpräparate, sollte vermieden werden.

Selenokehl® enthält Natrium, aber weniger als 1 mmol (23 mg) Natrium pro 2 ml, d.h., es ist nahezu „natriumfrei".

Packungsgrößen und Preise
1 Amp. à 2 ml (PZN 06344864) . Euro 5,65
10 Amp. à 2 ml (PZN 06344870) . Euro 14,30
50 Amp. à 2 ml (PZN 06344887) . Euro 55,70

Apothekenpflichtig.

Sanum-Kehlbeck
Zinkokehl® D4
Injektionslösung

Wirkstoff: Zincum gluconicum Dil. D4 aquos.

Zusammensetzung
1 Ampulle zu 2 ml flüssige Verdünnung zur Injektion enthält: Wirkstoff: Zincum gluconicum Dil. D4 aquos. nach Vorschrift 5b HAB.

Anwendungsgebiete
Erfahrungsgemäß unterstützend angewendet bei:

als Begleitmittel bei der Therapie von Zinkmangelzuständen:
- Störungen des Knochenstoffwechsels, z. B. Coxarthrose, Pseudarthrose, rheumatische Arthritis, psoriatische Arthritis
- Hauterkrankungen, wie Ekzeme, Akne, verminderte Wundheilung, Verbrennungen
- Infektanfälligkeit
- vegetativen Dysfunktionen
- Dysbiose und konsekutive Erkrankungen, wie Cholecystitis, Pankreatitis

Nährstoffmangel - Mineralstoffe und Spurenelemente — INTERNA

- Diabetes mellitus
- Erkrankungen der Venen, wie Thrombose und Unterschenkelgeschwüre.

Eigenschaften
Zink spielt eine bedeutende Rolle im Stoffwechsel unseres Körpers. Bei chronischem Zinkmangel – bedingt durch Ernährungsfehler oder Malabsorption – kann es zu schwersten Störungen und Krankheitszuständen kommen. Zinkokehl® enthält Zinkgluconat und ist daher auch zur Prophylaxe geeignet.

Gegenanzeigen
Keine bekannt. Siehe unter „Ggf. Besonderheiten bei Kindern, Schwangeren, Stillenden".

Ggf. Besonderheiten bei Kindern, Schwangeren, Stillenden
Da keine ausreichend dokumentierten Erfahrungen zur Anwendung in der Schwangerschaft und Stillzeit vorliegen, sollte das Arzneimittel nur nach Rücksprache mit dem Arzt angewendet werden.

Zur Anwendung dieses Arzneimittels bei Kindern liegen keine ausreichend dokumentierten Erfahrungen vor. Es soll deshalb bei Kindern unter 12 Jahren nicht angewendet werden.

Wechselwirkungen
Keine bekannt.

Nebenwirkungen
Keine bekannt.

Dosierung
1 - 2 ml tgl. s.c. injizieren. Nach Anbruch Rest verwerfen.

Vor Anwendung beachten: Zinkokehl® D4 enthält Natrium, aber weniger als 1 mmol (23 mg) Natrium pro 2 ml, d.h., es ist nahezu „natriumfrei".

Packungsgrößen und Preise
 1 Amp. à 2 ml (PZN 03890974) . Euro 5,45
10 Amp. à 2 ml (PZN 03890980) . Euro 14,30
50 Amp. à 2 ml (PZN 03890997) . Euro 55,70
Apothekenpflichtig.

INTERNA

Neurolab GmbH
BasenKomplex
Kapseln

Für den Säure-Basen-Haushalt und Blutdruck

Nahrungsergänzungsmittel mit Kalium, Calcium, Zink und Natrium.

siehe Übersäuerung

Protina Pharmazeutische GmbH
Basica Compact®
Tabletten

Basische Tabletten. Nahrungsergänzungsmittel mit basischen Mineralstoffen und Spurenelementen.

siehe Nährstoffmangel

Protina Pharmazeutische GmbH
Basica Direkt®
Granulat

Basische Mikroperlen. Nahrungsergänzungsmittel mit basischen Mineralstoffen und Spurenelementen.

siehe Nährstoffmangel

Protina Pharmazeutische GmbH
Basica Instant®
Pulver

Basisches Trinkpulver. Nahrungsergänzungsmittel mit basischen Mineralstoffen und Spurenelementen.

siehe Nährstoffmangel

INTERNA — Nährstoffmangel - Mineralstoffe und Spurenelemente

Protina Pharmazeutische GmbH
Basica Vital®
Granulat

Basisches Granulat. Nahrungsergänzungsmittel mit basischen Mineralstoffen und Spurenelementen.

siehe Nährstoffmangel

Protina Pharmazeutische GmbH
Basica® Pur
Pulver

Reines Basenpulver. Nahrungsergänzungsmittel mit basischen Mineralstoffen und Spurenelementen.

siehe Nährstoffmangel

hypo-A
Calcium
Kapseln

Anwendungsgebiete
Calcium ist eines der häufigsten Mineralien im menschlichen Körper. Es wird für die Erhaltung normaler Knochen und Zähne benötigt. Calcium hat außerdem eine wichtige Funktion bei der Zellteilung und -spezialisierung.

Eigenschaften
Nahrungsergänzungsmittel mit reinem Calciumcarbonat. Frei von Farbstoffen, Aromen und belastenden Fertigungsstoffen. Vegan, lactose- und glutenfrei.

Zusammensetzung
150 mg Calcium als Carbonat in hypoallergener veganer Kapsel

Packungsgrößen und Preise
120 Kapseln (PZN 16396448) ... Euro 33,00

Dr. Jacob's Medical GmbH
Dr. Jacob's Basenpulver
Pulver

Nahrungsergänzungsmittel mit Kalium-, Calcium- und Magnesium-Citrat - Multitalent mit über 30 belegten Gesundheitswirkungen (u.a. für Muskeln, Knochen, Nerven, weniger Erschöpfung, Herz und normalen Blutdruck)

siehe Übersäuerung

Neurolab GmbH
Eisen plus C pflanzlich aus Curryblatt und Hagebutte
Kapseln

Nahrungsergänzungsmittel mit Eisen aus Curryblatt und Vitamin C aus Hagebutte.

Zusammensetzung
1 Kapsel enthält: Curryblatt 467 mg, davon Eisen 14 mg, Hagebutte 80 mg, davon Vitamin C 40 mg, Hydroxypropylmethylcellulose (pflanzliche Kapselhülle).

Verzehrempfehlung
1 Kapsel täglich morgens mit ausreichend Flüssigkeit 1/2 h vor oder 2 h nach einer Mahlzeit verzehren.

Sonstige Hinweise
Beim Verzehr in der Schwangerschaft, Stillzeit oder im Kindesalter halten Sie bitte Rücksprache mit Ihrem Arzt, Heilpraktiker oder Apotheker.

Packungsgrößen und Preise
1 Dose á 60 Kapseln .... Euro 27,95

Nährstoffmangel - Mineralstoffe und Spurenelemente — INTERNA

Kalium spe
Kapseln — hypo-A

Anwendungsgebiete
Kalium trägt zu einer normalen Funktion des Nervensystems und zur Aufrechterhaltung eines normalen Blutdrucks bei. Jod trägt zu einer normalen kognitiven Funktion bei.

Eigenschaften
Sorgfältig zusammengestellte Mikronährstoffkombination aus dem Mineralstoff Kalium und den Spurenelementen Molybdän und Jod. Vegan, lactose- und glutenfrei.

Zusammensetzung
200 mg Kalium als Citrat, 100 µg Molybdän als Natriummolybdat, 50 µg Jod als Kaliumjodid in hypoallergener veganer Kapsel

Packungsgrößen und Preise
120 Kapseln (PZN 11479661) ... Euro 29,90

Lipon plus
Kapseln — hypo-A

siehe Nährstoffmangel - Mikronährstoffe

Magnesium
Kapseln — hypo-A

siehe Verletzungen - Sport

Magnesium-Calcium
Kapseln — hypo-A

siehe Übersäuerung

Mineral plus
Kapseln — hypo-A

Anwendungsgebiete
Calcium trägt zu einer normalen Muskelfunktion und einem normalen Energiestoffwechsel bei. Folat unterstützt die vitale Funktion der Zellteilung. Selen trägt dazu bei, die Zellen vor oxidativem Stress zu schützen.

Eigenschaften
Nahrungsergänzungsmittel mit reinem Calcium als Carbonat und Magnesium als Citrat. Hypoallergen, frei von Farbstoffen, Aromen und belastenden Fertigungsstoffen. Vegan, lactose- und glutenfrei.

Zusammensetzung
120 mg Calcium als Carbonat, 80 mg Magnesium als Citrat, 15 mg Vit. B5, 500 µg Folsäure, 100 µg Selen als Natriumselenit, 100 µg Chrom als Chrom-III-chlorid in hypoallergener veganer Kapsel

Packungsgrößen und Preise
100 Kapseln (PZN 04192344) ... Euro 33,00

MoFerrin® 21
Kapseln — Biogena GmbH & Co KG

Pflanzliches Eisen plus natürliches Vitamin C, natürlich, effizient, gut verträglich

Zusammensetzung
Curryblatt-Extrakt, Hydroxypropylmethylcellulose(Kapselhülle), Amla-Extrakt, Füllstoff: Cellulosepulver, Acerola-Fruchtsaftpulver.

Eigenschaften
Nahrungsergänzungsmittel mit natürlichem Eisen aus einem pflanzlichen Spezialextrakt (VegyFerrin®) und Vitamin C aus Amla-Extrakt und Acerola-Fruchtsaftpulver. Natürliches Eisen wird sehr gut aufgenommen und zeichnet sich

INTERNA — Nährstoffmangel - Mineralstoffe und Spurenelemente

durch eine gute Verträglichkeit aus. Eisen ist wichtig für die Blutbildung und trägt zur Verringerung von Müdigkeit und Ermüdung bei. Nach dem Reinsubstanzenprinzip. Glutenfrei. Lactosefrei. 100 % vegan. Hypoallergen. Geprüfte Qualität.

Verzehrempfehlung
Täglich 1 Kapsel (21 mg Eisen, 40 mg Vitamin C) mit viel Flüssigkeit verzehren. Am besten nüchtern oder 1–2 Stunden nach einer Mahlzeit.

Weiterführende Informationen
Weitere Details zum Produkt finden Sie unter biogena.com

Packungsgrößen und Preise
60 Kapseln .... Euro 39,90

nutrimmun GmbH

MUCOZINK®
Pulver

siehe Nährstoffmangel - Mikronährstoffe

hypo-A

Selen
Kapseln

siehe Haarausfall

hypo-A

Selen plus Acerola Vit. C
Kapseln

siehe Stress, Unruhe und Schlafstörungen

Sanum-Kehlbeck

Selenokehl® Mischung
Tropfen

Wirkstoff: Natrium selenosum Dil. D4

Zusammensetzung
10 ml Mischung enthalten: Wirkstoff: 0,8 ml Natrium selenosum Dil. D4 (HAB, V. 5a, Lsg. D1 mit gereinigtem Wasser).

Sonstiger Bestandteil: 15 % (m/m) Ethanol.

Anwendungsgebiete
Erfahrungsgemäß unterstützend angewendet bei:
– begleitend bei der Therapie von Selenmangelzuständen wie bei Schilddrüsenerkrankungen, bei Schwermetallbelastung, Leberbeschwerden
– unterstützend bei Atemwegserkrankungen wie Bronchitis, Asthma, Tonsillitis

Eigenschaften
Selen ist ein essentielles Spurenelement. Im menschlichen Körper ist es hauptsächlich an das Enzym Glutathionperoxidase gebunden, ein Bestandteil des antioxidativen Schutzsystems der Zelle. In Modellversuchen konnte nachgewiesen werden, dass die selenhaltige Glutathionperoxidase eines der wirkungsstärksten radikalfangenden Enzyme des Körpers darstellt. Sie senkt u. a. die Lipidperoxidationsrate und schützt so die Zellmembran vor Schäden. Selenmangel verstärkt die Toxizität von Schwermetallen, wie Quecksilber, Blei und Cadmium und potenziert oxidativ und chemisch induzierte Leberschäden.

Nebenwirkungen
Keine bekannt.

Gegenanzeigen
Bei Alkohol- oder Leberkranken sollte aufgrund des Alkoholgehaltes das Arzneimittel nur nach Rücksprache mit dem Arzt angewendet werden.

Nährstoffmangel - Mineralstoffe und Spurenelemente INTERNA

Ggf. Besonderheiten bei Kindern, Schwangeren, Stillenden
Da keine ausreichend dokumentierten Erfahrungen vorliegen, sollte Selenokehl® in der Schwangerschaft und Stillzeit nur nach Rücksprache mit dem Arzt angewendet werden. Zur Anwendung dieses Arzneimittels bei Kindern liegen keine ausreichend dokumentierten Erfahrungen vor. Es soll deshalb bei Kindern unter 6 Jahren nicht angewendet werden.

Wechselwirkungen
Keine bekannt.

Dosierung
Erwachsene und Jugendliche ab 12 Jahren nehmen 1 – 3-mal täglich je 5 Tropfen ein. Kinder zwischen dem 6. und 12. Lebensjahr erhalten nicht mehr als zwei Drittel der Erwachsenendosis. Es wird empfohlen, das Arzneimittel bei Kindern mit Wasser verdünnt anzuwenden.

Eine Überschreitung dieser Dosierung soll vermieden werden, da sonst Gesundheitsgefährdungen nicht ausgeschlossen werden können. Eine weitere Substitution von Selen, z. B. durch Einnahme zusätzlicher Selenpräparate, soll vermieden werden.

Warnhinweise
Das Arzneimittel enthält 20 Vol.-% Alkohol (Ethanol).

Packungsgrößen und Preise
10 ml (PZN 04770924) .... Euro 9,45
30 ml (PZN 04770930) .... Euro 13,40
Apothekenpflichtig.

Biogena GmbH & Co KG
Siebensalz® Magnesium
Kapseln

Sieben Magnesium-Verbindungen, ideal abgestimmt undkombiniert – Mit breitem Löslichkeitsspektrum

Zusammensetzung
Magnesiummalat, Magnesiumbisglycinat, Hydroxypropylmethylcellulose (Kapselhülle), Magnesiumcitrat, Magnesiumoxid, Magnesiumglycerophosphat, Magnesiumgluconat, Magnesiumcarbonat

Eigenschaften
Nahrungsergänzungsmittel mit sieben verschiedenen Magnesiumverbindungen, die sich durch ihr biochemisches Löslichkeitsverhalten unterscheiden. Hierdurch wird eine gute Magnesiumversorgung erzielt – egal welche pH-Wert-Situation im Magen-Darm-Trakt vorherrscht. Der Mineralstoff Magnesium spielt eine Rolle bei den normalen Funktionen von Nervensystem und Psyche. Magnesium ist wichtig für die Muskeln. Es unterstützt den Energiestoffwechsel und trägt zur Verringerung von Ermüdungserscheinungen bei. Nach dem Reinsubstanzenprinzip. Glutenfrei. Lactosefrei. Fructosefrei. 100 % vegan. Hypoallergen. Geprüfte Qualität.

Verzehrempfehlung
Täglich 1-2 x 1 Kapsel (280 mg Magnesium pro Kapsel) mit viel Flüssigkeit außerhalb der Mahlzeiten verzehren.

Weiterführende Informationen
Weitere Details zum Produkt finden Sie unter biogena.com

Packungsgrößen und Preise
60 Kapseln .... Euro 31,90
180 Kapseln .... Euro 81,90

hypo-A
Spurenelemente
Kapseln

Anwendungsgebiete
Mangan trägt zu einem normalen Energiestoffwechsel bei. Zink trägt zu einem normalen Fettsäurestoffwechsel bei. Chrom trägt zur Aufrechterhaltung eines normalen Blutzuckerspiegels bei. Selen trägt zu einer normalen Schilddrüsenfunktion bei.

INTERNA — **N**ährstoffmangel - Mineralstoffe und Spurenelemente

Eigenschaften
Die Kombination aus den Spurenelementen Mangan, Selen, Zink und Chrom versorgt den Körper mit vier essenziellen Spurenelementen. Vegan, lactose- und glutenfrei.

Zusammensetzung
10 mg Zink, 4 mg Mangan als Gluconate, 100 µg Chrom als Chrom-III-chlorid, 100 µg Selen als Selenhefe, Hefepulver - inaktiv, Inulin (Ballaststoff der Zichorienwurzel) in hypoallergener veganer Kapsel

Packungsgrößen und Preise
25 Kapseln (PZN 11092666) . . . Euro 10,95
100 Kapseln (PZN 00028487) . . . Euro 29,90

Biogena GmbH & Co KG

Zinkcitrat 30
Kapseln

Zink als Zinkcitrat in hoher Dosierung

Zusammensetzung
Füllstoff: Calciumcarbonat, Zinkcitrat, Hydroxypropylmethylcellulose (Kapselhülle).

Eigenschaften
Nahrungsergänzungsmittel mit hohem Anteil des Spurenelements Zink zur gezielten Zinkversorgung. Zink trägt zum Funktionserhalt eines normalen Immunsystems bei, hilft dabei, die Zellen vor oxidativem Stress zu schützen, und spielt eine Rolle bei der Erhaltung der Protein und DNA-Synthese. Nach dem Reinsubstanzenprinzip. Glutenfrei. Lactosefrei. Fructosefrei. 100 % vegan. Hypoallergen. Geprüfte Qualität.

Verzehrempfehlung
Jeden 2. Tag 1 Kapsel (30 mg Zink) mit viel Flüssigkeit, bevorzugt abends und außerhalb der Mahlzeiten, verzehren. Es wird empfohlen, die Einnahme auf einige Wochen/Monate zu beschränken. Nur für Erwachsene geeignet.

Weiterführende Informationen
Weitere Details zum Produkt finden Sie unter biogena.com

Packungsgrößen und Preise
60 Kapseln . . . . Euro 23,90
180 Kapseln . . . . Euro 61,90

Sanum-Kehlbeck

Zinkokehl® D3 dil.
Tropfen

Wirkstoff: Zincum gluconicum Dil. D3

Zusammensetzung
1 ml flüssige Verdünnung enthält in einer Mischung nach Vorschrift 16 HAB: Wirkstoff: 0,08 ml Zincum gluconicum Dil. D3 (HAB, Vorschrift 5a, Lsg. D1 mit gereinigtem Wasser, ab D2 mit Ethanol 43 % (m/m)).

Sonstige Bestandteile: Ethanol 15 % (m/m).

Anwendungsgebiete
Erfahrungsgemäß unterstützend angewendet bei:

als Begleitmittel bei der Therapie von Zinkmangelzuständen:

– Störungen des Knochenstoffwechsels, z. B. Coxarthrose, Pseudarthrose, rheumatische Arthritis, psoriatische Arthritis
– Hauterkrankungen, wie Ekzeme, Akne, verminderte Wundheilung, Verbrennungen
– Infektanfälligkeit
– vegetativen Dysfunktionen
– Dysbiose und konsekutive Erkrankungen, wie Cholecystitis, Pankreatitis
– Diabetes mellitus
– Erkrankungen der Venen, wie Thrombose und Unterschenkelgeschwüre.

Eigenschaften
Zink spielt eine bedeutende Rolle im Stoffwechsel unseres Körpers. Bei chronischem Zinkmangel – bedingt durch Ernährungsfehler oder Malabsorption – kann es zu schwersten

Nährstoffmangel - Mineralstoffe und Spurenelemente INTERNA

Störungen und Krankheitszuständen kommen. Zinkokehl® enthält Zinkgluconat und ist daher auch zur Prophylaxe geeignet.

Gegenanzeigen
Siehe unter „Ggf. Besonderheiten bei Kindern, Schwangeren, Stillenden" und „Warnhinweise".

Bei Alkohol- oder Leberkranken sollte aufgrund des Alkoholgehaltes das Arzneimittel nur nach Rücksprache mit dem Arzt angewendet werden.

Ggf. Besonderheiten bei Kindern, Schwangeren, Stillenden
Da keine ausreichend dokumentierten Erfahrungen zur Anwendung in der Schwangerschaft und Stillzeit vorliegen, sollte das Arzneimittel nur nach Rücksprache mit dem Arzt angewendet werden.

Zur Anwendung dieses Arzneimittels bei Kindern liegen keine ausreichend dokumentierten Erfahrungen vor. Es soll deshalb bei Kindern unter 12 Jahren nicht angewendet werden.

Warnhinweise
Dieses Arzneimittel enthält 20 Vol.-% Alkohol (Ethanol).

Wechselwirkungen
Keine bekannt.

Nebenwirkungen
Keine bekannt.

Dosierung
Bei akuten Zuständen alle halbe bis ganze Stunde, höchstens 6-mal täglich, je 5 Tropfen einnehmen. Bei chronischen Verlaufsformen 1 – 3-mal täglich je 5 Tropfen einnehmen.

Packungsgrößen und Preise
10 ml (PZN 03483720) .... Euro 9,25
30 ml (PZN 03483737) .... Euro 13,40
100 ml (PZN 03483743) .... Euro 21,90
Apothekenpflichtig.

biosyn Arzneimittel GmbH

ZINKOTASE®
Tabletten

Wirkstoff
Zinkbis(hydrogen-DL-aspartat). 25 mg Zink pro Filmtablette

Anwendungsgebiete
Zinkmangelzustände, die ernährungsmäßig nicht behoben werden können und bei Therapie mit Penicillamin.

Zusammensetzung
Filmtablette enthält 128,97 mg Zinkbis(hydrogen-DL-aspartat), entsprechend 25 mg Zink. Sonstige Bestandteile: Carboxymethylstärke-Natrium (Typ A) (Ph. Eur.), Mikrokristalline Cellulose, Cellulosepulver, Povidon K25, Magnesiumstearat (Ph. Eur.), Poly[butylmethacrylat-co-(2-dimethylaminoethyl)methacrylat-co-methylmethacrylat] (1:2:1), raffiniertes Rizinusöl, Talkum, Titandioxid.

Dosierung: Erwachsene sollen 1-mal täglich eine Filmtablette, entsprechend 25 mg Zink, mit etwas Flüssigkeit einnehmen.

Gegenanzeigen
Überempfindlichkeit gegen den Wirkstoff oder einen der sonstigen Bestandteile.

Wechselwirkungen
Beeinträchtigung der Resorption von Tetrazyklinen sowie Ofloxacin und anderen Chinolonen. Verminderung der Resorption von Zink durch Nahrungsmittel mit hohem Phytinanteil bzw.

Eisen-, Kupfer- oder Calciumsalze. Verminderung der Resorption bzw. Erhöhung der Ausscheidung von Zink durch Chelatbildner wie D-Penicillamin, Dimercaptopropansulfonsäure (DMPS), Edetinsäure (EDTA).

Darreichungsform, Packungsgrößen
50 Filmtabletten (N2)

INJEKTIONEN — Nährstoffmangel - Vitamine

Packungsgrößen und Preise
50 Filmtabletten (PZN
(N2) (25 mg Zink) 06983618) .... Euro 14,76*
*Bitte beachten Sie eine evtl. Preiserhöhung ab 01.01.2024 in der Online-Version der Präparateliste Naturheilkunde.
Apothekenpflichtig.

INJEKTIONEN
(Nährstoffmangel - Vitamine)

Vitamin B12 Sanum
Sanum-Kehlbeck
Injektionslösung
Wirkstoff: Cyanocobalamin

Zusammensetzung
1 Ampulle zu 1 ml enthält: Wirkstoff: 1000 µg Cyanocobalamin.
Sonstige Bestandteile: Natriumchlorid, 1 molare Natronlauge, 2 molare Salzsäure, Wasser für Injektionszwecke.

Anwendungsgebiete
Vitamin-B12-Mangel, der ernährungsmäßig nicht behoben werden kann.
Vitamin-B12-Mangel kann sich in folgenden Krankheitsbildern äußern:
- Hyperchromer makrozytärer Megaloblastenanämie (Perniciosa, Biermer-Anämie, Addison-Anämie; dies sind Reifungsstörungen der roten Blutkörperchen).
- Funikulärer Spinalerkrankung (Rückenmarkschädigung).

Ein labordiagnostisch gesicherter Vitamin-B12-Mangel kann auftreten bei:
- Jahrelanger Mangel- und Fehlernährung (z. B. durch streng vegetarische Kost).
- Malabsorption (ungenügender Aufnahme von Vitamin B12 im Darm) durch

- ungenügende Produktion von Intrinsic factor (ein Eiweiß, das in der Magenschleimhaut gebildet und zur Aufnahme von Vitamin B12 benötigt wird),
- Erkrankungen im Endabschnitt des Ileums (Teil des Dünndarms), z. B. Sprue.
- Fischbandwurmbefall oder
- Blind-loop-Syndrom (Dünndarmstörungen nach Abdominal-Operationen).
- Angeborenen Vitamin-B12-Transportstörungen.

Eigenschaften
Cyanocobalamin wird aus Bakterienkulturen gewonnen und ist damit (im Gegensatz zu Hydroxycobalamin aus Leberextrakten) pflanzlichen Ursprungs.
Zahlreiche Stoffwechselvorgänge im Organismus sind von einer ausreichenden Versorgung mit Vitamin B12 abhängig, insbesondere die Bildung der Erythrozyten im Knochenmark, die Proteinsynthese (Herstellung von DNA und RNA, Wachstum), der Aufbau der Myelinscheiden der Nervenzellen, die zelluläre Entgiftung und der Fettsäure- und Folsäurestoffwechsel.

Dosierung
Zu Beginn der Behandlung wird in den ersten Wochen nach Diagnosestellung 1 ml Vitamin B12 Sanum (entsprechend 1000 µg Cyanocobalamin) zweimal pro Woche verabreicht. Bei nachgewiesener Vitamin B12-Aufnahmestörung im Darm werden anschließend 100 µg Cyanocobalamin einmal im Monat verabreicht. Vitamin B12 Sanum wird in der Regel intramuskulär verabreicht, es kann aber auch langsam intravenös oder subkutan gegeben werden.
Überdosierung: Vergiftungen und Überdosierungserscheinungen sind nicht bekannt.

Nebenwirkungen
In Einzelfällen wurden Hauterscheinungen (Akne sowie ekzematöse und urtikarielle Arzneimittelreaktionen) und Überempfindlichkeitserscheinungen (anaphylaktische bzw. anaphylaktoide Reaktionen) beobachtet.

Nährstoffmangel - Vitamine INTERNA

Gegenanzeigen
Vitamin B12 Sanum darf nicht angewendet werden bei Überempfindlichkeit gegen Vitamin B12 oder gegen einen der anderen Bestandteile.

Ggf. Besonderheiten bei Kindern, Schwangeren, Stillenden
Die empfohlene tägliche Vitamin B12-Zufuhr in Schwangerschaft und Stillzeit beträgt 4 µg. Nach den bisherigen Erfahrungen haben höhere Anwendungsmengen keine nachteiligen Auswirkungen auf das ungeborene Kind. Vitamin B12 geht in die Muttermilch über.

Warnhinweise
Vitamin B12 Sanum enthält Natrium, aber weniger als 1 mmol (23 mg) Natrium pro 1 ml, d. h. es ist nahezu „natriumfrei".

Sonstige Hinweise
Haltbarkeit nach Anbruch: Angebrochene Ampullen sind sets zu verwerfen.

Wechselwirkungen
Aufgrund der Instabilität von Vitamin B12 kann durch Zumischung anderer Arzneistoffe ein Wirkverlust des Vitamins auftreten.

Packungsgrößen und Preise
10 Amp. à 1 ml (PZN 02886143) . Euro 9,60
50 Amp. à 1 ml (PZN 02886166) . Euro 35,05
Apothekenpflichtig.

INTERNA

ADEK
Kapseln hypo-A

Anwendungsgebiete
Vit. A und D tragen zu einer normalen Funktion des Immunsystems und Vit. A zum Erhalt normaler Schleimhäute bei. Vit. K trägt außerdem zu einer normalen Blutgerinnung bei.

Eigenschaften
Hochreines Nahrungsergänzungsmittel mit allen 4 fettlöslichen Vitaminen: Vit. A (als Provitamin A) ,Vit. D3, Vit. E, Vit. K.

Zusammensetzung
Leinöl (kbA-Qualität), 45 mg nat. Vit. E, 1,25 mg Vit. A-Äquivalent, 80 µg Vit. K1, 6 µg Vit. D3, Feuchthaltemittel Glycerin in hypoallergener Gelatinekapsel

Packungsgrößen und Preise
100 Kapseln (PZN 04192350) . . . Euro 44,15

Dr. Jacob's Medical GmbH
Dr. Jacob's Vitamin D3K2 Öl
Tropfen

Nahrungsergänzungsmittel mit den Vitaminen D3 und K2 (all-trans MK-7)

Zusammensetzung
MCT-Öl (mittelkettige Triglyceride aus Kokosöl), Antioxidationsmittel stark tocopherolhaltige Extrakte (Vitamin E natürlichen Ursprungs), Vitamin D3, Vitamin K2 (Menachinon, all-trans MK-7).

640 Tropfen mit je 20 µg (800 I.E.) Vitamin D3 und 20 µg Vitamin K2 (all-trans MK-7).

Weiterführende Informationen
Dr. Jacob's Vitamin D3K2 Öl enthält hochwertiges Vitamin D3 und K2 in Arzneibuch-Qualität. Die Vitamine D3 und K2 arbeiten bei der Einlagerung von Calcium in die Knochen zusammen und tragen so zur Erhaltung normaler Knochen bei, D3 unterstützt die Erhaltung der normalen Muskelfunktion und die normale Funktion des Immunsystems.

Dr. Jacob's Vitamin D3K2 Öl – Die Basis-Versorgung für die ganze Familie

Optimal bioverfügbar und stabil. Herstellung in Deutschland mit Vitamin D3 und K2 aus Europa. Dank Pipette optimal dosierbar für die ganze Familie – auch für Säuglinge. Vegetarisch.

INTERNA
Nährstoffmangel - Vitamine

Das verwendete Vitamin D3 wird durch UV-Licht-Bestrahlung von Wollwachs (Lanolin) gewonnen, das aus Schafswolle von lebenden Tieren stammt. Vitamin D3 aus Lanolin ist die wirksamste und in Studien am besten untersuchte Vitamin-D-Form.

Tipp: Dr. Jacob's Vitamin D3K2 Öl wirkt besonders gut in Kombination mit Dr. Jacob's Basenpulver!

Auch erhältlich:
- Dr. Jacob's Vitamin D3K2 Öl forte (50 µg Vitamin D3 und 50 µg K2 pro Tropfen)
- Dr. Jacob's Vitamin D3 Öl (20 µg Vitamin D3 pro Tropfen)
- Dr. Jacob's Vitamin D3 Öl forte (50 µg D3)
- Dr. Jacob's Vitamin K2 Öl
- Dr. Jacob's Vitamin DEKA Öl (mit natürlichen Tocopherolen und Vitamin A)
- Dr. Jacob's Vitamin K2D3 Öl (50 µg Vitamin K2 und 25 µg D3)

Verzehrempfehlung
Für Erwachsene und Kinder ab 1 Jahr: 1 Tropfen täglich einnehmen (Bei erhöhtem Bedarf bis zu 5 Tropfen). Säuglinge unter 1 Jahr: 1 Tropfen jeden zweiten Tag.

Hinweis
Bei Einnahme von Vitamin-K-Antagonisten (Gerinnungshemmer vom Cumarin-Typ) muss eine Absprache mit dem behandelnden Arzt erfolgen!

Packungsgrößen und Preise
20 ml (640 Tropfen) . . . . Euro 19,95

Biogena GmbH & Co KG
Ester C® Gold
Kapseln

Das Premium-Vitamin C: Magenfreundlich, bessere Aufnahme gegenüber normalem Vitamin C, 24-Stunden-Verbleib im Körper

Zusammensetzung
Calcium-L-ascorbat/L-Threonat , Hydroxypropylmethylcellulose (Kapselhülle), Holunderblüten-Extrakt, Füllstoff: Cellulosepulver, Quercetin, Traubenkern-Extrakt.

Eigenschaften
Hoch dosiertes Nahrungsergänzungsmittel mit nichtsaurer, magenfreundlicher Vitamin-C-Verbindung zur Verbesserung der Vitamin-C-Versorgung sowie mit Trauben-Extrakt und den Bioflavonoiden Quercetin und Rutin. Ester-C® ist eine Kombination aus Vitamin C in der Calciumascorbat-Form und dem natürlichen Vitamin-C-Metaboliten L-Threonat. Durch diesen Vitamin-C-Begleitstoff wird Vitamin C besser aufgenommen und verweilt länger im Körper. Nach dem Reinsubstanzenprinzip. Glutenfrei. Lactosefrei. 100 % vegan. Hypoallergen. Geprüfte Qualität.

Verzehrempfehlung
Täglich 1 Kapsel mit viel Flüssigkeit zu einer Mahlzeit.

Weiterführende Informationen
Weitere Details zum Produkt finden Sie unter biogena.com

Packungsgrößen und Preise
90 Kapseln . . . . Euro 41,90
180 Kapseln . . . . Euro 72,90

biosyn Arzneimittel GmbH
FOLSÄURE biosyn
Tabletten

5,0 mg pro Tablette

Anwendungsgebiete
Therapie von Folsäuremangelzuständen, die diätetisch nicht behoben werden können.

Zusammensetzung
1 Tablette enthält 5,0 mg Folsäure. Sonstige Bestandteile: Lactose-Monohydrat, Talkum, Cellulosepulver, hochdisperses Siliciumdioxid, Magnesiumstearat (Ph. Eur.).

Nährstoffmangel - Vitamine INTERNA

Dosierung
Je nach Bedarf 1 bis 3 Tabletten FOLSÄURE biosyn pro Tag (entsprechend 5 – 15 mg Folsäure) zu den Mahlzeiten mit etwas Flüssigkeit einnehmen.

Gegenanzeigen
Überempfindlichkeit gegen den Wirkstoff oder einen der sonstigen Bestandteile. Der durch Folsäure hervorgerufene Retikulozytenanstieg kann einen Vitamin-B12-Mangel maskieren. Wegen der Gefahr irreversibler neurologischer Störungen ist vor Therapie einer Megaloblasten-Anämie sicherzustellen, dass diese nicht auf einem Vitamin-B12-Mangel beruht.

Wechselwirkungen
Unter antikonvulsiver Therapie kann es zu einer Zunahme der Krampfbereitschaft kommen.

Bei Gabe hoher Dosen kann nicht ausgeschlossen werden, dass sich Folsäure und gleichzeitig verabreichte Folsäureantagonisten wie z. B. Chemotherapeutika (Trimethoprim, Proguanil, Pyrimethamin) und Zytostatika (Methotrexat), gegenseitig in ihrer Wirkung hemmen.

Zusammen mit Fluorouracil verabreicht, können hohe Folsäure-Dosen zu schweren Durchfällen führen.

Chloramphenicol kann das Ansprechen auf die Behandlung mit Folsäure verhindern und sollte deshalb nicht an Patienten mit schweren Folsäuremangelerscheinungen verabreicht werden.

Nebenwirkungen
In Einzelfällen anaphylaktische Reaktionen, z. B. als Erythem, Pruritus, Bronchospasmus, Übelkeit oder anaphylaktischer Schock. Bei sehr hohen Dosen selten gastrointestinale Störungen, Schlafstörungen, Erregung oder Depressionen.

Darreichungsform, Packungsgröße
50 Tabletten (N2), 100 Tabletten (N3).

Packungsgrößen und Preise
50 Tabletten (N2) (PZN (5 mg Folsäure) 18710593) ... Euro 12,84*
100 Tabletten (N3) (PZN (5 mg Folsäure) 16389218) ... Euro 22,87*

*Bitte beachten Sie eine evtl. Preiserhöhung ab 01.01.2024 in der Online-Version der Präparateliste Naturheilkunde.

Apothekenpflichtig.

nutrimmun GmbH

MUCOZINK®
Pulver

siehe Nährstoffmangel - Mikronährstoffe

BerryPharma

rubyni® Acerola
Kapseln

Nahrungsergänzungsmittel mit reiner Acerola und natürlichem Vitamin C.

Inhaltsstoffe
Bio-Acerola-Fruchtpulver aus Acerolakirschen der Sorte Malpighia glabra (gefriergetrocknet, 30% Vitamin C), pflanzliche Kapselhülle aus Hydroxypropylmethylcellulose.

Drei Kapseln enthalten 1.860 mg Bio-Acerola-Pulver, davon 558 mg Vitamin C.

Eigenschaften
Die Acerolakirsche ist eine der stärksten Quellen für natürliches Vitamin C. In diesem Punkt schlägt sie beispielsweise Orangen um Längen. Um diese Kraft der Acerola wussten auch schon die indigenen Völker Mittel- und Südamerikas.

Unsere Acerolafrüchte stammen aus Brasilien. Verwendet werden nur die besten handverlesenen Früchte der Ernte, die direkt vor Ort im bestmöglichen Zustand schonend gefriergetrocknet werden. Somit bleiben alle wertvollen Stoffe der Acerola erhalten.

INTERNA   **Nährstoffmangel - Vitamine**

Anwendungsgebiete
- Natürliches Vitamin C
- Antioxidativ
- Sport Recovery
- Immunsystem

Verzehrempfehlung
Erwachsene nehmen über den Tag verteilt 3 Kapseln unzerkaut und mit ausreichend Flüssigkeit ein. Die empfohlene tägliche Verzehrmenge darf nicht überschritten werden.

Nahrungsergänzungsmittel sollten nicht als Ersatz für eine ausgewogene und abwechslungsreiche Ernährung dienen und ersetzen keine gesunde Lebensweise.

Sonstige Hinweise
rubyni® mit Acerola ist bio-zertifiziert und von Natur aus vegan, laktose- und glutenfrei. Auf Füll- und Konservierungsstoffe wird bewusst verzichtet.

Weiterführende Informationen
www.rubyni.com

Packungsgröße und Preise
Glas mit 90 Kapseln . . . . Euro 19,90

Herstellerangaben
BerryPharma GmbH | Weidboden 1 | 83339 Chieming | www.rubyni.com
Die Familie Philipp, die hinter BerryPharma® steht, hat sich seit Generationen ganz der Verarbeitung qualitativ hochwertiger Beeren und Früchte verschrieben. In den Produkten von BerryPharma® kommen nur natürliche Extrakte und Inhaltsstoffe zum Einsatz, die in ihrer Wirkung durch Studien belegt sind. Eine ideale Ergänzung für die tägliche Ernährung.
SO PURE. SO YOU.

Stand:
17.11.2023

hypo-A

Vit. AE + Lycopin
Kapseln

siehe Augenbeschwerden

Biogena GmbH & Co KG
Vitamin B12 Tropfen
Tropfen

Flüssiges Vitamin B12 in der MHA-Formula: Methylcobalamin (M), Hydroxocobalamin (H) und Adenosylcobalamin (A)

Zusammensetzung
Wasser, Pflaumensaftkonzentrat, Apfelsaftkonzentrat, Schwarzer- Johannisbeersaft-Konzentrat, Säureregulator: Natriumcitrat; Konservierungsstoff: Kaliumsorbat; 5-Desoxyadenosylcobalamin, Hydroxocobalamin, Methylcobalamin.

Eigenschaften
Nahrungsergänzungsmittel mit Vitamin B12 in flüssiger Form mit den drei im Körper natürlicherweise vorkommenden Vitamin-B 12-Verbindungen Methylcobalamin, Hydroxocobalamin und Adenosylcobalamin. Geeignet zur gezielten Zufuhr von Vitamin B12 bei vegetarischer und veganer Ernährung. Nach dem Reinsubstanzenprinzip. Glutenfrei. Lactosefrei. 100 % vegan. Hypoallergen. Geprüfte Qualität.

Verzehrempfehlung
Täglich 1/2 Pipette (0,5 ml; 500 μg Vitamin B12) außerhalb der Mahlzeiten verzehren. Mit der Zunge im Mundbereich verteilen. Vor Gebrauch schütteln.

Weiterführende Informationen
Weitere Details zum Produkt finden Sie unter biogena.com

Packungsgrößen und Preise
25 ml . . . . Euro 23,90

Biogena GmbH & Co KG
Vitamin D3 15.000
Kapseln

Vitamin D3 in hoher Dosierung für den Verzehr einmal pro Woche

273

Ohrenbeschwerden - Schmerzen und Entzündung INTERNA

Zusammensetzung
Magnesiumoxid, Cholecalciferol, Hydroxypropylmethylcellulose (Kapselhülle).

Eigenschaften
Hoch dosiertes Vitamin D3 plus Magnesium. Eine Kapsel des Nahrungsergänzungsmittels enthält 15.000 I.E. (Internationale Einheiten) Vitamin D 3 als wöchentliche Verzehrmenge. Dies entspricht einer täglichen Aufnahme von 53,6 µg (2143 I.E.) Vitamin D und 56,6 mg Magnesium. Nach dem Reinsubstanzenprinzip. Glutenfrei. Lactosefrei. Fructosefrei. 100 % vegetarisch. Hypoallergen. Geprüfte Qualität.

Verzehrempfehlung
Jeden 7. Tag 1 Kapsel mit viel Flüssigkeit zu einer Mahlzeit verzehren. Nicht für Kinder unter 11 Jahren geeignet. Magnesium kann abführendwirken.

Weiterführende Informationen
Weitere Details zum Produkt finden Sie unter biogena.com

Packungsgrößen und Preise
120 Kapseln . . . . Euro 32,90

Biogena GmbH & Co KG
Vitamin D3 & K2
Kapseln

siehe Knochenschwund

Biogena GmbH & Co KG
Vitamin D3 Tropfen
Tropfen

Vitamin D3 in praktischer Tropfenform zur noch einfacheren Anwendung

Zusammensetzung
Sonnenblumenöl (Helianthus annuus), Cholecalciferol.

Eigenschaften
Nahrungsergänzungsmittel mit Vitamin D3 in flüssiger Form mit Sonnenblumenöl, ohne mittelkettige Triglyceride aus Palmöl. Ein einziger Tropfen enthält 25 µg (1000 I.E.). Vitamin D unterstützt die normale Funktion des Immunsystems, ist wichtig für die Muskelfunktion, für die Knochen und für die Aufrechterhaltung normaler Calciumspiegel im Blut. Nach dem Reinsubstanzenprinzip. Glutenfrei. Lactosefrei. Fructosefrei. 100 % vegetarisch. Geprüfte Qualität.

Verzehrempfehlung
Täglich 1-2 Tropfen zu einer Mahlzeit verzehren.

Weiterführende Informationen
Weitere Details zum Produkt finden Sie unter biogena.com

Packungsgrößen und Preise
25 ml . . . . Euro 19,90

INTERNA
(Ohrenbeschwerden - Schmerzen und Entzündung)

Pflüger
Otofren®
Tabletten

Zusammensetzung
1 Tablette enthält arzneilich wirksame Bestandteile: Aconitum napellus Trit. D 4 25,00 mg, Arsenum iodatum Trit. D 6 25,00 mg, Aurum metallicum Trit. D 4 25,00 mg, Graphites Trit. D 4 25,00 mg, Hepar sulfuris calcarea Trit. D 3 50,00 mg, Phytolacca americana Trit. D 3 50,00 mg, Thuja occidentalis Trit. D 3 25,00 mg, Viola odorata Trit. D 3 25,00 mg.

INTERNA — Ohrenbeschwerden - Schmerzen und Entzündung

Anwendungsgebiete
Die Anwendungsgebiete leiten sich von den homöopathischen Arzneimittelbildern ab. Dazu gehören: akute und chronische Mittelohrentzündung (Otitis media).

Gegenanzeigen
Bei Schilddrüsenerkrankungen nicht ohne ärztlichen Rat anwenden.

Nebenwirkungen
Bei der Anwendung eines homöopathischen Arzneimittels können sich die vorhandenen Beschwerden vorübergehend verschlimmern (Erstverschlimmerung). In diesem Fall sollten Sie das Arzneimittel absetzen und Ihren Arzt befragen. Wenn Sie Nebenwirkungen beobachten, teilen Sie diese bitte Ihrem Arzt oder Apotheker mit.

Wechselwirkungen
Keine bekannt. Allgemeiner Hinweis: Die Wirkung eines homöopathischen Arzneimittels kann durch allgemein schädigende Faktoren in der Lebensweise und durch Reiz- und Genussmittel ungünstig beeinflusst werden. Falls Sie sonstige Arzneimittel einnehmen, fragen Sie Ihren Arzt.

Warnhinweise
Dieses Arzneimittel enthält Lactose. Bitte nehmen Sie Otofren daher erst nach Rücksprache mit Ihrem Arzt oder Therapeuten ein, wenn Ihnen bekannt ist, dass Sie unter einer Unverträglichkeit gegenüber bestimmten Zuckern leiden. Da keine ausreichend dokumentierten Erfahrungen zur Anwendung in der Schwangerschaft und Stillzeit vorliegen, sollte das Arzneimittel nur nach Rücksprache mit dem Arzt angewendet werden.

Dosierung
Soweit nicht anders verordnet, bei akuten Zuständen alle halbe bis ganze Stunde, höchstens 12-mal täglich, 1 Tablette einnehmen. Bei chronischen Verlaufsformen 1 – 3-mal täglich 1 Tablette einnehmen. Säuglinge bis zum 1. Lebensjahr erhalten nach Rücksprache mit einem Arzt nicht mehr als ein Drittel der Erwachsenendosis, Kleinkinder bis zum 6. Lebensjahr erhalten nicht mehr als die Hälfte, Kinder zwischen dem 6. und 12. Lebensjahr erhalten nicht mehr als zwei Drittel der Erwachsenendosis. Bei Säuglingen und Kleinkindern sind die Tabletten vor der Einnahme in etwas Wasser aufzulösen.

Hinweis:
Bei anhaltenden pochenden Schmerzen mit Fieber über 39°C und Schläfrigkeit, Hörverlust oder laufenden Ohren sollte ein Arzt aufgesucht werden, da es sich um Erkrankungen handeln kann, die einer ärztlichen Abklärung bedürfen.

Packungsgrößen und Preise
100 Tabletten (PZN 00201388) . . . Euro 13,90
Apothekenpflichtig.

Weber & Weber
Otovowen®
Mischung

Zusammensetzung
Wirkstoffe: 10 ml enth.: Aconitum napellus Dil. D6 0,075 ml; Capsicum annuum Dil. D4 0,075 ml; Chamomilla recutita ∅ 0,225 ml; Echinacea purpurea ∅ 0,75 ml; Hydrargyrum bicyanatum Dil. D6 0,075 ml; Hydrastis canadensis Dil. D4 0,075 ml; Iodum Dil. D4 0,075 ml; Natrium tetraboracicum Dil. D4 0,075 ml; Sambucus nigra ∅ 0,225 ml; Sanguinaria canadensis ∅ 0,075 ml. Sonst. Bestandteil: Ethanol 43 % (m/m).

Anwendungsgebiete
Die Anwendungsgebiete leiten sich von den homöopath. Arzneimittelbildern ab. Dazu gehört: Besserung der Beschwerden bei Mittelohrentzündung, Schnupfen.

Gegenanzeigen
Überempfindlichkeit gg. einen der Wirk- oder Hilfsstoffe oder gg. Korbblütler. Aus grundsätzlichen Erwägungen darf Otovowen® nicht an-

Parasiten

INTERNA

gewendet werden bei fortschreitenden Systemerkrankungen wie Tuberkulose, Leukämie und Leukämie-ähnl. Erkrank., entzündlichen Erkrank. des Bindegewebes (Kollagenosen), Autoimmunerkrank., Multipler Sklerose, AIDS-Erkrank., HIV-Infektion oder anderen chron. Viruserkrank.

Nebenwirkungen
In Einzelfällen können Überempfindlichkeitsreaktionen auftreten. Für Arzneimittel mit Zubereitungen aus Sonnenhut wurden Hautausschlag, Juckreiz, selten Gesichtsschwellung, Atemnot, Schwindel und Blutdruckabfall beobachtet.

Sonstige Hinweise
Enthält 53 Vol.-% Alkohol.

Dosierung und Art der Anwendung
Bei **akuten Zuständen** alle halbe bis ganze Std., höchstens 12x tgl., bei **chron.** Verlaufsformen 1-3x tgl., die folgenden Einzeldosen einnehmen: **Erw.** 12 – 15 Tr., **Kdr.** zwischen 6 – 12 J. 5 – 10 Tr., **Kleinkdr. bis zum 6. Lebensj.** 4 – 7 Tr., **Säuglinge bis zum 1. Lebensj.** nach Einholung von med. Rat 2 – 4 Tr.

Infekte im Nasen- und Rachenraum können insbesondere bei Kindern leicht auf das Mittelohr übergreifen. Otovowen® sollte daher frühzeitig bei ersten Anzeichen eines Infektes der oberen Luftwege eingenommen werden. Die Therapie sollte fortgesetzt werden bis alle Symptome abgeklungen sind.

Dauer der Anwend.: Otovowen® sollte nicht länger als 8 Wo. eingenommen werden.

Packungsgrößen und Preise
30 ml (PZN 00753484) .... Euro 14,95
50 ml (PZN 00753490) .... Euro 20,96
Apothekenpflichtig.

Hinweis
siehe auch VoWen®-T Tabletten (registriertes homöopath. Arzneimittel ohne Angabe einer therap. Indikation; auf gleicher Wirkstoffbasis)

INTERNA
(Parasiten)

NutraMedix Deutschland
Banderol NutraMedix Tropfen

siehe Infektionen

Wellnest Pflanzenkraft
ClarkIntest Konzentrat nach Hulda Clark
Tropfen

Zusammensetzung
Kräuterbitter-Konzentrat aus Auszügen von Schwarzwalnuss, Wermut*, Gewürznelke*, Olivenblatt, Kräutern, Gewürzen, Bio-Alkohol 32 % Vol. (*kbA)

Anwendungsgebiete
ClarkIntest Konzentrat nach Hulda Clark basiert auf den „3 großen Wurmtreibern" Schwarzwalnuss, Wermut und Gewürznelke, den Originalzutaten von Dr. Clarks bekannter Parasitenkur. Diese bewährte Rezeptur wurde um Papaya- und Olivenblatt, Ingwer, Lapacho, Neem und Chin. Enzian ergänzt. Die Einnahme empfiehlt sich bei Verdauungsbeschwerden (vor allem Blähungen, Durchfall, Verstopfung), die von Pilzen, Würmern und anderen Darmparasiten verursacht werden, insbesondere dem Hefepilz Candida albicans.

Eigenschaften
Die enthaltenen Pflanzenstoffe entziehen unerwünschten Darmbewohnern den Nährboden, woraufhin Dünn- und Dickdarm eine nachhaltige Entlastung erfahren. Verdauungsstörungen lassen nach, die Verdauung beginnt sich zu normalisieren. Abwehrkräfte und Immunabwehr stabilisieren sich. Im Idealfall erfolgt die Einnahme zusammen mit Chlorella-Algen. Sie verschmelzen wie ein saugstarker Schwamm mit parasitären Ausscheidungen und Stoffwechselprodukten sowie bereits vorhandenen

INJEKTIONEN — Psychische Erkrankungen, Depressionen

Schadstoffen zu stabilen Einheiten, so dass diese über die Verdauung ausgeschieden werden können.

Dosierung
Gemäß beiliegendem Einnahmeplan. Für die eigeninitiative Einnahme sind täglich zwei- bis dreimal 5-10 Tropfen mit ausreichend Flüssigkeit ideal.

Nebenwirkungen
Keine bekannt.

Wechselwirkungen
Anwendung ist auch bei akuten Infektionen und Candidosen verträglich.

Warnhinweise
Enthält Alkohol (32 % Vol.)

Ggf. Besonderheiten bei Kindern, Schwangeren, Stillenden
In der Schwangerschaft und Stillzeit nicht einnehmen.

Sonstige Hinweise
Außerhalb der Reichweite von Kindern sowie trocken, licht- und wärmegeschützt lagern.

Weiterführende Informationen
Wellnest ClarkIntest Konzentrat wird schonend nach überlieferter Handwerkstradition von einer heimischen Manufaktur in einem zweimonatigen Kaltauszug bei Raumtemperatur hergestellt. Für die Extraktion der wertvollen Pflanzenstoffe verwenden wir ausschließlich Bio-Alkohol und mit Aktivkohle gereinigtes und energetisiertes Wasser.
Die Ur-Tinktur bildet das pflanzliche Wirkstoff-Spektrum in konzentrierter Form vollständig ab und enthält somit ein Höchstmaß sekundärer Pflanzenstoffe und ätherischer Öle. Gelöst werden sie vom Körper unmittelbar verwertet.

Packungsgrößen und Preise
100ml (PZN 8458595) .... Euro 34,90

NutraMedix Deutschland
Nutra-BRL NutraMedix Tropfen

siehe Infektionen

NutraMedix Deutschland
Samento NutraMedix Tropfen

siehe Immunsystemerkrankungen und -schwäche

NutraMedix Deutschland
Serrapeptase NutraMedix Kapseln

siehe Entzündungen

INJEKTIONEN
(Psychische Erkrankungen, Depressionen)

Sanum-Kehlbeck
Mucedokehl® D5
Injektionslösung

Wirkstoff: Mucor mucedo e volumine mycelii (lyophil., steril.) Dil. D5 aquos.

Zusammensetzung
1 Ampulle zu 1 ml enthält: Wirkstoff: 1 ml Mucor mucedo e volumine mycelii (lyophil., steril.) Dil. D5 aquos. nach Vorschrift 5b HAB.

Anwendungsgebiete
Erfahrungsgemäß unterstützend angewendet bei:

– neurovegetativem Syndrom, Dysfunktionen im limbischen System
– Angst, Depressionen
– Atemwegserkrankungen, Sinusitis, Tonsillitis, Sinubronchitis
– Otitis, Lymphostase
– Schilddrüsenfunktionsstörung.

Psychische Erkrankungen, Depressionen — INJEKTIONEN

Eigenschaften
Mucedokehl® wird aus Mucor mucedo gewonnen und besonders eingesetzt bei allen Störungen, die im Zusammenhang stehen mit dem Neurovegetativum.

Gegenanzeigen
Nicht anwenden bei:
- bekannter Überempfindlichkeit gegenüber Schimmelpilzen (Mucor mucedo)
- Autoimmunerkrankungen
- Kindern unter 12 Jahren
- Schwangerschaft und Stillzeit.

Vorsichtsmaßnahmen
Keine bekannt.

Warnhinweise
Keine bekannt.

Wechselwirkungen
Immunsuppressiv wirkende Arzneimittel können die Wirksamkeit von Mucedokehl® D5 beeinträchtigen. Vor und nach der Behandlung mit oral verabreichten Lebendimpfstoffen ist ein Abstand von 4 Wochen einzuhalten.

Nebenwirkungen
Aufgrund des Gehaltes von Mucedokehl® D5 an spezifischen organischen Bestandteilen können Überempfindlichkeitsreaktionen, hauptsächlich in Form von Hautreaktionen, auftreten und eine Allergie gegen den Bestandteil Mucor mucedo ausgelöst werden. Das Arzneimittel ist dann abzusetzen und ein Arzt aufzusuchen.

Dosierung
2-mal wöchentlich 1 ml entweder i.m., i.v. oder s.c. injizieren. Nach längstens 4 Wochen Therapiedauer sollte Mucedokehl® D5 abgesetzt werden.

Packungsgrößen und Preise
 1 Amp. à 1 ml (PZN 03483766)   Euro   7,50
10 Amp. à 1 ml (PZN 03483772)   Euro 52,00
50 Amp. à 1 ml (PZN 03483789)   Euro 219,20
Apothekenpflichtig.

Muscarsan® D6
Sanum-Kehlbeck
Injektionslösung
Wirkstoff: Amanita muscaria e thallo D6 Dil.

Zusammensetzung
Der Wirkstoff ist: 1 ml flüssige Verdünnung zur Injektion enthalten: 1 ml Amanita muscaria e thallo D6 Dil. (Lsg. D1 mit Ethanol 62 % (m/m) nach HAB, Vorschrift 3a).

Anwendungsgebiete
Erfahrungsgemäß unterstützend angewendet bei:

- unterstützend bei der Entwöhnung nach Medikamenten-, Nahrungsmittel- oder Genussmittel-Missbrauch
- Süchten
- Überregungs- und Erschöpfungszuständen
- Migräne
- Gefäßspasmen
- spastischen Zuständen in Muskeln und Organen

Eigenschaften
Der Fliegenpilz (Amanita muscaria) ist wegen seines charakteristischen Aussehens und seiner Giftigkeit allgemein bekannt. Die nach dem Genuss des getrockneten Pilzes auftretenden Symptome ähneln denen, die wir heute nach Drogenmissbrauch kennen. Heute wird Amanita muscaria nur in der Homöopathie therapeutisch angewandt, wobei der Anwendungsbereich verhältnismäßig groß ist. Hauptsächlich zu nennen sind die zerebralen und nervösen Übererregungs- und Erschöpfungszustände, Kopfschmerzen bei Schülern und Studenten, zerebrale Durchblutungsstörungen, Vertigo, rauschartige und ekstatische Zustände, Delirium tremens, spastische Zustände in allen Muskeln und Organen, Migräne, Gefäßspasmen, nervöse Störungen des Verdauungskanals, Gastralgien, Meteorismus, chronische Gärungsdyspepsie, Genussmittelschäden durch Kaffee und Nikotin, Alkoholismus sowie Drogen- und Tablettenmissbrauch.

INJEKTIONEN   **Psychische Erkrankungen, Depressionen**

Dosierung
Bei akuten Zuständen Erwachsenen und Jugendlichen ab 12 Jahren 1 - 2 ml bis zu 3-mal täglich s. c. injizieren. Bei chronischen Verlaufsformen Erwachsenen und Jugendlichen ab 12 Jahren 1 - 2 ml pro Tag s. c. injizieren.
Muscarsan® D6 enthält Natrium, aber weniger als 1 mmol (23 mg) Natrium pro 1 ml, d.h., es ist nahezu „natriumfrei".

Nebenwirkungen
Keine bekannt.

Gegenanzeigen
Muscarsan® D6 darf nicht angewendet werden, wenn Sie allergisch gegen Amanita muscaria sind.

Ggf. Besonderheiten bei Kindern, Schwangeren, Stillenden
Da keine ausreichend dokumentierten Erfahrungen zur Anwendung in der Schwangerschaft und Stillzeit vorliegen, sollte das Arzneimittel nur nach Rücksprache mit dem Arzt angewendet werden.
Zur Anwendung dieses Arzneimittels bei Kindern liegen keine ausreichend dokumentierten Erfahrungen vor. Es soll deshalb bei Kindern unter 12 Jahren nicht angewendet werden.

Wechselwirkungen
Keine bekannt.

Packungsgrößen und Preise
10 Amp. à 1 ml (PZN 04261269) . Euro 14,30
50 Amp. à 1 ml (PZN 04261275) . Euro 55,70
Apothekenpflichtig.

Pflüger
Nervoregin® comp. H Pflüger
Ampullen

Zusammensetzung
1 Ampulle zu 5 ml enthält:
Wirkstoffe:
Amanita muscaria Dil. D 6 0,10 ml, Asa foetida Dil. D 5 0,35 ml Strychnos ignatii Dil. D 6 2,00 ml, Valeriana officinalis Dil. D3 0,10 ml, Zincum isovalerianicum Dil. D 8 0,65 ml

Anwendungsgebiet
Das Anwendungsgebiet leitet sich von den homöopathischen Arzneimittelbildern ab.
Dazu gehören: Nervöse Verstimmungszustände.

Warnhinweise
Was müssen Sie in der Schwangerschaft und Stillzeit berücksichtigen? Fragen Sie vor der Anwendung von allen Arzneimitteln Ihren Arzt um Rat. Zur Anwendung dieses Arzneimittels bei Kindern liegen keine ausreichenden Erfahrungen vor. Es soll deshalb bei Kindern unter 12 Jahren nicht angewendet werden.

Nebenwirkungen
Keine bekannt.
Hinweis: Bei der Anwendung eines homöopathischen Arzneimittels können sich die vorhandenen Beschwerden vorübergehend verschlimmern (Erstverschlimmerung). In diesem Fall sollten Sie das Arzneimittel absetzen und Ihren Arzt befragen.
Wenn Sie Nebenwirkungen bemerken, wenden Sie sich an Ihren Arzt oder Apotheker. Dies gilt auch für Neben- wirkungen, die nicht in dieser Packungsbeilage angegeben sind.

Dosierung
Die folgenden Angaben gelten für Erwachsene und Jugend- liche ab 12 Jahren, soweit das Arzneimittel nicht anders verordnet wurde:
Bei akuten Zuständen 1 mal täglich 1 - 2 ml intravenös, intramuskulär oder subcutan injizieren. Eine über eine Woche hinausgehende Anwendung sollte nur nach Rücksprache mit einem homöopathisch erfahrenen Therapeuten erfolgen.
Bei chronischen Verlaufsformen 2 - 3 mal wöchentlich 1 - 2 ml intravenös, intramuskulär oder subcutan injizieren.
Bei Besserung der Beschwerden ist die Häufigkeit der Anwendung zu reduzieren.

Psychische Erkrankungen, Depressionen INTERNA

Angebrochene Ampullen dürfen nicht aufbewahrt und zu einem späteren Zeitpunkt verwendet werden, da die Sterilität der Injektionslösung nicht mehr gewährleistet ist.

Packungsgrößen und Preise
Ampulle zu 5 ml (PZN
  10 Stück 03678665) ... Euro 24,80
Ampulle zu 2 ml (PZN
  50 Stück 03679601) ... Euro 91,90
Apothekenpflichtig.

INTERNA

NutraMedix Deutschland
Adrenal NutraMedix Tropfen
siehe Erschöpfung und Müdigkeit

Biogena GmbH & Co KG
Ashwagandha Formula
Kapseln

siehe Stress, Unruhe und Schlafstörungen

MensSana AG
B12 lingua MensSana
Tabletten

siehe Nährstoffmangel

Weber & Weber
Echtronerval®
Mischung

Zusammensetzung
Wirkstoffe: 10 ml enth.: Avena sativa Ø 1 ml; Crocus sativus Dil. D2 0,24 ml; Gelsemium sempervirens Dil. D3 0,3 ml; Hypericum perforatum Ø 0,2 ml; Myristica fragrans Dil. D3 0,3 ml; Passiflora incarnata Ø 1 ml. Sonst. Bestandteil: Ethanol 43 % (m/m).

Anwendungsgebiete
Die Anwendungsgebiete leiten sich von den homöopath. Arzneimittelbildern ab. Dazu gehört: Besserung der Beschwerden bei nervösen Störungen.

Gegenanzeigen
Keine bekannt.

Nebenwirkungen
Keine bekannt.

Sonstige Hinweise
Enthält 55 Vol.-% Alkohol.

Dosierung und Art der Anwendung
Bei **akuten Zuständen** alle halbe bis ganze Std., höchstens 6x tgl., je 5 Tr. einnehmen. Eine über 1 Wo. hinausgehende Anwend. sollte nur nach Rücksprache mit einem homöopath. erfahrenen Therapeuten erfolgen. Bei **chron. Verlaufsformen** 1-3x tgl. je 5 Tr. einnehmen. Bei Besserung der Beschwerden ist die Häufigkeit der Einnahme zu reduzieren.

Packungsgrößen und Preise
50 ml (PZN 03300085) .... Euro 16,77
Apothekenpflichtig.

Biogena GmbH & Co KG
Griffonia 50 Serolution®
Kapseln

Mit natürlichem 5-HTP aus der Griffonia-Pflanze, B-Vitaminen sowie der Aminosäure L-Phenylalanin

Zusammensetzung
Füllstoff: Cellulosepulver, Griffonia-simplicifolia Extrakt (daraus 5-Hydroxytryptophan), Hydroxypropylmethylcellulose (Kapselhülle), Phosphatidylcholin aus Raps-Lecithin, L-Phenylalanin, Nicotinamid, Calcium-D-pantothenat, Pyridoxinhydrochlorid, Thiaminmononitrat, Riboflavin, Folsäure, D-Biotin, Hydroxocobalamin.

INTERNA — Psychische Erkrankungen, Depressionen

Eigenschaften
Nahrungsergänzungsmittel, das Psyche und Nerven in Belastungssituationen unterstützt, mit B-Vitaminen, den Aminosäuren 5-Hydroxytryptophan (Griffonia simplicifolia) und L-Phenylalanin sowie Phosphatidylcholin. Die Vitamine B1, B6, B12, Niacin und Biotin spielen eine Rolle bei der Funktion von Nervensystem und Psyche. 5- Hydroxytryptophan ist die Vorstufe des Neurotransmitters Serotonin, L-Phenylalanin die Vorstufe von Noradrenalin. Nach dem Reinsubstanzenprinzip. Glutenfrei. Lactosefrei. 100 % vegan. Geprüfte Qualität.

Verzehrempfehlung
Täglich 2 x 1 Kapsel mit viel Flüssigkeit verzehren. Sollten Sie Antidepressiva einnehmen, wenden Sie sich vor Verzehr von Griffonia 50 Serolution® an Ihren Arzt bzw. Ihre Ärztin. Nur für Erwachsene geeignet.

Weiterführende Informationen
Weitere Details zum Produkt finden Sie unter biogena.com

Packungsgrößen und Preise
60 Kapseln .... Euro 51,90
180 Kapseln .... Euro 133,90

hypo-A
Lipon plus
Kapseln

siehe Nährstoffmangel - Mikronährstoffe

Sanum-Kehlbeck
Mucedokehl® D3
Zäpfchen

Wirkstoff: Mucor mucedo e volumine mycelii (lyophil., steril.) Trit. D3

Zusammensetzung
1 Zäpfchen enthält: Wirkstoff: 0,2 g Mucor mucedo e volumine mycelii (lyophil., steril.) Trit. D3 nach Vorschrift 6 HAB.
Sonstiger Bestandteil: Hartfett.

Anwendungsgebiete
Erfahrungsgemäß unterstützend angewendet bei:
– neurovegetativem Syndrom, Dysfunktionen im limbischen System
– Angst, Depressionen
– Atemwegserkrankungen, Sinusitis, Tonsillitis, Sinubronchitis
– Otitis, Lymphostase
– Schilddrüsenfunktionsstörung.

Eigenschaften
Mucedokehl® wird aus Mucor mucedo gewonnen und besonders eingesetzt bei allen Störungen, die im Zusammenhang stehen mit dem Neurovegetativum.

Nebenwirkungen
Aufgrund des Gehaltes von Mucedokehl® D3 an spezifischen organischen Bestandteilen können Überempfindlichkeitsreaktionen, hauptsächlich in Form von Hautreaktionen, auftreten und eine Allergie gegen den Bestandteil Mucor mucedo ausgelöst werden. Das Arzneimittel ist dann abzusetzen und ein Arzt aufzusuchen.

Gegenanzeigen
Nicht anwenden bei:
– bekannter Überempfindlichkeit gegenüber Schimmelpilzen (Mucor mucedo)
– Autoimmunerkrankungen
– Kindern unter 12 Jahren
– Schwangerschaft und Stillzeit.

Vorsichtsmaßnahmen
Keine bekannt.

Warnhinweise
Keine bekannt.

Wechselwirkungen
Immunsuppressiv wirkende Arzneimittel können die Wirksamkeit von Mucedokehl® D3 beeinträchtigen. Vor und nach der Behandlung mit oral verabreichten Lebendimpfstoffen ist ein Abstand von 4 Wochen einzuhalten.

Psychische Erkrankungen, Depressionen INTERNA

Dosierung
1-mal täglich 1 Zäpfchen vor dem Schlafengehen in den After einführen. Nach längstens 4 Wochen Therapiedauer sollte Mucedokehl® D3 abgesetzt werden.

Sonstige Hinweise
Enthält Lactose.

Packungsgrößen und Preise
(PZN
10 Zäpfchen 03685665) .... Euro 16,85
10-mal 10 (PZN
Zäpfchen 03685671) .... Euro 139,00
Apothekenpflichtig.

Sanum-Kehlbeck
Mucedokehl® D4
Hartkapseln

Wirkstoff: Mucor mucedo e volumine mycelii (lyophil., steril.) Trit. D4

Zusammensetzung
1 Hartkapsel enthält: Wirkstoff: 330 mg Mucor mucedo e volumine mycelii (lyophil., steril.) Trit. D4 nach Vorschrift 6 HAB.

Hartkapselhülle: Hypromellose (HPMC).

Anwendungsgebiete
Erfahrungsgemäß unterstützend angewendet bei:
– neurovegetativem Syndrom, Dysfunktionen im limbischen System
– Angst, Depressionen
– Atemwegserkrankungen, Sinusitis, Tonsillitis, Sinubronchitis
– Otitis, Lymphostase
– Schilddrüsenfunktionsstörung.

Eigenschaften
Mucedokehl® wird aus Mucor mucedo gewonnen und besonders eingesetzt bei allen Störungen, die im Zusammenhang stehen mit dem Neurovegetativum.

Gegenanzeigen
Nicht anwenden bei:
– bekannter Überempfindlichkeit gegenüber Schimmelpilzen (Mucor mucedo)
– Autoimmunerkrankungen
– Kindern unter 12 Jahren
– Schwangerschaft und Stillzeit.

Vorsichtsmaßnahmen
Keine bekannt.

Warnhinweise
Keine bekannt.

Nebenwirkungen
Aufgrund des Gehaltes von Mucedokehl® D4 an spezifischen organischen Bestandteilen können Überempfindlichkeitsreaktionen, hauptsächlich in Form von Hautreaktionen, auftreten und eine Allergie gegen den Bestandteil Mucor mucedo ausgelöst werden. Das Arzneimittel ist dann abzusetzen und ein Arzt aufzusuchen.

Dosierung
Bei akuten Zuständen 1 – 3-mal täglich je 1 Hartkapsel vor den Mahlzeiten mit ausreichend Flüssigkeit einnehmen.

Bei chronischen Verlaufsformen 1 – 3-mal täglich je 1 Hartkapsel einnehmen. Nach längstens 4 Wochen Therapiedauer sollte Mucedokehl® D4 abgesetzt werden.

Sonstige Hinweise
Enthält Lactose. Bitte nehmen Sie Mucedokehl® D4 daher erst nach Rücksprache mit Ihrem Arzt ein, wenn Ihnen bekannt ist, dass Sie unter einer Unverträglichkeit gegenüber bestimmten Zuckern leiden.

Wechselwirkungen
Immunsuppressiv wirkende Arzneimittel können die Wirksamkeit von Mucedokehl® D4 beeinträchtigen. Vor und nach der Behandlung mit oral verabreichten Lebendimpfstoffen ist ein Abstand von 4 Wochen einzuhalten.

INTERNA — Psychische Erkrankungen, Depressionen

Packungsgrößen und Preise
(PZN
20 Kapseln 04693000) .... Euro 31,15
10-mal 20 (PZN
Kapseln 04693017) .... Euro 273,60
Apothekenpflichtig.

Sanum-Kehlbeck
Mucedokehl® D5
Tropfen

Wirkstoff: Mucor mucedo e volumine mycelii (lyophil., steril.) Dil. D5

Zusammensetzung
10 ml flüssige Verdünnung enthalten: Wirkstoff: 10 ml Mucor mucedo e volumine mycelii (lyophil., steril.) Dil. D5 nach Vorschrift 5a HAB, Lsg. D1 mit gereinigtem Wasser.

Anwendungsgebiete
Erfahrungsgemäß unterstützend angewendet bei:
- neurovegetativem Syndrom, Dysfunktionen im limbischen System
- Angst, Depressionen
- Atemwegserkrankungen, Sinusitis, Tonsillitis, Sinubronchitis
- Otitis, Lymphostase
- Schilddrüsenfunktionsstörung.

Eigenschaften
Mucedokehl® wird aus Mucor mucedo gewonnen und besonders eingesetzt bei allen Störungen, die im Zusammenhang stehen mit dem Neurovegetativum.

Gegenanzeigen
Nicht anwenden bei:
- bekannter Überempfindlichkeit gegenüber Schimmelpilzen (Mucor mucedo)
- Autoimmunerkrankungen
- Kindern unter 12 Jahren
- Schwangerschaft und Stillzeit.

Vorsichtsmaßnahmen
Keine bekannt.

Warnhinweise
Keine bekannt.

Wechselwirkungen
Immunsuppressiv wirkende Arzneimittel können die Wirksamkeit von Mucedokehl® D5 beeinträchtigen. Vor und nach der Behandlung mit oral verabreichten Lebendimpfstoffen ist ein Abstand von 4 Wochen einzuhalten.

Nebenwirkungen
Aufgrund des Gehaltes von Mucedokehl® D5 an spezifischen organischen Bestandteilen können Überempfindlichkeitsreaktionen, hauptsächlich in Form von Hautreaktionen, auftreten und eine Allergie gegen den Bestandteil Mucor mucedo ausgelöst werden. Das Arzneimittel ist dann abzusetzen und ein Arzt aufzusuchen.

Dosierung
Zum Einnehmen: Einmal täglich 8 Tropfen vor einer Mahlzeit.

Zum Einreiben in die Haut: Zweimal wöchentlich 5 - 10 Tropfen in die Ellenbeuge einreiben.

Nach längstens 4 Wochen Therapiedauer sollte Mucedokehl® D5 abgesetzt werden.

Packungsgrößen und Preise
10 ml (PZN 03483795) .. Euro 13,40
10-mal 10 ml (PZN 03483803) .. Euro 102,65
Apothekenpflichtig.

Sanum-Kehlbeck
Muscarsan® D6
Tabletten

Wirkstoff: Amanita muscaria e thallo Trit. D6

Zusammensetzung
1 Tablette enthält: Wirkstoff: 250 mg Amanita muscaria e thallo Trit. D6 (HAB, Vorschriften 3a mit Ethanol 62 % (m/m), 7 mit Lactose, 6 mit Lactose). Sonstige Bestandteile: Kartoffelstärke, Magnesiumstearat.

Psychische Erkrankungen, Depressionen — INTERNA

Anwendungsgebiete
Erfahrungsgemäß unterstützend angewendet bei:
- unterstützend bei der Entwöhnung nach Medikamenten-, Nahrungsmittel- oder Genussmittel-Missbrauch
- Süchten
- Überregungs- und Erschöpfungszuständen
- Migräne
- Gefäßspasmen
- spastischen Zuständen in Muskeln und Organen

Eigenschaften
Der Fliegenpilz (Amanita muscaria) ist wegen seines charakteristischen Aussehens und seiner Giftigkeit allgemein bekannt. Die nach dem Genuss des getrockneten Pilzes auftretenden Symptome ähneln denen, die wir heute nach Drogenmissbrauch kennen. Heute wird Amanita muscaria nur in der Homöopathie therapeutisch angewandt, wobei der Anwendungsbereich verhältnismäßig groß ist. Hauptsächlich zu nennen sind die zerebralen und nervösen Übererregungs- und Erschöpfungszustände, Kopfschmerzen bei Schülern und Studenten, zerebrale Durchblutungsstörungen, Vertigo, rauschartige und ekstatische Zustände, Delirium tremens, spastische Zustände in allen Muskeln und Organen, Migräne, Gefäßspasmen, nervöse Störungen des Verdauungskanals, Gastralgien, Meteorismus, chronische Gärungsdyspepsie, Genussmittelschäden durch Kaffee und Nikotin, Alkoholismus sowie Drogen- und Tablettenmissbrauch.

Dosierung
Bei akuten Zuständen alle halbe bis ganze Stunde, höchstens 6-mal täglich, je 1 Tablette einnehmen. Bei chronischen Verlaufsformen 1 – 3-mal täglich 1 Tablette einnehmen.

Gegenanzeigen
Nicht anwenden bei Überempfindlichkeit gegenüber Amanita muscaria.

Ggf. Besonderheiten bei Kindern, Schwangeren, Stillenden
Da keine ausreichend dokumentierten Erfahrungen zur Anwendung in der Schwangerschaft und Stillzeit vorliegen, sollte das Arzneimittel nur nach Rücksprache mit dem Arzt angewendet werden.

Zur Anwendung dieses Arzneimittels bei Kindern liegen keine ausreichend dokumentierten Erfahrungen vor. Es soll deshalb bei Kindern unter 12 Jahren nicht angewendet werden.

Warnhinweise
Enthält Lactose. Bitte nehmen Sie Muscarsan® D6 Tabletten daher erst nach Rücksprache mit Ihrem Arzt ein, wenn Ihnen bekannt ist, dass Sie unter einer Unverträglichkeit gegenüber bestimmten Zuckern leiden.

Nebenwirkungen
Keine bekannt.

Wechselwirkungen
Keine bekannt.

Packungsgrößen und Preise
(PZN
80 Tabletten 00572015) .... Euro 10,65
3-mal 80 (PZN
Tabletten 00572021) .... Euro 31,30

Apothekenpflichtig.

Sanum-Kehlbeck

Muscarsan® D6
Tropfen

Wirkstoff: Amanita muscaria e thallo Dil. D6

Zusammensetzung
10 ml enthalten: Wirkstoff: 10 ml Amanita muscaria e thallo Dil. D6 nach Vorschrift 3 a HAB.

Anwendungsgebiete
Erfahrungsgemäß unterstützend angewendet bei:
- unterstützend bei der Entwöhnung nach Medikamenten-, Nahrungsmittel- oder Genussmittel-Missbrauch

Psychische Erkrankungen, Depressionen

- Süchten
- Überregungs- und Erschöpfungszuständen
- Migräne
- Gefäßspasmen
- spastischen Zuständen in Muskeln und Organen

Eigenschaften

Der Fliegenpilz (Amanita muscaria) ist wegen seines charakteristischen Aussehens und seiner Giftigkeit allgemein bekannt. Die nach dem Genuss des getrockneten Pilzes auftretenden Symptome ähneln denen, die wir heute nach Drogenmissbrauch kennen. Heute wird Amanita muscaria nur in der Homöopathie therapeutisch angewandt, wobei der Anwendungsbereich verhältnismäßig groß ist. Hauptsächlich zu nennen sind die zerebralen und nervösen Übererregungs- und Erschöpfungszustände, Kopfschmerzen bei Schülern und Studenten, zerebrale Durchblutungsstörungen, Vertigo, rauschartige und ekstatische Zustände, Delirium tremens, spastische Zustände in allen Muskeln und Organen, Migräne, Gefäßspasmen, nervöse Störungen des Verdauungskanals, Gastralgien, Meteorismus, chronische Gärungsdyspepsie, Genussmittelschäden durch Kaffee und Nikotin sowie Drogen- und Tablettenmissbrauch.

Dosierung

Bei akuten Zuständen alle halbe bis ganze Stunde, höchstens 6-mal täglich, je 5 Tropfen einnehmen. Bei chronischen Verlaufsformen 1 – 3-mal täglich 5 Tropfen einnehmen.

Nebenwirkungen

Keine bekannt.

Gegenanzeigen

Nicht anwenden bei Überempfindlichkeit gegenüber Amanita muscaria. Bei Alkohol- oder Leberkranken sollte aufgrund des Alkoholgehaltes das Arzneimittel nur nach Rücksprache mit dem Arzt angewendet werden.

Ggf. Besonderheiten bei Kindern, Schwangeren, Stillenden

Da keine ausreichend dokumentierten Erfahrungen zur Anwendung in der Schwangerschaft und Stillzeit vorliegen, sollte das Arzneimittel in der Schwangerschaft und Stillzeit nur nach Rücksprache mit dem Arzt angewendet werden.

Zur Anwendung dieses Arzneimittels bei Kindern liegen keine ausreichend dokumentierten Erfahrungen vor. Es soll deshalb bei Kindern unter 12 Jahren nicht angewendet werden.

Warnhinweise

Dieses Arzneimittel enthält 50 Vol.-% Alkohol (Ethanol).

Bei Beachtung der Dosierungsanleitung werden bei jeder Einnahme (entsprechend 5 Tropfen) bis zu 0,05 g Alkohol zugeführt. Ein Milliliter Muscarsan® D6 Flüssige Verdünnung enthält 46 Tropfen. Ein gesundheitliches Risiko besteht u. a. bei Leberkranken, Alkoholkranken, Epileptikern, Hirngeschädigten, Schwangeren und Kindern. Die Wirkung anderer Arzneimittel kann beeinträchtigt oder verstärkt werden.

Wechselwirkungen

Keine bekannt.

Packungsgrößen und Preise

10 ml (PZN 07339196) .... Euro 9,25
30 ml (PZN 07339204) .... Euro 13,40

Apothekenpflichtig.

Weleda AG

Neurodoron
Tabletten

siehe Stress, Unruhe und Schlafstörungen

Psychische Erkrankungen, Depressionen — INTERNA

Biogena GmbH & Co KG
Neurosagena® B-Komplex active Gold
Kapseln

Packungsgrößen und Preise
1 Dose á 60 Kapseln .... Euro 34,95
1 Dose á 120 Kapseln .... Euro 59,90

siehe Nährstoffmangel - Mikronährstoffe

Neurolab GmbH
Safran
Kapseln

Für das Nervensystem und die psychische Funktion

Nahrungsergänzungsmittel mit Safran und Magnesium.

siehe Stress, Unruhe und Schlafstörungen

Deep Green GmbH
SWISS FX CBD Öle
CBD Öl Tropfen

siehe Entzündungen

Neurolab GmbH
SerenePro
Kapseln

Für das Nervensystem, den Energiestoffwechsel und die psychische Funktion

Nahrungsergänzungsmittel mit Magnesium, den Vitaminen C, B6, Folsäure und B12, Zink, Selen, Griffonia simplicifolia, Taurin, L-Cystin und L-Theanin aus Grünem Tee.

Zusammensetzung
2 Kapseln enthalten: Magnesium 58 mg, Vitamin C 20 mg, Vitamin B6 8,6 mg, Zink 3,3 mg, Folsäure 80 µg, Selen 23 µg, Vitamin B12 10 µg, Griffonia simplicifolia 330 mg, Taurin 100 mg, L-Cystin 100 mg, Grüner Tee 33 mg, davon L-Theanin 20 mg.

Verzehrempfehlung
2 Kapseln täglich mit ausreichend Flüssigkeit 1/2 h vor oder 2 h nach einer Mahlzeit verzehren.

Sonstige Hinweise
Bei Depressionen, in der Schwangerschaft, Stillzeit oder im Kindesalter halten Sie bitte Rücksprache mit Ihrem Arzt, Heilpraktiker oder Apotheker.

hypo-A
Vit. B-Komplex plus
Kapseln

siehe Stress, Unruhe und Schlafstörungen

Biogena GmbH & Co KG
Vitamin B12 Tropfen
Tropfen

siehe Nährstoffmangel - Vitamine

Biogena GmbH & Co KG
Vitamin D3 Tropfen
Tropfen

siehe Nährstoffmangel - Vitamine

EXTERNA

EXTERNA
(Rheuma)

DISCMIGON®-N-Salbe
FRITZ ZILLY

Salbe

siehe Körperpflegemittel (Nachfolgepräparat: DISCMIGON®-Massagebalsam)

Indische Weihrauch-Creme Zilly
FRITZ ZILLY

Creme

Zusammensetzung
10 g enthalten: Extrakt aus Weihrauchharz (ex Boswellia serrata) 1 : 10 m/m mit Ethanol 86 % 1,0 g.

Art der Anwendung
Zum Auftragen auf die Haut.

Packungsgrößen und Preise
OP mit 100 ml Creme . . . . Euro 23,95

w. feldhoff & comp. arzneimittel gmbh
rheumamed®
Salbe

Schmerzsalbe Capsicum

Zusammensetzung
Arzneilich wirksam in 100 g: Auszug aus Cayennepfeffer (1,5 – 2,5 : 1) entspr. 50 mg Capsaicinoide ber. als Capsaicin; Auszugsmittel: Ethanol 96 % (V/V) 0,8 – 1,6 g; Sonstige: Erdnussöl, Kaliumsorbat, Propylenglycol, ger. Wasser, Glycerol 85 %, Rosmarinöl, Citronensäure, Sonnenblumenöl, Cetylstearylalkohol, Natriumdodecylsulfat, Decyloleat, Palmitoylascorbinsäure, RRR-alpha-Tocopherol, Phospholipide, glycerol(mono, di)alkanoat (C14 - C18), Nat. D-II Tocopherolgemisch, Farbst. E 160c.

Dosierung
Bis zu 4-mal täglich dünn auf die Haut in die betroffenen Stellen einreiben. Nach Gebrauch Hände gründlich waschen!

Anwendungsgebiete
Schmerzhafter Muskelhartspann im Schulter-Arm-Bereich sowie im Bereich der Wirbelsäule.

Gegenanzeigen
Keine Anwendung auf geschädigter Haut.

Nebenwirkungen
Selten Überempfindlichkeitsreaktionen (urtik. Exanthem), Bildung von Quaddeln, Bläschen oder Juckreiz.

Warnhinweise
Keine zusätzliche Wärmebehandlung! Nicht auf offene Wunden, Augen oder Schleimhäute auftragen!

Wechselwirkungen
Bei Einnahme von Muskelrelaxanzien (Mydocalm) eventuell Auftreten von Rötungen, Juckreiz und Schwellungen am Körper.

Packungsgrößen und Preise
15 g (PZN 06457746) . . . . Euro 4,47
45 g (N2) (PZN 05966492) . . . . . Euro 10,07
100 g (N3) (PZN 00796884) . . . . . Euro 18,98

INJEKTIONEN

Formasan®
Sanum-Kehlbeck

Injektionslösung

Wirkstoff: Acidum formicicum

Zusammensetzung
1 Ampulle zu 2 ml flüssige Verdünnung zur Injektion enthält:
Wirkstoff: 0,50 ml Acidum formicicum Dil. D6, 0,50 ml Acidum formicicum Dil. D12, 0,50 ml Acidum formicicum Dil. D30, 0,50 ml Acidum formicicum Dil. D200.

Rheuma

INTERNA

Anwendungsgebiete
Erfahrungsgemäß unterstützend angewendet bei:
- akuten Infekten (bakteriell und viral)
- Rheumatismus der Muskeln und Gelenke; Ekzem; Bronchialasthma; Allergien.

Eigenschaften
Wirksamer Bestandteil von Formasan® ist die Ameisensäure, sie wird seit jeher in der Volksheilkunde als Einreibung bei Arthrose, Arthritis und Rheuma eingesetzt. Heute liegt der Schwerpunkt der Anwendung bei den Krankheiten des rheumatischen Formenkreises allergischer Diathese. In der Homöopathie gilt die Ameisensäure als wirksames Konstitutionsmittel für harnsaure, rheumatische und allergische Zustände.

Dosierung
Erwachsenen und Jugendlichen ab 12 Jahren: 1 – 2-mal wöchentlich 1 Ampulle zu 2 ml s.c. oder i.m. injizieren.

Vor Anwendung beachten: Formasan® enthält Natrium, aber weniger als 1 mmol (23 mg) Natrium pro 2 ml, d.h., es ist nahezu "natriumfrei".

Nebenwirkungen
Keine bekannt.

Gegenanzeigen
Siehe unter Besonderheiten bei Kindern, Schwangeren, Stillenden.

Ggf. Besonderheiten bei Kindern, Schwangeren, Stillenden
Da keine ausreichend dokumentierten Erfahrungen zur Anwendung in der Schwangerschaft und Stillzeit vorliegen, sollte das Arzneimittel nur nach Rücksprache mit dem Arzt angewendet werden. Zur Anwendung dieses Arzneimittels bei Kindern liegen keine ausreichend dokumentierten Erfahrungen vor. Es soll deshalb bei Kindern unter 12 Jahren nicht angewendet werden.

Wechselwirkungen
Keine bekannt.

Packungsgrößen und Preise
(PZN
10 Amp. à 2 ml 07284868) ... Euro 14,30
(PZN
50 Amp. à 2 ml 07284874) ... Euro 47,70
10-mal 50 Amp. (PZN
à 2 ml 07284880) ... Euro 374,80

Apothekenpflichtig.

INTERNA

Weber & Weber
Araniforce® arthro
Mischung

Zusammensetzung
Wirkstoffe: 10 ml enth.: Acidum arsenicosum Dil. D4 2,0 ml; Berberis vulgaris Ø 1,5 ml; Citrullus colocynthis Dil. D4 2,0 ml; Toxicodendron quercifolium Dil. D2 0,02 ml; Urtica urens e planta tota rec. flor. Ø (HAB, V2a) 2,0 ml. Sonst. Bestandteil: Ethanol 15 % (m/m).

Anwendungsgebiete
Die Anwendungsgebiete leiten sich von den homöopath. Arzneimittelbildern ab. Dazu gehören: Chronische Gelenkerkrankungen.

Bei akuten Zuständen, die z. B. mit Rötung, Schwellung oder Überwärmung von Gelenken einhergehen sowie andauernden Beschwerden sollte ein Arzt aufgesucht werden.

Gegenanzeigen
Überempfindlichkeit gg. Giftsumachgewächse. Alkoholkranke.

Nebenwirkungen
Bei der Einnahme von Araniforce® arthro kann es bei empfindlichen Personen zu Reizungen im Mund, Rachen und Magen-/Darm-Kanal kommen, die mit Übelkeit, Erbrechen, krampfartigen Bauchschmerzen und Durchfall einhergehen können. In seltenen Fällen kann Blasen- und Pustelbildung an Gesicht, Hals und Armen hervorgerufen werden.

INTERNA

Rheuma

Sonstige Hinweise
Enthält 166 mg Alkohol (Ethanol) pro 10 Tr. Packungsbeilage beachten.

Dosierung und Art der Anwendung
Bei **akuten Zuständen** alle halbe bis ganze Std., höchstens 12x tgl., je 5 – 10 Tr., bei **chron. Verlaufsformen** 1-3x tgl. je 5 – 10 Tr. einnehmen.

Packungsgrößen und Preise
50 ml (PZN 09466970) .... Euro 12,09
100 ml (PZN 08794206) .... Euro 20,41
Apothekenpflichtig

Sanum-Kehlbeck

Formasan®
Tropfen

Wirkstoff: Acidum formicicum

Zusammensetzung
30 ml (100 ml) enthalten: Wirkstoff:
Acidum formicicum Dil. D6 7,5 ml (25 ml),
Acidum formicicum Dil. D12 7,5 ml (25 ml),
Acidum formicicum Dil. D30 7,5 ml (25 ml),
Acidum formicicum Dil. D200 7,5 ml (25 ml).

Anwendungsgebiete
Erfahrungsgemäß unterstützend angewendet bei:
– akuten Infekten (bakteriell und viral)
– Rheumatismus der Muskeln und Gelenke; Ekzem; Bronchialasthma; Allergien.

Eigenschaften
Wirksamer Bestandteil von Formasan® ist die Ameisensäure, sie wird seit jeher in der Volksheilkunde als Einreibung bei Arthrose, Arthritis und Rheuma eingesetzt. Heute liegt der Schwerpunkt der Anwendung bei den Krankheiten des rheumatischen Formenkreises allergischer Diathese. In der Homöopathie gilt die Ameisensäure als wirksames Konstitutionsmittel für harnsaure, rheumatische und allergische Zustände.

Dosierung
Erwachsene und Jugendliche ab 12 Jahren nehmen bei akuten Zuständen alle halbe bis ganze Stunde, höchstens 12-mal täglich, je 5 - 10 Tropfen ein. Bei chronischen Verlaufsformen 1 – 3-mal täglich je 5 Tropfen einnehmen.

Nebenwirkungen
Keine bekannt.

Gegenanzeigen
Bei Alkohol- oder Leberkranken sollte aufgrund des Alkoholgehaltes das Arzneimittel nur nach Rücksprache mit dem Arzt angewendet werden.

Ggf. Besonderheiten bei Kindern, Schwangeren, Stillenden
Da keine ausreichend dokumentierten Erfahrungen zur Anwendung in der Schwangerschaft und Stillzeit vorliegen, sollte das Arzneimittel nur nach Rücksprache mit dem Arzt angewendet werden.

Zur Anwendung dieses Arzneimittels bei Kindern liegen keine ausreichend dokumentierten Erfahrungen vor. Es soll deshalb bei Kindern unter 12 Jahren nicht angewendet werden.

Wechselwirkungen
Keine bekannt.

Warnhinweise
Dieses Präparat enthält 50,6 Vol.-% Alkohol (Ethanol).

Packungsgrößen und Preise
30 ml (PZN 07284839) . Euro 10,20
100 ml (PZN 07284845) . Euro 20,25
10-mal 100 ml (PZN 07284851) . Euro 170,00

Apothekenpflichtig.

Rheuma

INTERNA

KaRazym®
Tabletten

Volopharm GmbH Deutschland

Der Enzymkomplex KaRazym® wird durch seine anti-entzündliche Wirkung bei rheumatischen Erkrankungen eingesetzt.
siehe Entzündungen

metaossylen N
Mischung

meta Fackler

Zusammensetzung
10 g enthalten: Bryonia Dil. D2 0,5 g, Ferrum sesquichloratum solutum Dil. D2 1,7 g. Sonst. Bestandt.: Ethanol, Ger. Wasser. Enth. 20 Vol.-% Alkohol.

Anwendungsgebiete
Diese leiten sich von den homöopathischen Arzneimittelbildern ab. Dazu gehören: Akuter und chronischer Rheumatismus mit schmerzhafter Schulter. Hinw.: Bei akuten Gelenkbeschwerden, die z. B. mit Rötung, Schwellung oder Überwärmung einhergehen sowie bei anhaltenden, unklaren oder neu auftretenden Beschwerden sollte ein Arzt aufgesucht werden.

Dosierung
Soweit nicht anders verordnet Erw. u. Jugendl. ab 12 J. Akute Zustände alle halbe bis ganze Std., höchstens 12x tgl., je 5 – 10 Tr.; Chronische Verlaufsformen 1 – 3x tgl. 5 – 10 Tr.

Gegenanzeigen
Allergie gg. Inhaltsstoffe.

Vorsichtsmaßnahmen
Kdr. unter 12 J. (keine Erfahrungen/Rücksprache); Schwangerschaft u. Stillzeit (Rücksprache).

Nebenwirkungen
Keine bekannt.

Packungsgrößen und Preise
50 ml .... Euro 12,05
100 ml .... Euro 20,69
Apothekenpflichtig.

metatendolor
Mischung

meta Fackler

Zusammensetzung
10 g enthalten: Bryonia Dil. D4 1,0 g, Guajacum Dil. D6 1,0 g, Ledum Dil. D4 1,0 g, Rhododendron Dil. D6 2,0 g, Rhus toxicodendron Dil. D12 2,0 g, Smilax Dil. D4 1,0 g, Thuja Dil. D12 2,0 g. Enth. 50 Vol.-% Alkohol.

Anwendungsgebiete
Das Anwendungsgebiet leitet sich von den homöopathischen Arzneimittelbildern ab. Dazu gehört: Rheumatismus. Hinw.: Bei akuten Zuständen, die z. B. mit Rötung, Schwellung od. Überwärmung von Gelenken einhergehen sowie andauernden Beschwerden sollte ein Arzt aufgesucht werden.

Dosierung
Akute Zustände: alle halbe bis ganze Stunde, höchstens 6x tgl., je 5 Tr.; Chronische Verlaufsformen: 1 – 3x tgl. je 5 Tr.; Bei Besserung der Beschwerden ist die Häufigkeit der Anwendung zu reduzieren.

Gegenanzeigen
Allergie gg. Inhaltsstoffe.

Vorsichtsmaßnahmen
Kinder und Jugendl. unter 18 J. (nicht anwenden), Schwangerschaft u. Stillzeit (keine Erfahrungen/Rücksprache)

Nebenwirkungen
Keine bekannt.

Packungsgrößen und Preise
50ml .... Euro 13,95
100ml .... Euro 23,66

INJEKTIONEN

Schilddrüsendysfunktion

Olibanum RA-Weihrauch®
FRITZ ZILLY

Globuli/
Tabletten/
Tropfen

Homöopathisches Arzneimittel aus Indischem Weihrauch (Boswellia serrata), ohne Angabe einer therapeutischen Indikation

Zusammensetzung
Tropfen: 10 ml enthalten: Olibanum Ø (HAB 1; V. 4a) 10,0 ml.

Tabletten: 1 Tablette enthält: Olibanum D 1 trit. (HAB 1; V. 6) 250 mg.

Globuli: 10 g enthalten: Globuli Olibanum D 1 10,0 g.

Gegenanzeigen
Keine bekannt.

(Tropfen: Nicht bei Alkoholkranken und nicht bei Kindern unter 12 Jahren anwenden.)

Nebenwirkungen
Keine bekannt.

(Erstverschlimmerung ist möglich.)

Wechselwirkungen
Keine bekannt.

Dosierung
Bei akuten Zuständen alle halbe bis ganze Stunde, höchstens 12-mal täglich, je 5 – 10 Tropfen bzw. 1 Tablette bzw. 10 Globuli einnehmen. Bei chronischen Verlaufsformen 1 – 3-mal täglich 5 – 10 Tropfen bzw. 1 Tablette bzw. 10 Globuli einnehmen.

Packungsgrößen und Preise
OP mit 50 ml Tropfen (N1) ...... Euro 18,46
OP mit 100 ml Tropfen (N2) ...... Euro 28,18
OP mit 150 Tabletten (N1) ...... Euro 18,12
OP mit 250 Tabletten (N2) ...... Euro 24,42
OP mit 20 g Globuli (N1) ...... Euro 13,05
OP mit 50 g Globuli (N2) ...... Euro 18,46
OP mit 100 g Globuli (N3) ...... Euro 28,18

Samento NutraMedix Tropfen
NutraMedix Deutschland

siehe Immunsystemerkrankungen und -schwäche

Serrapeptase NutraMedix Kapseln
NutraMedix Deutschland

siehe Entzündungen

SWISS FX CBD Öle
Deep Green GmbH

CBD Öl Tropfen

siehe Entzündungen

INJEKTIONEN
(Schilddrüsendysfunktion)

Nigersan® D5/D6/D7
Sanum-Kehlbeck

Injektionslösung

Wirkstoff: Aspergillus niger e volumine mycelii (lyophil., steril.) Dil. D5/D6/D7 aquos.

siehe Urogenitalerkrankungen

INTERNA

Nigersan® D3
Sanum-Kehlbeck

Zäpfchen

Wirkstoff: Aspergillus niger e volumine mycelii (lyophil., steril.) Trit. D3

siehe Urogenitalerkrankungen

Schmerzen akut/chronisch │ INTERNA

Nigersan® D4
Sanum-Kehlbeck
Hartkapseln

Wirkstoff: Aspergillus niger e volumine mycelii (lyophil., steril.) Trit. D4

siehe Urogenitalerkrankungen

Nigersan® D5
Sanum-Kehlbeck
Tabletten

Wirkstoff: Aspergillus niger e volumine mycelii (lyophil., steril.) Trit. D5

siehe Urogenitalerkrankungen

Nigersan® D5
Sanum-Kehlbeck
Tropfen

Wirkstoff: Aspergillus niger e volumine mycelii (lyophil., steril.) Dil. D5

siehe Urogenitalerkrankungen

INTERNA
(Schmerzen akut/chronisch)

Bryophyllum 50 %
Weleda AG
Pulver

siehe Stress, Unruhe und Schlafstörungen

Magnesium
hypo-A
Kapseln

siehe Verletzungen - Sport

Magnesium-Calcium
hypo-A
Kapseln

siehe Übersäuerung

Magnesium-Citrat + D direkt MensSana
MensSana AG
Granulat

siehe Nährstoffmangel

Serrapeptase NutraMedix Kapseln
NutraMedix Deutschland

siehe Entzündungen

SWISS FX CBD Öle
Deep Green GmbH
CBD Öl Tropfen

siehe Entzündungen

INTERNA
(Schmerzen akut/chronisch - Kopfschmerzen und Migräne)

Migräne-Echtroplex® S
Weber & Weber
Mischung

Zusammensetzung
Wirkstoffe: 10 ml enth.: Anamirta cocculus Dil. D6 1 ml; Gelsemium sempervirens Dil. D4 1,5 ml; Iris versicolor Dil. D4 1 ml; Natrium chloratum Dil. D6 0,5 ml; Sanguinaria canadensis Dil. D3 1,2 ml; Strychnos nux-vomica Dil. D4 0,5 ml. Sonst. Bestandteil: Ethanol 43% (m/m).

INTERNA — **S**chmerzen akut/chronisch - Kopfschmerzen und Migräne

Anwendungsgebiete
Die Anwendungsgebiete leiten sich von den homöopath. Arzneimittelbildern ab. Dazu gehören: Migräneartige Kopfschmerzen.

Gegenanzeigen
Schwangerschaft und Stillzeit. Bei bestehenden Lebererkrank. oder solchen in der Vorgeschichte, oder bei gleichzeitiger Anwendung leberschädigender Stoffe nur nach Rücksprache mit dem Arzt anw.

Nebenwirkungen
Keine bekannt.

Sonstige Hinweise
Enthält 54 Vol.-% Alkohol.

Dosierung und Art der Anwendung
Alle halbe bis ganze Std., höchstens 6x tgl., je 5 Tr. einnehmen. Eine über 1 Wo. hinausgehende Anwend. sollte nur nach Rücksprache mit einem in der Homöopathie erfahrenen Arzt oder Heilpraktiker erfolgen. Bei **chron. Verlaufsformen** 1-3x tgl. 5 Tr. einnehmen. Bei Besserung der Beschwerden ist die Häufigkeit der Einnahme zu reduzieren.

Packungsgrößen und Preise
50 ml (PZN 04990790) .... Euro 17,21
Apothekenpflichtig

Biogena GmbH & Co KG
Neurosagena® B-Komplex active Gold
Kapseln

siehe Nährstoffmangel - Mikronährstoffe

Biogena GmbH & Co KG
Siebensalz® Magnesium
Kapseln

siehe Nährstoffmangel - Mineralstoffe und Spurenelemente

Sanum-Kehlbeck
Usneabasan® Urtinktur
Tropfen

Wirkstoff: Usnea barbata e thallo siccato Urtinktur

Zusammensetzung
1 ml Urtinktur enthält: Wirkstoff: 1 ml Usnea barbata e thallo siccato Urtinktur nach Vorschrift 4a HAB, Urtinktur mit Ethanol 62 % (m/m).

Anwendungsgebiete
Erfahrungsgemäß unterstützend angewendet bei:
Kongestiven Kopfschmerzen, Sonnenstich, Gallenblasenproblemen, zur Ausleitung von Schwermetallen.

Eigenschaften
Usneabasan® ist ein pflanzliches, homöopathisches Arzneimittel aus der Bartflechte (Usnea barbata). Sein Anwendungsschwerpunkt liegt im Kopfbereich. In der Homöopathie wird Usnea barbata seit langem bei kongestiven Kopfschmerzen eingesetzt. Das Beschwerdebild umfaßt außerdem Rötung des Gesichtes, Klopfen oder Berstgefühl in den Schläfen, in den Augen und im Hinterkopf.

Dosierung
Bei akuten Zuständen nehmen Erwachsene und Jugendliche ab 12 Jahren alle halbe bis ganze Stunde, höchstens 6-mal täglich, je 5 Tropfen ein. Bei chronischen Verlaufsformen 1 – 3-mal täglich je 5 Tropfen einnehmen.

Nebenwirkungen
Bei der Anwendung des Arzneimittels können allergische Reaktionen auftreten. Häufigkeit: nicht bekannt. (Kann aus den vorliegenden Daten nicht abgeschätzt werden.) In diesen Fällen sollten Sie das Arzneimittel absetzen und einen Arzt aufsuchen.

Gegenanzeigen
Nicht anwenden bei:

Schmerzen akut/chronisch - Neuralgie INTERNA

Überempfindlichkeit gegenüber Flechtensäuren, Kindern unter 12 Jahren, Schwangeren und Stillenden.

Vorsichtsmaßnahmen
Bei Alkohol- oder Leberkranken sollte aufgrund des Alkoholgehaltes das Arzneimittel nur nach Rücksprache mit dem Arzt angewendet werden.

Warnhinweise
Dieses Arzneimittel enthält 70 Vol.-% Alkohol (Ethanol).
Bei Beachtung der Dosierungsanleitung werden bei jeder Einnahme bis zu 0,095 g Alkohol zugeführt. Ein gesundheitliches Risiko besteht u. a. bei Leberkranken, Alkoholkranken, Epileptikern, Hirngeschädigten, Schwangeren und Kindern. Die Wirkung anderer Arzneimittel kann beeinträchtigt oder verstärkt werden.

Wechselwirkungen
Keine bekannt.

Packungsgrößen und Preise
10 ml (PZN 04457073) .... Euro 9,50
30 ml (PZN 04457096) .... Euro 13,40
100 ml (PZN 04457104) .... Euro 21,90
Apothekenpflichtig.

INTERNA
(Schmerzen akut/chronisch - Neuralgie)

Neurolab GmbH
PEAPlus (Palmitoylethanolamid)
Kapseln

Für das Nervensystem und den Energiestoffwechsel

Nahrungsergänzungsmittel mit PEA (Palmitoylethanolamid) und den Vitaminen Thiamin und Niacin.

Zusammensetzung
4 Kapseln enthalten: Palmitoylethanolamid (PEA) 1.200 mg, Thiamin 10 mg, Niacin 10 mg, Hydroxypropylmethylcellulose (pflanzliche Kapselhülle)

Verzehrempfehlung
4 Kapseln täglich über den Tag verteilt mit ausreichend Flüssigkeit zu einer Mahlzeit verzehren.

Sonstige Hinweise
Beim Verzehr in der Schwangerschaft, Stillzeit oder im Kindesalter halten Sie bitte Rücksprache mit Ihrem Arzt, Heilpraktiker oder Apotheker.

Packungsgrößen und Preise
1 Dose à 120 Kapseln .... Euro 37,50

INTERNA
(Schmerzen akut/chronisch - Rückenschmerzen)

Dr. Jacob's Medical GmbH
Dr. Jacob's Basenpulver
Pulver

Nahrungsergänzungsmittel mit Kalium-, Calcium- und Magnesium-Citrat - Multitalent mit über 30 belegten Gesundheitswirkungen (u.a. für Muskeln, Knochen, Nerven, weniger Erschöpfung, Herz und normalen Blutdruck)

siehe Übersäuerung

INJEKTIONEN
(Stoffwechselstörung)

Sanum-Kehlbeck
Citrokehl®
Injektionslösung

Wirkstoff: Acidum citricum

Zusammensetzung
1 Amp. zu 2 ml flüssige Verdünnung zur Injektion enthält: Wirkstoff: 671 mg Acidum citricum Dil. D10 aquos., 671 mg Acidum citricum Dil.

D30 aquos., 671 mg Acidum citricum Dil. D200 aquos. (Vorschrift 5b HAB, Lsg. D1 mit isotonischer Natriumchlorid-Lösung).

Anwendungsgebiete
Erfahrungsgemäß unterstützend angewendet bei:
– zur Aktivierung der Zellatmung bei Schwäche, leichter Ermüdbarkeit, Wetterfühligkeit, unklaren Kopfschmerzen
– begleitend bei Erkrankungen des Atem-Traktes wie Bronchitis
– begleitend bei Erkrankungen des Gastrointestinalbereiches wie Cholangitis, Dysbakterie, Pankreasinsuffizienz
– Allergien
– rheumatischen Erkrankungen
– venösen und arteriellen Erkrankungen des Gefäßsystems wie Arteriosklerose
– Störungen im Säure-Basen-Haushalt

Eigenschaften
Acidum citricum (Zitronensäure), der Wirkstoff von Citrokehl®, ist ein wichtiges Glied im physiologischen Zitronensäurezyklus. Sie aktiviert die Zellatmung und hat besondere Bedeutung für den Zellmetabolismus. Citrokehl® kann daher bei jeder Krankheit verordnet werden.

Nebenwirkungen
Keine bekannt.

Gegenanzeigen
Keine bekannt. Siehe unter Besonderheiten bei Kindern, Schwangeren, Stillenden.

Ggf. Besonderheiten bei Kindern, Schwangeren, Stillenden
Da keine ausreichend dokumentierten Erfahrungen zur Anwendung in der Schwangerschaft und Stillzeit vorliegen, sollte das Arzneimittel nur nach Rücksprache mit dem Arzt angewendet werden.
Zur Anwendung dieses Arzneimittels bei Kindern unter 5 Jahren liegen keine ausreichend dokumentierten Erfahrungen vor. Es soll deshalb bei Kindern unter 5 Jahren nicht angewendet werden.

Wechselwirkungen
Keine bekannt.

Dosierung
1 – 3-mal wöchentlich 2 ml intramuskulär injizieren. Kinder zwischen dem 6. und 12. Lebensjahr erhalten nicht mehr als zwei Drittel der Erwachsenendosis. Citrokehl® enthält Natrium, aber weniger als 1 mmol (23 mg) Natrium pro 2 ml, d.h., es ist nahezu „natriumfrei".

Packungsgrößen und Preise
(PZN
10 Amp. à 2 ml 03346615) .... Euro 14,30
(PZN
50 Amp. à 2 ml 03346621) .... Euro 47,70
(PZN
500 Amp. à 2 ml 03346638) .... Euro 374,80
Apothekenpflichtig.

Pflüger
Milchsäure Pflüger® Inj. 5 ml
Ampullen/
Injektionslösung

Zusammensetzung
1 Ampulle zu 5 ml enthält:

Wirkstoff:
Acidum L(+)-lacticum Dil. D 4 (HAB, V. 5a, Lsg. D 2 mit Ethanol 15 % (m/m)) 5,00 ml

sonstiger Bestandteil:
Natriumchlorid

Anwendungsgebiete
Registriertes homöopathisches Arzneimittel, daher ohne Angabe einer therapeutischen Indikation.
Bei Fortdauern der Krankheitssymptome während der Anwendung soll medizinischer Rat eingeholt werden.

Gegenanzeigen
Nichtanwenden bei Kindern unter 12 Jahren.

Stoffwechselstörung

INJEKTIONEN

Nebenwirkungen
Bei der Anwendung eines homöopathischen Arzneimittels können sich die vorhandenen Beschwerden vorübergehend verschlimmern (Erstverschlimmerung). In diesem Fall sollten Sie das Arzneimittel absetzen und Ihren Arzt befragen.

Wenn Sie Nebenwirkungen beobachten, teilen Sie diese bitte Ihrem Arzt oder Apotheker mit.

Wechselwirkungen
Keine bekannt. Die Wirkung eines homöopathischen Arzneimittels kann durch allgemeinschädigende Faktoren in der Lebensweise und durch Reiz- und Genussmittel ungünstig beeinflusst werden.

Falls Sie sonstige Arzneimittel einnehmen, fragen Sie Ihren Arzt.

Vorsichtsmaßnahmen
Was müssen Sie in der Schwangerschaft und Stillzeit beachten?

Fragen Sie vor der Anwendung von allen Arzneimitteln Ihren Arzt um Rat.

Dosierung
Soweit nicht anders verordnet, gilt für Erwachsene und Jugendliche ab 12 Jahren: Bei akuten Zuständen täglich 1 Ampulle, sonst 2 – 3 mal wöchentlich 1 Ampulle intravenös, intramuskulär oder subcutan injizieren.

Packungsgrößen und Preise
10 Amp. (PZN 01222429) . . . . Euro 21,10
50 Amp. (PZN 01222412) . . . . Euro 77,90

Sanum-Kehlbeck

Sanuvis®
Injektionslösung

Wirkstoff: Acidum L(+)-lacticum

Zusammensetzung
2 ml flüssige Verdünnung zur Injektion enthalten: Wirkstoffe:
0,4 ml Acidum L(+)-lacticum D4 aquos.
0,4 ml Acidum L(+)-lacticum D6 aquos.
0,4 ml Acidum L(+)-lacticum D12 aquos.
0,4 ml Acidum L(+)-lacticum D30 aquos.
0,4 ml Acidum L(+)-lacticum D200 aquos.
(Vorschrift 5b HAB).

Anwendungsgebiete
Erfahrungsgemäß unterstützend angewendet bei:
– Störungen des pH-Gleichgewichts im Körper
– Störung im intermediären Stoffwechsel
– Erkrankungen des Bewegungsapparates wie Muskelschmerzen, rheumatischen Beschwerden, Gelenkerkrankungen
– Herz-Kreislaufbeschwerden wie funktionellen Herzbeschwerden, Herzinsuffizienz, Durchblutungsstörungen
– Hauterkrankungen wie Verbrennungen, Psoriasis
– Sinusitis

Eigenschaften
Sanuvis® ist ein Potenzakkord aus L(+)-Milchsäure, mit dem sich Stoffwechselstörungen beeinflussen lassen.

Sanuvis® kann als Basistherapeutikum parallel zu allen Pilz- und Hefepräparaten verabreicht werden.

Nebenwirkungen
Keine bekannt.

Gegenanzeigen
Keine bekannt. Siehe unter Besonderheiten bei Kindern, Schwangeren, Stillenden.

Wechselwirkungen
Keine bekannt.

Ggf. Besonderheiten bei Kindern, Schwangeren, Stillenden
Da keine ausreichend dokumentierten Erfahrungen vorliegen, sollte Sanuvis® in der Schwangerschaft und Stillzeit nur nach Rücksprache mit dem Arzt angewendet werden.

INTERNA — **S**toffwechselstörung

Dosierung
Erwachsenen und Kindern aller Altersgruppen 1 – 3-mal wöchentlich 2 ml intramuskulär injizieren.

Vor Anwendung beachten: Sanuvis® enthält Natrium, aber weniger als 1 mmol (23 mg) Natrium pro 2 ml, d.h., es ist nahezu „natriumfrei".

Packungsgrößen und Preise
(PZN
10 Amp. à 2 ml 02360257) .... Euro 14,30
(PZN
50 Amp. à 2 ml 02360263) .... Euro 47,70
(PZN
500 Amp. à 2 ml 02360286) .... Euro 374,80
Apothekenpflichtig.

INTERNA

Protina Pharmazeutische GmbH
Basica Compact®
Tabletten

Basische Tabletten. Nahrungsergänzungsmittel mit basischen Mineralstoffen und Spurenelementen.

siehe Nährstoffmangel

Protina Pharmazeutische GmbH
Basica Direkt®
Granulat

Basische Mikroperlen. Nahrungsergänzungsmittel mit basischen Mineralstoffen und Spurenelementen.

siehe Nährstoffmangel

Protina Pharmazeutische GmbH
Basica Instant®
Pulver

Basisches Trinkpulver. Nahrungsergänzungsmittel mit basischen Mineralstoffen und Spurenelementen.

siehe Nährstoffmangel

Protina Pharmazeutische GmbH
Basica Vital®
Granulat

Basisches Granulat. Nahrungsergänzungsmittel mit basischen Mineralstoffen und Spurenelementen.

siehe Nährstoffmangel

Protina Pharmazeutische GmbH
Basica® Pur
Pulver

Reines Basenpulver. Nahrungsergänzungsmittel mit basischen Mineralstoffen und Spurenelementen.

siehe Nährstoffmangel

livQ Fermentationsprodukte
Bio-Essenzen – von livQ

Fermentierte Naturkonzentrate, flüssig

siehe Homöopathie - Einzelmittel

Sanum-Kehlbeck
Citrokehl®
Tropfen

Wirkstoff: Acidum citricum

Zusammensetzung
30 ml flüssige Verdünnung enthalten: Wirkstoff: 10 ml Acidum citricum D10 dil., 10 ml Acidum citricum D30 dil., 10 ml Acidum citricum D200 dil. (Vorschrift 5a, HAB).

Stoffwechselstörung INTERNA

Anwendungsgebiete
Erfahrungsgemäß unterstützend angewendet bei:

- zur Aktivierung der Zellatmung bei Schwäche, leichter Ermüdbarkeit, Wetterfühligkeit, unklaren Kopfschmerzen
- begleitend bei Erkrankungen des Atem-Traktes wie Bronchitis
- begleitend bei Erkrankungen des Gastrointestinalbereiches wie Cholangitis, Dysbakterie, Pankreasinsuffizienz
- Allergien
- rheumatischen Erkrankungen
- venösen und arteriellen Erkrankungen des Gefäßsystems wie Arteriosklerose
- Störungen im Säure-Basen-Haushalt

Eigenschaften
Acidum citricum (Zitronensäure), der Wirkstoff von Citrokehl®, ist ein wichtiges Glied im physiologischen Zitronensäurezyklus. Sie aktiviert die Zellatmung und hat besondere Bedeutung für den Zellmetabolismus. Citrokehl® kann daher bei jeder Krankheit verordnet werden.

Gegenanzeigen
Bei Alkohol- oder Leberkranken sollte aufgrund des Alkoholgehaltes das Arzneimittel nur nach Rücksprache mit dem Arzt angewendet werden.

Ggf. Besonderheiten bei Kindern, Schwangeren, Stillenden
Da keine ausreichend dokumentierten Erfahrungen vorliegen, sollte Citrokehl® in der Schwangerschaft und Stillzeit nur nach Rücksprache mit dem Arzt angewendet werden.

Wechselwirkungen
Keine bekannt.

Dosierung
1 – 3-mal täglich je 5 - 10 Tropfen einnehmen.

Nebenwirkungen
Keine bekannt.

Warnhinweise
Dieses Arzneimittel enthält 50,6 Vol.-% Alkohol (Ethanol).

Packungsgrößen und Preise
30 ml (PZN 00182567) . Euro 10,20
100 ml (PZN 00182573) . Euro 20,25
10-mal 100 ml (PZN 00280904) . Euro 170,00
Apothekenpflichtig.

Sanum-Kehlbeck

Citrokehl®
Tabletten

Wirkstoff: Acidum citricum

Zusammensetzung
1 Tablette enthält: Wirkstoffe: 83,34 mg Acidum citricum D10 trit. (HAB, Vorschrift 6), 83,34 mg Acidum citricum D30 trit. (HAB, Vorschriften 5a, 7, 6), 83,34 mg Acidum citricum D200 trit. (HAB, Vorschriften 5a, 7, 6).
Sonstige Bestandteile: Kartoffelstärke, Magnesiumstearat.

Anwendungsgebiete
Erfahrungsgemäß unterstützend angewendet bei:

- zur Aktivierung der Zellatmung bei Schwäche, leichter Ermüdbarkeit, Wetterfühligkeit, unklaren Kopfschmerzen
- begleitend bei Erkrankungen des Atem-Traktes wie Bronchitis
- begleitend bei Erkrankungen des Gastrointestinalbereiches wie Cholangitis, Dysbakterie, Pankreasinsuffizienz
- Allergien
- rheumatischen Erkrankungen
- venösen und arteriellen Erkrankungen des Gefäßsystems wie Arteriosklerose
- Störungen im Säure-Basen-Haushalt

INTERNA **Stoffwechselstörung**

Eigenschaften
Acidum citricum (Zitronensäure), der Wirkstoff von Citrokehl®, ist ein wichtiges Glied im physiologischen Zitronensäurezyklus. Sie aktiviert die Zellatmung und hat besondere Bedeutung für den Zellmetabolismus. Citrokehl® kann daher bei jeder Krankheit verordnet werden.

Gegenanzeigen
Keine bekannt. Siehe unter „Ggf. Besonderheiten bei Kindern, Schwangeren, Stillenden".

Ggf. Besonderheiten bei Kindern, Schwangeren, Stillenden
Da keine ausreichend dokumentierten Erfahrungen vorliegen, sollte Citrokehl® in der Schwangerschaft und Stillzeit nur nach Rücksprache mit dem Arzt angewendet werden.

Wechselwirkungen
Keine bekannt.

Dosierung
1 – 3-mal täglich 1 Tablette mit ausreichend Flüssigkeit einnehmen.

Nebenwirkungen
Keine bekannt.

Sonstige Hinweise
Enthält Lactose. Bitte nehmen Sie Citrokehl® daher erst nach Rücksprache mit Ihrem Arzt ein, wenn Ihnen bekannt ist, dass Sie unter einer Unverträglichkeit gegenüber bestimmten Zuckern leiden.

Packungsgrößen und Preise
(PZN)
80 Tabletten 00733116) .... Euro 16,40
3-mal 80 (PZN
Tabletten 00733139) .... Euro 41,70
Apothekenpflichtig.

NutraMedix Deutschland
Glucomedix NutraMedix Tropfen

Zusammensetzung
Uncaria tomentosa Rinden-Extrakt (TOA frei),
Stevia reboudiana Blattextrakt
Mineralwasser, Ethanol (20-24%)

Anwendungsgebiete
Diabetes mellitus, Prädiabetes, unterstützend zur Gewichtsreduktion

Wirkstoffeigenschaften
blutzuckersenkend, stoffwechselregulierend, immunmodulierend

Gegenanzeigen
Schwangerschaft und Stillzeit

Nebenwirkungen
Hypglykämie in Komb. mit Antidiabetika

Dosierung und Art der Anwendung
2 - 3x täglich 20 - 60 Tropfen in Wasser, direkt vor den Hauptmahlzeiten

Packungsgrößen und Preise
60 ml (PZN 18103485) .... Euro 49,95

Bezug und weitere Informationen
NutraMedix Deutschland GmbH
www.nutramedix.de

Die Datenbank für Ihre Wissensrecherche: **med-search.info**

Stoffwechselstörung INTERNA

Kryptopyrrol Komplex
Neurolab GmbH

Kapseln

Nahrungsergänzungsmittel mit den Vitaminen C, E, Pantothensäure, Thiamin, Riboflavin, Niacin, B6, Folsäure, Biotin und B12, Magnesium, Zink, Mangan, Chrom, Cholin und Myo-Inositol.

Zusammensetzung
2 Kapseln enthalten: Vitamin C 200 mg, Vitamin E 120 mg α-TE, Pantothensäure 60 mg, Magnesium 58 mg, Thiamin 50 mg, Riboflavin 50 mg, Niacin 20 mg NE, Vitamin B6 20 mg, Zink 10 mg, Mangan 1 mg, Folsäure 197 µg, Biotin 100 µg, Chrom 50 µg, Vitamin B12 20 µg, Cholin 80 mg, Myo-Inositol 60 mg, Hydroxypropylmethylcellulose (pflanzliche Kapselhülle).

Verzehrempfehlung
2 Kapseln täglich mit ausreichend Flüssigkeit zu einer Mahlzeit verzehren.

Packungsgrößen und Preise
1 Dose à 120 Kapseln .... Euro 35,00

Milchsäure Pflüger®
Pflüger

Tropfen

Zusammensetzung
10 ml enthalten: Acidum L(+)-lacticum Dil. D2 10,0 ml.

Registriertes homöopathisches Arzneimittel, daher ohne Angabe einer therapeutischen Indikation. Bei Fortdauern der Krankheitssymptome während der Anwendung soll medizinischer Rat eingeholt werden.

Nebenwirkungen
Bei der Anwendung eines homöopathischen Arzneimittels können sich die vorhandenen Beschwerden vorübergehend verschlimmern (Erstverschlimmerung). In diesem Fall sollten Sie das Arzneimittel absetzen und Ihren Arzt befragen. Wenn Sie Nebenwirkungen beobachten, teilen Sie diese bitte Ihrem Arzt oder Apotheker mit.

Wechselwirkungen
Keine bekannt. Allgemeiner Hinweis: Die Wirkung eines homöopathischen Arzneimittels kann durch allgemein schädigende Faktoren in der Lebensweise und durch Reiz- und Genussmittel ungünstig beeinflusst werden. Falls Sie sonstige Arzneimittel einnehmen, fragen Sie Ihren Arzt.

Dosierung
Soweit nicht anders verordnet, bei akuten Zuständen alle halbe bis ganze Stunde, höchstens 6-mal täglich, je 5 Tropfen einnehmen. Eine über eine Woche hinausgehende Anwendung sollte nur nach Rücksprache mit einem homöopathisch erfahrenen Therapeuten erfolgen. Bei chronischen Verlaufsformen 1–3-mal täglich 5 Tropfen einnehmen. Säuglinge bis zum 1. Lebensjahr erhalten nach Rücksprache mit einem Arzt nicht mehr als ein Drittel der Erwachsenendosis. Kleinkinder bis zum 6. Lebensjahr erhalten nicht mehr als die Hälfte, Kinder zwischen dem 6. und 12. Lebensjahr nicht mehr als zwei Drittel der Erwachsenendosis. 1 g entspricht 21 Tropfen.

Warnhinweise
In der Schwangerschaft und Stillzeit sollten auch wegen des Alkoholgehaltes Milchsäure Pflüger® Tropfen nur nach Rücksprache mit dem Arzt eingenommen werden. Wegen des Alkoholgehaltes sollten Milchsäure Pflüger® Tropfen bei Säuglingen bis zum 1. Lebensjahr nur nach Rücksprache mit dem Arzt angewendet werden.

Hinweis:
Milchsäure Pflüger® Tropfen enthalten 18 Vol.-% Alkohol.

Packungsgrößen und Preise
  50 ml (PZN 01222398) .... Euro 13,90
100 ml (PZN 01222406) .... Euro 21,50
Apothekenpflichtig.

INTERNA — Stoffwechselstörung

Milchsäure Pflüger®
Pflüger

Tabletten

Zusammensetzung
1 Tablette enthält arzneilich wirksamen Bestandteil: Acidum L(+)-lacticum Trit. D 4 250 mg.

Registriertes homöopathisches Arzneimittel, daher ohne Angabe einer therapeutischen Indikation. Bei Fortdauern der Krankheitssymptome während der Anwendung soll medizinischer Rat eingeholt werden.

Nebenwirkungen
Bei der Anwendung eines homöopathischen Arzneimittels können sich die vorhandenen Beschwerden vorübergehend verschlimmern (Erstverschlimmerung). In diesem Fall sollten Sie das Arzneimittel absetzen und Ihren Arzt befragen. Wenn Sie Nebenwirkungen beobachten, teilen Sie diese bitte Ihrem Arzt oder Apotheker mit.

Wechselwirkungen
Keine bekannt. Allgemeiner Hinweis: Die Wirkung eines homöopathischen Arzneimittels kann durch allgemein schädigende Faktoren in der Lebensweise und durch Reiz- und Genussmittel ungünstig beeinflusst werden. Falls Sie sonstige Arzneimittel einnehmen, fragen Sie Ihren Arzt.

Warnhinweise
Da keine ausreichend dokumentierten Erfahrungen vorliegen, sollte das Arzneimittel in Schwangerschaft und Stillzeit nur nach Rücksprache mit dem Arzt angewendet werden.

Dosierung
Soweit nicht anders verordnet, bei akuten Zuständen alle halbe bis ganze Stunde, höchstens 6-mal täglich je 1 Tablette einnehmen. Eine über eine Woche hinausgehende Anwendung sollte nur nach Rücksprache mit einem homöopathisch erfahrenen Therapeuten erfolgen. Bei chronischen Verlaufsformen 1 – 3-mal täglich je 1 Tablette einnehmen. Bei Besserung der Beschwerden ist die Häufigkeit der Anwendung zu reduzieren. Säuglinge bis zum 1. Lebensjahr erhalten nach Rücksprache mit dem Arzt nicht mehr als ein Drittel der Erwachsenendosis. Kleinkinder bis zum 6. Lebensjahr erhalten nicht mehr als die Hälfte, Kinder zwischen dem 6. und 12. Lebensjahr erhalten nicht mehr als 2 Drittel der Erwachsenendosis. Auch homöopathische Arzneimittel sollten ohne ärztlichen Rat nicht über längere Zeit eingenommen werden.

Packungsgrößen und Preise
100 Tabletten (PZN 01222381) ... Euro 13,90

Apothekenpflichtig.

---

hypo-A

Mineral plus
Kapseln

siehe Nährstoffmangel - Mineralstoffe und Spurenelemente

Biogena GmbH & Co KG

MiraCHOL® 3.0 Gold
Kapseln

Die Premium-Komposition zum aktiven Cholesterin-Management

Zusammensetzung
Rotschimmelreis, Hydroxypropylmethylcellulose (Kapselhülle), Boswellia-serrata-Extrakt, Ubiquinol, Füllstoff: Cellulosepulver

Eigenschaften
Premium-Nahrungsergänzungsmittel zur Unterstützung eines normalen Cholesterinspiegels. Mit Ubiquinol (aktivem Coenzym Q10), Weihrauch-Extrakt und Monacolin K aus rotem Reis. Weihrauch (Boswellia serrata) unterstützt die Erhaltung eines gesunden Cholesterinspiegels und die Herzfunktion. Nach dem Reinsubstanzprinzip. Glutenfrei. Lactosefrei. 100 % vegan. Geprüfte Qualität.

Stoffwechselstörung

INTERNA

Verzehrempfehlung
Täglich 1 Kapsel (2,95 mg Monacolin K, 40 mg Weihrauch-Extrakt, 10 mg Ubiquinol) mit viel Flüssigkeit verzehren. Verzehren Sie maximal 3 mg Monacoline aus Rotschimmelreis pro Tag. Folgende Personen sollten MiraCHOL® nicht verzehren: schwangere oder stillende Frauen, Kinder unter 18 Jahren und Erwachsene über 70 Jahren. Verzehren Sie MiraCHOL® nicht, wenn Sie cholesterinsenkende Medikamente einnehmen oder Sie bereits andere Produkte, die Rotschimmelreis enthalten, zu sich nehmen. Holen Sie beim Auftreten gesundheitlicher Beschwerden ärztlichen Rat zum Verzehr dieses Erzeugnisses ein.

Weiterführende Informationen
Weitere Details zum Produkt finden Sie unter biogena.com

Packungsgrößen und Preise
90 Kapseln .... Euro 37,90

Biogena GmbH & Co KG

Omega 3 forte 700
Weichkapseln

siehe Nährstoffmangel - Mikronährstoffe

Institut AllergoSan Deutschland (privat) GmbH
OMNi-BiOTiC® METAtox

Sachets
Zucker & Fett im Blick

Anwendungsgebiete
Ein ungünstiger Lebensstil spiegelt sich bei vielen in den Fett- und Zuckerwerten wider. Ausgangspunkt dafür ist häufig der Darm. Denn durch ungesunde Ernährung und Bewegungsmangel werden jene kommensalen Bakterien reduziert, die für die Aufrechterhaltung einer intakten Darmbarriere notwendig sind. Aufgabe dieser ist es, nur ausgewählte Stoffe aus dem Darminneren in den Körper durchzulassen. Dafür benötigt der Darm allerdings eine ausreichende Anzahl und Vielfalt an nützlichen Bakterien. OMNi-BiOTiC® METAtox unterstützt das Darmmikrobiom und somit die Darmbarriere mit neun natürlich im menschlichen Darm vorkommenden, vermehrungsfähigen Bakterienkulturen.

Zusammensetzung
Maisstärke, Maltodextrin, Kaliumchlorid, Bakterienstämme (mind. 7,5 Milliarden Keime pro 1 Portion = 3 g), pflanzliches Eiweiß (Reis), Magnesiumsulfat, Enzyme (Amylasen), Mangansulfat

Nahrungsergänzungsmittel mit hochaktiven Darmsymbionten

Weitere Informationen erhalten Sie unter: omni-biotic.com

Dr. Niedermaier Pharma GmbH
Regulatessenz® – Rechtsregulat® Bio
Flüssiges Konzentrat

siehe Homöopathie - Einzelmittel

Biofrid-Cosmetic
RMS Biofrid Tropfen
Tropfen

rechtsdrehende Milchsäure

Zusammensetzung
L(+)-Milchsäure: pro 20 Tropfen: 185 mg, pro 3-mal 20 Tropfen: 555 mg. Sonstige Bestandteile: Wasser, Milchsäure (25 %)

Eigenschaften
Bei der Entstehung chronischer Erkrankungen, Stress und Zellentartungen verschiebt sich das Säure-Basen-Verhältnis häufig in den unphysiologischen Bereich. Die rechtsdrehende Milchsäure kann durch Racematbindung linksdrehende Milchsäure binden und als schwache organische Säure starke anorganische Säuren im Gewebe abpuffern.

INTERNA — Stoffwechselstörung

Sonstige Hinweise
Die angegebene empfohlene tägliche Verzehrmenge darf nicht überschritten werden. Nahrungsergänzungsmittel sollen nicht als Ersatz für eine ausgewogene und abwechslungsreiche Ernährung und eine gesunde Lebensweise verwendet werden. Bitte außerhalb der Reichweite von kleinen Kindern lagern. Nicht unverdünnt einnehmen.

Dosierung
1 – 3-mal täglich 20 Tropfen verdünnt in Wasser einnehmen.

Packungsgrößen und Preise
100 ml (PZN 10132470) .... Euro 18,70

BerryPharma
rubyni® Wildheidelbeere
Kapseln

Nahrungsergänzungsmittel mit reiner Wildheidelbeere.

siehe Entzündungen

Sanum-Kehlbeck
Sanuvis®
Tropfen

Wirkstoff: Acidum L(+)-lacticum

Zusammensetzung
100 ml flüssige Verdünnung enthalten: Wirkstoffe:
20 ml Acidum L(+)-lacticum Dil. D4, 20 ml Acidum L(+)-lacticum Dil. D6, 20 ml Acidum L(+)-lacticum Dil. D12, 20 ml Acidum L(+)-lacticum Dil. D30, 20 ml Acidum L(+)-lacticum Dil. D200 (Vorschrift 5a HAB, Lsg. D1 mit gereinigtem Wasser, ab D2 mit Ethanol 15 % (m/m), ab D3 mit Ethanol 30 % (m/m)).

Anwendungsgebiete
Erfahrungsgemäß unterstützend angewendet bei:
– Störungen des pH-Gleichgewichts im Körper
– Störung im intermediären Stoffwechsel
– Erkrankungen des Bewegungsapparates wie Muskelschmerzen, rheumatischen Beschwerden, Gelenkerkrankungen
– Herz-Kreislaufbeschwerden wie funktionellen Herzbeschwerden, Herzinsuffizienz, Durchblutungsstörungen
– Hauterkrankungen wie Verbrennungen, Psoriasis
– Sinusitis

Eigenschaften
Sanuvis® ist ein Potenzakkord aus L(+)-Milchsäure, mit dem sich Stoffwechselstörungen beeinflussen lassen.

Sanuvis® kann als Basistherapeutikum parallel zu allen Pilz- und Hefepräparaten verabreicht werden.

Nebenwirkungen
Keine bekannt.

Gegenanzeigen
Bei Alkohol- oder Leberkranken sollte aufgrund des Alkoholgehaltes das Arzneimittel nur nach Rücksprache mit dem Arzt angewendet werden.

Ggf. Besonderheiten bei Kindern, Schwangeren, Stillenden
Zur Dosierung und Dauer der Anwendung befragen Sie Ihren homöopathisch erfahrenen Therapeuten.

Da keine ausreichend dokumentierten Erfahrungen zur Anwendung in der Schwangerschaft und Stillzeit vorliegen, sollte das Arzneimittel in der Schwangerschaft und Stillzeit nur nach Rücksprache mit dem Arzt angewendet werden.

Zur Anwendung dieses Arzneimittels bei Kindern liegen keine ausreichend dokumentierten Erfahrungen vor. Es soll deshalb bei Kindern unter 12 Jahren nicht angewendet werden.

Wechselwirkungen
Keine bekannt.

Stoffwechselstörung INTERNA

Art und Dauer der Anwendung
Zum Einnehmen.

Warnhinweise
Dieses Arzneimittel enthält 36,2 Vol.-% Alkohol (Ethanol).

Packungsgrößen und Preise
100 ml (PZN 02360292) . Euro 20,25
10-mal 100 ml (PZN 02360300) . Euro 170,00
Apothekenpflichtig.

Sanum-Kehlbeck
Sanuvis® D2
Tropfen

Wirkstoff: Acidum L(+)-lacticum Dil. D2

Zusammensetzung
10 ml flüssige Verdünnung enthalten: Wirkstoff: 10 ml Acidum L(+)-lacticum Dil. D2 nach Sondervorschrift 5a HAB; Lösung D1 mit gereinigtem Wasser.

Anwendungsgebiete
Erfahrungsgemäß unterstützend angewendet bei:
- Störungen des pH-Gleichgewichts im Körper
- Störung im intermediären Stoffwechsel
- Erkrankungen des Bewegungsapparates wie Muskelschmerzen, rheumatischen Beschwerden, Gelenkerkrankungen
- Herz-Kreislaufbeschwerden wie funktionellen Herzbeschwerden, Herzinsuffizienz, Durchblutungsstörungen
- Hauterkrankungen wie Verbrennungen, Psoriasis
- Sinusitis

Eigenschaften
Sanuvis® D2 ist ein Präparat aus L(+)-Milchsäure, mit dem sich Stoffwechselstörungen beeinflussen lassen.

Nebenwirkungen
Keine bekannt.

Gegenanzeigen
Siehe unter „Ggf. Besonderheiten bei Kindern, Schwangeren, Stillenden" und „Warnhinweise".

Bei Alkohol- oder Leberkranken sollte aufgrund des Alkoholgehaltes das Arzneimittel nur nach Rücksprache mit dem Arzt angewendet werden.

Ggf. Besonderheiten bei Kindern, Schwangeren, Stillenden
Da keine ausreichend dokumentierten Erfahrungen zur Anwendung in der Schwangerschaft und Stillzeit vorliegen, sollte das Arzneimittel nur nach Rücksprache mit dem Arzt angewendet werden.

Zur Anwendung dieses Arzneimittels bei Kindern liegen keine ausreichend dokumentierten Erfahrungen vor. Es soll deshalb bei Kindern unter 12 Jahren nicht angewendet werden.

Wechselwirkungen
Keine bekannt.

Dosierung
1 – 3-mal täglich je 5 Tropfen einnehmen.

Warnhinweise
Dieses Präparat enthält 19 Vol.-% Alkohol (Ethanol).

Packungsgrößen und Preise
30 ml (PZN 01072177) .... Euro 10,20
Apothekenpflichtig.

Sanum-Kehlbeck
Sanuvis® Tabletten
Tabletten

Wirkstoff: Acidum L(+)-lacticum Trit. D4/D6/D12/D30/D200

Zusammensetzung
1 Tablette zu 276 mg enthält: Wirkstoff: je 50 mg Acidum L(+)-lacticum Trit. D4/D6/D12 (HAB, Vorschrift 5 a mit gereinigtem Wasser (D1), Vorschrift 7 mit Lactose (D2), Vorschrift 6

mit Lactose (D3-D12)), je 50 mg Acidum L(+)-lacticum Trit. D30/D200 (HAB, Vorschrift 5 a mit gereinigtem Wasser (D1), mit Ethanol 15 % (m/m) (D2), mit Ethanol 43 % (m/m) (D3-D25/D3-D195), Vorschrift 7 mit Lactose (D26-D196), Vorschrift 6 mit Lactose (D27-D30/D197-D200)).

Sonstige Bestandteile: Kartoffelstärke, Magnesiumstearat.

Anwendungsgebiete
Erfahrungsgemäß unterstützend angewendet bei:
- Störungen des pH-Gleichgewichts im Körper
- Störung im intermediären Stoffwechsel
- Erkrankungen des Bewegungsapparates wie Muskelschmerzen, rheumatischen Beschwerden, Gelenkerkrankungen
- Herz-Kreislaufbeschwerden wie funktionellen Herzbeschwerden, Herzinsuffizienz, Durchblutungsstörungen
- Hauterkrankungen wie Verbrennungen, Psoriasis
- Sinusitis

Eigenschaften
Sanuvis® ist ein Potenzakkord aus L(+)-Milchsäure, mit dem sich Stoffwechselstörungen beeinflussen lassen. Sanuvis® kann als Basistherapeutikum parallel zu allen Pilz- und Hefepräparaten verabreicht werden.

Nebenwirkungen
Keine bekannt.

Gegenanzeigen
Keine bekannt. Siehe unter „Ggf. Besonderheiten bei Kindern, Schwangeren, Stillenden" und „Warnhinweise".

Ggf. Besonderheiten bei Kindern, Schwangeren, Stillenden
Da keine ausreichend dokumentierten Erfahrungen zur Anwendung in der Schwangerschaft und Stillzeit vorliegen, sollte das Arzneimittel nur nach Rücksprache mit dem Arzt angewendet werden.

Zur Anwendung dieses Arzneimittels bei Kindern liegen keine ausreichend dokumentierten Erfahrungen vor. Es soll deshalb bei Kindern unter 12 Jahren nicht angewendet werden.

Wechselwirkungen
Keine bekannt.

Dosierung
1 – 3-mal täglich 1 Tablette mit ausreichend Flüssigkeit einnehmen.

Warnhinweise
Dieses Arzneimittel enthält Lactose. Bitte nehmen Sie Sanuvis® daher erst nach Rücksprache mit Ihrem Arzt ein, wenn Ihnen bekannt ist, dass Sie unter einer Unverträglichkeit gegenüber bestimmten Zuckern leiden.

Packungsgrößen und Preise
80 Tabletten (PZN 00572050) . . . Euro 16,40
240 Tabletten (PZN 00572067) . . . Euro 41,70
Apothekenpflichtig.

INTERNA
(Stress, Unruhe und Schlafstörungen)

NutraMedix Deutschland
Adrenal NutraMedix Tropfen

siehe Erschöpfung und Müdigkeit

Neurolab GmbH
AdrePlus
Kapseln

Nahrungsergänzungsmittel mit Pantothensäure, Süßholzwurzel, Ginseng und Ashwagandha.

Zusammensetzung
2 Kapseln enthalten: Pantothensäure 368 mg, Süßholzwurzel Extrakt 400 mg, Ginseng 100 mg, Ashwagandha 100 mg, Hydroxypropylmethylcellulose (pflanzliche Kapselhülle).

Stress, Unruhe und Schlafstörungen   **INTERNA**

Verzehrempfehlung
2 Kapseln täglich mit ausreichend Flüssigkeit 1/2 h vor oder 2 h nach einer Mahlzeit verzehren.

Sonstige Hinweise
Beim Verzehr in der Schwangerschaft, Stillzeit oder im Kindesalter halten Sie bitte Rücksprache mit Ihrem Arzt, Heilpraktiker oder Apotheker. Enthält Süßholzwurzel: Bei hohem Blutdruck sollte ein übermäßiger Verzehr diese Erzeugnisses vermieden werden.

Wechselwirkungen
Blutdruckmedikamente

Packungsgrößen und Preise
1 Dose á 60 Kapseln .... Euro 29,90

Biogena GmbH & Co KG
Ashwagandha Formula
Kapseln

Wertvoller Ashwagandha-Extrakt kombiniert mit Magnesium und Vitamin B6

Zusammensetzung
Ashwagandha-Extrakt, Hydroxypropylmethylcellulose (Kapselhülle), Magnesiumcitrat, Magnesiumoxid, Magnesiumgluconat, Magnesiumcarbonat, Pyridoxal-5'-phosphat.

Eigenschaften
Nahrungsergänzungsmittel mit Ashwagandha (Withania somnifera)-Extrakt in Kombination mit Magnesium und aktiviertem Vitamin B6. Ashwagandha ist ein pflanzliches Adaptogen, das in Zeiten erhöhter Stressbelastung zu geistigem und körperlichem Wohlbefinden beiträgt. Der hochwertige Extrakt ist auf seinen Withanolid-Gehalt standardisiert. Der Mineralstoff Magnesium und Vitamin B6 unterstützen die Funktionen von Nerven und Psyche. Nach dem Reinsubstanzenprinzip. Glutenfrei. Lactosefrei. 100 % vegan. Hypoallergen. Geprüfte Qualität.

Verzehrempfehlung
Täglich 1 Kapsel (500 mg Ashwagandha-Extrakt (daraus 35 mg Withanolide), 70 mg Magnesium, 4,2 mg Vitamin B6 aktiviert) mit viel Flüssigkeit vor einer Mahlzeit verzehren. Nicht während der Schwangerschaft und Stillzeit verzehren.

Weiterführende Informationen
Weitere Details zum Produkt finden Sie unter biogena.com

Packungsgrößen und Preise
60 Kapseln .... Euro 31,90

Weleda AG
Aurum / Hyoscyamus comp.
Mischung

siehe Herz- und Kreislaufbeschwerden

Weleda AG
Bryophyllum 50 %
Pulver

Zusammensetzung
10 g enth.: 5 g Presssaft aus Kalanchoe pinnata, Folium.
Sonstiger Bestandteil: Lactose-Monohydrat.

Anwendungsgebiete
gemäß der anthroposophischen Menschen- und Naturerkenntnis.

Dazu gehören: Anfälligkeit für besondere Formen von funktionellen Störungen und wiederholt auftretenden Entzündungen im Bereich des Stoffwechselsystems; Schmerzzustände bei Schwächung der Lebenskräfte; Unruhe- und seelische Ausnahmezustände und dadurch bedingte Schlafstörungen.

Gegenanzeigen
Überempfindlichkeit gegen Bryophyllum (Kalanchoe).

Nebenwirkungen
Sehr selten Überempfindlichkeitsreaktionen.

INTERNA

Stress, Unruhe und Schlafstörungen

Warnhinweise
Enthält Lactose.

Dosierung und Art der Anwendung
Soweit nicht anders verordnet, 3 mal täglich 2 Messerspitzen Pulver einnehmen.

Säuglinge im 1. Lebensjahr erhalten 3 mal täglich 1 Messerspitze Pulver in Tee aufgelöst.

Packungsgrößen und Preise
20 g (PZN 2591904) .... Euro 27,99
50 g (PZN 1631441) .... Euro 47,98

Apothekenpflichtig

Weleda AG
Bryophyllum Argento cultum D2
Flüssige Verdünnung

Zusammensetzung
10 ml enthalten: Bryophyllum Argento cultum Dil. D2 10 ml.

Anwendungsgebiete
gemäß der anthroposophischen Menschen- und Naturerkenntnis.

Dazu gehört: Eingliederung verselbstständigter Stoffwechselprozesse, z. B. bei hysteriformen Verhaltens- und Verstimmungszuständen, Schlafstörungen, Unruhe, Erregungen, Ängsten, Erschöpfung und Schwäche; Schockfolgen.

Gegenanzeigen
Keine bekannt.

Warnhinweise
Enthält 18 Vol.-% Alkohol.

Dosierung
Soweit nicht anders verordnet: Erwachsene und Jugendliche ab 12 J. 2 – 4-mal tgl. 10 – 15 Tropfen,
Kdr. von 6 – 11 J. 1 – 3-mal tgl. 8 – 10 Tropfen,
Kleinkdr. von 2 – 5 J. 1 – 3-mal tgl. 5 – 8 Tr.
Tropfen mit Wasser verdünnt einnehmen.

Packungsgrößen und Preise
50 ml (PZN 01571911) .... Euro 31,99

Apothekenpflichtig

Weleda AG
Calmedoron
Streukügelchen

Zusammensetzung
In 10 g Streukügelchen sind verarbeitet:
Avena sativa 2b Ø 0,5 g / Humulus lupulus Ø 0,024 g / Passiflora incarnata Ø 0,15 g / Valeriana, ethanol. Decoctum Ø 0,3 g / Coffea tosta, ethanol. Decoctum Dil. D60 (HAB, V. 19f) 0,1 g.

Anwendungsgebiete
gemäß der anthroposophischen Menschen- und Naturerkenntnis.

Dazu gehören: Einschlafstörungen und Nervosität.

Gegenanzeigen
Überempfindlichkeit gegen einen der Bestandteile.

Nebenwirkungen
Sehr selten Überempfindlichkeitsreaktionen.

Warnhinweise
Enthält Saccharose (Zucker).

Dosierung
Soweit nicht anders verordnet, erhalten Erwachsene und Kinder ab 6 Jahren als Einzeldosis 15 Streukügelchen, Kleinkinder von 1 bis 5 Jahren 10 Streukügelchen, Säuglinge im 1. Lebensjahr 5 Streukügelchen.

Bei Einschlafstörungen wird die Einzeldosis abends vor dem Schlafengehen eingenommen, bei Nervosität wird die entsprechende Menge Streukügelchen 1-mal täglich eingenommen.

Die Streukügelchen im Mund zergehen lassen.

Stress, Unruhe und Schlafstörungen INTERNA

Packungsgrößen und Preise
10 g (PZN 09605236) .... Euro 12,97
50 g (PZN 09605242) .... Euro 35,97
Apothekenpflichtig

Cellavent
Cherry PLUS
Konzentrat / Kapseln

Nahrungsergänzungsmittel aus 100% naturreinen Montmorency-Sauerkirschen

siehe Gicht

Biogena GmbH & Co KG
Coenzym Q10 active Gold Ubiquinol 60mg
Weichkapseln

siehe Erschöpfung und Müdigkeit

Dr. Jacob's Medical GmbH
Dr. Jacob's Basenpulver
Pulver

Nahrungsergänzungsmittel mit Kalium-, Calcium- und Magnesium-Citrat - Multitalent mit über 30 belegten Gesundheitswirkungen (u.a. für Muskeln, Knochen, Nerven, weniger Erschöpfung, Herz und normalen Blutdruck)

siehe Übersäuerung

Neurolab GmbH
GABANight
Kapseln

Für das Nervensystem und die Psyche

Nahrungsergänzungsmittel mit den Vitaminen Thiamin und Folsäure, L-Glutamin, Glycin, Cholin, Griffonia simplicifolia, Passionsblume und Taurin.

Zusammensetzung
2 Kapseln enthalten: Thiamin 15 mg, Folsäure 50 µg, L-Glutamin 300 mg, Glycin 200 mg, Cholin 100 mg, Griffonia simplicifolia 82 mg, Passionsblume 50 mg, Taurin 50 mg, Hydroxypropylmethylcellulose (pflanzliche Kapselhülle).

Verzehrempfehlung
2 Kapseln täglich mit ausreichend Flüssigkeit 2 h nach dem Abendessen oder 1/2 h vor dem Schlafengehen verzehren.

Sonstige Hinweise
Bei Depressionen, in der Schwangerschaft, Stillzeit oder im Kindesalter halten Sie bitte Rücksprache mit Ihrem Arzt, Heilpraktiker oder Apotheker.

Packungsgrößen und Preise
1 Dose à 60 Kapseln .... Euro 32,00
1 Dose à 120 Kapseln .... Euro 52,00

Neurolab GmbH
GABAPur
Kautabletten mit Himbeer-Geschmack

Für das Nervensystem und die Psyche

Nahrungsergänzungsmittel mit Magnesium, GABA (Gamma-Aminobuttersäure), L-Theanin aus Grünem Tee, Taurin und Süßungsmittel.

Zusammensetzung
1 Kautablette enthält: Magnesium 100 mg, Gamma-Aminobuttersäure (GABA) 200 mg, Grüner Tee Extrakt 33 mg, davon L-Theanin 20 mg, Taurin 20 mg.

INTERNA — Stress, Unruhe und Schlafstörungen

Verzehrempfehlung
1 Kautablette täglich verzehren. Die Tablette langsam kauen oder lutschen und so lange wie möglich im Mund halten, damit die Inhaltsstoffe bestmöglich aufgenommen werden können.

Sonstige Hinweise
Beim Verzehr in der Schwangerschaft, Stillzeit oder im Kindesalter halten Sie bitte Rücksprache mit Ihrem Arzt, Heilpraktiker oder Apotheker.

Packungsgrößen und Preise
1 Dose à 60 Tabletten .... Euro 29,90

Biogena GmbH & Co KG
Griffonia 50 Serolution®
Kapseln

siehe Psychische Erkrankungen, Depressionen

hypo-A
Lipon plus
Kapseln

siehe Nährstoffmangel - Mikronährstoffe

meta Fackler
metakaveron® Streukügelchen
Globuli

Zusammensetzung
10 g enthalten: Argentum nitricum Dil. D5 30,0 mg, Mandragora e radice siccata Dil. D6 10 mg, Piper methysticum e radice siccata Dil. D2 10 mg, Sumbulus moschatus Dil. D2 20 mg. Sonst. Bestandt.: Saccharose.

Anwendungsgebiete
Diese leiten sich von den homöopathischen Arzneimittelbildern ab. Dazu gehören: vegetativ und nervös bedingte Störungen.

Dosierung
Soweit nicht anders verordnet nehmen Jugendl. ab 12 J. u. Erw. bei akuten Beschwerden alle halbe bis ganze Std. höchstens 6-mal tgl., bei chronischen Verlaufsformen 1 - 3x tgl. je 5 Globuli ein. Bei Besserung der Beschwerden ist die Häufigkeit der Anwend. zu reduzieren.

Gegenanzeigen
Allergie gg. Inhaltsstoffe.

Vorsichtsmaßnahmen
Kinder unter 12 J. (keine Erfahrungen/soll nicht angewendet werden), Schwangerschaft u. Stillzeit (keine Erfahrungen/Rücksprache); Rücksprache bei Unverträglichkeit gegenüber bestimmten Zuckern (enthält Saccharose).

Nebenwirkungen
Keine bekannt.

Packungsgrößen und Preise
10 g .... Euro 11,70
Apothekenpflichtig.

nutrimmun GmbH
MyBIOTIK®LIFE+
Pulver + Kapseln

siehe Mikrobiologische Therapien

Weleda AG
Neurodoron
Tabletten

Zusammensetzung
1 Tablette enthält: Aurum metallicum praeparatum Trit. D10 (HAB, V. 6) 83,3 mg / Kalium phosphoricum Trit. D6 83,3 mg / Ferrum-Quarz Trit. D2 (HAB, SV 6) 8,3 mg. (In 1 g Ursubstanz sind verarbeitet: Ferrum sulfuricum 0,64 g; Mel 0,32 g; Vinum 0,02 g; Quarz 0,16 g.)
Sonstige Bestandteile: Lactose-Monohydrat, Weizenstärke, Calciumbehenat.

Stress, Unruhe und Schlafstörungen INTERNA

Anwendungsgebiete
gemäß der anthroposophischen Menschen- und Naturerkenntnis.
Dazu gehören: Harmonisierung und Stabilisierung des Wesensgliedergefüges bei nervöser Erschöpfung und Stoffwechselschwäche, z. B. Nervosität, Angst- und Unruhezustände, depressive Verstimmung, Rekonvaleszenz, Kopfschmerzen.

Gegenanzeigen
Nicht anwenden bei Weizenallergie sowie bei Kindern unter 1 Jahr (wegen des Bestandteils Mel = Honig).

Nebenwirkungen
Weizenstärke kann Überempfindlichkeitsreaktionen hervorrufen.

Warnhinweise
Enthält Lactose und Weizenstärke.
Dieses Arzneimittel gilt als glutenfrei und für Zöliakiepatienten ist es sehr unwahrscheinlich, dass es Probleme verursacht. Eine Tablette enthält maximal 2,5 µg Gluten.

Besonderheiten bei Kindern
Sollte bei Kindern unter 12 Jahren wegen nicht ausreichenddokumentierter Erfahrungen nicht angewendet werden.

Dosierung
Soweit nicht anders verordnet, 3 – 4-mal täglich 1 Tablette im Mund zergehen lassen oder mit etwas Flüssigkeit einnehmen.

Packungsgrößen und Preise
80 Tabletten (PZN 06059276) . . . Euro 20,99
200 Tabletten (PZN 06059282) . . . Euro 36,97
Apothekenpflichtig

Institut AllergoSan Deutschland (privat) GmbH
OMNi-BiOTiC® SR-9 mit B-Vitaminen
Sachets
Ihr richtiges Nervenfutter!
siehe Magen-Darm-Beschwerden

Queisser Pharma (Doppelherz Pharma GmbH)
PASSIFLORA DoppelherzPharma 425 mg Filmtabletten

Zur Anwendung bei Erwachsenen und Jugendlichen ab 12 Jahren.
Wirkstoff: 425 mg Passionsblumenkraut-Trockenextrakt

Anwendungsgebiete
PASSIFLORA DoppelherzPharma sind ein traditionelles pflanzliches Arzneimittel zur Besserung des Befindens bei nervlicher Belastung und zur Förderung des Schlafes.
Das Arzneimittel ist ein traditionelles Arzneimittel, das ausschließlich auf Grund langjähriger Anwendung für das Anwendungsgebiet registriert ist.

Art der Anwendung
Die Filmtabletten sollten mit ausreichend Flüssigkeit (vorzugsweise 1 Glas Wasser) und unzerkaut eingenommen werden.

Anwendungsdauer
Wenn sich Ihre Beschwerden während der Anwendung dieses Arzneimittels verschlimmern oder länger als zwei Wochen anhalten, fragen Sie bitte Ihren Arzt oder Apotheker um Rat.

Dosierung
Die übliche Dosis für Jugendliche ab 12 Jahren und Erwachsene beträgt:
Zur Besserung des Befindens bei nervlicher Belastung 1 Filmtablette 1-2 mal täglich.
Zur Förderung des Schlafes bei nervlicher Belastung 1-2 Filmtabletten eine halbe Stunde vor dem Schlafengehen.
Maximale Tagesdosis: 2 Filmtabletten

Anwender, die an einer Funktionsstörung der Leber oder Niere leiden
Für konkrete Dosierungsempfehlungen bei eingeschränkter Leber- oder Nierenfunktion gibt es keine hinreichenden Daten. Wenden Sie sich in diesem Fall an Ihren Arzt.

Kinder und Jugendliche
Die Anwendung bei Kindern unter 12 Jahren ist nicht vorgesehen.

Gegenanzeigen

wenn Sie allergisch gegen Passionsblumen oder einen der sonstigen Bestandteile dieses Arzneimittels sind.

Ggf. Besonderheiten bei Kindern, Schwangeren, Stillenden

Die Sicherheit während der Schwangerschaft und Stillzeit wurde nicht ausreichend untersucht. Für Schwangere und Stillende wird daher die Einnahme von PASSIFLORA DoppelherzPharma nicht empfohlen.

Wenn Sie schwanger sind oder stillen, oder wenn Sie vermuten, schwanger zu sein oder beabsichtigen, schwanger zu werden, fragen Sie vor der Anwendung dieses Arzneimittels Ihren Arzt oder Apotheker um Rat.

Kinder unter 12 Jahren

Zur Anwendung dieses Arzneimittels bei Kindern liegen keine ausreichenden Untersuchungen vor. Es soll deshalb bei Kindern unter 12 Jahren nicht angewendet werden.

Nebenwirkungen

Wie alle Arzneimittel kann auch dieses Arzneimittel Nebenwirkungen haben, die aber nicht bei jedem auftreten müssen.

Es sind keine Nebenwirkungen bekannt.

Vorsichtsmaßnahmen

Dieses Arzneimittel enthält weniger als 1 mmol (23 mg) Natrium pro Filmtablette, d. h. es nahezu „natriumfrei".

Verkehrstüchtigkeit und Fähigkeit zum Bedienen von Maschinen

Dieses Arzneimittel kann die Reaktionsfähigkeit und Verkehrstüchtigkeit beeinträchtigen.

Arzneimittel mit beruhigender Wirkung können grundsätzlich, auch bei bestimmungsgemäßem Gebrauch, das Reaktionsvermögen soweit verändern, dass die Fähigkeit zur aktiven Teilnahme am Straßenverkehr oder zum Bedienen von Maschinen beeinträchtigt wird. Dies gilt in verstärktem Maße im Zusammenwirken mit Alkohol.

Patienten, die eine Beeinträchtigung wahrnehmen, sollten nicht aktiv am Straßenverkehr teilnehmen oder Maschinen bedienen.

Warnhinweise

Der Anwender sollte bei fortdauernden Krankheitssymptomen oder beim Auftreten anderer als der in der Packungsbeilage erwähnten Nebenwirkungen einen Arzt oder eine andere in einem Heilberuf tätige qualifizierte Person konsultieren.

Wechselwirkungen

Bisher sind keine Wechselwirkungen bekannt. Untersuchungen mit PASSIFLORA DoppelherzPharma zu Wechselwirkungen mit anderen Arzneimitteln wurden nicht durchgeführt.

Aufbewahrungshinweise

Für dieses Arzneimittel sind keine besonderen Lagerungsbedingungen erforderlich.

Bewahren Sie dieses Arzneimittel für Kinder unzugänglich auf.

Zusammensetzung

-Der Wirkstoff in 1 Filmtablette ist: 425 mg Trockenextrakt aus Passionsblumenkraut (*Herba Passiflorae incarnatae* L.) (5-7:1), Auszugsmittel Ethanol 50 % (V/V).

-Die sonstigen Bestandteile sind:

Maltodextrin, hochdisperses Siliciumdioxid, mikrokristalline Cellulose, Croscarmellose Natrium, Magnesiumstearat (Ph. Eur.) [pflanzlich], Crospovidon Typ A, Hypromellose, Stearinsäure (Ph. Eur.) [pflanzlich], Talkum, Farbstoff: Titandioxid (E 171).

Aussehen und Verpackung

PASSIFLORA DoppelherzPharma sind weiße, ovale Filmtabletten in PVC/PE/PVDC/PE/PVC-Aluminium - Blisterstreifen. Sie sind in Packungsgrößen zu 30 und 60 Stück erhältlich.

Stress, Unruhe und Schlafstörungen INTERNA

Neurolab GmbH
PEAPlus (Palmitoylethanolamid)
Kapseln

Für das Nervensystem und den Energiestoffwechsel

Nahrungsergänzungsmittel mit PEA (Palmitoylethanolamid) und den Vitaminen Thiamin und Niacin.

siehe Schmerzen akut/chronisch - Neuralgie

hypo-A
Q10 plus Vit.C
Kapseln

Anwendungsgebiete
Vit. C trägt zu einer normalen Kollagenbildung für eine normale Funktion der Haut sowie zu einem normalen Energiestoffwechsel bei. Vit. C trägt außerdem dazu bei, die Zellen vor oxidativem Stress zu schützen.

Eigenschaften
Hauptwirkort des vitaminähnlichen Coenzym Q10 sind die Mitochondrien. In diesen „Kraftwerken der Zelle" ist Coenzym Q10 unverzichtbarer Bestandteil der Atmungskette. Vegan, lactose- und glutenfrei.

Zusammensetzung
600 mg Acerola-Pulver (entspr. ca. 150 mg nat. Vit. C), 30 mg Coenzym Q10 – nat. Ubichinon in hypoallergener veganer Kapsel

Packungsgrößen und Preise
90 Kapseln (PZN 00813039) ..... Euro 44,15

BerryPharma
rubyni® Sauerkirsche
Kapseln

Nahrungsergänzungsmittel mit reiner Sauerkirsche.

Inhaltsstoffe
Sauerkirschenextrakt aus Früchten der Prunus cerasus (Sorte Weichsel), Maltodextrin, pflanzliche Kapselhülle aus Hydroxypropylmethylcellulose.

Eine Kapsel enthält 360 mg des Sauerkirschenextrakts CherryCraft®, davon 61,5 mg Polyphenole und 10,8 mg Anthocyane.

Eigenschaften
Sauerkirschen wurden schon vor Christi Geburt in Kleinasien kultiviert und verbreiteten sich mit den Römern im ganzen europäischen Raum. Sie enthalten einen ganz spezifischen Mix aus Polyphenolen, Anthocyanen und Flavonoiden. Eine besonders hohe Konzentration bietet die von uns verwendete Weichselkirsche. Im Vergleich zur bekannten Montmorency Sauerkirsche verfügt sie über 6-mal so viele Anthocyane und einen mehr als doppelten Gesamt-Polyphenolgehalt.

Wir beziehen unsere Sauerkirschen von einer Kooperative polnischer Landwirte. Die Früchte tragen das EU-Qualitätslabel PDO (geschützte Ursprungsbezeichnung) und werden per Hand geerntet. Die Verarbeitung zum Extrakt erfolgt lösungsmittelfrei.

Anwendungsgebiete
- Sport Recovery
- Körperliche Leistung/Sportperformance
- Antioxidativ
- Schlafunterstützung
- Augen- und Sehkraft
- Herz-Kreislauf und Blutgefäße

Verzehrempfehlung
Erwachsene nehmen täglich 1 - 2 Kapseln unzerkaut und mit ausreichend Flüssigkeit ein. Die empfohlene tägliche Verzehrmenge darf nicht überschritten werden.

Nahrungsergänzungsmittel sollten nicht als Ersatz für eine ausgewogene und abwechslungsreiche Ernährung dienen und ersetzen keine gesunde Lebensweise.

Sonstige Hinweise
rubyni® mit Sauerkirsche ist von Natur aus vegan, lactose- und glutenfrei. Auf Füll- und Konservierungsstoffe wird bewusst verzichtet.

INTERNA — Stress, Unruhe und Schlafstörungen

Weiterführende Informationen
www.rubyni.com
www.cherrycraft.info
(Sauerkirschenextrakt CherryCraft®)

Packungsgrößen und Preise
Glas mit 60 Kapseln .... Euro 49,90
Glas mit 90 Kapseln .... Euro 69,90

Herstellerangaben
BerryPharma GmbH | Weidboden 1 | 83339 Chieming | www.rubyni.com

Die Familie Philipp, die hinter BerryPharma® steht, hat sich seit Generationen ganz der Verarbeitung qualitativ hochwertiger Beeren und Früchte verschrieben. In den Produkten von BerryPharma® kommen nur natürliche Extrakte und Inhaltsstoffe zum Einsatz, die in ihrer Wirkung durch Studien belegt sind. Eine ideale Ergänzung für die tägliche Ernährung.
SO PURE. SO YOU.
Stand:
17.11.2023

Neurolab GmbH

Safran
Kapseln

Für das Nervensystem und die psychische Funktion

Nahrungsergänzungsmittel mit Safran und Magnesium.

Zusammensetzung
1 Kapsel enthält: Magnesium 96 mg, Safran Narben Extrakt 30 mg, davon Crocine 900 µg, davon Safranal 600 µg, Hydroxypropylmethylcellulose (pflanzliche Kapselhülle).

Verzehrempfehlung
1 Kapsel täglich mit ausreichend Flüssigkeit verzehren.

Sonstige Hinweise
Bei Depressionen, in der Schwangerschaft, Stillzeit oder im Kindesalter halten Sie bitte Rücksprache mit Ihrem Arzt, Heilpraktiker oder Apotheker.

Packungsgrößen und Preise
1 Dose à 60 Kapseln .... Euro 24,95

hypo-A
Schwarzkümmelöl
Kapseln

Anwendungsgebiete
Vitamin E trägt dazu bei, die Zellen vor oxidativem Stress zu schützen.

Eigenschaften
Verarbeitet wird ausschließlich ägyptisches Bio-Schwarzkümmelöl (Albaraka). Dieses aus dem Echten Schwarzkümmel isolierte Öl enthält mehrfach ungesättigte Fettsäuren (rund 55 % Omega-6- plus 22 % Omega-9-Fettsäuren), Enzyme, Spurenelemente, Vitamine und ätherische Öle. Lactose- und glutenfrei.

Zusammensetzung
490 mg Schwarzkümmelöl (kbA-Qualität) mit 22,5 mg nat. Vit. E, Feuchthaltemittel Glycerin in hypoallergener Gelatinekapsel

Packungsgrößen und Preise
150 Kapseln (PZN 00028524) ... Euro 29,90

hypo-A
Selen plus Acerola Vit. C
Kapseln

Anwendungsgebiete
Selen und Vit. C tragen zu einer normalen Funktion des Immunsystems bei. Selen trägt zu einer normalen Schilddrüsenfunktion und zu einer normalen Spermabildung bei.

Eigenschaften
Das Selen plus Acerola Vit. C beinhaltet die organische Selenverbindung Selen-Methionin und kann deshalb gemeinsam mit anderen Ascorbinsäure-Produkten aus Acerola-Kirsche ohne Bedenken genommen werden. Vegan, lactose- und glutenfrei.

Umwelt- und Schwermetallbelastung

INJEKTIONEN

Zusammensetzung
100 µg Selen als Selenhefe, 400 mg Acerolapulver (entspr. ca. 100 mg nat. Vit. C) in hypoallergener veganer Kapsel

Packungsgrößen und Preise
120 Kapseln (PZN 07140477) ... Euro 44,15

Neurolab GmbH
SerenePro
Kapseln

Für das Nervensystem, den Energiestoffwechsel und die psychische Funktion

Nahrungsergänzungsmittel mit Magnesium, den Vitaminen C, B6, Folsäure und B12, Zink, Selen, Griffonia simplicifolia, Taurin, L-Cystin und L-Theanin aus Grünem Tee.

siehe Psychische Erkrankungen, Depressionen

Biogena GmbH & Co KG
Siebensalz® Magnesium
Kapseln

siehe Nährstoffmangel - Mineralstoffe und Spurenelemente

Deep Green GmbH
spacegarden daily + nightly
Vitalpilzmischung

siehe Vitalpilze

Deep Green GmbH
SWISS FX CBD Öle
CBD Öl Tropfen

siehe Entzündungen

hypo-A
Vit. B-Komplex plus
Kapseln

Anwendungsgebiete
Die Vitamine B2, Niacin, Pantothensäure, B6, B12 tragen zu einem normalen Energiestoffwechsel und zur Verringerung von Müdigkeit und Ermüdung bei. Niacin und Biotin tragen zur normalen psychischen Funktion bei. Pantothensäure trägt zu einer normalen geistigen Leistung bei. Vit. B1 trägt zu einer normalen Herzfunktion bei.

Eigenschaften
Veganes Nahrungsergänzungsmittel mit acht hochreinen B-Vitaminen und dem Plus aus Zink und Mangan. Die enthaltenen Mikronährstoffe unterstützen Nervensystem und Energiestoffwechsel. Vegan, lactose- und glutenfrei.

Zusammensetzung
10 mg Zink, 4 mg Mangan als Gluconate, 3,3 mg Vit. B1, 4,2 mg Vit. B2, 48 mg Vit. B3, 18 mg Vit. B5, 4,2 mg Vit. B6, 7,5 µg Vit. B12, 400 µg Folsäure (200 µg als bioaktive Form), 150 µg Biotin, Inulin (Ballaststoff der Zichorienwurzel) in hypoallergener veganer Kapsel

Packungsgrößen und Preise
30 Kapseln (PZN 07690522) ... Euro 13,85
120 Kapseln (PZN 00267163) ... Euro 37,70

INJEKTIONEN
(Umwelt- und Schwermetallbelastung)

Pflüger
Derivatio H Inj.
Ampullen

Zusammensetzung
1 Ampulle zu 5 ml enthält:

Online-Suche unter www.grüne-liste.de

INTERNA — Umwelt- und Schwermetallbelastung

Wirkstoffe:
Anagallis arvensis Dil. D 4 0,13 ml, Argentum metallicum Dil. D 30 0,13 ml, Arnica montana Dil. D 15 0,13 ml, Aurum metallicum Dil. D 15 0,13 ml, Bryonia Dil. D 4 0,13 ml, Carbo vegetabilis Dil. D 30 0,13 ml, Chelidonium majus Dil. D 6 0,13 ml, Colocynthis (HAB 34) Dil. D 5 [(HAB, V. 4a mit Ethanol 86 % (m/m)] 0,13 ml, Cytisus scoparius Dil. D 6 0,13 ml, Digitalis purpurea Dil. D 5 0,13 ml, Natrium chloratum Dil. D 20,13 ml, Selenicereus grandiflorus Dil. D 4 0,13 ml, Silybum marianum Dil. D 3 0,13 ml, Smilax Dil. D 6 0,13 ml, Stannum metallicum Dil. D 8 0,13 ml, Strophanthus gratus Dil. D 6 0,13 ml, Taraxacum officinale Dil. D 5 0,13 ml, Veronica virginica Dil. D 4 0,13 ml, Viscum album Dil. D 4 0,13 ml

Sonstige Bestandteile:
Natriumchlorid, Wasser für Injektionszwecke.

Anwendungsgebiete
Registriertes homöopathisches Arzneimittel, daher ohne Angabe einer therapeutische Indikation.
Bei Fortdauern der Krankheitssymptome während der Anwendung soll medizinischer Rat eingeholt werden.

Gegenanzeigen
Derivatio HInj. ist bei bekannter Überempfindlichkeit gegen „Silybum maranum" (Mariendistel), Taraxacum officinale (Löwenzahn) oder andere Korbblütler nicht anzuwenden.

Nebenwirkungen
Bei intravenöser Verabreichung können Überempfindlichkeitsreaktionen und plötzlicher Blutdruckabfall auftreten.
Hinweis: Bei der Einnahme eines homöopathischen Arzneimittels können sich die vorhandenen Beschwerden vorübergehend verschlimmern (Erstverschlimmerung). In diesem Fall sollten Sie das Arzneimittel absetzen und Ihren Arzt befragen.
Wenn Sie Nebenwirkungen beobachten, die nicht in der Packungsbeilage aufgeführt sind, teilen Sie dies bitte Ihrem Arzt oder Apotheker mit.

Wechselwirkungen
Keine bekannt. Die Wirkung eines homöopathischen Arzneimittels kann durch allgemein schädigende Faktoren in der Lebensweise und durch Reiz- und Genussmittel ungünstig beeinflusst werden.
Falls Sie sonstige Medikamente einnehmen, fragen Sie Ihren Arzt.

Vorsichtsmaßnahmen
Zur Anwendung dieses Arzneimittels als Injektion bei Kindern liegen keine ausreichend dokumentierten Erfahrungen vor. Es soll deshalb bei Kindern unter 12 Jahren nicht angewendet werden. Da keine ausreichend dokumentierten Erfahrungen zur Anwendung in Schwangerschaft und Stillzeit vorliegen, sollte das Arzneimittel nur nach Rücksprache mit dem Arzt angewendet werden.

Dosierung
Soweit nicht anders verordnet: Die Anwendung erfordert eine individuelle Dosierung durch einen homöopathisch erfahrenen Therapeuten. Im Rahmen der Selbstmedikation sollte daher nur parenteral einmal 5 ml i.v., i.m. oder s.c.injiziert werden. Zur Fortsetzung der Therapie wird empfohlen, sich an einem homöopathisch erfahrenen Therapeuten zu wenden.

Packungsgrößen und Preise
5ml 10 Amp. (PZN 04886733) . . . Euro 21,10

INTERNA

Protina Pharmazeutische GmbH
Basica Compact®
Tabletten

Basische Tabletten. Nahrungsergänzungsmittel mit basischen Mineralstoffen und Spurenelementen.

siehe Nährstoffmangel

Umwelt- und Schwermetallbelastung INTERNA

Protina Pharmazeutische GmbH
Basica Direkt®
Granulat

Basische Mikroperlen. Nahrungsergänzungsmittel mit basischen Mineralstoffen und Spurenelementen.

siehe Nährstoffmangel

Protina Pharmazeutische GmbH
Basica Instant®
Pulver

Basisches Trinkpulver. Nahrungsergänzungsmittel mit basischen Mineralstoffen und Spurenelementen.

siehe Nährstoffmangel

Protina Pharmazeutische GmbH
Basica Vital®
Granulat

Basisches Granulat. Nahrungsergänzungsmittel mit basischen Mineralstoffen und Spurenelementen.

siehe Nährstoffmangel

Protina Pharmazeutische GmbH
Basica® Pur
Pulver

Reines Basenpulver. Nahrungsergänzungsmittel mit basischen Mineralstoffen und Spurenelementen.

siehe Nährstoffmangel

NutraMedix Deutschland
Burbur-Pinella NutraMedix Tropfen

Zusammensetzung
Mischung aus Manayupa Blatt-Extrakt und Anis-Stengel-Extrakt

Mineralwasser, Ethanol (20-24%)

Anwendungsgebiete
allg. Ausleitung und Entgiftung von Leber, Lymphe, Niere, Matrix, Nervensystem

Wirkstoffeigenschaften
ausleitend / entgiftend, hepatoprotektiv, neuroprotektiv, entzündungshemmend

Mildert Herxheimerreaktionen ab. Wird daher häufig in Kombination mit Samento, Banderol oder Takuna angewendet.

Gegenanzeigen
Schwangerschaft und Stillzeit

Nebenwirkungen
keine bekannt

Dosierung und Art der Anwendung
2 - 6x täglich 20 Tropfen in Wasser
Kinder: 2 - 6x täglich 1/3 Tropfen pro kg KG

Packungsgrößen und Preise
(PZN 18039988)
60 ml . . . . Euro 34,95

Bezug und weitere Informationen
NutraMedix Deutschland GmbH
www.nutramedix.de

Wellnest Pflanzenkraft
Bärlauch Bio Konzentrat
Tropfen

Zusammensetzung
Kräuterbitter-Konzentrat aus Auszügen von Bärlauchblättern (kbA), Bio-Alkohol 32 % Vol.

Anwendungsgebiete
Der Bärlauch ist ein naher Verwandter des Knoblauchs und aufgrund seiner verdauungsharmonisierenden und kräftigenden Eigenschaften seit Jahrtausenden eine geschätzte Heilpflanze. In dieser Tradition empfiehlt sich Bärlauch Bio Konzentrat bei Appetitlosigkeit, Verdauungsbeschwerden (vor allem Blähun-

gen) und Völlegefühlen. Da Bärlauch die Gefäße glatt und geschmeidig hält, eignet sich das Kräuterbitter-Konzentrat zur Herz-Kreislauf-Prophylaxe. Nach Antibiotika-Einnahmen und Parasitenbefall unterstützt es die Darmsanierung. Im Rahmen naturheilkundlicher Schadstoffausleitungen (Chlorella-, Quecksilber-, Schwermetallausleitung) fördert Bärlauch Bio Konzentrat die Entgiftung.

Eigenschaften
Bärlauch besitzt mit bis zu 7,8 mg Schwefel pro 100 g Trockensubstanz eine außergewöhnlich hohe Konzentration an Schwefelverbindungen (Knoblauch: 1,7 mg). Die schwefelhaltigen Substanzen haben eine anregende, reinigende und entgiftende Wirkung: Der Körper verwendet Schwefel zur Produktion von Glutathion, das Schadstoffe in einen wasserlöslichen Zustand umwandelt und so deren Ausscheidung fördert. Daher spielt Bärlauch eine zentrale Rolle bei der Ausleitung von Schadstoffen.

Dosierung
Täglich 2x 10 Tropfen mit ausreichend Flüssigkeit. Bei der Ausleitung von Schadstoffen gemäß Therapieplan.

Nebenwirkungen
Keine bekannt.

Wechselwirkungen
Keine bekannt.

Warnhinweise
Enthält Alkohol (32 % Vol.)

Vorsichtsmaßnahmen
Bei der Ausleitung von Schadstoffen nur zusammen mit Chlorella-Algen und Koriander Bio Frischpflanzen Konzentrat verzehren.

Ggf. Besonderheiten bei Kindern, Schwangeren, Stillenden
In der Schwangerschaft und Stillzeit nicht einnehmen.

Sonstige Hinweise
Außerhalb der Reichweite von Kindern sowie trocken, licht- und wärmegeschützt lagern.

Weiterführende Informationen
Bärlauch Bio Konzentrat wird schonend nach überlieferter Handwerkstradition von einer heimischen Manufaktur in einem zweimonatigen Kaltauszug bei Raumtemperatur hergestellt. Verwendung finden Bärlauchblätter (kbA), energetisiertes Wasser und Bio-Alkohol. Das Kräuterbitter-Konzentrat bildet das pflanzliche Wirkstoff-Spektrum in konzentrierter Form vollständig ab und enthält somit ein Höchstmaß sekundärer Pflanzenstoffe und ätherischer Öle. Gelöst werden sie vom Körper unmittelbar verwertet.

Packungsgrößen und Preise
50 ml (PZN 8458572) . . . . Euro 19,90
Stand: 01.11.2020

Pflüger

Derivatio Tabletten

Zusammensetzung
1 Tablette enthält: Anagallis arvensis Trit. D4 15,0 mg, Argentum metallicum Trit. D30 12,5 mg, Arnica montana Trit. D15 12,5 mg, Aurum metallicum Trit. D15 12,5 mg, Bryonia Trit. D4 15,0 mg, Carbo vegetabilis Trit. D30 12,5 mg, Chelidonium majus Trit. D6 15,0 mg, Citrullus colocynthis Trit. D5 15,0 mg, Cytisus scoparius Trit. D6 12,5 mg, Digitalis purpurea Trit. D5 12,5 mg, Selenicereus grandiflorus Trit. D4 15,0 mg, Silybum marianum Trit. D3 15,0 mg, Smilax Trit. D6 15,0 mg, Stannum metallicumTrit. D8 15,0 mg, Strophanthus gratus Trit. D6 12,5 mg, Taraxacum officinale Trit. D6 15,0 mg, Veronica virginica Trit. D4 15,0 mg, Viscum album Trit. D4 12,5 mg.

Registriertes homöopathisches Arzneimittel, daher ohne Angabe einer therapeutischen Indikation. Bei Fortdauern der Krankheitssymptome während der Anwendung soll medizinischer Rat eingeholt werden.

Umwelt- und Schwermetallbelastung INTERNA

Warnhinweise
Da keine ausreichend dokumentierten Erfahrungen vorliegen, sollte das Arzneimittel in Schwangerschaft und Stillzeit nur nach Rücksprache mit dem Arzt angewendet werden. Zur Anwendung bei Kindern liegen keine ausreichend dokumentierten Erfahrungen vor. Es sollte deshalb bei Kindern unter 12 Jahren nicht angewendet werden.

Dervatio Tabletten dürfen nicht eingenommen werden bei bekannter Überempfindlichkeit gegen Anagallis arvensis, Silybum marianum und andere Korbblütler oder einen anderen Bestandteil.

Nebenwirkungen
Bisher sind keine Nebenwirkungen bekannt. Hinweis: Bei der Einnahme eines homöopathischen Arzneimittels können sich die vorhandenen Beschwerden vorübergehend verschlimmern (Erstverschlimmerung). In diesem Fall sollten Sie das Arzneimittelabsetzen und Ihren Arzt befragen. Wenn Sie Nebenwirkungen beobachten, informieren Sie bitte Ihren Arzt oder Apotheker.

Wechselwirkungen
Nicht bekannt. Allgemeiner Hinweis: Die Wirkung eines homöopathischen Arzneimittels kann durch allgemein schädigende Faktoren in der Lebensweise und durch Reiz- und Genussmittel ungünstig beeinflusst werden. Falls Sie sonstige Arzneimittel einnehmen, fragen Sie bitte Ihren Verordner.

Dosierung
Zur Dosierung, Dauer und Art der Anwendung befragen Sie Ihren homöopathisch erfahrenen Therapeuten. Die Einzelgabe eines homöopathischen Arzneimittels sollte möglichst klein sein. Nach jeder Gabe ist die Wirkung abzuwarten. Erstverschlimmerung und Arzneimittelprüfsymptomatik sind zu berücksichtigen.

Packungsgrößen und Preise
100 Tabletten (PZN 02782219) ... Euro 13,90
200 Tabletten (PZN 02782283) ... Euro 21,50
Apothekenpflichtig.

Neurolab GmbH
Glutathion Liposomal
flüssig
Nahrungsergänzungsmittel mit liposomalem Glutathion und Riboflavin.

siehe Immunsystemerkrankungen und -schwäche

Wellnest Pflanzenkraft
Koriander Bio Frischpflanzen Konzentrat
Tropfen

Zusammensetzung
Kräuterbitter-Konzentrat aus Auszügen von frischem Korianderkraut (kbA) und Bio-Alkohol 32 % Vol.

Anwendungsgebiete
Der Koriander wird seit 5000 v. Chr. als Gewürz- und Heilpflanze verwendet. Er hat eine blähungstreibende, krampflösende, magensaftanregende und verdauungsfördernde Wirkung. Koriander Bio Frischpflanzen Konzentrat empfiehlt sich entsprechend bei Völlegefühlen und Magen-Darm-Beschwerden wie Blähungen, Durchfall und Verstopfung. Auch bei Appetitlosigkeit, Magenschmerzen und Reizmagen kommt das Kräuterbitter-Konzentrat zur Geltung. Im Rahmen naturheilkundlicher Schadstoffausleitungen (Chlorella-, Quecksilber-, Schwermetallausleitung) fördert das Kräuterbitter-Konzentrat die Entgiftung. Naturheilkundler schätzen darüber hinaus die ätherische Koriandertinktur als keimtötendes Mittel bei bakteriellen Infektionen.

Eigenschaften
Bei Umwelt- und Schwermetallbelastungen leistet Koriander Bio Frischpflanzen Konzentrat wertvolle Dienste. Wie kein anderer Naturwirkstoff unterstützen Auszüge frischen Korianderkrauts die Mobilisierung von Quecksilber aus dem intrazellulären Raum: Zuerst schleust Koriander das Quecksilber aus den Nervenzellen,

INTERNA — Umwelt- und Schwermetallbelastung

dann folgen die anderen Schadstoffe. Im Anschluss setzen in der Zelle Heilprozesse ein, die zur Reparatur des zerstörten zellulären Transportsystems beitragen.

Dosierung
Täglich 2x 10 Tropfen mit ausreichend Flüssigkeit. Bei der Ausleitung von Schadstoffen gemäß Therapieplan.

Nebenwirkungen
Keine bekannt.

Wechselwirkungen
Keine bekannt.

Warnhinweise
Enthält Alkohol (32 Vol. %)

Vorsichtsmaßnahmen
Bei der Ausleitung von Schadstoffen das Koriander Bio Frischpflanzen Konzentrat nur zusammen mit Chlorella-Algen und Bärlauch Bio Konzentrat verzehren.

Ggf. Besonderheiten bei Kindern, Schwangeren, Stillenden
In der Schwangerschaft und Stillzeit nicht einnehmen.

Sonstige Hinweise
Außerhalb der Reichweite von Kindern sowie trocken, licht- und wärmegeschützt lagern.

Weiterführende Informationen
Koriander Bio Frischpflanzen Konzentrat wird schonend nach überlieferter Handwerkstradition von einer heimischen Manufaktur in einem zweimonatigen Kaltauszug bei Raumtemperatur hergestellt. Verwendung finden frisch geerntetes Korianderkraut (kbA), energetisiertes Wasser und Bio-Alkohol. Das Kräuterbitter-Konzentrat bildet das pflanzliche Wirkstoff-Spektrum in konzentrierter Form vollständig ab und enthält somit ein Höchstmaß sekundärer Pflanzenstoffe und ätherischer Öle. Gelöst werden sie vom Körper unmittelbar verwertet.

Packungsgrößen und Preise
50ml (PZN 8458589) .... Euro 19,90
Stand: 01.11.2020

M-K Europa GmbH, Man-Koso

Man-Koso

asiatisch mehrjährig fermentiertes Enzym- und Aminosäuren-Konzentrat zur Stärkung der Abwehrkräfte

siehe Nährstoffmangel

meta Fackler

metabiarex® N
Mischung

Zusammensetzung
10 g enthalten: Acidum formicicum Dil. D2 0,5 g, Echinacea purpurea Dil. D6 0,5 g, Medorrhinum Nosode Dil. D30 0,1 g, Pyrogeniumnosode Dil. D15 0,2 g, Sulfur Dil. D200 0,1 g, Tabacum Dil. D6 0,2 g, Tuberculinum pristinum Nosode Dil. D30 0,1 g, Vaccininum Nosode Dil. D30 0,1 g, Vincetoxicum Dil. D3 0,5 g. Sonst. Bestandt.: Ethanol, Ger. Wasser. Enth. 14 Vol.-% Alkohol.

Anwendungsgebiete
Registriertes homöopathisches Arzneimittel, daher ohne Angabe einer therapeutischen Indikation.

Dosierung
Individuelle Dosierung durch homöopathisch erfahrenen Therapeuten.

Gegenanzeigen
Allergie gg. Ameisensäure oder Inhaltsstoffe.

Vorsichtsmaßnahmen
Kinder unter 12 Jahren (keine Erfahrungen/soll nicht angewendet werden), Schwangerschaft und Stillzeit (Rücksprache).

Urogenitalerkrankungen

INJEKTIONEN

Nebenwirkungen
Acidum formicicum (Ameisensäure): allergische Reaktionen möglich.

Packungsgrößen und Preise
50 ml .... Euro 14,98
100 ml .... Euro 25,95
Apothekenpflichtig.

H2Ovital e.K.
PIRIN – Hochgebirgsquellwasser

PIRIN – Naturreines Trinkwasser entspringt in 1.470 m als Hochgebirgsquellwasser. Ist naturbelassen und nicht behandelt, mineral- und salzarm, basisch, frei von Kohlensäure, nicht ozoniert. Keine Einflüsse aus Landwirtschaft oder Ballungsräumen. Auch für Säuglinge – ohne abzukochen – geeignet. Rückstandskontrolliert auf Schwermetalle, pathogene Keime und Noroviren. Erfüllt die strenge EU Trinkwasserverordnung.

Zusammensetzung
Mineralisation 67 mg/l; pH 7,6
Nitrat <0,9 mg/l; Arsen n.n., Uran n.n.
Leitfähigkeit 70 µS; Widerstand 14.285 Ohm
Analysewerte aus 2018 unter:
www.quellwasserkampagne.de/analyse-pirin/

Anwendungsgebiete
Reines Quellwasser ist als Grundlage bei jeder Therapie geeignet. Besonders bei Regulationstherapien und Ausleitungen.

Bezug
Im Naturkosthandel u.a. bei ALNATURA oder klimafreundliche Anlieferung im BestellShop

NutraMedix Deutschland
Sealantro NutraMedix Tropfen

Zusammensetzung
Chlorella-, Rotalgen, Koriander-Blattextrakt, Mineralwasser, Ethanol (20-24%)

Anwendungsgebiete
Schwermetallausleitung

Wirkstoffeigenschaften
Schwermetalle ausleitend, entzündungshemmend, analgetisch

Gegenanzeigen
Schwangerschaft und Stillzeit

Nebenwirkungen
keine bekannt

Dosierung und Art der Anwendung
1x täglich 20 Tropfen in Wasser, vor dem Schlafen

Packungsgrößen und Preise
30 ml (PZN 18040299) .... Euro 34,95

Bezug und weitere Informationen
NutraMedix Deutschland GmbH
www.nutramedix.de

INJEKTIONEN
(Urogenitalerkrankungen)

Sanum-Kehlbeck
Nigersan® D5/D6/D7
Injektionslösung

Wirkstoff: Aspergillus niger e volumine mycelii (lyophil., steril.) Dil. D5/D6/D7 aquos.

Zusammensetzung
1 ml flüssige Verdünnung zur Injektion enthält:
Wirkstoff: 1 ml Aspergillus niger e volumine mycelii (lyophil., steril.) Dil. D5 (bzw. Aspergillus niger e volumine mycelii (lyophil., steril.) Dil. D6 bzw. Aspergillus niger e volumine mycelii (lyophil., steril.) Dil. D7) aquos. (HAB, V. 5b).

INTERNA — Urogenitalerkrankungen

Anwendungsgebiete
Erfahrungsgemäß unterstützend angewendet bei:
- Erkrankungen des Urogenitaltraktes wie Myome, Zysten, Ovarialzysten, Prostataadenome
- Arthrose, degenerativen bzw. entzündlichen Erkrankungen wie Mb. Scheuermann, Mb. Perthes, Mb. Bechterew, Osteochondrose
- Erkrankungen des Respirationstraktes
- Lymphatismus
- Strumaerkrankungen, Adipositas.

Eigenschaften
Nigersan® wird gewonnen aus dem Schimmelpilz Aspergillus niger. Es ist ein SANUM-Präparat zur Behandlung der tuberkulinen Konstitution und deren Folgekrankheiten.

Nebenwirkungen
Aufgrund des Gehaltes von Nigersan® D5/D6/D7 an spezifischen organischen Bestandteilen können Überempfindlichkeitsreaktionen, hauptsächlich in Form von Hautreaktionen, auftreten und eine Allergie gegen den Bestandteil Aspergillus niger ausgelöst werden. Das Arzneimittel ist dann abzusetzen und ein Arzt aufzusuchen.

Gegenanzeigen
Nicht anwenden bei:
- bekannter Überempfindlichkeit gegenüber Schimmelpilzen (Aspergillus niger)
- Autoimmunerkrankungen
- Kindern unter 12 Jahren
- Schwangerschaft und Stillzeit.

Vorsichtsmaßnahmen
Keine bekannt.

Warnhinweise
Keine bekannt.

Wechselwirkungen
Immunsuppressiv wirkende Arzneimittel können die Wirksamkeit von Nigersan® D5/D6/D7 beeinträchtigen. Vor und nach der Behandlung mit oral verabreichten Lebendimpfstoffen ist ein Abstand von 4 Wochen einzuhalten.

Dosierung
2-mal wöchentlich 1 ml entweder i.m., s.c., i.c. oder i.v. injizieren. Nach längstens 4 Wochen Therapiedauer sollte Nigersan® D5/D6/D7 abgesetzt werden.

Vor Anwendung beachten: Nigersan® D5/D6/D7 enthält Natrium, aber weniger als 1 mmol (23 mg) Natrium pro 1 ml, d.h., es ist nahezu „natriumfrei".

Packungsgrößen und Preise
D5
1 Amp. à 1 ml (PZN 03206831) Euro 7,50
10 Amp. à 1 ml (PZN 03206848) Euro 52,00
50 Amp. à 1 ml (PZN 03206854) Euro 219,20
D6
1 Amp. à 1 ml (PZN 03206802) Euro 6,65
10 Amp. à 1 ml (PZN 03206819) Euro 45,40
50 Amp. à 1 ml (PZN 03206825) Euro 187,50
D7
1 Amp. à 1 ml (PZN 03206771) Euro 5,65
10 Amp. à 1 ml (PZN 03206788) Euro 36,60
50 Amp. à 1 ml (PZN 03206794) Euro 150,80
Apothekenpflichtig.

INTERNA

Wellnest Pflanzenkraft
Goldrute Bio Konzentrat
Tropfen

Zusammensetzung
Kräuterbitter-Konzentrat aus Auszügen der Goldrute (kbA), Bio-Alkohol 32 % Vol.

Anwendungsgebiete
Als Heilpflanze hat die Goldrute eine lange Tradition: Seit dem 13. Jahrhundert wird der Korbblütler mit seinen antibakteriellen, harntreibenden, entwässernden und entgiftenden Eigenschaften bei Erkrankungen der Nieren, Blase und ableitenden Harnwege geschätzt. Goldrute Bio Konzentrat empfiehlt sich dem-

Urogenitalerkrankungen

gemäß bei Blasenentzündungen, Blasensteinen, Harnwegsinfekten, Nierenentzündungen und Nierengrieß.

Eigenschaften
Gesundheitlich wirksam sind vor allem ätherische Öle und sekundäre Pflanzenstoffe. Identifiziert wurden bereits Diterpene, Flavonoide, Glykoside, Phenolsäuren, Polysaccharide, Saponine und Tannine.

Dosierung
Täglich 15 Tropfen mit ausreichend Flüssigkeit.

Nebenwirkungen
Keine bekannt.

Wechselwirkungen
Keine bekannt.

Warnhinweise
Enthält Alkohol (32 % Vol.)

Ggf. Besonderheiten bei Kindern, Schwangeren, Stillenden
In der Schwangerschaft und Stillzeit nur in Rücksprache mit dem Arzt einnehmen.

Sonstige Hinweise
Außerhalb der Reichweite von Kindern sowie trocken, licht- und wärmegeschützt lagern.

Weiterführende Informationen
Goldrute Bio Konzentrat wird schonend nach überlieferter Handwerkstradition von einer heimischen Manufaktur in einem zweimonatigen Kaltauszug bei Raumtemperatur hergestellt. Verwendung finden Bestandteile der Goldrute (kbA), energetisiertes Wasser und Bio-Alkohol. Das Kräuterbitter-Konzentrat bildet das pflanzliche Wirkstoff-Spektrum in konzentrierter Form vollständig ab und enthält somit ein Höchstmaß sekundärer Pflanzenstoffe und ätherischer Öle. Gelöst werden sie vom Körper unmittelbar verwertet.

Packungsgrößen und Preise
50 ml (PZN 16686488) .... Euro 24,90
Stand: 01.11.2020

meta Fackler
metasolitharis
Mischung

Zusammensetzung
10 g enthalten: Anguilla anguilla e sero rec. Dil. D6 1,5 g, Lespedeza capitata ex herba rec. Dil. D4 0,5 g, Lytta vesicatoria Dil. D6 0,5 g, Ononis spinosa Dil. D4 0,5 g, Solidago virgaurea Dil. D4 0,5 g. Sonst. Bestandt.: Ethanol, Ger. Wasser. Enth. 22,8 Vol.-% Alkohol.

Anwendungsgebiete
Registriertes homöopathisches Arzneimittel, daher ohne Angabe einer therapeutischen Indikation.

Dosierung
Registrierung ohne Angabe einer Dosierung. Aus Gründen der Arzneimittelsicherheit darf eine Tagesdosis von 30 Tropfen bei Kindern im 1. LJ. nicht überschritten werden.

Gegenanzeigen
Allergie gg. tierisches Eiweiß, Korbblütler (Solidago virgaurea) od. Inhaltsstoffe.

Vorsichtsmaßnahmen
Kinder und Jugendl. unter 18 Jahren sowie Schwangerschaft und Stillzeit (Rücksprache).

Nebenwirkungen
Bei Allergie gg. Korbblütler (Solidago virgaurea) können z. B. Juckreiz, Hautausschlag, Schwellung der Schleimhäute im Mund- und Rachenraum oder Magen-Darm-Beschwerden auftreten.

Packungsgrößen und Preise
50 ml .... Euro 12,29
100 ml .... Euro 21,95

Apothekenpflichtig.

INTERNA — Urogenitalerkrankungen

Nieren-Kraft Konzentrat nach Hulda Clark
Wellnest Pflanzenkraft
Tropfen

Zusammensetzung
Kräuterbitter-Konzentrat aus Auszügen von Bärentraube, Eibisch, Hortensienwurzel, Wasserdost, Ingwer, Alkohol 24 % Vol.

Anwendungsgebiete
Nieren-Kraft Konzentrat nach Hulda Clark basiert auf Dr. Clarks bekannter Nierenreinigung. Bei dieser kommen insgesamt sechs Heilpflanzen zum Einsatz:

Die fünf „Nierenkräuter" Bärentraube, Eibisch, Hortensienwurzel, Wasserdost und Ingwer sowie das „Blasenkraut" Goldrute. Deren überlieferte Nutzung bedingt aufwändige Tee- und Wurzelsudkuren, die sich nur schwer in den Alltag integrieren lassen. Vereinfachung bietet das Nieren-Kraft Konzentrat nach Hulda Clark. Es vereint Bärentraube, Eibisch, Hortensienwurzel, Wasserdost und Ingwer zu einem verzehrfertigen Kräuterbitter- Konzentrat, in dem alle Pflanzenwirkstoffe gelöst vorliegen. Nieren-Kraft Konzentrat nach Hulda Clark kann solo oder mit Bio Goldrute Konzentrat verzehrt werden – prophylaktisch im Rahmen einer Nierenkur oder therapeutisch bei Harnwegsinfekten, Blasenentzündungen, Blasensteinen, Nierengries, Nierensteinen und Nierenentzündungen. Die Anwendung ist sehr bekömmlich, auch bei akuten Blasen- und Nierenbeschwerden.

Eigenschaften
Die Heilpflanzen Bärentraube, Eibisch, Hortensienwurzel, Wasserdost und Ingwer zeichnen sich durch eine große Wirkungsbandbreite aus. Zur Kräftigung der Nieren und Beruhigung des Harntrakts kommen in Nieren-Kraft Konzentrat nach Hulda Clark deren antibakteriellen, ausleitenden, desinfizierenden, entzündungshemmenden, harntreibenden und immunstärkenden Eigenschaften zur Geltung.

Dosierung
Täglich 2x 10 Tropfen mit ausreichend Flüssigkeit.

Nebenwirkungen
Keine bekannt.

Wechselwirkungen
Nieren-Kraft Konzentrat nach Hulda Clark entfaltet in Kombination mit Bio Goldrute Konzentrat seine optimale Wirkung.

Warnhinweise
Enthält Alkohol (24 % Vol.)

Ggf. Besonderheiten bei Kindern, Schwangeren, Stillenden
In der Schwangerschaft und Stillzeit nur in Rücksprache mit dem Arzt einnehmen.

Sonstige Hinweise
Außerhalb der Reichweite von Kindern sowie trocken, licht- und wärmegeschützt lagern.

Weiterführende Informationen
Wellnest Nieren-Kraft Konzentrat nach Hulda Clark wird schonend nach überlieferter Handwerkstradition von einer heimischen Manufaktur in einem zweimonatigen Kaltauszug bei Raumtemperatur hergestellt. Für die Extraktion der wertvollen Pflanzenstoffe verwenden wir ausschließlich Bio-Alkohol und mit Aktivkohle gereinigtes und energetisiertes Wasser.
Die Ur-Tinktur bildet das pflanzliche Wirkstoff-Spektrum in konzentrierter Form vollständig ab und enthält somit ein Höchstmaß sekundärer Pflanzenstoffe und ätherischer Öle. Gelöst werden sie vom Körper unmittelbar verwertet.

Packungsgrößen und Preise
100 ml (PZN 8458715) . . . . Euro 31,50
Stand: 01.11.2020

Urogenitalerkrankungen

Nigersan® D3
Zäpfchen

Sanum-Kehlbeck

Wirkstoff: Aspergillus niger e volumine mycelii (lyophil., steril.) Trit. D3

Zusammensetzung
1 Zäpfchen enthält: Wirkstoff: 0,2 g Aspergillus niger e volumine mycelii (lyophil., steril.) Trit. D3 nach Vorschrift 6 HAB.

Sonstiger Bestandteil: Hartfett.

Anwendungsgebiete
Erfahrungsgemäß unterstützend angewendet bei:
- Erkrankungen des Urogenitaltraktes, wie Myome, Zysten, Ovarialzysten, Prostataadenome
- Arthrose, degenerativen bzw. entzündlichen Erkrankungen wie Mb. Scheuermann, Mb. Perthes, Mb. Bechterew, Osteochondrose
- Erkrankungen des Respirationstraktes
- Lymphatismus
- Strumaerkrankungen, Adipositas.

Eigenschaften
Nigersan® wird gewonnen aus dem Schimmelpilz Aspergillus niger. Es ist ein SANUM-Präparat zur Behandlung der tuberkulinen Konstitution und deren Folgekrankheiten.

Nebenwirkungen
Aufgrund des Gehaltes von Nigersan® D3 an spezifischen organischen Bestandteilen können Überempfindlichkeitsreaktionen, hauptsächlich in Form von Hautreaktionen, auftreten und eine Allergie gegen den Bestandteil Aspergillus niger ausgelöst werden. Das Arzneimittel ist dann abzusetzen und ein Arzt aufzusuchen.

Gegenanzeigen
Nicht anwenden bei bekannter Überempfindlichkeit gegenüber Schimmelpilzen (Aspergillus niger), Autoimmunerkrankungen, bei Kindern unter 12 Jahren, Schwangerschaft und Stillzeit.

Vorsichtsmaßnahmen
Keine bekannt.

Warnhinweise
Keine bekannt.

Wechselwirkungen
Immunsuppressiv wirkende Arzneimittel können die Wirksamkeit von Nigersan® D3 beeinträchtigen.

Vor und nach der Behandlung mit oral verabreichten Lebendimpfstoffen ist ein Abstand von 4 Wochen einzuhalten.

Dosierung
Erwachsene und Jugendliche ab 12 Jahren führen 1-mal täglich 1 Zäpfchen vor dem Schlafengehen in den After ein. Nach längstens 4 Wochen Therapiedauer sollte Nigersan® D3 abgesetzt werden.

Sonstige Hinweise
Enthält Lactose.

Packungsgrößen und Preise
10 Zäpfchen (PZN 03206914) .... Euro 16,85
10-mal 10 Zäpfchen (PZN 03206920) .... Euro 139,00

Apothekenpflichtig.

Nigersan® D4
Hartkapseln

Sanum-Kehlbeck

Wirkstoff: Aspergillus niger e volumine mycelii (lyophil., steril.) Trit. D4

Zusammensetzung
1 Hartkapsel enthält: Wirkstoff: 330 mg Aspergillus niger e volumine mycelii (lyophil., steril.) Trit. D4 nach Vorschrift 6 HAB.

Hartkapselhülle: Hypromellose (HPMC).

INTERNA Urogenitalerkrankungen

Anwendungsgebiete
Erfahrungsgemäß unterstützend angewendet bei:
- Erkrankungen des Urogenitaltraktes wie Myome, Zysten, Ovarialzysten, Prostataadenome
- Arthrose, degenerativen bzw. entzündlichen Erkrankungen wie Mb. Scheuermann, Mb. Perthes, Mb. Bechterew, Osteochondrose
- Lymphatismus
- Erkrankungen des Respirationstraktes
- Strumaerkrankungen, Adipositas.

Eigenschaften
Nigersan® wird gewonnen aus dem Schimmelpilz Aspergillus niger. Es ist ein SANUM-Präparat zur Behandlung der tuberkulinen Konstitution und deren Folgekrankheiten.

Nebenwirkungen
Aufgrund des Gehaltes von Nigersan® D4 an spezifischen organischen Bestandteilen können Überempfindlichkeitsreaktionen, hauptsächlich in Form von Hautreaktionen, auftreten und eine Allergie gegen den Bestandteil Aspergillus niger ausgelöst werden. Das Arzneimittel ist dann abzusetzen und ein Arzt aufzusuchen.

Gegenanzeigen
Nicht anwenden bei:
- bekannter Überempfindlichkeit gegenüber Schimmelpilzen (Aspergillus niger)
- Autoimmunerkrankungen
- Kindern unter 12 Jahren
- Schwangerschaft und Stillzeit.

Vorsichtsmaßnahmen
Keine bekannt.

Warnhinweise
Keine bekannt.

Wechselwirkungen
Immunsuppressiv wirkende Arzneimittel können die Wirksamkeit von Nigersan® D4 beeinträchtigen. Vor und nach der Behandlung mit oral verabreichten Lebendimpfstoffen ist ein Abstand von 4 Wochen einzuhalten.

Dosierung
Bei akuten Zuständen 1 – 3-mal täglich je 1 Hartkapsel vor den Mahlzeiten mit ausreichend Flüssigkeit einnehmen. Bei chronischen Verlaufsformen 1 – 3-mal täglich je 1 Hartkapsel einnehmen. Nach längstens 4 Wochen Therapiedauer sollte Nigersan® D4 abgesetzt werden.

Sonstige Hinweise
Enthält Lactose. Bitte nehmen Sie Nigersan® D4 daher erst nach Rücksprache mit Ihrem Arzt ein, wenn Ihnen bekannt ist, dass Sie unter einer Unverträglichkeit gegenüber bestimmten Zuckern leiden.

Packungsgrößen und Preise
(PZN
20 Kapseln 04383191) .... Euro 31,15
10-mal 20 (PZN
Kapseln 04383216) .... Euro 273,60
Apothekenpflichtig.

Sanum-Kehlbeck

Nigersan® D5
Tabletten

Wirkstoff: Aspergillus niger e volumine mycelii (lyophil., steril.) Trit. D5

Zusammensetzung
1 Tablette enthält: Wirkstoff: 250 mg Aspergillus niger e volumine mycelii (lyophil., steril.) Trit. D5 nach Vorschrift 6 HAB. Sonstige Bestandteile: Kartoffelstärke, Magnesiumstearat.

Anwendungsgebiete
Erfahrungsgemäß unterstützend angewendet bei:
- Erkrankungen des Urogenitaltraktes wie Myome, Zysten, Ovarialzysten, Prostataadenome
- Arthrose, degenerativen bzw. entzündlichen Erkrankungen wie Mb. Scheuermann, Mb. Perthes, Mb. Bechterew, Osteochondrose
- Erkrankungen des Respirationstraktes

Urogenitalerkrankungen INTERNA

- Lymphatismus
- Strumaerkrankungen, Adipositas.

Eigenschaften
Nigersan® wird gewonnen aus dem Schimmelpilz Aspergillus niger. Es ist ein SANUM-Präparat zur Behandlung der tuberkulinen Konstitution und deren Folgekrankheiten.

Nebenwirkungen
Aufgrund des Gehaltes von Nigersan® D5 an spezifischen organischen Bestandteilen können Überempfindlichkeitsreaktionen, hauptsächlich in Form von Hautreaktionen, auftreten und eine Allergie gegen den Bestandteil Aspergillus niger ausgelöst werden. Das Arzneimittel ist dann abzusetzen und ein Arzt aufzusuchen.

Gegenanzeigen
Nicht anwenden bei:
- bekannter Überempfindlichkeit gegenüber Schimmelpilzen (Aspergillus niger)
- Autoimmunerkrankungen
- Kindern unter 12 Jahren
- Schwangerschaft und Stillzeit.

Vorsichtsmaßnahmen
Keine bekannt.

Warnhinweise
Keine bekannt.

Sonstige Hinweise
Enthält Lactose. Bitte nehmen Sie Nigersan® D5 daher erst nach Rücksprache mit Ihrem Arzt ein, wenn Ihnen bekannt ist, dass Sie unter einer Unverträglichkeit gegenüber bestimmten Zuckern leiden.

Wechselwirkungen
Immunsuppressiv wirkende Arzneimittel können die Wirksamkeit von Nigersan® D5 beeinträchtigen. Vor und nach der Behandlung mit oral verabreichten Lebendimpfstoffen ist ein Abstand von 4 Wochen einzuhalten.

Dosierung
1 – 3-mal täglich 1 Tablette mit ausreichend Flüssigkeit einnehmen. Nach längstens 4 Wochen Therapiedauer sollte Nigersan® D5 abgesetzt werden.

Packungsgrößen und Preise
(PZN
20 Tabletten 04603907) .... Euro 14,85
10-mal 20 (PZN
Tabletten 04603913) .... Euro 121,25
Apothekenpflichtig.

Sanum-Kehlbeck

Nigersan® D5
Tropfen

Wirkstoff: Aspergillus niger e volumine mycelii (lyophil., steril.) Dil. D5

Zusammensetzung
10 ml flüssige Verdünnung enthalten: Wirkstoff: 10 ml Aspergillus niger e volumine mycelii (lyophil., steril.) Dil. D5 (HAB, V. 5a, Lsg. D1 mit gereinigtem Wasser).

Anwendungsgebiete
Erfahrungsgemäß unterstützend angewendet bei:

- Erkrankungen des Urogenitaltraktes wie Myome, Zysten, Ovarialzysten, Prostataadenome
- Arthrose, degenerativen bzw. entzündlichen Erkrankungen wie Mb. Scheuermann, Mb. Perthes, Mb. Bechterew, Osteochondrose
- Erkrankungen des Respirationstraktes
- Lymphatismus
- Strumaerkrankungen, Adipositas
- Verrucae (Warzen).

Eigenschaften
Nigersan® wird gewonnen aus dem Schimmelpilz Aspergillus niger. Es ist ein SANUM-Präparat zur Behandlung der tuberkulinen Konstitution und deren Folgekrankheiten.

Nebenwirkungen
Aufgrund des Gehaltes von Nigersan® D5 an spezifischen organischen Bestandteilen können Überempfindlichkeitsreaktionen, hauptsächlich in Form von Hautreaktionen, auftreten

Urogenitalerkrankungen

und eine Allergie gegen den Bestandteil Aspergillus niger ausgelöst werden. Das Arzneimittel ist dann abzusetzen und ein Arzt aufzusuchen.

Gegenanzeigen
Nicht anwenden bei:
- bekannter Überempfindlichkeit gegenüber Schimmelpilzen (Aspergillus niger)
- Autoimmunerkrankungen
- Kindern unter 12 Jahren
- Schwangerschaft und Stillzeit.

Vorsichtsmaßnahmen
Keine bekannt.

Warnhinweise
Keine bekannt.

Wechselwirkungen
Immunsuppressiv wirkende Arzneimittel können die Wirksamkeit von Nigersan® D5 beeinträchtigen. Vor und nach der Behandlung mit oral verabreichten Lebendimpfstoffen ist ein Abstand von 4 Wochen einzuhalten.

Dosierung
Zum Einnehmen: 1 – 2-mal täglich 5 Tropfen vor einer Mahlzeit.
Zum Einreiben: 1-mal täglich 5 - 10 Tropfen in die Ellenbeuge einreiben.
Nach längstens 4 Wochen Therapiedauer sollte Nigersan® D5 abgesetzt werden.

Packungsgrößen und Preise
10 ml (PZN 03206860) .. Euro   13,40
10-mal 10 ml (PZN 03206877) .. Euro 102,65
Apothekenpflichtig.

Sanum-Kehlbeck
Sankombi® D5 Mischung
Tropfen

Wirkstoff: Mucor racemosus e volumine mycelii Dil. D5, Aspergillus niger e volumine mycelii Dil. D5

siehe Homöopathie - Komplexmittel

Sanum-Kehlbeck
Sanucyst® Blasen-Nieren-Tropfen
Mischung

Wirkstoffe: Cantharis D4, Causticum Hahnemanni D4, Dulcamara D3, Petroselinum crispum D3, Populus tremuloides D1, Solidago virgaurea D3

Zusammensetzung
10 ml enthalten: Wirkstoffe: 1 ml Cantharis Dil. D4, 2 ml Causticum Hahnemanni Dil. D4 (HAB, SV 5a mit Ethanol 43 % (m/m)), 1 ml Dulcamara Dil. D3, 1 ml Petroselinum crispum Dil. D3, 2 ml Populus tremuloides Dil. D1, 3 ml Solidago virgaurea Dil. D3

Anwendungsgebiete
Die Anwendungsgebiete leiten sich von den homöopathischen Arzneimittelbildern ab. Dazu gehören: Zur unterstützenden Behandlung bei Entzündungen der Harnorgane.

Eigenschaften
Die in dieser Mischung zusammengeführten Komponenten sind in der Naturheilkunde schon lange als besonders wirksam für die Therapie bei Harnwegsproblemen bekannt. Auch rheumatoide und arthritische Beschwerden tauchen im homöopathischen Arzneimittelbild auf.

Dosierung und Art der Anwendung
Für Erwachsene gilt: Bei akuten Zuständen alle halbe bis ganze Stunde, höchstens 6-mal täglich, je 5 Tropfen einnehmen. Eine über eine Woche hinausgehende Anwendung sollte nur nach Rücksprache mit einem homöopathisch erfahrenen Therapeuten erfolgen.
Bei chronischen Verlaufsformen 1- bis 3-mal täglich je 5 Tropfen einnehmen. Bei Besserung der Beschwerden ist die Häufigkeit der Anwendung zu reduzieren. Die Dosierung für Jugendliche (12 – 18 Jahre) 3 mal täglich 4 Tropfen (Tagesmaximaldosis = 12 Tropfen). Bei Besserung der Beschwerden ist die Häufigkeit der Anwendung zu reduzieren.

Urogenitalerkrankungen

INTERNA

Nebenwirkungen
Keine bekannt.

Gegenanzeigen
Sanucyst® Blasen-Nieren-Tropfen dürfen nicht eingenommen werden bei Überempfindlichkeit gegen Salicylate, bekannter Überempfindlichkeit gegen Solidago virgaurea (Goldrute) oder andere Korbblütler. Nicht anwenden bei Kindern unter 12 Jahren.

Ggf. Besonderheiten bei Kindern, Schwangeren, Stillenden
Da keine ausreichend dokumentierten Erfahrungen vorliegen, sollte Sanucyst® in Schwangerschaft und Stillzeit nur nach Rücksprache mit dem Arzt angewendet werden. Zur Anwendung dieses Arzneimittels bei Kindern liegen keine ausreichend dokumentierten Erfahrungen vor.

Vorsichtsmaßnahmen
Die angegebenen Dosierungen dürfen aus Gründen der Arzneimittelsicherheit nicht überschritten werden.

Wechselwirkungen
Keine bekannt.

Warnhinweise
Enthält 63 Vol.-% Alkohol.

Packungsgrößen und Preise
30 ml (PZN 10066069) .... Euro 14,70
100 ml (PZN 10066075) .... Euro 27,10
Apothekenpflichtig.

Johannes Bürger Ysatfabrik GmbH
Uvalysat® Flüssigkeit

Zusammensetzung
10 g (= 9,75 ml) enthalten 3,9 – 7,1 g Auszug aus Bärentraubenblättern (1: 0,54-0,99), entsprechend 0,56 g wasserfreiem Arbutin (HPLC), Auszugsmittel: Wasser : Calciumoxid (44:1).

Sonstige Bestandteile: Ethanol 96% (V/V), Trinkwasser

Anwendungsgebiete
Zur unterstützenden Behandlung bei entzündlichen Erkrankungen der ableitenden Harnwege.

Gegenanzeigen
Überempfindlichkeit gegen Bärentraubenblätter und -zubereitungen oder einen der sonstigen Bestandteile. Kinder unter 12 Jahren, Schwangerschaft, Stillzeit. Alkoholkranke.

Nebenwirkungen
Bei magenempfindlichen Patienten könnten Übelkeit und Erbrechen auftreten.

Wechselwirkungen
Nicht zusammen mit Mitteln geben, die zur Bildung eines sauren Harns führen, da nicht auszuschließen ist, dass diese die bakterienhemmende Wirkung vermindern können.
Die gleichzeitige Einnahme von Uvalysat® Flüssigkeit kann möglicherweise die Reizwirkung von NSAID (nichtsteroidale entzündungshemmende Arzneimittel) auf den Magen-Darm-Trakt verstärken.

Vorsichtsmaßnahmen
Bei Blut im Urin, bei Fieber oder bei anhaltenden Beschwerden über 7 Tage ist ein Arzt aufzusuchen.

Warnhinweise
Dieses Arzneimittel enthält 22 Vol.-% Alkohol.
Bei Beachtung der Dosierungsanleitung werden bei jeder Einnahme von 3 ml von Uvalysat® Flüssigkeit bis zu 0,7 g Alkohol zugeführt. Vorsicht ist geboten. Ein gesundheitliches Risiko besteht u.a. bei Leberkranken, Alkoholkranken, Epileptikern, Hirngeschädigten, Schwangeren und Kindern.
Verkehrstüchtigkeit und das Bedienen von Maschinen: Wegen des Alkoholgehalts kann Uvalysat® Flüssigkeit einen mäßigen Einfluss auf die Verkehrstüchtigkeit und die Fähigkeit zum Bedienen von Maschinen haben.

INTERNA   Urogenitalerkrankungen - Blasenentzündung

Dosierung
Erwachsene und Heranwachsende ab 12 Jahren nehmen bis zu 4mal täglich 2 bis 3 ml Uvalysat® Flüssigkeit. Die Tagesdosis entspricht 448 bis 688 mg wasserfreiem Arbutin. Die Dosen sollen in möglichst gleichmäßigen Abständen über den Tag verteilt eingenommen werden, nach Belieben mit etwas Wasser.

Dauer der Anwendung
Das Arzneimittel soll nicht länger als jeweils 1 Woche und höchstens 5mal jährlich angewendet werden.

Überdosierung und andere Anwendungsfehler
Von Uvalysat® Flüssigkeit soll pro Tag nicht mehr eingenommen werden als in der Dosierungsanleitung angegeben oder verordnet ist. Wenn versehentlich eine Einzeldosis mehr als vorgesehen eingenommen wird, so hat dies in der Regel keine nachhaltigen Folgen. Die Einnahme von deutlich darüber hinausgehenden Mengen kann jedoch erhebliche Beschwerden (z.B. Magen-Darm-Beschwerden mit Übelkeit und Erbrechen, aber auch Blut im Urin und Leberschäden) hervrrufen.

Pharmakologie
Die antimikrobielle Wirkung, die in in-vitro Untersuchungen beobachtet wurde, wird mit dem aus Arbutin oder aus Arbutin-Stoffwechselprodukten freigesetzten Aglykon Hydrochinon in Verbindung gebracht.

Flaschen mit Gießring. Der Packung ist ein Messbecher mit 1-6 ml Graduierung beigelegt.

Packungsgrößen und Preise
(PZN 30 ml 16779793) . . . . . Euro   8,10
(PZN 50 ml 16779801) . . . . . Euro 11,76
100 ml (PZN Flüssigkeit 16779818) . . . . . Euro 21,10

Stand der Information: 02/2022
Apothekenpflichtig

INTERNA
(Urogenitalerkrankungen - Blasenentzündung)

Wellnest Pflanzenkraft
Goldrute Bio Konzentrat
Tropfen

siehe Urogenitalerkrankungen

Volopharm GmbH Deutschland
SanFerin®
Tabletten

siehe Infektionen

Johannes Bürger Ysatfabrik GmbH
Uvalysat® Flüssigkeit

siehe Urogenitalerkrankungen

INTERNA
(Urogenitalerkrankungen - Harnweg)

Grünwalder
Asparagus-P®
Filmtabletten

Filmtabletten zum Einnehmen
Pflanzliches Aquaretikum

Zusammensetzung
Arzneilich wirksame Bestandteile: 200 mg Spargelwurzelstockpulver, 200 mg Petersilienkrautpulver.

Sonstige Bestandteile: Macrogol 6000, Hochdisperses Siliciumdioxid, Stearinsäure, Ethylcellulose.

Urogenitalerkrankungen - Nieren — INTERNA

Anwendungsgebiete
Asparagus-P® 200 mg / 200 mg Filmtabletten sind ein traditionelles pflanzliches Arzneimittel angewendet zur Unterstützung der Ausscheidungsfunktion der Niere.

Das Arzneimittel ist ein traditionelles Arzneimittel, das ausschließlich auf Grund langjähriger Anwendung für das Anwendungsgebiet registriert ist.

Gegenanzeigen
Bei entzündlichen Nierenerkrankungen darf **Asparagus-P®** nicht eingenommen werden.

Hinweis: Keine Durchspülungstherapie bei Ödemen infolge eingeschränkter Herz- oder Nierenfunktion. Zur Anwendung von Asparagus-P® Filmtabletten während der Schwangerschaft und Stillzeit liegen keine ausreichenden Untersuchungen vor. Deshalb sollten Sie das Arzneimittel in Schwangerschaft und Stillzeit nicht einnehmen.

Nebenwirkungen
In seltenen Fällen sind allergische Haut- bzw. Schleimhautreaktionen möglich. Insbesondere bei hellhäutigen Personen sind phototoxische Reaktionen möglich. Beim Auftreten dieser Nebenwirkungen sollte das Arzneimittel abgesetzt und ein Arzt aufgesucht werden. Sollten im Laufe der Behandlung bei Ihnen Nebenwirkungen auftreten, die in der Packungsbeilage nicht aufgeführt sind, informieren Sie bitte Ihren Arzt oder Apotheker.

Wechselwirkungen
Wechselwirkungen sind bisher nicht bekannt.

Dosierung
Die folgenden Angaben gelten, soweit Asparagus-P® nicht anders verordnet wurde. Bitte halten Sie sich an die Anwendungsvorschriften, da Asparagus-P® sonst nicht richtig wirken kann. Erwachsene und Kinder über 12 Jahre nehmen 3-mal täglich 4 Filmtabletten ein. In der Dauertherapie kann die Dosis auf 3-mal 2 Filmtabletten reduziert werden. Nehmen Sie Asparagus-P® am besten vor dem Essen mit 1 – 2 Gläsern Wasser ein. Auf reichliche Flüssigkeitszufuhr ist zu achten. Bezüglich der Dauer der Anwendung gibt es prinzipiell keine Beschränkungen.

Packungsgrößen und Preise
(N1)
60 Filmtbl. (PZN 02588724) .... Euro 13,95
(N2)
100 Filmtbl. (PZN 07692805) .... Euro 20,25
(N3)
200 Filmtbl. (PZN 04765171) .... Euro 34,75
Apothekenpflichtig.

INTERNA
(Urogenitalerkrankungen - Nieren)

Dr. Jacob's Medical GmbH
Dr. Jacob's Basenpulver
Pulver

Nahrungsergänzungsmittel mit Kalium-, Calcium- und Magnesium-Citrat - Multitalent mit über 30 belegten Gesundheitswirkungen (u.a. für Muskeln, Knochen, Nerven, weniger Erschöpfung, Herz und normalen Blutdruck)

siehe Übersäuerung

Wellnest Pflanzenkraft
Nieren-Kraft Konzentrat nach Hulda Clark
Tropfen

siehe Urogenitalerkrankungen

INTERNA
(Venöse Insuffizienz & Stauungen)

V-Th-E Kuhl Mischung
Sanum-Kehlbeck

Tropfen

Wirkstoffe: Apis mellifica D2, Arnica montana D2, Artemisia absinthium D2, Calendula officinalis D3, Clematis recta D2, Echinacea D2, Hamamelis virginiana D2, Hydrargyrum bichloratum D6, Pulsatilla pratensis D3, Ruta graveolens D2, Taraxacum officinale D3, Urtica D3

Zusammensetzung
10 g (= 10,8 ml) enthalten: 1,00 g Apis mellifica Dil. D2; 1,25 g Arnica montana Dil. D2; 0,90 g Artemisia absinthium Dil. D2; 0,90 g Calendula officinalis Dil. D3; 0,90 g Clematis recta Dil. D2; 0,90 g Echinacea Dil. D2; 1,30 g Hamamelis virginiana Dil. D2; 0,01 g Hydrargyrum bichloratum Dil. D6; 1,00 g Pulsatilla pratensis Dil. D3; 1,00 g Ruta graveolens Dil. D2; 0,42 g Taraxacum officinale Dil. D3; 0,42 g Urtica Dil. D3; Bestandteile 1-12 über die letzte Verdünnungsstufe mit Ethanol 43 % (m/m) gemeinsam potenziert.

Anwendungsgebiete
Erfahrungsgemäß unterstützend angewendet bei:
– Durchblutungsstörungen wie venösen Stauungszuständen, Venenentzündungen, Durchblutungsstörungen an den Beinen
– zur Ausleitung von Verschlackungen

Zur Anwendung bei Jugendlichen ab 12 Jahren und Erwachsenen.

Eigenschaften
Die in dieser Mischung zusammengeführten Komponenten sind in der Naturheilkunde schon lange als besonders wirksam für die Behandlung von Stauungen und Verschlackungen im Körper bekannt. Schmerzen, die aufgrund einer Abflussstörung oder Ansammlung von Stoffwechselendprodukten entstanden sind, können wirksam behandelt werden.

Dauer der Anwendung
Sollten die Beschwerden länger als 14 Tage andauern, sollte ein Arzt aufgesucht werden.

Nebenwirkungen
Nach Anwendung kann Speichelfluss auftreten; das Mittel ist dann abzusetzen. In Einzelfällen können Überempfindlichkeitsreaktionen auftreten. Zubereitungen aus Sonnenhut können bei Patienten mit atopischen Erkrankungen allergische Reaktionen auslösen.

Gegenanzeigen
Überempfindlichkeit gegen Bienengift. Überempfindlichkeit gegen einen der Wirk- oder Hilfsstoffe oder gegen Korbblütler, Schwangerschaft und Stillzeit.

Ggf. Besonderheiten bei Kindern, Schwangeren, Stillenden
Zur Anwendung des Arzneimittels bei Kindern liegen keine ausreichend dokumentierten Erfahrungen vor. Es soll deshalb bei Kindern unter 12 Jahren nicht angewendet werden.

Wechselwirkungen
Keine bekannt.

Warnhinweise
Enthält 52 Vol.-% Alkohol.

Vorsichtsmaßnahmen
Aus Gründen der Arzneimittelsicherheit darf eine Tagesdosis von 10 Tropfen nicht überschritten werden. Bei einer Langzeitanwendung (länger als 8 Wochen) wurde in einem Einzelfall eine Verminderung der weißen Blutzellen berichtet. Für Arzneimittel mit Zubereitungen aus Sonnenhut (Echinacea) wurden allergische Reaktionen wie z. B. Hautausschlag, Juckreiz, selten Gesichtsschwellung, Atemnot, Schwindel und Blutdruckabfall beobachtet. In diesen Fällen sollten Sie das Arzneimittel absetzen und Ihren Arzt aufsuchen. Die Ein-

Vergiftung INTERNA

nahme von Arzneimitteln mit Zubereitungen aus Sonnenhut wird in Einzelfällen mit dem Auftreten von Autoimmunerkrankungen in Verbindung gebracht. Bei Patienten mit atopischen Erkrankungen, z.B. Neurodermitis, allergisches Asthma, Heuschnupfen, besteht möglicherweise ein erhöhtes Risiko allergischer Reaktionen. Deshalb sollte V-Th-E Kuhl von Patienten mit atopischen Erkrankungen nur nach Rücksprache mit dem Arzt angewendet werden. Aus grundsätzlichen Erwägungen soll V-Th-E Kuhl bei fortschreitenden Systemerkrankungen (wie Tuberkulose, Sarkoidose), Autoimmunerkrankungen (z.B. entzündliche Erkrankungen des Bindegewebes (Kollagenosen), multipler Sklerose), Immundefizienz (AIDS/HIV-Infektionen), Immunsuppression (z.B. nach Organ- oder Knochenmarkstransplantation, Chemotherapie bei Krebserkrankungen) und systemischen Erkrankungen des weißen Blutzellsystems (z.B. Leukämie bzw. Leukämie-ähnlichen Erkrankungen) nicht angewendet werden.

Packungsgrößen und Preise
30 ml (PZN 11616402) .... Euro 17,35
Apothekenpflichtig.

INTERNA
(Vergiftung)

NutraMedix Deutschland
Burbur-Pinella NutraMedix Tropfen

siehe Umwelt- und Schwermetallbelastung

Sanum-Kehlbeck
Okoubasan® D2
Tabletten
Wirkstoff: Okoubaka Trit. D2

Zusammensetzung
1 Tablette enthält: Wirkstoff: 250 mg Okoubaka Trit. D2.

Sonstige Bestandteile: Kartoffelstärke, Magnesiumstearat.

Anwendungsgebiete
Die Anwendungsgebiete entsprechen dem homöopathischen Arzneimittelbild. Dazu gehören: Lebensmittelunverträglichkeiten.

Eigenschaften
Der Wirkstoff von Okoubasan® wird gewonnen aus der getrockneten Astrinde von Okoubaka aubrevillei, einem Baum, der vorwiegend in Westafrika beheimatet ist. In der Volksmedizin wurde die pulverisierte Rinde innerlich als Entgiftungsmittel eingesetzt. So diente dieses alte Eingeborenenmittel als Schutz für die Vorkoster der Häuptlinge. Auch heute wird Okoubaka aubrevillei als Antidot bei Nahrungsmittelvergiftungen und zur Ausheilung von Infektionskrankheiten des Magen-Darm-Traktes angewendet.

Gegenanzeigen
Siehe unter Besonderheiten bei Kindern, Schwangeren, Stillenden und Warnhinweise.

Ggf. Besonderheiten bei Kindern, Schwangeren, Stillenden
Da keine ausreichend dokumentierten Erfahrungen zur Anwendung in der Schwangerschaft und Stillzeit vorliegen, sollte das Arzneimittel nur nach Rücksprache mit dem Arzt angewendet werden.

Zur Anwendung dieses Arzneimittels bei Kindern liegen keine ausreichend dokumentierten Erfahrungen vor. Es soll deshalb bei Kindern unter 12 Jahren nicht angewendet werden.

Wechselwirkungen
Keine bekannt.

Nebenwirkungen
Keine bekannt.

Sonstige Hinweise
Enthält Lactose.

INTERNA — Vergiftung

Warnhinweise
Patienten mit der seltenen hereditären Galactose-Intoleranz, Lactase-Mangel oder Glucose-Galactose-Malabsorption sollten Okoubasan® D2 nicht einnehmen.

Dosierung
Soweit nicht anders verordnet: Bei akuten Zuständen alle halbe bis ganze Stunde, höchstens 6-mal täglich, je 1 Tablette einnehmen.
Die Tabletten können gelutscht oder auch im Ganzen geschluckt werden. Die Einnahme ist unabhängig von der Mahlzeit.

Anwendungsfehler und Überdosierung: Von den homöopathischen Bestandteilen sind keine Vergiftungserscheinungen zu erwarten. Bei der Einnahme größerer Mengen des Arzneimittels kann es bei Personen mit Milchzuckerunverträglichkeiten (Lactoseintoleranz) zu Magen-Darm-Beschwerden kommen oder eine abführende Wirkung auftreten.

Packungsgrößen und Preise
(PZN
80 Tabletten 00572038) .... Euro 10,65
3-mal 80 (PZN
Tabletten 00572044) .... Euro 31,30
Apothekenpflichtig.

Sanum-Kehlbeck
Okoubasan® D2
Tropfen

Wirkstoff: Okoubaka Dil. D2

Zusammensetzung
1 ml enthält: Wirkstoff: 1 ml Okoubaka Dil. D2 (HAB, Vorschrift 4a und 5a, Urtinktur mit Ethanol 62 % (m/m)).

Anwendungsgebiete
Erfahrungsgemäß unterstützend angewendet bei:
Akute Diarrhoe besonders nach:
– Nahrungsmittelvergiftungen, Infektionen des Magen-Darm-Traktes, Lebensmittelunverträglichkeiten

– prophylaktisch bei Klima- und Ernährungsumstellung, z. B. bei Fernreisen.
– zur Entgiftung

Eigenschaften
Der Wirkstoff von Okoubasan® wird gewonnen aus der getrockneten Astrinde von Okoubaka aubrevillei, einem Baum, der vorwiegend in Westafrika beheimatet ist. In der Volksmedizin wurde die pulverisierte Rinde innerlich als Entgiftungsmittel eingesetzt. So diente dieses alte Eingeborenenmittel als Schutz für die Vorkoster der Häuptlinge. Auch heute wird Okoubaka aubrevillei als Antidot bei Nahrungsmittelvergiftungen und zur Ausheilung von Infektionskrankheiten des Magen-Darm-Traktes angewendet.

Dosierung
Bei akuten Zuständen nehmen Erwachsene und Jugendliche ab 12 Jahren alle halbe bis ganze Stunde, höchstens 6-mal täglich, je 5 Tropfen ein.
Bei chronischen Verlaufsformen nehmen Erwachsene und Jugendliche ab 12 Jahren 1 – 3-mal täglich je 5 Tropfen ein.

Nebenwirkungen
Keine bekannt.

Gegenanzeigen
Nicht anwenden bei Kindern unter 12 Jahren, Schwangeren und Stillenden.

Vorsichtsmaßnahmen
Keine bekannt.

Wechselwirkungen
Keine bekannt.

Warnhinweise
Dieses Arzneimittel enthält 70 Vol.-% Alkohol (Ethanol).

Packungsgrößen und Preise
10 ml (PZN 04549160) .... Euro 9,25
30 ml (PZN 04549177) .... Euro 13,40
Apothekenpflichtig.

Okoubasan® Urtinktur
Sanum-Kehlbeck

Tropfen

Wirkstoff: Okoubaka Ø

Zusammensetzung
1 ml Urtinktur enthält: Wirkstoff: 1 ml Okoubaka Ø (HAB, Vorschrift 4a, Ø mit Ethanol 62 % (m/m)). 1 Milliliter Okoubasan® enthält 42 Tropfen.

Anwendungsgebiete
Erfahrungsgemäß unterstützend angewendet bei:
Akute Diarrhoe besonders nach:
- Nahrungsmittelvergiftungen, Infektionen des Magen-Darm-Traktes, Lebensmittelunverträglichkeiten
- prophylaktisch bei Klima- und Ernährungsumstellung, z. B. bei Fernreisen.
- zur Entgiftung

Eigenschaften
Der Wirkstoff von Okoubasan® wird gewonnen aus der getrockneten Astrinde von Okoubaka aubrevillei, einem Baum, der vorwiegend in Westafrika beheimatet ist. In der Volksmedizin wurde die pulverisierte Rinde innerlich als Entgiftungsmittel eingesetzt. So diente dieses alte Eingeborenenmittel als Schutz für die Vorkoster der Häuptlinge. Auch heute wird Okoubaka aubrevillei als Antidot bei Nahrungsmittelvergiftungen und zur Ausheilung von Infektionskrankheiten des Magen-Darm-Traktes angewendet.

Dosierung
Bei akuten Zuständen nehmen Erw. und Jugendl. ab 12 Jahren alle halbe bis ganze Stunde, höchstens 6x täglich, je 5 Tropfen ein. Bei chronischen Verlaufsformen nehmen Erw. und Jugendl. ab 12 Jahren 1 bis 3-mal täglich je 5 Tropfen ein.

Nebenwirkungen
Keine bekannt.

Gegenanzeigen
Nicht anwenden bei
- Kindern unter 12 Jahren
- Schwangeren und Stillenden

Vorsichtsmaßnahmen
Keine bekannt.

Wechselwirkungen
Keine bekannt.

Warnhinweise
Dieses Arzneimittel enthält 70 Vol. % Alkohol.

Packungsgrößen und Preise
10 ml (PZN 14058948) .... Euro 9,25
30 ml (PZN 14058954) .... Euro 13,40
Apothekenpflichtig.

Dr. Niedermaier Pharma GmbH
Regulatessenz® – Rechtsregulat® Bio
Flüssiges Konzentrat

siehe Homöopathie - Einzelmittel

NutraMedix Deutschland
Sealantro NutraMedix Tropfen

siehe Umwelt- und Schwermetallbelastung

INTERNA
(Verletzungen)

Volopharm GmbH Deutschland
KaRazym®
Tabletten

Der Enzymkomplex KaRazym® lindert Entzündungen sowie Schwellungen und beschleunigt die Wundheilung. KaRazym® wird daher bei

INTERNA   **V**erletzungen - Prellungen

schwer heilenden Wunden oder stumpfen Traumata eingesetzt.
siehe Entzündungen

NutraMedix Deutschland
Serrapeptase NutraMedix Kapseln

siehe Entzündungen

INTERNA
(Verletzungen - Prellungen)

Volopharm GmbH Deutschland
KaRazym®
Tabletten

Der Enzymkomplex KaRazym® beschleunigt den Heilungsprozess nach stumpfen Verletzungen.
siehe Entzündungen

NutraMedix Deutschland
Serrapeptase NutraMedix Kapseln

siehe Entzündungen

EXTERNA
(Verletzungen - Sport)

Sanum-Kehlbeck
Mucokehl® D3
Salbe

Wirkstoff: Mucor racemosus e volumine mycelii (lyophil., steril.) Dil. D3

Zusammensetzung
1 g Salbe enthält: Wirkstoff: 0,1 g Mucor racemosus e volumine mycelii (lyophil., steril.) Dil. D3 (HAB, V. 5a, Lsg. D1 mit gereinigtem Wasser).

Sonstige Bestandteile: Wollwachsalkoholsalbe, Mittelkettige Triglyceride, Glycerolmonostearat 40 - 55, Propylenglycol, Magnesiumsulfat-Heptahydrat, Milchsäure, Wasser für Injektionszwecke.

Anwendungsgebiete
Erfahrungsgemäß unterstützend angewendet bei:

– Erkrankungen der Blutgefäße und deren Durchblutungsstörungen, wie Varikosis, Thrombophlebitis, Hämorrhoiden
– allgemein bei entzündlichen Erkrankungen
– Schwellungen, Prellungen, Distorsionen, Ischialgien, chronischem Schmerzsyndrom
– Narbenkeloid
– Dermatitis chronica, Neurodermitis
– Ovarial- und Tubenzysten (lokal Unterbauch)
– unterstützend bei Dupuytren-Kontraktur und Beugekontrakturen.

Eigenschaften
In der SANUM-Therapie wird Mucokehl® als Therapeutikum für alle Krankheiten eingesetzt, die sich am Blut- und Gefäßsystem des Menschen abspielen oder hier ihre Ursache haben (Stauungskrankheiten).

Nebenwirkungen
Aufgrund des Gehaltes von Mucokehl® D3 an spezifischen organischen Bestandteilen können Überempfindlichkeitsreaktionen, hauptsächlich in Form von Hautreaktionen, auftreten und eine Allergie gegen den Bestandteil Mucor racemosus ausgelöst werden. Das Arzneimittel ist dann abzusetzen und ein Arzt aufzusuchen.

Gegenanzeigen
Nicht anwenden bei:

– bekannter Überempfindlichkeit gegenüber Schimmelpilzen (Mucor racemosus)
– Autoimmunerkrankungen
– Kindern unter 12 Jahren
– Schwangerschaft und Stillzeit.

Verletzungen - Sport INTERNA

Vorsichtsmaßnahmen
Cetylstearylalcohol (Bestandteil der Wollwachsalkoholsalbe) kann örtlich begrenzt Hautreizungen (z. B. Kontaktdermatitis) hervorrufen. Propylenglycol kann ebenfalls Hautreizungen hervorrufen.

Dosierung
1 – 3-mal täglich dünn auf die betroffenen Hautpartien auftragen. Nach längstens 4 Wochen Therapiedauer sollte Mucokehl® D3 abgesetzt werden.

Wechselwirkungen
Immunsuppressiv wirkende Arzneimittel können die Wirksamkeit von Mucokehl® D3 beeinträchtigen. Vor und nach der Behandlung mit oral verabreichten Lebendimpfstoffen ist ein Abstand von 4 Wochen einzuhalten.

Warnhinweise
keine.

Packungsgrößen und Preise
(PZN
1 Tube à 30 g 03190604) .... Euro 15,10
(PZN
10 Tuben à 30 g 03190610) .... Euro 125,25
Apothekenpflichtig.

INTERNA

Volopharm GmbH Deutschland
KaRazym®
Tabletten

Der Enzymkomplex KaRazym® wird sowohl im Profi- als auch im Hobbysport zur Beschleunigung der Heilung und Regeneration nach Belastung eingesetzt. KaRazym® ist durch die Kölner-Liste – eine Initiative für sauberen Sport - als dopingfreies Produkt verifiziert.
siehe Entzündungen

Biogena GmbH & Co KG
L-Glutamin 3000
Pulver in Sticks

siehe Nährstoffmangel - Mikronährstoffe

hypo-A
Magnesium
Kapseln

Anwendungsgebiete
Magnesium trägt zu einer normalen Muskelfunktion und zum Elektrolytgleichgewicht bei. Außerdem ist es einer normalen Funktion des Nervensystems und einer normalen Muskelfunktion zuträglich.

Eigenschaften
Insbesondere in Stresssituationen, beim Sport oder während der Schwangerschaft benötigt der Körper mehr Magnesium. Bei einem Magnesium-Gehalt von 150 mg Magnesium (reiner Magnesiumanteil) pro Kapsel decken zwei Kapseln Magnesium bis zu 100 % des täglichen Bedarfs. Vegan, lactose- und glutenfrei.

Zusammensetzung
150 mg Magnesium als Carbonat in hypoallergener veganer Kapsel

Packungsgrößen und Preise
100 Kapseln (PZN 00028257) ... Euro 29,90

hypo-A
Magnesium-Calcium
Kapseln

siehe Übersäuerung

NutraMedix Deutschland
Serrapeptase NutraMedix Kapseln

siehe Entzündungen

EXTERNA

Verletzungen - Verbrennungen

EXTERNA
(Verletzungen - Verbrennungen)

Combudoron
Gel
Weleda AG

Zusammensetzung
10 g enth.: Ethanol. Auszug aus Arnica montana, Planta tota rec. [Frischpflanze zu Auszugsmittel 1:1,1; Auszugsmittel: Ethanol 94 % (m/m), Gereinigtes Wasser (6,3 : 4,7)] 0,05 g / Urtica urens, Herba rec. Ø (HAB, V. 2b) 0,95 g.
Sonstige Bestandteile: Glycerol 85 %, Ethanol 96 %, Xanthan, Gereinigtes Wasser.

Anwendungsgebiete
gemäß der anthroposophischen Menschen- und Naturerkenntnis.
Dazu gehören: Verbrennungen 1. und 2. Grades (Rötung, Schwellungen, Brandblasen), Sonnenbrand und akute Strahlenschäden der Haut; Insektenstiche.

Gegenanzeigen
Offene Wunden, Ekzeme. Überempfindlichkeit gegen Arnika und andere Korbblütler oder Bestandteile der Gelgrundlage.

Nebenwirkungen
Die längere Anwendung von Arnika-Zubereitungen an geschädigter Haut, z. B. bei Verletzungen oder Unterschenkelgeschwüren (Ulcus cruris) ruft relativ häufig eine Hautentzündung mit Gewebsschwellung (ödematöse Dermatitis) mit Blasenbildung hervor. Ferner können bei längerer Anwendung Ekzeme auftreten.
Selten sind auch primär toxisch bedingte Hautreaktionen mit Bläschenbildung bis zur Gewebszerstörung (Nekrotisierung) möglich.
Sehr selten können allergische Hautreaktionen auftreten.

Vorsichtsmaßnahmen
Der Kontakt des Gels mit Augen und Schleimhäuten sollte vermieden werden.

Zur Erstversorgung bei Verbrennungen oder Verbrühungen die entsprechenden Hautpartien sofort unter kaltem Wasser kühlen, bis der Schmerz abklingt. Anschließend wird Combudoron® Gel aufgetragen.
Offene Brandwunden (Verbrennungen 3. Grades) und großflächige Verbrennungen bedürfen grundsätzlich der ärztlichen Behandlung. Bei Anzeichen einer Infektion ist sofort ein Arzt aufzusuchen.

Warnhinweise
Enthält 20 Vol.-% Alkohol.

Dosierung
Soweit nicht anders verordnet, auf die betroffenen Hautpartien dünn auftragen und antrocknen lassen. Bis zum Abklingen der Schmerzen wiederholen.

Packungsgrößen und Preise
25 g (PZN 00230065) .... Euro 11,97
70 g (PZN 00391000) .... Euro 23,99
Apothekenpflichtig

INTERNA

NutraMedix Deutschland
Serrapeptase NutraMedix Kapseln

siehe Entzündungen

INTERNA
(Verletzungen - Wunden)

Biogena GmbH & Co KG
Ester C® Gold
Kapseln

siehe Nährstoffmangel - Vitamine

Übersäuerung

INTERNA

KaRazym®
Volopharm GmbH Deutschland
Tabletten

Der Enzymkomplex KaRazym® verbessert die Wundheilung, indem unter anderem die Kelloidbildung reguliert wird.
siehe Entzündungen

Regulatessen® – Rechtsregulat® Bio
Dr. Niedermaier Pharma GmbH
Flüssiges Konzentrat

siehe Homöopathie - Einzelmittel

Serrapeptase NutraMedix Kapseln
NutraMedix Deutschland

siehe Entzündungen

Zinkcitrat 30
Biogena GmbH & Co KG
Kapseln

siehe Nährstoffmangel - Mineralstoffe und Spurenelemente

INTERNA
(Übersäuerung)

BasenKomplex
Neurolab GmbH
Kapseln

Für den Säure-Basen-Haushalt und Blutdruck

Nahrungsergänzungsmittel mit Kalium, Calcium, Zink und Natrium.

Zusammensetzung
3 Kapseln enthalten: Kalium 327 mg, Calcium 245 mg, Zink 9 mg, Natrium 82 mg, Hydroxypropylmethylcellulose (pflanzliche Kapselhülle).

Zutaten: Calciumcitrat, Kaliumcitrat, Kaliumcarbonat, Calciumcarbonat, Natriumcarbonat, Hydroxypropylmethylcellulose (pflanzliche Kapselhülle), Zinkcitrat.

Verzehrempfehlung
3 Kapseln täglich mit ausreichend Flüssigkeit verzehren.

Packungsgrößen und Preise
1 Dose à 120 Kapseln .... Euro 29,90

Dr. Jacob's Basenpulver
Dr. Jacob's Medical GmbH
Pulver

Nahrungsergänzungsmittel mit Kalium-, Calcium- und Magnesium-Citrat - Multitalent mit über 30 belegten Gesundheitswirkungen (u.a. für Muskeln, Knochen, Nerven, weniger Erschöpfung, Herz und normalen Blutdruck)

Zusammensetzung
Kaliumcitrat, Calciumcitrat, Magnesiumcitrat, Magnesiumcarbonat, Siliciumdioxid, natürliches Aroma, Zinkcitrat, Vitamin B1, Vitamin D3 (vegan, aus Flechten hergestellt).

Weiterführende Informationen
Dr. Jacob's Basenpulver ist das kaliumreichste Citrat-Basenpulver. Es orientiert sich am Vorbild von Obst und Gemüse und enthält Mineralstoffe auf Basis organischer Citrate: Calcium und Magnesium im natürlichen Verhältnis von etwa 3:2, sehr wenig Natrium und reichlich Kalium. Kalium ist der wichtigste basenbildende Mineralstoff in Obst und Gemüse und in allen Körperzellen. Eine Portion Dr. Jacob's Basenpulver (4,5 g) liefert 750 mg Kalium, 270 mg Calcium, 185 mg Magnesium und gleicht die durchschnittliche Unterversorgung mit diesen Mineralstoffen sowie die übliche Säurebelastung (PRAL) durch die Ernährung aus.

Calcium unterstützt die normale Muskelfunktion und die Erhaltung normaler Knochen; Magnesium die normale Funktion des Nerven-

INTERNA — Übersäuerung

systems und die Minderung von Erschöpfung; Kalium die Aufrechterhaltung eines normalen Blutdrucks; das enthaltene Vitamin B1 trägt zur normalen Herzfunktion bei, Zink zum normalen Säure-Basen-Stoffwechsel. Bestes Preis-Wirkungs-Verhältnis bezüglich Mineralstoffen und PRAL-Wert. Angenehm neutraler Geschmack mit leichter Citrusnote. Keine Zusätze: ohne Natrium, Zucker, Süßstoffe, künstliche Aromen, Füllstoffe. Kein Nano-Siliciumdioxid. Soja-, laktose-, glutenfrei. Vegan.

Tipp: Basenmittel wirken besonders günstig in Kombination mit Dr. Jacob's Vitamin D3K2 Öl!

Verzehrempfehlung
1–2 mal täglich 1 gestrichenen Messlöffel à 4,5 g in 250-300 ml natriumarmem Sprudel/Wasser auflösen. Am besten zu den Mahlzeiten trinken.

Hinweis
Bei (medikamentenbedingten) Störungen des Kaliumhaushaltes, Alkalose, Hyperkaliämie oder Nierenversagen erst nach ärztlicher Beratung verwenden.

Packungsgrößen und Preise
300 g (66 Portionen) . . . . Euro 25,00

Zusammensetzung
75 mg Magnesium, 75 mg Calcium als Carbonate in hypoallergener veganer Kapsel

Packungsgrößen und Preise
30 Kapseln (PZN 07690545) . . . Euro 10,95
120 Kapseln (PZN 00589033) . . . Euro 29,90

Magnesium-Calcium
hypo-A
Kapseln

Anwendungsgebiete
Magnesium und Calcium tragen zu einer normalen Muskelfunktion und zum Erhalt normaler Knochen bei. Calcium trägt zur normalen Funktion von Verdauungsenzymen bei.

Eigenschaften
Mit Calcium und Magnesium enthält Magnesium-Calcium zwei der wichtigsten Mineralstoffe unseres Körpers in exzellenter Qualität, ausgewogenem Verhältnis und bester Bioverfügbarkeit. Vegan, lactose- und glutenfrei.

Mit einem Klick zum Ziel:
www.grüne-liste.de

Entdecken Sie die Online-Datenbank zur Präparateliste Naturheilkunde – immer aktuell und komfortabel in der Suche.

Die Onlinedatenbank GRÜNE LISTE vereint zuverlässige Informationen mit modernster Technik. Auf Smartphone, Tablet oder PC können Sie zu jeder Zeit und an jedem Ort ganz bequem Informationen zu naturheilkundlichen Präparaten abrufen.

Egal, auf welchem Weg Sie suchen:
- Volltextsuche
- Herstellersuche
- Suche nach Anwendungsbereich
- oder Suche nach Darreichungsform

In der Praxis unterstützen hilfreiche Funktionen wie
- persönliche Notizen online erstellen
- inkl. Hinweisen zu Preis und Apothekenpflicht
- Einträge ausdrucken oder als PDF abspeichern

Jetzt kostenfrei registrieren!

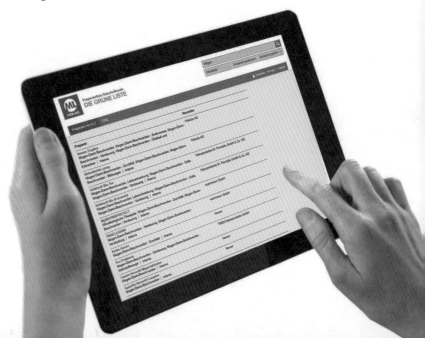

Indikationsübergreifende Präparate

Alle Informationen zu den Präparaten basieren
auf den Angaben des jeweiligen Herstellers.
Eine Haftung ist ausgeschlossen.

Homöopathie - Einzelmittel — INJEKTIONEN

INJEKTIONEN
(Homöopathie - Einzelmittel)

Milchsäure Pflüger® Inj. 5 ml
Pflüger

Ampullen/
Injektionslösung

siehe Stoffwechselstörung

INTERNA

Bio-Essenzen – von livQ
livQ Fermentationsprodukte

Fermentierte Naturkonzentrate, flüssig

Die besonderen Merkmale
30 ausgesuchte Bio-Früchte, Nüsse, Gemüse, Samen, Wurzeln. Kein Soja, keine unnötigen Zusätze. Probiotische Fermentation nach dem Propaferm-Verfahren, lange fermentiert (> 4 Monate). Mit Vit. B12, aus der Fermentation. Hoher Rohstoffeinsatz und lange Fermentationszeit liefern hohe Konzentration. Keine Allergene durch enzymatischen Proteinabbau.

Eigenschaften
Bioverfügbare Mikronährstoffe, Enzyme bildende Aminosäuren, hochwertige Fettsäuren, L(+)-Milchsäure, sekundäre Pflanzenstoffe. Stoffwechselprodukte der probiotischen Milchsäurebakterien fördern die gesunde Darmflora und Milieuregulierung. Therapiebegleitend, innerlich wie äußerlich. Glutenfrei, laktosefrei und vegan.

Dosierung
1x täglich 1 EL pur oder verdünnt trinken.

Packungsgrößen und Preise
250 ml .... Euro ab 34,90

Herstellerangaben
Tel.: +49 89 23514910, www.livQ.de

Milchsäure Pflüger®
Pflüger

Tropfen

siehe Stoffwechselstörung

Milchsäure Pflüger®
Pflüger

Tabletten

siehe Stoffwechselstörung

Regulatessenz® – Rechtsregulat® Bio
Dr. Niedermaier Pharma GmbH

Flüssiges Konzentrat

Kaskadenfermentiertes flüssiges BIO-Konzentrat aus frischen und reifen Früchten, Nüssen und Gemüse aus ökologischem Anbau, das die natürlichen Regulierungsvorgänge im Körper unterstützt und mit natürlichem Vitamin C als biologischer Immunregulator eingesetzt werden kann. Es fördert die fundamentalen Lebensprinzipien, die für ein gesundes Immunsystem notwendig sind. Ein natürliches Plus an Energie und Leistungsfähigkeit sowie eine gestärkte Immunabwehr sind die Folge.

Zusammensetzung
Sofort bioverfügbare Inhaltsstoffe aus der Vielfalt der Natur: Fermentierte Enzyme (Aminosäuren, Di, Tri- und Oligopeptide), Polyphenole, Flavonoide, Probiotische Komponenten (Peptidoglycane), Rechtsdrehende Milchsäure, Mineralien, Bio-Acerola Extrakt (natürliches Vitamin C).

Rechtsregulat® Bio ist frei von Allergenen, Histamin, Glukose, Saccharose, Laktose, Fruktose, Milch, Gluten, Konservierungsstoffen.

Eigenschaften
Durch das hochkomplexe Fermentationsverfahren der patentierten Kaskadenfermentation werden die Schätze der Natur in feinmoleku-

INJEKTIONEN

Homöopathie - Komplexmittel

lare Bestandteile aufgeschlüsselt und dem Körper als Enzym- und sonstige Bausteine, Nährstoffe und Schutzsubstanzen zur Verfügung gestellt.

Die Regulatessenz® (zu 99,5 % enthalten in dem Produkt Rechtsregulat® Bio) mit Vitamin C optimiert Organ- & Stoffwechselfunktionen.

Anwendungsgebiete
Bei folgenden Indikationsgebieten wird die Anwendung von Rechtsregulat® Bio empfohlen:
- Bei Magen-Darm Problemen
- Zur Stärkung der Darmflora
- Bei Grippe und Grippalen Infekten
- Bei Erkrankungen des Muskuloskelettalen Systems
- Nach onkologischen Behandlungen
- Bei Allergien

Äußerlich kann Rechtsregulat® Bio unterstützend bei folgenden Indikationsgebieten angewandt werden, die Anwendung erfolgt 1:1 mit Wasser verdünnt:
- Desinfiziert Hautverletzungen, Wunden heilen zusehends ohne Narbenbildung
- Hautkrankheiten (Neurodermitis, Schuppenflechte)
- Herpes, Warzen, Pilzerkrankungen
- Sonnenbrand (Gelenkumschlag verwenden)
- Nasenspray 1:4 mit Wasser verdünnt (z. B. bei Sinusitis, Schnupfen)

Dosierung
Morgens und abends je 10 ml Rechtsregulat® Bio unverdünnt zu sich nehmen. Bei Magen-/Darm-Empfindlichkeit Rechtsregulat® Bio verdünnt in einem Glas Wasser trinken.

Packungsgrößen und Preise
20 ml . . . . Euro 3,90
350 ml . . . . Euro 48,90

INJEKTIONEN
(Homöopathie - Komplexmittel)

Pflüger
Derivatio H Inj.
Ampullen

siehe Umwelt- und Schwermetallbelastung

Pflüger
Lymphocausal Inj. Pflüger®
Ampullen

siehe Grippe, grippaler Infekt, Erkältung

Pflüger
Milchsäure Pflüger Potenzakkord®
Injektionslösung

Zusammensetzung
1 Ampulle zu 2 ml enthält:
Wirkstoffe:
Acidum L(+)-lacticum Dil. D 6
[HAB, V. 5a, Lsg. D 2
mit Ethanol 15 % (m/m)]0,50 ml
Acidum L(+)-lacticum Dil. D 12
[HAB, V. 5a, Lsg. D 2
mit Ethanol 15 % (m/m)]0,50 ml
Acidum L(+)-lacticum Dil. D 30
[HAB, V. 5a, Lsg. D 2
mit Ethanol 15 % (m/m)]0,50 ml
Acidum L(+)-lacticum Dil. D 200
[HAB, V. 5a, Lsg. D 2
mit Ethanol 15 % (m/m)]0,50 ml

Anwendungsgebiet
Das Anwendungsgebiet entspricht dem homöopathischen Arzneimittelbild.
Dazu gehören: Muskelschmerzen.

Warnhinweise
Was müssen Sie in der Schwangerschaft und Stillzeit berücksichtigen? Fragen Sie vor der Anwendung von allen Arzneimitteln Ihren Arzt um Rat.

Anwendung
Zur Anwendung dieses Arzneimittels bei Kindern liegen keine ausreichenden Erfahrungen vor. Es soll deshalb bei Kindern unter 12 Jahren nicht angewendet werden.

Wechselwirkungen
Die Wirkung eines homöopathischen Arzneimittels kann durch allgemein schädigende Faktoren in der Lebensweise und durch Reiz-

Homöopathie - Komplexmittel

und Genussmittel ungünstig beeinflusst werden. Falls Sie sonstige Arzneimittel einnehmen, fragen Sie Ihren Arzt.

Nebenwirkungen
Keine bekannt.
Hinweis: Bei der Anwendung eines homöopathischen Arzneimittels können sich die vorhandenen Beschwerden vorübergehend verschlimmern (Erstverschlimmerung). In diesem Fall sollten Sie das Arzneimittel absetzen und Ihren Arzt befragen.
Wenn Sie Nebenwirkungen beobachten, die nicht in der Packungsbeilage aufgeführt sind, teilen Sie dies bitte Ihrem Arzt oder Apotheker mit.

Dosierung
Die folgenden Angaben gelten für Erwachsene und Jugendliche ab 12 Jahren, soweit das Arzneimittel nicht anders verordnet wurde:
Bei akuten Zuständen bis zur Dauer von einer Woche bis zu 3 mal täglich 1 Ampulle intravenös oder intramuskulär injizieren. Bei chronischen Verlaufsformen 1 mal monatlich 1 Ampulle intravenös oder intramuskulär injizieren.
Auch homöopathische Arzneimittel sollten ohne ärztlichen Rat nicht über längere Zeit angewendet werden.

Packungsgrößen und Preise
Ampulle zu 2 ml
10 Stück (PZN 12777225) . . . . Euro 15,20
Ampulle zu 2 ml
50 Stück (PZN 12777231) . . . . Euro 49,50

INTERNA

Meripharm
1. Meripharm: Erläuterungen und Eigenschaften der MERIDIANKOMPLEXE

Die vorliegenden **MERIDIANKOMPLEXE** sind Kombinationen von homöopathischen Mitteln aus dem Mineral-, Pflanzen- und Tierreich. Auf Grund langjähriger Erfahrungen besteht die Hauptwirkung dieser Mittel in einer Freisetzung und Regulierung von blockierten Energieströmen im jeweiligen Individuum.

Die MERIDIANKOMPLEXE sind Resonanztherapeutika (P. Fraser, Australien, Journal of TCM, Vol. 4, Nr. 2, Oct. 88), die das gleiche Schwingungsmuster aufweisen wie die gesunden menschlichen Meridiane.

Dieses Energieangebot ist der wichtigste Heilfaktor überhaupt.

Es unterliegt bezüglich Stärke und Ort der Einströmung ganz bestimmten Gesetzmäßigkeiten (Bioresonanz).

Das System der menschlichen Akupunkturpunkte und Akupunkturmeridiane stellt das Kanalsystem dar, durch welches die Energie nach bestimmten Regeln fließt.

Wie die Erfahrungen gezeigt haben, können beim Menschen im topographischen Verlauf des zuständigen Hauptmeridians infolge verringerten oder auch verstärkten Energieflusses energetisch funktionelle Störungen auftreten. Dies ist besonders dann der Fall, wenn der jeweilige Hauptmeridian angeborene oder erworbene Schwächen aufweist.

Je nach Dosierung wird ein Mehr oder Weniger an Energie induziert - Krankheit kann auch als ein Zuviel oder Zuwenig an Energie (akut oder chronisch) in einem bestimmten Gewebsabschnitt definiert werden.

Die erwähnten **MERIDIANKOMPLEXE** regulieren den Energiefluss auf den Hauptmeridianen, von welchen dann die Energie in circadianer Rhythmik über alle restlichen Körpermeridiane verläuft und so den gesamten Organismus energetisch versorgt.

Dieser energetische Ablauf wird hauptsächlich über die zugehörigen Chakras und Meridiane bewirkt.

Eine energetische Normalversorgung ist Voraussetzung für normale Funktion der Körpergewebe. Wenn nicht genügend Energie vorhanden ist, wird die Zelle unzureichend mit Nährstoffen und Sauerstoff versorgt.

INTERNA Homöopathie - Komplexmittel

Die Folge einer energetischen Unterversorgung ist sehr oft eine reaktive bzw. regulative und auch kompensatorische energetische Überversorgung.

2. Meripharm: ORGANSYSTEM UND MERIDIANKOMPLEX

Dünndarm-Meridian-Condurango
– MERIDIANKOMPLEX 1

Herz-Meridian-Colchicum
– MERIDIANKOMPLEX 2

Milz/Pankreas-Meridian-China
– MERIDIANKOMPLEX 3

Magen-Meridian-Viscum
– MERIDIANKOMPLEX 4

Dickdarm-Meridian-Helleborus
– MERIDIANKOMPLEX 5

Lungen-Meridian-Kreosotum
– MERIDIANKOMPLEX 6

Leber-Meridian - Nux vomica
– MERIDIANKOMPLEX 7

Gallenblase-Meridian-Belladonna
– MERIDIANKOMPLEX 8

3-Erwärmer-Meridian - Spigelia
– MERIDIANKOMPLEX 9

Kreislauf-Meridian-Oleander
– MERIDIANKOMPLEX 10

Nieren-Meridian-Arnica
– MERIDIANKOMPLEX 11

Blasen-Meridian-Ignatia
– MERIDIANKOMPLEX 12

Gouverneur-Meridian-Lycopodium
– MERIDIANKOMPLEX 13

Konzeptionsgefäß-Meridian-Coffea
– MERIDIANKOMPLEX 14

Chong-Mai (the Vital Channel)-Meridian-Gelsemium
– MERIDIANKOMPLEX 15

BIORESONANZMITTEL = MERIDIANKOMPLEX

3. Meripharm: Wichtige Aspekte zur Methodik der Anwendung der Meridiankomplexe

Die Meridiankomplexe lassen sich aufgrund ihrer Eigenschaften nach zwei verschiedenen Methoden einsetzen:

1. Anwendung der Meridian-Komplexe nach persönlicher Erfahrung, Anamnese und klinischen Untersuchungsergebnissen, Pulsdiagnostik, aurikulärer Reflexdiagnostik (R.A.C.).

Hierbei ist das maximal gestörte Organ mit der schlechtesten Regulationsfähigkeit für die Indikation der Meridian-Komplexe entscheidend. Erfahrungen mit dem Segmentelektrogramm (SEG) haben gezeigt, dass der maximal gestörte Meridian mit Organbezug, der die schlechteste Regulation aufweist, meist im Quadranten des sogenannten Amplitudenminimums liegt. Nach diesem einfachen Hinweis, den der Untersucher über das SEG erhält, ist es leicht, durch Palpation oder andere individuelle Untersuchungsmethoden den maximal gestörten Meridian herauszufinden.

2. Anwendung mit Hilfe von Testmethoden, z. B. Vegatest-Methode und andere Meridian-bezogene Akupunkturmessverfahren. Das Vega-

Homöopathie - Komplexmittel   INTERNA

testverfahren hat sich in diesem Zusammenhang als sehr elegant erwiesen, was an Beispielen erläutert werden soll:

- a) Selektion von verträglichen und therapeutisch wirksamen Meridian-Komplexen durch Filterung über die Testampulle Manganum D30.
Dieses Testergebnis gibt uns auch wertvolle diagnostische Hinweise auf energetisch gestörte Meridiane.
- b) Selektion des therapeutisch optimal wirksamen Meridian-Komplexes durch Filterung über die Testampulle Hypothalamus D4 (im Vegatest Ampullensatz vorhanden). Damit ist auch der maximal gestörte Meridian diagnostiziert. Bei beiden Testmethoden (2a und 2b) handelt es sich um Filtermethoden, wobei der Zeiger im Falle der Ansprechbarkeit auf 100 S.E. gehen muss.

3. Es ist von Vorteil, die Meridian-Komplexe zu den in der Organuhr von Stiefvater angegebenen Zeiten anzuwenden. Wie bei der Akupunktur fast immer mehrere Nadeln zur erfolgreichen Behandlung nötig sind, empfiehlt es sich, wenigstens für die hauptsächlich betroffenen Meridiane ebenfalls entsprechend mehrere Meridiankomplexe einzusetzen.

3. Bei Energiedefizit eines Meridians zur Energiezufuhr: 20 bis 30 Tropfen 3-mal täglich (Überdosierung).

Bei Anwendung von verträglichen und therapeutisch ansprechenden Meridiankomplexen empfehlen wir eine Therapie über ca. 4 bis 6 Wochen. Im Falle des optimal therapeutisch wirksamen Meridiankomplexes ist eine Medikation von anfangs 2-mal 10 Tropfen täglich über einige Tage, dann jeden zweiten Tag morgens 5 Tropfen über einen Zeitraum von 6 – 12 Monaten oft erforderlich; die Überdosierung hat sich auch zur Herdprovokation im Rahmen der Fokaldiagnostik bewährt. Ein Nachlassen der Wirksamkeit, auch bei Einnahme über lange Zeiträume, konnte nicht festgestellt werden. Die Meridiankomplexe können mit anderen homöopathischen Einzel- oder auch Komplexmitteln zusammen eingenommen werden.

Wenn man Meridiankomplexe mit anderen homöopathischen Arzneimitteln rezepturmäßig mischt, muss man daran denken, dass die Meridiankomplexe die Wirkung der anderen Mittel verstärken können. Hierdurch können Dosierungsänderungen nötig werden.

Für den sogenannten „klinisch Gesunden", wie auch bei Kindern, können die Meridiankomplexe als Vorbeugungs- und Konstitutionsmittel eingesetzt werden.

Meripharm
4. Meripharm: Zur Dosierung der Meridiankomplexe

Folgende Dosierungsrichtlinien haben sich an einem großen Krankengut bewährt (individuelle Abweichungen sind durchaus möglich und sollten auch beachtet werden):

1. Bei Energieüberschuss eines Meridians zur Reduzierung oder Dämpfung der Energie: 5 bis 10 Tropfen 3-mal täglich (Unterdosierung),

2. Bei energetischen Störungen mittleren Grades zur Harmonisierung des Energieflusses auf dem entsprechenden Meridian: 10 bis 20 Tropfen 3-mal täglich (mittlere Dosierung),

Meripharm
5. Meripharm: MERIDIANKOMPLEX 1

Akupunkturmeridian des DÜNNDARMES

Zusammensetzung
Condurango D6, Kalium phosphoricum D8, Tarantula hispanica D12 aa. p. Alkoholgehalt 51 Vol.-%.

Registriertes homöopathisches Arzneimittel ohne Angabe einer therapeutischen Indikation.

INTERNA

Homöopathie - Komplexmittel

Nebenwirkungen
Keine bekannt. In seltenen Fällen ist eine Erstverschlimmerung möglich.

Gegenanzeigen
Keine bekannt. Nicht anwenden bei Alkoholkranken.

Wechselwirkungen
Keine bekannt. Siehe unter Erläuterungen im allgemeinen Teil.

Dosierung
Anfangsdosis 2 – 3-mal täglich 5 – 10 Tropfen, Erhaltungsdosis einmal täglich 5 – 10 Tropfen, nüchtern oder zwischen den Mahlzeiten auf die Zunge oder in wenig Wasser. Kinder die Hälfte. Beachte die DOSIERUNGSRICHTLINIEN im allgemeinen Teil.

Eigenschaften
Der MERIDIANKOMPLEX 1 hat die Eigenschaft, das energetische Geschehen auf dem Dünndarm-Meridian zu regulieren. Den Regeln der Klassischen Akupunktur und der TCM folgend achte man auf sekundär bedingte und induzierte energetische Störungen im Verlauf des Dünndarm-Meridians.

Packungsgrößen und Preise
OP mit 20 ml Tropfen (N1) . . . . . . Euro 15,09
OP mit 50 ml Tropfen (N1) . . . . . . Euro 24,55

Meripharm
5. Meripharm:
MERIDIANKOMPLEX 2

Akupunkturmeridian des HERZENS

Zusammensetzung
Colchicum D12, Natrium sulfuricum D8, Naja tripudians D12 aa. p. Alkoholgehalt 51 Vol.-%.

Registriertes homöopathisches Arzneimittel ohne Angabe einer therapeutischen Indikation.

Nebenwirkungen
Keine bekannt. In seltenen Fällen ist eine Erstverschlimmerung möglich.

Gegenanzeigen
Keine bekannt. Nicht anwenden bei Alkoholkranken.

Wechselwirkungen
Keine bekannt. Siehe unter Erläuterungen im allgemeinen Teil.

Dosierung
Anfangsdosis 2 – 3-mal täglich 5 – 10 Tropfen, Erhaltungsdosis einmal täglich 5 – 10 Tropfen, nüchtern oder zwischen den Mahlzeiten auf die Zunge oder in wenig Wasser. Kinder die Hälfte. Beachte die DOSIERUNGSRICHTLINIEN im allgemeinen Teil.

Eigenschaften
Der MERIDIANKOMPLEX 2 hat die Eigenschaft, das energetische Geschehen auf dem Herz-Meridian zu regulieren. Den Regeln der Klassischen Akupunktur und der TCM folgend achte man auf sekundär bedingte und induzierte energetische Störungen im Verlauf des Herz-Meridians.

Packungsgrößen und Preise
OP mit 20 ml Tropfen (N1) . . . . . . Euro 15,09
OP mit 50 ml Tropfen (N1) . . . . . . Euro 24,55

Meripharm
5. Meripharm:
MERIDIANKOMPLEX 3

Akupunkturmeridian der MILZ und des PANKREAS

Zusammensetzung
China D10, Kalium chloratum D8, Lachesis D12 aa. p. Alkoholgehalt 51 Vol.-%.

Registriertes homöopathisches Arzneimittel ohne Angabe einer therapeutischen Indikation.

Nebenwirkungen
Keine bekannt. In seltenen Fällen ist eine Erstverschlimmerung möglich.

Homöopathie - Komplexmittel

INTERNA

Gegenanzeigen
Keine bekannt. Nicht anwenden bei Alkoholkranken.

Wechselwirkungen
Keine bekannt. Siehe unter Erläuterungen im allgemeinen Teil.

Dosierung
Anfangsdosis 2 – 3-mal täglich 5 – 10 Tropfen, Erhaltungsdosis 3-mal täglich 5 – 10 Tropfen, nüchtern oder zwischen den Mahlzeiten auf die Zunge oder in wenig Wasser. Kinder die Hälfte. Beachte die DOSIERUNGSRICHTLINIEN im allgemeinen Teil.

Eigenschaften
Der MERIDIANKOMPLEX 3 hat die Eigenschaft, das energetische Geschehen auf dem Milz/Pankreas-Meridian zu regulieren. Den Regeln der Klassischen Akupunktur und der TCM folgend achte man auf sekundär bedingte und induzierte energetische Störungen im Verlauf des Milz/Pankreas-Meridians.

Packungsgrößen und Preise
OP mit 20 ml Tropfen (N1) . . . . Euro 15,09
OP mit 50 ml Tropfen (N1) . . . . Euro 24,55

Meripharm
5. Meripharm:
MERIDIANKOMPLEX 4

Akupunkturmeridian des MAGENS

Zusammensetzung
Viscum D12, Calcium fluoratum D8, Scorpio europaeus D12 aa. p. Alkoholgehalt 45 Vol.-%.

Registriertes homöopathisches Arzneimittel ohne Angabe einer therapeutischen Indikation.

Nebenwirkungen
Keine bekannt. In seltenen Fällen ist eine Erstverschlimmerung möglich.

Gegenanzeigen
Keine bekannt. Nicht anwenden bei Alkoholkranken.

Wechselwirkungen
Keine bekannt. Siehe unter Erläuterungen im allgemeinen Teil.

Dosierung
Anfangsdosis 2 – 3-mal täglich 5 – 10 Tropfen, Erhaltungsdosis einmal täglich 5 – 10 Tropfen, nüchtern oder zwischen den Mahlzeiten auf die Zunge oder in wenig Wasser. Kinder die Hälfte. Beachte die DOSIERUNGSRICHTLINIEN im allgemeinen Teil.

Eigenschaften
Der MERIDIANKOMPLEX 4 hat die Eigenschaft, das energetische Geschehen auf dem Magen-Meridian zu regulieren. Den Regeln der Klassischen Akupunktur und der TCM folgend achte man auf sekundär bedingte und induzierte energetische Störungen im Verlauf des Magen-Meridians.

Packungsgrößen und Preise
OP mit 20 ml Tropfen (N1) . . . . . . Euro 15,09
OP mit 50 ml Tropfen (N1) . . . . . . Euro 24,55

Einfach suchen. Schnell finden.

Nutzen Sie unsere neue Onlinedatenbank **Grüne Liste** und registrieren Sie sich jetzt kostenlos unter **www.grüne-liste.de**

INTERNA — **H**omöopathie - Komplexmittel

Meripharm

5. Meripharm: MERIDIANKOMPLEX 5

Akupunkturmeridian des DICKDARMES

Zusammensetzung
Helleborus D8, Magnesium phosphoricum D8, Fel tauri D12 aa. p. Alkoholgehalt 45 Vol.-%.
Registriertes homöopathisches Arzneimittel ohne Angabe einer therapeutischen Indikation.

Nebenwirkungen
Keine bekannt. In seltenen Fällen ist eine Erstverschlimmerung möglich.

Gegenanzeigen
Keine bekannt. Nicht anwenden bei Alkoholkranken.

Wechselwirkungen
Keine bekannt. Siehe unter Erläuterungen im allgemeinen Teil.

Dosierung
Anfangsdosis 2 – 3-mal täglich 5 – 10 Tropfen, Erhaltungsdosis einmal täglich 5 – 10 Tropfen, nüchtern oder zwischen den Mahlzeiten auf die Zunge oder in wenig Wasser. Kinder die Hälfte. Beachte die DOSIERUNGSRICHTLINIEN im allgemeinen Teil.

Eigenschaften
Der MERIDIANKOMPLEX 5 hat die Eigenschaft, das energetische Geschehen auf dem Dickdarm-Meridian zu regulieren. Den Regeln der Klassischen Akupunktur und der TCM folgend achte man auf sekundär bedingte und induzierte energetische Störungen im Verlauf des Dickdarm-Meridians.

Packungsgrößen und Preise
OP mit 20 ml Tropfen (N1) .... Euro 15,09
OP mit 50 ml Tropfen (N1) .... Euro 24,55

Meripharm

5. Meripharm: MERIDIANKOMPLEX 6

Akupunkturmeridian der LUNGE

Zusammensetzung
Kreosotum D8, Kalium sulfuricum D8, Aranea diadema D12 aa. p. Alkoholgehalt 51 Vol.-%.
Registriertes homöopathisches Arzneimittel ohne Angabe einer therapeutischen Indikation.

Nebenwirkungen
Keine bekannt. In seltenen Fällen ist eine Erstverschlimmerung möglich.

Gegenanzeigen
Keine bekannt. Nicht anwenden bei Alkoholkranken.

Wechselwirkungen
Keine bekannt. Siehe unter Erläuterungen im allgemeinen Teil.

Dosierung
Anfangsdosis 2 – 3-mal täglich 5 – 10 Tropfen, Erhaltungsdosis einmal täglich 5 – 10 Tropfen, nüchtern oder zwischen den Mahlzeiten auf die Zunge oder in wenig Wasser. Kinder die Hälfte. Beachte die DOSIERUNGSRICHTLINIEN im allgemeinen Teil.

Eigenschaften
Der MERIDIANKOMPLEX 6 hat die Eigenschaft, das energetische Geschehen auf dem Lungen-Meridian zu regulieren. Den Regeln der Klassischen Akupunktur und der TCM folgend achte man auf sekundär bedingte und induzierte energetische Störungen im Verlauf des Lungen-Meridians.

Packungsgrößen und Preise
OP mit 20 ml Tropfen (N1) .... Euro 15,09
OP mit 50 ml Tropfen (N1) .... Euro 24,55

Homöopathie - Komplexmittel

5. Meripharm: MERIDIANKOMPLEX 7

Meripharm

Akupunkturmeridian LEBER

Zusammensetzung
Nux vomica D 8, Natrium phosphoricum D8, Bufo rana D12 aa. p. Alkoholgehalt 51 Vol.-%.
Registriertes homöopathisches Arzneimittel ohne Angabe einer therapeutischen Indikation.

Nebenwirkungen
Keine bekannt. In seltenen Fällen ist eine Erstverschlimmerung möglich.

Gegenanzeigen
Keine bekannt. Nicht anwenden bei Alkoholkranken.

Wechselwirkungen
Keine bekannt. Siehe unter Erläuterungen im allgemeinen Teil.

Dosierung
Anfangsdosis 2 – 3-mal täglich 5 – 10 Tropfen, Erhaltungsdosis einmal täglich 5 – 10 Tropfen, nüchtern oder zwischen den Mahlzeiten auf die Zunge oder in wenig Wasser. Kinder die Hälfte. Beachte die DOSIERUNGSRICHTLINIEN im allgemeinen Teil.

Eigenschaften
Der MERIDIANKOMPLEX 7 hat die Eigenschaft, das energetische Geschehen auf dem Leber-Meridian zu regulieren. Den Regeln der Klassischen Akupunktur und der TCM folgend achte man auf sekundär bedingte und induzierte energetische Störungen im Verlauf des Leber-Meridians.

Packungsgrößen und Preise
OP mit 20 ml Tropfen (N1) .... Euro 15,09
OP mit 50 ml Tropfen (N1) .... Euro 24,55

5. Meripharm: MERIDIANKOMPLEX 8

Meripharm

Akupunkturmeridian der GALLE

Zusammensetzung
Belladonna D8, Calcium sulfuricum D8, Formica rufa D12 aa. p. Alkoholgehalt 51 Vol.-%.
Registriertes homöopathisches Arzneimittel ohne Angabe einer therapeutischen Indikation.

Nebenwirkungen
Keine bekannt. In seltenen Fällen ist eine Erstverschlimmerung möglich.

Gegenanzeigen
Keine bekannt. Nicht anwenden bei Alkoholkranken.

Wechselwirkungen
Keine bekannt. Siehe unter Erläuterungen im allgemeinen Teil.

Dosierung
Anfangsdosis 2 – 3-mal täglich 5 – 10 Tropfen, Erhaltungsdosis einmal täglich 5 – 10 Tropfen, nüchtern oder zwischen den Mahlzeiten auf die Zunge oder in wenig Wasser. Kinder die Hälfte. Beachte die DOSIERUNGSRICHTLINIEN im allgemeinen Teil.

Eigenschaften
Der MERIDIANKOMPLEX 8 hat die Eigenschaft, das energetische Geschehen auf dem Gallenblasen-Meridian zu regulieren. Den Regeln der Klassischen Akupunktur und der TCM folgend achte man auf sekundär bedingte und induzierte energetische Störungen im Verlauf des Gallenblasen-Meridians.

Packungsgrößen und Preise
OP mit 20 ml Tropfen (N1) .... Euro 15,09
OP mit 50 ml Tropfen (N1) .... Euro 24,55

INTERNA | Homöopathie - Komplexmittel

Meripharm

5. Meripharm:
MERIDIANKOMPLEX 9

Akupunkturmeridian des endokrinen Systems (3-Erwärmer)

Zusammensetzung
Spigelia **D8**, Silicea **D8**, Corallium rubrum **D10** aa. p. Alkoholgehalt 45 Vol.-%.
Registriertes homöopathisches Arzneimittel ohne Angabe einer therapeutischen Indikation.

Nebenwirkungen
Keine bekannt. In seltenen Fällen ist eine Erstverschlimmerung möglich.

Gegenanzeigen
Keine bekannt. Nicht anwenden bei Alkoholkranken.

Wechselwirkungen
Keine bekannt. Siehe unter Erläuterungen im allgemeinen Teil.

Dosierung
Anfangsdosis 2 – 3-mal täglich 5 – 10 Tropfen, Erhaltungsdosis einmal täglich 5 – 10 Tropfen, nüchtern oder zwischen den Mahlzeiten auf die Zunge oder in wenig Wasser. Kinder die Hälfte. Beachte die DOSIERUNGSRICHTLINIEN im allgemeinen Teil.

Eigenschaften
Der MERIDIANKOMPLEX 9 hat die Eigenschaft, das energetische Geschehen auf dem 3-Erwärmer-Meridian zu regulieren. Den Regeln der Klassischen Akupunktur und der TCM folgend achte man auf sekundär bedingte und induzierte energetische Störungen im Verlauf des 3-Erwärmer-Meridians.

Packungsgrößen und Preise
OP mit 20 ml Tropfen (N1) . . . . Euro 15,09
OP mit 50 ml Tropfen (N1) . . . . Euro 24,55

Meripharm

5. Meripharm:
MERIDIANKOMPLEX 10

Akupunkturmeridian des KREISLAUFES/ PERIKARDS

Zusammensetzung
Oleander **D12**, Calcium phosphoricum **D8**, Carbo animalis **D10** aa. p. Alkoholgehalt 45 Vol.-%.
Registriertes homöopathisches Arzneimittel ohne Angabe einer therapeutischen Indikation.

Nebenwirkungen
Keine bekannt. In seltenen Fällen ist eine Erstverschlimmerung möglich.

Gegenanzeigen
Keine bekannt. Nicht anwenden bei Alkoholkranken.

Wechselwirkungen
Keine bekannt. Siehe unter Erläuterungen im allgemeinen Teil.

Dosierung
Anfangsdosis 2 – 3-mal täglich 5 – 10 Tropfen, Erhaltungsdosis einmal täglich 5 – 10 Tropfen, nüchtern oder zwischen den Mahlzeiten auf die Zunge oder in wenig Wasser. Kinder die Hälfte. Beachte die DOSIERUNGSRICHTLINIEN im allgemeinen Teil.

Eigenschaften
Der MERIDIANKOMPLEX 10 hat die Eigenschaft, das energetische Geschehen auf dem Kreislauf-Meridian zu regulieren. Den Regeln der Klassischen Akupunktur und der TCM folgend achte man auf sekundär bedingte und induzierte energetische Störungen im Verlauf des Kreislauf-Meridianes.

Packungsgrößen und Preise
OP mit 20 ml Tropfen (N1) . . . . Euro 15,09
OP mit 50 ml Tropfen (N1) . . . . Euro 24,55

Homöopathie - Komplexmittel INTERNA

Meripharm

5. Meripharm:
MERIDIANKOMPLEX 11

Akupunkturmeridian der NIEREN u. d. HARNWEGE

Zusammensetzung
Arnica D12, Natrium chloratum D8, Apis D12 aa. p. Alkoholgehalt 51 Vol.-%.
Registriertes homöopathisches Arzneimittel ohne Angabe einer therapeutischen Indikation.

Nebenwirkungen
Keine bekannt. In seltenen Fällen ist eine Erstverschlimmerung möglich.

Gegenanzeigen
Keine bekannt. Nicht anwenden bei Alkoholkranken.

Wechselwirkungen
Keine bekannt. Siehe unter Erläuterungen im allgemeinen Teil.

Dosierung
Anfangsdosis 2 – 3-mal täglich 5 – 10 Tropfen, Erhaltungsdosis einmal täglich 5 – 10 Tropfen, nüchtern oder zwischen den Mahlzeiten auf die Zunge oder in wenig Wasser. Kinder die Hälfte. Beachte die DOSIERUNGSRICHTLINIEN im allgemeinen Teil.

Eigenschaften
Der MERIDIANKOMPLEX 11 hat die Eigenschaft, das energetische Geschehen auf dem Nieren-Meridian zu regulieren. Den Regeln der Klassischen Akupunktur und der TCM folgend achte man auf sekundär bedingte und induzierte energetische Störungen im Verlauf des Nieren-Meridians.

Packungsgrößen und Preise
OP mit 20 ml Tropfen (N1) .... Euro 15,09
OP mit 50 ml Tropfen (N1) .... Euro 24,55

Meripharm

5. Meripharm:
MERIDIANKOMPLEX 12

Akupunkturmeridian der BLASE

Zusammensetzung
Ignatia D8, Ferrum phosphoricum D8, Sepia D12 aa. p. Alkoholgehalt 45 Vol.-%.
Registriertes homöopathisches Arzneimittel ohne Angabe einer therapeutischen Indikation.

Nebenwirkungen
Keine bekannt. In seltenen Fällen ist eine Erstverschlimmerung möglich.

Gegenanzeigen
Keine bekannt. Nicht anwenden bei Alkoholkranken.

Wechselwirkungen
Keine bekannt. Siehe unter Erläuterungen im allgemeinen Teil.

Dosierung
Anfangsdosis 2 – 3-mal täglich 5 – 10 Tropfen, Erhaltungsdosis einmal täglich 5 – 10 Tropfen, nüchtern oder zwischen den Mahlzeiten auf die Zunge oder in wenig Wasser. Kinder die Hälfte. Beachte die DOSIERUNGSRICHTLINIEN im allgemeinen Teil.

Eigenschaften
Der MERIDIANKOMPLEX 12 hat die Eigenschaft, das energetische Geschehen auf dem Blasen-Meridian zu regulieren. Den Regeln der Klassischen Akupunktur und der TCM folgend achte man auf sekundär bedingte und induzierte energetische Störungen im Verlauf des Blasen-Meridians.

Packungsgrößen und Preise
OP mit 20 ml Tropfen (N1) .... Euro 15,09
OP mit 50 ml Tropfen (N1) .... Euro 24,55

INTERNA   **H**omöopathie - Komplexmittel

5. Meripharm: MERIDIANKOMPLEX 13

Meripharm

Packungsgrößen und Preise
OP mit 20 ml Tropfen (N1) .... Euro 15,09
OP mit 50 ml Tropfen (N1) .... Euro 24,55

Gouverneur

Zusammensetzung
Lycopodium **D8**, Platinum metallicum D8, Coccus cacti D10 aa. partes. Alkoholgehalt 45 Vol.-%.

Registriertes homöopathisches Arzneimittel ohne Angabe einer therapeutischen Indikation.

Nebenwirkungen
Keine bekannt. In seltenen Fällen ist eine Erstverschlimmerung möglich.

Gegenanzeigen
Nicht anwenden bei Überempfindlichkeit gegen Platinverbindungen. Nicht anwenden bei Alkoholkranken.

Wechselwirkungen mit anderen Mitteln
Keine bekannt. Siehe unter Erläuterungen im allgemeinen Teil.

Dosierung
Zu Beginn der Behandlung nehmen Erwachsene vormittags und nachmittags oder 3-mal täglich jeweils 10 - 20 Tropfen, zur Dauertherapie 2-mal täglich 10 Tropfen oder nach Bedarf. Kinder erhalten die Hälfte. Man nimmt diese Mittel entweder unverdünnt in den Mund oder mit sehr wenig Wasser.
Beachte die DOSIERUNGSRICHTLINIEN im allgemeinen Teil.

Eigenschaften
Der MERIDIANKOMPLEX 13 hat die Eigenschaft, das energetische Geschehen auf dem Gouverneur-Meridian zu regulieren. Den Regeln der Klassischen Akupunktur und der TCM folgend achte man auf sekundär bedingte und induzierte energetische Störungen im Verlauf des Gouverneur-Meridians.
Nach den Regeln der TCM ist der Gouverneur das zentrale Energie-Gefäß des Yang. Dieses kontrolliert und harmonisiert die 6 Hauptmeridiane des Yang.

Meripharm

5. Meripharm: MERIDIANKOMPLEX 14

Konzeptionsgefäß

Zusammensetzung
Coffea **D8**, Aurum metallicum D8, Lachesis D10 aa partes. Alkoholgehalt 45 Vol.-%.
Regis triertes homöopathisches Arzneimittel ohne Angabe einer therapeutischen Indikation.

Nebenwirkungen
Keine bekannt. In seltenen Fällen ist eine Erstverschlimmerung möglich.

Gegenanzeigen
Keine bekannt. Nicht anwenden bei Alkoholkranken.

Wechselwirkungen mit anderen Mitteln
Keine bekannt. Siehe unter Erläuterungen im allgemeinen Teil.

Dosierung
Zu Beginn der Behandlung nehmen Erwachsene vormittags und nachmittags oder 3-mal täglich jeweils 10 - 20 Tropfen. Zur Dauertherapie 2-mal täglich 10 Tropfen oder nach Bedarf. Kinder erhalten die Hälfte. Man nimmt dieses Mittel entweder unverdünnt in den Mund oder mit sehr wenig Wasser.
Beachte die DOSIERUNGSRICHTLINIEN im allgemeinen Teil.

Eigenschaften
Der MERIDIANKOMPLEX 14 hat die Eigenschaft, das energetische Geschehen auf dem Konzeptionsgefäß zu regulieren. Den Regeln der Klassischen Akupunktur und der TCM folgend achte man auf sekundär bedingte und induzierte energetische Störungen im Verlauf des Konzeptionsgefäßes. Nach den Regeln

Homöopathie - Komplexmittel

INTERNA

der TCM ist das Konzeptionsgefäß das zentrale Energie-Gefäß des Yin. Dieses kontrolliert und harmonisiert die 6 Hauptmeridiane des Yin.

Packungsgrößen und Preise
OP mit 20 ml Tropfen (N1) .... Euro 15,09
OP mit 50 ml Tropfen (N1) .... Euro 24,55

Meripharm
5. Meripharm: MERIDIANKOMPLEX 15

„Epiphyse"

korrespondiert mit dem Extrameridian CHONG-MAI (the vital channel)

Zusammensetzung
Gelsemium D8, Calcium jodatum D8, Lac caninum D10 aa partes. Alkoholgehalt 45 Vol.-%.

Registriertes homöopathisches Arzneimittel ohne Angabe einer therapeutischen Indikation.

Nebenwirkungen
Keine bekannt. In seltenen Fällen ist eine Erstverschlimmerung möglich.

Gegenanzeigen
Bei Schilddrüsenerkrankungen nicht ohne ärztlichen Rat anwenden! Nicht anwenden bei Alkoholkranken.

Wechselwirkungen mit anderen Mitteln
Keine bekannt. Siehe unter Erläuterungen im allgemeinen Teil.

Dosierung
(3-) 6-mal täglich 10 - 20 Tropfen je nach Situation.

Eigenschaften
Der MERIDIANKOMPLEX 15 hat die Eigenschaft, das energetische Geschehen auf dem CHONG-MAI zu regulieren. Den Regeln der Klassischen Akupunktur und der TCM folgend

achte man auf sekundär bedingte und induzierte energetische Störungen im Verlauf des CHONG-MAI-Meridians.

In der TCM-Literatur wird der CHONG-MAI als der „Vital Channel beschrieben.

Packungsgrößen und Preise
OP mit 20 ml Tropfen (N1) .... Euro 15,09
OP mit 50 ml Tropfen (N1) .... Euro 24,55

Meripharm
6. Meripharm: MERIDIANKOMPLEX-Kombinationen
Tropfen

**E.O.K. 1 - 3
MERIDIANKOMPLEX - Kombinationen**

Seit über 30 Jahren haben sich potenzierte Nosoden und Nosodenkomplexe für eine gezielte Ausleitung von spezifischen Informationen sehr gut bewährt. Die hervorragende Bedeutung von Nosoden in unserem modernen Zeitalter mit seinen großen Umweltproblemen wird sicherlich auch weiterhin ungeschmälert bleiben.

Andererseits hat sich aber auch herausgestellt, dass Nosoden in den meisten Fällen mit bestimmten Testmethoden, z. B. E.A.P. oder VEGA-Test bei Patienten bezüglich Art und Potenzierung getestet werden sollten, um unangenehm starke Reaktionen im Sinne von Erstverschlimmerungen zu vermeiden, wodurch die Anwendung dieser segensreichen Mittel etwas eingeschränkt wird.

Leider wird die Verfügbarkeit von Nosoden-Präparaten zum Zwecke der Testung und der Therapie aufgrund der zunehmend restriktiven Gesetzgebung zusehends eingeschränkt, so dass immer mehr Nosoden dem Behandler künftig nicht mehr zur Verfügung stehen werden. **Diese sich hier auftuende therapeutische Lücke kann mit den E.O.K.-MERIDIANKOMPLEX-Kombinationen geschlossen werden.**

INTERNA

Homöopathie - Komplexmittel

Bei der Anwendung von Nosoden kann man von einer gezielten Ausleitung von Informationen sprechen.

Mit bestimmten **MERIDIANKOMPLEX**-Kombinationen lässt sich eine sogenannte „ungezielte Ausleitung" bewirken, ohne dass diese Mittel vorher ausgetestet werden müssen. Erstverschlimmerungen kommen nur selten vor. Der große Vorteil liegt in einer breiteren Anwendung in der täglichen Praxis, wenn oben erwähnte Tests aus irgendwelchen Gründen nicht durchgeführt werden können.

Das VEGA-Testverfahren verwendet unter anderem folgende Filterampullen:

Intox 1 = Filterampulle (testbar mit Chromium D 400)

Intox 2 = Filterampulle (testbar mit Chromium D 30/60/400)

Intox 3 = Filterampulle (testbar mit Chromium D 60/400/800)

Bei Austestung der im VEGA-Testverfahren verwendeten Filterampullen bringen die folgenden **MERIDIANKOMPLEX-Kombinationen** im Test den energetischen Ausgleich. Aus den Testergebnissen können Schlüsse für eine erfolgreiche Therapie ohne weitere Nosodentestung gezogen werden. Es handelt sich um:

Mischung 1 = E.O.K. 1
MERIDIANKOMPLEX 3 und 9 (Milz/Pankreas-Meridian und 3-Erwärmer-Meridian)
energetischer Ausgleich für **Intox 1**.

Mischung 2 = E.O.K. 2
MERIDIANKOMPLEX 3 und 6 (Milz/Pankreas-Meridian und Lungen-Meridian)
energetischer Ausgleich für **Intox 2**.

Mischung 3 = E.O.K. 3
MERIDIANKOMPLEX 3 und 12 (Milz/Pankreas-Meridian und Blasen-Meridian)
energetischer Ausgleich für **Intox 3**.

Erfahrene Tester werden rasch feststellen können, dass diese Kombinationen sehr wirksam sind und Nosoden in vielen Fällen ersetzen können.

DIESE MISCHUNGEN SIND KEINE FERTIGARZNEIMITTEL. DIE SOLLTEN ALS REZEPTUR VERORDNET WERDEN. SIE WERDEN GEGEN VORLAGE DES REZEPTES IN DER APOTHEKE ANGEFERTIGT.

Man sollte diese **MERIDIANKOMPLEX-Kombinationen** wie folgt anwenden:

1 Woche bis 10 Tage lang Mischung 1: vormittags und nachmittags 10 Tropfen

1 Woche bis 10 Tage lang Mischung 2: vormittags und nachmittags 10 Tropfen

1 Woche bis 10 Tage lang Mischung 3: vormittags und nachmittags 10 Tropfen

oder weniger, Kinder die Hälfte

Entsprechend den allgemeinen Regeln empfehlen wir während der Behandlung auf reichliche Flüssigkeitszufuhr (Kräutertees, Quellwasser etc.) zu achten.

Meripharm

7. Meripharm: CHAKRA-therapierende Kombinationen zur ungezielten Ausleitung

BEI DEN FOLGENDEN MERIDIANKOMPLEX-MISCHUNGEN HANDELT ES SICH NICHT UM FERTIGARZNEIMITTEL, SONDERN UM VON UNS VORGESCHLAGENE MISCHUNGEN NACH DEN REGELN DER MERIDIANLEHRE, DIE ALS REZEPTUR VERORDNET WERDEN SOLLTEN, DAMIT DIE PATIENTEN KEINE DOSIERFEHLER MACHEN!

MERIDIANKOMPLEX-Kombinationen zur Chakra-Therapie und ungezielten Ausleitung. Neuerdings gelang es mit Hilfe der sehr sensiblen VEGATEST-Methode Chakraaktivitäten zu messen und in die Therapie einzubeziehen. Nach Entdeckung dieser interessanten Zusammenhänge war es naheliegend, das aktuellaktive Chakra mit Meridiankomplexen zu behandeln. Es konnten Dreierkombinationen von

Homöopathie - Komplexmittel INTERNA

Meridiankomplexen gefunden werden, die testmäßig die Aktivität des überaktiven Chakras vorübergehend dämpfen (siehe Tabelle).

Meripharm
8. Meripharm: MERIDIANKOMPLEX Dreierkombinationen zur Chakra-Therapie
Tropfen

Meridiankomplexe 1 + 7 + 11	= Chakra 1
Meridiankomplexe 7 + 10 + 12	= Chakra 2
Meridiankomplexe 3 + 7 + 9	= Chakra 3
Meridiankomplexe 2 + 9 + 11	= Chakra 4
Meridiankomplexe 5 + 9 + 11	= Chakra 5
Meridiankomplexe 4 + 6 + 9	= Chakra 6
Meridiankomplexe 3 + 5 + 8	= Chakra 7

Stichwortartig kann die zu erwartende therapeutische Wirkung der chakrabezogenen Meridiankomplex- Dreierkombinationen wie folgt zusammengefasst werden:

– ähnlich der Wirkung von Schlüsselnosoden.
– Energetisch harmonisierend.
– Verbesserung der biologischen Altersstufen und damit der mesenchymalen Regulationsfähigkeit.

Dosierung
Es ist empfehlenswert, diese Therapie ähnlich wie bei der Anwendung von Nosoden mit Drainagemitteln für Darm, Galle, Niere usw. zu kombinieren.

Übliche Dosierung: morgens 5 - 10 Tropfen nüchtern sublingual. Sensible Patienten: 2 – 3 mal wöchentlich 5 Tropfen. Kinder: 1 – 2 Tropfen morgens nüchtern. Kleinkinder: jeden 2. Tag 1 – 2 Tropfen.

Erstverschlimmerungen wurden bisher nur in wenigen Fällen beobachtet. Bei starker Einschränkung der mesenchymalen Regulation, stark reduziertem Allgemeinzustand und Neigung zu überschießenden Reaktionen sollte einschleichend dosiert werden, da erfahrungsgemäß eine rasche Absenkung der biologischen Altersstufen in den genannten Fällen zu stärkeren Reaktionen führen kann. Mit kurzfristigem Absetzen der Meridiankomplex-Dreierkombinationen und ausleitenden Therapeutika sind Erstverschlimmerungen jedoch meist beherrschbar.

Nach den bisherigen Erfahrungen sind Chakraaktivitäten der Chakras 1 und 2 bei Kleinkindern, der Chakras 2 und 3 bei Kindern, der Chakras 3, 4 und 5 bei Erwachsenen zu erwarten.

Aktivitäten der Chakras 6 und 7 werden weniger oft bis selten gemessen.

In rund 20 – 30 % der Fälle sind zwei Chakraaktivitäten messbar, z. B. Chakra 3 und 4 oder 4 und 5, wobei dann das höhere Chakra in der Regel therapiert werden sollte.

Bei der Verabfolgung einer nichtpassenden Meridiankomplex- Dreierkombination muss mit Unverträglichkeiten gerechnet werden, weshalb wir auf eine genaue Austestung, z. B. mit dem VEGATEST-Verfahren besonders hinweisen möchten. Die Erfahrungen für die Anwendung der Chakrakombinationen ohne Testung, z. B. aufgrund anamnestischer und anderer empirischer Hinweise sind jedoch gering, weitere Erläuterungen finden Sie im Rp-Buch „Meridiankomplexe Spezialitäten und Kombinationen", zu beziehen bei MERIPHARM.

CHAKRA 1 (= KATATOX 1)
Zusammensetzung
Meridiankomplex 1, Meridiankomplex 7, Meridiankomplex 11 aa ad 60,0.

Keine Fertigarznei – unser Rezepturvorschlag für das 1. Chakra.

Zielbereich
Zur Dämpfung des überaktiven 1. Chakra und der damit zusammenhängenden Meridiane.

Dosierungen
Vormittags und nachmittags 10 Tropfen, nüchtern perlingual, sensible Erwachsene: 2 – 3 mal wöchentlich 10 Tropfen. Kinder: 3 – 5 Tropfen morgens nüchtern. Kleinkinder: jeden 2. Tag 1 – 3 Tropfen.

INTERNA
Homöopathie - Komplexmittel

CHAKRA 2 (= KATATOX 2)
Zusammensetzung
Meridiankomplex 7, Meridiankomplex 10, Meridiankomplex 12 aa ad 60,0.
Keine Fertigarznei – unser Rezepturvorschlag für das 2. Chakra.
Zielbereich
Zur Dämpfung des überaktiven 2. Chakra und der damit zusammenhängenden Meridiane.
Dosierungen
Vormittags und nachmittags 10 Tropfen, nüchtern perlingual, sensible Erwachsene: 2 – 3-mal wöchentlich 10 Tropfen. Kinder: 3 – 5 Tropfen morgens nüchtern. Kleinkinder: jeden 2. Tag 1 – 3 Tropfen.

CHAKRA 3 (= KATATOX 3)
Zusammensetzung
Meridiankomplex 3, Meridiankomplex 7, Meridiankomplex 9 aa ad 60,0.
Keine Fertigarznei – unser Rezepturvorschlag für das 3. Chakra.
Zielbereich
Zur Dämpfung des überaktiven 3. Chakra und der damit zusammenhängenden Meridiane.
Dosierungen
Vormittags und nachmittags 10 Tropfen, nüchtern perlingual, sensible Erwachsene: 2 – 3-mal wöchentlich 10 Tropfen. Kinder: 3 – 5 Tropfen morgens nüchtern. Kleinkinder: jeden 2. Tag 1 – 3 Tropfen.

CHAKRA 4 (= KATATOX 4)
Zusammensetzung
Meridiankomplex 2, Meridiankomplex 9, Meridiankomplex 11 aa ad 60,0.
Keine Fertigarznei – unser Rezepturvorschlag für das 4. Chakra.
Zielbereich
Zur Dämpfung des überaktiven 4. Chakra und der damit zusammenhängenden Meridiane.
Dosierungen
Vormittags und nachmittags 10 Tropfen, nüchtern perlingual, sensibleErwachsene: 2 – 3-mal wöchentlich 10 Tropfen. Kinder: 3 – 5 Tropfen morgensnüchtern. Kleinkinder: jeden 2. Tag 1 – 3 Tropfen.

CHAKRA 5 (= KATATOX 5)
Zusammensetzung
Meridiankomplex 5, Meridiankomplex 9, Meridiankomplex 11 aa ad 60,0. Keine Fertigarznei – unser Rezepturvorschlag für obige Indikation, Rezept nach Tabelle 5.
Keine Fertigarznei - unser Rezepturvorschlag für das 5. Chakra.
Zielbereich
Zur Dämpfung des überaktiven 5. Chakra und der damit zusammenhängenden Meridiane.
Dosierungen
Vormittags und nachmittags 10 Tropfen, nüchtern perlingual, sensible Erwachsene: 2 – 3-mal wöchentlich 10 Tropfen. Kinder: 3 – 5 Tropfen morgens nüchtern. Kleinkinder: jeden 2. Tag 1 – 3 Tropfen.

CHAKRA 6 (= KATATOX 6)
Zusammensetzung
Meridiankomplex 4, Meridiankomplex 6, Meridiankomplex 9 aa ad 60,0.
Keine Fertigarznei – unser Rezepturvorschlag für das 6. Chakra.
Zielbereich
Zur Dämpfung des überaktiven 6. Chakra und der damit zusammenhängenden Meridiane.
Dosierungen
Vormittags und nachmittags 10 Tropfen, nüchtern perlingual, sensible Erwachsene: 2 – 3-mal wöchentlich 10 Tropfen. Kinder: 3 – 5 Tropfen morgens nüchtern. Kleinkinder: jeden 2. Tag 1 – 3 Tropfen.

CHAKRA 7 (= KATATOX 7)
Zusammensetzung
Meridiankomplex 3, Meridiankomplex 5, Meridiankomplex 8 aa ad 60,0. Keine Fertigarznei – unser Rezepturvorschlag für obige Indikation, Rezept nach Tabelle 5.
Keine Fertigarznei - unser Rezepturvorschlag für das 7. Chakra.
Zielbereich
Zur Dämpfung des überaktiven 7. Chakra und der damit zusammenhängenden Meridiane.

Homöopathie - Komplexmittel INTERNA

Dosierungen
Vormittags und nachmittags 10 Tropfen, nüchtern perlingual, sensible Erwachsene: 2 – 3-mal wöchentlich 10 Tropfen. Kinder: 3 – 5 Tropfen morgens nüchtern. Kleinkinder: jeden 2. Tag 1 – 3 Tropfen.

Die chakrawirksamen Kombinationen können so lange eingenommen werden, wie der Patient dies als wohltuend empfindet.

In der Zwischenzeit haben wir eine Reihe von MERIDIANKOMPLEX-KOMBINATIONEN als Therapievorschläge zur Verfügung. In der täglichen Praxis haben wir damit sehr interessante Ergebnisse erzielt.

Die MERIDIANKOMPLEXE stellen wie die Noten in der Musik ein System dar, das eine Menge von Kombinationen (meist 3 MERIDIANKOMPLEXE) erlaubt bzw. erfordert!

Meripharm
9. Meripharm: A.L.P.-Komplex „KERN"

Zusammensetzung
100 ml enthalten: arzneilich wirksame Bestandteile:

Carduus marianus D6 12,5 ml, Carduus marianus D12 12,5 ml, Sulfur D8 12,5 ml, Thallium aceticum D6 12,5 ml, Thallium aceticum D12 12,5 ml, Carbo vegetabilis D10 12,5 ml. Enthält 51 Vol.-% Alkohol.

Homöopathisches Arzneimittel ohne Angabe einer therapeutischen Indikation.

Nebenwirkungen
Keine bekannt. In seltenen Fällen ist eine Erstverschlimmerung möglich.

Gegenanzeigen
Keine bekannt. Nicht anwenden bei Alkoholkranken.

Wechselwirkungen
Keine bekannt.

Dosierung
3-mal täglich 10 – 20 Tropfen auf die Zunge oder in wenig Wasser. Kinder die Hälfte.
Kombination mit dem passenden MERIDIANKOMPLEX wird empfohlen.

Packungsgrößen und Preise
OP mit 20 ml Tropfen (N1) . . . . Euro 17,09
OP mit 50 ml Tropfen (N1) . . . . Euro 28,23

Meripharm
9. Meripharm: A.S.K.-Komplex „KERN"

Zusammensetzung
100 ml enthalten jeweils zu gleichen Teilen: arzneilich wirksame Bestandteile:

Arnica D30, Arnica D200, Silicea D30, Silicea D200, Natrium muriaticum D30, Natrium muriaticum D200, Belladonna D8, Belladonna D30, Plumbum aceticum D6, Plumbum aceticum D12, Cactus D6, Cactus D12, Calcium phosphoricum D8, Calcium phosphoricum D30, Kalium jodatum D6, Kalium jodatum D12. Enthält 51 Vol.-% Alkohol.

Registriertes homöopathisches Arzneimittel ohne Angabe einer therapeutischen Indikation.

Nebenwirkungen
Keine bekannt. In seltenen Fällen ist eine Erstverschlimmerung möglich.

Gegenanzeigen
Keine bekannt. Nicht anwenden bei Alkoholkranken.

Wechselwirkungen
Keine bekannt.

Dosierung
3-mal täglich 15 – 20 Tropfen auf die Zunge oder in wenig Wasser. Kinder die Hälfte.

Packungsgrößen und Preise
OP mit 20 ml Tropfen (N1) . . . . Euro 17,09
OP mit 50 ml Tropfen (N1) . . . . Euro 28,23

INTERNA — Homöopathie - Komplexmittel

Meripharm
9. Meripharm: D.P.R.-Komplex „KERN"

Zusammensetzung
100 ml enthalten jeweils zu gleichen Teilen: arzneilich wirksame Bestandteile:

Hypericum D8, Hypericum D30, Lycopodium D30, Lycopodium D200, Natrium sulfuricum D8, Gelsemium D8, Gelsemium D30. Enthält 51 Vol.-% Alkohol.

Registriertes homöopathisches Arzneimittel ohne Angabe einer therapeutischen Indikation.

Nebenwirkungen
Keine bekannt. In seltenen Fällen ist eine Erstverschlimmerung möglich.

Gegenanzeigen
Keine bekannt. Nicht anwenden bei Alkoholkranken.

Wechselwirkungen
Keine bekannt.

Dosierung
3-mal täglich 15 – 20 Tropfen auf die Zunge oder in wenig Wasser. Kinder die Hälfte.

Packungsgrößen und Preise
OP mit 20 ml Tropfen (N1) . . . . Euro 17,09
OP mit 50 ml Tropfen (N1) . . . . Euro 28,23

Meripharm
9. Meripharm: H.E.S.-Komplex „KERN"

Zusammensetzung
100 ml enthalten jeweils zu gleichen Teilen: arzneilich wirksame Bestandteile:

Phaseolus D6, Phaseolus D12, Taraxacum D6, Taraxacum D12, Acidum formicicum D6, Acidum formicicum D12, Apis D6, Apis D12. Enthält 51 Vol.-% Alkohol.

Registriertes homöopathisches Arzneimittel ohne Angabe einer therapeutischen Indikation.

Nebenwirkungen
Keine bekannt. In seltenen Fällen ist eine Erstverschlimmerung möglich.

Gegenanzeigen
Keine bekannt. Nicht anwenden bei Alkoholkranken.

Wechselwirkungen
Keine bekannt.

Dosierung
3-mal täglich 15 – 20 Tropfen auf die Zunge oder in wenig Wasser. Kinder die Hälfte.

Packungsgrößen und Preise
OP mit 20 ml Tropfen (N1) . . . . Euro 17,09
OP mit 50 ml Tropfen (N1) . . . . Euro 28,23

Meripharm
9. Meripharm: H.P.T.-Komplex „KERN"

Zusammensetzung
100 ml enthalten jeweils zu gleichen Teilen: arzneilich wirksame Bestandteile:

Arnica D30, Arnica D200, Aurum metallicum D8, Aurum metallicum D30, Valeriana D6, Valeriana D12, Rauwolfia D8, Rauwolfia D30, Sarsaparilla D8, Sarsaparilla D30. Enthält 51 Vol.-% Alkohol.

Registriertes homöopathisches Arzneimittel ohne Angabe einer therapeutischen Indikation.

Nebenwirkungen
Keine bekannt. In seltenen Fällen ist eine Erstverschlimmerung möglich.

Gegenanzeigen
Keine bekannt. Nicht anwenden bei Alkoholkranken.

Wechselwirkungen
Keine bekannt.

Dosierung
3-mal täglich 15 – 20 Tropfen auf die Zunge oder in wenig Wasser. Kinder die Hälfte.

Homöopathie - Komplexmittel INTERNA

Packungsgrößen und Preise
OP mit 20 ml Tropfen (N1) .... Euro 17,09
OP mit 50 ml Tropfen (N1) .... Euro 28,23

Meripharm
9. Meripharm: H.R.Z.-Komplex „KERN"
Tropfen

Zusammensetzung
100 ml enthalten jeweils zu gleichen Teilen: arzneilich wirksame Bestandteile:
Spigelia D6, Spigelia D12, Spartium scoparium D6, Spartium scoparium D12, Veratrum album D6, Veratrum album D12, Gelsemium D8, Gelsemium D30, Kalmia D6, Kalmia D12, Arnica D30, Aurum metallicum D8, Cactus D6, Cactus D12. Enthält 51 Vol.-% Alkohol.
Registriertes homöopathisches Arzneimittel ohne Angabe einer therapeutischen Indikation.

Nebenwirkungen
Keine bekannt. In seltenen Fällen ist eine Erstverschlimmerung möglich.

Gegenanzeigen
Keine bekannt. Nicht anwenden bei Alkoholkranken.

Wechselwirkungen
Keine bekannt.

Anwendung und Dosierungsanleitung
3-mal täglich 15 – 20 Tropfen auf die Zunge oder in wenig Wasser. Kinder die Hälfte.

Packungsgrößen und Preise
OP mit 20 ml Tropfen (N1) .... Euro 17,09
OP mit 50 ml Tropfen (N1) .... Euro 28,23

Meripharm
9. Meripharm: M.G.R.-Komplex „KERN" N
Tropfen

Zusammensetzung
100 ml enthalten jeweils zu gleichen Teilen: arzneilich wirksame Bestandteile:
Cyclamen D6, Iris versicolor D6, Sanguinaria D6, Spigelia anthelmia D6, Ignatia D6. Enthält 51 Vol.-% Alkohol.
Homöopathisches Arzneimittel ohne Angabe einer therapeutischen Indikation

Nebenwirkungen
Keine bekannt. In seltenen Fällen ist eine Erstverschlimmerung möglich.

Gegenanzeigen
Keine bekannt. Nicht anwenden bei Alkoholkranken.

Wechselwirkungen
Keine bekannt.

Dosierung
3-mal täglich 15 – 20 Tropfen auf die Zunge oder in wenig Wasser, Kinder die Hälfte.

Packungsgrößen und Preise
OP mit 20 ml Tropfen (N1) ...... Euro 17,09
OP mit 50 ml Tropfen (N1) ...... Euro 28,23

Meripharm
9. Meripharm: P.S.R.-Komplex „KERN"
Tropfen

Zusammensetzung
100 ml enthalten jeweils zu gleichen Teilen: arzneilich wirksame Bestandteile:
Leptandra D10, Leptandra D60, Taraxacum D8, Taraxacum D30, Cantharis D10, Cantharis D60, Mercurius solubilis D6, Mercurius solubilis D12. Enthält 51 Vol.-% Alkohol.
Registriertes homöopathisches Arzneimittel ohne Angabe einer therapeutischen Indikation.

Nebenwirkungen
Keine bekannt. In seltenen Fällen ist eine Erstverschlimmerung möglich.

Gegenanzeigen
Keine bekannt. Nicht anwenden bei Alkoholkranken.

INTERNA

Homöopathie - Komplexmittel

Wechselwirkungen
Keine bekannt.

Dosierung
3-mal täglich 15 – 20 Tropfen auf die Zunge oder in wenig Wasser. Kinder die Hälfte.

Packungsgrößen und Preise
OP mit 20 ml Tropfen (N1) ...... Euro 17,09
OP mit 50 ml Tropfen (N1) ...... Euro 28,23

Weber & Weber
Araniforce® -T
Tabletten

Zusammensetzung
Wirkstoffe: Acidum silicicum Trit. D6 30 mg; Alchemilla vulgaris Trit. D6 30 mg; Calcium carbonicum Hahnemanni Trit. D6 30 mg; Calcium phosphoricum Trit. D6 30 mg; Equisetum arvense (HAB 34) Trit. D6 (HAB, V2a) 30 mg; Ilex aquifolium (HAB 34) Trit. D6 (HAB, V2a) 30 mg; Symphytum officinale Trit. D6 30 mg. Sonst. Bestandteile: Magnesiumstearat; Maisstärke.

Anwendungsgebiete
Araniforce®-T ist ein registriertes homöopath. Arzneimittel, daher ohne Angabe einer therap. Indikation. Bei während der Anwend. des Arzneimittels fortdauernden Krankheitssymptomen holen Sie bitte med. Rat ein.

Gegenanzeigen
Keine bekannt.

Nebenwirkungen
Keine bekannt.

Sonstige Hinweise
Enthält Lactose. Bitte nehmen Sie Araniforce®-T daher erst nach Rücksprache mit Ihrem Arzt ein, wenn Ihnen bekannt ist, dass Sie unter einer Zuckerunverträglichkeit leiden.

Dosierung und Art der Anwendung
1-3x tgl. je 1 Tab. einnehmen.
Bei Besserung der Beschwerden ist die Häufigkeit der Einnahme zu reduzieren.

Packungsgrößen und Preise
100 Tab (PZN 08515301) .... Euro 17,73

Arcana Arzneimittel-Herstellung
Arcana LM-Potenzen
Flüssigkeit/
Tropfen

Die Firma Arcana stellt seit über 50 Jahren LM-(Q) Potenzen her. Sie werden handverrieben und handverschüttelt gefertigt. So entstehen tief und zugleich mildest wirkende Arzneien. Unsere flüssigen, gebrauchsfertigen Dilutionen sind von der LM I–LM CXX und höher lieferbar.

Weitere Informationen erhalten Sie unter www.arcana.de oder unter Telefon (0 52 41) 93 01-0 bzw. Fax (0 52 41) 93 01-50.

Pflüger
Derivatio Tabletten

siehe Umwelt- und Schwermetallbelastung

Kattwiga Arzneimittel GmbH
Kattwiga Therapiesystem

Das seit über 111 Jahren bestehende Kattwiga-Therapiesystem umfasst 147 Synergone und 31 Spezialpräparaten als Tropfen, sowie einige als Tabletten oder Globuli. Es hat somit für das gesamte homöopathische Therapiespektrum das passende Komplexmittel.

Detaillierte Informationen unter:
www.kattwiga.de oder Telefon 05921-78020

Pflüger
Lymphocausal H Pflüger®
Tropfen

siehe Grippe, grippaler Infekt, Erkältung - Fieber

Homöopathie - Komplexmittel INTERNA

metabiarex® N
Mischung

meta Fackler

siehe Umwelt- und Schwermetallbelastung

metaharonga®
Mischung

meta Fackler

siehe Magen-Darm-Beschwerden - Blähungen

metarubini N
Mischung

meta Fackler

siehe Herz- und Kreislaufbeschwerden - Schwindel

metasolitharis
Mischung

meta Fackler

siehe Urogenitalerkrankungen

Nervoregin® H Tabletten
Tabletten

Pflüger

Zusammensetzung
1 Tablette enthält: Acidum phosphoricum Dil. D1 0,16 mg, Anamirta cocculus Trit. D3 10,0 mg, Avena sativa Urt. 20,0 mg, Hypericum perforatum Trit. D1 10,0 mg, Passiflora incarnata Urt. 10,0 mg.

Anwendungsgebiete
Die Anwendungsgebiete entsprechen den homöopathischen Arzneimittelbildern. Dazu gehören: nervös bedingte Erschöpfungszustände.

Gegenanzeigen
Nervoregin® H Tbl. enthalten Johanniskraut (Hypericum perforatum). Bei Lichtüberempfindlichkeit kann es in seltenen Fällen zu Hautreaktionen kommen. Nicht anwenden bei Übersymptomkeit gegen Hafer.

Nebenwirkungen
Bei der Anwendung eines homöopathischen Arzneimittels können sich die vorhandenen Beschwerden vorübergehend verschlimmern (Erstverschlimmerung). In diesem Fall sollten Sie das Arzneimittel absetzen und Ihren Arzt befragen. Wenn Sie Nebenwirkungen beobachten, teilen Sie diese bitte Ihrem Arzt oder Apotheker mit.

Wechselwirkungen
Keine bekannt. Allgemeiner Hinweis: Die Wirkung eines homöopathischen Arzneimittels kann durch allgemein schädigende Faktoren in der Lebensweise und durch Reiz- und Genussmittel ungünstig beeinflusst werden. Falls Sie sonstige Arzneimittel einnehmen, fragen Sie Ihren Arzt.

Warnhinweise
Da keine ausreichend dokumentierten Erfahrungen vorliegen, sollte das Arzneimittel in Schwangerschaft und Stillzeit nur nach Rücksprache mit dem Arzt angewendet werden.

Hinweis
Bei anhaltenden, unklaren oder neu auftretenden Beschwerden sollte ein Arzt aufgesucht werden, da es sich um Erkrankungen handeln kann, die einer ärztlichen Abklärung bedürfen.

Dosierung
Soweit nicht anders verordnet, bei akuten Zuständen alle halbe bis ganze Stunde, höchstens 6-mal täglich je 1 Tablette einnehmen. Eine über eine Woche hinausgehende Anwendung sollte nur nach Rücksprache mit einem homöopathisch erfahrenen Therapeuten erfolgen. Bei chronischen Verlaufsformen 1 – 3-mal täglich 1 Tablette einnehmen. Bei Besserung der Beschwerden ist die Häufigkeit der Anwendung zu reduzieren. Die Dosierung bei

INTERNA — Homöopathie - Komplexmittel

Säuglingen und Kleinkindern erfolgt nach Anweisung des homöopathisch erfahrenen Arztes. Kinder zwischen dem 6. und 12. Lebensjahr erhalten nicht mehr als zwei Drittel der Erwachsenendosis. Auch homöopathische Arzneimittel sollten ohne ärztlichen Rat nicht über längere Zeit eingenommen werden.

Packungsgrößen und Preise
100 Tabletten (PZN 01315906) ... Euro 13,90
200 Tabletten (PZN 05553784) ... Euro 21,50
Apothekenpflichtig.

Pflüger
Nervoregin® Tropfen
Tropfen

Mischung 50/100 ml

Zusammensetzung
10 g (= 10,7 ml) enthalten arzneilich wirksame Bestandteile: Acidum phosphoricum Dil. D 4 3,0 g, Avena sativa Urt. 3,0 g, Humulus lupulus Urt. 1,0 g, Passiflora incarnata Dil. D 2 3,0 g.

Anwendungsgebiete
Die Anwendungsgebiete leiten sich von den homöopathischen Arzneimittelbildern ab. Dazu gehört: zur Besserung von Schlafstörungen bei nervöser Erschöpfung.

Dosierung
Soweit nicht anders verordnet, bei akuten Zuständen alle halbe bis ganze Stunde, höchstens 6-mal täglich, je 5 Tropfen einnehmen. Eine über eine Woche hinausgehende Anwendung sollte nur nach Rücksprache mit einem homöopathisch erfahrenen Therapeuten erfolgen. Bei chronischen Verlaufsformen 1 – 3-mal täglich je 5 Tropfen einnehmen. Bei Besserung der Beschwerden ist die Häufigkeit der Anwendung zu reduzieren. Bei Schlafstörungen etwa 30 Minuten vor dem Schlafengehen ca. 20 – 30 Tropfen in etwas Wasser geben und schluckweise trinken. Auch homöopathische Arzneimittel sollten ohne ärztlichen Rat nicht über längere Zeit eingenommen werden.

Warnhinweise
Nervoregin® Tropfen enthalten 52 Vol.-% Alkohol. Zur Anwendung bei Kindern liegen keine ausreichend dokumentierten Erfahrungen vor. Es soll deshalb bei Kindern unter 12 Jahren nicht angewendet werden. Zur Anwendung des Arzneimittels in Schwangerschaft und Stillzeit liegen keine ausreichend dokumentierten Erfahrungen vor. Es soll deshalb in der Schwangerschaft und Stillzeit nur nach Rücksprache mit einem Arzt angewendet werden. Bei anhaltenden, unklaren oder neuauftretenden Beschwerden sollte ein Arzt aufgesucht werden.

Wechselwirkungen
Die Wirkung eines homöopathischen Arzneimittels kann durch allgemein schädigende Faktoren in der Lebensweise und durch Reiz- und Genussmittel ungünstig beeinflusst werden. Falls Sie sonstige Arzneimittel einnehmen fragen Sie Ihren Arzt.

Nebenwirkungen
Bei Anwendung eines homöopathischen Arzneimittels können sich die vorhandenen Beschwerden vorübergehend verschlimmern (Erstverschlimmerung). In diesem Fall sollten Sie das Arzneimittel absetzen und Ihren Arzt befragen. Wenn Sie Nebenwirkungen beobachten, (die nicht in der Packungsbeilage aufgeführt sind) teilen Sie diese bitte Ihrem Arzt oder Apotheker mit.

Packungsgrößen und Preise
50 ml (PZN 03811006) .... Euro 15,90
100 ml (PZN 03811704) .... Euro 24,90

REGENAPLEX GmbH
REGENAPLEXE
Tropfen

REGENAPLEXE homöopathische Komplexmittel werden nach der von G. C. Stahlkopf entwickelten REGENA-Therapie eingesetzt. Stahlkopfs feste Überzeugung war, dass Krankheit ein Heilbestreben des Körpers darstellt und so

Homöopathie - KomplexmittelINTERNA

gesehen nicht künstlich unterdrückt werden darf. Die REGENA-Therapie versteht sich als eine eigenständige Therapieform, die auf einem Sortiment von ca. 250 Komplexmitteln (REGENAPLEXEN) aufbaut, welche mit Nummern bezeichnet sind. Sie werden nach ihrer ganzheitlichen Wirkung auf den Gesamtstoffwechsel für jeden Patienten individuell kombiniert. Unser umfangreiches Sortiment bietet Ihnen die Möglichkeit einer sanften, jedoch sehr wirkungsvollen, nebenwirkungsarmen Medizin.

Sanum-Kehlbeck
Sankombi® D5 Mischung
Tropfen

Wirkstoff: Mucor racemosus e volumine mycelii Dil. D5, Aspergillus niger e volumine mycelii Dil. D5

Zusammensetzung
10 ml Mischung enthalten: Wirkstoffe: 5 ml Mucor racemosus e volumine mycelii Dil. D5 (HAB, Vorschrift 5a; Lsg. D1 mit gereinigtem Wasser), 5 ml Aspergillus niger e volumine mycelii Dil. D5 (HAB, Vorschrift 5a; Lsg. D1 mit gereinigtem Wasser).

Anwendungsgebiete
Erfahrungsgemäß unterstützend angewendet bei:
- Erkrankungen aufgrund von Durchblutungsstörungen, z. B. Embolien, Thrombosen, Hämorrhoiden
- Erkrankungen des Bewegungsapparates, z. B. degenerative und entzündliche Erkrankungen, wie Mb. Bechterew
- Lymphatismus.

Eigenschaften
Sankombi® D5 ist ein Kombinationspräparat, das zu gleichen Teilen aus Mucokehl® D5 und Nigersan® D5 besteht. Mucokehl® wird gewonnen aus dem Schimmelpilz Mucor racemosus Fresen und beeinflusst alle Veränderungen im Körper, die auf Durchblutungsstörungen beruhen. Nigersan® wird gewonnen aus dem Schimmelpilz Aspergillus niger und ist ein SANUM-Präparat zur Behandlung der tuberkulinen Konstitution und deren Folgekrankheiten.

Nebenwirkungen
Aufgrund des Gehaltes von Sankombi® D5 an spezifischen organischen Bestandteilen können Überempfindlichkeitsreaktionen, hauptsächlich in Form von Hautreaktionen, auftreten und eine Allergie gegen die Bestandteile Aspergillus niger und Mucor racemosus ausgelöst werden. Das Arzneimittel ist dann abzusetzen und ein Arzt aufzusuchen.

Gegenanzeigen
Nicht anwenden bei:
- bekannter Überempfindlichkeit gegenüber Schimmelpilzen (Aspergillus niger/Mucor racemosus)
- Autoimmunerkrankungen
- Kindern unter 12 Jahren
- Schwangerschaft und Stillzeit.

Vorsichtsmaßnahmen
Keine bekannt.

Warnhinweise
Keine bekannt.

Wechselwirkungen
Immunsuppressiv wirkende Arzneimittel können die Wirksamkeit von Sankombi® D5 beeinträchtigen. Vor und nach der Behandlung mit oral verabreichten Lebendimpfstoffen ist ein Abstand von 4 Wochen einzuhalten.

Dosierung
Zum Einnehmen: Erwachsene und Jugendliche ab 12 Jahren nehmen 1 – 2-mal täglich je 5 Tropfen ein.

Zum Einreiben: Erwachsene und Jugendliche ab 12 Jahren reiben 1-mal täglich 5 - 10 Tropfen in die Ellenbeuge ein.

Nach längstens 4 Wochen Therapiedauer sollte Sankombi® D5 abgesetzt werden.

INTERNA — Mikrobiologische Therapien

Packungsgrößen und Preise
10 ml (PZN 03206759) . . Euro 13,40
10-mal 10 ml (PZN 03206765) . . Euro 102,65
Apothekenpflichtig.

Weber & Weber
VoWen® -T
Tabletten

Zusammensetzung
Wirkstoffe: 1 Tab. enth.: Aconitum napellus Trit. D6 20 mg; Capsicum annuum Trit. D4 20 mg; Chamomilla recutita Trit. D1 20 mg; Echinacea purpurea Trit. D1 20 mg; Hydrargyrum bicyanatum Trit. D8 20 mg; Hydrastis canadensis Trit. D4 20 mg; Iodum Trit. D4 20 mg; Natrium tetraboracicum Trit. D4 20 mg; Sambucus nigra Trit. D1 20 mg; Sanguinaria canadensis Trit. D2 20 mg.
Sonst. Bestandteile: Magnesiumstearat; Maisstärke.

Anwendungsgebiete
VoWen®-T ist ein registriertes homöopath. Arzneimittel, daher ohne Angabe einer therap. Indikation. Bei während der Anwend. des Arzneimittels fortdauernden Krankheitssymptomen holen Sie bitte med. Rat ein.

Gegenanzeigen
Säuglinge unter 1 J. Überempfindlichkeit gg. einen der Wirk- oder Hilfsstoffe, gg. Kamille, Sonnenhut oder gg. Korbblütler. Schwangerschaft und Stillzeit. Aus grundsätzl. Erwägungen darf VoWen®-T nicht eingenommen werden bei fortschreitenden Systemerkrank. wie Tuberkulose, Leukämie bzw. Leukämie-ähnlichen Erkrank., entzündlichen Erkrank. des Bindegewebes (Kollagenosen), Autoimmunerkrank., Multipler Sklerose, AIDS-Erkrank., HIV-Infektion oder anderen chron. Viruserkrank.

Nebenwirkungen
In Einzelfällen können Überempfindlichkeitsreaktionen auftreten. Für Arzneimittel mit Zubereitungen aus Sonnenhut wurden Hautausschlag, Juckreiz, selten Gesichtsschwellung, Atemnot, Schwindel und Blutdruckabfall beobachtet. Ferner kann nach Anwend. erneut Speichelfluss auftreten. In diesem Fall ist das Mittel abzusetzen.

Sonstige Hinweise
Enthält Lactose. Bitte nehmen Sie VoWen®-T daher erst nach Rücksprache mit Ihrem Arzt ein, wenn Ihnen bekannt ist, dass Sie unter einer Zuckerunverträglichkeit leiden.

Dosierung und Art der Anwendung
Erwachsene nehmen bei **akuten Zuständen** alle halbe bis ganze Std., höchstens 6x tgl., je 1 Tab., bei **chron. Verlaufsformen** 1-3x tgl. je 1 Tab. ein. **Kdr. zwischen 6 und 12 J.** erhalten 4x tgl. je 1 Tab. bei **akuten Zuständen**, 1-2x tgl. je 1 Tab. bei **chron. Verlaufsformen**. **Kleinkdr. vom 1. bis zum 6. Lebensj.** erhalten 3x tgl. je 1 Tab. bei **akuten Zuständen**, 1x tgl. je 1 Tab. bei **chron. Verlaufsformen**.
Bei Besserung der Beschwerden ist die Häufigkeit der Einnahme zu reduzieren.
Dauer der Anwend.: Das Arzneimittel sollte nicht länger als 8 Wo. eingenommen werden.

Packungsgrößen und Preise
50 Tab (PZN 04399849) . . . . Euro 16,37
100 Tab (PZN 04399855) . . . . Euro 21,85

INTERNA
(Mikrobiologische Therapien)

Cellavent
Acurmin®
Kapseln/Pulver
Nahrungsergänzungsmittel
Kurkuma-Präparate für verschiedene Anwendungsbereiche

siehe Magen-Darm-Beschwerden

Mikrobiologische Therapien

INTERNA

Itis-Protect®
Kapseln

siehe Karies und Parodontitis

hypo-A

Itis-Protect® I
Kapseln

siehe Karies und Parodontitis

hypo-A

Itis-Protect® II
Kapseln

siehe Karies und Parodontitis

hypo-A

Itis-Protect® III
Kapseln

siehe Karies und Parodontitis

hypo-A

Itis-Protect® IV
Kapseln

siehe Karies und Parodontitis

hypo-A

Calcium trägt zu einer normalen Funktion der Verdauungsenzyme bei. Vitamin D trägt zur normalen Aufnahme und Verwertung von Calcium bei. Niacin trägt zum Erhalt einer normalen Darmschleimhaut bei. Vitamin B6, B12 und Niacin tragen zur normalen Funktion des Nervensystems bei.

Zusammensetzung
Pulver: Bakterienkultur *Lactobacillus plantarum* 299v
Kapsel: Vitamin B12, Vitamin B6, Folsäure, Niacin, Vitamin D, Calcium

Sonstige Hinweise
Glutenfrei. Laktosefrei. Vegetarisch. Ohne Aromen, Farb- und Süßstoffe.
Haltbar bei Raumtemperatur. Langfristige Einnahme möglich.

Dosierung
1 x tägl.: 1 Beutelinhalt (2 g) in ein leeres Glas füllen und unter Rühren in ca. 100 ml stillem Wasser auflösen. Auf leeren Magen mind. 15 Minuten vor einer Mahlzeit trinken. 1 Kapsel zu einer Mahlzeit mit etwas Flüssigkeit, z. B. einem Glas Wasser, einnehmen.

Für Kinder ab 7 Jahren geeignet.

In Rücksprache mit gynäkologischem Fachpersonal auch für Schwangere und Stillende geeignet.

Packungsgrößen und Preise
20 Tagesport. (PZN 15635170) .. Euro 30,95
40 Tagesport. (PZN 15635187) .. Euro 52,95

nutrimmun GmbH
MyBIOTIK®BALANCE RDS
Pulver + Kapsel

Eigenschaften
Für Verdauung, Darmschleimhaut und Nervensystem.

MyBIOTIK®BALANCE RDS enthält *Lactobacillus plantarum* 299v (LP299V®) sowie Vitamin D, Calcium und B-Vitamine.

nutrimmun GmbH
MyBIOTIK®BIOFIBRE
Pulver

Eigenschaften
Für die gezielte Zufuhr von löslichen Ballaststoffen.

Das Naturprodukt aus 100% reinen Pflanzenfasern unterstützt durch die hochwertigen löslichen Ballaststoffe eine ausgewogene Ernährung.

INTERNA — Mikrobiologische Therapien

Hoher Gehalt an löslichen Ballaststoffen, die als Nahrungsquelle für die intestinale Mikrobiota dienen und ein intaktes Darm-Ökosystem unterstützen.

Zusammensetzung
100% Akazienfaserpulver aus kontrolliert biologischem Anbau*

*Kontrollstellennummer DE-ÖKO-006

Sonstige Hinweise
Glutenfrei. Von Natur aus laktosefrei. Vegan. Ohne Zusatzstoffe. Geschmacksneutral. Langfristige Einnahme möglich.

MyBIOTIK®BIOFIBRE erhöht die tägliche Ballaststoffaufnahme je nach Tagesportion um 6,8-14g.

Keine zusätzlich erhöhte Trinkmenge nötig, da kaum quellend. Wachstumsfördernd für natürliche, gesunde Darmbakterien. Sehr gute Verträglichkeit, weniger blähend als FOS (Fructooligosaccharide) wie z.B. Inulin.

Dosierung
1 mal täglich 1-2 gehäufte Esslöffel Pulver (1 gehäufter Esslöffel entspricht 8g) in ein leeres Glas füllen und unter Rühren in ca. 200 ml Flüssigkeit auflösen. Die Tagesportion kann über den Tag verteilt vor, zu oder unabhängig von einer Mahlzeit eingenommen werden.

Tipp: Das geschmacksneutrale Pulver kann je nach Vorliebe in stilles Wasser, Tee, Saft, Joghurt, Müsli oder andere Speisen eingerührt werden.

Empfohlene Einnahmedauer mindestens 30 Tage, eine regelmäßige Einnahme ist empfehlenswert.

Kinder von 3-12 Jahren nehmen in der ersten Woche 1x täglich 1/2 EL (4g), danach 1x täglich 1 gehäuften EL (8g).

Packungsgröße und Preise
30 Tagesportionen, (PZN
240 g Pulver (Dose) 1840771) .. Euro 24,95

nutrimmun GmbH
MyBIOTIK®IMMUGY
Pulver + Kapseln

siehe Grippe, grippaler Infekt, Erkältung

nutrimmun GmbH
MyBIOTIK®LIFE+
Pulver + Kapseln

Eigenschaften
Für mentale Leistungsfähigkeit, Energie und gute Nerven.

Nahrungsergänzungsmittel mit einem speziellen Komplex aus stoffwechselaktiven Bakterienkulturen und allen B-Vitaminen, Vitamin D, Magnesium sowie Zink.

Pantothensäure trägt zu einer normalen mentalen Leistungsfähigkeit bei. Die Vitamine B1, B2, B6, B12, Niacin, Biotin sowie Magnesium tragen zu einem normalen Energiestoffwechsel und zur normalen Funktion des Nervensystems bei.

Zusammensetzung
Pulver: Bakterienkulturen *Bifidobacterium longum* R0175 und *Lactobacillus helveticus* R0052
Kapseln: Vitamin B1, Vitamin B2, Niacin, Pantothensäure, Vitamin B6, Biotin, Folsäure, Vitamin B12, Vitamin D, Magnesium, Zink

Sonstige Hinweise
Glutenfrei. Laktosefrei. Vegetarisch. Ohne Aromen, Farb- und Süßstoffe. Haltbar bei Raumtemperatur. Langfristige Einnahme möglich.

Dosierung
1 x tägl.: Beutelinhalt (1,5 g) in ein leeres Glas füllen und unter Rühren in ca. 100 ml stillem Wasser auflösen. Auf leeren Magen mind. 15 Minuten vor einer Mahlzeit trinken. 2 Kapseln zu einer Mahlzeit mit etwas Flüssigkeit, z. B. einem Glas Wasser, einnehmen. Die Kapseln können bei Bedarf geöffnet werden.

Mikrobiologische Therapien INTERNA

Für Kinder ab 11 Jahren geeignet.

In Rücksprache mit gynäkologischem Fachpersonal auch für Schwangere und Stillende geeignet.

Packungsgrößen und Preise
30 Tagesport. (PZN 16537481) .. Euro 49,95

nutrimmun GmbH
MyBIOTIK®PROTECT
Pulver

Eigenschaften
Aktiver Mikrobiota-Komplex mit ausgewogener Diversität + Zellschutz.

Nahrungsergänzungsmittel mit einem speziellen Komplex aus stoffwechselaktiven Bakterienkulturen und Vitamin B2. Vitamin B2 trägt zum Erhalt normaler Schleimhäute sowie zum Schutz der Zellen vor oxidativem Stress bei.

Zusammensetzung
Bakterienkulturen:
- Bifidobacterium animalis W53
- Bifidobacterium bifidum W23
- Bifidobacterium lactis W51
- Bifidobacterium lactis W52
- Enterococcus faecium W54
- Lactobacillus acidophilus W55
- Lactobacillus casei W56
- Lactobacillus plantarum W21
- Lactobacillus rhamnosus W71
- Lactobacillus salivarius W24
- Lactococcus lactis W58

Maisstärke, Maltodextrin, Kaliumchlorid, Magnesiumsulfat, Bakterienkulturen (1,5%), Riboflavin-5`-phosphat-Natrium (Vitamin B2), Mangansulfat

Sonstige Hinweise
Glutenfrei. Laktosefrei. Vegan. Ohne Aromen, Farb- und Süßstoffe. Haltbar bei Raumtemperatur. Langfristige Einnahme möglich.

Dosierung
1x tägl.: 1 Beutelinhalt (2 g) in ein leeres Glas geben und unter Rühren in ca. 100 ml stillem Wasser auflösen. Auf leeren Magen mind. 15 Minuten vor einer Mahlzeit trinken.

Kinder von 1-5 Jahren: In der 1. Woche 1x tägl. 1/2 Beutelinhalt (1 g), danach 1x tägl. 1 Beutelinhalt (2 g)

In Rücksprache mit gynäkologischem Fachpersonal auch für Schwangere und Stillende geeignet.

Während der Antibiotika-Anwendung: Bitte einen Abstand von mind. 2 Stunden zum Antibiotikum einhalten.

Packungsgrößen und Preise
15 Tagesport. (PZN 15890850) .. Euro 21,45
30 Tagesport. (PZN 15890867) .. Euro 39,95

nutrimmun GmbH
MyBIOTIK®PUR
Pulver

Eigenschaften
Für Haut und Schleimhäute.

Nahrungsergänzungsmittel mit einem speziellen Komplex aus stoffwechselaktiven Bakterienkulturen, Biotin und Vitamin B2. Biotin und Vitamin B2 tragen zum Erhalt normaler Haut und Schleimhäute bei.

Zusammensetzung
Bakterienkulturen:
- Bifidobacterium bifidum W23
- Bifidobacterium lactis W51
- Lactobacillus acidophilus W55
- Lactobacillus casei W56
- Lactococcus lactis W58
- Lactobacillus salivarius W57

Maisstärke, Maltodextrin, Bakterienkulturen (2,6 %), Riboflavin-5'-phosphat-Natrium (Vitamin B2), D-Biotin

Mikrobiologische Therapien

Sonstige Hinweise
Glutenfrei. Laktosefrei. Vegan. Ohne Aromen, Farb- und Süßstoffe. Haltbar bei Raumtemperatur. Langfristige Einnahme möglich.

Dosierung
1 x tägl.: 1 Beutelinhalt (2 g) in ein leeres Glas füllen und unter Rühren in ca. 100 ml stillem Wasser auflösen. Auf leeren Magen mind. 15 Minuten vor einer Mahlzeit trinken.

Kinder von 1-5 Jahren: In der 1. Woche 1 x tägl. 1/2 Beutelinhalt (1 g), danach 1 x tägl. 1 Beutelinhalt (2 g).

In Rücksprache mit gynäkologischem Fachpersonal auch für Schwangere und Stillende geeignet.

Packungsgrößen und Preise
30 Tagesport. (PZN 16537452) .. Euro 31,95
90 Tagesport. (PZN 16537469) .. Euro 85,95

nutrimmun GmbH

MyBIOTIK®SPORT
Pulver

Eigenschaften
Für Energie, Muskeln und Immunsystem.

Nahrungsergänzungsmittel mit einem speziellen Komplex aus stoffwechselaktiven Bakterienkulturen, Magnesium und Vitamin C.

Magnesium trägt zum normalen Energiestoffwechsel und zur normalen Muskelfunktion bei. Vitamin C trägt zur normalen Funktion des Immunsystems während und nach intensiver körperlicher Belastung bei.

Zusammensetzung
Bakterienkulturen:
- *Bifidobacterium bifidum* W23
- *Bifidobacterium lactis* W51
- *Enterococcus faecium* W54
- *Lactobacillus casei* W56
- *Lactobacillus salivarius* W24
- *Lactococcus lactis* W58

Reisstärke, Maltodextrin, Magnesiumoxid, gecoatetes Vitamin C (Vitamin C, ganz gehärtetes Öl auf Basis von Kokosnuss- und Palmöl), Kaliumchlorid, Magnesiumsulfat, Enzyme: Alpha-Amylase, Bakterienkulturen (0,6 %), Mangansulfat

Sonstige Hinweise
Glutenfrei. Laktosefrei. Vegan. Ohne Aromen, Farb- und Süßstoffe. Haltbar bei Raumtemperatur. Langfristige Einnahme möglich.

MyBIOTIK®SPORT ist ein Produkt der Kölner Liste®. Es wurde im Rahmen der Kölner Liste® von einem in der Analytik auf Dopingsubstanzen weltweit führenden Labor auf ausgewählte Dopingsubstanzen getestet – ohne Beanstandungen. Weitere Infos gibt es auf der Internetseite der Kölner Liste® unter www.koelnerliste.com

Dosierung
1x tägl.: 1 Beutelinhalt (3 g) in ein leeres Glas füllen und unter Rühren in ca. 100 ml stillem Wasser auflösen. Auf leeren Magen mind. 15 Minuten vor einer Mahlzeit trinken.

Für Jugendliche ab 15 Jahren geeignet.

In Rücksprache mit gynäkologischem Fachpersonal auch für Schwangere und Stillende geeignet.

Packungsgrößen und Preise
30 Tagesport. (PZN 16659416) .. Euro 39,95

hypo-A

ODS 1
Kapseln

siehe Magen-Darm-Beschwerden

hypo-A

ODS 1A
Kapseln

siehe Magen-Darm-Beschwerden

Phytotherapie

INTERNA

ODS 1K
Kapseln

hypo-A

siehe Magen-Darm-Beschwerden

ODS 2
Kapseln

hypo-A

siehe Magen-Darm-Beschwerden

Biogena GmbH & Co KG
Omni Lactis® 20 Gold
Kapseln

siehe Magen-Darm-Beschwerden

REHA 1
Kapseln

hypo-A

siehe Magen-Darm-Beschwerden

Laves-Arzneimittel GmbH
Sibosan®
Kapseln

Eigenschaften
Nahrungsergänzungsmittel zur gezielten Unterstützung der gesunden Darmflora und für ein natürliches Gleichgewicht zwischen Dünn- und Dickdarmflora. Es enthält eine besondere Kombination aus probiotischen Bakterien in hoher Konzentration, dem natürlichen Enzym Lysozym und pflanzlichen ätherischen Ölen.

Zusammensetzung
Je Kapsel: *Bacillus subtilis* DE111™ (1 x 10^9 KBE), Lysozym (110 mg), ätherische Öle (Eugenol, Carvacrol, Thymol (35 mg))

Sonstige Bestandteile
Tapiokadextrin, Säureregulator Kaliumgluconat, Trennmittel Siliciumdioxid, mittelkettige Triglyceride; Kapsel: Verdickungsmittel Hydroxypropylmethylcellulose, Wasser

Hinweis
Enthält Ei (Lysozym) und Schwefeldioxid / Sulfite (ätherische Öle). Kann Spuren von Soja enthalten. Die angegebene empfohlene tägliche Verzehrmenge darf nicht überschritten werden. Nahrungsergänzungsmittel sollten nicht als Ersatz für eine ausgewogene, abwechslungsreiche Ernährung dienen und ersetzen nicht eine gesunde Lebensweise. Außerhalb der Reichweite von kleinen Kindern aufbewahren.

Verzehrempfehlung
2-3x täglich eine Kapsel 30 Min. vor den größten Mahlzeiten mit etwas Flüssigkeit einnehmen.

Packungsgrößen und Preise
30 Kapseln (PZN 11268728) ..... Euro 36,10
60 Kapseln (PZN 11268757) ..... Euro 64,30

INTERNA
(Phytotherapie)

NutraMedix Deutschland
Adrenal NutraMedix Tropfen

siehe Erschöpfung und Müdigkeit

PlantaVis GmbH
ASTRAGALUS & PANAX
Kapseln

Nahrungsergänzungsmittel mit Vitamin C

Astragalus und Panax:
Seit über 2000 Jahren in der Traditionellen Chinesischen Medizin bewährt
Vitamin-C-reich durch Aroniabeeren-Extrakt

INTERNA   **P**hytotherapie

Traditionelle Chinesische Pflanzen für mehr Vitalität

Anwendungsgebiete
Astragalus und Panax unterstützt:
- Die normale Funktion des Immunsystems
- Den Schutz der Zellen vor oxidativem Stress
- Eine normale psychische Funktion

Zusammensetzung
Astragalus Extrakt, Überzugsmittel Hydroxypropylmethylcellulose, Panax Ginseng Extrakt, Vitamin C-reicher Aroniabeeren Extrakt, schwarzer Pfeffer Extrakt (Bioperine®)

Verzehrsempfehlung
Täglich vier Kapseln mit ausreichend Flüssigkeit einnehmen.

Hinweise
Die angegebene empfohlene tägliche Verzehrmenge darf nicht überschritten werden. Nahrungsergänzungsmittel sollten nicht als Ersatz für eine ausgewogene, abwechslungsreiche Ernährung und gesunde Lebensweise verwendet werden. Das Produkt ist außerhalb der Reichweite von kleinen Kindern aufzubewahren. Bitte lagern Sie das Produkt trocken, lichtgeschützt und nicht über 25 °C.

Packungsgrößen und Preise
120 Kapseln (PZN 16911146) ... Euro 26,90

NutraMedix Deutschland
Banderol NutraMedix Tropfen

siehe Infektionen

NutraMedix Deutschland
Burbur-Pinella NutraMedix Tropfen

siehe Umwelt- und Schwermetallbelastung

NutraMedix Deutschland
Glucomedix NutraMedix Tropfen

siehe Stoffwechselstörung

Volopharm GmbH Deutschland
Natur-Nahrung™

Weichkapseln

Monopräparate auf Weißdornbasis oder als Kombinationspräparat mit Mistel und Knoblauch eignen sich hervorragend als phytotherapeutische Maßnahme bei Herzinsuffizienz (Altersherz) oder Kreislaufschwäche.
siehe Herz- und Kreislaufbeschwerden

NutraMedix Deutschland
Nutra-BRL NutraMedix Tropfen

siehe Infektionen

NutraMedix Deutschland
Samento NutraMedix Tropfen

siehe Immunsystemerkrankungen und -schwäche

NutraMedix Deutschland
Sealantro NutraMedix Tropfen

siehe Umwelt- und Schwermetallbelastung

NutraMedix Deutschland
Takuna NutraMedix Tropfen

siehe Infektionen

Vitalpilze

INTERNA
(Vitalpilze)

Multinova Bio Vitalpilze
Multinova

Kapseln/Pulver/Flüssigextrakte

Bio Vitalpilze von Multinova Hersteller und Großhandel/Direktimport

- Bio Zertifikat DE 001 ÖKO 001
- 40 % Nachlass für Apotheken-Heilpraktiker-Ärzte-Therapeuten und Heilberufe
- 100 % Bio - ohne Zusatzstoffe
- Mehr über uns : www.multinova.eu

GAMU Prof. Dr. Jan Lelley Vitalpilze im Blick der Wissenschaft

Reishi / Ling Zhi Flüssigextrakt

Der Glänzende Lackporling (Ganoderma lucidum) ist in China seit 4000 Jahren bekannt und wird "Ling zhi" (Pflanze der Unsterblichkeit) genannt. Sein japanischer Name "Reishi" hat die gleiche Bedeutung.

Der Reishi wird im asiatischen Raum seit ca. 4000 Jahren verwendet, wobei er in Japan Langezeit dem Kaiserhof vorbehalten war. Aber auch in unseren Breiten sind seine positiven Eigenschaften schon lange bekannt. So beschrieb beispielsweise Hildegard von Bingen diesen Pilz in ihrem Werk. Auch uns ist die vielfältige Anwendung des Reishis bekannt, daher setzen wir für unsere Produkte das Pulver und das Extrakt ein.

Unsere Versprechen
- 100% vegan
- von Natur aus gluten und laktosefrei

- Hergestellt in Deutschland
- Einfache Dosierung

Zusammensetzung
Der Reishi verfügt über eine Fülle von wertvollen Nährstoffen: Vor allem sind hier die bioaktiven Polysaccharide zu nennen. Jedoch besitzt der Fruchtkörper auch Aminosäuren, Proteine, Fette, Alkaliode, Vitamine und Mineralstoffe. Unter den Mineralstoffen finden sich Calcium, Eisen, Kupfer, Selen, Kalium und Natrium. Auch Vitamine wie B1, B2, B3 und B5 lassen sich im Reishi nachweisen.

Hinweise
Die angegebene empfohlene tägliche Verzehrsmenge darf nicht überschritten werden. Nahrungsergänzungsmittel sollten nicht als Ersatz für eine ausgewogene, abwechslungsreiche Ernährung und gesunde Lebensweise verwendet werden.

Verzehrsempfehlung
Tagesdosis von 1,5 ml mit Hilfe der Volumenpipette in ein kleines Glas Wasser (330 ml) oder eine Speise geben und verzehren.

Packungsgrößen und Preise
50 ml (PZN 17377111) . . . . Euro 31,90

Deep Green GmbH
spacegarden daily + nightly
Vitalpilzmischung

Zusammensetzung
100% pflanzliche Inhaltsstoffe. Vegan, zucker- und sojafrei.

Daily
Vitalpilzmischung mit Kakaopulver, Koffein, Maca-Extrakt, Löwenmähne, Chaga, Rosenwurz, Ashwagandha, Cordyceps.

Vielfältiges Wissen im ML Verlag!
Schauen Sie vorbei unter **www.ml-buchverlag.de**

INTERNA — Vitalpilze

Nightly

Vitalpilzmischung mit Pink Grapefruit Aroma, Glycin, L-Tryptophan, Passionsblume-Extrakt, Melatonin, Reishi, Magnesium Oxide, Schlafbeere - Ashwagandha-Extrakt, Magnesiumcitrat, Steviolglykoside.

Anwendungsgebiete
Immunstärkende und antioxidative Wirkung.

Daily
Spacegarden daily steigert die Energie und verbessert deinen Fokus für einen produktiven Tag.

Nightly
Spacegarden nightly fördert einen tiefen, erholsamen Schlaf für einen entspannten Start in den Tag.

Einnahme
Die Vitalpilzmischung täglich mit Wasser oder Milch(-ersatz) trinken. Einen Löffel pro Tasse warm oder kalt genießen.

Produkte und Preise
spacegarden
daily (PZN Vitalpilzmischung 111908042196) Euro 39,95
spacegarden
nightly (PZN Vitalpilzmischung 111908041533) Euro 39,95

naturheilkunde-kompakt.de
Das mgo-Portal für Naturheilkunde und Komplementärmedizin

naturheilkunde kompakt – Der Podcast.

ERFAHRUNG. WISSEN. PRAXIS.

Mit dem Podcast von naturheilkunde kompakt findet wertvolles Wissen rund um die Naturheilkunde auf direktem Weg in die Ohren einer fachkundigen Hörerschaft aus Heilpraktikern, Therapeuten und komplementärmedizinisch arbeitenden Ärzten. Ob Basics und Hintergründe oder Tipps und Trends – unsere Interviewpartner teilen nahbar und unterhaltsam ihr Wissen.

Ausgesuchte Themen kombiniert mit erfahrenen Experten – wir fragen nach zu Fällen aus der Praxis oder beleuchten traditionelle wie moderne Therapiemethoden ganzheitlicher Medizin.

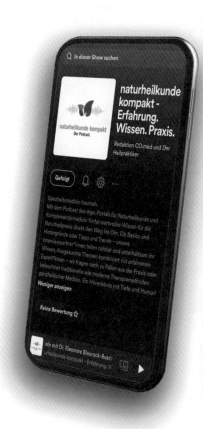

Jetzt reinhören und keine Folge mehr verpassen!

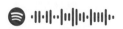

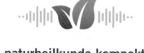

naturheilkunde kompakt
Der Podcast.

Medizinischer Bedarf

Alle Informationen zu den Präparaten basieren
auf den Angaben des jeweiligen Herstellers.
Eine Haftung ist ausgeschlossen.

Akupunktur

EXTERNA
(Akupunktur)

EXTERNA
(Alternativtherapien)

Akunadeln Wandrey
wandrey GmbH

Akupunkturnadeln, Ohrkugeln, Moxa, Kinesiotape

Tel.: 030-72010220

www.akunadeln.de

Sorion® Repair Creme Sensitive
Ruehe Healthcare GmbH

Salbe

Die pflanzliche Alternative bei Hautirritationen, Neurodermitis, Schuppenflechte und Juckreiz: Intensiv pflegende Repair Creme mit ayurvedischem Heilpflanzenkomplex, speziell abgestimmt auf die Bedürfnisse empfindlicher, trockener, gereizter, juckender und schuppiger Haut auf Basis einer sanften Öl-in-Wasser-Emulsion mit wertvollem Kokosöl und kaltgepresster Sheabutter. Frei von Mineralöl, Paraffinen, Parabenen sowie zusätzlichen Farb- und Duftstoffen. Hautverträglichkeit dermatologisch bestätigt.

siehe Dermatitis & Hautbeschwerden

Akupunkturnadeln silikonfrei aus dem Hause HWATO, der Nr. 1 Chinas und vieles mehr ...
HWATO Deutschland GmbH

finden Sie unter www.hwato.de

Tel.: 07423-9579800
Fax: 07423-9579801

INTERNA

Activomin®
WH Pharmawerk Weinböhla GmbH

Kapseln

siehe Magen-Darm-Beschwerden

INTERNA
(Diagnostika)

China Purmed
China Purmed GmbH

China Purmed GmbH
Sophienstr. 13, 76133 Karlsruhe
Vertrieb von Akupunkturprodukten, TCM Praxisbedarf & Aura Health & Wellbeing Kräutertabletten
www.chinapurmed.de, info@chinapurmed.de,
Tel. 0800 83 800 83, Fax 0721 36080

Polysan Test (Spengler-Kolloide)
Sanum-Kehlbeck

A – D – Dx – E – G – K – M – Om – R – T

Die POLYSAN-Testreihe enthält die sog. Spengler-Kolloide, welche von Dr. med. Carl Spengler, Davos, entwickelt wurden. Mit ihrer

INTERNA

Diagnostika

Hilfe kann der Agglutinationstest nach Dr. Schwarz durchgeführt werden. Sind im Blut eines Menschen als Folge einer durchgemachten Erkrankung Antikörper vorhanden, so bilden sie mit dem jeweiligen POLYSAN (siehe unten), das als Antigen wirkt, eine Reaktion. Die Antigen-Antikörper-Reaktion bewirkt eine Agglutination, d. h. Zusammenballung der Immunkomplexe, welche makroskopisch/mikroskopisch sichtbar wird. Der Agglutinationsgrad ist gleichzeitig ein Maß für die Höhe des Antikörpertiters.

Diagnosemöglichkeiten mit den POLYSAN-Testlösungen

A – D – Dx – E – G – K – M – Om – R – T

A = Altersbeschwerden, Stoffwechselstörungen, Arterienverkalkung, erhöhter Blutdruck, Herzaffektionen, Nervenkrankheiten, Parodontose, Prostataerkrankung.

D = Fokalinfektionen (auch im Wechsel mit Dx).

Dx = latente Herdinfektionen (auch im Wechsel mit D).

E = Erbgifte, besonders luetischer Natur.

G = Grippe, Angina tonsillaris, Eiterungen, alle Entzündungen, Blutvergiftungen, fieberhafte Erkrankungen, Erkältungskrankheiten.

K = Kreislaufstörungen, venöse Stauungen, allergische Leiden (Asthma, Heuschnupfen), Krampfadern, Krebsvorstadien.

M = Malaria und deren Spätfolgen.

Om = Geschwülste, gut- und bösartige, Präkanzerosen.

R = Rheuma, Gicht, Neuralgie, Harnsäureausscheidung, Rheumatismus auf tuberkulotoxischer Basis.

T = Tuberkulose, latente und larvierte Ausdrucksformen, wie Asthma, Ekzeme, Rheuma, Migräne, Skrofulose.

Packungsgrößen und Preise

Polysan (PZN)
A (03190627)
D (03190656)
Dx (03190679)
E (03403218)
G (03190691)
K (03190722)
M (03190768)
Om (03190745)
R (03190780)
10 ml T (03190805) .... Euro 9,25
Polysan (PZN)
A (03190633)
D (03190662)
Dx (03190685)
E (03403224)
G (03190716)
K (03190739)
M (03190774)
10- Om (03190751)
mal R (03190797)
10 ml T (03190811) .... Euro 74,80

Gerätemedizin — EXTERNA

EXTERNA
(Gerätemedizin)

memonizer
memon bionic instruments GmbH

Gerät

memonizer sind bioenergetische Produkte für Zuhause und unterwegs, welche wirksamen Schutz vor negativen Einflüssen von Elektrosmog (hoch- und niederfrequenter Strahlung und Felder) bieten. Die schädigenden Auswirkungen von Umweltbelastungen wie Elektrosmog werden kompensiert, Wasser renaturiert und in Innenräumen wieder eine reine Luft geschaffen.

Weiterführende Informationen
Wirkprinzip der memon Technologie: In einem Gebäude entsteht durch das vorhandene Stromleitungssystem ein elektromagnetisches Feld, das durch den Einfluss hochfrequenter Strahlung wie WLAN- und Mobilfunkstrahlung zusätzlich verstärkt wird. Dieses elektromagnetische Feld bewirkt eine Umverteilung der Ionen, was sich negativ auf den natürlichen, menschlichen Zellstoffwechsel sowie auf die Feinstaubentwicklung auswirkt. Die memon Technologie ist in der Lage, dieses elektromagnetische Feld mit natürlichen Frequenzen zu modulieren (unter anderem durch den Einsatz von Silizium als Speichermedium im memonizer) und dessen Schadinformationen, basierend auf dem Resonanz-Prinzip, zu neutralisieren.

Das Resultat ist ein renaturiertes Umfeld, in welchem die negativen Auswirkungen von E-Smog kompensiert werden, die Raumluft wieder rein ist, und in dem sich der menschliche Organismus frei von Strahlenstress erholen kann.

Anwendungsgebiete
Natürliche Luftreinigung und dadurch bessere Atemluft. Schutz der Zellvitalität, Optimierung und Renaturierung von Wasser. Empfehlenswert bei Elektrosensibilität sowie als präventive Maßnahme für jedermann gegen die allgegenwärtige Strahlen- und die zunehmende Feinstaubbelastung in Räumen. Besonders geschätzt von Asthmatikern und bei Allergien. Für mehr Vitalität, bessere Erholung, inneren Ausgleich und höhere Lebensqualität.

Nebenwirkungen
Keine.

Preisbeispiele für Home-Produkte
memonizerCOMBI .... ab Euro 870,00
memonizerWATER .... ab Euro 707,00

Preisbeispiele für mobile Produkte
memonizerBODYsport ...... ab Euro 65,00
memonizerMOBILE .... ab Euro 88,00
memonizerEARPHONE ...... ab Euro 99,00

Bezugsadresse
www.memon.eu

EXTERNA
(Gerätemedizin - Klistier, Einlauf, Irrigator)

Practomed UG

Reprop® Clyster
Einlaufgerät zur Darmentleerung

siehe Magen-Darm-Beschwerden - Verstopfung

EXTERNA — Körperpflege & Naturkosmetik

EXTERNA
(Körperpflege & Naturkosmetik)

BUENOSON® N-Salbe
FRITZ ZILLY

Salbe

siehe Fußreflexzonen-Therapeutika (Nachfolgepräparat: BUENOSON®-Fußbalsam)

BUENOSON®-Fußbalsam
FRITZ ZILLY

siehe Dermatitis & Hautbeschwerden

DISCMIGON®-Massagebalsam
FRITZ ZILLY

Salbe

(Nachfolgepräparat von: DISCMIGON®-N-Salbe)

Zusammensetzung
100 g enthalten: Auszug aus Johanniskrautblüten mit Olivenöl (0,07 : 1 m/m) 0,40 g; Erdnussöl 15,10 g; Weizenkeimöl 0,40 g; Avocadoöl 0,30 g; α-Tocopherolacetat 0,25 g; Ameisensäure (25 % m/m) 0,03 g; Press-Saft aus frischen Knoblauchzwiebeln (1 : 1,3 – 1,8 m/m) 0,50 g; Alkoholisch-wässrige Tinkturen (43 % m/m) aus: Birkenblättern (1 : 5 m/m) 1,75 g; Enzianwurzeln (1 : 4 m/m) 0,60 g; Gewürznelken (1 : 4 m/m) 1,25 g ; Wacholderbeeren (1 : 4 m/m) 1,00 g; Hopfenblüten (1 : 8 m/m) 1,75 g; Wurmfarnblätter (1 : 10 m/m) 0,75 g; Grundlage ad 100 g.

INGREDIENTS
AQUA · PETROLATUM · ARACHIS HYPOGAEA OIL · ALCOHOL · PENTAERYTHRITYL DIOLEATE · PENTAERYTHRITYL TRIOLEATE · GLYCERIN · SORBITOL · TRITICUM VULGARE GERM OIL · OLEA EUROPAEA FRUIT OIL · PERSEA GRATISSIMA OIL · BETULA ALBA LEAF EXTRACT · EUGENIA CARYOPHYLLUS BUD EXTRACT · JUNIPERUS COMMUNIS FRUIT EXTRACT · HUMULUS LUPULUS FLOWER EXTRACT · GENTIANA LUTEA RHIZOME/ROOT EXTRACT · DRYOPTERIS FILIX-MAS LEAF EXTRACT · ALLIUM SATIVUM BULB JUICE · HYPERICUM PERFORATUM EXTRACT · TOCOPHERYL ACETATE · FORMIC ACID · PARFUM · BENZYL BENZOATE · CITRAL · CITRONELLOL · COUMARIN · EUGENOL · LIMONENE · LINALOOL · EVERNIA PRUNASTRI EXTRACT

Eigenschaften
DISCMIGON®-Massagebalsam ist das von der Rezeptur her nahezu identische Nachfolgepräparat von DISCMIGON® N-Salbe.

Die regelmäßige Anwendung von DISCMIGON®-Massagebalsam belebt die Haut, verbessert den Hautstoffwechsel und hält die Haut weich und geschmeidig. Aufgrund der speziell abgestimmten pflanzlichen Wirk- und Pflegestoffe eignet sich DISCMIGON®-Massagebalsam besonders gut für Haut- und Körpermassagen. Besonders wohltuend sind Massagen bei Verspannungen der Muskulatur, vor allem im Nacken- und Rückenbereich. Insbesondere Sportler schätzen die entspannende Wirkung einer Massage mit DISCMIGON®- Massagebalsam auf Muskulatur und Gelenke. Massagen vor dem Wettkampf oder dem Freizeitsport können das Verletzungsrisiko deutlich vermindern.

Seit längerem ist bekannt, dass bestimmte Hautareale mit bestimmten inneren Organen in Verbindung stehen. Diese Erkenntnis erklärt, dass die günstigen Einflüsse von Massagen der Haut und des Bindegewebes nicht nur auf die Körperoberfläche beschränkt bleiben, sondern den gesamten Organismus einschließlich der inneren Organe umfassen.

Packungsgrößen und Preise
50 ml .... Euro 9,71
100 ml .... Euro 15,57

Körperpflege & Naturkosmetik EXTERNA

Ruehe Healthcare GmbH
Sorion® Repair Creme Sensitive
Salbe

Die pflanzliche Alternative bei Hautirritationen, Neurodermitis, Schuppenflechte und Juckreiz: Intensiv pflegende Repair Creme mit ayurvedischem Heilpflanzenkomplex, speziell abgestimmt auf die Bedürfnisse empfindlicher, trockener, gereizter, juckender und schuppiger Haut auf Basis einer sanften Öl-in-Wasser-Emulsion mit wertvollem Kokosöl und kaltgepresster Sheabutter. Frei von Mineralöl, Paraffinen, Parabenen sowie zusätzlichen Farb- und Duftstoffen. Hautverträglichkeit dermatologisch bestätigt.

siehe Dermatitis & Hautbeschwerden

Arzneimittelkommission der deutschen Heilpraktiker

Arzneimittelkommission

Die Arzneimittelkommission: Aufgaben und Ziele	383
Der Aufbau des Arzneimittelgesetzes (AMG)	386
Die Geschichte des Arzneimittelrechts	389
Der rechtliche Werdegang eines Arzneimittels	394
Die Situation des Arzneimittelrechts in Europa	398
Dosierungsrichtlinien für Homöopathische Arzneimittel	401
Zur Abgabe und Vorratshaltung von Arzneimitteln	404
Neufassung des Gesetzes über den Verkehr mit Arzneimitteln (Arzneimittelgesetz – AMG)	409
Arznei-, Nahrungs- und Lebensmittel	413
Arzneimittelkommission	415
Gesetze über Medizinprodukte (Medizinproduktegesetz – MPG)	419

Die Arzneimittelkommission: Aufgaben und Ziele

Die Arzneimittelkommission der deutschen Heilpraktiker (AMK) wird von den vier Verbänden des DDH (Dachverband Deutscher Heilpraktikerverbände), dem Heilpraktikerinnenverband Lachesis, dem BDHN und der ACON getragen. Sie ist Stufenplanbeteiligte im Sinne des § 63 des Arzneimittelgesetzes (AMG). Ihre Aufgabe ergibt sich diesbezüglich aus § 62 AMG.

Dort heißt es: „Die zuständige Bundesoberbehörde (BfArM) hat zur Verhütung einer unmittelbaren oder mittelbaren Gefährdung der Gesundheit von Mensch oder Tier die bei der Anwendung von Arzneimitteln auftretenden Risiken, insbesondere Nebenwirkungen, Wechselwirkungen mit anderen Mitteln, Gegenanzeigen und Verfälschungen, zentral zu erfassen, auszuwerten und die nach diesem Gesetz zu ergreifenden Maßnahmen zu koordinieren. Sie wirkt dabei mit den Dienststellen der Weltgesundheitsorganisation, den Arzneimittelbehörden anderer Länder, den Gesundheits- und Veterinärbehörden der Bundesländer, den Arzneimittelkommissionen der Kammern der Heilberufe sowie mit anderen Stellen zusammen, die bei der Durchführung ihrer Aufgaben Arzneimittelrisiken erfassen."

Dies bedeutet, dass die AMK Meldungen aus der Heilpraktikerschaft über beobachtete Arzneimittelrisiken oder -nebenwirkungen dem Bundesinstitut für Arzneimittel und Medizinprodukte (BfArM) meldet. Zugleich gibt sie Informationen über Arzneimittelgefahren, Zulassungswiderrufe und/oder Rückrufe durch das BfArM an den Berufsstand weiter. Sie befasst sich mit Sachverständigengutachten und Stellungnahmen im Falle von Stufenplanverfahren. Darüber hinaus wurden der AMK von den Trägerverbänden und damit dem Berufsstand weitere Aufgaben zugeteilt. Als sachverständiges Gremium für Arzneimittelfragen wurde ihr die Aufgabe übertragen, die Verordnungsfreiheit und Vielfalt für den Heilpraktikerstand zu erhalten sowie Einschränkungen, etwa eine Ausweitung der Verschreibungspflicht oder unberechtigte Maßnahmen bei Zulassung, Nachzulassung oder Zulassungswiderruf, zu verhindern.

Sie bemüht sich, den Sachverstand der Mitglieder aus den Sachverständigenkommissionen beim BfArM zu koordinieren, deren Informationen zu diskutieren und auszuwerten, um zum einen berufspolitische Entscheidungen der Trägerverbände durch Sachgrundlagen vorzubereiten und andererseits den Mitgliedern in den Kommissionen Möglichkeiten für ihr weiteres Vorgehen aufzuzeigen.

Arzneimittelkommission

Die AMK vertritt die Trägerverbände gemeinsam in Arzneimittel- und Arzneimittelgesetzesfragen in der politischen Öffentlichkeit und bei Bundesbehörden, z. B. bei Anhörungen oder durch Stellungnahmen. Sie besteht derzeit aus 9 Mitgliedern. Dies sind mehrheitlich Heilpraktiker mit langjähriger Erfahrung im Umgang mit unseren naturheilkundlichen Arzneimitteln. Hinzu kommen Apotheker, Biologen und Sachverständige der biologisch-pharmazeutischen Industrie. Mehrere AMK-Mitglieder sind zugleich Heilpraktiker und Apotheker oder Tierärzte.

Die AMK der deutschen Heilpraktiker vertritt ausschließlich die Interessen des Berufsstandes in Bezug auf Arzneimittel und Medizinprodukter. Sie arbeitet den Mitgliedern zu, die in den einzelnen Kommissionen sachverständig mitwirken und vom Ministerium für Gesundheit in der Regel für drei Jahre berufen werden. Dabei handelt es sich um sachverständige Gremien, die vom BfArM bei den verschiedenen Arzneimittelfragen beratend gehört werden müssen. Ihnen gehören u. a. Sachverständige aus der medizinisch-pharmazeutischen Wissenschaft und den Heilberufen an.

Beim BfArM gibt es u. a. einen „Sachverständigenausschuss für Apothekenpflicht", einen „für Verschreibungspflicht", „für Standardzulassungen" und die Zulassungskommissionen für die Arzneimittel der besonderen Therapierichtungen. Darunter die für den Berufsstand wichtigen Kommissionen C für anthroposophische Arzneimittel, D für homöopathische Arzneimittel und E für pflanzliche Arzneimittel. Die Kommissionen bestehen normalerweise aus 10 bis 15 Sachverständigen. Darunter befinden sich u. a. Sachverständige aus der Pharmakologie, Toxikologie, Pharmazie, medizinischen Statistik und aus dem Anwendungsbereich, sprich Praktiker. Aus der Heilpraktikerschaft gehören den Kommissionen C, E und D Kolleginnen und Kollegen an. Zudem können bei den Kommissionssitzungen die jeweiligen Stellvertreter mitberaten. Der Einfluss unseres Berufsstandes hält sich somit bei einer oder zwei Stimmen von 10 bis 15 leider in sehr engen Grenzen. Zur Vollständigkeit sei noch erwähnt, dass es auch noch eine Deutsche Arzneibuch-Kommission und eine Deutsche Homöopathische Arzneibuch-Kommission gibt.

Geschäftsstelle der Arzneimittelkommission:
Maarweg 10, 53123 Bonn, Tel. 0228 / 96289900, Fax 0228 / 96289901,
E-Mail: amk@amk-heilpraktiker.de, www.amk-heilpraktiker.info

Literaturhinweise:

Blasius, H. et al.: Arzneimittel und Recht in Deutschland, WVG, 1. Aufl. 1998, Stuttgart
Blasius, H. et al.: Arzneimittel und Recht in Europa, WVG, 1. Aufl. 1998, Stuttgart
Blasius, H.: 25 Jahre Arzneimittelgesetz, Deutsche Apotheker Zeitung, Nr. 41 / 2003
Bundesverband der Arzneimittelhersteller (BAH): Homepage, Informationen zum Arzneimittelrecht
Deutsch, E. / Spickhoff, A.: Medizinrecht, Springer-Verlag, 5. Aufl. 2003, Berlin
Krüger, A.: Infektionskrankheiten im Kommen?, Berliner Heilpraktiker Nachrichten Nr. 4 / 1997 und 1 / 1998
Krüger, A.: Arzneimittelkommission Aktuell, Pressemeldungen der Arzneimittelkommission der deutschen Heilpraktiker, veröffentlicht u. a. in den Fachzeitschriften Naturheilpraxis, Heilpraktiker & Volksheilkunde, WIR und auf der Homepage der Arzneimittelkommission unter www.ddh-online.de
Krüger, A.: Die rechtliche Situation der naturheilkundlichen Arzneimittel, Vortrag auf den 42. Berliner Heilpraktikertagen am 25. Oktober 2003
Krüger, A.: Die rechtliche Situation der naturheilkundlichen Arzneimittel in Deutschland und Europa, Vortrag auf den Heilpraktikertagen 2004, Essen, 18.4.2004
Toellner, R.: Illustrierte Geschichte der Medizin, A&A-Verlag, Salzburg 1986
Krüger, A.: Arzneimittel in der Naturheilpraxis, Der Heilpraktiker Nr. 6/2018
Krüger, A.: Medizinprodukte in der Naturheilpraxis, Der Heilpraktiker Nr. 9/2018
Krüger, A.: Herstellung von Arzneimittel, Naturheilpraxis 02/2023
Krüger, A.: Arzneimittelrecht, Literaturfortbildung, Der Heilpraktiker 06/2023
Krüger, A.: Medizinprodukte und Hygieneplan, Der Heilpraktiker 09/2023

Der Aufbau des Arzneimittelgesetzes (AMG)

Das Arzneimittelgesetz aus dem Jahr 1976 richtet sich in erster Linie an die Vertreiber von Arzneimitteln. Das Gesetz ist in 18 Abschnitte gegliedert.

Der 1. Abschnitt formuliert den Zweck des Gesetzes und enthält Definitionen über die im AMG am häufigsten vorkommenden Begriffe. So enthält § 2 des AMG die Definition des Begriffs „Arzneimittel", die auf EU-Recht zurückgeht.

Im 2. Abschnitt werden Anforderungen an Arzneimittel beschrieben. So werden zwei Verbote ausgesprochen, und zwar das Verbot, bedenkliche Arzneimittel, also Arzneimittel, die bei bestimmungsgemäßem Gebrauch schädliche Wirkungen haben, die unvertretbar sind, in den Verkehr zu bringen, und es wird das Verbot zum Schutz vor Täuschung, das allgemeine Irreführungsverbot formuliert. Die §§ 10 und 11a enthalten die Anforderungen an die Kennzeichnung von Fertigarzneimitteln auf Behältnissen und äußeren Umhüllungen, die Anforderungen an die Packungsbeilage und die Anforderungen an die Fachinformation, ein Medium, das der Information von Ärzten dient.

Der 3. Abschnitt beschäftigt sich mit der Herstellung von Arzneimitteln. So wird z. B. festgestellt, wer eine besondere Herstellungserlaubnis braucht und welche Voraussetzungen dafür vorhanden sein müssen. So wird z. B. festgelegt, dass derjenige, der Arzneimittel herstellt, drei Personen bestellen muss, den Herstellungsleiter, Kontrollleiter und Vertriebsleiter, die eine bestimmte Ausbildung und Erfahrung in der Arzneimittelherstellung und -prüfung nachweisen müssen.

Der 4. Abschnitt betrifft die Zulassung von Arzneimitteln. Grundsätzlich bedürfen alle Arzneimittel einer Zulassung durch die Bundesoberbehörde, bevor sie in den Verkehr gebracht werden. Davon gibt es Ausnahmen für die Apothekenherstellung oder für bestimmte Fütterungsarzneimittel und selbstverständlich für Arzneimittel, die zur klinischen Prüfung bestimmt sind, weil die klinische Prüfung im Vorfeld der Zulassung durchgeführt wird. Die Vorschriften über die Zulassung im AMG bestimmen, welche Unterlagen dem Zulassungsantrag beizufügen sind, und des Weiteren, wann die Zulassung von der zuständigen Bundesoberbehörde zu erteilen bzw. vor allem zu versagen ist. Auch werden Gründe in diesem Abschnitt festgelegt, die die Rücknahme oder den Widerruf eines bereits zugelassenen Arzneimittels begründen. Des Weiteren befinden sich im Bereich dieser

Arzneimittelkommission

Vorschriften die Regelungen für Standardzulassungen, dies ist eine Rechtsverordnung, in der bestimmte Arzneimittel festgelegt sind, für die es keiner Zulassung bedarf, sondern für die in der Verordnung die Details festgelegt werden.

Der 5. Abschnitt ist den homöopathischen Arzneimitteln gewidmet, die ein Registrierungsverfahren und kein Zulassungsverfahren durchlaufen. Auch in diesem Zusammenhang werden Registrierungsversagungsgründe festgelegt.

Der 6. Abschnitt ist überschrieben mit "Schutz des Menschen bei der klinischen Prüfung". Hier werden die allgemeinen Voraussetzungen für die Durchführung einer klinischen Prüfung, die vorzulegenden Unterlagen, die Vorschriften, die für klinische Prüfungen bei Minderjährigen gelten, festgelegt.

Der 7. Abschnitt betrifft die Abgabe von Arzneimitteln. § 43 AMG bestimmt grundsätzlich die Apothekenpflicht, und die §§ 44 und 45 legen die Regeln für die Arzneimittel fest, die außerhalb der Apotheke abgegeben werden dürfen, während die §§ 48 und 49 die Verschreibungspflicht ausgestalten.

Der 8. Abschnitt ist mit Sicherung und Kontrolle der Qualität überschrieben. Er enthält in der zentralen Vorschrift des § 54 eine Ermächtigungsgrundlage für die so genannte Pharmabetriebsverordnung, in der Regelungen getroffen werden dürfen über die Entwicklung, Herstellung, Prüfung, Lagerung und Verpackung, aber auch über die Führung und Aufbewahrung von Nachweisen und die Kontrolle. Der Verordnungsgeber hat von dieser Ermächtigungsgrundlage nach § 54 durch die Vertriebsverordnung für pharmazeutische Unternehmer Gebrauch gemacht. Darüber hinaus regelt § 54 das Arzneibuch. Darunter versteht man eine amtliche Bekanntmachung der anerkannten pharmazeutischen Regeln über die Qualität, Prüfung, Lagerung, Abgabe und Bezeichnung von Arzneimitteln und die bei ihrer Herstellung verwendeten Stoffen. Dazu wurden eine deutsche Arzneibuchkommission und eine europäische Arzneibuchkommission ins Leben gerufen, die über diese Regelungen befinden.

Der 9. Abschnitt betrifft Sondervorschriften für Tierarzneimittel, und im 10. Abschnitt ist die Beobachtung, Sammlung und Auswertung von Arzneimittelrisiken geregelt. Zentrales Stichwort ist das so genannte Stufenplanverfahren. Ein Verfahren, in dem Risiken von Arzneimitteln, die bereits zugelassen sind, gesammelt, bewertet und eventuelle Maßnahmen beschlossen werden. Im Rahmen des Stufenplanverfahrens sind die Heilpraktiker über die Arzneimittelkommission der deutschen Heilpraktiker vertreten.

Arzneimittelkommission

Der 11. Abschnitt betrifft die Regeln der Überwachung. Grundsätzlich unterliegt die Arzneimittelüberwachung nicht der Bundesoberbehörde, sondern den Landesbehörden. Das sind vor allem die Regierungspräsidien der einzelnen Länder.

Der 12. Abschnitt enthält Sondervorschriften für Bundeswehr, Bundesgrenzschutz, Bereitschaftspolizei und Zivilschutz.

Der 13. Abschnitt betrifft die Ein- und Ausfuhr von Arzneimitteln und die Voraussetzungen, die daran zu stellen sind.

Der 14. Abschnitt beschäftigt sich mit dem so genannten Informationsbeauftragten, eine naturwissenschaftlich ausgebildete Person, die jeder pharmazeutische Unternehmer benennen muss und die sich mit den Informationen über Arzneimittel, vor allem über deren Vereinbarkeit mit den Zulassungs- und Registrierungsunterlagen beschäftigt. Darüber hinaus enthält dieser Abschnitt auch die Anforderungen an die Pharmaberater. Das sind die Personen, die vor allem Ärzte über Arzneimittel und ihre Anwendung informieren.

Der 15. Abschnitt enthält Regelungen über die Zuständigkeit der Behörden und über Preise. So wird festgelegt, dass alle apothekenpflichtigen Arzneimittel auf der Basis einer Verordnung in jeder Apotheke in der Bundesrepublik Deutschland zu dem gleichen Preis abgegeben werden.

Der 16. Abschnitt enthält die Regelung zur Arzneimittelhaftung, und der 17. Abschnitt enthält Kataloge über Straf- und Bußgeldvorschriften. Verstöße gegen die Regeln des AMG werden je nachdem mit Freiheitsstrafe oder mit Bußgeldern belegt.

Ab § 99 folgen Übergangsvorschriften. Insbesondere sind hier die Voraussetzungen geregelt, nach denen Arzneimittel, die bereits vor Inkrafttreten des Arzneimittelneuordnungsgesetzes im Jahre 1976 im Verkehr waren, von der Behörde im sog. Nachzulassungsverfahren überprüft werden sollen. Dort befinden sich auch Vorschriften, die aus Anlass der weiteren Gesetzesnovellierungen erforderlich waren.

Insofern enthält das Arzneimittelgesetz ein dichtes System über Regelungen zum Inverkehrbringen von Arzneimitteln und zu ihrer Überwachung. Das Arzneimittelgesetz wurde durch zahlreiche Novellierungen immer wieder modifiziert.

Die Geschichte des Arzneimittelrechts

Die Anfänge der Pharmazie

Die Anwendung und Herstellung von Arzneimitteln aus den natürlichen Drogen von Pflanzen, Tieren und Mineralstoffen hat eine lange Tradition und ist in ihrer Entwicklung so alt wie die Medizin an sich. Im alten Ägypten, bei den Sumerern, Babyloniern, Chinesen, Indern, Griechen und im antiken Rom finden sich Hinweise zur Anwendung und Herstellung von Arzneimitteln. Die Herstellung oblag in den alten Kulturen dem Arzt bzw. dem Heilkundigen. Dadurch waren Therapeut und Apotheker in einer Person vereint.

Plinius d. Ältere (23–79 n. Chr.) beschrieb in seiner „Naturalis historia" die therapeutischen Anwendungsmöglichkeiten vieler Pflanzen, genauso wie im 1. Jahrhundert Dioskurides und im 2. Jahrhundert Galen. In der weiteren Entwicklung waren lange Zeit arabische Ärzte führend. So beschrieb Ibn al-Baitar (1197–1248 n. Chr.) die Pharmakognosie. Im Abendland wurde die Heilkunde und im Besonderen die Kräuterheilkunde lange Zeit in den Klöstern erforscht, erweitert und bewahrt. Hier sei als bekannte Heilerin Hildegard von Bingen (1098–1179 n. Chr.) erwähnt. Hier entstanden auch die Vorlagen für die späteren Arzneibücher.

Im Mittelalter kam es zu ersten Universitätsgründungen und damit auch zu einem Medizinstudium, das als Grundlage für die Ausübung des ärztlichen Berufes diente. Hier liegen auch die ersten Trennungen zwischen dem akademisch ausgebildeten ärztlichen Beruf und den nichtakademischen, nichtärztlichen Heilkundigen.

Bis zum 12. Jahrhundert wurden die Arzneimittel in Europa von den Heilkundigen selbst hergestellt. Im 12. und 13. Jahrhundert entstanden, ausgehend von Italien, auch in Europa selbstständige Apotheken. Damit vollzog sich in Europa eine Entwicklung nach, die in den arabischen Ländern bereits im 7. Jahrhundert begonnen hatte.

Kaiser Friedrich II. aus dem Geschlecht der Staufer, selbst von arabischen Lehrern erzogen, erließ im Jahr 1231 mit den „Constitutiones Regni Siciliae" die erste europäische Arzneimittelgesetzgebung. Apotheken durften nach dieser Gesetzgebung nur in bestimmten Städten des Reiches errichtet werden, und nur der Apotheker durfte Arzneimittel herstellen. Der Apotheker unterlag dabei allerdings einer Kontrolle durch die Ärzte, auf deren Wunsch das Arzneimittel hergestellt werden sollte. Die Preise der Arzneimittel wurden staatlich festgelegt.

Diese rechtlichen Prinzipien setzten sich in Europa durch, und in Deutschland entstanden vom 14. Jahrhundert an in den Städten Apotheken und regionale Apothekenordnungen. Mit diesen Apothekenordnungen wurde der Verkehr mit Arzneimitteln geregelt und überwacht.

Bis zum Jahr 1700 existierten in ca. 220 deutschen Städten solche Apothekenordnungen, deren Regelungen immer mehr durch landesrechtliche Regelungen ersetzt wurden. Ende des 17. Jahrhunderts wurden auch die ersten verbindlichen amtlichen Arzneibücher herausgegeben, so z. B. die 1698 herausgegebene Pharmakopoe „Dispensatorium Brandenburgicum".

Zu Beginn des 19. Jahrhunderts kam es zur Herstellung der ersten „synthetischen" Arzneimittel, wodurch auch neben den Apotheken die ersten pharmazeutischen Betriebe entstanden. Diese ersten Betriebe, zumeist aus der chemischen Industrie stammend, lieferten anfangs nur Rohstoffe für die Apotheken. Die fortschreitende Industrialisierung führte dann aber dazu, dass die pharmazeutischen Fertigarzneimittel ausschließlich in den Betrieben hergestellt wurden und damit diese Herstellung auch einer gesetzlichen Regelung bedurfte.

Die rechtliche Situation in Deutschland

Im Jahr 1901 enthielt die kaiserliche Verordnung betreffend den Verkehr mit Heilmitteln (vom 22.10.1901) Regelungen darüber, welche Arzneimittel auf den freien Markt durften, was bedeutet, dass diese außerhalb von Apotheken in den Verkehr gebracht werden durften. Nach § 80 Abs. 1 der Gewerbeordnung wurde eine Arzneitaxe erlassen, die die Gewinnspannen für die in Apotheken abgegebenen Arzneimittel festlegte.

Weitere rechtliche Bestimmungen waren das Gesetz über den Verkehr mit Betäubungsmitteln (Opiumgesetz) aus dem Jahr 1929, die Verordnung über den Verkehr mit Arzneimitteln aus dem Jahr 1941 und die Polizeiverordnung über die Werbung des Heilwesens aus dem Jahr 1941. Da nach dem Krieg die Herstellung von Arzneimitteln in immer größerem Maße von den Apotheken in die pharmazeutische Industrie verlagert wurde, war eine Gesamtbereinigung des Arzneimittelwesens notwendig.

Bis zum Jahr 1961 gab es in Deutschland für den Verkehr mit Arzneimitteln keine umfassende gesetzliche Regelung. Dies änderte sich durch das Arzneimittelgesetz aus dem Jahr 1961.

Das Arzneimittelgesetz (AMG)

Mit dem Arzneimittelgesetz aus dem Jahr 1961 wurde erstmals die Herstellung von Arzneimitteln genauer geregelt. Arzneimittel durften damit nur mit behördlicher Erlaubnis hergestellt werden, mit Ausnahme der Herstellung auf Rezept und als Hausspezialität in der Apotheke. Es wurden die Herstellungsleitung, die Kennzeichnungspflicht und die Prüfung geregelt. Besonders die dokumentierte Prüfung der Arzneimittel war ein Fortschritt des Arzneimittelgesetzes aus dem Jahr 1961. Da die Prüfungsmethoden aber noch nicht ausreichend waren, wurde das Gesetz durch den Contergan-Skandal überrollt.

Das Arzneimittelgesetz von 1961 wurde mehrfach ergänzt und geändert, um es den neuen Anforderungen an die Arzneimittelsicherheit und auch dem technischen Fortschritt in der Untersuchung von Arzneimitteln anzupassen. Der Arzneimittelverbrauch nahm von 1961 bis Mitte der 70er Jahre um 400 % zu, es kam zur Einführung der Ovulationshemmer (Pille) und zur Entwicklung einer großen Zahl von Psychopharmaka. Damit wurden immer mehr „Zustände" und nicht nur eigentliche „Krankheiten" behandelt, bei denen der Vergleich zwischen der Nutzwirkung eines Arzneimittels und den Nebenwirkungen natürlich anders ausfällt.

Da tief greifende Änderungen des Arzneimittelrechts notwendig wurden, beschloss der Bundestag, das Arzneimittelgesetz von 1961 nicht weiter zu modifizieren, sondern ein gänzlich neues Arzneimittelgesetz zu schaffen. Der Bundestagsausschuss „Jugend, Familie und Gesundheit" richtete für die Neufassung einen Unterausschuss „Arzneimittelrecht" ein. Es wurde dann in 23 Arbeitssitzungen und 7 Anhörungen mit 115 Sachverständigen über 2 Jahre hinweg ein neues Arzneimittelgesetz geschaffen und am 24. August 1976 verabschiedet.

Das Arzneimittelgesetz (Gesetz über den Verkehr mit Arzneimitteln vom 24.8.1976, AMG) gilt für Human- und Tierarzneimittel. Das oberste Ziel des AMG ist die Gewährleistung der Arzneimittelsicherheit. Es werden die Zulassung und Registrierung von Arzneimitteln differenziert. Generika, die bisher nicht vom AMG erfasst waren, wurden den „Arzneispezialitäten" gleichgestellt und damit von der Zulassungspflicht erfasst. Zur kontinuierlichen Erfassung von Arzneimittelrisiken wurde eine Dauerüberwachung des Arzneimittelverkehrs eingeführt. Im Rahmen des Stufenplanverfahrens ist hier z. B. auch die Arzneimittelkommission der deutschen Heilpraktiker (AMK) beteiligt. Da nicht alle Risiken von Arzneimittelschäden ausgeschlossen werden können, wurde eine vom Verschulden unabhängige Gefährdungshaftung des pharmazeutischen Unternehmers eingeführt.

Arzneimittelkommission

Bei den Arzneimitteln, die eine Zulassung erhalten, müssen die Qualität des Arzneimittels, die Wirksamkeit und die Unbedenklichkeit nachgewiesen werden. Je nach Risiko werden die Arzneimittel dann als freiverkäuflich (Reformhaus, Supermarkt), apothekenpflichtig (nur in der Apotheke abzugeben, dadurch Informationsmöglichkeit durch den Apotheker) oder verschreibungspflichtig (nur auf Rezept eines Arztes, Zahnarztes oder Tierarztes) eingestuft.

Bei homöopathischen oder anthroposophischen Arzneimitteln, die ohne Angabe von Anwendungsgebieten in den Handel gebracht werden sollen, bzw. wenn der pharmazeutische Hersteller kein Zulassungsverfahren durchführen möchte, gibt es die Möglichkeit der Registrierung. Dabei müssen dann lediglich die Qualität und die Unbedenklichkeit nachgewiesen werden, ein Wirksamkeitsnachweis ist hingegen nicht notwendig. Für registrierte Arzneimittel dürfen deshalb auch keine Indikationen angegeben und solche beworben werden. Registrierte Arzneimittel sind grundsätzlich apothekenpflichtig.

Nach dem AMG darf der Heilpraktiker keine rezeptpflichtigen Arzneimittel verschreiben (§ 48 Abs. 1) und auch keine Arzneimittel herstellen. Dazu gehört schon das Abgeben von Arzneimitteln aus einer Fertigpackung. Eine Ausnahme bildet nur die direkte Applikation beim Patienten oder auch die Herstellung zur direkten Anwendung am Patienten. Ein Heilpraktiker darf nur Arzneimittel verordnen, die entweder freiverkäuflich (d. h. auch für den Verkauf außerhalb von Apotheken freigegeben) sind, oder Medikamente, die zwar apothekenpflichtig (d. h., die in Apotheken abgegeben werden dürfen), aber nicht verschreibungspflichtig sind.

In der Verordnung über verschreibungspflichtige Arzneimittel vom 31.10.1977 ist in den für Heilpraktiker relevanten Paragraphen 1 und 6 nochmals ausdrücklich formuliert, dass verschreibungspflichtige Arzneimittel nur nach Vorlage einer ärztlichen, zahnärztlichen oder tierärztlichen Verschreibung abgegeben werden dürfen. § 6 regelt die Verschreibungspflicht bei homöopathischen Medikamenten, die eine verschreibungspflichtige Substanz enthalten. Die Verschreibungspflicht ist ab der Potenzierung von D4 aufgehoben. Das gilt allerdings nicht für Stoffe und Zubereitungen, die unter das Betäubungsmittelgesetz fallen.

Betäubungsmittel aus den Anlagen I – III des Betäubungsmittelgesetzes (Gesetz über den Verkehr mit Betäubungsmitteln vom 28.7.1981, BtMG) dürfen durch Heilpraktiker weder verschrieben noch abgegeben werden, da nach § 13 die „in Anlage III bezeichneten Betäubungsmittel nur von Ärzten, Zahnärzten und Tierärzten" verschrieben oder „im Rahmen einer ärztlichen, zahnärztlichen oder tierärztlichen Behandlung verabreicht oder einem anderen zum unmittelbaren Ver-

Arzneimittelkommission

brauch überlassen werden" können. Dies gilt z. B. selbst für das homöopathische Präparat Cannabis indica D 30. Eine Zuwiderhandlung stellt einen Straftatbestand dar und wird nach § 29 mit Freiheitsstrafe bis zu 4 Jahren oder mit Geldstrafe bestraft.

Das Arzneimittelgesetz aus dem Jahr 1976 setzte die erste und zweite europäische pharmazeutische Basisrichtlinie 65/65/EWG und 75/319/EWG sowie die europäische Prüfrichtlinie 75/318/EWG in deutsches Recht um. Auch internationale rechtliche Regelungen, wie die GMP-Richtlinie der WHO (Weltgesundheitsorganisation) wurden umgesetzt. Die GMP-Richtlinie (Gute Herstellungspraxis) der WHO wurde dann auch Grundlage für die europäischen Regelungen und Leitlinien zur Arzneimittelherstellung.

Das Arzneimittelgesetz wurde durch 15 Novellen weiter novelliert und bearbeitet.

In der DDR basierte das Arzneimittelrecht auf dem Arzneimittelgesetz von 1964, welches in seinen Bestimmungen weit über das AMG von 1961 hinausging. Seit dem 3. Oktober 1990 gilt dann auch in den neuen Bundesländern das AMG von 1976.

Arzneimittelkommission

Der rechtliche Werdegang eines Arzneimittels

Bei der Entwicklung eines neuen Arzneimittels liegt am Anfang die Forschungsarbeit, z. B. an einer Heilpflanze, die bei den Indios im Amazonasgebiet verwendet wird, an einer bestimmten Chemikalie oder einer synthetischen gezielt hergestellten Droge. Von der Forschungsarbeit bis in den Verkauf liegen dann eine Reihe von Hürden vor dem Arzneimittel.

Es gibt drei Hauptkriterien, die ein Arzneimittel erfüllen muss, um auf dem deutschen Markt zugelassen zu werden. Diese drei Hauptkriterien, die analog in allen EU-Staaten Gültigkeit besitzen, müssen mit Studien nachgewiesen werden. Die Kriterien sind die Qualität, die Wirksamkeit und die Unbedenklichkeit des Arzneimittels.

Präklinische Studien

Am Anfang eines jeden Wirkstoffes steht die Forschung im Labor, z. B. die vollständige chemische Neuentwicklung einer Substanz oder die Isolierung und Identifizierung eines Stoffes aus einer natürlichen Quelle. In vielen Fällen forscht man dabei heute gezielt, aufgrund von strukturellen Ähnlichkeiten mit vorhandenen Wirkstoffen, nach ganz bestimmten neuen Zielmolekülen. Mit dem erfolgreich isolierten neuen Wirkstoff beginnt dann ein umfangreicher Auswahlprozess.

Jährlich werden in der Industrie in so genannten „Screening-Verfahren" Tausende von Substanzen auf ihre mögliche Wirkung hin überprüft. Von 10.000 bis 20.000 untersuchten Substanzen ergibt sich ein potentieller Arzneistoff, den es lohnt, in die weiterführenden Überprüfungen einzuschleusen.

Zu den präklinischen Studien gehören weiterhin die Untersuchung der chemisch-physikalischen Eigenschaften, die Erprobung an Zellkulturen und die verschiedenen vorgeschriebenen Tests, z. B. für toxikologische Studien, in Tierexperimenten und künstlichen Versuchsanordnungen. All diese Untersuchungen sind genau festgelegt und unterliegen den Richtlinien der so genannten Good Laboratory Practice (GLP).

Klinische Studien

Hat ein Wirkstoff alle Hürden der präklinischen Phase genommen, gelangt er auf die nächste Ebene der Überprüfung. Es folgt die Sammlung von Erfahrungen aus der Anwendung am Menschen. Diese „Klinischen Studien" müssen genauestens den festgelegten strengen Kriterien der Good Clinical Practice (GCP) entsprechen. Diese Kriterien wurden als EG-Leitlinie 1991 erlassen, welche heute in den meisten Staaten in die nationale Gesetzgebung übernommen ist. Sie soll Gesundheit und Rechte der Probanden und Patienten schützen und die Vertraulichkeit im Sinne des Datenschutzes sowie die wissenschaftliche Korrektheit der erhobenen Daten und deren Auswertung, Dokumentation und Archivierung gewährleisten.

In Ergänzung zu dieser Leitlinie sind eine Vielzahl weiterer Leitlinien von der „International Conference on Harmonisation" (ICH), einer von der EU, den USA und Japan gebildeten Organisation, erarbeitet worden, die jede für sich bestimmte Teilaspekte der GCP beschreiben.

Die klinischen Studien laufen in vier Phasen ab und sind in der folgenden Abfolge allgemein akzeptiert.

Phase-I-Studien werden üblicherweise in speziell eingerichteten Zentren an etwa zehn bis 20 gesunden Freiwilligen durchgeführt. Ziel der Phase I ist die Ermittlung der pharmakokinetischen Daten einer Substanz, also Absorption, Verteilung, Metabolismus und Exkretion.

In der Phase II wird ein Wirkstoff erstmals bei kranken Personen (Patienten) eingesetzt. Dies erfolgt wiederum auf freiwilliger Basis. Der Patientenstamm beträgt diesmal meist einige Hundert Personen. Hauptziele sind die Abschätzung der Wirksamkeit und der optimalen Dosierung sowie die Ermittlung eines Sicherheits- und Verträglichkeitsprofils. Darüber hinaus geht es um die Feststellung von Unterschieden in der Pharmakokinetik zwischen Gesunden und Patienten.

Phase-III-Studien sind das wichtigste Instrument zur Erforschung und Dokumentation der Sicherheit und Wirksamkeit eines Wirkstoffes. Sie werden erst durchgeführt, wenn bereits umfangreiche Kenntnisse des Stoffes vorhanden sind. Zu diesem Zeitpunkt erfolgt auch meistens eine erste Information der Öffentlichkeit über ein mögliches neues Arzneimittel.

Hohe Anforderungen an eine ordnungsgemäße statistische Auswertung erfordern oft Phase-III-Studien mit mehreren Tausend Patienten. Der gleichzeitige Einsatz von Placebos und/oder einem bereits etablierten Pharmakon in derselben Studie liefert direkte Vergleichsdaten. 10 bis 30 solcher Studien stellen eine übliche Zahl dar, in Einzelfällen können es deutlich mehr sein, um die erstrebte Zulassung eines Medikamentes zu erreichen. Aufgrund der Größe des benötigten Patientenstamms erfolgen diese Studien überwiegend multizentral oder sogar, bei selteneren Krankheiten, multinational.

Klinische Studien der Phase IV erfolgen nach der erfolgten Zulassung eines Arzneimittels und damit nach der Genehmigung zur Vermarktung und Anwendung, dienen im Wesentlichen der kontinuierlichen Gewährleistung der Sicherheit für den Patienten durch die Erfassung der Langzeitsicherheit sowie die Identifizierung und statistische Erfassung sehr selten auftretender Nebenwirkungen oder von Nebenwirkungen aufgrund bisher nicht untersuchter Fremdeinflüsse. Mitunter ermöglichen neu entdeckte Untersuchungsmethoden, bereits zugelassene Arzneimittel unter völlig neuen Gesichtspunkten zu betrachten. Neu entdeckte Herstellungsverfahren garantieren einen einfacheren Zugang zum Wirkstoff usw.

Die Zulassung

Die erhaltenen Daten sind Teil der Zulassungsunterlagen für ein Arzneimittel, wie sie im § 22 des „Gesetzes über den Verkehr mit Arzneimitteln" (AMG) gefordert werden. Dem Antrag auf Zulassung müssen vom Antragsteller die notwendigen Angaben in deutscher Sprache beigefügt werden. Zu diesen notwendigen Angaben gehören der Name oder die Firma und die Anschrift des Antragstellers und des Herstellers, die Bezeichnung des Arzneimittels, die Bestandteile des Arzneimittels nach Art und Menge, die Darreichungsform, die Wirkungen, die Anwendungsgebiete, die Gegenanzeigen, die Nebenwirkungen, die Wechselwirkungen mit anderen Mitteln, die Dosierung, kurz gefasste Angaben über die Herstellung des Arzneimittels, die Art der Anwendung und bei Arzneimitteln, die nur begrenzte Zeit angewendet werden sollen, die Dauer der Anwendung, die Packungsgrößen, die Art der Haltbarmachung, die Dauer der Haltbarkeit, die Art der Aufbewahrung, die Ergebnisse von Haltbarkeitsversuchen, die Methoden zur Kontrolle der Qualität, die Ergebnisse physikalischer, chemischer, biologischer oder mikrobiologischer Versuche und die zu ihrer Ermittlung angewandten Methoden (analytische Prüfung), die Ergebnisse der pharmakologischen und toxikologischen Versuche (pharmakologisch-toxikologische Prüfung), die Ergebnisse der klinischen oder sonstigen ärztlichen, zahnärztlichen oder tierärztlichen Erprobung (klinische Prüfung). Die Ergebnisse sind durch Unterlagen so zu belegen, dass aus diesen Art, Umfang und Zeitpunkt der Prüfungen hervorgehen. Hat ein Arzneimittel auch diese Hürde genommen, erhält es eine Zulassung und damit die Erlaubnis, in den Verkehr gebracht zu werden.

Eine umfangreiche Darstellung des Zulassungsverfahrens kann von der Homepage des Bundesverbandes der Arzneimittelhersteller (www.bah-bonn.de) abgefragt werden. Zahlreiche Informationen zum Zulassungsverfahren findet man auch auf der Homepage des Bundesinstituts für Arzneimittel und Medizinprodukte (BfArM) unter www.bfarm.de.

Nach der Zulassung

Mit der erteilten Zulassung endet jedoch nicht die Verantwortung des Zulassungsinhabers für die Gewährleistung der drei Hauptkriterien seines Arzneimittels. Auch nach der Zulassung gilt es, die Erkenntnisse zur Qualität, Unbedenklichkeit und zur Wirksamkeit des Arzneimittels auf dem neuesten wissenschaftlichen Erkenntnisstand zu halten.

Dazu dienen dann unter anderem die klinischen Studien der Phase IV. Diese neuen Erkenntnisse gilt es zu berücksichtigen, die möglichen Konsequenzen für das Arzneimittel abzuschätzen und, sollte es nötig sein, die notwendigen Schritte einzuleiten. Die Verantwortung für ein Arzneimittel respekt. Medikament endet nicht mit der erfolgreichen Zulassung.

Arzneimittelkommission

Die Situation des Arzneimittelrechts in Europa

Die Europäische Union hat verschiedene Möglichkeiten der rechtlichen Regulationen im Arzneimittelbereich.

Die EU-Verordnungen (EU-Regulations) sind für jeden Bürger der EU direkt und bindend wirksam. Sie erfordern keine Umsetzung in nationales Recht und können durch den nationalen Gesetzgeber auch nicht beeinflusst werden.

EU-Richtlinien (EU-Directives) wenden sich an die Mitgliedstaaten der EU und müssen bis zu einem festgesetzten Termin in bindendes nationales Recht umgesetzt werden. Sie sind hinsichtlich des gesetzgeberischen Ziels verbindlich, allerdings hat der nationale Gesetzgeber geringfügige Modifikationsmöglichkeiten bei der Umsetzung in das nationale Recht.

EU-Entscheidungen (EU-Decisions) sind vom EU-Rat oder der EU-Kommission erlassene Einzelfallentscheidungen, die jeweils rechtlich verbindlich sind, ohne dass diese in nationales Recht übertragen werden müssen.

Bei den EU-Leitlinien (EU-Guidelines) handelt es sich um rechtlich nicht verbindliche Dokumentationen für bestimmte Sachverhalte, die bei entsprechender Begründung mit den entsprechenden Abweichungen in nationale Richtlinien und Leitlinien umgesetzt werden.

Innerhalb der Europäischen Union (EU), die ja als EWG gegründet wurde, gab es bereits im Jahr 1965 die erste pharmazeutische Richtlinie (65/65/EWG), die die formalen und materiellen Zulassungsvoraussetzungen für Fertigarzneimittel mit dem Nachweis der Qualität, Wirksamkeit und Unbedenklichkeit bestimmte. Zehn Jahre später wurde die europäische Prüfrichtlinie 75/318/EWG verabschiedet, die die Angleichung der Rechts- und Verwaltungsvorschriften der europäischen Länder in Bezug auf die analytische, pharmakologische, toxikologische und klinische Prüfung von Arzneimitteln regelte.

Die zweite pharmazeutische Richtlinie (75/319/EWG) entwickelte die Einzelheiten des nationalen Zulassungsverfahrens und gab in Artikel 39 die Übergangsfristen für die Anpassung der alten nationalen Arzneimittelgesetzgebungen der EU-Mitgliedstaaten an das gemeinsame europäische Recht vor. Dabei bekamen Altarzneimittel, die bei Inkrafttreten der Richtlinie 319 bereits im Verkehr waren, eine

Arzneimittelkommission

fünfzehnjährige Übergangsfrist, in der sie auf dem Arzneimittelmarkt bleiben konnten.

Im Zuge des Überprüfungsverfahrens, welches in Deutschland als Nachzulassung bezeichnet wird, mussten diese Arzneimittel dann ihre Übereinstimmung mit hohen europäischen Anforderungen nachweisen. In den Jahren 1983 und 1993 wurde das europäische Zulassungssystem weiter überarbeitet und im Jahr 1993 mit den Richtlinien 93/39/EWG, 93/40/EWG und 93/41/EWG im Bereich der dezentralen und der nationalen Zulassungen neu geregelt. Die Verordnung 2309/93 des Rates der EU legte die Grundlage für die europäische Zulassungsagentur. Neben der nationalen Zulassung von Arzneimitteln (nach dem AMG) und der dezentralen Zulassung (EU-Direktive 75/319/EWG) ist die zentrale europäische Zulassung bei der EMEA als zuständige Behörde angesiedelt.

Die EMEA (die oberste europäische Arzneimittelagentur mit Entscheidungsgewalt) besteht aus jeweils:
- 4 Mitgliedern der europäischen Kommission,
- 4 Mitgliedern des europäischen Parlaments,
- 4 Vertretern der Mitgliedstaaten,
- 4 Vertretern der Industrie bzw. von Patientenvereinigungen.

Die EMEA hat auch Ausschüsse zur Bewertung von Tierarzneimitteln (CVMP), zur Begutachtung von Orphan Drugs für seltene Leiden (COMP) und einen Ausschuss für die Beurteilung von Pflanzen/pflanzlichen Arzneimitteln (CHMP). Hierdurch wurde die bisher bereits bestehende und von Dr. Keller, BfArM, geleitete Ad-hoc-Arbeitsgruppe für pflanzliche Arzneistoffe (WGHMP) offiziell bei der EMEA eingerichtet und arbeitet gleichrangig neben den anderen Ausschüssen.

Die Aufgabe dieses Ausschusses wird die Erstellung spezieller Monographien bezüglich Bestandteile, Dosisstärke und Anwendungsart für traditionelle Arzneimittel, aber auch die Bearbeitung der teilweise schon bestehenden Monographien (ESCOP) für die den chemischen Arzneimitteln dann gleichgestellten pflanzlichen Arzneimittel sein.

Im Zusammenhang der Möglichkeiten zum Erhalt von naturheilkundlichen Arzneimitteln muss auch die seit Oktober 2000 geführte Diskussion um den EU-Richtlinien-Entwurf „Traditional Use" gesehen werden. Danach sollten ursprünglich alle pflanzlichen Arzneimittel als „traditionelle Arzneimittel" auf ein reduziertes

Anwendungsgebiet herabgestuft werden und nur damit überlebensfähig sein, vergleichbar unseren frei verkäuflichen Präparaten. Dank des Einsatzes der Industrieverbände wurde dies deutlich revidiert.

Die in der Diskussion um diese Richtlinie einzubringende Forderung musste darin bestehen, dass alle pflanzlichen Arzneimittel, die den Vorschriften 65/65/EWG sowie den Anforderungen der EG-Richtlinie 1999/83/EG (Well established Use) genügen, als sogenannte "Well established Medicinal Use" (allgemein medizinisch verwendet) und damit als gleichberechtigte pflanzliche Arzneimittel zugelassen werden können und damit als vollwertige Arzneimittel erhalten bleiben sollen.

Nur für den verbleibenden, hoffentlich vergleichsweise kleinen Rest könnte dann vergleichbar unseren deutschen Arzneimitteln nach § 109 a AMG die traditionelle Schiene ein Auffangbecken als "Traditional Use" sein, mit dem das Überleben auch dieser Arzneimittel europaweit gesichert werden kann.

Es kann und darf nicht sein, dass die seit Jahrzehnten und Jahrhunderten bewährten und bekannten Heilpflanzen in Deutschland im Rahmen der Nachzulassung verboten werden, dann aber, ab dem Jahre 2004, genau diese Pflanzen legal aus dem EU-Ausland, z. B. England, importiert werden können.

Homöopathische Arzneimittel sind derzeit durch die Richtlinie 92/73/EWG europaweit anerkannt und abgesichert.

Literaturhinweise:

Blasius, H. et al.: *Arzneimittel und Recht in Deutschland*, WVG, 1. Aufl. 1998, Stuttgart
Blasius, H. et al.: *Arzneimittel und Recht in Europa*, WVG, 1. Aufl. 1998, Stuttgart
Blasius, H.: *25 Jahre Arzneimittelgesetz*, Deutsche Apotheker Zeitung, Nr. 41 / 2003.

Dosierungsrichtlinien für homöopathische Arzneimittel

Die Kommission D für homöopathische Arzneimittel beim Bundesinstitut für Arzneimittel und Medizinprodukte (BfArM) hatte neue Dosierungsrichtlinien für homöopathische Arzneimittel beschlossen, wobei sich die Arzneimittelkommission sowohl auf einige Inhalte der Empfehlung als auch auf die Verwendung des Begriffes des „ärztlichen Rates" mit Kritik an das BfArM gewendet hat. Durch die Schreiben der AMK und das aktive Engagement der Kollegen Oppel und Dr. Hauss, die Kommissionsmitglieder und Mitglieder der Arzneimittelkommission sind, ist es gelungen, dass das BfArM nun folgende modifizierte Empfehlung herausgegeben hat, die von der Arzneimittelkommission und den Deutschen Heilpraktikerverbänden durch die Verwendung des Begriffes „homöopathischer Arzt oder Heilpraktiker" begrüßt wird.

Die Dosierungsrichtlinie findet Anwendung für die Dosierung bei Erwachsenen, soweit kein präparatespezifisches Erkenntnismaterial vorliegt, das eine Einzelfallentscheidung ermöglicht.

Neufassung der Dosierungsempfehlungen der Kommission D für homöopathische Arzneimittel (Stand 17.3.2004).

Dosierung von D- und C-Verdünnungsgraden

Urtinktur und niedrige Verdünnungsgrade (Verdünnungsgrade bis einschließlich D23/C11): „Soweit nicht anders verordnet: Bei akuten Zuständen alle halbe bis ganze Stunde, höchstens 6-mal täglich, je an die Darreichungsform anpassen: 5 Tropfen oder 1 Tablette oder 5 Streukügelchen oder 1 Messerspitze Verreibung einnehmen; parenteral 1–2 ml bis zu 3-mal täglich an das jeweilige Präparat anpassen: i. v., i. m. oder s. c. injizieren. Eine über eine Woche hinausgehende Anwendung sollte nur nach Rücksprache mit einem homöopathisch erfahrenen Therapeuten erfolgen.

Bei chronischen Verlaufsformen 1- bis 3-mal täglich, je an die Darreichungsform anpassen: 5 Tropfen oder 1 Tablette oder 5 Streukügelchen oder 1 Messerspitze Verreibung einnehmen; parenteral 1–2 ml täglich an das jeweilige Präparat anpassen: i. v., i. m. oder s. c. injizieren. Bei Besserung der Beschwerden ist die Häufigkeit der Anwendung zu reduzieren."

Arzneimittelkommission

Hohe Verdünnungsgrade (Verdünnungsgrade ab D24/C12)

„Soweit nicht anders verordnet: Die Anwendung erfordert eine individuelle Dosierung durch einen homöopathisch erfahrenen Therapeuten. Im Rahmen der Selbstmedikation sollte daher nur eine Gabe von ((an die Darreichungsform anpassen: 5 Tropfen, 1 Tablette oder 5 Streukügelchen oder 1 Messerspitze Verreibung)) eingenommen werden oder parenteral einmal 1–2 ml ((an das jeweilige Präparat anpassen: i. v., i. m. oder s. c.)) injiziert werden.
Zur Fortsetzung der Therapie wird empfohlen, sich an einen homöopathisch erfahrenen Therapeuten zu wenden."

Dosierung von LM-/Q-Potenzen

Globuli

„Soweit nicht anders verordnet:
1.) 1–2 Kügelchen werden in einer Flasche (10 ml) in Wasser oder 15 Vol.-% Ethanol aufgelöst.
2.) Vor jeder Einnahme wird die Flasche 10-mal kräftig geschüttelt.
3.) 1–2 Tropfen werden in einem Glas Wasser (ca. 150 ml) gelöst.
4.) Hiervon wird 1-mal täglich 1 Teelöffel voll eingenommen, der Rest weggeschüttet.
Die Zubereitungsschritte zwei bis vier sind vor jeder Einnahme zu wiederholen. Die Einnahme ist auf maximal zehn Tage zu beschränken und sollte nur nach Rücksprache mit einem homöopathisch erfahrenen Therapeuten fortgesetzt werden. Die alkoholfreie Lösung ist im Kühlschrank aufzubewahren."

Dilutionen

„Soweit nicht anders verordnet:

Vor jeder Einnahme wird die Flasche 10-mal kräftig geschüttelt.1-2 Tropfen werden in einem Glas Wasser (ca.150 ml) gelöst. Hiervon wird 1-mal täglich 1 Teelöffel voll eingenommen, der Rest weggeschüttet. Diese Zubereitung ist bei jeder Einnahme zu wiederholen. Die Einnahme ist auf maximal 10 Tage zu beschränken und sollte nur nach Rücksprache mit einem homöopathisch erfahrenen Therapeuten fortgesetzt werden."

Positiv ist bei der Dosierungsempfehlung, dass jeweils auf den „homöopathischen Arzt oder Heilpraktiker" hingewiesen wird, wodurch erstmalig der Heilpraktiker in seiner praktischen Bedeutung als zweiter therapeutischer Beruf neben dem Arzt anerkannt wird. Eine Verunsicherung der Patienten ist sicher immer noch durch die konkreten Dosierungshinweise gegeben, doch das BfArM hatte schon in früheren Schreiben klargestellt, dass durch den Passus „Soweit nicht anders verordnet" die Unabhängigkeit des Therapeuten, eine bestimmte Dosierung vorzugeben, nicht angetastet wird, sondern sich die Dosierungsempfehlung auf den Fall bezieht, dass ein Patient sich selbst das Arzneimittel aus der Apotheke holt und ohne therapeutische Anweisung einnimmt.

Zur Abgabe und Vorratshaltung von Arzneimitteln

Bedingt durch verwirrende Internetinformationen zur Abgabe und Vorratshaltung von Arzneimitteln in Heilpraktikerpraxen hat sich die AMK mit diesem Thema beschäftigt. Dass die Arzneimittelabgabe durch das Arzneimittelgesetz und das so genannte Dispensierrecht geregelt ist, ist unumstritten.

Wenn ein Heilpraktiker den von ihm behandelten Patienten Arzneimittel verordnet, kann er dabei alle Arzneimittel verordnen, die nicht der Verschreibungspflicht unterliegen. Verschreibungspflichtige Arzneimittel und Betäubungsmittel dürfen von einer Apotheke auf die Verordnung eines Heilpraktikers hin nicht ausgegeben werden.

Auf dem Wege der Verordnung können also durch den Heilpraktiker alle nichtverschreibungspflichtigen Arzneimittel, die apothekenpflichtig oder freiverkäuflich sind, zur Anwendung kommen.

Der Heilpraktiker kann von nichtverschreibungspflichtigen Fertigarzneimitteln auch Muster beziehen (§ 47 Abs. 3 Satz 1 Nr. 2 AMG) und diese kostenfrei an seine Patienten abgeben. Die kostenfreie Abgabe von Mustern sollte in der Patientenkartei vermerkt werden.

Die Abgabe von Arzneimitteln (Inverkehrbringen), wozu nach der Definition des § 4 Abs. 17 des AMG das Vorrätighalten zum Verkauf oder zu sonstiger Abgabe, das Feilhalten, das Feilbieten und die Abgabe an andere gehören, ist wie die Anwendung für den Heilpraktiker und den Arzt verboten. Die Abgabe von apothekenpflichtigen Arzneimitteln (§ 43 AMG) ist nur dem Apotheker gestattet. Die Abgabe von freiverkäuflichen Arzneimitteln ist dem Apotheker und auch Einzelhändlern gestattet, die über die erforderliche Sachkenntnis (§§ 43–50 AMG) verfügen und eine entsprechende behördliche Erlaubnis haben. Als Abgabe gilt im rechtlichen Sinne die Einräumung der Verfügungsgewalt an einen anderen durch die körperliche Überlassung des Arzneimittels.

Beim Verkauf von Nahrungsergänzungsmitteln, Gesundheitsartikeln, Geräten und ähnlichen Utensilien gibt es zwar arzneimittelrechtlich keine Probleme, aber es ist zu beachten, dass solche Handelsleistungen der Umsatzsteuerpflicht und ab einem bestimmten Umsatz der Gewerbesteuerpflicht unterliegen. Im Extremfall kann das Finanzamt den gesamten Praxisumsatz als umsatz- und gewerbesteuerpflichtig einstufen. Falls man solche Handelsleistungen trotz gewisser berufsethischer Bedenken betreiben will, sollte man zu diesem Zwecke ein Extragewerbe für diese Handelsleistungen anmelden. So liegt dann eine klare Trennung zwischen der Praxistätigkeit und der Verkaufstätigkeit vor.

Bei der Empfehlung an den Patienten, Arzneimittel zu verwenden, die in Deutschland nicht zugelassen oder registriert sind, bzw. importierte Nahrungsergänzungsmittel einzunehmen, muss der Heilpraktiker auch beachten, dass dies evtl. nicht durch die Haftpflichtversicherung der Praxis abgesichert wird.

Vorrätighalten von Arzneimitteln

Da es immer wieder Anfragen zur Vorratshaltung von Arzneimitteln in Naturheilpraxen gegeben hat, hat die Arzneimittelkommission die zuständigen Landesbehörden um eine klare Auskunft gebeten. Stellvertretend für die Arbeitsgruppe für Arzneimittelwesen der Arbeitsgemeinschaft der obersten Landesgesundheitsbehörden hat die AMK eine Stellungnahme des Ministeriums für Gesundheit, Soziales, Frauen und Familie des Landes Nordrhein-Westfalen mit Schreiben vom 8.8.2003 erhalten.

In diesem Schreiben heißt es:

„Durch das 8. Gesetz zur Änderung des Arzneimittelgesetzes (AMG) dürften nach den Bestimmungen des § 43 AMG apothekenpflichtige Arzneimittel außer in den Fällen des § 47 AMG berufs- oder gewerbsmäßig für den Endkunden nur in Apotheken in Verkehr gebracht werden. Aus der amtlichen Begründung ergebe sich, dass die der Apothekenpflicht unterliegenden Arzneimittel nur in Apotheken in den Verkehr gebracht werden dürften und dass auch eine unentgeltliche Abgabe durch andere Stellen unterbleiben müsse.

Die Anwendung von Arzneimitteln am Patienten in der ärztlichen oder zahnärztlichen Praxis sowie in der Praxis des Heilpraktikers sei durch diese Regelung nicht in Frage gestellt, weil sie nicht als Abgabe einzuordnen sei. (Dies gilt aber nicht für Ampullen zur Injektion / Anmerkung der AMK.)

Über die Bevorratung von Arzneimitteln in den Praxisräumen würden mit dieser Gesetzesänderung keine Aussagen getroffen. Arzneimittel, von denen der Inhalt einer Einheit, z. B. Salbentuben, Spraydosen, Pflasterstreifen, bei mehreren Patienten verwendet werde oder die für eine Notfallversorgung zur Verfügung stehen müssten, könnten als Praxisbedarf vorrätig gehalten werden.

Arzneimittelkommission

Diese damals abgestimmte Auffassung stützen die Länder weiterhin.

Allgemein zählen zum Praxisbedarf Arzneimittel, die ihrer Art nach bei mehr als einem Patienten Verwendung finden oder bei Notfällen sowie im Zusammenhang mit einem ärztlichen Eingriff bei mehr als einem Patienten zur Verfügung stehen müssen. Diese darf und sollte der Heilpraktiker vorrätig halten und kann sie auch der Patientin oder dem Patienten in Rechnung stellen.

Mittel, die nur für einen Patienten bestimmt sind, zählen nicht zum Praxisbedarf. Für diese hat der Heilpraktiker Individualverordnungen auszustellen, die der Patient in einer Apotheke seiner Wahl einlöst. So erhält der Patient die Möglichkeit, sich in der Apotheke über das homöopathische Arzneimittel, seine Indikation, Wechselwirkungen usw. zu informieren.

Soweit Heilpraktiker Arzneimittel außerhalb des Praxisbedarfs auf Vorrat nehmen und diese an Patienten anwenden, für die nach o. a. Voraussetzungen Individualverordnungen hätten ausgestellt werden müssen, handelt es sich um eine Zuweisung von Verschreibungen an eine Apotheke, bei der die Arzneimittel bezogen werden. Besteht zwischen einem Heilpraktiker und einer Apotheke hierüber eine Absprache oder kann davon ausgegangen werden, dass diese konkludent erfolgt ist, da es dem Apotheker nicht verborgen bleiben kann, dass es sich um Individualverordnungen handeln muss, so liegt ein Verstoß gegen § 11 Apothekengesetz vor.

Die vom Heilpraktiker hergestellten Arzneimittel, die nicht zur Abgabe an Dritte bestimmt sind und die dieser ausschließlich beim Patienten anwendet, unterliegen nicht der Regelungskompetenz des Bundes. Solche Arzneimittel sind herkömmlich Teil der Heilbehandlung, die in ihren Auswirkungen lokal auf den jeweils behandelten Kreis von Patienten begrenzt ist. Für ihre Herstellung ist keine Erlaubnis nach dem Arzneimittelgesetz erforderlich, sie unterliegen nicht der Zulassungspflicht (Urteil des Bundesverfassungsgerichtes vom 16.2.2000 zur Frischzellen-Verordnung des Bundes).

Jedoch haben Patienten, die mit selbst hergestellten Arzneimitteln behandelt werden, das Recht auf vergleichbar sichere Arzneimittel wie Patienten, die mit Arzneimitteln behandelt werden, deren Herstellung der Kontrolle nach dem AMG unterliegt und die über eine Zulassung oder Registrierung verfügen. Insoweit sind, wie Sie selbst ausführen, die anerkannten Regeln des Arzneibuches wie auch ein hohes Maß an persönlicher Sorgfalt zu beachten.

Arzneimittelkommission

Einige Länder haben spezielle Regelungen für den Bereich der von Ärzten bzw. Heilpraktikern selbst hergestellten und von ihnen angewendeten Arzneimittel getroffen. Soweit diese für Sie von Interesse sind, rege ich an, sich unmittelbar an die Obersten Landesgesundheitsbehörden zu wenden. ..."

Aus dem Schreiben der entsprechenden Behörden kann Folgendes abgeleitet werden:

Durch das 8. Gesetz zur Änderung des Arzneimittelgesetzes (AMG) dürften nach den Bestimmungen des § 43 AMG apothekenpflichtige Arzneimittel außer in den Fällen des § 47 AMG berufs- oder gewerbsmäßig für den Endkunden nur in Apotheken in Verkehr gebracht werden. Aus der amtlichen Begründung ergebe sich, dass die der Apothekenpflicht unterliegenden Arzneimittel nur in Apotheken in den Verkehr gebracht werden dürften und dass auch eine unentgeltliche Abgabe durch andere Stellen unterbleiben müsse.

Die Anwendung von Arzneimitteln am Patienten in der ärztlichen oder zahnärztlichen Praxis sowie in der Praxis des Heilpraktikers sei durch diese Regelung nicht in Frage gestellt, weil sie nicht als Abgabe einzuordnen sei.

Dies bedeutet, der Heilpraktiker darf den Inhalt von Ampullen durch eine Injektion anwenden, sofern das in der Ampulle befindliche Arzneimittel nicht verschreibungspflichtig ist. Das Gleiche gilt für die direkte Anwendung von Salben und Einreibungen oder die orale Verabreichung eines homöopathischen oder pflanzlichen Arzneimittels.

Über die Bevorratung von Arzneimitteln in den Praxisräumen würde mit dieser Gesetzesänderung keine Aussage getroffen. Arzneimittel, von denen der Inhalt einer Einheit, z. B. Salbentuben, Spraydosen, Pflasterstreifen, bei mehreren Patienten verwendet werde oder die für eine Notfallversorgung zur Verfügung stehen müssten, könnten als Praxisbedarf vorrätig gehalten werden.

Allgemein zählen zum Praxisbedarf Arzneimittel, die ihrer Art nach bei mehr als einem Patienten Verwendung finden oder bei Notfällen sowie im Zusammenhang mit einem ärztlichen Eingriff bei mehr als einem Patienten zur Verfügung stehen müssen. Diese darf und sollte der Heilpraktiker vorrätig halten und kann sie auch der Patientin oder dem Patienten in Rechnung stellen. Hier würde man das homöopathische Arzneimittel finden, welches in der Praxis steht und aus dem der Patient jeweils einige Globuli direkt einnimmt. Eine Abgabe von Globuli etc. an den Patienten ist arzneimittelrechtlich nicht möglich. Auch eine Durchstechfla-

Arzneimittelkommission

sche für Injektionsarzneimittel ist hier zu finden, auch wenn die Verwendung von Durchstechflaschen und die Verwendung von Injektionslösungen bei mehreren Patienten aus hygienischen Gründen in einer Naturheilpraxis problematisch ist.

Mittel, die nur für einen Patienten bestimmt sind, zählen nicht zum Praxisbedarf. Für diese hat der Heilpraktiker Individualverordnungen auszustellen, die der Patient in einer Apotheke seiner Wahl einlöst. So erhält der Patient die Möglichkeit, sich in der Apotheke über das homöopathische Arzneimittel, seine Indikation, Wechselwirkungen usw. zu informieren.

Brechampullen zur Injektion fallen unter diesen Bereich. Eine Ampulle gilt hier als Arzneimittel, welches nur bei einem Patienten angewendet wird, und bedarf der Individualverordnung über die Apotheke. Eine Vorrätighaltung von Ampullenpräparaten ist nur für den Notfallvorrat möglich, dabei kann es sich durchaus um naturheilkundliche Notfälle handeln, also z. B. um ein Neuraltherapeutikum für den Notfall eines akuten Hexenschusses oder ein homöopathisches Injektionspräparat für akute Gallenbeschwerden etc. Ob man davon allerdings mehr als z. B. 6 oder 10 Ampullen je Präparat in der Praxis vorrätig halten muss, ist fraglich.

Neufassung des Gesetzes über den Verkehr mit Arzneimitteln (Arzneimittelgesetz – AMG)

„Arzneimittelgesetz in der Fassung der Bekanntmachung vom 12. Dezember 2005 (BGBl. I S. 3394), das zuletzt durch Artikel 1 des Gesetzes vom 19. Juli 2023 (BGBl. 2023 I Nr. 197) geändert worden ist."

Quelle: http://www.gesetze-im-internet.de/bundesrecht/amg_1976/gesamt.pdf

Durch das neue Arzneimittelgesetz wird der gesamte Bereich des Arzneimittelrechts rechtlich geregelt. Es werden z. B. der Zweck des Gesetzes, Begriffsbestimmungen und der Anwendungsbereich des AMG beschrieben. Auch die Anforderungen an die Arzneimittel, die Herstellung von Arzneimitteln, die Zulassung und die Registrierung von Arzneimitteln, der Schutz des Menschen bei der klinischen Prüfung, die Abgabe von Arzneimitteln, die Sicherung und Kontrolle der Qualität, Sondervorschriften für Arzneimittel für Tiere, die Beobachtung, Sammlung und Auswertung von Arzneimittelrisiken, die Überwachung der Arzneimittel, Sondervorschriften für Bundeswehr, Bundespolizei, Bereitschaftspolizei und Zivilschutz werden beschrieben. Ebenfalls regelt das AMG die Einfuhr und Ausfuhr von Arzneimitteln, Regelungen zum Informationsbeauftragten und Pharmaberater, die Bestimmung der zuständigen Bundesoberbehörden und die Haftung für Arzneimittelschäden. Den Abschluss des Gesetzes bilden Straf- und Bußgeldvorschriften, Überleitungs- und Übergangsvorschriften.

Im folgenden Beitrag werden die im Besonderen für den Heilpraktiker bedeutsamen Teile des Gesetzes geschildert. Das gesamte Gesetz und ein heilpraktikerspezifischer Auszug finden sich auch auf der Homepage der Arzneimittelkommission unter www.ddh-online.de.

Nach § 1 des AMG ist es der Zweck dieses Gesetzes, im Interesse einer ordnungsgemäßen Arzneimittelversorgung von Mensch und Tier für die Sicherheit im Verkehr mit Arzneimitteln, insbesondere für die Qualität, Wirksamkeit und Unbedenklichkeit der Arzneimittel, nach Maßgabe der folgenden Vorschriften zu sorgen. Dazu muss das AMG auch viele Begriffe definieren, denn alle gesetzlichen Regelungen müssen sich auf klar präzisierte Rechtsbegriffe beziehen.

Arzneimittelkommission

Im § 2 des AMG wird der Arzneimittelbegriff definiert. Dabei sind Arzneimittel Stoffe, die zur Anwendung im oder am menschlichen oder tierischen Körper bestimmt sind und als Mittel mit Eigenschaften zur Heilung oder Linderung oder zur Verhütung menschlicher oder tierischer Krankheiten oder krankhafter Beschwerden bestimmt sind. Arzneimittel können auch verabreicht werden, um entweder die physiologischen Funktionen durch eine pharmakologische, immunologische oder metabolische Wirkung wiederherzustellen, zu korrigieren oder zu beeinflussen oder eine medizinische Diagnose zu erstellen. Keine Arzneimittel sind zum Beispiel:

- Lebensmittel im Sinne des Lebensmittel- und Futtermittelgesetzbuches,
- kosmetische Mittel im Sinne des Lebensmittel- und Futtermittelgesetzbuches,
- Tabakerzeugnisse im Sinne des § 3 des Vorläufigen Tabakgesetzes,
- Medizinprodukte und Zubehör für Medizinprodukte im Sinne des Medizinproduktegesetzes, es sei denn, es handelt sich um Arzneimittel,
- Organe im Sinne des Transplantationsgesetzes, wenn sie zur Übertragung auf menschliche Empfänger bestimmt sind.

Stoffe im Sinne dieses Gesetzes sind nach § 3 AMG sowohl chemische Elemente und chemische Verbindungen sowie deren natürlich vorkommende Gemische und Lösungen, Pflanzen, Pflanzenteile, Pflanzenbestandteile, Algen, Pilze und Flechten in bearbeitetem oder unbearbeitetem Zustand, Tierkörper, auch lebender Tiere, sowie Körperteile, -bestandteile und Stoffwechselprodukte von Mensch oder Tier in bearbeitetem oder unbearbeitetem Zustand sowie Mikroorganismen einschließlich Viren sowie deren Bestandteile oder Stoffwechselprodukte.

Das Arzneimittelgesetz definiert auch die Arzneimittel der besonderen Therapierichtungen. So ist nach § 4 Abs. 26 ein homöopathisches Arzneimittel ein Arzneimittel, das nach einem im Europäischen Arzneibuch oder, in Ermangelung dessen, nach einem in den offiziell gebräuchlichen Pharmakopöen der Mitgliedstaaten der Europäischen Union beschriebenen homöopathischen Zubereitungsverfahren hergestellt worden ist. Pflanzliche Arzneimittel sind nach § 4 Absatz 29 Arzneimittel, die als Wirkstoff ausschließlich einen oder mehrere pflanzliche Stoffe oder eine oder mehrere pflanzliche Zubereitungen oder einen oder mehrere solcher pflanzlichen Stoffe in Kombination mit einer oder mehreren solcher pflanzlichen Zubereitungen enthalten. Nach § 4 Absatz 33 ist ein anthroposophisches Arzneimittel ein Arzneimittel, das nach der anthroposophischen Menschen- und Naturerkenntnis entwickelt wurde, nach einem im Europäischen Arzneibuch oder, in Ermangelung dessen, nach einem in den offiziell gebräuchlichen Pharmakopöen der Mitgliedstaaten der Europäischen Union beschriebenen homöopathischen Zubereitungsverfahren oder nach einem besonderen anthroposophischen Zubereitungsverfahren hergestellt worden ist und das bestimmt ist, entsprechend den Grundsätzen der anthroposophischen Menschen- und Naturerkenntnis angewendet zu werden.

Der § 4a Absatz 3 des alten AMG ist weggefallen. Dadurch fallen Arzneimittel, die ein Arzt, Tierarzt oder eine andere Person, die zur Ausübung der Heilkunde befugt ist, bei Mensch oder Tier anwendet, soweit die Arzneimittel ausschließlich zu diesem Zweck unter der unmittelbaren fachlichen Verantwortung des anwendenden Arztes, Tierarztes oder der anwendenden Person, die zur Ausübung der Heilkunde befugt ist, hergestellt worden sind, nicht unter die Ausnahmen vom Geltungsbereich des AMG. Dies bedeutet für den Heilpraktiker, dass eine Arzneimittelherstellung in der Praxis zur direkten Anwendung am Patienten nun unter die Bedingungen des AMG fällt.

Der § 13 des AMG regelt die Herstellungserlaubnis für Arzneimittel, wobei der Heilpraktiker nach § 13 Abs. 2b von der Erlaubnispflicht befreit wurde. Im Gesetz heißt es dazu: "Einer Erlaubnis nach Absatz 1 bedarf ferner nicht eine Person, die Arzt ist oder sonst zur Ausübung der Heilkunde bei Menschen befugt ist, soweit die Arzneimittel unter ihrer unmittelbaren fachlichen Verantwortung zum Zwecke der persönlichen Anwendung bei einem bestimmten Patienten hergestellt werden."

Die unmittelbare fachliche Verantwortung und die persönliche Anwendung bei einem bestimmten Patienten bedeuten aber auch, dass der Heilpraktiker, der Arzneimittel zubereitet, um diese direkt anzuwenden, seiner persönlichen Sorgfaltspflicht auch gerecht werden muss. Dies gilt z. B. auch im Umgang mit Blutprodukten, wo durch das "Alles in einer Hand"-Prinzip die Gefahr von Verwechslungen und damit von Infektionsübertragungen ausgeschlossen werden muss.

In § 20d des AMG wird bei Gewebezubereitungen ebenfalls von einer Erlaubnispflicht nach § 20b Abs. 1 und § 20c Abs. 1 für den Heilpraktiker abgesehen. Es heißt dazu im Gesetz: „Einer Erlaubnispflicht ... bedarf nicht eine Person, die Arzt ist oder sonst zur Ausübung der Heilkunde bei Menschen befugt ist und die dort genannten Tätigkeiten mit Ausnahme des Inverkehrbringens ausübt, um das Gewebe oder die Gewebezubereitung persönlich bei ihren Patienten anzuwenden. Dies gilt nicht für Arzneimittel, die zur klinischen Prüfung bestimmt sind."

Nach § 25 AMG ist die Beteiligung der Kommissionen D (Homöopathie), E (Phytotherapie) und C (Anthroposophie) bei der Zulassung der Arzneimittel der besonderen Therapierichtungen weiterhin vorgesehen.

Arzneimittelkommission

In § 25 Abs. 6 heißt es: „Vor der Entscheidung über die Zulassung eines Arzneimittels, das den Therapierichtungen Phytotherapie, Homöopathie oder Anthroposophie zuzurechnen ist und das nicht der Verschreibungspflicht nach § 48 Abs. 2 Nr. 1 unterliegt, ist eine Zulassungskommission zu hören. Die Anhörung erstreckt sich auf den Inhalt der eingereichten Unterlagen, der Sachverständigengutachten, der angeforderten Gutachten, die Stellungnahmen der beigezogenen Sachverständigen, das Prüfungsergebnis und die Gründe, die für die Entscheidung über die Zulassung wesentlich sind, oder die Beurteilung durch die Gegensachverständigen …

Das Bundesministerium beruft … die Mitglieder der Zulassungskommission unter Berücksichtigung von Vorschlägen der Kammern der Heilberufe, der Fachgesellschaften der Ärzte, Zahnärzte, Tierärzte, Apotheker, Heilpraktiker sowie der für die Wahrnehmung ihrer Interessen gebildeten maßgeblichen Spitzenverbände der pharmazeutischen Unternehmer, Patienten und Verbraucher."

In § 38 und § 39 des AMG regelt dieses die Registrierung von homöopathischen Arzneimitteln sowie in § 39a bis d die Registrierung von traditionellen pflanzlichen Arzneimitteln.

In § 47 des AMG wird der Vertriebsweg für Arzneimittel geregelt und dabei festgestellt, dass Arzneimittel, die apothekenpflichtig sind, auch nur über Apotheken abgegeben werden dürfen. Dies betrifft in vielen Fällen auch den Praxisbedarf des Heilpraktikers. Einige Ausnahmen, die das Gesetz definiert, sind medizinische Gase, Blutegel und Fliegenlarven, wenn bei diesen die Abgabe an den Heilpraktiker zulässig ist.

Arzneimittelkommission

Arznei-, Nahrungs- und Lebensmittel

Die aktuelle Diskussion auf dem Lebensmittelmarkt wird national und international immer mehr durch Lebensmittel mit besonderem Gesundheitsaspekt beeinflusst. Auch auf den deutschen Markt drängen immer mehr sog. Wellness-Produkte. In diesem Bereich fielen in jüngster Zeit vor allem die vielfältigen Joghurt-Produkte (LC 1 von Nestlé, ProCult von der Molkerei Müller etc.) auf. Die in Deutschland geltenden Regelungen ergeben sich zunächst aus dem Arzneimittelgesetz und dem Lebensmittel- und Bedarfsgegenständegesetz.

Die in § 2 des AMG existierende Definition für Arzneimittel lautet, wenn man sie auf das Wesentliche des § 2 Abs. 2 Nr. 1 zusammenfasst: „Arzneimittel sind Stoffe und Zubereitungen aus Stoffen, die dazu bestimmt sind, durch Anwendung am oder im menschlichen oder tierischen Körper Krankheiten, Leiden, Körperschäden oder krankhafte Beschwerden zu heilen, zu lindern, zu verhüten oder zu erkennen."

Die in § 1 des Lebensmittel- und Bedarfsgegenständegesetzes (LMBG) festgeschriebene Lebensmitteldefinition lautet: „Lebensmittel im Sinne dieses Gesetzes sind Stoffe, die dazu bestimmt sind, in unverändertem, zubereiteten oder verarbeiteten Zustand verzehrt zu werden. Ausgenommen sind Stoffe, die überwiegend dazu bestimmt sind, zu anderen Zwecken als zur Ernährung oder zum Genuss verzehrt zu werden."

Darüber hinaus ist noch im Lebensmittel- und Bedarfsgegenständegesetz die Gruppe der diätetischen Lebensmittel zu finden. Unter diätetischen Lebensmitteln versteht man Lebensmittel für einen besonderen Ernährungszweck bestimmter Verbrauchergruppen, die sich durch ihre Zusammensetzung oder ihr Herstellungsverfahren von Lebensmitteln des allgemeinen Verzehrs unterscheiden. Als solche bestimmte Verbrauchergruppen können z. B. Säuglinge, Kleinkinder oder Personen mit Störungen des Stoffwechsels sowie andere Personen mit einem besonderen Ernährungsbedarf gelten.

Die so genannten Nahrungsergänzungsmittel oder Food Supplements sind noch nicht gesetzlich definiert. Bestimmungen aus verschiedenen rechtlichen Vorschriften lassen jedoch eine gewisse Beschreibung dieser Produktgruppe zu. So gibt z. B. die „Nährwert-Kennzeichnungsverordnung" einen Hinweis darauf, dass Nahrungsergänzungen der Ergänzung der Nahrung durch die gezielte Zufuhr von Vitaminen, Mineralstoffen, essentiellen Fettsäuren oder bestimmten Eiweißstoffen und Kohlenhydraten dienen sollen. Diese Nährstoffe sollen in bedarfsgerechter Form angeboten werden, die vorwiegend Kapsel-, Pulver- oder Tablettenform beinhaltet.

Arzneimittelkommission

Die Einordnung verschiedener Produkte als Arznei- oder Lebensmittel fällt trotz der abstrakten Abgrenzungskriterien häufig schwer und hat zu einer Vielzahl von Rechtsstreitigkeiten und unterschiedlichen Entscheidungen geführt. Entscheidend für die Einordnung ist nach § 1 LMBG die überwiegende Zweckbestimmung des Produkts anhand objektiver Kriterien. Dabei spielt die allgemeine Verkehrsauffassung, die sich aus der Verbrauchererwartung zu einem bestimmten Produkt ergibt, die größte Rolle. Produktmerkmale wie die Verkehrsbezeichnung, die Aufmachung, die Darreichungsform, die Werbung, der Preis und der Vertriebsort gestalten diese Verbrauchererwartung und beeinflussen die allgemeine Verkehrsauffassung.

Arzneimittel und Kosmetika

Ein weiteres Abgrenzungsproblem besteht zwischen Arzneimitteln und Kosmetika. Das Spannungsfeld entsteht, da Arzneimittel ausweislich der Definition in § 2 Abs. 1 Nr. 5 AMG auch solche Stoffe sein können, die die Beschaffenheit, den Zustand oder die Funktion des Körpers oder seelische Zustände beeinflussen.

Auf der anderen Seite bestimmt § 4 Abs. 1 LMBG, dass kosmetische Mittel diejenigen Stoffe oder Zubereitungen aus Stoffen sind, die dazu bestimmt sind, äußerlich am Menschen zur Reinigung oder Pflege angewendet zu werden, es sei denn, dass sie überwiegend dazu bestimmt sind, Krankheiten, Leiden, Körperschäden oder krankhafte Beschwerden zu lindern oder zu beseitigen. Aus dieser Definition geht hervor, dass z. B. die reine Krankheitsprophylaxe ein Mittel nicht daran hindert, Kosmetikum zu sein. Aus der Definition in § 4 Abs. 1 LMBG ergeben sich einige hervorstechende Merkmale, anhand derer ein Mittel als Kosmetikum beurteilt werden kann. Zum einen geht es hier um Stoffe oder Zubereitungen aus Stoffen, zum anderen um den Ort der Anwendung. Die Anwendung darf nämlich nur äußerlich oder in der Mundhöhle stattfinden. Zum anderen geht es auch hier um die Zweckbestimmung bzw. Verwendung des Produkts. Zweckbestimmung kann neben der Reinigung oder Pflege die Beeinflussung des Aussehens oder des Körpergeruchs oder aber auch die Vermittlung von Geruchseindrücken sein. Beispielhaft für ein Produkt im Grenzbereich zwischen Lebensmittel und Kosmetikum ist die typische „Kosmetik von innen", die z. B. als Hautschutz oder Sonnenschutzprophylaxe angeboten wird. Derartige Mittel sollen einen rein kosmetischen Zweck haben, werden aber als Kapsel zum Schlucken oder zum Verzehr angeboten und fallen damit aus der Kosmetikdefinition, die eine äußerliche Anwendung voraussetzt, heraus.

Vergleiche unter anderem auch die Berichte der Arzneimittelkommission der deutschen Heilpraktiker (AMK), 53123 Bonn, und für die folgenden Ausführungen www.ddh-online.de/amk.

Arzneimittelkommission

Die Arzneimittelkommission der deutschen Heilpraktiker, die im Auftrag der Deutschen Heilpraktikerverbände (DDH) arbeitet und eine Stufenplanbeteiligte nach § 63 des Arzneimittelgesetzes ist, hat unter anderem die Aufgabe, die deutschen Heilpraktiker über Risiken in der Arzneimittelanwendung und über rechtliche Änderungen zu informieren.

16. Novelle des Arzneimittelgesetzes

Das 16. Gesetz zur Änderung des Arzneimittelgesetzes (16. AMG-Novelle) ist am 10. Oktober 2013 vom Bundespräsidenten ausgefertigt und im Bundesgesetzblatt verkündet worden. Es trat 1. April 2014 in Kraft. Die vollständige Fassung der Gesetzesänderung, eine Auszugsfassung mit für den Heilpraktiker bedeutsamen Teilen des Gesetzes und eine Zusammenfassung ist im Homepagebereich der Arzneimittelkommission bei den Deutschen Heilpraktikerverbänden nachzulesen.

Novelle des Medizinproduktegesetzes

Das Medizinproduktegesetz (MPG) wurde durch das Bundesministerium für Gesundheit einer Bearbeitung unterzogen und vom Deutschen Bundestag beschlossen. Die Novellierung wurde am 31. Juli 2009 im Bundesgesetzblatt veröffentlicht. Die vollständige Fassung der Gesetzesänderung und eine Zusammenfassung der für den Heilpraktiker bedeutsamen Regelungen ist im Homepagebereich der Arzneimittelkommission bei den Deutschen Heilpraktikerverbänden nachzulesen.

Ausnahme von der Verschreibungspflicht

Der Sachverständigenausschuss für Verschreibungspflicht nach § 53 AMG im Bundesinstitut für Arzneimittel und Medizinprodukte hat u. a. folgende Empfehlung beschlossen, die für die Heilpraktikerinnen und Heilpraktiker von besonderer Bedeutung ist. Der Ausschuss hat empfohlen, folgende Arzneimittel aus der Verschreibungspflicht zu entlassen:

Arzneimittelkommission

Dexamethason zur einmaligen parenteralen Anwendung in wässriger Lösung in Ampullen/Fertigspritzen mit 40 mg Wirkstoff und bis zu maximal 3 Packungseinheiten (entsprechend 120 mg Wirkstoff) für die Notfallbehandlung anaphylaktischer Reaktionen zur Abgabe an Heilpraktiker im Rahmen ihrer Berufsausübung.

Epinephrin-Autoinjektoren zur einmaligen Anwendung bei akuten anaphylaktischen Notfällen in Packungsgrößen bis zu einer Packungseinheit zur Abgabe an Heilpraktiker im Rahmen ihrer Berufsausübung.

Dexamethason

Das synthetische Glukocorticoid Dexamethason ist ein Derivat des körpereigenen Cortisols. Der Wirkungsmechanismus von Dexamethason besteht in einer Hemmung der Prostaglandinsynthese. Da die Prostaglandine Entzündungsmediatoren sind, also entzündliche Reaktionen vermitteln, eignet sich Dexamethason zur Behandlung von anaphylaktischen, allergischen Reaktionen.

Durch die Prostaglandinsynthesehemmung werden die entzündlichen Reaktionen gehemmt und damit vor allem die Vasodilatation (Gefäßerweiterung) und die Exsudation (Austritt von Plasmaflüssigkeit in das Gewebe). Dadurch wird das Blutvolumen im Inneren der Gefäße gehalten und der Kreislaufzusammenbruch verhindert oder zumindest verzögert.

Dexamethason steht als Injektionslösung zur Verfügung. Neben den klinischen Anwendungsgebieten des akuten Hirnödems, des schweren akuten Asthmaanfalls, akuten schweren Hautkrankheiten und der Anfangsbehandlung von Autoimmunkrankheiten (Lupus erythematodes, Panarteritis nodosa, rheumatoide Arthritis) findet Dexamethason Anwendung bei der Notfallbehandlung von anaphylaktischen Schocksituationen.

Im Rahmen der Notfallbehandlung werden 40–100 mg Dexamethasondihydrogenphosphat i. v. appliziert. Bei Bedarf kann auch eine Wiederholungsinjektion gegeben werden, wobei bis dahin der sofort gerufene Notarzt präsent ist und diese Entscheidung treffen kann.

Bei der kurzfristigen Anwendung von Dexamethason gibt es keine Kontraindikationen. Lediglich bei einer Langzeitbehandlung wären Kontraindikationen zu beachten, was aber durch die Notfalleinschränkung bei der Ausnahme von der Verschreibungspflicht keine Rolle spielt.

Während und nach der Injektion ist der Patient in seiner Herz-Kreislauf-Situation streng zu überwachen, was aber bei einer anaphylaktischen Schocksituation in jedem Fall geschehen muss.

Epinephrin

Epinephrin (Adrenalin) ist ein Catecholamin, welches als Hormon des Nebennierenmarks bzw. als Neurotransmitter des Sympathicus eine Rolle spielt. Die Hauptwirkungen von Epinephrin nach therapeutischen Dosen sind eine Relaxation der glatten Muskulatur im Bronchialbaum und eine kardiale Stimulation sowie ein erhöhter systolischer und diastolischer Blutdruck. Epinephrin hat neben der indirekten sympathomimetischen Wirkung auch direkte Wirkungen auf Adrenozeptoren (adrenerge Rezeptoren).

Anwendungsgebiete für den Einsatz von Epinephrin sind Herz-Kreislauf-Stillstände, schwere Kreislaufstörungen und die Behandlung von schweren allergischen Akutreaktionen sowie die Notfallbehandlung des anaphylaktischen Schocks bei Patienten mit bekannter Überempfindlichkeit gegen Insektenstiche (z. B. Wespenstich) oder bei Arzneimittelallergien.

Kontraindikationen können Verengungen der Harnröhre beim Prostataadenom sein, was in einer anaphylaktischen Notfallsituation allerdings zu vernachlässigen wäre. Bei der Injektion von Epinephrin kann es zu Unruhe, Spannung, Angstgefühlen, Zittern, Schwindel, Kältegefühl, Blässe, Schwitzen, Schwäche, Benommenheit, Kopfschmerzen, Hypersalivation, Tachykardie, Dyspnoe, Hypokaliämie, metabolischer Azidose, Hypomagnesiämie, Übelkeit, psychotischen Zuständen, zerebralen Krampfanfällen, Mydriasis, Miktionsschwierigkeiten, Muskelkrämpfen, Vasokonstriktion, Blutdruckanstieg, myokardialer Ischämie, Myokardschäden, Extrasystolen, Kammerflimmern, Herzstillstand, Lungenödem, Oligurie und Anurie kommen. Bei einer lokalen Anwendung können durch die starke Gefäßkonstriktion auch ischämische Nekrosen entstehen.

Die lebensbedrohliche Situation bei einem anaphylaktischen Schock und die reale Situation, dass der schnellstens gerufene Notarzt dann ja auch auf eventuelle Nebenwirkungen reagieren kann, führen zur Vernachlässigung dieser Risiken.

Die Applikation des Epinephrin erfolgt über Autoinjektoren, die für die direkte Anwendung, auch durch die betroffenen Patienten bei bekannter Allergie, z. B. bei Wespenstichen, zugelassen sind.

Arzneimittelkommission

Mit der Anwendung von Epinephrin und Dexamethason besteht nun die Möglichkeit, eine anaphylaktische Reaktion bis zum Eintreffen des Notarztes zu beherrschen und damit entsprechend der Sorgfaltspflicht des Heilpraktikers die notwendigen Notfallmaßnahmen bei gestörter Vitalfunktion zu veranlassen. Die notwendigen Kenntnisse über die Kontrolle der Vitalfunktionen und ggf. auch die direkten Maßnahmen der Reanimation verstehen sich von selbst. Das Gleiche gilt für die Kenntnisse über die Anfangs-Symptome einer allergischen und anaphylaktischen Reaktion.

Gesetze über Medizinprodukte (Medizinproduktegesetz – MPG)

„Medizinproduktegesetz in der Fassung der Bekanntmachung vom 7. August 2002 (BGBl. I S. 3146), das zuletzt durch Artikel 223 der Verordnung vom 19. Juni 2020 (BGBl. I S. 1328) geändert worden ist."

Quelle: http://www.gesetze-im-internet.de/mpg/BJNR196300994.html

Durch das neue Medizinproduktegesetz wird der gesamte Bereich der Medizinprodukte rechtlich geregelt, wobei hierbei in erster Linie europäische Richtlinien umgesetzt worden sind. Es werden z. B. der Zweck des Gesetzes, Begriffsbestimmungen und der Anwendungsbereich des MPG beschrieben, auch die Anforderungen an die Medizinprodukte und deren Vertrieb, die Überwachungsstellen der Medizinprodukte, die klinische Bewertung der Medizinprodukte, die klinische Prüfung, die Überwachung und der Schutz vor Risiken, das Medizinprodukte-Beobachtungs- und Meldesystem, die Benennung der zuständigen Behörden, die Informationssysteme in Deutschland und Europa sowie die Zusammenarbeit der Behörden in Deutschland und Europa. Den Abschluss des Gesetzes bilden Straf- und Bußgeldvorschriften, Überleitungs- und Übergangsvorschriften.

Im folgenden Beitrag werden die im Besonderen für den Heilpraktiker bedeutsamen Teile des Gesetzes geschildert. Das gesamte Gesetz finden Sie auch auf der Homepage der Arzneimittelkommission unter www.ddh-online.de.

Nach § 1 ist es Zweck dieses Gesetzes, den Verkehr mit Medizinprodukten zu regeln und dadurch für die Sicherheit, Eignung und Leistung der Medizinprodukte sowie die Gesundheit und den erforderlichen Schutz der Patienten, Anwender und Dritter zu sorgen.

Das Gesetz gilt nach § 2 Abs. 1 für Medizinprodukte und deren Zubehör. Dabei wird Zubehör als eigenständiges Medizinprodukt behandelt. Das Gesetz gilt nach § 2 Abs. 2 auch für das Anwenden, Betreiben und Instandhalten von Produkten, die nicht als Medizinprodukte in Verkehr gebracht wurden, aber mit der Zweckbestimmung eines Medizinproduktes im Sinne der Anlagen 1 und 2 der Medizinprodukte-Betreiberverordnung eingesetzt werden. Sie gelten als Medizinprodukte im Sinne dieses Gesetzes.

Arzneimittelkommission

Das Gesetz gilt nach § 2 Absatz 5 nicht für Arzneimittel, kosmetische Mittel, menschliches Blut, Produkte aus menschlichem Blut, menschliches Plasma oder Blutzellen menschlichen Ursprungs oder Produkte, Transplantate oder Gewebe oder Zellen menschlichen Ursprungs und Produkte, die Gewebe oder Zellen menschlichen Ursprungs enthalten oder aus solchen Geweben oder Zellen gewonnen wurden, Transplantate oder Gewebe oder Zellen tierischen Ursprungs.

Medizinprodukte sind nach § 3 alle einzeln oder miteinander verbunden verwendeten Instrumente, Apparate, Vorrichtungen, Stoffe und Zubereitungen aus Stoffen oder andere Gegenstände einschließlich der für ein einwandfreies Funktionieren des Medizinproduktes eingesetzten Software, die vom Hersteller zur Anwendung für Menschen mittels ihrer Funktionen zum Zwecke

a) der Erkennung, Verhütung, Überwachung, Behandlung oder Linderung von Krankheiten,

b) der Erkennung, Überwachung, Behandlung, Linderung oder Kompensierung von Verletzungen oder Behinderungen,

c) der Untersuchung, der Ersetzung oder der Veränderung des anatomischen Aufbaus oder eines physiologischen Vorgangs oder

d) der Empfängnisregelung zu dienen bestimmt sind und deren bestimmungsgemäße Hauptwirkung im oder am menschlichen Körper weder durch pharmakologisch oder immunologisch wirkende Mittel noch durch Metabolismus erreicht wird, deren Wirkungsweise aber durch solche Mittel unterstützt werden kann.

Heilpraktiker zählen nach der Definition des MPG als Fachkreise, die Medizinprodukte in Betrieb nehmen, betreiben oder anwenden. Damit muss der Heilpraktiker auch die Regelungen des MPG und die begleitenden Verordnungen kennen und anwenden.

In § 4 sind Verbote zum Schutz von Patienten, Anwendern und Dritten enthalten.

Es ist nach § 4 Abs. 1 verboten, Medizinprodukte in den Verkehr zu bringen, zu errichten, in Betrieb zu nehmen, zu betreiben oder anzuwenden, wenn der begründete Verdacht besteht, dass sie die Sicherheit und die Gesundheit der Patienten, der Anwender oder Dritter bei sachgemäßer Anwendung, Instandhaltung und ihrer Zweckbestimmung entsprechender Verwendung über ein nach den

Erkenntnissen der medizinischen Wissenschaften vertretbares Maß hinausgehend unmittelbar oder mittelbar gefährden oder das Datum abgelaufen ist, bis zu dem eine gefahrlose Anwendung nachweislich möglich ist. Dies bedeutet, dass der Heilpraktiker als Betreiber und Anwender auch verantwortlich dafür ist, dass es zu keiner Gefährdung des Anwenders und auch des Patienten kommt.

Es ist nach § 4 Abs. 2 ferner verboten, Medizinprodukte in den Verkehr zu bringen, wenn sie mit irreführender Bezeichnung, Angabe oder Aufmachung versehen sind. Eine Irreführung liegt insbesondere dann vor, wenn

1. Medizinprodukten eine Leistung beigelegt wird, die sie nicht haben,

2. fälschlich der Eindruck erweckt wird, dass ein Erfolg mit Sicherheit erwartet werden kann oder dass nach bestimmungsgemäßem oder längerem Gebrauch keine schädlichen Wirkungen eintreten,

3. zur Täuschung über die in den grundlegenden Anforderungen nach § 7 festgelegten Produkteigenschaften geeignete Bezeichnungen, Angaben oder Aufmachungen verwendet werden, die für die Bewertung des Medizinproduktes mitbestimmend sind.

Dies bedeutet für den Heilpraktiker als Anwender oder Betreiber, dass keine Irreführung über die Leistung, die Wirkung oder den Erfolg der Anwendung der Medizinprodukte gemacht werden darf. Dies bedeutet z. B., dass die Aussagen über eine mögliche naturheilkundliche Wirkung, die nicht durch wissenschaftliche Nachweise bestätigt wird, nur unter Vorsicht bzw. als eben nicht sichere bzw. nachgewiesene Wirkung gemacht werden dürfen.

Nach § 6 Abs. 1 dürfen Medizinprodukte in Deutschland nur in den Verkehr gebracht oder in Betrieb genommen werden, wenn sie mit einer CE-Kennzeichnung gekennzeichnet sind. Mit der CE-Kennzeichnung dürfen Medizinprodukte nur versehen werden, wenn die grundlegenden Anforderungen des MPG erfüllt werden. Um sicher zu sein, dass ein Medizinprodukt diese Anforderungen erfüllt, muss sich der anwendende Heilpraktiker über das Vorliegen der CE-Kennzeichnung versichern und auch über die ordnungsgemäße Zulassung des Medizinprodukts. Die Anforderungen basieren auf den in § 7 genannten EU-Richtlinien.

Nach § 14 des MPG wird geregelt, dass Medizinprodukte nur nach Maßgabe der Rechtsverordnung nach § 37 Absatz 5 des MPG errichtet, betrieben, angewendet und instand gehalten werden. Sie dürfen nicht betrieben und angewendet werden, wenn sie Mängel aufweisen, durch die Patienten, Beschäftigte oder Dritte gefährdet werden können. Diese Verordnung des Bundesministeriums für Gesundheit muss der Anwender und Betreiber beachten.

Neben der Beachtung der Regeln für die Verwendung von zugelassenen und mit CE-Kennzeichnung versehenen Medizinprodukten ist es für den Heilpraktiker von großer Bedeutung, dass die in der Praxis bewährten Medizinprodukte erhalten bleiben und auch innovative Neuentwicklungen weiterhin möglich sind. Dabei ist der § 4 mit dem Verbot der Irreführung und Täuschung besonders kritisch. In Zusammenarbeit der Hersteller von Medizinprodukten mit den Anwendern gilt es für die Zukunft, Nachweise über die Wirkung und die möglichen Risiken der einzelnen Medizinprodukte zu erstellen. Da bei vielen Medizinprodukten, die im Bereich der Naturheilkunde, in der Heilpraktikerpraxis, angewendet werden, der naturwissenschaftliche Nachweis schwierig ist, birgt in diesem Punkt das Gesetz auch Gefahren und Risiken. Die Arzneimittelkommission der deutschen Heilpraktiker wird sich hier in Zukunft verstärkt um eine intensive Zusammenarbeit der Herstellerfirmen, der Arzneimittelkommission und der Heilpraktikerverbände bemühen.

Es ist wichtig, dass es Wirkungsnachweise und Wirkungsmodelle für Medizinprodukte gibt, die den Kriterien der Evidenz entsprechen, wobei die veröffentlichte Anwenderbeobachtung bzw. Anwendererfahrung auch einer gewissen Evidenz entspricht.

Aktuelles über Arzneimittel in der Heilpraktikerpraxis

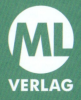

Aktuelles über Arzneimittel in der Heilpraktikerpraxis

Die Verordnung und Anwendung von Arzneimitteln, deren Lagerung und Herstellung regelt in Deutschland das Arzneimittelgesetz (AMG). Nach einem ersten umfassenden Arzneimittelgesetz aus dem Jahr 1961 musste schon 1976 ein neues Arzneimittelgesetz verabschiedet werden, da das Gesetz von 1961 in seinen Sicherheitskriterien durch den Conterganskandal mit seinen Grenzen deutlich wurde. Besonders die Risikobeurteilung vor der Arzneimittelzulassung als auch die Risikobeurteilung von Nebenwirkungen und Schadwirkungen nach der Zulassung, also im Rahmen der Anwendung bei Patientinnen und Patienten war unzureichend, so dass es nach den ersten Hinweisen auf die Conterganmissbildungen über ein Jahr dauerte bis diese Information bei den Behörden angekommen ist.

Im Jahr 1976 wurde das Arzneimittelgesetz grundlegend überarbeitet und wird seitdem immer wieder novelliert, zuletzt am 20.12.2022. Der aktuelle Stand des Arzneimittelgesetzes ist im Onlineverzeichnis des Bundesministeriums der Justiz (www.gesetze-im-internet.de/amg_1976) zu finden.

Im Arzneimittelgesetz aus dem Jahr 1976 wurde ein deutlich höheres Sicherheitsniveau im Gesetz verankert und durch die Risikobeobachtung im Rahmen des Stufenplans werden Arzneimittel auch nach ihrer Zulassung im Markt beobachtet und bei Hinweisen und Meldungen von Risiken und Nebenwirkungen reagieren die beteiligten Bundesbehörden, die Landesbehörden und die Vertreter der Arzneimittelkommissionen der Ärzte, Zahnärzte, Apotheker und Heilpraktiker gemeinsam um Maßnahmen zur Risikominimierung auf den Weg zu bringen.

Auch alle Heilpraktikerinnen und Heilpraktiker sind Teil dieses Sicherheitssystems, indem alle therapeutischen Berufe auch eine Meldepflicht beim Verdacht auf Arzneimittelnebenwirkungen haben, soweit diese nicht bereits bekannt sind.

Die Arzneimittelkommission der deutschen Heilpraktiker ist in diesem Stufenplan eingebunden und auf der Basis des Arzneimittelgesetzes Stufenplanbeteiligte. Die klassischen Arzneimittel der Naturheilkunde haben als „besondere Therapierichtungen" spezielle Zulassungskommissionen, die Kommission D für Homöopathika, die Kommission E für Phytotherapeutika und die Kommission C für Arzneimittel der anthroposophischen Medizin. Auch in diesen Zulassungskommissionen sowie der Deutschen Arzneibuchkommission und der Deutschen Homöopathischen Arzneibuchkommission ist die Arzneimittelkommission aktiv beteiligt.

Für Heilpraktikerinnen und Heilpraktiker in ihren Praxen bedeuten die Regeln und Vorschriften des Arzneimittelgesetzes, dass in der Praxis alle Arzneimittel angewendet und verordnet werden dürfen, die durch die deutsche Zulassungsbehörde BfArm (Bundesinstitut für Arzneimittel und Medizinprodukte) oder die europäische Zulassungsbehörde EMA (Europäische Arzneimittel Agentur) zugelassen oder registriert wurden und die nicht verschreibungspflichtig sind.

Bei einer Arzneimittelzulassung müssen Arzneimittel im Zulassungsverfahren durch den pharmazeutischen Unternehmer ihre Wirkungsnachweise sowie die Qualität der Herstellung und ihre Unbedenklichkeit nachweisen. Wenn es ein Risiko gibt, welches aber die Wirksamkeit und Bedeutung für die Patienten überwiegt, werden die Arzneimittel mit einer Verschreibungspflicht zugelassen.

Homöopathische Arzneimittel sind teilweise als zugelassene Arzneimittel im Markt, zugelassen nach den rechtlichen Vorgaben der Kommission D. Es gibt für homöopathische Arzneimittel aber auch die Möglichkeit als registrierte Arzneimittel in den Markt zu kommen (§ 38 AMG). Dabei muss der pharmazeutische Unternehmer die Qualität der Herstellung und die Unbedenklichkeit nachweisen, es wird aber keine spezielle Wirksamkeit nachgewiesen, wodurch registrierte Homöopathika auch keine Indikationen auf der Packung ausweisen dürfen. Darum dürfen Heilpraktiker dann in ihrer Werbung nicht mit bestimmten Wirkungen dieser registrierten Arzneimittel werben.

Neben den registrierten Homöopathika gibt es seit einigen Jahren auch die Möglichkeit traditionelle Phytotherapeutika als registrierte Arzneimittel im Markt zu haben (§ 39 AMG).

Neben den Fertigarzneimitteln der Homöopathie, der Phytotherapie und der anthroposophischen Medizin können Heilpraktiker auch andere nichtverschreibungspflichtige Arzneimittel und Medizinprodukte anwenden oder verordnen, aber auch in einer Apotheke individuelle Arzneimittel zusammenstellen zu lassen.

Bei der Herstellung in der Apotheke sind natürlich verschreibungspflichtige Substanzen die in der Arzneimittelverschreibeverordnung (AMVV) stehen für Heilpraktiker nicht verordnungsfähig. Auch darf ein Apotheker nach den Regeln der Apothekenbetriebsordnung keine Arzneimittel mit einem stofflichen Risiko an die Patienten abgeben und muss in diesem Fall auch Stufenplanbescheide mit einer Risikofeststellung für einen bestimmten Stoff beachten, denn nach § 5 AMG besteht ein Verbot bedenkliche Arzneimittel in den Verkehr zu bringen.

Manchmal ist es auch ein Problem, dass der Apotheker bei pflanzlichen Drogen Inhaltsstoffe für die Risikoabwägung in ihrer Konzentration bestimmen müsste, sich dies für eine geringe Menge aber von den Kosten her nicht rechnet.

Die Arzneimittel, die in der Heilpraktikerpraxis angewendet werden dürfen, dürfen auch in der Praxis vorrätig gehalten werden, wenn die Haltbarkeit und die saubere, trockene und sichere Lagerung gewährleitet ist. Arzneimittel die für mehrere Patienten angewendet werden, z. B. eine Flasche mit Homöopathikum, wo jeder Patient einige Kügelchen in der Praxis direkt eingibt, dürfen ohne besondere Mengenbegrenzung gelagert werden. Arzneimittel die nur bei einem Patienten angewendet werden (z. B. Ampullen zur Injektion), dürfen nur in kleinen Mengen, quasi als Notfallvorrat vorrätig gehalten werden.

Eine Abgabe von Arzneimitteln, gleich ob ein Fertigarzneimittel, eine Salbe oder 5 homöopathische Globuli ist für Heilpraktikerinnen und Heilpraktiker, aber auch für Ärzte grundsätzlich verboten. Die Abgabe von Arzneimitteln ist nur Apothekern und Tierärzten gestattet. Lediglich Muster von Fertigarzneimitteln, die für diesen Zweck von Firmen zur Verfügung gestellt wurden, dürfen an Patienten abgegeben werden, allerdings jeweils nur 2 Stück des Musters pro Jahr.

Die Herstellung von Arzneimittel ist grundsätzlich Erlaubnispflichtig (§ 13 Absatz 1 AMG), dabei muss ein pharmazeutischer Unternehmer Personal mit entsprechender Fachkompetenz beschäftigen. Apotheker und Tierärzte dürfen im Rahmen ihrer Berufsausübung Arzneimittel herstellen, denn die Kompetenz dazu haben sie in ihrem Studium erworben.

Bei Arzneimitteln die von Heilpraktikerinnen und Heilpraktikern als „sonst zur Ausübung der Heilkunde beim Menschen befugte Personen" (§ 13 Absatz 2b AMG) unter ihrer unmittelbaren fachlichen Verantwortung zum Zwecke der persönlichen Anwendung bei einem bestimmten Patienten hergestellt werden ist diese Herstellung von der Erlaubnispflicht ausgenommen.

Die erlaubnisfreie Herstellung nach § 13 AMG ist nach § 67 Absatz 2 der zuständigen Aufsichtsbehörde des Landes anzuzeigen. Dabei sind die beabsichtigten Arzneimittel mit ihrer Bezeichnung und Zusammensetzung anzuzeigen. Dies muss nicht unbedingt z. B. alle homöopathischen Injektionspräparate die in einer Spritze gemischt und damit hergestellt werden umfassen, aber es ist sinnvoll dies mit Beispielen der Aufsichtsbehörde mitzuteilen.

Arzneimittel die unverändert, unvermischt injiziert werden, müssen nicht angezeigt werden, es geht bei der Anzeigepflicht nur um die Herstellung nach § 13 AMG.

Heilpraktikerinnen und Heilpraktiker dürfen keine Arzneimittel auf Vorrat herstellen und diese auch nicht abgeben. Eine Ausnahme der Erlaubnispflicht gibt es aber für Arzneimittel die unmittelbar zur direkten Anwendung an einem bestimmten Patienten hergestellt werden (z. B. Injektionslösungen, Tinkturen, Salben etc.). Diese müssen aber direkt angewendet werden und dürfen auch nicht gelagert werden, oder den Patienten mitgegeben werden.

Bei der Herstellung dürfen auch keine Stoffe verwendet oder hergestellt werden, die Verschreibungspflichtig sind. Dies ist aktuell bei der Herstellung von Blutprodukten zu beachten, da Blut als Blutprodukt in der AMVV (Arzneimittelverschreibeverodnung) steht und deshalb als ein Blutprodukt verschreibungspflichtig ist. Da für alle verschreibungspflichtigen Arzneimittel der AMVV gilt, dass die Verschreibungspflicht bei homöopathischer Potenzierung ab der D4 (Verdünnung 1/10.000) endet, ist eine Anwendung von Eigenblut nach Potenzierung zur D4 nach den Regeln des HAB (Homöopathisches Arzneibuch) und der Ph.Eur. (Europäisches Arzneibuch) möglich. Diese korrekte Herstellung muss auch dokumentiert sein, so dass die Aufsichtsbehörde dies kontrollieren kann.

Wer in seiner Praxis Arzneimittel zur parenteralen Anwendung herstellt, muss bei der Herstellung allgemeine Regeln der Hygiene und der sachgerechten Herstellung beachten. Die Auslegungshilfe und die Risikobewertung der Arbeitsgruppe der leitenden Medizinalbeamten an man sich orientieren kann findet sich in der Homepage der Arzneimittelkommission der deutschen Heilpraktiker (www.amk-heilpraktiker.info).

Bei der Herstellung von Arzneimitteln die parenteral angewendet werden, sollte dies auch im Hygieneplan der Praxis (oder einer anderen Dokumentationsform zur Qualitätssicherheit) dokumentiert sein. Einen Hygieneplan mit allen Maßnahmen zur Hygiene und Risikominimierung sollte jede Praxis haben, bei invasiven Therapien ist er zwingend erforderlich.

Hygienepläne stellen die Heilpraktikerverbände oftmals als Vorlage für ihre Mitglieder zur Verfügung. Der Fachverband Deutscher Heilpraktiker bietet diese Informationen zum Hygieneplan und auch eine beschreibbare Vorlage für einen Praxishygieneplan in der Website des Fachverbandes (www.heilpraktiker.org).

Bei allen Anwendungen und Verordnungen von Arzneimitteln und Medizinprodukten und bei der Herstellung von Arzneimitteln ist immer die erforderliche Sorgfalt zu beachten. Diese erfordert auch das Wissen um die Wirkungen, Wechselwirkungen und Nebenwirkungen der Arzneimittel, aber auch das Wissen darum, welche Substanzen z. B. bei der Herstellung in einer Spritze gemischt werden können.

Zum Thema der Hygiene finden auch regelmäßig Fortbildungen bei den Landesverbänden des Fachverbands Deutscher Heilpraktiker statt.

Bei Fragen zu diesem Komplex kann man sich an seinen Landesverband wenden, oder an die Arzneimittelkommission der deutschen Heilpraktiker (amk@amk-heilpraktiker.de), ebenso wenn man eine unerwünschte Nebenwirkung bei einem Arzneimittel bemerkt. Die Arzneimittelkommission sammelt solche Risikohinweise und leitet sie an die zuständigen Bundesbehörden weiter.

Arne Krüger
Vizepräsident des Fachverbands Deutscher Heilpraktiker &
Sprecher der Arzneimittelkommission der deutschen Heilpraktiker

Dieser Beitrag ist in ähnlicher Form in der Fachzeitschrift „Der Heilpraktiker" Ausgabe 6/2023 erschienen.

Adressverzeichnis

Adressverzeichnis

Die Listung der Adressen erfolgt – wie auch die Nennung aller anderen Organisationen und Institute – ohne Anspruch auf Vollständigkeit und wertneutral.

Stand: 10/2023. Alle Angaben ohne Gewähr.

Kliniken und Krankenhäuser für Naturheilkunde

Klinik im LEBEN
Gartenweg 5–6
07973 Greiz (Vogtland)
Tel. 03661 4438210
kontakt@klinik-imleben.de
klinik-imleben.de

Deutsche Klinik für Integrative Medizin und Naturheilverfahren
Prof.-Paul-Köhler-Str. 3
08645 Bad Elster
Tel. 037437 75-0
info@dekimed.de
dekimed.de

Gemeinschaftskrankenhaus Havelhöhe Klinik für Anthroposophische Medizin
Kladower Damm 221
14089 Berlin
Tel. 030 365 01-0
info@havelhoehe.de
havelhoehe.de

Immanuel Krankenhaus Berlin – Abteilung Naturheilkunde
Am Kleinen Wannsee 5 D
14109 Berlin-Wannsee
Tel. 030 80505 306
naturheilkunde.ambulanz@immanuel.de
naturheilkunde.immanuel.de

Universitätsmedizin Rostock Zentrum für Innere Medizin Lehrstuhl für Naturheilkunde
Ernst-Heydemann-Str. 6
18057 Rostock
Tel. 0381 4947213
naturheilkunde.med.uni-rostock.de

Klinik Graal-Müritz Fachklinik für Onkologie und Ganzheitsmedizin
Lindenweg 16
18181 Graal-Müritz
Tel. 038206 75-0
info@klinik-graal-Mueritz.de
krebsrehaklinik.de

gisunt Klinik für Integrative Medizin
Mühlenweg 144
26384 Wilhelmshaven
Tel. 04421 77414-0
info@gisunt.de
gisunt-klinik.de

Rheuma-Klinik Dr. Lauven
Bismarckstr. 7
32545 Bad Oeynhausen
Tel. 05731 25120
info@rheumaklinik-drlauven.de
rheumaklinik-drlauven.de

Darmklinik Exter
Detmolder Str. 264
32602 Vlotho
Tel. 05228 94940
info@darmklinik.de
darmklinik.de

Reha-Klinik Schloss Hamborn
Schloss Hamborn 85
33178 Borchen
Tel. 05251 3886-0
rehaklinik@schlosshamborn.de
schlosshamborn.de

Habichtswald Privat-Klinik Krankenhaus für Psychosomatische Medizin und Psychotherapie
Wigandstr. 1
34131 Kassel
Tel. 0561 3108-0
info@habichtswald-privat-klinik.de
habichtswaldklinik.de

Adressverzeichnis

Schlosspark Klinik von Rosen
Fachklinik für Naturheilkunde
und Gesundheitsmedizin
Fritz-Stamer-Str. 11
36129 Gersfeld/Rhön
Tel. 06654 160
info@dr-von-rosen.de
dr-von-rosen.de

Gezeiten Haus
Private Fachkliniken für
Psychosomatik und TCM
Standorte: Bonn, Wesseling, Oberhausen,
Magdeburg
Tel. 0228 7488-101
info@gezeitenhaus.de
gezeitenhaus.de

KEM | Evang. Kliniken Essen-Mitte
Klinik für Naturheilkunde &
Integrative Medizin
Universität Duisburg-Essen
Am Deimelsberg 34a
45276 Essen
Tel. 0201 174-25001
naturheilkunde@kem-med.com
kem-med.com

Klinik Blankenstein –
Klinik für Naturheilkunde
Im Vogelsang 5–11
45527 Hattingen
Tel. 02324 396-72485
info@klinikum-bochum.de
naturheilkunde.klinikum-bochum.de

Gemeinschaftskrankenhaus Herdecke
Universität Witten/Herdecke
Gerhard-Kienle-Weg 4
58313 Herdecke
Tel. 02330 62-0
kontakt@gemeinschaftskrankenhaus.de
gemeinschaftskrankenhaus.de

Migräne- und Kopfschmerzklinik Königstein
Ölmühlweg 31
61462 Königstein im Taunus
Tel. 06174 29040
info@migraene-klinik.de
migraene-klinik.de

Vita Natura Klinik
Geschäftsführer Jürgen Leininger
Altschloßstr. 1
66957 Eppenbrunn
Tel. 06335 92110
vita-natura-klinik@t-online.de
vita-natura-klinik.de

Die Filderklinik
Im Haberschlai 7
70794 Filderstadt-Bonlanden
Tel. 0711 7703 0
info@filderklinik.de
filderklinik.de

Klinik Öschelbronn
Am Eichhof 40
75223 Niefern-Öschelbronn
Tel. 07233 68-0
info@klinik-oeschelbronn.de
klinik-oeschelbronn.de

Paracelsus Krankenhaus Unterlengenhardt
Fachklinik für Innere Medizin und
Anthroposophische Medizin
Burghaldenweg 60
75378 Bad Liebenzell
Tel. 07052 925-0
info@paracelsus-krankenhaus.de
paracelsus-krankenhaus.de

BioMed-Klinik
Tischbergerstraße 5–8
76887 Bad Bergzabern
Tel. 06343 705-0
info@biomed-klinik.de
biomedklinik.de

KfN – Krankenhaus für Naturheilweisen
Seybothstr. 65
81545 München
Tel. 089 62505-0
info@kfn-muc.de
krankenhaus-naturheilweisen.de

Veramed Klinik am Wendelstein
Klinik für internistische Onkologie
und Naturheilverfahren
Mühlenstr. 60
83098 Brannenburg
Tel. 08034 3020
info@veramed.de
veramed.de

Adressverzeichnis

Waldhausklinik Deuringen
Klinik für Naturheilkunde und ganzheitliche Medizin
Sandbergstr. 47
86391 Stadtbergen
Tel. 0821 43050
info@waldhausklinik.de
waldhausklinik.de

Panorama Fachklinik
Kurstraße 22
88175 Scheidegg
Tel. 08381 802-0
info@panorama-fachkliniken.de
panorama-fachklinik.de

Klinik Wollmarshöhe
Private Fachklinik für Psychosomatik
Wollmarshofen 14
88285 Bodnegg
Tel. 07520 927260
team@wollmarshoehe.de
wollmarshoehe.de

iTCM-Klinik Illertal
Krankenhausstr. 7
89257 Illertissen
Tel. 07303 9529260
info@itcm-illertal.de
itcm-illertal.de

Sozialstiftung Bamberg
Klinik für Integrative Medizin und Naturheilkunde
Buger Str. 80
96049 Bamberg
Tel. 0951 5030
info@sozialstiftung-bamberg.de
sozialstiftung-bamberg.de

Klinik am Steigerwald
Waldesruh
97447 Gerolzhofen
Tel. 09382 949-0
info@tcmklinik.de
tcmklinik.de

Hufeland Klinik für ganzheitliche immunbiologische Therapie
Löffelstelzer Str. 1–3
97980 Bad Mergentheim
Tel. 07931 536-0
info@hufeland.com
hufeland.com

Adressverzeichnis

Fachverlage

Access Marketing GmbH (Naturarzt), Alt Falkenstein 37a, 61462 Königsstein, Tel. 06174/9263-0, Fax 06174/9263-35, E-Mail: info@naturarzt-access.de

DT Praxis Verlag GmbH (Praxis Magazin), Max-Planck-Str. 27a, 50858 Köln, Tel. 02234/6016110, E-Mail: info@dt-praxisverlag.de

Forum Medizin Verlagsgesellschaft mbH (Die Naturheilkunde), Infanterieweg 30b, 26129 Oldenburg, Tel. 0441/9365458-0, Fax 0441/9365458-1, E-Mail: sekretariat@forummedizin.de

Freie Heilpraktiker e.V., Berufs- und Fachverband (wir.heilpraktiker), Benrather Schloßallee 49-53, 40597 Düsseldorf, Tel. 0211/9017290, Fax 0211/90172919, E-Mail: info@freieheilpraktiker.com

Fulton Akademie GmbH (paracelsus), Maria-Theresia-Str. 6, 81675 München, Tel. 089/159898841, Fax 089/159898849, E-Mail: info@paracelsus-magazin.de

Georg Thieme Verlag (Deutsche Heilpraktiker Zeitschrift, Rüdigerstr. 14, 70469 Stuttgart, Tel. 0711/8931-0, Fax 0711/8931-298, E-Mail: kundenservice@thieme.de

mgo fachverlage GmbH & Co.KG (Der Heilpraktiker, CO.med, ML Verlag), E.-C.-Baumann-Str. 5, 95326 Kulmbach, Tel. 09221/949-311, Fax 09221/949-377, E-Mail: kontakt@mgo-fachverlage.de

NATUR & HEILEN GmbH & Co. KG (Natur & Heilen), Nikolaistr. 5, 80802 München, Tel. 089/380159-10, Fax 089/380159-16, E-Mail: info@naturundheilen.de

Richard Pflaum Verlag GmbH & Co. KG (Naturheilpraxis), Lazarettstr. 4, 80636 München, Tel. 089/12607-0, Fax 089/12607-202, E-Mail: info@pflaum.de

Verlag GFI. Gesellschaft für medizinische Information GmbH (NATURMED PRAXIS), Paul-Wassermann-Str. 15, 81829 München, E-Mail: info@gfi-online.de

Heilpraktikerverbände

Allgemeine Gesellschaft Anthroposophischer Heilpraktikerinnen und Heilpraktiker e.V. (AGAHP), Waldweg 11, 29336 Nienhagen bei Celle, Tel. 05085/9560105, Fax 05085/9560102, E-Mail: kontakt@agahp.org

Berufsverband Deutsche Naturheilkunde e.V. (BDN), Ulmenstr. 35, 09112 Chemnitz, Tel. 0371/9093888, Fax 0371/3899145, E-Mail: info@berufsverband-naturheilkunde.de

Berufsverband Saarländischer Heilpraktiker e.V., Hirzeckstr. 3, 66333 Völkingen, Tel. 6898/7065730, Fax 6898/7590254, E-Mail: info@saar-heilpraktiker.de

Bund Deutscher Heilpraktiker e.V. (BDH), Südstr. 12c, 48231 Warendorf, Tel. 02581/61550, Fax 02581/61508, E-Mail: info@bdh-online.de

Bund Deutscher Heilpraktiker und Naturheilkundiger e.V. (BDHN), Weiglstr. 9, 80636 München, Tel. 089/6018429, Fax 089/6017913, E-Mail: sekretariat@bdhn.de

Die Heilpraktiker e.V., Waterloostr. 30, 81476 München, Tel. 089/21546221, E-Mail: info@dhp-ev.de

Europäischer Verband Naturheilkunde e.V. (EVN), Wiesbadener Str. 67, 47138 Duisburg, Tel. 0203/544250, Fax 0203/553328

Fachverband Deutscher Heilpraktiker e.V. (FDH), Maarweg 10, 53123 Bonn, Tel. 0228/6110-49, Fax 0228/6273-59, E-Mail: fdh-bonn@t-online.de

Freie Heilpraktiker e.V. (FH), Benrather Schloßallee 49-53, 40597 Düsseldorf, Tel. 0211/9017290, Fax 0211/90172919, E-Mail: info@freieheilpraktiker.com

Adressverzeichnis

Freier Verband Deutscher Heilpraktiker e.V. (FVDH), Weseler Str. 19-21, 48151 Münster, Tel. 0251/136886, Fax 0251/392736, E-Mail: info@fvdh.de

Heilpraktiker Verband Südwest e.V., Kaiser Friedrich Ring 30, 66740 Saarlouis, Tel. 06831/4870732, Fax 06831/4870836, E-Mail: info@hpvsw.de

Heilpraktikerverband Bayern e.V., Landesverband des Fachverbands Deutscher Heilpraktiker e.V., Baumkirchner Str. 20 / Rückgebäude, 81673 München, Tel. 089/4355260, Fax 089/43552650, E-Mail: info@heilpraktikerverband-bayern.de

Lachesis Berufsverband für Heilpraktikerinnen e.V., Erzhäuser Str. 41, 64291 Darmstadt, Tel. 06150/1709010, E-Mail: info@lachesis.de

Naturärzte Vereinigung Schweiz (NVS), Schützenstr. 42, CH-9100 Herisau, Tel. 0171/3525880, E-Mail: nvs@nvs.swiss

Norddeutsche Heilpraktiker Vereinigung e.V., Weststr. 2, 30519 Hannover-Döhren, Tel. 0511/833030

Union Deutscher Heilpraktiker e.V. – Bundesverband, Peter-Hahn-Weg 5a, 42651 Solingen, Tel. 0212/47285, Fax 0212/42711, E-Mail: kontakt@udh-bundesverband.de

Verband der Heilpraktiker Deutschland e.V. (VHD), Am Stenshof 67, 44869 Bochum, Tel. 02327/788576, E-Mail: vhd67@vhd-heilpraktiker.de

Verband Deutscher Heilpraktiker e.V. (VDH), Ernst-Grote-Str. 13, 30916 Isernhagen, Tel. 0511/616980, Fax 0511/6169320, E-Mail: info@vdh-heilpraktiker.de

Verband Freier Psychotherapeuten, Heilpraktiker für Psychotherapie und Psychologischer Berater e.V. (VFP), Friedrich-Ludwig-Jahn-Str. 14, 31582 Nienburg/Weser, Tel. 05021/8650320, E-Mail: service@vfp.de

Verband Unabhängiger Heilpraktiker e.V. (VUH), Gördelinger Str. 47, Iduna-Haus, Ecke Neue Str., 38100 Braunschweig, Tel. 0261/13498000, E-Mail: info@heilpraktikerverband.de

Vereinigung christlicher Heilpraktiker (VCHP), Schlachthofstr. 6, 09366 Stollberg, Tel. 037296/549720, E-Mail: mitgliederverwaltung@vchp.de

Institute, Vereine, Verbände und sonstige Fachgesellschaften

Arbeitsgemeinschaft für Klassische Akupunktur und Traditionelle Chinesische Medizin e.V. (AGTCM), Breite Str. 16, 13187 Berlin, Tel. 030/51863259, E-Mail: sekretariat@agtcm.de

Arbeitsgemeinschaft für Klassische Akupunktur und Traditionelle Chinesische Medizin e.V., Sekretariat: Michael van Gorkom, Wisbacherstr. 1, 83435 Bad Reichenhall, Tel. 08651/7640076, E-Mail: vangorkom@agtcm-therapeut.de

Arbeitskreis für Augendiagnose und Phänomenologie Josef Angerer e.V., Kaiserstr. 51, 80801 München, Tel. 089/90547048, E-Mail: info@ak-augendiagnose.de

Arbeitskreis für Ernährungsforschung e.V., Niddastr. 14, 61118 Bad Vilbel, Tel. 06101/521875, E-Mail: info@ak-ernaehrung.de

Arbeitskreis für Mikrobiologische Therapie e.V., Am Promenadenplatz 1, 72250 Freudenstadt, Tel. 07441/9185818, E-Mail: info@amt-herborn.de

Ärztegesellschaft für Erfahrungsheilkunde e.V., Hornweg 2A, 79263 Simonswald, Tel. 07683/9195367, E-Mail: info@erfahrungsheilkunde.org, Internet: www.erfahrungsheilkunde.org

Ärztegesellschaft für Präventionsmedizin und klassische Naturheilverfahren, Kneippärztebund e.V., Hahnenfeldstr. 21 a, 86825 Bad Wörishofen, Tel. 08247/90110, Fax 08247/90111, E-Mail: info@kneippaerztebund.de

Adressverzeichnis

Ärztegesellschaft Heilfasten & Ernährung e.V., Wilhelm-Beck-Str. 27, 88662 Überlingen, Tel. 0178/1395911, E-Mail: info@aerztegesellschaft-heilfasten.de

Association for Natural Medicine in Europe e.V. (ANME), Waldstr. 21, 61137 Schöneck, Tel. 06187/9928121, Fax 06187/9928074

Austrian Office, Pfeilgasse 29/14, 1080 Wien, Tel. (+43) 1/53386400, Fax (+43) 1/533864015

Berufsvereinigung für heilkundlich praktizierte Osteopathie e.V. (hpO), Schwanthalerstr. 5, 80336 München, Tel. 089/189 561 36, E-Mail: contact@hpo-osteopathie.de, Internet: www.hpo-osteopathie.de

Biochemischer Bund Deutschlands e.V., In der Kuhtrift 18, 41541 Dormagen, Tel. 02133/72003, Fax 02133/739138, E-Mail: mail@biochemie-online.net

Bund Klassischer Homöopathien Deutschlands e.V. (BKHD), Schrobenhausener Str. 8, 86554 Pöttmes, Tel. 08253/2259136, E-Mail: info@bkhd.de

Bundesverband Darmgesundheit und Colon-Hydro-Therapie e.V., Auguste-Viktoria-Str. 91, 14193 Berlin, Tel. 030/88663373, E-Mail: info@bcht.de

Bundesverband der naturheilkundlich tätigen Zahnärzte in Deutschland e.V., Postfach 30 02 71, 50772 Köln, Tel. 0221/3761005, Fax 0221/3761009, E-Mail: info@bnz.de

BVO Bundesverband Osteopathie, Markgrafenstr. 39, 95680 Bad Alexandersbad, Tel. 09232/881260, Fax 09232/8812620, E-Mail: info@bv-osteopathie.de, Internet: www.bv-osteopathie.de

Centrum für Kreative Homöopathie (CKH), Klingenweg 12, 63920 Großheubach, Tel. 09371/2059, E-Mail: info@ckh.de

Craniosacral Verband Deutschland e.V. (CSVD), Postfach 219041, 33697 Bielefeld, Tel. 0521/5229747, E-Mail: info@cranioverband.org

Dachverband Anthroposophische Medizin in Deutschland (DAMiD) e.V., Axel-Springer-Str. 54b, 10117 Berlin, Tel. 030/28877094, Fax 030/97893869, E-Mail: kyriakopoulos@damid.de

Dachverband Geistiges Heilen e.V. für mehr Humanität im Gesundheitswesen, Kirchensteig 16, 25917 Enge-Sande, Tel. 06043/5199728, E-Mail: info@dgh-ev.de, Internet: www.dgh-ev.de

Deutsch-Amerikanische Gesellschaft für Chiropraktik e.V. (DAGC), Kitschburger Str. 236, 50933 Köln, Tel. 0221/9404439, Fax 0221/9404438, E-Mail: info@dagc.de

Deutsche Akademie für Chelat-Therapie e.V. (DACT), Frankfurter Str. 45, 63303 Dreieich, Tel. 06103/8700831, Fax 06103/9950140, E-Mail: office@chelat.biz

Deutsche Akupunktur Gesellschaft Düsseldorf, Goltsteinstr. 26, 40211 Düsseldorf, Tel. 0211/369099, Fax 0211/360657, E-Mail: akupunktur@arcor.de

Deutsche Arbeitsgemeinschaft für Jugend- und Eheberatung e.V., Neumarkter Str. 84c, 81673 München, Tel. 089/4361091, Fax 089/4311266, E-Mail: info@dajeb.de, Internet: www.dajeb.de

Deutsche Chiropraktoren-Gesellschaft e.V. (DCG), Humboldtstr. 4, 38106 Braunschweig, Tel. 0152/38736355, E-Mail: buero@chiropraktik.de

Deutsche Gesellschaft für Alternativ Medizin (DGAM), Lister Meile 33, 30161 Hannover, Tel. 0511/5349479, E-Mail: service@dgam.de

Deutsche Gesellschaft für Ayurveda e.V., Friedrichstr. 232, 10969 Berlin, Tel. 0180/5012326 oder 06541/5817, E-Mail: info@ayurveda-gesellschaft.de, Internet: www.ayurveda.de

Deutsche Gesellschaft für Energie- und Informations-Medizin e.V. (DGEIM), Eugen-Bolz-Str. 42, 73525 Schwäbisch Gmünd, Tel. 07171/777079, E-Mail: info@dgeim.de

Adressverzeichnis

Deutsche Gesellschaft für Ernährung e.V., Godesberger Alle 136, 53175 Bonn, Tel. 0228/3776600, Fax 0228/3776800, E-Mail: webmaster@dge.de, Internet: www.dge.de

Deutsche Gesellschaft für Kardiologie – Herz- und Kreislaufforschung e.V. (German Cardiac Society), Grafenberger Allee 100, 40237 Düsseldorf, Tel. 0211/6006920, Fax 0211/60069210, E-Mail: info@dgk.org

Deutsche Gesellschaft für Klassische Homöopathie e.V., Saubsdorfer Str. 9, 86807 Buchloe, Tel. 08241/911680, Fax 08241/911702 (auch Schulsekretariat des Samuel-Hahnemann-Lehrinstituts in Heidelberg), E-Mail: info@dgkh-homöopathie.de, Internet: www.dgh-homoeopathie.de

Deutsche Gesellschaft für Onkologie e.V., Rosenheimerstr. 6-8, 83043 Bad Aiblingen, Tel. 08061/398208, Fax 08061/398207, E-Mail: info@dgo.de, Internet: www.dgo.de

Deutsche Gesellschaft für Systemaufstellungen e.V. (DGfS), Von-Beckerath-Platz 7, 47799 Krefeld, Tel. 02151/6563128, Fax 02151/6566147, Internet: DGfS@Systemaufstellung.com

Deutsche Gesellschaft minimalinvasiver Medizin für Ästhetik und Schmerz e.V. (DGMAS), Neusser Str. 265, 50733 Köln, Tel. 0221/37050611, Fax 0221/37050601, E-Mail: info@dgmas.de

Deutscher Dachverband für Psychotherapie e.V. (DVP), Westenfelder Str. 202c, 44867 Bochum, E-Mail: office@dvp-ev.de

Deutscher Zentralverein homöopathischer Ärzte e.V., Bundesgeschäftsstelle, Binzstr. 51, 13189 Berlin, Tel. 030/32597340, Fax 030/325973419, E-Mail: info@dzvhae.de

Deutsches Forschungsinstitut für Chinesische Medizin, Silberbachstr. 10, 79100 Freiburg im Breisgau, Tel. 0761/77234, Fax 0761/8850866

Europäische Heilpraktiker-Gesellschaft für Biokybernetische Medizin und verwandte Verfahren e.V., Im Tonrevier 27, 53347 Alfter, Tel. 0228/20726192, E-Mail: kontakt@ehpgbm.de

Europäisches Shiatsu-Institut, Martin-Luther-Str. 13, 48147 Münster, Tel. 0251/2841446, E-Mail: esi-muenster@shiatsu.de

Fachakademie für klinische & komplementäre Onkologie Deutscher Heilpraktiker (FA-KODH), Frankfurter Str. 45, 63303 Dreieich, Tel. 06103/311310, Fax 06103/9950140, E-Mail: fakodh-buero@gmx.de

Fachärztliches Zentrum – Chinesische Medizin, Franz-Joseph-Str. 38, 80801 München, Tel. 089/3888800, Fax 089/38888066, E-Mail: mail@hempen.de, Internet: www.hempen.de

Fachgesellschaft für Komplexhomöopathie e.V. (FAKOM), Murgstr. 2-6, 68167 Mannheim

Felke Institut e.K., Benzstr. 8, 70839 Gerlingen, Tel. 07156/927744, Fax 07156/4379160, E-Mail: felke.institut@t-online.de

Förderverein Neuraltherapie e.V., Postfach 550112, 22561 Hamburg, Tel. 040/86629266, E-Mail: info@foerderverein-neuraltherapie.de

Forum Orthomolekulare Medizin in Prävention und Therapie e.V., Elvirastr. 29, 80636 München, Tel. 05224/994677, Fax 05224/994678, E-Mail: info@fom-online.de

Gesellschaft für BioEnergetische System-Diagnose/-Therapie e.V. (BESDT), Fachverband für Elektroakupunktur nach Voll, Lindenstr. 1, 65555 Limburg, Tel. 06431/9217900, E-Mail: info@besdt.de

Gesellschaft für Biologische Krebsabwehr e.V., Voßstr. 3, 69115 Heidelberg, Tel. 06221/138020, Fax, 06221/1380220, E-Mail: information@biokrebs.de, Internet: www.biokrebs.de/

Adressverzeichnis

Gesellschaft für manuelle Lymphdrainage nach Dr. Vodder und lymphologischen Therapien, Alleestr. 30, A-6344 Walchsee / Kaiserwinkl / Tirol, Tel. +43 53745245, Fax +43 537452454, E-Mail: m.kapfinger@wittlinger-therapiezentrum.com, Internet: www.gfmlv.at

Gesellschaft für Medizinalpilz- und Apitherapie e. V., Am Dornfeld 12, 92442 Wackersdorf, Tel. 09431/742777, E-Mail: info@medizinalpilze.de

Gesellschaft für Ozon- und Sauerstoff-Anwendungen in Medizin und Technik e. V., Rheinstr. 7, 76337 Waldbronn, Tel. 07243/66022, Fax 07243/65949, E-Mail: gos@hsauer.de

Gesellschaft für Shiatsu in Deutschland e. V. (GSD), Eimsbütteler Str. 53-55, 22769 Hamburg, Tel. 040/85506736, Fax 040/85506737. E-Mail: info@shiatsu-gsd.de, Internet: www.shiatsu-gsd.de

Gesellschaft zur Förderung der Heilpraktiker – Aus- und Fortbildung e. V., Alte Bahnhofstr. 26, 31515 Wunstorf, Tel. 05031/95200, E-Mail: post@rehberg-schule.de

Grieshaber Akademie GmbH, Hohenstein 115, 77761 Schiltach, Tel. 07836/550, Fax 07836/55150

Hanne-Marquardt-Fußreflex GmbH, Prof.-Domagk-Weg 15, 78126 Königsfeld, Tel. 07725/7117, E-Mail: info@fussreflex.de, Internet: www.marquardt-fussreflex.de

Heilpraktikergesellschaft für ozon-Therapie e. V. (HPGO3), Am Stadtgarten 2, 45883 Gelsenkirchen, Tel. 0209/42158; E-Mail: praxis@kaemper.info

Homöopathie Forum e. V., Reismühler Str. 4, 82131 Gautingen, Tel. 089/89404240, E-Mail: info@homoepathie-forum.de, Internet: www.homoeopathie-forum.de

INFOMED Institut für Ganzheitsmedizin e. V., Melusinenstr. 2, 81671 München. Tel. 089/21536377, Fax 089/40908129, E-Mail: info@institut-ganzheitsmedizin.de, Internet: www.institut-ganzheitsmedizin.de

Institut für Humanistische Psychologie e. V. (IHP), (Gestalttherapie, Orientierungsanalyse, Supervision), Schubbendenweg 4, 52249 Eschweiler, Tel. 02403/4726, Fax 02403/20447, E-Mail: office@ihp.de, Internet: www.ihp.de

Institute für Bach-Blütentherapie, Mechthild Scheffer in Zusammenarbeit mit der Österreichisch-Deutschen Ärztegesellschaft Dr. med. Bach; Dr. Edward Bach Centre

Internationale Gesellschaft für Ganzheitliche Zahnmedizin (GZM), Kloppenheimer Str. 10, 68519 Mannheim, Tel. 0621/4824300, Fax 0621/473949, E-Mail: info@gzm-org.de, Internet: www.gzm.org

Internationale Gesellschaft für Natur- und Kulturheilkunde e. V., Hohenzollernstr. 12, 14163 Berlin, Tel. 030/80584505, Fax 030/81054188, E-Mail: info@ignk.de

Karl und Veronica-Carstens-Stiftung, Am Deimelsberg 36, 45276 Essen, Tel. 0201/5630550, Fax 0201/5630530, E-Mail: info@carstens-stiftung.de

– Mechthild Scheffer GmbH (Institut für Bach-Blütentherapie), Eppendorfer Landstr. 32, 20249 Hamburg, Tel. 040/43257710, Fax 040/435253, E-Mail: info@bach-bluetentherapie.de, Internet: www.bach-bluetentherapie.de

Medizinische Gesellschaft für Qigong Yangsheng e. V., Colmantstr. 9, 53115 Bonn, Tel. 0228/696004, E-Mail: info@qigong-yangsheng.de

Natura naturas, Arbeitsgemeinschaft für Traditionelle Abendländische Medizin, HP Olaf Rippe, Angerfeldstr. 10a, 82205 Gilching, Tel. 089/2725902, Fax 089/27349566, E-Mail info@natura-naturans.de, Internet: www.natura-naturans.de

Osteopathie und Neuraltherapie Deutscher Heilpraktiker e. V. (ACON AG für Chiropraktik), Neustr. 37, 47441 Moers, Tel. 0208/69801021, E-Mail: info@acon-ev.de

Adressverzeichnis

Stiftung Homöopathie Zertifikat (SHZ), Wagnerstr. 20, 89077 Ulm, Tel. 0731/40772277, Fax 0731/40772240, E-Mail: info@homoeopathie-zertifikat.de, Internet: www.homoeopathiezertifikat.de

TCM Coesfeld, Schüppenstr. 1, 48653 Coesfels, Tel. 02541/88437

Urslarer Kreis, Verein zur Förderung der Augendiagnose, Colonia Allee 15, 51067 Köln, Tel. 0221/8998-616, Fax 0221/8998717

Verband der Osteopathen Deutschland e. V. (VOD e. V.), Wilhelmstr. 42, 65183 Wiesbaden, Tel. 0611/58089750, E-Mail: info@osteopathie.de, Internet: www.osteopathie.de

Verband Deutscher Kunsttherapeuten n. e. V. (VDKT), Waldweg 11, 29336 Nienhagen, Tel. 05085/9560104, Fax 05085/9560102, E-Mail: mail@vdkt.org, Internet: www.vdkt.org

Verband Freier Heilpraktiker und Naturärzte, Grünhaldenstr. 6, CH-8050 Zürich, Tel. +41(0)43/9602 000, Fax +41 (0)43/9609015, E-Mail: info@heilpraktikerverband.ch

Verband klassischer Homöopathen Deutschlands e. V. (VKHD), Wagnerstr. 20, 89077 Ulm, Tel. 0731/4077220

Verband Netzwerk Heilpraktiker für aesthetische Medizin (NHAeM), Alt-Eschersheim 79, 60433 Frankfurt am Main, Tel. 069/96869809, E-mail: info@degeuk.org

Zentralverband der Ärzte für Naturheilverfahren und Regulationsmedizin e. V. (ZAEN), Am Promenadenplatz 1, 72250 Freudenstadt, Tel. 07441/918580, Fax 07441/9185822, E-Mail: info@zaen.org

Behörden, (berufs-)politische Institute und Organisationen

Arzneimittel-Kommission der deutschen Heilpraktiker (AMK), Maarweg 10, 53123 Bonn, Tel. 0228/96289900, Fax 0228/96289901, E-Mail: aml@amk-heilpraktiker.de

Berufsgenossenschaft für Gesundheitsdienst und Wohlfahrtspflege (BGW), Pappelallee 33/35/37, 22089 Hamburg, Tel. 040/202070, Fax 040/202072495, E-Mail: webmaster@bgw-online.de

Bundesinstitut für Arzneimittel und Medizinprodukte (BfArM), Kurt-Georg-Kiesinger-Allee 3, 53175 Bonn, Tel. 0228/993070, Fax 0228/993075207, E-Mail: poststelle@bfarm.de

Bundesinstitut für Arzneimittel und Medizinprodukte (BfArM), Waisenhausgasse 36-38a, 50676 Köln, Tel. 0228/993070, Fax 0228/993075207, E-Mail: poststelle@bfarm.de, Internet: www.dimdi.de

Bundeszentrale für gesundheitliche Aufklärung (BZgA), Maarweg 149-161, 50825 Köln, Tel. 0221/89920, Fax 0221/8992300, E-Mail: poststelle@bzga.de , Internet: www.bzga.de

Deutsche Gesellschaft für Hygiene und Mikrobiologie e. V., c/o Medizinische Hochschule Hannover, Carl-Neuberg-Str. 1, 30625 Hannover, Tel. 0201/7233500, E-Mail: office@dghm.de, Internet: www.dghmorg.de

Paul-Ehrlich-Institut, Bundesinstitut für Impfstoffe und biomedizinische Arzneimittel, Paul-Ehrlich-Str. 51-59, 63225 Langen, Tel. 06103/770, Fax 06103/771234, E-Mail: pei@pei.de, www.pei.de

Robert Koch-Institut, Nordufer 20, 13353 Berlin, Tel. 030/187540, Fax 030/187542328

Verband der Tierheilpraktiker Deutschlands Bundes- und Dachverband e. V. (VTDBD), Kirchgasse 7, 74582 Gerabronn, Tel. 07952/6266, Fax 07952/6787

Adressverzeichnis

Gesundheitsbehörden der Bundesländer

Berlin: Senatsverwaltung für Wissenschaft, Gesundheit und Pflege, Oranienstr. 106, 10969 Berlin, Tel. 030/90280, Fax 030/90283102, E-Mail: pressestelle@senwgp.berlin.de, Internet: www.berlin.de

Brandenburg: Ministerium für Soziales, Gesundheit, Integration und Verbraucherschutz des Landes Brandenburg, Haus S, Henning-von-Tresckow-Str. 2-13, 14467 Potsdam, Tel. 0331/8660, Fax 0331/8665108, E-Mail: poststelle@msgiv.brandenburg.de, Internet: www.msgiv.brandenburg.de

Bundesministerium für Gesundheit (BMG), Rochusstr. 1, 53123 Bonn, Tel. 030/184410, Internet: www.bundesgesundheitsministerium.de

Freie und Hansestadt Hamburg: Behörde für Arbeit, Gesundheit und Soziales, Amt für Gesundheit, Hamburger Str. 47, 20148 Hamburg, Tel. 040/428630, Fax 040/427963030, E-Mail: poststelle@soziales.hamburg.de, Internet: www.hamburg.de/sozialbehoerde

Freistaat Bayern: Bayerisches Staatsministerium für Familie, Arbeit und Soziales, Winzererstr. 9, 80797 München, Tel. 089/126101, Fax 089/12611122, E-Mail: Poststelle@stmas.bayern.de, Internet: www.stmas.bayern.de

Freistaat Sachsen: Staatsministerium für Soziales, Gesundheit und Familie, Albertstr. 10, 01097 Dresden, Tel. 0351/56455056, Fax 0351/56455060, E-Mail: redaktion@sms.sachsen.de

Freistaat Thüringen: Ministerium für Arbeit, Soziales, Gesundheit, Frauen und Familie, Werner-Seelenbinder-Str. 6, 99096 Erfurt, Tel. 0361/573811000, Fax 0361/573811800, E-Mail: poststelle@tmasgff.thueringen.de, Internet: www.tmasgff.de

Hansestadt Bremen: Die Senatorin für Arbeit, Soziales, Jugend und Integration, Bahnhofsplatz 29, 28195 Bremen, Tel. 0421/36164152, Fax 0421/49664152, Mobil 015201612988, E-Mail: Bernd.Schneider@soziales.bremen.de, Internet: www.soziales.bremen.de

Hessen: Hessisches Ministerium für Soziales und Integration, Sonnenberger Str. 2/2a, 65193 Wiesbaden, Tel. 0611/32190, Fax 0611/327193700, E-Mail: poststelle@hsm-hessen.de

Mecklenburg-Vorpommern: Ministerium für Soziales, Gesundheit und Sport Mecklenburg-Vorpommern, Werderstr. 124, 19055 Schwerin, Tel. 0385/5880, Fax 0385/5889709, E-Mail: poststelle@sm.mv-regierung.de, Internet: www.regierung-mv.de

Niedersachsen: Niedersächsisches Ministerium für Soziales, Arbeit, Gesundheit und Gleichstellung, Hannah-Arendt-Platz 2, 30159 Hannover, Tel. 0511/1200, Fax 0511/1204296, E-Mail: poststelle@ms.niedersachsen.de, Internet: www.ms.niedersachsen.de

Rheinland-Pfalz: Ministerium für Arbeit, Soziales, Transformation und Digitalisierung des Landes Rheinland-Pfalz, Bauhofstr. 9, 55116 Mainz, Tel. 06131/162027, Fax 06131/162452, E-Mail: poststelle@mastd.rlp.de, Internet: www.mastd.rlp.de

Saarland: Ministerium für Justiz, Gesundheit und Soziales, Am Ludwigsplatz 14, 66117 Saarbrücken, Tel. 0681/50100, Fax 0681/5011159, E-Mail: saarland.de@staatskanzlei.saarland.de, Internet: www.saarland.de

Sachsen-Anhalt: Ministerium für Arbeit, Soziales, Gesundheit und Gleichstellung, Turmschanzenstr. 25, 39114 Magdeburg, Tel. 0391/5674608, Fax 0391/5674622, E-Mail: mspresse@ms.sachsen-anhalt.de, Internet: www.ms.sachsen-anhalt.de

Schleswig-Holstein: Ministerium für Arbeit, Gesundheit und Soziales, Adolf-Westphal-Str. 4, 24143 Kiel, Tel. 0431/9880, Fax 0431/9885416, E-Mail: poststelle@sozmi.landsh.de, Internet: www.schleswig-holstein.de

Staatsministerium Baden-Württemberg, Richard-Wagner-Str. 15, 70184 Stuttgart, Tel. 0711/21530, Fax 0711/2153140, E-Mail: pressestelle@stm.bwl.de

Adressverzeichnis

Naturheilkundliche Selbsthilfegruppen und patientenorientierte Interessenverbände – Koordinationsstellen (für D, A, CH)

Deutschland
Nationale Kontakt- und Informationsstelle zur Anregung und Unterstützung von Selbsthilfegruppen der Deutschen Arbeitsgemeinschaft Selbsthilfegruppen e.V. (NAKOS), Otto-Suhr-Allee 115, 10585 Berlin, Tel. 030/31018960, Fax 030/31018970, E-Mail: selbsthilfe@nakos.de, Internet: www.nakos.de

Über NAKOS kann ein Adressverzeichnis regionaler und lokaler Selbsthilfegruppen und -vereinigungen bestellt werden.

Österreich
Fonds Gesundes Österreich (FGÖ), Aspernbrückengasse 2, 1020 Wien, Tel. +43-(0)1/8950400, Fax +43-(0)-1/895040020, E-Mail: fgoe@goeg.at, Internet: www.fgoe.org

Nationale Kontaktstelle für Selbsthilfevereinigungen in Österreich. Eine Broschüre mit Adressen regionaler und lokaler Selbsthilfevereinigungen kann über SIGIS bestellt werden.

Gruppen und Interessenverbände auf Bundesebene

Aktionskomitee Kind im Krankenhaus-Bundesverband e.V. (AKIK), Radilostr. 43, 60489 Frankfurt am Main, Tel. 069/26912205, E-Mail: info@akik-frankfurt.de

Aktionskreis für Ess- und Magersucht Cinderella e.V., Gaßnerstr. 17, 80639 München Tel. 089/5021212, Fax 089/5022575, E-Mail: info@cinderella-beratung.de

Allergie- und umweltkrankes Kind e.V., Annegret Braun, Adenauerallee 30, 45894 Gelsenkirchen, Tel. 0209/3809036, Fax 0209/3809037, E-Mail: info@bundesverband-allergie.de, Internet: www.bundesverband-allergie.de

Alopecia Areata Deutschland e.V. (AAD), Nordstr. 1, 47798 Krefeld, Tel. 01805/786006, Fax 02151/6535453, E-Mail: info@kreisrunderhaarausfall.de, Internet: www.kreisrunderhaarausfall.de

ANAD e.V., Poccistr. 5, 80336 München, Tel. 089/2199730, Fax 089/21997323, E-Mail: kontakt@anad.de, Internet: www.anad.de

Anonyme Alkoholiker Interessengemeinschaft e.V., Waldweg 6, 84177 Gottfrieding-Unterweilnbach, Tel. 08731/325730, E-Mail: aa-kontakt@anonyme-alkoholiker.de, Internet: www.anonyme-alkoholiker.de

Arbeitsgemeinschaft Allergiekrankes Kind (AAK), Hilfen für Kinder mit Asthma, Ekzem (Neurodermitis) oder Heuschnupfen e.V., Marianne Stock, Augustastr. 20, 35745 Herborn. Tel. 02772/92879, Fax 02772/92879, E-Mail: koordination@aak.de, Internet: www.aak.de

Arbeitsgemeinschaft Erkrankung mit Unterzuckerung (Hypoglykämie), Gerda Hoppe, Bachstr. 61, 22083 Hamburg. Tel. 040/225167

Arbeitsgruppe „Zu Hause sterben", Hospiz Stuttgart, Prof. Dr. med. J.-C. Student, Stafflenbergstr. 22, 70184 Stuttgart. Tel. 0711/23741-53, Fax 0711/23741-54, E-Mail: info@hospizstuttgart.de

Arbeitskreis Down-Syndrom Deutschland e.V., Gadderbaumer Str. 28, 33602 Bielefeld, Tel. 0521/442998, E-Mail: ak@down-syndrom.org, Internet: www. down-syndrom.org

Atemwegsliga e.V. (Patienten mit Atemwegserkrankungen), Raiffeisenstr. 38, 33175 Bad Lippspringe, Tel. 05252/933615, Fax 05252/933616, E-Mail: kontakt@atemwegsliga.de, Internet: www.atemwegsliga.de

autismus Deutschland e.V., Hilfe für das autistische Kind, Bundesverband zur Förderung von Menschen mit Autismus, Rothenbaumchaussee 15, 20148 Hamburg, Tel. 040/5115604, Fax 040/5110813, E-Mail: info@autismus.de, Internet: www.autismus.de

Adressverzeichnis

Blaues Kreuz in Deutschland e.V. (BKD), Schubertstr. 41, 42289 Wuppertal, Tel. 0202/620030, Fax 0202/6200381, E-Mail: bkd@blaues-kreuz.de, Internet: www.blaues-kreuz.de

Bund diabetischer Kinder und Jugendlicher e.V. (BdKJ), Fackel Str. 24, 67655 Kaiserslautern, Tel. 063176488, E-Mail: kontakt@mein-bdkj.de, Internet: www.mein-bdkj.de

Bundesselbsthilfeverband für Osteoporose e.V., Kirchfeldstr. 149, 40215 Düsseldorf, Tel. 0211/3013140, Fax 0211/30131410, E-Mail: info@osteoporose-Deutschland.de

Bundesverband der Angehörigen psychisch Kranker e.V., Oppelner Str. 130, 53119 Bonn, Tel. 0228/71002400, Fax 0228/71002429, E-Mail: kontakt@bapk.de, Internet: www.bapk.de

Bundesverband der Psychiatrieerfahrenen e.V., Wittener Str. 87, 44789 Bochum, Tel. 0234/91790731, Fax 0234/6405103, E-Mail: kontakt-info@bpe-online.de, Internet: www.bpe-online.de

Bundesverband Deutsche Schmerzhilfe e.V., Rüdiger Fabian, Sietwende 20, 21720 Grünendeich, Tel. 04142/8104-24, Fax 04142/8104-35, E-Mail: info@schmerzhilfe.de

Bundesverband für Körper- und Mehrfachbehinderte e.V., Brehmstr. 5–7, 40239 Düsseldorf, Tel. 0211/64004-0, Fax 0211/64004-20, E-Mail: info@bvkm.de, Internet: www.bvkm.de

Bundesverband für Rehabilitation der Aphasiker e.V., Klosterstr. 14, 97084 Würzburg, Tel. 0931/2501300, Fax 0931/25013039, E-Mail: info@aphasiker.de

Bundesverband Neurodermitis e.V., Heerstr. 189-191, 56154 Boppard, Tel. 06742/87130, Fax 06742/871320, E-Mail: info@neurodermitis.net, Internet: www.neurodermitis.net

Bundesverband Selbsthilfe Körperbehinderter e.V., Altkrautheimer Str. 20, 74238 Krautheim, Tel. 06294/42810, Fax 06294/428179, E-Mail: info@bsk-ev.org, Internet: www.bsk-ev.org

Bundesverband Skoliose Selbsthilfe e.V. – Interessengemeinschaft für Wirbelsäulengeschädigte, Geschäftsstelle Siegburger Str. 1a, 51491 Overarth, Tel. 02206/9047956, E-Mail: verwaltung@bundesverband-skoliose.de

Bundesvereinigung Stottern & Selbsthilfe e.V., Koordinierungs-und Beratungsstelle, Zülpicher Str. 58, 50674 Köln, Tel. 0221/1391-106, -107, Fax 0221/ 1391-370, E-Mail: info@bvss.de, Internet: www.bvss.de

Colitis ulcerosa/Morbus Crohn, CED-Hilfe e.V. Hilfe bei chronisch entzündlichen Darmerkrankungen, Brauhausstieg 15 – 17, 22041 Hamburg, Tel. 040/6323740, Fax 040/63708994, E-Mail: ced-hilfe@t-online.de, Internet: www.ced-hilfe.de

Dachverband Gemeindepsychiatrie e.V., Richartzstr. 12, 50667 Köln, Tel. 0221/27793870, Fax 0221/27793877, E-Mail: dachverband@psychiatrie.de, Internet: www.psychiatrie.de/dachverband

Deutsche AIDS-Hilfe e.V., Wilhelmstr. 138, 10963 Berlin, Tel. 030/6900870, Fax 030/69008742, E-Mail: dah@aidshilfe.de, Internet: www.aidshilfe.de

Deutsche Alzheimer Gesellschaft e.V., Keithstr. 41, 10787 Berlin, Tel. 030/25937950, Fax 030/259379529, E-Mail: info@deutsche-alzheimer.de, Internet: www.deutsche-alzheimer.de

Deutsche Arthrosehilfe e.V., Neue-Welt-Str. 4-6, 66740 Saarlouis, Tel. 06831/946677, Fax 06831/946678 , E-Mail: service@arthrose.de, Internet: www.arthrose.de

Deutsche Fibromyalgie-Vereinigung e.V., Waidachshofer Str. 25, 74743 Seckach, Tel. 06292/928758, Fax 06292/928761, E-Mail: fibromyalgiefms@t-online.de

Deutsche Gesellschaft der Hörbehinderten – Selbsthilfe und Fachverbände e.V., Johannes-Wilhelm-Geiger-Weg 8, 24768 Rendsburg, E-Mail: info@deutsche-gesellschaft.de, Internet: www.deutsche-gesellschaft.de

Adressverzeichnis

Deutsche Gesellschaft für Muskelkranke (DGM) e.V., Bundesgeschäftsstelle, Im Moos 4, 79112 Freiburg, Tel. 07665/9447-0, Fax 07665/9447-20, E-Mail: info@dgm.org, Internet: www.dgm.org

Deutsche Gesellschaft für Suizidprävention – Hilfe in Lebenskrisen – e.V. (DGS), Geschäftsstelle, Klinik für Psychiatrie und Psychotherapie, Bezirkskrankenhaus Bayreuth, Prof. Dr. Manfred Wolfersdorf, Nordring 2, 95445 Bayreuth, Tel. 0921/2833-01, Fax 0921/2833-95

Deutsche Gesellschaft Venen e.V., Generalsekretariat Dr.-Carlo-Schmid-Str. 186, 90491 Nürnberg, Tel. 0911/5988600, Fax 0911/591219, E-Mail: info@DGVenen.de

Deutsche Hauptstelle gegen die Suchtgefahren e.V. (DHS), Westenwall 4, 59065 Hamm, Tel. 02381/90150, Fax 02381/901530, E-Mail: info@dhs.de

Deutsche Herzhilfe e.V., Weißhausstr. 21, 50939 Köln, Tel. 0221/410812, Fax 0221/413945

Deutsche Herzstiftung e.V., Bockenheimer Landstr. 94-96, 60323 Frankfurt am Main, Tel. 069/9551280, Fax 069/955128313, E-Mail: info@herzstiftung.de, Internet: www.herzstiftung.de

Deutsche Ileostomie-Colostomie-Urostomie-Vereinigung e.V. (ILCO), Thomas-Mann-Str. 40, 53111 Bonn, Tel. 0228/33889450, E-Mail: info@ilco.de

Deutsche Kontinenz Gesellschaft e.V., Friedrichstr. 15, 60323 Frankfurt, Tel. 069/79588393, Fax 069/79588383, E-Mail: info@kontinenz-gesellschaft.de, Internet: www.kontinenz-gesellschaft.de

Deutsche Krebsgesellschaft e.V., Kuno-Fischer-Str. 8, 14057 Berlin, Tel. 030/32293290, Fax 030/322932966, E-Mail: service@krebsgesellschaft.de, Internet: www.krebsgesellschaft.de

Deutsche Krebshilfe e.V., Buschstr. 32, 53113 Bonn, Tel. 0228/72990-0, Fax 0228/72990-11, E-Mail: deutsche@krebshilfe.de, Internet: www.krebshilfe.de

Deutsche Leberhilfe e.V., Kieler Str. 100, 50935 Köln, Tel. 0221/28 299-80, Fax 0221/28 299-81, E-Mail: info@leberhilfe.org, Internet: www.leberhilfe.org

Deutsche Leukämie-Forschungs-Hilfe-Aktion für krebskranke Kinder-Ortsverband Mannheim e.V. (DLFH), Gemeinnütziger und mildtätiger Verein, Jakob-Trumpfheller-Str. 14, 68167 Mannheim, Tel. 0621/3382133, Fax 0621/3382134, E-Mail: info@krebskranke-kinder.de, Internet: www.krebskranke-kinder.de

Deutsche Liga zur Bekämpfung des hohen Blutdrucks e.V. (Deutsche Hypertoniegesellschaft), Berliner Str. 46, 69120 Heidelberg, Tel. 06221/588550, Fax 06221/5885525, E-Mail: info@hochdruckliga.de, Internet: www.hochdruckliga.de

Deutsche Morbus Crohn/Colitis ulcerosa Vereinigung, Bundesverband für chronisch entzündliche Erkrankungen des Verdauungstraktes (DCCV) e.V., Inselstr. 1, 10179 Berlin, Tel. 030/20003920, Fax 030/200039287, Email: info@dccv.de

Deutsche Multiple Sklerose Gesellschaft e.V. (DMSG), Bundesverband, Krausenstr. 50, 30171 Hannover, Tel. 0511/96834-0, Fax 0511/96834-50, E-Mail: dmsg@dmsg.de, Internet: www.dmsg.de

Deutsche Parkinson Vereinigung, Bundesverband e.V., Moselstr. 31, 41464 Neuss, Tel. 02131/740270, Fax 02131/45445, E-Mail: bundesverband@parkinson-mail.de

Deutsche Rheuma-Liga e.V., Bundesverband, Ursula Faubel, Welschnonnenstr. 7, 53111 Bonn, Tel. 0228/766060, Fax 0228/7660620, E-Mail: bv@rheuma-liga.de, Internet: www.rheuma-liga.de

Deutsche Sarkoidose-Vereinigung g.e.V., Postfach 3043, 40650 Meerbusch, Tel. 02159/815300, Fax 02159/8153019, E-Mail: Sarkoidose@Sarkoidose.de, Internet: www.sarkoidose.de

Adressverzeichnis

Deutsche Selbsthilfe Angeborene Immundefekte e.V. (DSAI), Gabriele Gründl, Hochschatzen 5, 83530 Schnaitsee, Tel. 08074/8164, Fax 08074/9734, E-Mail: info@dsai.de

Deutsche Tinnitus-Liga e.V., Am Lohsiepen 18, 42369 Wuppertal, Tel. 0202/24652-0, Fax 0202/24652-20, E-Mail: dtl@tinnitus-liga.de, Internet: www.tinnitus-liga.de

Deutsche Vereinigung Morbus Bechterew e.V., Metzgergasse 16, 97421 Schweinfurt, Tel. 09721/22033, Fax 09721/22955

Deutsche Zöliakie-Gesellschaft (DZG) e.V., Geschäftsstelle, Kupferstr. 36, 70565 Stuttgart, Tel. 0711/459/459981-0, Fax 0711/4567817, E-Mail: info@dzg-online.de, Internet: www.dzg-online.de

Deutscher Allergie- und Asthmabund e.V., An der Eickesmühle 15-19, 41238 Mönchengladbach, Tel. 02166/6478820, Fax 02166/6478880, Mail: info@daab.de, Internet: www.daab.de

Deutscher Behindertensportverband und Nationales Paralympisches Komitee e.V. (DBS), Tulpenweg 2-4, 50226 Frechen-Buschbell, Tel. 02234/60000, Fax 02234/6000150, E-Mail: info@dbs-npc.de, Internet: www.dbs-npc.de

Deutscher Diabetiker Bund e.V., Landesverband Saarland, Wolfskaulstr. 43, 66292 Riegelsberg, Tel. 06806/953571, Fax 06806/953572, E-Mail: ddbsaarland@t-online.de, Internet: www.diabetiker-saar.de

Deutscher Neurodermitis Bund e.V., Baumkamp 18, 22299 Hamburg, Tel. 040/230744, Fax 040/231008, E-Mail: info@neurodermitis-bund.de, Internet: www.neurodermitis-bund.de

Deutscher Psoriasisbund e.V., Seewartenstr. 10, 20459 Hamburg, Tel. 040/223399-0, Fax 040/2233990, E-Mail: info@psoriasis-bund.de, Internet: www.psoriasis-bund.de

Deutscher Schwerhörigenbund (DSB) e.V., Sophie-Charlotten-Str. 23a, 14059 Berlin, Tel. 030/47541114, Fax 030/47541116, E-Mail: dsb@schwerhoerigen-netz.de, Internet: www.schwerhoerigennetz.de

Dick & Dünn e.V., Beratungszentrum für Essstörungen, Katharina Vogel, Innsbrucker Str. 37, 10825 Berlin, Tel.030/8544994, Fax 030/8548442, E-Mail: info@dick-und-duenn-berlin.de

Elterninitiative HIV betroffener Kinder e.V. (EHK), Postfach 8133, 50344 Hürth, Tel.02233/206946, E-Mail: info@ehk-kids.de

Förderkreis Herz- und Kreislaufhilfe e.V., Josef-Lutz-Weg 15, 81371 München, Tel. und Fax 089/7235333

Frauenselbsthilfe nach Krebs e.V., Bundesverband, Thomas-Mann-Str. 40, 53111 Bonn, Tel. 0228/33889400, Fax 0228/33889401, E-Mail: kontakt@frauenselbsthilfe.de, Internet: www.frauenselbsthilfe.de

Freundeskreis für Suchtkrankenhilfe Bundesverband e.V., Käthe Körtel, Luisenplatz 3, 34119 Kassel, Tel. 0561/780413, Fax 0561/711282, E-Mail: mail@freundeskreise-sucht.de, Internet: www.freundeskreise-sucht.de

Hilfswerk für jugendliche Diabetiker gGmbH, Danziger Weg 1, 58511 Lüdenscheid, Tel. 02351/98910, Fax 02351/989150, E-Mail: zentrale@jugenddiabetes.de

Initiative Selbsthilfe Multiple Sklerose Kranker (MSK) e.V., Bernd Meixner, Erich-Kästner-Str. 50, 69190 Walldorf, Tel. 06227/3983906, E-Mail: mskevmeixner@unity-mail.de, Internet: www.multiple-sklerose-e-v.de

Kinder und Aids e.V., Bredowstr. 43a, 10551 Berlin, Tel. 030/3959269, Fax 030/39038068

Kindernetzwerk e.V. – für Kinder, Jugendliche und (junge) Erwachsene mit chronischen Krankheiten und Behinderungen, Benzstr. 2, 63741 Aschaffenburg, Tel. 06021/454400, E-Mail: info@kindernetzwerk.de, Internet: www.kindernetzwerk.de

Lernen fördern – Bundesverband zur Förderung Lernbehinderter e.V., Diplompsychologe R.C. Zelfel, Maybacherstr. 27, 71686 Remseck am Neckar, Tel. 07141/9747870, Fax 07141/9747871, E-Mail: post@lernenfoerdern.de, Internet: www.lernen-foerdern.de

Adressverzeichnis

Lupus-Erythematodes Selbsthilfegemeinschaft e.V., Hofaue 37, 42103 Wuppertal, Tel. 0202/4968797, Fax 0202/4968798, E-Mail: Lupus@RheumaNet.org, Internet: www.lupus.rheumanet.org

Reha-Zentrum für Hörgeschädigte, Johannes-Wilhelm-Geiger-Weg 8, 24768 Rendsburg, Tel. 04331/58970, E-Mail: info@hoergeschaedigt.de, Internet: www.hoergeschaedigt.de

Schädel-Hirn-Patienten in Not e.V., Bundesverband für Schädel-Hirnverletzte, Patienten im Wachkoma, Apallisches Durchgangssyndrom – und ihre Angehörigen, Armin Nentwig (Mitglied des Bayer.Landtags), Bayreuther Str. 33, 92224 Amberg, Tel. 09621/63666, Fax 09621/63663, E-Mail: zentrale@schaedel-hirnpatienten.de, Internet: www.schaedelhirnpatienten.de

Stiftung Syanon, Dorfstr. 9, 13051 Berlin, Postfach 770344, Tel. 030/550000, Fax 030/55000220, E-Mail: info@synanon.de, Internet: www.synanon.de

Verein zur Förderung diabetischer Kinder und Jugendlicher e.V., Loberstr. 4a, 04519 Rackwitz, Mobil 015207908514, E-mail: info@diabeteskids-leipzig.de, Internet: www.diabeteskids-leipzig.de

Silent Inflammation

Einführung und Labordiagnostik

Inhaltsverzeichnis

Vorwort 447

Dipl.-Biol. Wolfgang Mayer
Silent Inflammation – Was ist das? 449
Subklinische Entzündung: Definition 449
Was sind die Ursachen für Silent Inflammation? 455
   1. Genetische Disposition 455
   2. Ernährung 456
   3. Stresserkrankungen 457
   4. Schlafmangel 458
   5. Körperliche Überlastung 459
   6. Infektionen/Herde/Postvirale Syndrome 459
   7. Autoimmunprozesse 460
   8. Darmintegrität – Leaky Gut/Dysbiose 461
   9. Xenobiotika – Schadstoffe 461
   10. Allergien/Unverträglichkeits- und Hypersensitivitätsreaktionen 462
   11. Veränderung des Immunsystems im Alter/Immunoseneszenz 463

Dipl.-Biol. Wolfgang Mayer
Labordiagnostik der Silent Inflammation 465
Wie kann man eine subklinische chronische Entzündung labordiagnostisch erkennen? 465
   CRP (C-reaktives Protein) als primärer Entzündungsmarker 466
   Biomarker in Kombination mit CRPs 472
   [...]

Auszug aus „Silent Inflammation – Stille Entzündungen erkennen und behandeln"
Herausgegeben von Friedrich-Wilhelm Tiller und Wolfgang Mayer. Informationen zum Fachbuch finden Sie auf S. 486 oder unter shop.mgo-fachverlage.de

Silent Inflammation

Vorwort

Priv.-Doz. Dr. med. Friedrich-Wilhelm Tiller

Krankheit (oder die Beeinträchtigung von Gesundheit) ist Teil der menschlichen Existenz. Versuche, diese Phänomene zu deuten oder zu erklären, sind so alt wie die Menschheit selbst. Theologische Betrachtungen (Krankheit als Strafe Gottes/der Götter) und naturphilosophische Ansätze (Yin vs. Yang) stritten mit pragmatischen Konzepten (Lehre von der Homöostase, Miasmen-Lehre). „Nature versus nurture" bleibt auch weiterhin der Angelpunkt philosophischer Annäherung an das Individuum und seine Krankheit.

Immerhin hat die rasante Entwicklung der Naturwissenschaften im 19. Jahrhundert Licht ins Dunkel gebracht. Die Virchow'sche Zellular-Pathologie, die Entdeckung der Mikroorganismen durch Pasteur und Koch, die Mendel'schen Lehren von der Vererbung und die ersten Hygiene-Konzepte von Lister und Pasteur haben die Lehre von den Krankheiten, ihrer Entstehung (Pathogenese), Verbreitung und Verhütung in nie gekanntem Umfang revolutioniert. Die Weiterentwicklung dieser Theorien war vor allem der weiteren Entwicklung der zur Verfügung stehenden Methoden geschuldet. Auf die Anwendung bildgebender Verfahren (Röntgen) folgte der Eingang der Immunologie (Mendeleyev, Ehrlich, Landsteiner) und der modernen Biochemie (Krebs, Ochoa, Starling, Banting u. v. a. m.) in die Lehre von der Pathogenese der verschiedensten Krankheitsbilder. Die Entdeckung der Bausteine des humanen Genoms durch Pauling, Watson und Crick kann man aus heutiger Sicht als Zeitenwende verstehen: Seit 1953 hält die Molekularbiologie umfassend Einzug in die Medizin.

All diese Entdeckungen regten jeweils diagnostische und therapeutische, prophylaktische oder prognostische Konzepte an. Ein Beispiel ist die in den 1950er Jahren entstandene Stress-Theorie von Selye. Die Entwicklung der Morbidität hin zu degenerativen Erkrankungen, die sich der monokausalen Betrachtung entziehen (Tumor- Erkrankungen; Herz-Kreislauf-Erkrankungen, Demenz, M. Alzheimer, Metabolisches Syndrom, Multiple Sklerose, Chronic Fatigue u.a.), hat Konzepte unterschiedlichsten theoretischen und methodischen Zugangs angeregt. Slow- oder latente Viren, Neurostress, Autoimmunität, die Diversität des Mikrobioms, immunologische Dysbalance, orthomolekulare und mitochondriale Dysfunktion sollen – oder können zumindest in Teilen – zum Verständnis der Pathogenese chronischer und degenerativer Krankheitsbilder beitragen.

Eine besondere Rolle hat vor diesem Hintergrund die Erweiterung des Verständnisses von entzündlichen Prozessen geführt.

Von besonderer Bedeutung ist, dass die auf diese Weise definierte Entzündung (*inflammation*) klinisch stumm bleiben kann, als „*silent inflammation*", aber im Zentrum der Pathogenese verschiedenster klinischer Krankheitsbilder steht.

Mit dem vorliegenden Buch wird der Versuch unternommen, den aktuellen Wissenstand zum Thema „*silent inflammation*" aus dem Blickwinkel verschiedener Fachdisziplinen und Arbeitsrichtungen zusammenzufassen. Das Buch richtet sich ausdrücklich nicht an Spezialisten. Vielmehr soll es allen Lesern, die mit der Betreuung, der Diagnostik und Therapie chronischer Erkrankungen befasst sind, Verständnis für grundlegende pathophysiologische Zusammenhänge und das Zusammenspiel zellulärer, biochemischer und immunologischer Prozesse wecken.

Dipl.-Biol. Wolfgang Mayer

Silent Inflammation – Was ist das?

Subklinische Entzündung: Definition

Um zu verstehen, was mit dem auf den ersten Blick widersprüchlichen Begriff Silent Inflammation, also aus dem Englischen übersetzt „stille Entzündung", gemeint ist, ist es notwendig, sich mit dem Thema Entzündung an sich zu beschäftigen. Entzündung ist ein janusköpfiger biologischer bzw. immunologischer Prozess, der auf der einen Seite zentrale Bedeutung bei der akuten Abwehr von Erregern oder geschädigtem Gewebe hat und ohne den unser Immunsystem nicht adäquat reagieren kann. Auf der anderen Seite können sowohl akute als auch chronische Entzündungsprozesse körpereigene Strukturen schädigen und zu ernsthaften und lebensbedrohlichen Erkrankungen bis hin zum Tod führen.

Mindestens genauso wichtig, wie die Entzündungsreaktion an sich, ist also auch deren Kontrolle.

Als Beispiel für eine akute lebensbedrohliche Entzündungsreaktion sei die Sepsis oder das Systemic Inflammatory Response Syndrom (SIRS) genannt, bei dem die Entzündungsvorgänge so derartig der körpereigenen Kontrolle entgleisen, dass es durch Versagen von Organen zum Tod kommen kann.

Chronischen Entzündungsprozessen dagegen wird zunehmend eine zentrale Bedeutung im Sinne des kleinsten gemeinsamen Nenners für die Entstehung vieler Erkrankungen in modernen Industriegesellschaften beigemessen.

Silent Inflammation

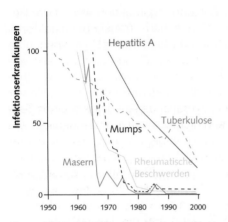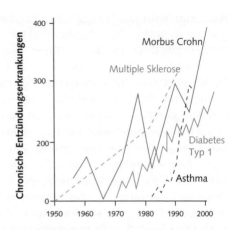

Abb. 1: Während es mit zunehmender Industrialisierung durch Hygiene und Impfungen zu einem starken Rückgang an Infektionserkrankungen kommt, nehmen dagegen Erkrankungen, die mit chronischen Entzündungen einhergehen, deutlich zu. Mit rheumatischen Beschwerden sind in der Grafik Gelenkentzündungen angeführt, die durch Infektionen verursacht werden. Abbildung aus Bach, J. F. (2002) The effect of Infections on Susceptibility to Autoimmune and Allergic Diseases. The New England Journal of Medicine, 347, 911-920.

Die älteste Beschreibung des Begriffs Entzündung findet man im 1. Jahrhundert nach Christus. Die Römer Galen und Celsus charakterisieren die fünf klinischen Kardinalsymptome **Dolor** (Schmerz), **Calor** (Überwärmung und Fieber), **Rubor** (Rötung), **Tumor** (Schwellung) und **Functio laesa** (Funktionseinschränkung). Heute haben wir natürlich ein weitaus differenzierteres Verständnis von den biochemischen Vorgängen bei Entzündungsreaktionen, die durchaus sehr verschieden ablaufen können. Entzündung ist also nicht gleich Entzündung, besonders bei niedrigschwelligen Reaktionen. Es können eine Vielzahl an immunologischen und auch nicht- immunologischen Zelltypen beteiligt sein, die viele verschiedene pro- und antientzündliche lösliche Mediatoren ausschütten, so genannte Immunbotenstoffe, die auch als Zytokine bezeichnet werden. Zytokine wiederum sind der Überbegriff für Interleukine, Interferone, Chemokine, Wachstumsfaktoren und andere Untergruppen der immunologischen Signalmoleküle. Die Bildung von Entzündungsmediatoren ist nicht auf Immunzellen begrenzt, z. B. sind auch Muskelzellen, Fibroblasten oder Nervenzellen dazu in der Lage. Doch wie und wann werden diese entzündungsrelevanten Botenstoffe gebildet?

Als zentraler intrazellulärer Startknopf der Entzündungsreaktion wird in der Regel der zelluläre Transkriptionsfaktor NF-κB gesehen. Transkriptionsfaktoren sind Regulatoren der Biosynthese. Sie binden an bestimmte DNA-Abschnitte im Zellkern und steuern darüber die Expression von Genen und im Falle von NF-κB eben eine Vielzahl im Rahmen der Entzündungsreaktion: Zytokine, Chemokine und Adhäsionsmoleküle. NF-κB liegt als inaktive Form in der Zelle vor und erst durch die Aktivierung, die durch enzymatische Abspaltung eines Teils des Molekülkomplexes stattfindet, wird die biologisch aktive Form gebildet. Zu den Stimuli, die eine Aktivierung von NF-κB auslösen können, zählen primär bakterielle und virale Antigene, z. B. Lipopolysacharide (LPS) oder Nukleinsäure, wie virale RNA. Diese Strukturen werden auch als PAMPs (Pathogen Associated Molecular Patterns/Pathogen Assoziierte Molekulare Muster) bezeichnet. Aber auch chemische und physikalische Noxen, wie freie Radikale oder UV-Strahlung, aktivieren NF-κB. Damit kommt der Bildung und der Neutralisation von Sauerstoffradikalen in der Zelle eine wichtige Rolle bei der Entzündungskontrolle zu. Je besser das antioxidative Potential der Zelle, also die Versorgung mit relevanten Molekülen wie reduziertem Glutathion oder Mikronährstoffen, Vitaminen und Spurenelementen wie z. B. Magnesium, Selen, Zink, Vitamin C, Vitamin E, Q10, desto geringer die Entzündungsinduktion durch oxidativen Stress. Dabei spielt auf der anderen Seite natürlich auch die Belastung der Zelle mit Xenobiotika, z. B. Medikamente oder Schwermetalle eine Rolle, bei deren Entgiftung Sauerstoffradikale gebildet werden. Nicht zuletzt können immunologische Signalmoleküle wie Zytokine selbst über Bindung an Rezeptoren auf der Oberfläche der Zelle eine intrazelluläre Signalkaskade auslösen, an deren Ende die NF-κB-Aktivierung steht. Diese Möglichkeit trägt maßgeblich zur Ausbreitung der Entzündungsreaktion durch die Signalübertragung an unmittelbar angrenzende und weiter entfernte Zellen bei.

Die Weiterführung der Entzündung erfolgt nun durch die in der ersten Phase gebildeten Zytokine TNF-alpha, Interleukin 6 und Interleukin 1ß sowohl innerhalb als auch außerhalb der Zelle.

So wird insbesondere durch TNF-alpha das Enzym PLA2 (Phospholipase A2) aktiviert, welches Arachidonsäure aus der Zellmembran freisetzt und damit für die Bildung von entzündungsfördernden Prostaglandinen und Leukotrienen durch die Enzyme Cyclooxygenase (COX) und Lipoxygenase (LOX) bereitstellt. Prostaglandine wirken durchblutungsfördernd, verstärken die Schmerzwahrnehmung und induzieren Fieber. Leukotriene wirken ebenso wie Interleukin 8 unter anderem chemotaktisch, locken also Immunzellen wie Granulozyten und Makrophagen an und verstärken und verbreitern damit die Immunreaktion.

Silent Inflammation

Inflammation – InflaCheck®			
TNF-alpha	9,815	Qu	<6,35
IFN-gamma	2,446	Qu	<0,464
IL-6	0,377	Qu	<0,071
COX-2	2,431	Qu	<29,316
5-LCX	4,262	Qu	<14,474
NFκB (IκB)	109	Qu	<18,368

Abb. 2: Frühe Phase einer Entzündungsreaktion, die hier im Labor auf Genexpressionsebene (MRNA) erfasst wurde: Aktivierung von NF-kappa B und der First-Line Zytokine, die Enzyme COX-2 und 5-LOX des Arachidonsäuremetabolismus sind noch unauffällig

Interleukin 6 induziert in der Leber die Bildung des C-reaktiven Proteins, die Komplementkaskade wird aktiviert, damit wird die systemische Ebene der Entzündungsreaktion erreicht. Gleichzeitig findet aber bereits zunehmend die Eindämmung der Entzündungsreaktion durch gegenregulatorische Prozesse statt, dazu gehören die Bildung von antientzündlichen Mediatoren wie Interleukin 10, TGF-ß (Transforming Growth Faktor ß), Rezeptorantagonisten für den Interleukin 1 Rezeptor (IL1RA) und die Freisetzung von Glucocorticoiden aus der Nebenniere. Durch Reduktion der Rezeptordichte auf den Oberflächen der Immunzellen wird deren Reaktionsbereitschaft gesenkt. Damit werden ein Überschießen der Entzündungsreaktion und die Zerstörung von lebenswichtigen Funktionen und Organen verhindert.

Entzündung kann lokal begrenzt oder systemisch auftreten, sie kann einen akuten oder chronischen Verlauf nehmen. Viele Erkrankungen sind mit chronischen Entzündungen assoziiert, z. B. Allergien, rheumatische Erkrankungen, Herz-Kreislauf-Erkrankungen, chronische Infektionen. Die Entzündungen können systemisch manifest werden, wie z. B. bei Autoimmunreaktionen oder lokal begrenzt sein, z. B. bei Parodontitis oder Sinusitis, wobei auch zuerst lokale Entzündungsprozesse auf Dauer systemische Auswirkungen haben. Während akute Entzündungen in der Regel physiologische Charakteristik und als zentrales Merkmal die Selbstregulierung aufweisen, sind chronische Entzündungen pathologisch und es kommt zu keiner oder unzureichenden antientzündlichen Gegenreaktion mehr. Bei den chronischen Entzündungen ist zwischen klinisch manifesten Erkrankungen und einer subklinischen Situation zu unterscheiden, bei der zwar der Entzündungsstoffwechsel erhöht ist, aber allenfalls diffuse klinische Anzeichen erkennbar sind, z. B. Leistungsminderung, Schlafstörungen, Erschöpfung.

Silent Inflammation

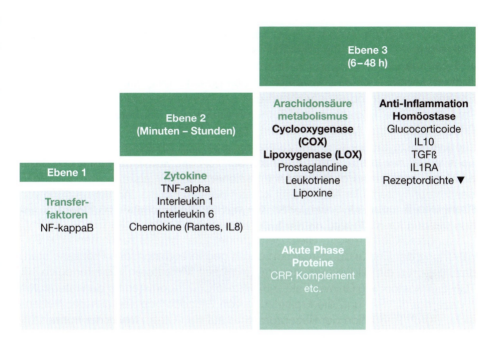

Abb. 3: Verschiedene Ebenen einer Entzündungsreaktion

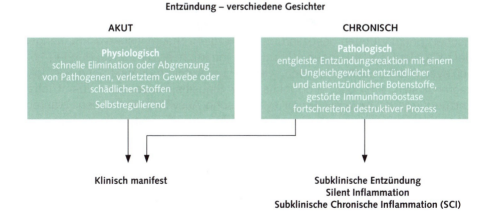

Abb. 4: Unterschiedliche Formen der Entzündung, Silent Inflammation ist eine chronische Entzündung mit subklinischer Charakteristik, auch SCI genannt

Silent Inflammation

Diese Form der chronischen Entzündung wird wegen der klinisch „stummen" Charakteristik „Silent Inflammation", subklinische Entzündung oder SCI (Subclinical Chronic Inflammation) genannt. Sie stellt einen der zentralen Risiko- und Triggerfaktoren bzw. eine Vorstufe für alle gesundheitspolitisch bedeutsamen Erkrankungen der Industrienationen dar, wie neurodegenerative Erkrankungen, kardiovaskuläre Erkrankungen, Tumorerkrankungen, Diabetes, rheumatische Erkrankungen und Autoimmunerkrankungen. Zudem gilt die andauernde Entzündungsaktivität als eine der zentralen Ursachen für einen letztlichen Funktionsverlust der Immunabwehr, ähnlich der von der Sepsis bekannten Immunparalyse, sowohl bei chronischen Infektionen wie HIV als auch bei Versagen des Immunsystems im Alter. Damit kommt der Erkennung und Vermeidung von Silent Inflammation ein zentraler Stellenwert für die Prävention häufiger Erkrankungen und für die Erhaltung der Immunkompetenz zu.

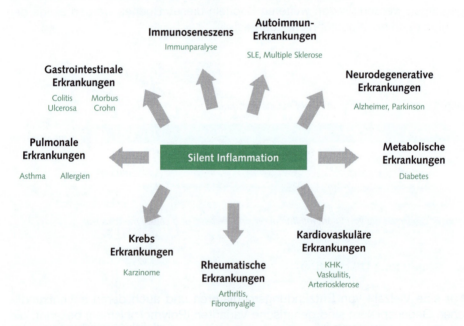

Abb. 5: Silent Inflammation als Trigger und Risikofaktor für die Entstehung vieler chronischer Erkrankungen und für zunehmenden Funktionsverlust der Immunabwehr im Alter

Was sind die Ursachen für Silent Inflammation?

So vielfältig und komplex Entzündungsmechanismen sind, so umfangreich und multikausal sind die Ursachen und Auslöser für Silent Inflammation. In der Regel führt die Kombination mehrerer Faktoren zu einer dauerhaft gesteigerten Entzündungsaktivität unter der klinischen Schwelle. Grundsätzlich ist zwischen prädisponierenden genetischen Faktoren und epigenetischen Einflussgrößen zu unterscheiden. Je stärker die genetische Veranlagung für überschießende Entzündungsvorgänge (High Responder Typ), desto weniger epigenetische Triggerfaktoren sind notwendig. Andererseits kann auch ein Individuum ohne jegliche genetische Disposition durch den falschen Lifestyle z. B. eine Ernährung mit zu viel Zucker und industriell aufbereiteten Lebensmitteln, Bewegungs- und chronischen Schlafmangel eine Entzündungsproblematik entwickeln. Im Folgenden soll auf die elf wichtigsten Triggerfaktoren einer Silent Inflammation kurz eingegangen werden, in den weiteren Kapiteln dieses Buches werden einige der Punkte dann noch ausführlicher dargestellt.

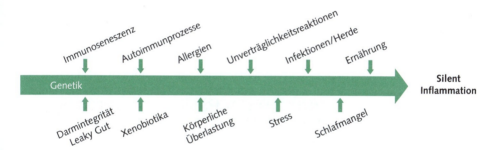

Abb. 6: Die Ursachen von Silent Inflammation sind vielfältig und selten monokausal

1. Genetische Disposition

Für eine Vielzahl von Entzündungsmediatoren und auch deren antientzündlichen Gegenspielern sind genetische Varianten (Polymorphismen) bekannt, die zu einer verstärkten oder verminderten Bildung nach Aktivierung führen können. Personen mit gesteigerter Bildung z. B. für den proinflammatorischen Tumor-Nekrose Faktor alpha (TNF-alpha) werden als High-Responder bezeichnet, die erhöhte Entzündungsbereitschaft kann aber auch durch eine verringerte Bildung von regulatorischen, also antientzündlichen Botenstoffen wie Interleukin 10 oder Interleukin 1 Rezeptor Antagonist bedingt sein bzw. den High Responder Status eines proinflammatorischen Zytokins noch verstärken. In vielen der Gene für entzündliche und antientzündliche Immunbotenstoffe sind heute Veränderungen, sogenannte Polymorphismen bekannt, die einen Einfluss auf die Freisetzungskapazität haben, z. B. Interleukin 6, Interleukin 1 Rezeptor Antagonist, Interleukin 8 und dem antientzündlichen Interleukin 10. Beispielhaft für die klinische Bedeutung solcher genetischer Varianten sei das Krankheitsbild der Parodontitis genannt, hier haben Personen mit einer genetisch bedingten verminderten Freisetzung des antientzündlichen Zytokins Interleukin-1 Rezeptor Antagonist bzw. einer erhöhten Freisetzung der proentzündlichen Botenstoffe Interleukin-1 alpha und beta ein deutlich erhöhtes Risiko für einen progressiven Verlauf.

2. Ernährung

Einer der wichtigsten ursächlichen Faktoren für Silent Inflammation ist die Ernährung, die in vieler Hinsicht die Entzündungsbereitschaft beeinflussen kann und gerade unter dem Aspekt einer subklinischen chronischen Entzündung höchste Beachtung finden sollte. Folgende Faktoren sind hierbei besonders relevant:

A. Zu viel Zucker/Kohlehydrate
Ein übermäßiger Konsum von Kohlenhydraten wie Zucker fördert die Aktivierung von Genen für Entzündungsmediatoren aus Zellen des Immunsystems, z. B. T-Helferzellen wie TH17-Zellen und Makrophagen. Es ist beschrieben, dass ein hoher Glukosegehalt direkt NF-κB über Proteinkinase C und reaktive Sauerstoffspezies (ROS) aktiviert.
Eine zu kohlehydratlastige Ernährung bei zu wenig Bewegung führt zu Krankheitsbildern wie Übergewicht, metabolischem Syndrom und Non Alcoholic Fatty Liver Disease (NAFLD), die durch eine unphysiologische Akkumulation von Triglyceriden in Leberzellen hervorgerufen wird. Diese Krankheitsbilder führen typischerweise zur übermäßigen Bildung von Fettzellen (Adipozyten). Aus diesen Fettzellen werden proentzündliche Botenstoffe wie TNFalpha und Interleukin 6 freigesetzt. NFLAD gilt als die derzeit häufigste chronische Erkrankung, man geht davon aus, dass in Deutschland ca. 25 Prozent der Bevölkerung betroffen sind, darunter auch Personen ohne Übergewicht! Überschüssige Glucose wird also in Form von Fett in der Leber gespeichert, mit der Zeit entzündet sich die Leber, es resultiert eine chronisch entzündete Fettleber, die über Jahre unbemerkt bleiben kann und dabei das Risiko für Arteriosklerose und Diabetes massiv erhöht.

Silent Inflammation

B. Zu viele gesättigte Fettsäuren im Verhältnis zu ungesättigten Fettsäuren
Omega-6-Fettsäuren aktivieren NF-κB, wogegen Omega-3-FS entzündungshemmend wirken. Eine Arachidonsäure-reiche Ernährung, also der Verzehr von Wurst, Fleisch und Milchprodukten, fördert die Bildung von Prostaglandinen und Leukotrienen, steigert also den Arachidonsäuremetabolismus.

C. Mangel an Mikronährstoffen, Vitaminen, Mineralien, Antioxidantien
Die Einflüsse von einem Mangel an Mikronährstoffen und Antioxidantien auf die Entzündungsaktivität sind vielfältig, an dieser Stelle sollen deshalb nur einzelne Aspekte exemplarisch betrachtet werden. Ein Defizit an Magnesium induziert eine Freisetzung von proinflammatorischen Zytokinen, im Gegenzug lassen sich durch eine Magnesium Supplementation die Spiegel des proinflammatorischen Markers CRP senken. Vitamin E hemmt die Phospholipase A2 des Arachidonsäurestoffwechsels und wirkt damit ebenfalls antientzündlich, Selen ist ein funktionell essentieller Bestandteil der Glutathioperoxidase und damit wichtig für die Neutralisation von reaktiven Sauerstoffradikalen. Weitere Antioxidantien und damit entzündungsrelevant über ROS Neutralisation sind Vitamin C, Vitamin A, ebenso wie B-Vitamine, nicht vergessen werden darf auch Vitamin D, für das mechanistisch eine direkte antientzündliche Wirkung durch Hemmung von NF-κB beschrieben ist.

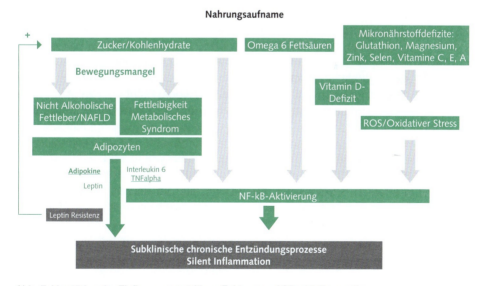

Abb. 7: Verstärkender Einfluss von nutritiven Faktoren auf Silent Inflammation

3. Stresserkrankungen

Der zentrale Begrenzer einer systemischen Entzündungsreaktion ist das in der Nebenniere gebildete Cortisol. Es hemmt über den Glucocorticoidrezeptor die Aktivierung von NF-κB und reduziert die Aktivität der Phospholipase A2, greift also auch direkt in den Arachidonsäuremetabolismus ein. Bei Stresserkrankungen ist anfangs die Cortisolproduktion erhöht, da Cortisol die Fettverbrennung blockiert, wird vermehrt Fettgewebe gebildet, was selbst Entzündungsmediatoren freisetzt. Bei fortgeschrittenen Stresserkrankungen wie Burn-Out ist die Bildung von Cortisol dann gestört, der Cortisolspiegel vermindert, was diagnostisch z. B. am reduzierten oder fehlenden morgentlichen Peak im Speichel erkennbar ist. Das führt zu einer unzureichenden Entzündungskontrolle und damit zu entgleisenden und chronischen Entzündungsprozessen, die auch bei Stresserkrankungen beschrieben sind.

4. Schlafmangel

Schlafmangel könnte natürlich im weitesten Sinn auch unter dem Punkt psychischer Stress mit angeführt werden, aufgrund der großen Bedeutung in modernen Gesellschaften bei gleichzeitig geringem Problembewusstsein wird er hier als eigener Faktor aufgeführt. Für Erwachsene geht man heute je nach individueller Veranlagung von einer benötigten täglichen physiologischen Schlafdauer von 7-9 Stunden aus, für einen Großteil der Bevölkerung wird das durch den modernen Lebenswandel eher nicht zutreffen. Im Gegenteil, oft wird geringe Schlafdauer gerade mit hoher Leistungsbereitschaft assoziiert. Es wurde allerdings klar gezeigt, dass Schlafmangel proinflammatorische Gene wie NF-κB aktiviert (Aho et al 2013), damit kommt diesem Aspekt nicht unwesentliche Bedeutung für das Thema Silent Inflammation zu. Zudem wird bei Schlafmangel vermehrt das Hormon Ghrelin (Growth Hormone Release Inducing) ausgeschüttet, welches Hunger- und Sättigungsgefühl steuert und appetitanregend wirkt. Dadurch führt Schlafmangel zu mehr Nahrungsaufnahme und Heißhungerattacken, fördert also Übergewicht. Als Stressfaktor führt Schafmangel zudem zu verstärkter Cortisolausschüttung und damit zu reduzierter Fettverbrennung, die Ausbildung von proinflammatorischem Fettgewebe wird so durch mehrere Faktoren gleichzeitig getriggert.

5. Körperliche Überlastung

Die westliche Leistungsgesellschaft macht auch vor übertriebenen Ansprüchen an den Freizeitsport nicht halt, eine körperliche Überlastung durch Arbeit oder Sport ist mit einer Ausschüttung an Entzündungsmediatoren verbunden, die auch chronische Formen annehmen und systemische Effekte haben kann. Dieses Phänomen ist als ein Aspekt des Übertrainingssyndroms aus dem Leistungssport gut bekannt, kann aber eben auch bei exzessiver körperlicher Belastung in Freizeit oder Beruf auftreten, wobei hier eher eine Überforderung für den individuellen Trainingszustand als ein zu intensives Training vorliegt. Durch die nicht angepasste Belastungssituation werden Gewebeschäden verursacht, die den Auslöser für die entzündliche Immunreaktion darstellen. Auf der anderen Seite wirkt moderate und angepasste körperliche Aktivität und Sport zweifelfrei protektiv gegen Silent Inflammation.

6. Infektionen/Herde/Postvirale Syndrome

Klinisch unerkannte chronifizierte Infektionen mit Bakterien (z. B. Borrelien, Chlamydien, Neisserien, Mycobakterien, Treponemen), Pilzen (z. B. bei starker Exposition im Wohnraum) oder Viren (Hepatitis, HIV, SARS CoV2) führen zu einer ständig erhöhten Aktivität und Entzündungsaktivität der Immunabwehr. Unter diesen Punkt gehören auch lokale bakterielle Herde wie sie z. B. im Dentalbereich vorkommen können. Eine besondere Bedeutung haben endogene Reaktivierungen latenter Infektionen mit Erregern, die nach Erstinfektion im Körper persistieren, in erster Linie sind hier die Viren der Herpesgruppe zu nennen. Die einzelnen Vertreter weisen ganz unterschiedliche Charakteristika auf, während bei HSV1 und HSV2 (Herpesvirus 1 und 2) sowie VZV (Varizella Zoster Virus) die typische kutane Manifestation mit Bläschenbildung bei Reaktivierung auftritt, fehlen diese eindeutigen klinischen Zeichen z. B. bei CMV (Cytomegalievirus) und EBV (Epstein Barr Virus). Wobei auch bei partieller HSV und VZV Aktivierung nicht immer die typische Bläschenbildung auftreten muss, diffuse Symptome wie Neuralgien, Erschöpfung, Fatigue oder psychische Einbrüche können durch die ablaufende Entzündungsreaktion verursacht sein. Die Reaktivierung der Herpesviren aus den Spinalganglien der Nervenzellen wird durch eine partiell unzureichende Immunkontrolle z. B. bei Stress, Schlafmangel, oder Immunsuppression begünstigt, die gegen das Virus gerichteten spezifischen T-Zellen scheinen hier die entscheidende Komponente darzustellen. Eine erhöhte lytische Aktivität und damit auch eine gesteigerte inflammatorische Gegenreaktion der Immunabwehr ist bei diesen latenten Herpesviren also nicht zwingend klinisch offensichtlich und kann bei dauerhafter Problematik eine Ursache von Silent Inflammation darstellen.

Seit der Corona Pandemie und den damit verbundenen Long Covid Erkrankungen wird postviralen Syndromen eine erhöhte Aufmerksamkeit zu Teil, Krankheitsbilder wie CFS/ME (Chronic Fatigue Syndrom/Myalgische Enzephalomyelitis) und Fibromyalgie haben dadurch eine Aufwertung in der medizinischen Wahrnehmung erfahren. Diese multisymptomatischen Beschwerdebilder können durch eine virale Infektion ausgelöst werden und sind durch chronische Entzündungen lange über die eigentliche Infektion hinaus gekennzeichnet. Als Ursache der Entzündungsproblematik werden sowohl Autoimmunprozesse als Folge der Infektion als auch eine unzureichende Eradikation der Viren mit latenter Persistenz oder eine nachhaltige Schädigung von Gewebe durch eine zu starke Immunreaktion in der Akutphase diskutiert.

7. Autoimmunprozesse

Eine Autoimmunreaktion ist von Entzündungsvorgängen begleitet, läuft aber oft über Jahre unerkannt mit diffusem klinischem Bild im Hintergrund ab, bevor die klinischen Symptome so eindeutig sind, dass diese zu einer klaren Diagnose führen. Dazu trägt auch der oft schubweise Verlauf solcher Reaktionen bei, in Refraktärphasen nach Entzündungsschüben ist sowohl die bildgebende als auch die konventionelle Entzündungs-Labordiagnostik oft unauffällig. Als Beispiel sei Morbus Bechterew genannt, hier wird die Diagnose in der Regel erst nach jahrelangem Krankheitsverlauf gestellt, wenn die Schäden am Skelettsystem bereits irreversibel, aber damit eben auch klar erkennbar sind. Lang davor beginnt aber der Entzündungsprozess unter dem klinisch erkennbaren Level und stellt damit eine mögliche Ursache für Silent Inflammation dar. Ebenso relevant für den Aspekt Silent Inflammation sind die bereits unter Punkt 6 genannten Autoimmunreaktionen bei postviralen Syndromen, bei denen es durch eine virale Infektion zur Bildung von kreuzreaktiven Antikörpern kommt, die auch gegen körpereigene Strukturen gerichtet sind. Als Beispiel können hier die im Rahmen einer Infektion mit SARS CoV2 regelmäßig auftretenden Antikörper gegen verschiedene Rezeptoren (Acetylcholin, Angiotensin, Endothelin) angeführt werden.

8. Darmintegrität – Leaky Gut/Dysbiose

Im Darm befindet sich durch die Bakterien des Darmmikrobioms ein immunologisch hochbrisantes Potential in einer resorptionsfreudigen Umgebung, die zudem mit einer großen Anzahl an Immunzellen angereichert ist. Um zu vermeiden, dass die Immunogenität bakterieller Strukturen wie z. B. LPS aus dem Darm zu einer permanenten entzündlichen Aktivierung der Immunzellen führt, sind im Darm-assoziierten Immunsystem (GALT: Gut Associated Lymphatic Tissue) besondere Mechanismen und Strukturen vorhanden. Ein wesentlicher Faktor dabei ist der spezielle Aufbau der Darmschleimhaut. Die funktionelle Integrität der Darmbarriere kann aber durch verschiedene Faktoren wie z. B. Stress, Medikamenteneinfluss, Veränderungen des Mikrobioms, Infektionen oder lokale Entzündungen beeinträchtigt werden, es kommt zur unphysiologischen Durchlässigkeit der Schleimhaut, dieser Zustand wird auch Leaky Gut genannt. Bei dieser sogenannten bakteriellen Translokation kommen immunogene Bestandteile von Darmbakterien wie z. B. LPS über eine dysfunktionale Darmwand mit Zellen des Immunsystems in Kontakt und führen dadurch zu einer systemischen Entzündungsreaktion. Bei HIV Infektion zum Beispiel kommt es durch die Zerstörung der GALT assoziierten TH17 Zellen, die über den Botenstoff Interleukin 22 maßgeblich die Barrierefunktion der Darmschleimhaut stützen, zu einer zunehmenden Leaky Gut Situation im Krankheitsverlauf. Die dadurch induzierte systemische Entzündungssituation wird über die virale Zerstörung der CD4 Zellen hinaus inzwischen als einer der maßgeblichen Trigger für die Progression der Immundefizienz und den finalen Funktionsverlust der Immunabwehr verantwortlich gemacht.

9. Xenobiotika – Schadstoffe

Sowohl eine akute hohe als auch eine chronische geringgradige Belastung mit Xenobiotika kann Entzündungsvorgänge auslösen, ebenso wie physikalische Noxen, die Gewebeschäden verursachen (z. B. UV- oder Röntgenstrahlung). Bei der Entgiftung von Schadstoffen wie Chemikalien, Medikamenten oder Schwermetallen entstehen reaktive Sauerstoffverbindungen (ROS: Reactive Oxygen Species), diese aktivieren wie oben beschrieben direkt den zentralen inflammatorischen Transkriptionsfaktor NF-κB. Der zelluläre Entgiftungsmetabolismus von fremden Molekülen ist ein zweistufiger Prozess an dessen Ende ein wasserlöslicher Metabolit steht, der über die Niere ausgeschieden werden kann. In Phase 1 kommt es zu einer Oxidation des zu entgiftenden Stoffes, es entsteht ein oft toxisches Intermediärprodukt und Sauerstoffradikale (ROS), welche durch reduziertes Glutathion neutralisiert werden. In Phase 2 erfolgt eine enzymvermittelte Konjugation des Intermediärproduktes, z. B. durch das Enzym N-Acetyltransferase mit einer Acetylgruppe oder die Glutathion-S-Transferase mit Glutathion. Haptene wie Schwermetalle werden nicht über den 2-stufigen Entgiftungsmetabolismus, sondern durch direkte Kopplung an Sulfhydryl- und Disulfidgruppen von Glutathion gebunden und dann ausgeschieden, führen also zu einer Glutathiondepletion. Die Glutathionversorgung der Zelle stellt damit den zentralen Kompensations- und Puffermechanismus für reaktive Sauerstoffverbindungen dar und damit auch für die Kontrolle der Entzündungsinduktion durch ROS. Reduziertes Glutathion ist wichtigster Radikalfänger und Antioxidans, zudem auch zum Recycling von anderen Antioxidantien wie Vitamin C, A und E in der Lage. In den Entgiftungs- und Glutathionstoffwechsel sind wiederum zahlreiche Enzyme involviert, deren Funktion von einer ausreichenden Versorgung mit bestimmten Mikronährstoffen abhängt. So ist z. B. Selen ein funktionell essentieller Bestandteil des Enzyms Glutathionperoxidase, welches die Neutralisation von ROS durch reduziertes Glutathion katalysiert. In welchem Maße eine Schadstoffbelastung letztlich die Bildung von Entzündungsvorgängen initiiert hängt also von der Höhe und Dauer der Belastung im Verhältnis zu dem vorhandenen antioxidativen Potential und den Mikronährstoff- und Glutathionressourcen ab. Nicht unerwähnt sollen unter dem Aspekt Schadstoffe auch die ubiquitär und kontrovers diskutierten Nanopartikel bleiben, für die ein proinflammatorischen Effekt über Phagozytose von Immunzellen wie Monozyten im Raume steht.

10. Allergien/Unverträglichkeits- und Hypersensitivitätsreaktionen

Es kommen sowohl T-Zell vermittelte Reaktionen, also Typ-IV Sensibilisierungen, als auch durch Mastzellen- oder eosinophile Granulozyten ausgelöste Reaktionen in Frage. Typ-IV Sensibilisierungen können z. B. durch Metallionen oder Chemikalien ausgelöst werden und nicht nur lokal begrenzt als Hautreaktion/Kontaktdermatits, sondern auch systemisch als subklinischer Prozess verlaufen. Als Beispiel sei die systemische Reaktion des Nickelallergikers bis zum Fieber bei oraler Aufnahme von Nickel z. B. aus Kochgeschirr angeführt. Implantatmaterialien wie Metalle oder Kunststoffe aus Dentalersatzstoffen oder Endoprothesen kommen ebenfalls für solche Reaktionen in Frage. Nickel ist das Metall, was am häufigsten zelluläre Sensibilisierungsreaktionen auslöst, von über 20 Prozent Sensibilisierungsquote in der weiblichen Bevölkerung wird berichtet. Aufgrund der Materialeigenschaften (leichtere Anpassung an Knochenstrukturen) werden bei Osteosynthesematerialien gerne nickelhaltige Chrom-Kobalt Molybdän Stähle von Chirurgen verwendet. Auch gegen vermeintlich edle Metalle wie Gold aus Zahnersatzlegierungen sind Typ-IV Immunreaktionen beschrieben.

Das Metall mit dem geringsten Potential für Typ-IV Immunreaktionen ist Titan. In sehr seltenen Fällen können allerdings sogar Titanpartikel im Gewebe, die z. B. durch Abrieb von Endoprothesen aus Titan entstehen, bei High Responder Typen eine Entzündungsreaktion auslösen. Diese ist allerdings nicht T-Zell vermittelt und fällt damit nicht unter die Typ-IV Sensibilisierungen, sondern wird durch Monozyten verursacht. Auf Ebene von Mastzellen oder Granulozyten spielen Nahrungsmittelunverträglichkeiten eine Rolle, weniger die IgE vermittelten Sofortreaktionen als die IgG/IgG4 basierten verzögerten Reaktionen mit diffusem Beschwerdebild. Das Mastzellaktivierungssyndrom (MACS) ist ein Beispiel für Hypersensitivitätsreaktionen, bei denen eine gesteigerte Empfindlichkeit einer Zellpopulation vorliegt, die dann zu einer Freisetzung von Entzündungsmediatoren aufgrund unterschiedlichster Auslöser, sogar physikalischer Reize wie Temperaturunterschiede, führt.

11. Veränderung des Immunsystems im Alter/Immunoseneszenz

Im letzten Lebensdrittel kommt es zu charakteristischen Veränderungen der Immunabwehr, die unter dem Begriff Immunoseneszenz zusammengefasst werden.

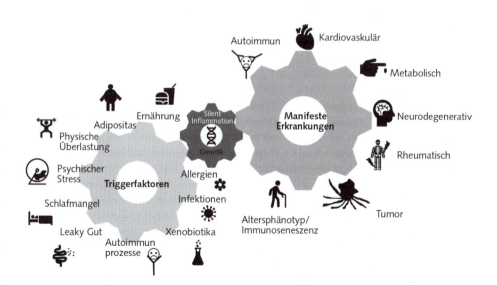

Abb. 8: Silent Inflammation als Bindeglied und treibende Kraft zwischen Life Style, Umweltfaktoren und manifesten Erkrankungen. Abbildung modifiziert nach Furman, D., Campisi, J., Verdin, E. et al. Chronic inflammation in the etiology of disease across the life span. Nat Med 25, 1822–1832 (2019)

Betroffen sind sowohl die spezifische, adaptive Immunabwehr als auch die angeborene Immunität. Bei der spezifischen zellulären Immunität nimmt durch die Involution der Thymusdrüse und den anteiligen Rückgang an naiven Zellen die Fähigkeit ab, auf neue Erreger zu reagieren. Zusätzlich reduziert sich die funktionelle Kompetenz der zytotoxischen Antwort, der sogenannten TH1-Ebene, was sich klinisch in einer nachlassenden Effizienz in der Tumor- und Virus- Surveillance äußert. Tumorerkrankungen und Herpes-Zoster (VZV) Reaktivierungen (Gürtelrose) treten mit zunehmendem Lebensalter entsprechend häufiger auf. Die nachlassende Kontrolle von latenten Herpesvirusinfektionen und deren zunehmende lytische Aktivität ist also ein Grund für das höhere Entzündungsniveau im Alter. Ein weiterer Grund ist der Verlust an Spezifität der humoralen Immunantwort, das Risiko für Autoimmunreaktionen und damit verbundene Entzündungsprozesse steigt. Zusätzlich zeigen vor allem auch die Zellen der unspezifischen angeborenen Immunität ein dauerhaft gesteigertes Aktivitätsniveau mit erhöhter Produktion von freien Radikalen und typischen proinflammatorischen Mediatoren wie Interleukin 6, TNFalpha und Interleukin 1.

Literatur & Quellen beim Verfasser

Dipl.-Biol. Wolfgang Mayer
Labordiagnostik der Silent Inflammation

Wie kann man eine subklinische chronische Entzündung labordiagnostisch erkennen?

Die klassischen Laborparameter, die im Rahmen einer akuten Entzündungsreaktion in der Regel im Blut labordiagnostisch erhoben werden sind die Blutsenkungsgeschwindigkeit, Leukozytenzahl und das in der Leber gebildete C-reaktive Protein (CRP) oder auch das Prohormon Procalcitonin, was ebenfalls bei Entzündungsreaktionen bakterieller Ursache stark ansteigen kann. Da beide Labormarker einen Zeitversatz von Stunden zur Entzündungssituation aufweisen, werden bei lebensbedrohlichen Entzündungsreaktionen wie SIRS oder Sepsis intensivmedizinisch dann weitere first-Line Entzündungsmarker wie Interleukin 6 oder auch das antiinflammatorische Interleukin 10 untersucht, um den Verlauf der Entzündungsreaktion frühzeitig erkennen zu können. Gerade starke Entzündungen verlaufen nicht kontinuierlich progressiv sondern mit antientzündlichen, gegenregulatorischen Phasen. Die Dynamik einer Entzündungsreaktion kann nur über die zusätzliche Erfassung von regulatorischen Zytokinen wie Interleukin 10 erkannt werden ohne die falschen Schlüsse aus dem vermeintlichen Absinken der Entzündungswerte zu ziehen.

Anhand der vorherrschenden Entzündungsmarker kann man Hinweise auf den Auslöser einer Entzündungsreaktion ableiten. Um z. B. die Frage zu klären, ob die Ursache einer systemischen Entzündung ein bakterieller oder viraler Infekt ist, kann die Bestimmung von CRP oder Procalcitonin in Kombination mit Interferon gamma oder IP-10 (Interferon gamma induced Protein 10) weiterhelfen. Bakterielle Endotoxine wie LPS (Lipopolysacharid) induzieren über Interleukin 6 Freisetzung primär einen CRP Anstieg, während Viren eher die für intrazelluläre Erreger T-Zelluläre Immunantwort mit dem TH1-Zytokin Interferon-gamma (IFNgamma) und darüber folgend IP-10 stimulieren, welches länger als IFNgamma im Serum nachweisbar ist.

CRP (C-reaktives Protein) als primärer Entzündungsmarker

CRP ist also der klassische Entzündungsmarker für systemisch relevante und klinisch manifeste akute und chronische Prozesse und gehört zu den sogenannten Akut-Phase Proteinen, die in der Leber gebildet werden. Dies geschieht nach starkem zytokinem Stimulus, in erster Linie durch Interleukin 6, aber auch TNF-alpha und Interleukin 8. Innerhalb von wenigen Stunden kann ein mehr als 400-facher Anstieg auftreten, CRP bindet dann an Polysacharide von Bakterien und aktiviert das Komplementsystem. Die biologische Halbwertszeit im Plasma beträgt ca. 24 Stunden und ist damit im Vergleich zu den Zytokinen mit in der Regel wenigen Minuten sehr lang. Dies erklärt auch die gute Korrelation zum klinischen Verlauf bei akuten Infektionen und klinisch manifesten chronisch entzündlichen Prozessen, wie z. B. rheumatoider Arthritis oder Morbus Crohn. Der Zeitversatz zur Krankheitsaktivität beträgt ca. 12-24 Stunden. Aus diesen Gründen hat sich CRP als der zentrale und wichtigste Entzündungsmarker in der klinischen Diagnostik etabliert.

Von der Labormedizin wird die CRP-Bestimmung in 2 Varianten durchgeführt: CRPq (quantitativ) und CRPs oder CRPhs (sensitiv/high sensitiv). Die Bestimmungen erfassen zwar den absolut identischen Parameter (CRP), unterscheiden sich allerdings erheblich im Messbereich, der analytischen Sensitivität sowie der Präzision. Daraus resultiert eine Anwendung jeweils für unterschiedliche Fragestellungen und die Notwendigkeit der gezielten Anforderung. Der Akutmarker CRPq wird für die Indikationen Erkennen und Bewertung von Infektionen, Gewebeschädigungen, akuten oder chronischen, klinisch manifesten Entzündungsvorgängen, frühe Differenzierung von bakteriellen und viralen Infektionen sowie als Verlaufsmarker bei entzündlichen Erkrankungen eingesetzt. Besteht die Situation einer akuten und starken Entzündungssituation mit erwartbar hohen CRP Konzentrationen im Blut wie z. B. bei akutem Infekt oder symptomatischer chronischer Erkrankung wie z. B. rheumatoider Arthritis so ist aufgrund des – gegenüber CRPs – nach oben weiteren Messbereiches von 0,5 bis 250 mg/l die Bestimmung von CRPq angebracht. Die Bestimmung von CRPs mit einem wesentlich niedrigeren Messbereich von 0,1 bis 15,0 mg/l ist in diesem Fall wenig sinnvoll, da dieser Messbereich für die zu erwartenden hohen Werte möglicherweise nicht ausreicht und die Probe dann mehrfach verdünnt werden muss, was durch den Verdünnungsfehler zu hohen Messwertschwankungen führen kann. CRPs erfasst also CRP speziell im niedrigen Konzentrationsbereich mit hoher Genauigkeit, die analytische Sensitivität ist mit 0,1 mg/l dementsprechend wesentlich empfindlicher als bei CRPq mit 0,5 mg/l. Damit wird deutlich, dass für eine Fragestellung mit erwartbar niedrigen Konzentrationen an Entzündungsmediatoren wie es bei Silent Inflammation klar der Fall ist, nicht zwingend die üblichen Assays für akute und starke Entzündungen geeignet sind.

Dass bei CRP ein spezieller sensitiverer Test für einen Messbereich unterhalb des Referenzbereiches von CRPq etabliert ist, liegt daran, dass bei CRP ein klarer Zusammenhang zwischen subklinisch erhöhten Werten und einem Risiko für Atherosklerose gezeigt werden konnte. Eine Abschätzung des kardiovaskulären Risikos ist mit der Bestimmung CRPq keinesfalls möglich, da die Genauigkeit der Methode in dem unteren Messbereich nicht ausreicht. CRPs gehört deswegen mit der Carotis-IMT zu den anerkannten Risikomarkern für subklinische Inflammation speziell bei Patienten mit Atherosklerose. Er wird bei den Indikationen Einschätzung des kardiovaskulären Risikos (>3mg/l: 1,5-4fach erhöhtes Risiko für Herzinfarkt) und zur Diagnostik latenter, subklinischer Entzündungsreaktionen (eben Silent Inflammation) eingesetzt. Es handelt sich damit also klar um einen bewährten und anerkannten Labormarker zum Nachweis einer Silent Inflammation.

Silent Inflammation

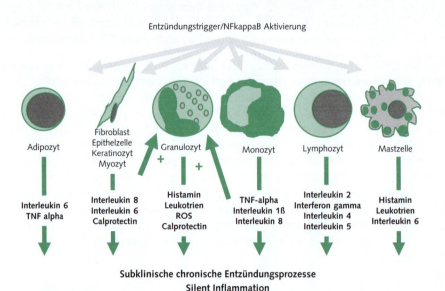

Abb. 1: Verschiedene Zelltypen haben zum Teil überschneidende, zum Teil unterschiedliche entzündliche Mediatoren, die auch wieder auf andere Zellen wirken. Hier im Bild für Granulozyten dargestellt, die durch Interleukin 6 und Interleukin 8 aus z. B. Monozyten oder Fibroblasten aktiviert werden können. Lymphozyten können als Helferzellen sowohl die T-zelluläre zytotoxische Antwort über Interleukin 2 und Gamma Interferon triggern, als auch über Interleukin 4 und 5 B-Zellen zur Antikörperproduktion stimulieren. Dargestellt ist jeweils nur eine Auswahl an potentiell verfügbaren sekretorischen Botenstoffen für jede Zelle.

Aber wie repräsentativ ist CRPs als universeller Biomarker für eine subklinische Entzündung, also eine Silent Inflammation abseits des Atherosklerose- und KHK-Risikos? Im Gegensatz zu einer klinisch manifesten, also starken Entzündungsreaktion mit Aktivierung vieler Entzündungsebenen bis zur Bildung von Akut-Phase Proteinen wie CRP, verlaufen subklinische Entzündungen wesentlich differenzierter und sind in ihrer Charakteristik und der beteiligten Marker abhängig vom Auslöser und den jeweils aktivierten Zelltypen. Dabei kommen von den Immunzellen primär Granulozyten, Mastzellen, Monozyten und T-Zellen in Frage, bei den nicht-immunologischen Zellen sind unter anderem Adipozyten, Fibroblasten, Keratinozyten und Epithelzellen relevant. Nicht in jedem Fall ist daher bei diffusen Entzündungsgeschehen zwingend von einer Aktivierung der Akut-Phase Reaktion in der Leber mit CRP Bildung auszugehen. Gerade bei Entzündungen abseits bakterieller Stimuli oder bei T-Zell Beteiligung sind nicht

Silent Inflammation

immer die zentralen Auslöser von CRP wie Interleukin 6, TNFalpha oder Interleukin 8 vorherrschend oder in der entsprechenden Konzentration vorhanden, dass trotz der geringen Halbwertszeit in der Zirkulation die CRP Signalkaskade in den Leberzellen angestoßen wird.

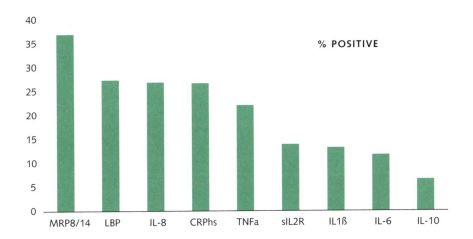

Abb. 2: Anteil an Werten über dem Referenzbereich bei 500 Anforderungen aus der Laborroutine des Jahres 2023 (Patienten mit Verdacht auf Silent Inflammation) eines Panels mit neun Botenstoffen, die mit Inflammation assoziiert sind.

Um eine subklinische Entzündung sicher und mit hoher diagnostischer Sensitivität zu erkennen, scheint also auch das CRPs aufgrund der generell im Verhältnis zur akuten Erkrankung geringgradigen Reaktion und der Heterogenität der Entzündungsprozesse alleine nicht ausreichend zu sein, zusätzliche Marker sind notwendig. Dies bestätigen eigene Auswertungen aus der Laborroutine bei über 500 Patienten mit Verdacht auf Silent Inflammation, bei denen über CRPs hinaus weitere repräsentative Entzündungsfaktoren wie Interleukin 6, Interleukin 8, Interleukin 1ß, TNF-alpha, Calprotectin, LBP und das antientzündliche Interleukin 10 miterfasst wurden. Mit etwa 37 Prozent der Proben über Referenzbereich war Calprotectin (MRP8/14) der am häufigsten auffällige Marker, danach folgten CRPs, IL8 und LBP mit jeweils etwa 26 Prozent.

Silent Inflammation

Betrachtet man gerade die Fälle, bei denen CRPs unauffällig war, obwohl andere Marker aus dem Panel erhöht waren, so liegt dieser Anteil bei über 30 Prozent mit einer Stabilität in dieser Größenordnung auch über verschiedene Jahre hinweg (eigene Auswertungen aus den Jahren 2015, 2016 und 2023).

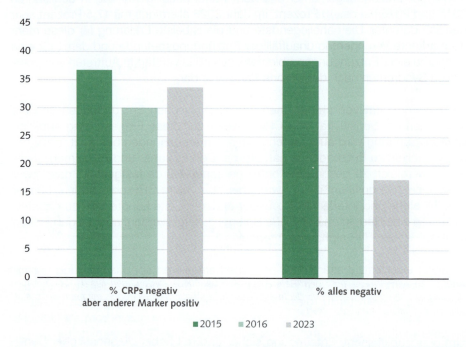

Abb. 3: Anteil der Ergebnisse in drei verschiedenen Jahren (2015 n = 482, 2016 n = 417, 2023 n = 500) bei denen CRPs unauffällig war, aber mindestens ein anderer Entzündungsmarker über dem Referenzbereich (linke Säulengruppe), sowie der Anteil an Ergebnissen, bei denen keiner der Entzündungsmarker auffällig war (rechte Säulengruppe). Es fällt ein markanter Rückgang an unauffälligen Ergebnissen im Jahr 2023 auf, die daraus zu folgernde Zunahme an Befunden mit erhöhten Entzündungsmarkern könnte durch die Nachwirkungen der Corona-Pandemie verursacht sein.

Mit der Bestimmung von CRPs alleine würde also etwa ein Drittel der subklinischen Entzündungen nicht erkannt werden können.

Der Anteil der durchgeführten Untersuchungen aus der Laborroutine, bei denen keiner der Entzündungsmarker aus dem Panel auffällig war, lag in den Jahren 2015 und 2016 bei ca. 40 Prozent, im Jahr 2023 allerdings mit 17,5 Prozent sehr deutlich darunter. Die naheliegendste und plausibelste Erklärung für diese mehr als markante Verringerung unauffälliger Entzündungsbefunde und damit für eine Zunahme einer Entzündungsproblematik stellt das verstärkte Auftreten von postviralen Syndromen nach der Corona Pandemie dar.

Die Heterogenität von chronischen und subklinischen Entzündungen und die relativ geringe Sensitivität von CRPs alleine für diese Fragestellung subklinische Entzündung wird auch durch andere Untersuchungen bestätigt. Bei einer Meta-Analyse zu Entzündungsmarkern bei Depressions- und Alzheimerpatienten im Vergleich zu gesunden Kontrollpersonen wurde festgestellt, dass zwar Interleukin 1ß signifikant erhöht war, aber eben nicht CRP oder andere Marker wie TNFalpha und Interleukin 6. Auf der anderen Seite konnte z. B. durch Intervallfasten eine Reduktion der CRPs Spiegel gezeigt werden, aber es gab keinen Unterschied für TNF-alpha und Interleukin 6.

Es bleibt also festzuhalten, dass es keinen singulären spezifischen und universellen Labormarker für Silent Inflammation gibt, der eine zufriedenstellende diagnostische Sensitivität für diese Fragestellung hat. Das diagnostisch relevante Zytokinspektrum sieht z. B. bei einem Mastzellaktivierungssyndrom als Ursache der Silent Inflammation ganz anders aus als bei einer T-Zell vermittelten Sensibilisierungsreaktion gegenüber Implantatmaterialien, einem Autoimmunprozess oder einer bakteriellen Translokation aus dem Darm. Die Lösung des Problems liegt daher in der Kombination von mehreren Entzündungsmarkern, die Entzündungsvorgänge möglichst breit erfassen, also verschiedene Ursachen und zelluläre Mechanismen abdecken. Dabei hat das CRPs als ein wichtiger Bestandteil aber absolut seine Berechtigung und sollte unbedingt mit im Panel enthalten sein.

Silent Inflammation

A	CRP senstitiv	6,55	mg/dl	< 0,36
	alpha TNF	2,5	pg/ml	< 1
	Interleukin 12 (S)	2,9	pg/ml	< 0,2
	Interleukin 10 (S)	6,9	pg/ml	< 0,1
	Interleukin 1β (S)	2,3	pg/ml	< 1,0
	Interleukin 6 (S)	25,0	pg/ml	< 2
	Interleukin 8 (S)	118	pg/ml	< 35
	sIL2r/lösl.IL2-Rezeptor (S)	1.873	U/ml	223–710
B	CRP senstitiv	0,04	mg/dl	< 0,36
	alpha TNF	0,0	pg/ml	< 1
	Interleukin 12 (S)	0,0	pg/ml	< 0,2
	Interleukin 10 (S)	0,0	pg/ml	< 0,1
	Interleukin 1β (S)	0,0	pg/ml	< 1,0
	Interleukin 6 (S)	2,2	pg/ml	< 2
	Interleukin 8 (S)	146	pg/ml	< 35
	sIL2r/lösl.IL2-Rezeptor (S)	844	U/ml	223–710

Abb. 4: Ergebnis von Laboruntersuchungen im Blut mit repräsentativen Entzündungsmarkern. Bei Fall A handelt es sich um eine klinisch manifeste rheumatoide Arthritis, in diesem Fall einer starken systemischen Entzündungsreaktion wäre CRP alleine ausreichend gewesen, um die Entzündung labordiagnostisch zu erkennen. Anders im Fall B ohne klares klinisches Bild: CRP sensitiv als klassischer Entzündungsmarker ist unauffällig und hätte bei alleiniger Durchführung keinen Hinweis auf eine subklinische Inflammation ergeben. Erkennbar ist die entzündliche Reaktion alleine an erhöhten Spiegeln von sIL2R, Interleukin 8 und Interleukin 6 im Blut.

Biomarker in Kombination mit CRPs

Im Folgenden werden die wichtigsten Biomarker vorgestellt, die sich in Kombination mit CRPs vorwiegend für die Diagnostik einer Silent Inflammation eignen. Alle diese Mediatoren haben im Vergleich zum CRPs nur eine relativ kurze biologische Halbwertszeit (etwa 30–60 Minuten) in der Zirkulation, werden also in vivo schnell abgebaut. Ein Nachweis trotz dieser ungünstigen Bedingungen ist daher immer ein relevantes Signal einer Entzündungsaktivität, ein einzelner unauffälliger Wert kein sicherer Ausschluss. Häufig wird aufgrund der meist kurzen biologischen Halbwertszeit in vivo bei Zytokinbestimmungen generell auch auf ein nur kurzes präanalytisches Zeitfenster nach der Blutentnahme rückgeschlossen, in der eine Laboranalytik aus einem Blutentnahmeröhrchen sinnvoll durchführbar ist. Dies ist definitiv eine falsche Annahme, Stabilitätsuntersuchungen im Serum zeigen ein diagnostisches Fenster von bis zu 24h bei Raumtemperatur und von bis zu 48 h im gekühlten Serum, in dem sich die Wertelage für die gängigen Zytokine in einer Probe kaum verringert. Das präanalytische Problem liegt nur bei wenigen Zytokinen (IL8, MIF) nicht in einem Abfall, sondern im Gegenteil in einem Anstieg des Wertes im Blutentnahmeröhrchen, wenn die Zellen nicht abgetrennt werden. Bei Interleukin 8 durch Hämolyse, wodurch an Erythrozyten zellulär gebundenes IL8 freigesetzt wird oder bei MIF durch Produktion aus Thrombozyten. Grundsätzlich ist also bei Zytokinbestimmungen eine frühzeitige Trennung von zellulären Bestandteilen und Serum durch zeitnahe Zentrifugation der Blutentnahmeröhrchen nach dem Gerinnungsprozess präanalytisch zu empfehlen.

Tumor-Nekrose Faktor alpha (TNFalpha)

Dieses proinflammatorische Zytokin wurde erstmals vor über 100 Jahren als immunologisches Signalmolekül mit direkter zytotoxischer Wirkung auf Tumorzellen identifiziert („Lymphotoxin"). Heute werden 19 Vertreter zur Familie der Tumor-Nekrose-Faktoren gezählt, wobei das TNF-alpha die diagnostisch und therapeutisch wichtigste Rolle einnimmt. TNF-alpha hat eine zentrale Bedeutung bei entzündlichen Prozessen und wird in erster Linie von Makrophagen gebildet, daneben auch von Lymphozyten, Mastzellen, Endothelzellen, Fibroblasten, Fettzellen, Herzmuskelzellen und im neuronalen Gewebe. Die Aktivierung erfolgt über NFkB-abhängige Mechanismen, z. B. durch Toll-Like-Rezeptoren (TLR) und durch IL1β, auch Hepatokine wie Fetuin A stimulieren die TNF-Bildung. TNF-alpha steht ganz am Anfang der Entzündungskaskade und hat vielfältige Wirkungen in verschiedensten Geweben: Förderung der Migration und Chemotaxis bei Neutrophilen Granulozyten, Bildung von Akut-Phase-Proteinen in der Leber, Induktion von COX2-Aktivität, Fieber und Hemmung des Appetits im ZNS, Ausschüttung von CRF, im Gewebe werden lokal die klassischen Entzündungszeichen wie Rötung, Hitze, Schmerz, Schwellung induziert, wesentliche Beteiligung am Septic Shock Syndrome. Die Bestimmung im Labor ist heute automatenassoziiert und hochstandardisiert möglich, die biologische Halbwertszeit in der peripheren Zirkulation ist mit ca. 30 Minuten sehr kurz.

Zur Hemmung der TNF-vermittelten Entzündungsreaktion sind heute mehrere Biologika (TNF-alpha Blocker/Antikörper) zugelassen. Dabei können nach dem Wirkprinzip monoklonale TNF-Antikörper mit Blockade von TNF-alpha durch das direkte Andocken an TNF-alpha (Z. B. Adalimumab/ Humira und Infliximab/Remicade) und durch einen löslichen TNF-alpha-Rezeptor (Etanercept/Enbrel) unterschieden werden. Da TNF-alpha von zentraler Bedeutung für die Granulombildung und Abkapselung von Mycobacterium tuberculosis ist, sollte vor der Behandlung mit TNF-alpha-Blockern eine latente Tuberkulose ausgeschlossen werden.

Interleukin 6 (IL6)

Interleukin 6 wurde 1986 erstmals identifiziert, wird von Immunzellen (T- und B-Zellen, Makrophagen) und nicht-Immunzellen (Fibroblasten, Keratinozyten, Edothelzellen, Muskelzellen, Tumorzellen) gebildet und ist in der Entzündungskaskade dem TNF-alpha nachgeordnet. Es spielt zentrale Rolle bei der Induktion der angeborenen, unspezifischen Immunantwort und findet sich grundsätzlich in allen Körperflüssigkeiten. IL-6 hat einen zirkadianen Rhythmus der Freisetzung mit höherem Peak am Morgen. Als Besonderheit gegenüber anderen Zytokinen finden sich Rezeptoren für IL6 fast nur auf Hepatozyten und Leukozyten, dem entsprechend gilt IL6 als Induktor der in der Leber gebildeten Akut-Phase Reaktion und damit des CRP, es schließt die diagnostische Lücke zwischen beginnender Entzündung und noch fehlendem CRP. Im zeitlichen Verlauf ist ca. 24-48 Stunden vor dem Auftreten von CRP ein Anstieg und Abfall des IL6 zu erkennen. Weitere Wirkungen des IL6 sind die Aktivierung von T-Zellen, die Differenzierung von B-Zellen, die Rekrutierung von neutrophilen Granulozyten, die Induktion von VEGF, eine Osteoklastenaktivierung sowie die Induktion von Cortisol. Zusammen mit TNF-alpha erzeugt IL6 einen Anstieg der Körpertemperatur. IL6 wird bei Muskelbeanspruchung direkt von den Muskelzellen gebildet, gilt deshalb auch als Myokin. Je besser der Trainingszustand desto geringer die IL6- Induktion bei Belastung. IL-6 scheint im Rahmen einer Entzündung die Formation von regulatorischen T-Zellen zu unterdrücken und in Kombination mit TGF-beta die Entwicklung von pathogenen TH17 Zellen zu induzieren. Chronisch erhöhte IL6-Spiegel im Serum findet man bei metabolischem Syndrom sowie rheumatischen und kardiovaskulären Risikopatienten oder bei Osteoporose und Morbus Crohn. Der Spiegel von Interleukin-6 (IL6) im Serum korreliert dabei mit dem Ausmaß einer Entzündungsreaktion und stellt einen der besten Prognose- und Risikomarker für lokale und systemische entzündliche Prozesse dar. Nach Aktivierung erfolgt ein sehr schneller Anstieg, die biologische Halbwertszeit im Serum ist aber mit ca. 45 Minuten kurz. In der Sepsisdiagnostik reflektiert der IL6-Spiegel frühzeitig die Entzündungsdynamik und erlaubt Aussagen zu Risikostratifizierung, Prognostik und Schweregrad. Bei Morbus Crohn und rheumatischen Erkrankungen ist IL6 ein therapeutisches Target von Biologika (Atlizumab, Tocilizumab). Die Bestimmung im medizinischen Labor ist heute hochstandardisiert und automatisiert durchführbar.

Interleukin 8 (IL8)

Interleukin 8 (Synonym CXCL8) besteht aus 72 Aminosäuren und hat ein Molekulargewicht von 8 kDa. Es wird von Monozyten aber auch Endothelzellen, Epithelzellen und Fibroblasten produziert, Auslöser sind ein breites Spektrum an Stimuli: z. B. Interleukin1, TNF-alpha, LPS, Immunkomplexe. Die wichtigsten biochemischen Funktionen sind die Wirkung als Angiogenesefaktor sowie die Wirkung als Chemoattractant für neutrophile Granulozyten, es steigert deren Chemotaxis, oxidativem Burst und die Expression von Adhäsionsmolekülen. Die biologische Halbwertszeit von IL-8 in der Zirkulation beträgt ca. 1 bis 3 Stunden. Ein Großteil des IL8 im Blut ist an das Duffy-Antigen (DARC) auf der Erythrozytenmembran gebunden, über welches keine Signalweiterleitung stattfindet. Aufgrund der hohen IL8-Speicherkapazität der Erythrozyten und der damit verbundenen Pufferwirkung sind erhöhte IL8-Spiegel im Plasma immer ein Anzeichen einer ausgeprägten Produktion. Interleukin 8 gilt neben IL6 als Frühmarker einer bakteriellen Infektion und ist deutlich vor CRP nachweisbar. Die Bestimmung im medizinischen Labor erfolgt hochstandardisiert und automatisiert. Präanalytisch muss bei der IL8 Bestimmung jegliche Hämolyse und dadurch verursachte Freisetzung von IL8 aus Erythrozytenmembranen vermieden werden, zudem ist eine ausgeprägte in-vitro Produktion von IL8 durch Monozyten möglich. Daher ist eine zeitnahe Abtrennung der zellulären Bestandteile vom Serum durch Zentrifugation im Gel-Spezialröhrchen zu empfehlen.

Interleukin 1 (IL1)

Zur Gruppe der Interleukin1-Familie gehören deren diagnostisch wichtigste Vertreter IL1beta (IL1ß), IL1alpha (IL1a) und der IL1 Rezeptor-Antagonist IL1RA). IL1-Zytokine werden primär von Monozyten und Makrophagen nach Stimulation mit bakteriellen Strukturen (LPS) gebildet, aber auch von Endothelzellen, Fibroblasten und sogar Nervenzellen wie Microglia im ZNS. Die Wirkungen von IL1ß sind vielfältig, es induziert die Freisetzung von Interleukin 6, Akut-Phase-Proteinen und neutrophilen Granulozyten aus dem Knochenmark sowie die Bildung und Aktivierung von Cyclooxygenase 2 (COX2). Durch Bindung von IL1 an den IL1 Rezeptor erfolgt die Aktivierung von NFkB mit resultierender COX2-Stimulation und folgender PGE2 und IL6-Freisetzung, Akute-Phase Proteine, Granulozyten- und T-Zell-Stimulation (IL2-Induktion) sowie CRH-Ausschüttung im Hypothalamus, über ACTH-Bildung auch die Stimulation der Glucocoricoidproduktion in den Nebennieren. Über IL1 erfolgt eine Aktivierung von Osteoklasten und Proteasen, was dieses Zytokin zu einem zentralen Pathogenitätsfaktor bei der rheumatoiden Arthritis macht. IL1ß hat auch eine enge Verbindung zur neuronalen Regulation, es beeinflusst im Hypothalamus die CRH Ausschüttung und Temperaturregulation (Fieber). Zudem wird IL1 eine zentrale Rolle bei der stressinduzierten Entzündung zugeordnet, psychologischer Stress steigert die IL1-Bildung aus Nervenzellen und ist bei stressassoziierten Erkrankungen wie z. B. Burn-Out erhöht. Daher ist dieses Zytokin gerade unter dem Aspekt einer stressinduzierten Silent Inflammation mit zu beachten. Für die IL1-Zytokine sind genetische Polymorphismen bekannt, die zu einer verstärkten oder verminderten Freisetzung dieser Botenstoffe führen können. Bei Personen mit gesteigerter IL1-Produktion besteht ein höheres Risiko für chronisch-entzündliche Prozesse und progressive Verläufe z. B. bei Parodontitis. Die biologische Halbwertszeit in der Zirkulation beträgt ca. 30 Minuten. Therapeutisch wird ein IL1-Rezeptor Antagonist (Anakinra/Kineret) bei Rheumatoider Arthritis eingesetzt.

Interleukin 10 (IL10)

Interleukin 10 wird primär von Monozyten und regulativen T-Helferzellen (Tregs) gebildet, aber auch von Mastzellen, eosinophilen Granulozyten und B-Zellen. Es zählt mit TGFß zu den wichtigsten regulatorischen und antiinflammatorischen Botenstoffen der Immunabwehr, deshalb wird IL10 auch bei seiner Entdeckung 1989 Cytokin-Synthese-inhibierender Faktor (CSIF) genannt. IL-10 hemmt in Monozyten die Synthese der Th1-Zytokine IL-1, TNF-α, IL-6, IL-8, IL-12 und stimuliert die Produktion von antiinflammatorischen Mediatoren wie IL-1-Rezeptorantagonisten und von löslichen TNF-⌧ Rezeptoren. Zusätzlich inhibiert es die Expression der MHC Klasse II- und der CD86-Moleküle. Eine adäquate Antigenpräsentation wird somit unterdrückt. Daneben induziert IL10 auch die IgA Synthese und spielt eine entscheidende Rolle in der Ausprägung der gastrointestinalen Toleranz. Im Tiermodell führt ein Knock-Out des IL10-Gens zu schweren und letalen Entzündungen im Darm, dies unterstreicht die Rolle von IL10 bei der Pathogenese chronisch-entzündlicher Darmerkrankungen. Verschiedene Viren produzieren IL10-Homologe, um das humane Immunsystem und die antivirale Immunantwort zu unterlaufen, z. B. EBV, CMV und Pockenviren. IL10 wird auch durch Glukokortikoide induziert. Eine tragende Rolle scheint IL10 bei der tumorinduzierten Immunsuppression und Immune-Escape-Mechanismen von Tumorzellen zu spielen, ein IL10-getriggertes Mikromilieu verhindert eine lokale TH1-Effektorantwort und moduliert Makrophagen in Richtung M2. Als Marker einer Silent Inflammation kann IL10 trotz antientzündlicher Charakteristik durchaus von wertvoller Bedeutung sein, da erhöhte Konzentrationen auf die gegenregulatorische Antwort einer Entzündungsaktivität hinweisen können, die zum Zeitpunkt der Blutentnahme gerade unterdrückt war.

Interleukin 4 (IL4) und 5 (IL5)

Die alternativen Bezeichnungen von Interleukin 4 als B-Zell stimulierender Faktor oder B-Zell-Wachstumsfaktor unterstreichen die Bedeutung bei der Aktivierung von B-Zellen und der Antikörperproduktion. IL5 wird wie IL4 primär von T-Helferzellen vom Typ2 (TH2-Zellen) gebildet, aber auch von Mastzellen, eosinophilen und basophilen Granulozyten. Beide Zytokine haben mit ca. 20 min sehr kurze Halbwertszeiten in der Zirkulation und fördern die Differenzierung von B-Zellen in Plasmazellen und deren Antikörperproduktion, sind also ein Hinweis auf Entzündungsprozesse mit Antikörperbeteiligung. IL5 steigert die IgA-Produktion sowie das Wachstum und die Differenzierung von zytotoxischen Zellen, fördert aber auch maßgeblich die Differenzierung von eosinophilen Granulozyten. Bei Patienten mit pathogener Eosinophilenaktivierung zeigt sich deshalb IL5 auch als therapeutisches Target interessant, Studien mit IL5-Antikörpern (Reslizumab) zeigen vielversprechende Erfolge. Eine Anwesenheit von IL4 oder IL5 in der peripheren Zirkulation deutet auf eine systemisch relevante Aktivierung der TH2-Achse oder eine Immunaktivierung mit Beteiligung eosinophiler Graulozyten hin, z. B. zu finden bei Asthma bronchiale, chronischer Rhinosinusitis, eosinophiler Dermatitis, hypereosinophilem Syndrom oder auch bei Neoplasien wie Morbus Hodgkin.

Löslicher Interleukin 2 Rezeptor (sIL2R)

Der Anstieg des löslichen Interleukin-2-Rezeptors ist ein wichtiger und spezifischer Hinweis auf eine Aktivierung der T-Lymphozyten, die sich in die Untergruppen CD4-Lymphozyten (Helferzellen) und CD8-Lymphozyten (zytotoxische Zellen) einteilen lassen. Die T-Lymphozyten sind für die Abwehr von intrazellulär persistierenden Erregern (Bakterien wie z. B. Chlamydien, Borrelien und Viren) sowie für die Bekämpfung von entarteten Zellen verantwortlich. Zudem übernehmen T-Lymphozyten – hier vor allem die Helferzellen – eine zentrale Steuerungsfunktion für die zelluläre Immunabwehr und koordinieren damit das Immungleichgewicht und das Zusammenspiel zwischen Effektor- und Regulationsmechanismen. Nach Stimulation, z. B. durch antigenspezifische Aktivierung, schüttet die T-Zelle Interleukin 2 aus, welches über die Bindung an den Interleukin-2-Rezeptor auf der Oberfläche von Immunzellen (T-Zellen, NK-Zellen, B-Zellen, Makrophagen) den Aktivierungsreiz weiterleitet. Die auf diese Weise aktivierten lymphozytären Zellen erhöhen die Anzahl ihrer membrangebundenen IL2-Rezeptoren und geben gleichzeitig eine lösliche Form des Rezeptors (soluble IL2-Rezeptor/sIL2R) in das Blut ab, um überschüssiges Interleukin 2 zu binden. Die Quantifizierung des sIL2-Rezeptors bietet sich damit zum Monitoring von T-Zell-vermittelten Erkrankungen an, eine Erhöhung des sIL2R findet man z. B. bei Aktivierung des T-Zellulären Immunsystems (z. B. Virusinfektion, Autoimmunreaktion), Sarkoidose, rheumatologischen Erkrankungen, lymphoproliferativen Erkrankungen oder Abstoßungsreaktionen nach Transplantation.

Gamma Interferon (IFNgamma) und IP10

Interferon gamma wird von T-Zellen und NK-Zellen exprimiert und gilt als das wichtigste Zytokin der TH1-Achse, der sogenannten zytotoxischen Immunantwort, es aktiviert Makrophagen und zytotoxische T-Zellen sowie NK-Zellen, ist dadurch für die Abwehr von Viren und Tumorzellen essentiell, ist aber auch bei anderen zellulären Immunreaktionen mit entzündlicher Charakteristik beteiligt, z. B. TypIV Sensibilisierungsreaktionen. Die Halbwertszeit im Plasma beträgt wenige Stunden. IP10 (Interferon gamma induced Protein 10) oder CXCL10 ist ein Immunbotenstoff aus der Gruppe der Chemokine, welcher von Monozyten/Makrophagen und auch nicht-Immunzellen wie Endothelzellen unter Einfluss von Interferon-gamma oder auch LPS gebildet werden kann. Es hat eine längere biologische Halbwertszeit im Blut als IFNgamma und kann als präanalytisch stabiler Marker für eine längerdauernde TH1-Immunaktivierung herangezogen werden.

Silent Inflammation

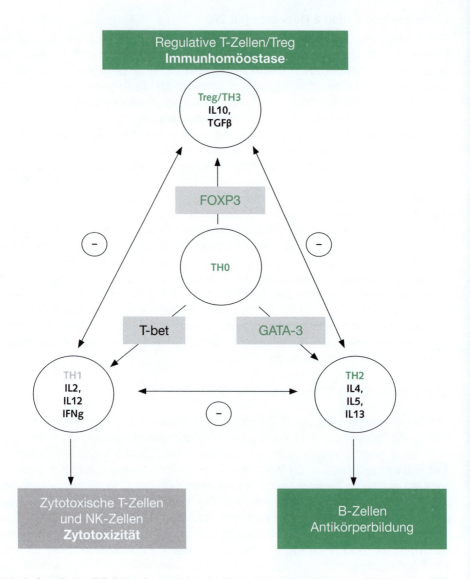

Abb. 5: *Spezifische T-Zelluläre Immunantwort mit den wichtigsten Typen von T-Helferzellen (TH). Während Treg oder TH3 Zellen die antientzündliche, immunregulatorische Funktion über die Zytokine Interleukin 10 und TGFß repräsentieren, födern sowohl TH1 als auch TH2 Zellen inflammatorische Immunantworten. TH2 Zellen stimulieren über die Zytokine IL4, IL5 und IL13 Antikörperbildung aus B-Zellen und die Aktivierung von Granulozyten. TH1 Zellen dagegen steuern durch Interleukin 2, Interleukin 12 und primär Interferon gamma die zytotoxische Immunantwort durch T-Zellen und Natürliche Killerzellen (NK-Zellen).*

LPS-Binding Protein (LBP)

Das Akut-Phase-Protein LBP, ein zentrales Mittlermolekül der Erregerabwehr, wird innerhalb weniger Stunden sowohl durch gramnegative als auch durch grampositive Keime in der Leber induziert und verstärkt die LPS-getriggerte Freisetzung von inflammatorischen Monokinen. Es hat sich besonders in der Intensivmedizin in Kombination mit Interleukin 6 für das tägliche Sepsis-Monitoring bewährt. Eine LBP-Erhöhung ist spezifisch für eine lokale oder systemische bakterielle Infektion oder auch Pilzinfektion, damit kann über LBP die Differenzierung zwischen bakterieller und viraler Ursache einer Entzündung erfolgen. Neben dem herausragenden Stellenwert in der Intensivmedizin kann die Bestimmung von LBP auch bei chronischen Krankheiten unklarer Ursache hilfreich sein, z. B. zum Ausschluss bakterieller Infektionen bei diffusen Beschwerdebildern. Hervorzuheben ist insbesondere die Signalwirkung von LBP bereits bei lokalen Infektionsgeschehen, damit ist es prädestiniert als Marker für die Verifizierung bzw. den Ausschluss von lokalen Entzündungsherden (z. B. Appendizitis, Zahnherde, Sinusitis).

Calprotectin (MRP 8/14)

Calprotectin wurde in den 1980er Jahren erstmals beschrieben, gehört zu den Calcium-bindenden S100 Proteinen und kann bei Zellstress und Aktivierung von neutrophilen Granulozyten, Monozyten/Makrophagen und dendritischen Zellen gebildet werden, ebenso von Endothelzellen, Keratinozyten oder Fibroblasten. Es wirkt direkt antimikrobiell, induziert Chemotaxis von Neutrophilen, löst endotheliale Adhäsion aus, fördert die Expression der Entzündungsmediatoren Interleukin 6, IL1ß und TNFalpha und steuert Zellproliferation, Differenzierung und Apoptose. Ein Anstieg im Blut deutet in der Regel auf eine Entzündungsreaktion mit Beteiligung neutrophiler Granulozyten hin, bei rheumatoider Arthritis, vielen Erkrankungen des rheumatischen Formenkreises sowie chronisch entzündlichen Darmerkrankungen sind erhöhte Konzentrationen im Blut beschrieben. Auch im Stuhl gilt Calprotectin als etablierter Marker einer darmassoziierten Entzündung bei chronisch-entzündlichen Darmerkrankungen. Ebenso ist die Wertigkeit von Calprotectin gerade als Marker einer subklinischen Entzündung beschrieben.

Interleukin 17

Interleukin 17 ist das Leitzytokin der erst vor wenigen Jahren neu beschriebenen TH17-Immunantwort, andere damit assoziierte Zytokine sind Interleukin 6, Interleukin 23, Interleukin 22 und TGFß. Dabei sind IL6 und TGFß für die Differenzierung von TH17-Zellen aus TH0-Zellen notwendig, diese sind allerdings nur unter Einfluss von IL23 aus dendritischen Zellen länger überlebensfähig. IL17 und IL22 dagegen sind Botenstoffe, die von TH17-Zellen selbst gebildet werden. Diagnostisch erfasst wird in der Regel das IL17A, welches ausschließlich von T-Lymphozyten gebildet wird, idealerweise in Kombination mit den anderen Zytokinen der TH17-Antwort. IL17A induziert maßgeblich die Granulopoese und aktiviert Neutrophile über Induktion von G-CSF und IL6. Dabei wird eine effiziente TH1-Immunantwort durch IL17 gehemmt. Eine physiologische Bedeutung hat die TH17-Immunität für die Aufrechterhaltung der Integrität der mucosalen Grenzflächen, in keinem Gewebe sind TH17-Zellen so zahlreich vorhanden wie in der Lamina propria, wo sie durch die Sekretion von IL22 die Stabilität der epithelialen Barriere stützen. Allerdings hat die TH17 Antwort auch eine große Bedeutung bei pathogenen Immunprozessen folgender Krankheitsbilder: rheumatoide Arthritis, Multiple Sklerose, SLE, Psoriasis, entzündliche Darmerkrankungen und chronifizierte Infektionen. Insbesondere die Fähigkeit von Erregern, IL23 aus dendritischen Zellen zu induzieren, scheint für die Persistenz und Chronifizierung der Infektion maßgeblich zu sein, da durch die TH17-Reaktionen eine effiziente TH1-Immunreaktion unterdrückt wird. Da durch Borrelien nachweislich diese IL23-Induktion induziert wird, wird dies als Pathomechanismus einer chronischen Borreliose vermutet.

Makrophagen-Migrations-Inhibierender Faktor (MIF)

MIF galt seit der Entdeckung in den 1960er Jahren im Zusammenhang mit der T-Zell vermittelten Spättyp-Allergie lange als T-Zell-spezifisch, wird zwar von T-Zellen produziert, aber mehr noch von Makrophagen, eosinophilen und neutrophilen Granulozyten, Mastzellen, sowie auch von nahezu allen nicht-Immunzellen epithelialen, mesenchymalen oder endothelialen Ursprungs. Besonders hohe Expressionsraten findet man im Immunsystem, aber auch in Leber, Niere, Pankreas und Gehirn (Hypophyse). MIF hemmt zwar wie der Name nahelegt die Migration von Makrophagen, aber die weitaus größere Bedeutung hat es wohl durch die Aufhebung der Wirkung von Glukokortikoiden auf die Entzündungskaskade und ist damit primär als proinflammatorisch einzuordnen. Es tritt in den letzten Jahren immer mehr als zentraler Botenstoff bei der Entzündungskontrolle in den Vordergrund. In jüngster Zeit wurde es daher als multipotentes proinflammatorisches Schlüsselzytokin identifiziert, dass an einer großen Zahl von Immunreaktionen beteiligt ist und prädestiniert sich gerade aufgrund dieser Universalität als ein hochinteressanter Marker einer subklinischen Entzündung. Neuere Studien zeigen, dass MIF an der Regulation zentraler Stressantworten beteiligt ist. Auf genetischer Ebene korrelieren Polymorphismen im MIF-Gen mit Erkrankungen wie der rheumatoiden Arthritis oder der chronischen Gastritis. Bei der MIF-Bestimmung ist ähnlich wie bei Interleukin 8 die Präanalytik unbedingt zu beachten, da MIF aus aktivierten Thrombozyten freigesetzt wird. Im unzentrifugierten Vollblut ist daher ein Anstieg der MIF Werte zu erwarten, eine Trennung des Serums nach Blutentnahme ist wie bei Interleukin 8 zwingend notwendig.

Silent Inflammation

Genetische Prädisposition

Abschließend noch ein Blick auf die Diagnostik der Genetik, die als individuelle Prädisposition mit zu berücksichtigen ist. Eine Person mit grundsätzlich erhöhter Entzündungsaktivität (High-Responder) hat natürlich auch eine höhere Neigung zu subklinischen Entzündungsvorgängen. Grundsätzlich kann genetische Prädisposition für ungewöhnlich starke Entzündungsreaktionen im Labor auf zwei Wegen untersucht werden. Das ist zum einen die echte Gendiagnostik von Polymorphismen in Genen von Entzündungsmediatoren wie Interleukin 1 oder TNF alpha, mit denen eine erhöhte Ausschüttung des betreffenden Zytokins assoziiert ist. Zum anderen kann über Funktionstests, mit denen die maximale Freisetzungskapazität relevanter Zytokine nach Stimulation im Vollblut ermittelt wird, indirekt auf eine genetische Prädisposition rückgeschlossen werden. Dabei weisen Funktionstests gegenüber Gendiagnostik mehrere Vorteile auf:

- Es können in einem Testansatz mehrere Botenstoffe gleichzeitig erfasst werden, was die Diagnostik kostengünstiger macht als einzelne genetische Untersuchungen aller beteiligten Zytokine und deren bekannten Polymorphismen.
- Die aktuelle Entzündungssituation im Blut wird über die Basalwerte miterfasst, was über genetische Polymorphismen nicht möglich ist.
- Durch die Messung des freigesetzten Zytokins werden neben den genetischen Polymorphismen auch translationale und regulatorische Prozesse miterfasst, die einen Einfluss auf die Freisetzungskapazität haben.
- Auch bisher noch unbekannte genetische Polymorphismen werden beim Funktionstest miterfasst.

Aus diesen Gründen kommt es immer wieder vor, dass trotz bekannter Polymorphismen trotzdem eine normale Produktion gemessen werden kann, ebenso wie mit Funktionstests High-Responder erkannt werden können, für die keine bekannten Polymorphismen diagnostiziert werden. Die Funktionsmessung scheint also bei Zytokinen gegenüber der Gendiagnostik die klinisch relevantere Variante.

IL-1b (VB) basal	7,0	pg/ml	< 4
alpha-TNF (VB) basal	5,0	pg/ml	< 4
IL-10 (VB) basal	0,9	pg/ml	< 6
IL-1b (VB) stimuliert	1830,1	pg/ml	1000–4000
alpha-TNF (VB) stimuliert	28441,7	pg/ml	200–1000
IL-10 (VB) stimuliert	128,3	pg/ml	200–500

Abb. 6: Ergebnis eines Funktionstestes für die Zytokine IL1b, TNFa und IL10: Die basal (unstimuliert) gesteigerte Freisetzung von IL1 und TNF deutet auf einen aktuell ablaufenden Entzündungsvorgang hin (Präaktivierung). Die Freisetzung nach Stimulation zeigt eine massiv erhöhte Bildung von TNFalpha (High Responder!) bei verringerter Kapazität für das antientzündliche Zytokin IL10, was zusätzlich die proentzündliche Grundsituation verschärft.

Literatur & Quellen beim Verfasser

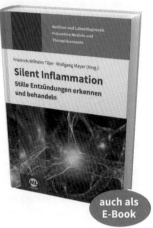

Subklinische Entzündungen: Von den Ursachen hin zu einer personalisierten Medizin

Die in diesem Fachbuch gebündelte Expertise langjähriger Praktiker aus unterschiedlichsten medizinischen Fachbereichen schafft eine umfassende Sichtweise auf dieses für die Pathogenese chronischer Erkrankungen hochrelevante Thema.

Das Autorenteam liefert eine Übersicht der biochemischen Grundlagen bei Entzündungsvorgängen sowie zu unterschiedlichen klinischen Ausprägungen. Die Beschreibung der vielfältigen Ursachen, die Besonderheiten der Labordiagnostik sowie mögliche präventive wie therapeutische Ansätze werden ausführlich erläutert, sodass ein patientenindividueller Ansatz möglich wird. Die konkreten Ansätze zur Diagnostik und Therapie – aus verschiedenen Blickwinkeln – machen das Buch wertvoll für die tägliche Praxis und in dieser Form einzigartig.

Friedrich Wilhelm Tiller, Wolfgang Mayer (Hrsg.)
**Silent Inflammation –
Stille Entzündungen erkennen und behandeln**
1. Auflage 2024, Hardcover, 348 Seiten
ISBN 978-3-96474-455-5
59,95 Euro

Leseprobe und Bestellung auf shop.mgo-fachverlage.de

Unser Bestellservice

 09221 949-311

 09221 949-377

 shop.mgo-fachverlage.de

 kundenservice@mgo-fachverlage.de

mgo fachverlage GmbH & Co. KG
E.-C.-Baumann-Str. 5
95326 Kulmbach

Homöopathisches Tabellarium

Homöopathisches Tabellarium

HOMÖOPATHISCHES TABELLARIUM (EINZELMITTEL)

Dieses „Homöopathische Tabellarium" enthält Kurzbeschreibungen von etwa 150 der wichtigsten homöopathischen Einzelmittel. Es soll weder eine Arzneimittellehre noch ein Repertorium ersetzen. Jedoch kann es differentialdiagnostisch eine schnelle Orientierung ermöglichen. So kann man bei zwei oder drei in Frage kommenden Mitteln schnellstmöglich entscheiden, welches Mittel aufgrund von Allgemeinsymptomen, Modalitäten oder vegetativen Symptomen am ehesten zu verwenden ist. Die Hinweise können wegweisend für die Mittelwahl sein. Die Auswahl sollte aber nicht allein von diesem Tabellarium abhängig gemacht werden, sondern die Wahl der Mittel sollte nach Abgleich mit einer guten Arzneimittellehre bestätigt werden. (Dr. V. Schmiedel, Kassel)

Erklärungen zu den gebrauchten Abkürzungen

App	=	Appetit
Be	=	Bewegung
D	=	Durchfall
Es	=	Essen
Ge	=	Gehen
K	=	Kälte
Li	=	Liegen
Per	=	periodisches Auftreten der Beschwerden
Schw	=	Neigung zum Schwitzen
Si	=	Sitzen
St	=	Stehen
V	=	Verstopfung
VD	=	Verstopfung im Wechsel mit Durchfall
W	=	Wärme
<, <<, <<<	=	verschlechtert (je nach Wertigkeit im Kent)
>, >>, >>>	=	verbessert
+, ++, +++	=	vorhanden, ausgeprägt, stark ausgeprägt
-, --, ---	=	schwach, schwächer, sehr schwach
*	=	keine Eintragung, da Mittel nicht im Kent erwähnt

Vgl. dazu Augustin/Schmiedel: Leitfaden Naturheilkunde, 5. Auflage 2008 (München)
© Elsevier GmbH, Urban & Fischer Verlag, München (mit freundlicher Genehmigung).

Homöopathisches Tabellarium

Substanz (Abkürzung)	Leitsymptome	Gemüt, Geist	Allgemeines	Modalität	App.	Verlangen nach	Abneigung gegen	Durst	Stuhl	Wärme	Schw.	Tageszeit	Per.
Acidum nitricum Salpetersäure (Nit-ac)	Splitterschmerz, übelriechende Schweiße	unzufrieden, wütend, depressiv, ängstlich	Schwäche, Abmagerung, Schleimhautentzündung, rissige, wunde Haut	Be <<, > Ge <<<, > St << Si <, > Li >> Es <<	++ -	Fett, Hering, Kreide, Limonade, Salziges	Brot, Fleisch, Getränke	++ -	V +++ VD +++ D +++	K <<< W >	+	abends, nachts, morgens	+++
Acidum phosphoricum Phosphorsäure (Ph-ac)	Schwäche, Schweiß, Schlummersucht	apathisch, Kummer (Liebe), benommen, kurzer Schlaf >	Kopfschmerz, Knochenschmerz, Meteorismus	Be <, >> Ge <<, >> St << Si <<, > Li <<, > Es <<	++ - -	Erfrischende Dinge, Saftiges, Milch, Obst, Kaffee	Brot	+ - - -	V + D +++	K << W < W >	++	abends, morgens	
Acidum sulfuricum Schwefelsäure (Sul-ac)	Schwäche, Schweiß, Hitzewallung, Rückenschmerz	reizbar, üble Laune, hastig, weinerlich	Erschöpfung nach Schweiß, Rheumatismus kl. Gelenke, feuchtkaltes Wetter <	B <, > Ge <, > St <, > Si <, > Li < Es <	+ - -	Alkohol, Kognak, Obst	Kaffee	+	V ++ D ++	K <<	+	vormittag, abends	
Aconitum napellus Sturmhut, Eisenhut (Acon)	Todesangst, plötzlicher Beginn, Folge von kaltem Wind oder Schreck	ruhelos, Sinne überempfindlich, schreckhaft, Alpträume	großer Durst, Schüttelfrost, trockenes Fieber, harter Puls, Herzklopfen	B <<, >> Ge <<, >> St << Si <, >> Li <<, > Es <, >	++ - -	Bier, Wein	schwere Speisen	+++	D ++	K << W <	++	nachts	+
Aesculus hippocastanum Roßkastanie (Aesc)	venöse Stase, Kreuzschmerz, trockene Schleimhaut		Hämorrhoiden, Varizen, Ischialgie, Katarrhe	Ge <<<	-						+		
Agaricus muscarius (= Amanita muscaria) Fliegenpilz (Agar)	berauschter Zustand, ekstatische Bewegungen, gespaltene Psyche	heiter, geschwätzig, ausgelassen, verwirrt, halluziniert	gesteigerte Muskelkraft, Gähnen, Krämpfe	Be <<, >> Ge <<, > St <<, > Si <<<, > Li <, > Es <<				+ - -	V ++ VD + D +++	K < K << W << W >	++	morgens	+

Homöopathisches Tabellarium

Substanz (Abkürzung)	Leitsymptome	Gemüt, Geist	Allgemeines	Modalität	App.	Verlangen nach	Abneigung gegen	Durst	Stuhl	Wärme	Schw.	Tageszeit	Per.
Agnus castus (= Vitex agnus-castus) Keuschlamm (Ang)	mangelnde Libido	depressiv, verzagt, tagesschläfrig	Dysmenorrhoe, Menorrhagie	Be << Ge <<, > St <, > Si << Li > Es <				+ - -	V ++	W <			
Aloe vera (Aloe)	Stuhlinkontinenz, empfindliche Hämorrhoiden	ängstlich, geistige Arbeit ermüdet	Meteorismus, morgendliche Diarrhoe	Be <, >> Ge < St < Si << Es <<<, >	+ -	Salziges		+	V ++ VD + D +++			morgens, nachmittags	
Alumina oxydatum Aluminiumoxyd, Tonerde (Alum)	Obstipation ohne Stuhldrang, verminderte Reaktionslage, Alkohol >	ängstlich, mißmutig, innere Hast	motorische Unruhe, geringe Anstrengung erschöpft, trokkene Schleimhaut	Be <, >> Ge <<, > St << Si <, > Li <, > Es <, >	++ - -	Gemüse, Obst, Kaffee, Kohle, Kreide, Unverdauliches, Trokkenes, Gewürznelken	Bier, Fleisch, schwere Speisen	+	V +++ D ++	K << W <<<	+	abends	+++
Ammonium chloratum (= Ammonium muriaticum) Ammoniumchlorid (Am-m)	Kältegefühl zwischen den Schulterblättern	introvertiert, ängstlich, sorgenvoll	wässrige Rhinitis, rauher, wunder Hals, Obstipation	Be <, >> Ge <, >> St << Si <<<, > Li <<, >>> Es <<, >	-			++ - -	V ++ VD + D +		+	morgens	
Anacardium (= Semecarpus anacardium) Malakkanuß (Anac)	Pflockgefühl im After, Magennüchternschmerz	müde, lustlos, wechselhaft in Stimmung und Leistung	Frieren, Exantheme, Ulcus duodeni, Anstrengung <	Be <, >> Ge <, > St > Si <, >> Li <, > Es <<<, >>	+ - -			+	V ++		+	morgens, abends	++

Homöopathisches Tabellarium

Substanz (Abkürzung)	Leitsymptome	Gemüt, Geist	Allgemeines	Modalität	App.	Verlangen nach	Abneigung gegen	Durst	Stuhl	Wärme	Schw.	Tageszeit	Per.
Antimonium crudum (= Antimonium sulfuratum nigrum) schwarzer Spießglanz (Ant-c)	Magen wie überladen, Erbrechen, > nicht	übelgelaunt, depressiv, redefaul, kontaktarm	Konjunktivitis, blutige, schleimige Diarrhoe	Be < Ge <, > Si < Li <, > Es <	+ - -	Gurken, Saures	schwere Speisen	++	V + VD +++ D +++	K << W <<	++	abends	++
Antimonium tartaricum (= Tartarus emeticus) Brechweinstein (Ant-t)	lockerer Schleim kann nicht abgehustet werden, Kräfteverfall	ängstlich, mutlos, Kind läßt sich nicht berühren	Erschöpfung, Übelkeit, Erbrechen >, Husten > durch Hinlegen und morgens	Be <, > Ge <<, > St > Si <, >> Li <<, > Es <	+ -	Kaffee, kalte Speisen, Obst, Saures	Milch	+ - - -	VD + D +++	K << W <<	+++	abends	+
Apis mellifica Honigbiene (Apis)	ödematöse Hautschwellung, stechender Schmerz	nervöse Ruhelosigkeit, Schläfrigkeit	Brennen, Stechen, Rötung, Hitze, Kopfschmerz, Halsschmerz, Lichtscheu	Be << Ge <, > Li <<< Es <<	-	Milch, Saures	Getränke, Wasser	+ - - -	V +++ D +++	W <<<	+	morgens, nachmittags	
Aralia racemosa Amerikan. Narde (Aral)	Reizhusten und Dyspnoe beim Hinlegen		trockener Hals, Husten- und Asthmamittel	Li <								nachts	
Argentum nitricum Höllenstein (Arg-n)	Splitterschmerz, Süßes wird nicht vertragen	ängstlich, reizbar, unruhig, Gedächtnisschwäche	abgemagert, vorgealtert, nervöse Gastritis, Meteorismus	Be >> Es <<	- -	Kaffee, Salziges, Süßes	schwere Speisen	+++ -	V ++ VD ++ D +++	K < W <<	+	nachts, vor Mitternacht	++
Arnica montana Bergwohlverleih (Arn)	Z. n. Anstrengung, Trauma, zerschlagen, Bett erscheint zu hart	benommen, gleichgültig, unruhig	Schwäche, schmerzhaft überempfindlich, Blutungsneigung	Be <<, > Ge <<, > St <, > Si <, > Li <, >> Es <, >	+ - -	Whisky, Saures	Fleisch, Milch, schwere Speisen, Suppe	+	V + D ++	K < W < W >	++	abends, nachts	

Homöopathisches Tabellarium

Substanz (Abkürzung)	Leitsymptome	Gemüt, Geist	Allgemeines	Modalität	App.	Verlangen nach	Abneigung gegen	Durst	Stuhl	Wärme	Schw.	Tageszeit	Per.
Arsenicum album (= Acidum arsenicosum) weißes Arsenik (Ars)	ruhelos trotz Erschöpfung, unstillbarer Durst auf kleine Mengen kalten Wassers	Todesangst, Trauer, Ärger, pedantische Pünktlichkeit, Gedankenzudrang	Abmagerung, Spasmen, scharfe Sekrete, Brennen, Kräfteverfall	Be << Ge << St <, >>> Si <<<, > Li <<<, > Es <<<, >	+++ - - -	Alkohol, Kaffee, Brot, Milch, Saures, kalte, warme Getränke	Süßes, Fleisch, fette, schwere Speisen	+++ -	V +++ VD ++ D +++	K <<< W >>>	++	vor und nach Mitternacht, 1 Uhr	+++
Asa foetida Stinkasant (Asaf)	Meteorismus, stinkende Sekrete, Globus hystericus	reizbar, ängstlich, mutlos	Aerophagie, Rülpsen, Ozaena, übelriechende Eiterungen	Be <<, > Ge <, > St < Si <<, > Li << Es <<	+		schwere Speisen	- -	V + D +		+	nachmittags, abends, nachts	
Baptisia tinctoria Wilder Indigo (Bapt)	zerschlagen, zittrig, schwach	Stupor, Betäubung	unfähig zu irgendeiner Tätigkeit	Be < Ge << Li <<	- -			++	D +++		++	abends, nachts, morgens	
Barium carbonicum Bariumcarbonat (Bar-c)	Lymphdrüsenschwellung, Erkältlichkeit	geistig zurück, menschenscheu, ängstlich	Arteriosklerose, naßkaltes Wetter <, Luftzug <	Be <<, >> Ge <, > St <, > Si <<, > Si <<, > Li >> Es <<, >	++ - -		schwere Speisen, plötzlich beim Essen	++	V ++ D +++	K <<< W < W >	+	abends, nachts, morgens	++
Belladonna (= Atropa belladonna) Tollkirsche (Bell)	alles akut und heftig, Rückwärtsbeugen >	alle Sinne überempfindlich, Wahn, Angst, Toben	klopfender Kopfschmerz, roter Kopf, Entzündung, Kolik	Be << Ge <<<, > St <<, >>> Si <, > Li <<, >>> Es <<, >>	++ -	Kaffee, Limonade, kalte Getränke, Bier	Kaffee, Wasser, Saures, Milchgeruch	++ - -	D ++	K << W < W >	++	nachmittags, abends, nachts, 15 Uhr	+

Homöopathisches Tabellarium

Substanz (Abkürzung)	Leitsymptome	Gemüt, Geist	Allgemeines	Modalität	App.	Verlangen nach	Abneigung gegen	Durst	Stuhl	Wärme	Schw.	Tageszeit	Per.
Bellis perennis Gänseblümchen (Bell-p)	Bewegungsdrang, Abgeschlagenheit, Wundgefühl	gereizt, erschwertes Denken	Z. n. Trauma, Hautjucken										
Berberis vulgaris gemeine Berberitze (Berb)	Nierenschmerz, Leberschmerz	gedrückt, gleichgültig	Symptomenwechsel, z. B. durstig, durstlos	Be << Ge << St <<	++ - -			++	V ++ VD + D +		+	morgens	
Borax (= Natrium tetraboracicum) Natriumtetraborat (Bor)	Abwärtsbewegung (Lift) <, Kind läßt sich nicht hinlegen	übellaunig, ängstlich, geräuschempfindlich	zittrige Schwäche, Übelkeit, Konjunktivitis, Rhinitis, Gastritis	Be <, > St <, > Si <, > Li <, > Es <	+ - -	Saures		++	V + D +	K << W <<		morgens, abends	+
Bovista (= Lycoperdon bovista) Bovist, Staubschwamm (Bov)	Vergrößerungsgefühl (Herz, Kopf etc.), Kältegefühl im Magen	depressiv, schreckhaft, leicht gekränkt	frühe, starke Periode, Menorrhagie, scharfer Fluor	Be <, > Ge <<, > Si < Li < Es <, >>	- -	Kaffee		+ - -	V + D +	K << W <<	+		
Bromum Brom (Brom)	Krampfhusten mit Dyspnoe, Lymphknotenschwellung	benommener Rausch, euphorisch, kritiklos, Wahnideen, vergeßlich	Abmagerung, Zittern, Erkältungsneigung	Be >> Ge >> Es >		Saures		+ -	D ++		+	abends, nachts	
Bryonia dioica Zaunrübe (Bry)	Durst auf viel kaltes Wasser, trockene Haut, Stechschmerz, Druck >	reizbar, ärgerlich, streitsüchtig, Widerspruch erzürnt	Kopfschmerz, trockener Husten, heiße Gelenke, Berührung <	Be <<< Ge <<<, >> St <<, > Si <<, >>> Li <<, >>> Es >>>, >>	+ - -	Bier, Kaffee, Wein, kalte, warme Getränke, Milch, Austern, Süßes, Saures	Fleisch, Kaffee, Wasser, fette, schwere Speisen	+++ - -	V +++ VD ++ D +++	K << W << W >>>	++	morgens, vormittags, abends, 21 Uhr	+

Homöopathisches Tabellarium

Substanz (Abkürzung)	Leitsymptome	Gemüt, Geist	Allgemeines	Modalität	App.	Verlangen nach	Abneigung gegen	Durst	Stuhl	Wärme	Schw.	Tageszeit	Per.
Cactus (= Selenicereus grandiflorus), Königin der Nacht (Cact)	Gesichtsröte, Angina pect. „wie zusammengeschnürt"	gedrückt, reizbar, will allein sein, Todesangst	Kopfschmerz, Ohrensausen, Hitzewallung	Be < Ge << St < Li <	- -		Fleisch, schwere Speisen	+	V ++ D +		+	23 h	+
Calcium carbonicum Austernschalenkalk (Calc)	partielles Schwitzen (Kopf, Füße), unfähig zu jede Anstrengung <, schwerfällig, saure Sekrete	traurig, ängstlich, interesselos, unfähig zu geistiger Arbeit	Mattigkeit, dicker Kopf, mangelhaftes Wachstum, Milchschorf, Milch <	Be <, > Ge <<< St <, > Si <, > Li <, >>> Es <<<, >	+++ - - -	Eier, Mehl, Eiscreme, Milch, Kaffee, Unverdauliches, Süßes, Salziges, Saures	Fleisch, Kaffee, Milch, warme Speisen, Tabak	+++	V +++ D +++	K <<<	+++	abends, nachts, morgens	++
Calcium fluoratum Kalziumfluorid (Calc-f)	schlaffes Bindegewebe, Abmagerung trotz Appetit, Lendenschmerz	gereizt, ängstlich, depressiv, innerlich unruhig	juckendes Exanthem, Varizen, Sinneseindrücke <, Anstrengung							K <<<			
Calcium phosphoricum Kalziumhydrogenphosphat (Calc-p)	Schulkopfschmerz, Knochenschmerz, jede Anstrengung <, Essen > alles	furchtsam, schreckhaft, ungeduldig, vergeßlich	Abmagerung, rasche Erschöpfung, Nachtschweiß, Meteorismus	Be << Li <, >> Es <<<	++ -	geräuchertes Fleisch, Speck, Salziges, Unverdauliches			V ++ D ++	K <<< W >>		nachts, morgens	
Calendula officinalis Ringelblume (Calend)	Z. n. Trauma	nachts ruhelos	neu entzündete Wunde										
Camphora Kampfer (Camph)	Kollaps mit kalter Haut, Schweiß, Blässe	ängstlich, ruhelos, nervöse Erregung	Krampfanfall, Diarrhoe mit Schwäche	Be << Ge << St <<, > Si <, > Li <, > Es <	+ -		Tabak	++ - -	V +	W << W >	+	nachts	

Homöopathisches Tabellarium

Substanz (Abkürzung)	Leitsymptome	Gemüt, Geist	Allgemeines	Modalität	App.	Verlangen nach	Abneigung gegen	Durst	Stuhl	Wärme	Schw.	Tageszeit	Per.
Cannabis indica Indischer Hanf (Cann-i)	Überreizung der Sinne, üppige Phantasie, unbeherrschtes Lachen	Rausch, Euphorie, verändertes Zeiterleben, Gedankenflucht	Herzklopfen, Atemnot, schmerzhafter Harndrang mit Brennen	Be < Li <	+++			+			+	nachts	
Cantharis (= Lytta vesicatoria) Spanische Fliege (Canth)	Harndrang, Brennen beim Urinieren, Durst, aber Trinken <	unruhig, ängstlich, sexuell erregt, Halluzination	Krämpfe, Dermatitis, schleimigblutige Diarrhoe	Be <<, > Ge <, > St <<, > Si <, > Li <, >> Es <	+ -		Getränke, Wasser, schwere Speisen, Tabak	++ -	D +++	K < W < W >	+	nachts, morgens, nachmittags	+
Capsicum annuum Paprika (Caps)	Frostigkeit, Brennen von Haut und Schleimhaut, Wasser <	ängstlich, schreckhaft, mürrisch, launisch	Otitis, Gastritis, Rheumatismus	Be <<, >>> Ge <, >>> St << Si <<<, > Li <<<, > Es <	+ -	Alkohol, Kaffee		+++ -	D ++	K <<<	++	abends	++
Carbo vegetabilis (= Carbo betulae) Holzkohle (Carb-v)	eiskalte Haut, kalter Schweiß, Verlangen nach frischer Luft trotz Frieren	reizbar, gleichgültig, verlangsamtes Denken	blaß, schwach, Meteorismus, Kollaps, schlechte Heilhaut	Be <<, > Ge <, > St <, > Si <, > Li <, >> Es <<	+ - -	Salziges, Saures, Süßes	Fleisch, fette, schwere Speisen, Salziges, Milch	++	V ++ D +++	K <<< W <<<	++	morgens, abends, vor Mitternacht	++
Carduus marianus (= Silybum marianum) Mariendistel (Card-m)	Leberleiden, Obstipation	ärgerlich, traurig	Übelkeit, Stirnkopfschmerz	Be <	- -				VD ++				

495

Homöopathisches Tabellarium

Substanz (Abkürzung)	Leitsymptome	Gemüt, Geist	Allgemeines	Modalität	App.	Verlangen nach	Abneigung gegen	Durst	Stuhl	Wärme	Schw.	Tageszeit	Per.
Causticum frisch gebrannter Kalk (Caust)	feuchtes Wetter >, Brennschmerz, Streßinkontinenz, Husten > durch kaltes Trinken	ängstlich, ärgerlich über Kleinigkeit, gedankenabwesend	Drandenken > fahlgelbes Aussehen, Frösteln, Zugluft <, Sommerwetter <	Be <, >> Ge <<<, > St << Si <, >> Li <, >> Es <<<, <<	++ - -	Bier, Erfrischendes, geräuchertes Fleisch, Salziges, Kaffee	Süßes	+++ -	V +++ D ++	K <<< W < W >>	+	abends	
Cedron (Cedr)	Periodizität, neuralgischer Schmerz oder Fieber	depressiv, unruhig, weint leicht	Neuralgie, Malaria, scharfer Schmerz					+			++		+++
Cepa (= Allium cepa) Zwiebel (All-c)	scharfer Nasenfluß, milde Tränen	verstimmt, sinnesverwirrt	Konjunktivitis, Stumpfneuralgie, Rhinitis	Es <	++ - -	rohe Zwiebel		++ -		W <<	+	abends	
Chamomilla (= Matricaria chamomilla) Echte Kamille (Cham)	überempfindliche Sinne, unerträglicher Schmerz, Röte einer Backe	ungeduldig, jähzornig, launisch	Zahnungsbeschwerden, nervöse Schlaflosigkeit, Kolik mit Blähungen	Be <, > Ge <, > St < Si <, > Li <<< Es <<, >	- - -	Kaffee, Saures	Kaffee, Bier, warme Getränke	+++	D +++	K << W <	+	abends, nachts, vor Mitternacht, morgens	
Chelidonium majus Schöllkraut (Chel)	Schmerzen unterhalb der re. Scapula, Leberschmerz	niedergeschlagen, gereizt, tags schläfrig	rasselnder Husten, Subikterus	Be <<< Ge <, > St <, > Si <, > Li <, > Es <<, >>	- - -	Milch, warme Getränke	Käse	++ -	V ++ VD +++ D +	K <	+	morgens	
China (= Cinchona succirubra) Chinarinde (Chin)	Schwäche, Schwitzen, Fieberanfälle mit heißem Kopf und kalten Gliedern	mutlos, gereizt, überempfindliche Sinne	Meteorismus, Berührung <, Z. n. Op., Blutverlust, Infektion	Be <<<, > Ge <<<, > St <<, > Si <, > Li <, > Es <<, >	+++ - - -	Kognak, Kaffee, Gewürztes, Süßes	Bier, Brot, Butter, Fleisch, Kaffee	+++ - - -	V ++ D +++	K <<<	+++	nachts	+++

Homöopathisches Tabellarium

Substanz (Abkürzung)	Leitsymptome	Gemüt, Geist	Allgemeines	Modalität	App.	Verlangen nach	Abneigung gegen	Durst	Stuhl	Wärme	Schw.	Tageszeit	Per.
Cimicifuga (= Actaea racemosa) Wanzenkraut (Cimic)	Wechsel körperlicher und geistiger Symptome, Schwäche, zerschlagen	klimakterische Depression, Hysterie, Unruhe, Verzweiflung, Todesangst	Migräne, Herzneurose, Rheumatismus, bei Regel Unterleib <, anderes >	Be << Li >	- -			++	VD ++	K <<		nachmittags, abends	
Cina (= Artemisia cina) (Cina)	Kindermittel, Hunger nach Mahlzeit	eigensinnig, launisch, motorische Unruhe	Krampfhusten, Gähnen, Nasebohren	Be <, >> Ge <, > St <, > Li <, > Es <	+++ - -	Brot, Kaffee	Milch, Muttermilch	++	V + VD + D ++	W <	+	morgens	+
Clematis recta Aufrechte Waldrebe (Clem)	Dysurie, Lymphknotenschwellungen	heiter, später depressiv, aktiv, später erschöpft	Lymphadenitis, Dermatitis, Harnwegsentzündung	Be < Ge < Si <, > Li <, > Es <			Bier	+	V +++ D +	K <	+		+
Cocculus (= Anamicta cocculus) Kockelskörner (Cocc)	Gefühl der Leere, Seitenwechsel der Beschwerden, Schwindel bei Bewegung	ärgerlich, Widerspruch erzürnt, lustlos, mutlos, hypochondrisch	Schwäche, Gliederkrämpfe, kalter Schweiß bei kleinster Anstrengung	Be <<<, >> Ge <<<, > St <<<, > Li >, > Es <<	++ - -	Bier, Erfrischendes, Kaffee, Salziges, Senf	Bier, Saures, schwere Speisen, Geruch von Speisen	++ - -	V +++ D ++	K << W < W >	++	abends, nachts, morgens	++
Coccus cacti (= Dactylopius coccus) Cochenillelaus (Coc-c)	Kitzelhusten, fadenziehender Schleim, Erbrechen	Traurigkeit	kalte Getränke >, deutliche Periodizität	Be < Es <<	+	Bier, Kaffee	Fleisch	++		W <		nachts	
Coffea arabica Kaffee (Coff)	schlaflos, Gedankenzufluß, Sinneseindrücke <, Folge von Erregung, Genußmitteln	geistig lebhaft, schnelle Auffassungsgabe, verzweifelt durch starke Schmerzen	Nagelkopfschmerz, nervöses Herzklopfen, hastiges Essen, Blähungen	Be << Ge << St <, > Si <, >> Li <, > Es <<	+ - -		Kaffee		V +++ VD + D ++	K <	+	nachts, vor Mitternacht	

497

Homöopathisches Tabellarium

Substanz (Abkürzung)	Leitsymptome	Gemüt, Geist	Allgemeines	Modalität	App.	Verlangen nach	Abneigung gegen	Durst	Stuhl	Wärme	Schw.	Tageszeit	Per.
Colchicum autumnale Herbstzeitlose (Colch)	Gliederschmerz, Kraftlosigkeit, jede Berührung <	Sinneseindrücke <, Gedächtnisschwäche	Erschöpfung, Kollaps, naßkaltes Wetter <	Be <<< Ge <<< St >> St >>> Li >> Es <	+ - -		Schweinefleisch, Fisch, fette Speisen	++ - - -	V + D ++	K << W <	+	nachts	+
Colocynthis (= Citrullus colocynthis) Koloquinte (Coloc)	Leibschmerz > durch Zusammenkrümmen, periodische Neuralgie, Gefühl des Zusammenschnürens	ärgerlich, ungeduldig, ruhelos, schweigsam	Gegendruck >, Stuhlgang >, Diarrhoe, Ovarialgie, Ischialgie	Be <<<, >> Ge <<, > Si <<, >> Li <, > Es <<<	+ -	Bier, Brot	schwere Speisen	++	V ++ D ++	K << W < W >>	+	nachmittags, abends, nachts	
Conium maculatum Gefleckter Schierling (Con)	Schwindel bei Lageänderung, trockener Husten, Denkunfähigkeit	hypochondrisch depressiv, menschenscheu, sexuell übererregt	Schwäche, Koordination von Zunge, Augen und Gliedern gestört	Be <<, >>> Ge <<< St <<< Si <<<, > Li <<<, > Es <<<	++ - -	Salziges, Saures	Brot	++ - -	V +++ VD ++ D ++	K << W >	+	nachts	
Convallaria majus Maiglöckchen (Conv)	Herzneurose, Herzinsuffizienz, Angina pectoris	tags schläfrig, nachts unruhig; Gefühl, als ob das Herz zu schlagen aufhört und plötzlich wieder einsetzt		Ge < Li >									
Crataegus oxyacantha Weißdorn (Crat)	Herzinsuffizienz, Angina pectoris, Hyper- und Hypotonie, Herzklopfen, Arteriosklerose				*	*	*	*	*	*	*	*	*

498

Homöopathisches Tabellarium

Substanz (Abkürzung)	Leitsymptome	Gemüt, Geist	Allgemeines	Modalität	App.	Verlangen nach	Abneigung gegen	Durst	Stuhl	Wärme	Schw.	Tageszeit	Per.
Crocus sativus Safran (Croc)	als ob sich Lebendiges in den kranken Teilen bewege	heiter, unnatürlich lebhaft, Kleinigkeit erregt, Zorn, hysterisch	Nasenbluten, Menorrhagie, abstoßender Geruch, Lidkrampf, Gähnen >	Be <<, Ge <<, St <, >, Si <, >, Li <, >, Es <		kalte Getränke		++	V ++	W <		morgens	+
Crotalus horridus (= Crotalus terrificus) Klapperschlange (Crot-h)	Gangränneigung, Herzinsuffizienz, Kollaps	ähnlich Lach., aber größere Blutungsneigung, Thrombophlebitis, Schwellungen am ganzen Körper		Be <<, Ge <		Alkohol, Schweinefleisch		++	V ++, VD +, D ++		+	nachts, morgens	+
Croton tiglium Purgierkörner (Crot-t)	nach Essen und Trinken reichliche Diarrhoe	unzufrieden, ängstlich, traurig	juckende, brennende Pusteln, entzündete Mamilla	Be <<	-			-	V +, D +++		+		
Cuprum metallicum Kupfer (Cupr)	Muskelkrampf-zuckungen, Berührung <, Kalttrinken >	ängstlich, ruhelos, gleichgültig	Krampfhusten, Asthma, Kolik, Epilepsie	Be <, >, Ge <, >, St <, >, Si <, >, Li <, >	+, -	Kaffee		++	V +, VD ++, D ++		+	nachts, um Mitternacht	+
Cyclamen europaeum Alpenveilchen (Cycl)	zu frühe, zu starke Regel, Verlangen nach Wärme	gedrückt, reizbar, Gedächtnisschwäche	Schwäche, Migräne, Spannung der Brüste	Be >>>, Ge <, >>>, St <<<, Si <<<, Li <<, Es <<	+, ---	Sardinen	Bier, Butter, Brot, Fleisch, schwere Speisen	+, --	V +, D +	K <<	+	abends, nachts	

Homöopathisches Tabellarium

Substanz (Abkürzung)	Leitsymptome	Gemüt, Geist	Allgemeines	Modalität	App.	Verlangen nach	Abneigung gegen	Durst	Stuhl	Wärme	Schw.	Tageszeit	Per.
Digitalis purpurea Fingerhut (Dig)	Puls langsam oder schnell, unregelmäßig, Übelkeit, möchte liegen	depressiv, will allein sein, erregt, besonders nachts, erwacht häufig	Zyanose, AV-Block, Ohnmacht, Schwäche, Migräne, Nykturie	Be << Ge << St << Li <, > Es <	+ − −		schwere Speisen	+++	V ++ VD ++ D ++	K << W <	++	morgens, nachmittags, nachts	
Drosera (= Rotella rotundifolia) Sonnentau (Dros)	Krampfhusten mit Brustschmerz	depressiv, verzweifelt	Kitzelhusten, Brechneigung	Be < Ge <, >> St < Si << Li <<<, > Es <	+ −		Schweinefleisch	++		W <<	+	nach Mitternacht	+
Dulcamara (= Solanum dulcamara) Bittersüß (Dulc)	Z. n. Durchnässung, Kältegefühl	ungeduldig, schlaflos, ruhelos	Rheumatismus, Zystitis, Enteritis	Be >>> Ge <, >> St < Si <<< Li <<, > Es <	+ −	Kaffee	Kaffee, schwere Speisen	++	V ++ D +++	K <<< W << W >>	++	nachts	
Echinacea angustifolia Sonnenhut (Echi)	Steigerung der Abwehrkraft bei Infektion					Kaffee			D ++				
Equisetum hiemale Schachtelhalm (Equis)	wegen Kieselsäuregehalt ähnlich Silicea		Reizblase, Urinieren > nicht		+							nachts	
Eucalyptus globulus (Eucal)	Infekte der oberen Atemwege, Pyelitis	aufgeregt, schlaflos											

Homöopathisches Tabellarium

Substanz (Abkürzung)	Leitsymptome	Gemüt, Geist	Allgemeines	Modalität	App.	Verlangen nach	Abneigung gegen	Durst	Stuhl	Wärme	Schw.	Tageszeit	Per.
Eupatorium perfoliatum Wasserhanf (Eup-per)	Grippe, Herpes, Zystitis, Gastritis	zerschlagen, schwindelig, Kopfschmerz, juckende, brennende Hautblasen		Be << Es <	–	Eiscreme, Kaffee, warme Getränke bei Fieber		+++			+	morgens	
Euphorbium purpureum (Euph)	heftiger Niesreiz		herpesartige Hautbläschen mit Jucken, Brennen, Rhinitis, Bronchitis, Konjunktivitis	Be <, >>> Ge <, >>> St <<, > Si <<< Li <<<, > Es <				+ –					
Euphrasia officinalis Augentrost (Euphr)	Lesen <, Augenschmerz, scharfe Tränen, milde Nasensekretion	reizbar, träge, redefaul, introvertiert	Entzündungen des Auges	Ge <, > Si << Li << Es <, >						W <		abends	
Ferrum metallicum Eisen (Ferr)	Gesichtsröte oder -blässe, Erbrechen trotz Heißhunger, Schwäche	gedrückt, ängstlich, aufgeregt	klopfender Kopfschmerz, heißer Kopf, kalte Füße, Fieber, Durst, Rheumatismus	Be >>> Ge <<, >>> St << Si <<, > Li <<<, >>> Es <<, >>	++ – –	Brot, Brot und Butter, flüssige Speisen, Saures	Bier, Eier, Fleisch, feste, schwere Speisen, Saures	– –	V ++ D +++	K <<	+++	abends, morgens	+
Ferrum phosphoricum Phosphorsaures Eisen (Ferr-p)	ähnlich Ferrum, besonders bei initialen Fieber- und Entzündungszuständen, bei nervösen, überempfindlichen Menschen, akute Otitis media			Be << Es <	–			++	V + D ++			abends, nachts, morgens	

Homöopathisches Tabellarium

Substanz (Abkürzung)	Leitsymptome	Gemüt, Geist	Allgemeines	Modalität	App.	Verlangen nach	Abneigung gegen	Durst	Stuhl	Wärme	Schw.	Tageszeit	Per.
Flor de piedra (= Lopophytum leandri) Steinblüte (Flor)	Leberdruckschmerz, Migräne		Meteorismus, Sodbrennen, heller Stuhl, Schwere der Beine, generalisierter Juckreiz	*	*	*	*	*	*	*	*	*	*
Formica rufa Rote Waldameise (Form)	zur allgemeinen Umstimmung, wandernde rheumatische Beschwerden	wechselnde Stimmung, geistig träge	Mattigkeit, Hautjucken, stark riechender Nachtschweiß	Be < Ge <				+	V ++				
Gelsemium sempervirens Jasmin (Gels)	Furcht, Erregung, Schreck <, Sonne <, Kopfschmerz > nach Urinieren	benommen, schläfrig, schwere Träume	zerschlagen, Muskelschwäche, Nackenkopfschmerz	Be <<, >> Ge < Si > Li <	++ −			− − −	D +	W <	++	nach Mitternacht, morgens	++
Ginseng (= Panax ginseng) (Gins)	nervöse Erschöpfung, Rheumatismus der Lenden	depressiv, sexuelle Schwäche und Erregung	Meteorismus, Obstipation, Harndrang, Herzklopfen					+					
Glonoinum (= Nitroglycerinum) Nitroglycerin (Glon)	Migräne, Angina pectoris, Zurückbeugen des Kopfes <, frische Luft >	ängstlich, nervös erregt, will umhergehen, apathisch	pulsierender Kopfschmerz, hochrotes Gesicht, Alkohol <	Be << Ge <, > Si >> Li <<, >>	−	Kaffee, Rauchen	schwere Speisen	+		W <<	+		
Graphites (= Plumbago mineralis) Reißblei (Graph)	trockene, rissige Haut, Heißhunger, späte, schwache Regel, Periode <	phlegmatisch, denkt langsam, traurig, weinerlich, ängstlich, vergeßlich	Psoriasis, Aufstoßen, Meteorismus, Obstipation, übelriechende Sekrete	Be << Ge <<, > St <, > Si <, > Li <, >> Es <<, >>	+++ −	Bier, Kaffee	Fleisch, Fisch, Salziges, Gekochtes, Suppe, Süßes	+	V +++ D ++	K <<< W << W >>	++	nachts	+

Homöopathisches Tabellarium

Substanz (Abkürzung)	Leitsymptome	Gemüt, Geist	Allgemeines	Modalität	App.	Verlangen nach	Abneigung gegen	Durst	Stuhl	Wärme	Schw.	Tageszeit	Per.
Guajacum Guajakharz (Guaj)	Glieder wie zu kurz, übler Geruch	mürrisch, Gedächtnisschwäche	Rheumatismus, Laryngitis, Bronchitis	Be <<, > Ge <, > St <, > Si <, > Li <, >	++ – –	Äpfel	Milch, schwere Speisen	+	V ++ D +	K << W <<	++	morgens, abends	
Hamamelis virginiana Zaubernuß (Ham)	venöse Stase, feuchte Wärme <	schwach, dunkle Blutungen (Nase, Darm, Regel, Hämorrhoiden), zerschlagen						+ –	D +				
Helleborus niger Schwarze Nieswurz, Christrose (Hell)	Kopfschmerz wie Meningitis, Nierenreizung, Ödem, Schleimhautentzündung	melancholisch, ängstlich, Delir, später Stupor	Schwäche, Kollaps, Speichelfluß, Lichtempfindlichkeit	Be << Ge << St <, > Si <<, > Li <<, > Es <, >	+	Kaffee	Gemüse, schwere Speisen	+++ – – –	V ++ D +++	K << W <	+	abends	
Hepar sulfuris (= Calcium Sulfuratum Hahnemanni) Kalkschwefelleber (Hep)	leicht eiternde Prozesse, übler Geruch, kälte- und schmerzempfindlich	traurig, unzufrieden, jähzornig	Kopfschmerz, Husten durch Luft, Furunkel, eitrige Angina, Otitis	Be << Ge << St <, > Si <, > Li <, > Es <, >>	+ –	Alkohol, Kognak, Wein, Essig, Saures, Scharfes	fette, schwere Speisen	++ –	V + VD ++ D +++	K <<< W >>>	+++	nachts	
Hydrastis canadensis Gelbwurz, Blutwurzel (Hydr)	dicke, fadenziehende Sekrete, Blutung	Erregung, Halluzination, Delir	Menorrhagie, Katarrh der Atemwege		+ – –		schwere Speisen		V ++ VD ++ D ++	K <		morgens, abends	

Homöopathisches Tabellarium

Substanz (Abkürzung)	Leitsymptome	Gemüt, Geist	Allgemeines	Modalität	App.	Verlangen nach	Abneigung gegen	Durst	Stuhl	Wärme	Schw.	Tageszeit	Per.
Hyoscyamus niger Bilsenkraut (Hyosc)	Kitzelhusten, Harn-, Stuhlinkontinenz, Pavor nocturnus, „Flockenlesen"	aggressiv, delirant, schamlos, geschwätzig, affektinkontinent	Muskelkrampf, Singultus, sexuelle Erregung	Be <, > Ge <, > Si <, > Li <<<, > Es <<	+ -		Alkohol, Wasser, Getränke	+	V + D ++	K << W >	+	abends, nachts	
Hypericum perforatum Johanniskraut (Hyper)	Depression, Neuralgie, Z. n. Trauma	weinerlich, ängstlich, verwirrte Gedanken	Schmerzen entlang der Nerven, arteriosklerotische und post-komotionelle Depression		-	warme Getränke			V ++	K <<<			
Ignatia (= Strychnos ignatii) Ignatiusbohne (Ign)	Z. n. Kränkung, häufiges Seufzen, Globusgefühl, Magenschmerz und Übelkeit > durch Essen	Melancholie, Kummer, Weinkrampf, Zorn durch Widerspruch, wechselnde Stimmung	Kopfschmerz, Magenschmerz, Kitzelhusten, Hämorrhoiden, Dysmenorrhoe, frühe und starke Regel	Be <, > Ge <, > St <, > Si <, > Li <, >> Es <, >>	++ - -	Obst, Saures, weiß nicht wonach	Fleisch, warme Speisen, Wein, Milch, Tabak, schwere Speisen	-	V ++ VD ++ D ++	K << W <	+		++
Ipecacuanha (= Cephalis ipecacuanha) (Ip)	Übelkeit, Erbrechen	übelgelaunt, reizbar	Krampfhusten, viel Schleim	Be << Ge << St > Si <, > Li <, > Es <	- -	Delikatessen, Süßes	schwere Speisen, Geruch von Speisen	+ - -	D +++	K << W <<	+++	nachts	+++
Iris versicolor Schwertlilie (Iris)	Sonntagsmigräne, Sodbrennen	depressiv, verzweifelt	saures Erbrechen, Kolik, Speichelfluß, Neuralgie	Be <<	- -			-	V ++ D +++		+		

504

Homöopathisches Tabellarium

Substanz (Abkürzung)	Leitsymptome	Gemüt, Geist	Allgemeines	Modalität	App.	Verlangen nach	Abneigung gegen	Durst	Stuhl	Wärme	Schw.	Tageszeit	Per.
Jodum Jod (Jod)	Abmagerung trotz Heißhunger, Bewegungsdrang, frische Luft >	innerlich unruhig, geistig lebhaft, rastlos trotz Erschöpfung, reizbar	Untätigkeit >, Husten, < durch Wärme, Schwitzen, Hitzegefühl	Be << Ge <<, > St << Si <, > Li <, > Es <, >>>	+++ -	Alkohol	schwere Speisen	+++	V ++ VD ++ D +++	W <<<	++	nachts	
Kalium bichromicum Kaliumchromat (Kali-bi)	zäher, fadenziehender Schleim, Hautgeschwüre wie ausgestanzt			Be << Ge > St << Si << Li < Es <<<, >	+ - -	Bier	Fleisch, Wasser	++	V ++ VD+ D +++	K << W >>	+	nachts, morgens	+
Kalium carbonicum Kaliumkarbonat (Kali-c)	Trias: Schwäche, Schweiß und Rückenschmerz			Be >> Ge <<, > St >< Si <, > Li <<<, > Es <<<, >	+ -	Saures, Süßes	Schwarzbrot, Fleisch, schwere Speisen	++ - -	V ++ VD ++ D ++	K <<< W >>>	+	nachts, nach Mitternacht 2-4 Uhr	
Kalium jodatum Kaliumjodid (Kali-j)	ähnlich Jod, Kali-j wirkt besser als Jod bei Husten, Nässe und Kälte <, Liegen auf kranker Seite <			Be >> Ge >>> Li <	+ - -			++	V ++ D ++	W >>	+	nachts	
Kalium phosphoricum Kaliumhydrogenphosphat (Kali-p)	geistige Anstrengung <, Geschlechtsverkehr <, seelische Erregung <	apathisch, reizbar, depressiv, schläfrig	allgemeine Erschöpfung (nach Infekt), nervöse Diarrhoe	Be >> Ge <, > St < Es <	+ -	Kaffee		++ -	V + D +	W <<< W >		morgens, abends	

Homöopathisches Tabellarium

Substanz (Abkürzung)	Leitsymptome	Gemüt, Geist	Allgemeines	Modalität	App.	Verlangen nach	Abneigung gegen	Durst	Stuhl	Wärme	Schw.	Tageszeit	Per.
Kalmia (= Kalmia latifolia Berglorbeer) (Kalm)	rheumatische Schmerzen, Taubheitsgefühl, sehr wetterabhängig		stechender Herzschmerzen, Herzbeklemmung, langsamer, schwacher Puls, Rheuma, Neuralgie, Endo-, Myokarditis	Be << Li >				++		K <<	+	morgens, abends	
Kreosotum (= Creosotum) Buchenholzteerkreosot (Kreos)	scharfe, üble Sekrete, Hautjucken, Erbrechen unverdauter Speisen	depressiv, verzweifelt, schreckhaft	Kachexie, Brennschmerz, extrem frühe, starke Regel, Pustel, Furunkel	Be >> Ge <, > St > Si <, > Li <, > Es <	+ -	Alkohol, Fleisch, Geräuchertes, Saures			V ++ D +	K <<	+	morgens	
Lachesis muta lanzenförmige Viper, Buschmeister (Lach)	linksseitige Symptome, Beengung (z.B. Kleidung) <, Globusgefühl, Schlaf <	geschwätzig, eifersüchtig, mißtrauisch, ängstlich, streitsüchtig, depressiv	Hitzewallung, düsterrote Entzündung, Berührung <, feuchtes Wetter <	Be <<, > Ge <<, > St < Si << Li <<, > Es <<<, >	++ -	Alkohol, Bier, Wein, Whisky, Austern, Saures	warme Speisen, Tabak	++	V +++ VD ++ D +	K < W << W >	+	morgens, abends	++
Laurocerasus (= Prunus laurocerasus) Kirschlorbeer (Laur)	Zyanose, Kältegefühl, aber äußere Wärme <	traurig, verzweifelt, reizbar	Dyspnoe, Reizhusten, Rechtsherzinsuffizienz	Be <, > Ge <, > St < Si <, > Li <, > Es <, >>	+ -		schwere Speisen	++	V ++ D +	K < W <	+	vor-, nachmittags, mittags, abends	
Ledum palustre Sumpfporst (Led)	frostig, aber Kälte >, Gelenkschmerz, Z. n. Insektenstich	aufbrausend, traurig, menschenscheu	Bettwärme <, Wein, Bier <, Rheumatismus kleiner Gelenke	Be <<< Ge <<< St <, >> Si <<, > Li, <, >> Es <	+ -	Alkohol, Kaffee		++ -	V + D +	K << W <<<	+	vor Mitternacht	

Homöopathisches Tabellarium

Substanz (Abkürzung)	Leitsymptome	Gemüt, Geist	Allgemeines	Modalität	App.	Verlangen nach	Abneigung gegen	Durst	Stuhl	Wärme	Schw.	Tageszeit	Per.
Lilium tigrinum (= Lilium lancifolium) Tigerlilie (Lil-t)	Herabdrängen des Uterus, Pat. drückt gegen die Scham (z.B. Hand)	ruhelos, depressiv, glaubt, schwer krank zu sein, sexuell erregt	Beckenschmerz, Dysmenorrhoe, nervöse Herzbeschwerden	Be >> Ge << St <<<	+ -	Fleisch	schwere Speisen	+	V ++ VD + D ++		+	nachts	
Lobelia inflata Indischer Tabak (Lob)	Übelkeit, Erbrechen, kalter Schweiß, ein Schluck Wasser >	narkotisiert oder rasendes Delir	verlängertes Exspirium, Zyanose, trockener Reizhusten, Magenkrampf	Be >	-						+		
Luffa operculata (Luff)	Fließ- und Stockschnupfen, allergische und atrophische Rhinitis	antriebslos, gleichgültig, niedergeschlagen, gereizt	Müdigkeit, Stirnkopfschmerz, Rheumatismus bei Sinusitis	*	*	*	*	*	*	*	*	*	
Lycopodium clavatum Bärlapp (Lyc)	ein Fuß kalt, der andere warm, abgemagerter Oberkörper, Hunger, Meteorismus durch Essen	depressiv, weinerlich, übermütig, misstrauisch, Widerspruch erregt Zorn	Schwäche, saures Aufstoßen und Erbrechen, rechtseitige Symptome	Be >>> Ge <<, >> Si <<< Li <<, > Es <<<	+++ - - -	Alkohol, Austern, Kaffee, kalte Speisen, Süßes	Brot, warme Speisen, Schwarzbrot, Gekochtes, Fleisch, Kaffee	+ - -	V +++ VD ++ D ++ +	K <<< W << W >>>	+++	abends, nachts, vor Mitternacht 16-18 Uhr	++
Magnesium carbonicum Magnesiumkarbonat (Mag-c)	Spasmen, frische Luft >, Milch <, Schlaf <	sehr gereizt, unruhig, übelgelaunt, glaubt, unheilbar krank zu sein	Migräne, Dysmenorrhoe, saures Erbrechen, Diarrhoe, oft erkältet	Be <, >> Ge <, >> St < Si <, > Li <, > Es <	+ - -	Brot, Brot und Butter, Fleisch, Obst, Saures	Gemüse, schwere Speisen	++	V ++ D ++	K <<	++	abends, nachts	++

Homöopathisches Tabellarium

Substanz (Abkürzung)	Leitsymptome	Gemüt, Geist	Allgemeines	Modalität	App.	Verlangen nach	Abneigung gegen	Durst	Stuhl	Wärme	Schw.	Tageszeit	Per.
Magnesium phosphoricum Magnesiumhydrogenphosphat (Mag-p)	Stechschmerz, Bauchkolik > durch Zusammenkrümmen und Druck, Berührung <	kann nicht klar denken, ängstlich, depressiv, Alpträume	Erschöpfung mit Krämpfen, Schulkopfschmerz, Magen-, Nieren-, Gallenkolik	Be << Ge <<						K <<< W >>		nachts	
Magnesium sulfuricum Bittersalz (Mag-s)	ähnlich Mag-c, besondere Beziehung zu Magen, Darm, Galle, Leber				-			+	V + VD +				
Mandragora officinarum Alraunenblätter (Mand)	vergrößertes Sehen, verstärktes Hören			*	*	*	*	*	*	*	*	*	*
Mandragora e radice (= Mandragora e radice siccata) Alraunenwurzel (Mand-e)	empfindlich gegen Geruch und Geräusche, Rückwärtsbeuge >, schwüles Wetter <, Genußmittel <			*	*	*	*	*	*	*	*	*	*
Manganum aceticum Manganazetat (Mang)	Niederlegen >, Schmerzen < durch Berührung			Be <<, > Ge <, > St <, > Si <, > Li <, >>> Es <, >	- -			+ -	V+ VD ++	K <<	+		
Mercurius solubilis Quecksilber (Merc)	Foetor ex ore, Speichelfluß, Zunge mit Zahneindrücken, üble, klebrige Schweiße			Be <<< Ge <<, >> St <, > Si <<, >> Li <, > Es <, >	++ - -	Bier, Milch, Brot und Butter, Kaffee, flüssige Speisen	Butter, fette, schwere Speisen Fleisch, Süßes, Kaffee, Wein, Kognak	+++	V ++ VD + D +++	K << W <<	+	nachts	+

Homöopathisches Tabellarium

Substanz (Abkürzung)	Leitsymptome	Gemüt, Geist	Allgemeines	Modalität	App.	Verlangen nach	Abneigung gegen	Durst	Stuhl	Wärme	Schw.	Tageszeit	Per.
Mezereum (= Daphne mezereum) Seidelbast (Mez)	Hautentzündung mit heftigem Juckreiz, Kältegefühl befallener Teile, Krusten			Be <<< Ge <<, >> St <, > Si <, > Li <, > Es <<, >	+ - -	Wein, fetter Schinken, Speck	Fleisch	++ -	V +++ VD + D +	K << W <<	+	abends, nachts, um Mitternacht	
Naja tripudians (= Cobra) Brillenschlange (Naja)	Herzenge, Herzschwäche, Schlaf <, Reizmittel <	depressiv, ausgesprochen ängstlich	Kopfschmerz bei Herzleiden, kalte Glieder, Kollapsneigung, Arrhythmie	St > Li <	-			+	V + D +		+		
Natrium muriaticum (Natrium chloratum) Kochsalz (Nat-m)	Abmagerung trotz Hunger, großer Durst, Sonne <, Ärger, Kummer <	reizbar, redefaul, überempfindlich gegen Sinneseindrücke, depressiv, Trost <	klopfender Kopfschmerz, Frostigkeit, chron. Rhinitis, Sodbrennen, Hämorrhoiden	Be << Ge <<, >> St <, > Si <, > Li <, >>> Es <<<	+++ - - -	Bier, Brot, Mehlspeisen, bittere Getränke, Milch, Fisch, Salziges, Saures	Brot, Kaffee, Wasser, Tabak, fette, schwere Speisen, Salziges	+++ -	V +++ VD ++ D +++	K << W <<	+++	morgens, vormittags, 10 Uhr	+++
Natrium sulfuricum Glaubersalz (Nat-s)	feuchtes Wetter <, Frostigkeit	üble Laune, melancholisch, weint bei Musik, romantisch	Stechen in der Leber, morgendliche Diarrhoe, Rheumatismus	Be <<, >> Ge << Li <<< Es <	++ -	Bier, Kaffee	Bier, Brot, Milch	+	VD ++ D +++	W <<		morgens	+
Nux moschatai (= Myristica fragans) Muskatnuß (Nux-m)	trockene Schleimhäute, Nässe, Kälte <	geschwätzig, benommen, delirant, verwirrt	Schwäche, Meteorismus, Ohnmacht	Be <, > Ge <, >> St <, > Si <, > Li <, > Es <	++ - -	Kaffee		+ - -	V ++ VD ++ D ++	K << W <<< W >>>	+		

Homöopathisches Tabellarium

Substanz (Abkürzung)	Leitsymptome	Gemüt, Geist	Allgemeines	Modalität	App.	Verlangen nach	Abneigung gegen	Durst	Stuhl	Wärme	Schw.	Tageszeit	Per.
Nux vomica (= Strychnos nux vomica) Brechnuß (Nux-v)	Folge von Genußmitteln, Krampfbereitschaft aller Organe, geistige Anstrengung <	lebhaft, reizbar, cholerisch, streitsüchtig, überempfindlich gegen Sinneseindrücke	Sodbrennen, Übelkeit 1 h postprandial, kurzer Schlaf >, langer Schlaf <, sitzende Tätigkeit <	Be <<< Ge <<< St <, >> Si <, >>> Li <<, >>> Es <<<, >	+++ - - -	Alkohol, Bier, Kreide, Kognak, Fett, Milch, Gewürztes	Bier, Fleisch, Kaffee, Tabak, Brot, schwere Speisen, Wasser, Getränke	++	V +++ VD +++ D ++	K <<< W >>>	+++	nach Mitternacht, morgens	+
Oleander (= Nerium oleander) (Olnd)	Herzklopfen, -stiche, -enge, Extrasystolie, wechselnde Obstipation und Diarrhoe	ängstlich, unruhig, reizbar, schlaflos	nässendes Ekzem am Hinterkopf, Ekzeme des Körpers, Hitzewallung, Meteorismus, kalte Glieder	Be <, > Ge <, > St < Si < Li <, > Es >	+++ -	Kaffee		+ - -	v + D ++			nachts	
Opium Saft des Schlafmohns (Op)	Betäubung, geringe Schmerzempfindung	anfangs euphorisch, lebhaft, später depressiv, unzugänglich gegen äußere Eindrücke	röchelnde, langsame Atmung, atonische Obstipation, Harnverhalt	Be <, > Ge <, > St < Si > Li <<, > Es <<	++ -	Kognak	schwere Speisen, Tabak	+++ - -	V +++ VD +++ D +	W <<	+++	morgens, nachts	
Petroleum Steinöl (Petr)	Bewegung (Auto, Schiff) <, Schwindel, Übelkeit < durch Essen	gedächtnisschwach, schreckhaft, aufbrausend, Halluzination	chron. Lidentzündung, chron. Gastroenteritis, trockene, rissige Haut	Be <<, > Ge <<, > St <, > Si <<, > Li <, > Es <<, >	+++ - - -	Bier, Kognak	Fleisch, fette, schwere Speisen	+ -	V + D ++	K << W >	++	morgens	+

510

Homöopathisches Tabellarium

Substanz (Abkürzung)	Leitsymptome	Gemüt, Geist	Allgemeines	Modalität	App.	Verlangen nach	Abneigung gegen	Durst	Stuhl	Wärme	Schw.	Tageszeit	Per.
Phosphorus Gelber Phosphor (Phos)	Erschöpfung, Gefühl von Brennen, Kälte und frische Luft <, Blutungsneigung	nervös erregt, schreckhaft, überempfindlich gegen äußere Eindrücke, Angst (z.B. Gewitter, Alleinsein)	leerer Magen <, schlaflos vor Mitternacht, Kopfschmerz, Schwindel, Kitzelhusten	Be << Ge <<< St <, >> Si <<<, > Li <<<, > Es <<<, >>>	+++ ---	Alkohol, Eiscreme, Erfrischendes, kalte Speisen, Kaffee, Salziges, Saures	Bier, Brot, Tee, Butter, Fisch, Fleisch, Milch, Mehl, Süßes, Tabak, warme, schwere Speisen, Kaffee	+++ -	V +++ VD ++ D +++	K <<< W << W >>	+++	abends, nachts, Mitternacht, morgens	+
Phytolacca Kermesbeere (Phyt)	subakute und chronische Entzündungen	reizbar, müde, apathisch	geröteter Rachenring, Milchstau	Be << Ge << Es <	-				V ++ D +	K <<		nachts, morgens	
Platinum metallicum Platin (Plat)	Beschwerden kommen und gehen langsam, phys. und psych. Sy. lösen sich ab, im Freien <	überheblich, wechselnde Stimmung, Zwangsvorstellungen (z.B. Töten),	krampfartige Schmerzen, Taubheits-, Kältegefühl, Kopfschmerz, Bauchkolik	Be <, >> Ge <, >> St << Si <<< Li <, > Es	+ -		Fleisch, schwere Speisen	+ -	V +++	W <	+	abends	
Plumbum metallicum Blei (Pb)	Krampfkoliken, Gefäßspasmen, Abmagerung, Berührung <, Druck >, Zusammenkrümmen >	langsame Auffassung, benommen, Halluzination (Furcht, getötet zu werden)	blasser Hochdruck, Lähmung der Handstrecker, spastische Obstipation	Be << Ge <, > St <, > Si <, > Li <, > Es <	+ --	Brot, Kaffee, Salziges, Süßes		++	V +++ VD ++ D ++	K <	+	abends, nachts	++
Podophyllum (= Podophyllum peltatum) Entenfuß, Maiapfel (Podo)	gußartige Diarrhoe, Leeregefühl im Bauch	unruhiger Schlaf, aber schwer zu wecken	entzündliche Leber-, Darm-, Galle-Erkrankungen	Es <<	+ --	Kaffee, Saures	Geruch von Speisen	++	V ++ VD +++ D +++		++	nach Mitternacht, morgens, vormittags	

Homöopathisches Tabellarium

Substanz (Abkürzung)	Leitsymptome	Gemüt, Geist	Allgemeines	Modalität	App.	Verlangen nach	Abneigung gegen	Durst	Stuhl	Wärme	Schw.	Tageszeit	Per.
Pulsatilla pratensis Küchenschelle (Puls)	Frostigkeit, aber Wärme <, milde Sekrete, durstlos	schüchtern, Trost >, weinerlich, nachgiebig, phlegmatisch, ängstlich, mürrisch	schwache, verspätete Regel danach >, Kopfschmerz, Meteorismus, Venostase	Be <, >>> Ge <, >>> St <<< Si <<<, >> Li <<< Es <<<, >>	+++ ---	Alkohol, Erfrischendes, Bier, Hering, Saures, kalte Speisen	Brot, Butter, Fleisch, Milch, fette, schwere Speisen, Tabak	+ ---	V ++ VD ++ D ++	K <<	+	nachts, morgens	++
Ranunculus bulbosus (= Ranunculus tuberosus) Knollen-hahnenfuß (ran-b)	stechender Brustschmerz, juckende, brennende Bläschen, Berührung <	schreckhaft, ängstlich, streitsüchtig	Interkostalneuralgie, Pleuritis, Herpes zoster	Be <<< Ge <<, >> St <<, >> Si <, > Li <<, > Es <<, >	+			++		K <<<			
Rauwolfia serpentina Indische Schlangenwurzel (rauw)	trockene Schleimhaut, heißer Kopf, kalte Füße, Hypertonie	geistig erschöpft, innerlich unruhig, depressiv, gereizt	Hitzegefühl, Schweißausbruch, Sodbrennen, Reizhusten	*	*	*	*	*	*	*	*	*	*
Rhododendron chrysanthum Goldgelbe Alpenrose (Rhod)	Beschwerden vor Gewitter, Regen, Sturm	schreckhaft, verwirrt, gleichgültig, tagesschläfrig	Rheumatismus, Gicht, Orchitis (Hoden wie gequetscht)	Be >>> Ge <<, >> St < Si < Li << Es <, >				+	D +	K <<	+	abends	++
Rhus toxicodendron Giftsumach (Rhus-t)	Bewegungsdrang, Nässe, Kälte <	depressiv, benommen, ruhelos	Rheumatismus, Lumbago, Konjunktivitis, juckendes, pustulöses Exanthem	Be >>> Ge <<<, >>> St <<< Si <<< Li <<<, > Es <<, >	+ ---	Bier, Süßes, Delikatessen, Kaffee, Milch (kalt)	Alkohol, Bier, Wein, Fleisch, Suppe, schwere Speisen	++	V + VD + D +	K <<< W >>>	++	nachts, nach Mitternacht	++

Homöopathisches Tabellarium

Substanz (Abkürzung)	Leitsymptome	Gemüt, Geist	Allgemeines	Modalität	App.	Verlangen nach	Abneigung gegen	Durst	Stuhl	Wärme	Schw.	Tageszeit	Per.
Rumex crispus Krauser Ampfer (Rumx)	trockener Reizhusten, kalte Luft <		wässrige Rhinitis mit häufigem Niesen, Bruststiche bei tiefer Inspiration	Be < Li <<< Es <<<					D +	K <<< W >>		abends, nachts	
Ruta graveolens Gartenraute (Ruta)	Augenschwäche nach Anstrengung der Augen	ängstlich, schreckhaft, ärgerlich, depressiv	zerschlagen, überanstrengt, Gefühl wie nach Schlag	Be >> Ge <<, >> St <<, > Si << Li <<, > Es <	+		schwere Speisen, plötzlich beim Essen	+	V +++ VD ++	K <<		abends	
Sabadilla officinarum Sabadillsamen (Sabad)	Seitenwechsel der Symptome, Globus-, Fadengefühl im Hals, Augentränen, Niesattacken	unruhig, schreckhaft, hysterisch, hypochondrisch	periodischer Muskel-, Knochen-Gelenk-Nervenschmerz, Schlundkrampf	Be <, >>> Ge <, >>> St < Si << Li <<, > Es <, >>	+++ -	Bier, Süßes, Kaffee, Delikatessen, Saures, Milch	Fleisch, Knoblauch, Zwiebel, Saures, Wein, schwere Speisen	+ - - -	V ++ D +	K <<< W < W >>	+	vor Mitternacht, vormittags	+
Sabina officinalis Sadebaum (Sabin)	zu frühe, starke Regel, Blutung durch Bewegung <	sexuell erregt	Krampfschmerz, scharfer Fluor, drohender Abort	Be <<< Ge <<<, > St << Si <, > Li <, > Es <	- -	Erfrischendes, Saftiges, Limonade			V ++	W >	+	morgens, abends	
Sambucus nigra Schwarzer Holunder (Samb)	Rhinitis (Kinder), Heiserkeit, Asthma, Verschleimung	schreckhaft, verdrießlich	Dyspnoe bei Erwachen, schweißtreibend (Ø, D1)	Be >>> Ge >>> Si <, > Li <<< Es <				+ -	D +	K <	+++	abends, nachts	+

Homöopathisches Tabellarium

Substanz (Abkürzung)	Leitsymptome	Gemüt, Geist	Allgemeines	Modalität	App.	Verlangen nach	Abneigung gegen	Durst	Stuhl	Wärme	Schw.	Tageszeit	Per.
Sanguinaria (= Sanguinaria canadensis) Kanadische Blutwurzel (Sang)	Hitzewallung, Gesichtsröte, trockene, brennende Haut	ängstlich, reizbar, wütend, verwirrt	Nackenkopfschmerz, Rheumatismus der rechten Schulter, Übelkeit	Be <<, St <<, Li <<<, Es <	- -	Gewürztes		+	V +, VD +, D ++		+	tagsüber	++
Sarothamnus scoparius (= Spartium) Besenginster (Spar)	Tachykardie, Arrhythmie, Harndrang	melancholisch, reizbar, unruhig, leicht ermüdbar	Schwindel, Benommenheit, Herzklopfen, -beklemmung	*	*		*	*	*	*	*	*	*
Sarsaparilla (= Similax) (Sars)	juckendes Exanthem, Nierenkolik, Harndrang	weinerlich, depressiv	Pusteln, Quaddeln an Kopf, Fingern, Genitalien	Ge <<, >, St >, Si <, >, Li <, >, Es <, >	+	Kaffee		+, -	V ++, VD +, D +				
Secale cornutum Mutterkorn (Sec)	Gefäßspasmen, Parästhesien, Taubheitsgefühl, innerliches Brennen, übler Geruch	melancholisch, verwirrt, delirant, Todesangst	elendes Aussehen, kann trotz Kälte nicht zugedeckt liegen, Muskelkrampf	Be <<, Ge <, St >, Si <, >, Li <, >, Es <	+, -	Saures, Süßes		+++	V ++, D +++	W <<<	++	vormittags, + nachts	
Selenium Selen (Sel)	Neurasthenie, Schlaf < trotz Schlafneigung, Alkohol < trotz Verlangen	sexuell erregt trotz sexueller Schwäche, redselig	Kopfschmerz, fettiges Ekzem, Heiserkeit, Sommerhitze <	Be <<, >, Ge <<, >, St >>, Si <, >, Li <, >, Es <<	+	Alkohol, Kognak	Salziges	+	V ++, D +	W <	+	morgens, nachmittags, nachts	

514

Homöopathisches Tabellarium

Substanz (Abkürzung)	Leitsymptome	Gemüt, Geist	Allgemeines	Modalität	App.	Verlangen nach	Abneigung gegen	Durst	Stuhl	Wärme	Schw.	Tageszeit	Per.
Senega (= Polygala senega) Senegawurzel (Seneg)	Berührung <, Klopfen <, Rückwärts- beugen >		trockener Husten mit zähem Schleim, Konjunktivitis mit reichlich Schleimabson- derung	Be <, > Ge <, > Si << Li <, > Es <<	+ - -			+	V ++ D +	K < W <<		nachmit- tags, abends, morgens	
Sepia officinalis Tintenfisch (Sep)	Herabdrängen im Unterleib, Menschenan- sammlungen <, gelbe Flecken im Gesicht	gleichgültig, besorgt um die Gesundheit, depressiv, launisch	venöse Stase, Geschlechts- verkehr <, morgens elend, abends munter	Be <<, >> Ge <<<, >> St <<< Si <<< Li <<, > Es <<<, >>>	++ - - -	Alkohol, Kaffee, Süßes, Saures, Essig	Brot, Milch, Fleisch, Salzi- ges, fette, schwere Speisen	+	V +++ VD + D ++	K <<< W >>	+++		+++
Silicea (= Acidum silicicum) Kieselsäure (Sil)	alles frostig, chronische Eiterungen, Abmagerung, üble Schweiße	empfindlich, weinerlich, eigensinnig, zerstreut	schlechte Heil- haut, Obstipa- tion, Meteoris- mus, Fuß- und Kopfschweiß	Be <<< Ge <<, > St <<< Si <, >> Es <<<, >	++ - - -	Milch, kalte Speisen	Fleisch, Milch, Muttermilch, Gekochtes, warme Speisen	+++	V +++ D +++	K <<< W >>>	+++	nachmit- tags, abends, nachts	++
Spigelia anthelmia Wurmkraut (Spig)	stechender Herzschmerz, Herzklopfen, Neuralgien bei Sonne <	aufgeregt, ängstlich	muß rechts liegen, halbseitiger Kopfschmerz	Be <<, > Ge <<<, > St <, >> Si <, > Es <<<, >	+ - -	Alkohol, Bier, Kognak, Wein, Whisky	Kaffee	+ -		K <<< W <	+	morgens	
Spongia (= Euspongia officinalis) Badeschwamm (Spong)	trockener Hu- sten, Räusper- zwang, Essen, Trinken >, Sprechen <, Singen <	ängstlich, schreckhaft	Fließ- oder Stockschnupfen, Heiserkeit, bellender Husten	Be < Ge << St <, > Si <, > Li <, >> Es <, >	+	Delikatessen			V ++	K < W > W >	+	abends, nachts, um Mitter- nacht	

515

Homöopathisches Tabellarium

Substanz (Abkürzung)	Leitsymptome	Gemüt, Geist	Allgemeines	Modalität	App.	Verlangen nach	Abneigung gegen	Durst	Stuhl	Wärme	Schw.	Tageszeit	Per.
Stannum metallicum Zinn (Stann)	nervöse Schwäche, grüner, süßlicher Auswurf, Druck >	menschenscheu, mutlos, antriebsarm, geistig erschöpft	Kopfschmerz, Bronchitis, Rhinitis mit viel Schleim, Nachtschweiß	Be <<, >> Ge <<<, > St <, > Si <, > Li < Es <, >	++ -		Bier	+	V ++	K <<	+	tagsüber, abends, vor Mitternacht	++
Staphisagria (= Delphinium staphisagria) Stephanskraut (Staph)	nervöse Erschöpfung, Koitus <, Ärger, Kummer <, Z. n. Stichwunde, auch Op.	gereizt, launisch, menschenscheu, ständige sexuelle Überreizung	Hypertonie, Obstipation, Hordeolum, juckendes Ekzem, Stechschmerz	Be << Ge <<<, > St <, > Si <, > Li < Es <	++	Alkohol, Kognak, Milch, flüssige Speisen, Tabak	feste Speisen, schwere Speisen	+ - -	V +++ D +	K < W <	+	nachts, morgens	
Stramonium Stechapfel (Stram)	höchste Erregung, Verlangen nach Licht, Halluzination, Schlundkrampf	lebhafte Phantasie, geschwätzig, delirant, manisch, schizoid	Zähneknirschen, Krämpfe, Pavor nocturnus, sexuell erregt	Be < Ge < St <, > Si <, > Li <	+ -	Saures	Getränke, (kaltes) Wasser	+++ -	V +++ VD + D +	K <	+	morgens, mittags	
Sulfur Schwefelblüte (Sulph)	nächtliches Erwachen mit heißen Füßen, unreine Haut, Waschen <, trockenes Wetter >	reizbar, mürrisch, arbeitsscheu, vergeßlich, depressiv, pessimistisch	struppiges Haar, Ekzeme, Hitzewallung, deckt sich auf, Heißhunger, venöse Stase	Be <<<, >>> Ge <<<, >>> St <<< Si <<<, > Li <<, >< Es <<<	+++ - - -	Alkohol, Fett, Saures, Süßes, Gewürztes, flüssige Speisen, rohe Speisen	Bier, Milch, Wein, Fleisch, Saures, Süßes, fette, schwere Speisen, Tabak	+++ -	V +++ VD ++ D +++	K << W << W >	++	11 Uhr	++
Tabacum (= Nicotiana tabacum) Tabak (Tab)	große Übelkeit, Schwindel, kalter Schweiß	erst vergnügt, lebhaft, dann sterbenselend, verzweifelt, vergeßlich	Spasmen (Herz, Gefäße, Darm), Tabak <, frische Luft >			Tabak		+	VD ++ D +	W <<	+	abends	

Homöopathisches Tabellarium

Substanz (Abkürzung)	Leitsymptome	Gemüt, Geist	Allgemeines	Modalität	App.	Verlangen nach	Abneigung gegen	Durst	Stuhl	Wärme	Schw.	Tageszeit	Per.
Tarantula hispanica Wolfsspinne (Tarent)	zwanghafte Bewegungsunruhe, überempfindlich gegen Sinneseindrücke	sehr gereizt, rasend, sexuell erregt, obszön, Halluzination	intensive Kälteempfindung, Muskelkrampf, Tremor	Be >>> Ge << St >	+ −	Kaffee, Salziges, Gewürztes, Sand	Fleisch, schwere Speisen	+++	V ++ D ++	K << W >>	+		
Taraxacum officinale Löwenzahn (Tarax)	Landkartenzunge, dumpfer Rheumaschmerz, der im Sitzen < und im Gehen >	depressiv, reizbar, antriebslos, arbeitsscheu	Leberschmerz, Meteorismus, Harndrang	Be <, >>> Ge <<, >>> St <, > Si <<, > Li <<< Es <<					D+		+	morgens, vormittags	
Thuja occidentalis Lebensbaum (Thuj)	nasse Kälte <, Frostigkeit, starker Schweiß unbedeckter Körperteile	depressiv, fixe Ideen, denkunfähig, zerstreut	Nagelkopfschmerz, Hautwarzen, nächtlicher Husten, Diarrhoe	Be <, > Ge <, > St <, > Si <<, > Li < Es <<	+ − −	Kaffee, kalte Speisen		++ −	V +++ D +++	K << W <	+	nachmittags, abends, nachts, morgens	
Valerianicum officinale Baldrian (Valer)	schlaflos durch innere Unruhe, Giederschmerz wie durch Elektrizität	heiter, lebendig, nachts ruhelos, Schlafsucht, Gedankenflucht	matt, schwach, Sodbrennen, Aufstoßen, Globusgefühl	Be >>> Ge <, >>> St <<< Si <<<, > Li << Es <	+			−	V ++		++	morgens, abends	+
Veratrum album Weiße Nieswurz (Verat)	Kollaps mit kaltem Schweiß, Kältegefühl trotz innerem Brennen, Durst auf kaltes Wasser	arbeitslustig, geschäftig, gereizt, melancholisch, religiöse Manie	reichlich Schweiß, Speichel, Erbrechen, Diarrhoe	Be <<, > Ge <, >> St << Si <, > Li < Es <, >	+++ −	Eis, Kaffee, Hering, kalte Speisen, Sardinen, Obst, Salziges, Saures	warme Speisen	+++ −	V +++ D +++	W <<	+++	morgens	++

Homöopathisches Tabellarium

Substanz (Abkürzung)	Leitsymptome	Gemüt, Geist	Allgemeines	Modalität	App.	Verlangen nach	Abneigung gegen	Durst	Stuhl	Wärme	Schw.	Tageszeit	Per.
Viburnum opulus Gemeiner Schneeball (Vib)	krampfartige Dysmenorrhoe	nervöse Unruhe	zu frühe, zu starke Regel, Kopfschmerz, Übelkeit	Be >>					V ++		+		
Vipera berus Kreuzotter (Vip)	Kollaps, kalter Schweiß, Eiseskälte, „Venen wollen platzen"	namenlose Angst, verwirrt, rastlos	Herzstiche, Durst auf Kaltes, dunkelrote Farbe eiskalter Teile		–								
Viscum album Mistel (Visc)	Bewegung im Freien >, Kopfschmerz, Schwindel	depressiv, apathisch, ärgerlich, lebhafte, unruhige Träume	Gefäßspasmen, Krampfhusten mit Schleimrasseln, unruhige Beine										
Zincum metallicum Zink (Zinc)	müde bei nervöser Unruhe, unruhige Beine, Kopfschmerz mit Druck auf Nasenwurzel	depressiv, bedrückt, mürrisch, Gedächtnisschwäche	Wein <, Regel <, geistige Anstrengung <, Rückenschmerz (L1)	Be <<, >> Ge <<, >> St << Si <<<, > Li < Es <<<	+ –		Fleisch, Kalbfleisch, Fisch, Süßes, Wein	++	V +++ VD + D ++	K << W <<	+	nach-, mittags abends, nachts	+

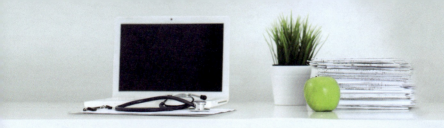

Geprüftes Praxiswissen in einer Datenbank

Sie suchen zuverlässige Fachinformationen zu einem bestimmten Thema oder einer Methode?

Dann nutzen Sie die Artikel-Datenbank auf med-search.info und finden Sie fundiertes Fachwissen, Erfahrungsberichte und wissenschaftliche Hintergründe in über 12.000 Fachartikeln der letzten Jahre.

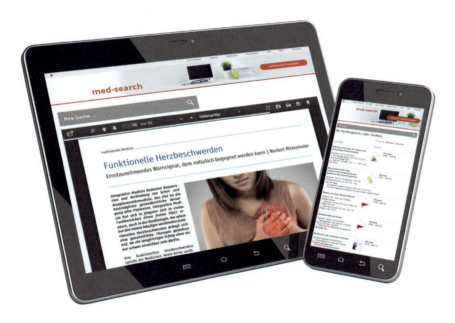

med-search.info

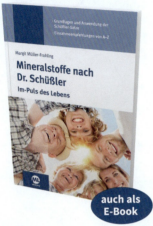

Grundlagen und Anwendungen

Die Mineralstoffe nach Dr. Schüßler stärken die Lebens- und Selbstheilungskräfte von Jung und Alt, sowohl körperlich als auch psychisch. Dieser moderne und praktische Ratgeber bietet Ihnen alle nötigen Informationen für die Anwendung der 12 Schüßler-Salze und der Erweiterungsmittel.

Sie bekommen Tipps zur ganzheitlichen Gesundheitspflege und ein ausführliches alphabetisches Register, in dem Sie je nach Art der Beschwerden gezielte Einnahmeempfehlungen nachschlagen können.

Margit Müller-Frahling leitet das deutsche und das europäische Institut für Biochemie nach Dr. Schüßler. Hier werden u. a. Erfahrungsberichte gesammelt und ausgewertet.

Margit Müller-Frahling
**Mineralstoffe nach Dr. Schüßler –
Im-Puls des Lebens**
3. Auflage 2022, Softcover, 160 Seiten
ISBN 978-3-96474-560-6
9,95 Euro

Leseprobe und Bestellung auf shop.mgo-fachverlage.de

Unser Bestellservice

 09221 949-311

 09221 949-377

 shop.mgo-fachverlage.de

 kundenservice@mgo-fachverlage.de

mgo fachverlage GmbH & Co. KG
E.-C.-Baumann-Str. 5
95326 Kulmbach

Glossar „Naturheilkunde"

Glossar

Wenn Sie einen wichtigen Begriff vermissen sollten, teilen Sie dies der Redaktion bitte mit, damit sie ihn in die nächste Auflage des Handbuches einarbeiten kann. Wir haben von Verben aus Fremdsprachen üblicherweise die Grundform und diejenige aufgenommen, aus der die Ableitung stammt, meist das Partizip Perfekt. (Abkürzungen: frz. französisch; gem. gemeint; gr. griechisch; lat. lateinisch; Mz. Mehrzahl)

Ampulle	von lat. ampulla Flasche; rundum geschlossenes kleines Glasgefäß für flüssige Arzneien
anabol	von gr. ana- auf, hinauf, und ballein werfen; aufbauend
Analgetikum, Mz. -a	von gr. algos Leid; Mittel gegen Schmerzen
Antacidum, Mz. -a	von lat. acidus sauer; Mittel gegen Übersäuerung des Magens
Anthelminthikum, Mz. -a	von gr. helmis, helminthos Wurm; Wurmmittel
Antiallergikum, Mz. -a	von gr. allos anders, ergazesthai wirken (Allergie: Unverträglichkeit gegenüber einzelnen Stoffen); Mittel, um allergische Erscheinungen einzudämmen
Antianämikum, Mz. -a	von gr. haima Blut; Mittel gegen Blutarmut
Antiarrhythmikum, Mz. -a	von gr. rhythmos Zeitmaß; Mittel, um dem Herzen zu helfen, gleichmäßig zu schlagen
Antiarteriosklerotikum, Mz. -a	von gr. arteria Ader, skleros dürr, rauh; Mittel gegen Aderverkalkung
Antiasthmatikum, Mz. -a	von gr. asthma Keuchen; Mittel gegen Asthma
Antidepressivum, Mz. -a	von lat. de von, hinab, premere, pressum drücken; Mittel gegen Schwermut
Antidiabetikum, Mz. -a	von gr. dia hindurch, bainein gehen; gem. über die Nierenschwelle; Mittel gegen Zuckerkrankheit
Antidiarrhoikum, Mz. -a	von gr. dia hindurch, rhoe Flut; Mittel gegen Durchfall
Antiemetikum, Mz. -a	von gr. emein speien, emetos Speien; Mittel gegen Erbrechen und Brechreiz
Antiepileptikum, Mz. -a	von gr. epi darauf, vielleicht lambanein nehmen und epileptos ergriffen; Mittel gegen Fallsucht
Antihypertensivum, Mz. -a	von lat. tendere, tensum, dehnen, -sivus zu etwas neigend; Mittel gegen Bluthochdruck
Antihypotonikum, Mz. -a	von gr. tonos Spannung; Mittel gegen Blutdruckabfall
Antimykotikum, Mz. -a	von gr. mykes Pilz; Mittel gegen Pilzbefall
Antiphlogistikum, Mz. -a	von gr. phlogizein leuchten, brennen; Entzündungshemmer
Antirheumatikum, Mz. -a	von gr. rhein fließen, rheuma Strömung; Mittel gegen „Rheuma"
Antitussivum, Mz. -a	von lat. tussis Husten; Hustenmittel
Antivertiginosum, Mz. -a	von lat. vertere drehen, vertigo, vertiginis, Schwindel; Mittel gegen Schwindel
Aromatherapie	von gr. aroma Gewürzkraut; Duftstoffe sollen zur Aktivierung von Selbstheilungskräften anstoßen
Auszug	Wirkstoffgemisch; wässrig, ätherisch oder alkoholisch
Ayurveda	altindisch ayur langes Leben, veda Wissen; indische Volksmedizin seit 5000 Jahren, heute noch in Indien gebräuchlich
Bach-Blüten	nach dem walisischen Arzt Edward Bach; Präparate zur Behandlung von Gemütszuständen

Glossar

Balneotherapeutikum, Mz. -a	von gr. balaneion Bad; Mittel (Präp.), die beim Bad eingesetzt werden
Blutegel	Ringelwürmer, die von Blut leben; auf die Haut aufgesetzt, saugen sie schädliche Stoffe aus
Bronchospasmolytikum, Mz. -a	von gr. spasma Reißen; Mittel zur Lösung von Krämpfen der glatten Muskulatur der Luftwege
Carminativum, Mz. -a	von lat. carminare, carminatum reinigen; ein Mittel zur Anregung des Verdauungssaftflusses
Chinesische Arzneimittel	aus der Traditionellen Chinesischen Medizin übernommen, meist pflanzlicher, aber auch tierischer Herkunft
Cholagogum, Mz. -a	von gr. chole Gallenflüssigkeit, agoge Führung; gallenflussanregende Mittel
Cholinergikum, Mz. -a	Mittel, die wie Acetylcholin auf den Organismus des Menschen wirken
Depot-Arznei	von frz. dépôt Ablage; Arznei, deren Wirkstoffe erst nach und nach freigesetzt werden – z.B. mit fein durchlöcherter Hülle, so dass immer wenig in die Umgebung abgegeben werden kann, oder mit besonderer chemischer Zurichtung
Dermatikum, Mz. -a	von gr. derma, dermatos, Haut, Fell; Mittel zur Behandlung der Haut
Diagnostikum, Mz. -a	von gr. dia durch, gignoskein erkennen; Mittel, die bei der Diagnosestellung helfen
Diätetikum, Mz. -a	von gr. diaita Lebensweise (allgemein, nicht nur Ernährung); Mittel zur Stoffwechselsteuerung
Diuretikum, Mz. -a	von gr. dia auseinander, ouresis Harnlassen; harntreibende Mittel
Dosis	gr. Gabe; Menge, die jeweils ein einzelnes Mal angewandt werden soll
Dragee	von frz. dragée in Zucker gehüllte Mandel; Arznei in Tablettenform mit wohlschmeckender äußerer Schicht
Droge	getrocknete Pflanze, aus der Arznei gewonnen werden soll
enteral	von gr. enteron Darm; die Eingeweide betreffend
Enuresis	gr. en- hinein-, ouresis Wasserlassen; Einnässen
Expektorans, Mz. -tia	von lat. ex aus, pectus pectoris, Brust; Mittel, die das Abhusten erleichtern
Externum, Mz. -a	von lat. externus zur Außenwelt gehörig; äußerlich anwendbare Mittel
Extrakt	von lat. extrahere, extractum ausziehen; flüssiger oder (eingedampft) trockener Pflanzenauszug
Fibrinolytikum, Mz. -a	von lat. fibra Faser, Fibrin Hauptstoff der Blutgerinnung; Mittel zur Auflösung von Blutgerinnseln
Gegenanzeige	Grund, eine ganz bestimmte Arznei im jeweiligen Fall nicht anzuwenden
Geriatrikum, Mz. -a	von gr. geras Greis, iatros Arzt; Arznei für Menschen im hohen Lebensalter
Globulus, Mz. -i	Verkleinerung von lat. globus Kugel; trockene Form homöopathischer Arznei (auf Zucker)
Gynäkologikum, Mz. -a	von gr. gyne Weib; Mittel bei Erkrankungen der weiblichen Geschlechtsorgane
Homöopathikum, Mz. -a	von gr. homoios ähnlich, pathos Leiden, Gefühl; homöopathisches Arzneimittel, in der Regel Einzelmittel, im Gegensatz zum Komplexmittel
Hypnotikum, Mz. -a	von gr. hypnos Schlaf; Schlafmittel
Immunsystem	von lat. immunis Gefreiter, gr. systema Vereinigung; Gesamtheit der Abwehrkräfte

Glossar

Indikation	von lat. indicare, indicatum anzeigen; Grund, ein bestimmtes Mittel oder Verfahren anzuwenden
Infektion	von lat. inficere, infectum hineintun; Erkrankung, die durch Eindringen von Mikroorganismen, Ansteckung ausgelöst wird
Inhalation	von lat. in ein, gr. hals, halos Salz(korn); Einatmen künstlich bereiteter Nebel, auch ohne Salz
Injektion	von lat. inicere, iniectum hineinwerfen; Einspritzen flüssiger Arzneien über Hohlnadeln
Internum, Mz. -a	von lat. internus innerlich; Mittel zur inneren Anwendung
Kapsel	von lat. cappa Mantel, verkleinert capsula; Arznei in Kapseln wird nach Auflösung einer äußeren Hülle freigesetzt, z.B. nach dem Durchgang durch den Magen erst im Dünndarm
Kardiakum, Mz. -a	von gr. kardia Herz, Gemüt, Magen; Mittel mit Hauptwirkung auf das Herz
katabol	von gr. kata- herab und ballein werfen; abbauend
Komplex	von lat. complexus umfassen; zusammengesetztes Mittel, z.B. homöopathische Komplexmittel
Kontraindikation	von lat. contra gegen, indicare anzeigen; Grund gegen den Einsatz eines Mittels; es gibt absolute Kontraindikationen, die einen Einsatz verbieten, und relative, die durch Gegengründe aufgewogen werden können
Koronarien	von lat. corona Kranz, Krone; Blutgefäße, die die Herzwurzel wie ein offener Kranz umfassen
Laxans, Mz. -tia	von lat. laxare lockern; Abführmittel
Lebertherapeutikum, Mz. -a	von gr. therapeuein dienen; Mittel zur Behandlung der Leber
Lösungsmittel	Flüssigkeit, die Gase, Flüssigkeiten und Feststoffe aufnimmt, ohne sie chemisch umzusetzen
Lymphatikum, Mz. -a	von gr. lymphe Quell; Lymphe, Gewebswasser; Mittel für das Gewebswassersystem
-lytikum, Mz. -a	von gr. lysis Trennung; Mittel zum Lösen
Migräne	umstrittene Herkunft, vielleicht von gr. hemi halb, lat. cranium Schädel; starker, oft pulsierender Kopfschmerz, der meist halbseitig und wiederholt auftritt
Miktion	von lat. mingere, mictum Wasser lassen; Vorgang des Wasserlassens
Mineralstoff	anorganischer Bestandteil pflanzlicher oder tierischer Gewebe
Nebenwirkung	erwünschte oder unerwünschte Wirkung einer Arznei außer der Hauptwirkung
Nephrologikum, Mz. -a	von gr. nephros Niere, logos Wort, Vernunft, Kunde; Mittel zur Nierenbehandlung
Neuraltherapeutikum, Mz. -a	von gr. neura Sehne, therapeuein dienen; Mittel, die durch gezielte Injektion von Lokalanästhetika Krankheiten behandeln
Ophthalmikum, Mz. -a	von gr. ophthalmos Augapfel; Mittel zur Behandlung der Augen
Orthomolekulare Mittel	von gr. orthos richtig, lat. mola Masse; körpereigene Stoffe, überwiegend Vitamine und Mineralstoffe, aber auch Aminosäuren, Enzyme und andere Substanzen
Osteoporose	von gr. osteon Gebein, poros Durchgang; Knochenabbau/-schädigung
Otologikum, Mz. -a	von gr. ous, otos Ohr; Mittel zur Behandlung der Ohren

Glossar

Pankreas	von gr. pan alles, kreas Fleisch; Bauchspeicheldrüse (= Pankreas)
parenteral	gr. para neben, enteron Darm; den Darm umgehend, oft (aber nicht ausschließlich) Adern als Zugangsweg für Arzneimittel nutzend, z.b. bei einer Injektion
Pharmakon, Mz. -a	gr. für Zauber, Zaubertrank; erst später sowie im heutigen Verständnis: Arzneimittel
Pulver	von lat. pulvis, pulveris Staub; zerriebener trockener Arzneistoff
Psychopharmakon, Mz. -a	von gr. psyche Seele; Heilmittel für die Seele, z.B. Antidepressivum
Rekonvaleszenz	von lat. re- wieder, zurück, con- (verstärkend), valescere gesunden; Genesung(szeit)
Rhinologikum, Mz. -a	von gr. rhis, rhinos Nase; Mittel zur Nasenbehandlung
Roborans, Mz. -tia	von lat. robur, roboris Kraft; Stärkungsmittel
Sauerstofftherapie	Behandlung mit Sauerstoff, auch außerhalb der Luftwege, z.b. in Adern, Darm
Sedativum, Mz. -a	von lat. sedare, sedatum beruhigen; Beruhigungsmittel
Sekretolytikum, Mz. -a	von lat. secernere, secretum abscheiden; Schleimlöser
Spagyrikum, Mz. –a	Heilmittel in hoher Verdünnung; Ähnlichkeiten mit Homöopathika und Phytopharmaka, Ursprünge in der Alchemie
Spasmolytikum, Mz. -a	von gr. spasma Reißen; Mittel zur Krampflösung in dem Willen nicht unterworfener Muskulatur
Stimulans, Mz. -tia	von lat. stimulus Stachel, Reiz; anregendes Mittel, z.B. Immunstimulans
Suppositorium, Mz. -ien	von lat. sub unter, ponere, positum legen; Zäpfchen zum Einführen in After oder Scheide
Tablette	von lat. tabula Tisch, Tafel; frz. Verkleinerung; trockene feste Arzneiform
Tinktur	von lat. tingere, tinctum färben; alkoholischer oder ätherischer Auszug aus Drogen
Tonikum, Mz. -a	von gr. tonos Spannung; Mittel zur Steigerung der Spannkraft
topisch	von gr. topos Ort; Mittel, die am „Erkrankungsort" anzuwenden sind, wie bei Hautausschlag
Tranquilizer	englische Ableitung aus lat. tranquillus ruhig; Beruhigungsmittel
Trockensubstanz	Rückstand eines wasserhaltigen Ausgangsstoffes nach Entwässerung
Tropfen	flüssige Arzneiform, wässrig oder alkoholisch
Umstimmung	Anstoß für den Organismus, anlagebedingte Schwäche zu überwinden
Urologikum, Mz. -a	von gr. ouron Harn; Mittel zur Behandlung harnbereitender oder -ableitender Organe
Urtinktur	unverdünnte Tinktur mit Wirkstoffen, aus der homöopathische Mittel weiterverarbeitet werden
Verdauungsenzym	von gr. en- hinein-, zymoein in Gärung setzen; in den Darm abgegebene Eiweißkörper
Virustatikum, Mz. -a	von lat. virus Gift, stare stehen, staticum was aufhält; Mittel, das die Vermehrung eines Virus eindämmt
Vitamin	aus lat. vita Leben, Amin, Stickstoffverbindung; Stoffe, die der menschliche Körper nicht selbst aufbauen kann und die ihm deshalb in geringen Mengen zugeführt werden müssen
Wechselwirkung	zugleich eingesetzte Arzneien können aufeinander und unerwartet auf den Organismus wirken

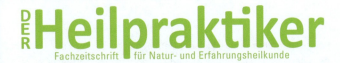

Erprobtes Heilwissen
Komprimiert aufbereitet und gut verständlich

- Erprobte sowie neue Therapie- und Diagnosemethoden aus der Erfahrungs- und Naturheilkunde
- Neuigkeiten aus Forschung und Wissenschaft
- Infos zu berufs- und gesundheitspolitischen Neuerungen sowie rechtlichen Aspekten (im Rahmen der Organschaft des FDH)

Ihre Vorteile im Abonnement:

- 12-mal jährlich Der Heilpraktiker frei Haus
- E-Paper und Archivdatenbank mit allen Beiträgen seit 2011
- Für Abonnenten inklusive: Specials zu Aus- und Fortbildung und Praxismanagement Präparateliste Naturheilkunde (jährlich neu)
- Kostenfreier Newsletter zu Der Heilpraktiker

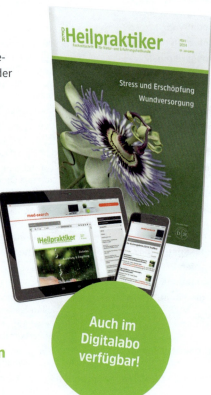

Auch im Digitalabo verfügbar!

Jetzt gratis Probeexemplar anfordern unter shop.mgo-fachverlage.de!

mgo fachverlage GmbH & Co. KG
E.-C.-Baumann-Str. 5
95326 Kulmbach

09221 949-311
kundenservice@mgo-fachverlage.de
www.mgo-fachverlage.de

Alphabetisches
Herstellerverzeichnis

Alphabetisches Herstellerverzeichnis

A

Agenki
Agenki GmbH
Boschstr. 10, 73734 Esslingen am Neckar,
DEUTSCHLAND
Telefon: +49 711 93278660
Telefax: +49 711 93278669
E-Mail: info@agenki.de
Internet: www.agenki.de
S. 56 DemoDerm® Rosacea Basis Pflege (Dermatitis & Hautbeschwerden)

Arcana Arzneimittel-Herstellung
Arcana Arzneimittel-Herstellung GmbH & Co. KG
Austernbrede 7–9, 33330 Gütersloh,
DEUTSCHLAND
Telefon: +49 5241 93010
Telefax: +49 5241 930150
E-Mail: info@arcana.de
Internet: www.arcana.de
S. 361 Arcana LM-Potenzen (Homöopathie - Komplexmittel)

athenstaedt
athenstaedt GmbH & Co KG
Am Beerberg 1, 35088 Battenberg, DEUTSCHLAND
Telefon: +49 6452 929420
Telefax: +49 6452 9294215
E-Mail: customer-services@athenstaedt.de
Internet: www.athenstaedt.de
S. 202 Aplona® (Magen-Darm-Beschwerden - Durchfall)
S. 215 Lecicarbon® E CO2-Laxans
Lecicarbon® K CO2-Laxans
Lecicarbon® S CO2-Laxans (Magen-Darm-Beschwerden - Verstopfung)

B

BerryPharma
BerryPharma GmbH
Weidboden, 83339 Chieming, DEUTSCHLAND
Telefon: +49 8664 7568100
E-Mail: office@berrypharma.com
Internet: www.berrypharma.com
S. 272 rubyni® Acerola (Nährstoffmangel - Vitamine)
S. 124 rubyni® Aronia (Herz- und Kreislaufbeschwerden)
S. 97 rubyni® Edelholunder (Grippe, grippaler Infekt, Erkältung)
S. 50 rubyni® Schwarze Johannisbeere (Augenbeschwerden)
S. 312 rubyni® Sauerkirsche (Stress, Unruhe und Schlafstörungen)
S. 51 rubyni® VISION (Augenbeschwerden)
S. 80 rubyni® Wildheidelbeere (Entzündungen)

BioActive Food GmbH
BioActive Food GmbH
Am Ihlsee 36A, 23795 Bad Segeberg,
DEUTSCHLAND
Telefon: +49 4551 8562979
Telefax: +49 4551 8829959
E-Mail: dr.vollert@bioactive-food.com
Internet: bioactive-food.de
S. 50 Lutex Vision® (Augenbeschwerden)
S. 164 Osteo Natur® (Knochenschwund)
S. 76 Thrombo plus® (Durchblutungsstörung)

Biofrid-Cosmetic
Biofrid-Cosmetic GmbH & Co. KG
Hasseler Steinweg 9, 27318 Hoya, DEUTSCHLAND
Telefon: +49 4251 9352395
Telefax: +49 4251 9352290
E-Mail: info@biofrid.de
Internet: www.biofrid.de
S. 128 Arginin-diet Biofrid (Herz- und Kreislaufbeschwerden - Hypertonie)
S. 240 EPALIPID® (Nährstoffmangel)
S. 302 RMS Biofrid Tropfen (Stoffwechselstörung)
S. 249 Selen 100 Biofrid (Nährstoffmangel)
S. 256 Zink + Biotin (Nährstoffmangel)
S. 250 Selen-Biofrid (Nährstoffmangel)

Alphabetisches Herstellerverzeichnis

S. 247 Nachtkerzenöl-Schwarzkümmelöl Kapseln Biofrid (Nährstoffmangel)
S. 76 Thrombosol aktiv® (Durchblutungsstörung)

Biogena GmbH & Co KG
Biogena GmbH & Co KG
Strubergasse 24, 5020 Salzburg, ÖSTERREICH
Telefon: +43 662 231111
E-Mail: info@biogena.com
Internet: www.biogena.com
S. 280 Griffonia 50 Serolution® (Psychische Erkrankungen, Depressionen)
S. 306 Ashwagandha Formula (Stress, Unruhe und Schlafstörungen)
S. 208 ColonBalance® (Magen-Darm-Beschwerden - Verdauung)
S. 271 Ester C® Gold (Nährstoffmangel - Vitamine)
S. 171 Leber Galle Formula (Lebererkrankung)
S. 301 MiraCHOL® 3.0 Gold (Stoffwechselstörung)
S. 264 MoFerrin® 21 (Nährstoffmangel - Mineralstoffe und Spurenelemente)
S. 259 Neurosagena® B-Komplex active Gold (Nährstoffmangel - Mikronährstoffe)
S. 260 Omega 3 forte 700 (Nährstoffmangel - Mikronährstoffe)
S. 193 Omni Lactis® 20 Gold (Magen-Darm-Beschwerden)
S. 163 Osteo Calbon Komplex® Gold (Knochenschwund)
S. 116 Panto-H-Gena® (Haarausfall)
S. 257 L-Glutamin 3000 (Nährstoffmangel - Mikronährstoffe)
S. 266 Siebensalz® Magnesium (Nährstoffmangel - Mineralstoffe und Spurenelemente)
S. 273 Vitamin B12 Tropfen (Nährstoffmangel - Vitamine)
S. 273 Vitamin D3 15.000 (Nährstoffmangel - Vitamine)

S. 274 Vitamin D3 Tropfen (Nährstoffmangel - Vitamine)
S. 165 Vitamin D3 & K2 (Knochenschwund)
S. 267 Zinkcitrat 30 (Nährstoffmangel - Mineralstoffe und Spurenelemente)
S. 84 Coenzym Q10 active Gold Ubiquinol 60mg (Erschöpfung und Müdigkeit)

biosyn Arzneimittel GmbH
biosyn Arzneimittel GmbH
Postfach 1246, 70702 Fellbach, DEUTSCHLAND
Telefon: +49 711 5753200
Telefax: +49 711 5753299
E-Mail: info@biosyn.de
Internet: www.biosyn.de
S. 239 CAREIMMUN Basic (Nährstoffmangel)
S. 241 KIMUN (Nährstoffmangel)
S. 251 selenase 100XL (Nährstoffmangel)
S. 251 selenase 200XXL (Nährstoffmangel)
S. 254 THYMVITAL (Nährstoffmangel)
S. 268 ZINKOTASE® (Nährstoffmangel - Mineralstoffe und Spurenelemente)
S. 271 FOLSÄURE biosyn (Nährstoffmangel - Vitamine)
S. 246 myflora comfort (Nährstoffmangel)
S. 245 myfemella (Nährstoffmangel)
S. 239 CAREIMMUN Onco (Nährstoffmangel)
S. 253 selenase® 50 peroral (Nährstoffmangel)
S. 252 selenase® 50 AP (Nährstoffmangel)
S. 232 selenase® 50 Mikrogramm Injektionslösung (Nährstoffmangel)

C

Cellavent
Cellavent Healthcare GmbH
Am Trippelsberg 43, 40589 Düsseldorf, DEUTSCHLAND
Telefon: +49 211 78176980
Telefax: +49 211 78176981
E-Mail: info@cellavent.de
Internet: www.cellavent.de

Alphabetisches Herstellerverzeichnis

S. 87 Cherry PLUS (Gicht)
S. 179 Acurmin® (Magen-Darm-Beschwerden)

China Purmed GmbH
China Purmed GmbH
Sophienstr. 13, 76133 Karlsruhe, DEUTSCHLAND
Telefon: +49 721 36040
Telefax: +49 721 36080
E-Mail: info@chinapurmed.de
Internet: www.chinapurmed.de
S. 376 China Purmed (Akupunktur)

D

Deep Green GmbH
Deep Green GmbH
Urbanstr. 71, 10967 Berlin
S. 372 spacegarden daily + nightly (Vitalpilze)
S. 81 SWISS FX CBD Öle (Entzündungen)

Desma GmbH
Desma GmbH
Peter-Sander-Str. 41 B, 55252 Mainz-Kastel; DEUTSCHLAND
Telefon: +49 6134 210790
Telefax: +49 6134 2107924
E-Mail: info@desma-pharma.com
Internet: www.desma-pharma.com
S. 247 Neukönigsförder Mineraltabletten® (Nährstoffmangel)

Dr. Jacob's Medical GmbH
Dr. Jacob's Medical GmbH
Platter Str. 92, 65232 Taunusstein, DEUTSCHLAND
Telefon: +49 6128 97170
Telefax: +49 6128 9717350
E-Mail: info@drjacobs.de
Internet: www.drjacobs.de
S. 270 Dr. Jacob's Vitamin D3K2 Öl (Nährstoffmangel - Vitamine)
S. 338 Dr. Jacob's Basenpulver (Übersäuerung)

Dr. Niedermaier Pharma GmbH
Dr. Niedermaier Pharma GmbH
Georg-Knorr-Str. 1, 85662 Hohenbrunn, DEUTSCHLAND
Telefon: +49 89 66079713
Telefax: +49 89 66079750
E-Mail: info@niedermaier-pharma.de
Internet: www.niedermaier-pharma.de
S. 342 Regulatessenz® – Rechtsregulat® Bio (Homöopathie - Einzelmittel)

F

Fachingen Heil- und Mineralbrunnen GmbH
Fachingen Heil- und Mineralbrunnen GmbH
Brunnenstr. 11, 65626 Fachingen, DEUTSCHLAND
Telefon: +49 6432 98740
E-Mail: info@fachingen.de
Internet: www.fachingen.de
S. 207 Staatl. Fachingen STILL (Magen-Darm-Beschwerden - Sodbrennen)

FF Förde Forschung
FF Förde Forschung GmbH
Lassenweg 13, 24220 Flintbek, DEUTSCHLAND
Telefon: +49 4347 7119282
Telefax: +49 4347 7119283
E-Mail: info@ff-foerdeforschung.de
Internet: www.ff-foerdeforschung.de
S. 186 Foerde f2M® (Magen-Darm-Beschwerden)

FRITZ ZILLY
Fritz Zilly GmbH
Eckbergstraße 18, 76534 Baden-Baden, DEUTSCHLAND
Telefon: +49 7221 73734
Telefax: +49 7221 73733
E-Mail: info@zillypharma.de
Internet: www.zillypharma.de
S. 291 Olibanum RA-Weihrauch® (Rheuma)
S. 379 DISCMIGON®-Massagebalsam (Körperpflege & Naturkosmetik)

Alphabetisches Herstellerverzeichnis

S. 287 Indische Weihrauch-Creme Zilly (Rheuma)
S. 54 BUENOSON®-Fußbalsam (Dermatitis & Hautbeschwerden)
S. 379 BUENOSON® N-Salbe (Körperpflege & Naturkosmetik)
S. 287 DISCMIGON®-N-Salbe (Rheuma)

G

GAMU Prof. Dr. Jan Lelley Vitalpilze im Blick der Wissenschaft
GAMU Prof. Dr. Jan Lelley Vitalpilze im Blick der Wissenschaft
Am Sportplatz 3, 56291 Leiningen, DEUTSCHLAND
Telefon: +49 6746 8029410
E-Mail: verkauf@gamu.de
Internet: www.pilze-by-gamu.de
S. 372 Reishi / Ling Zhi Flüssigextrakt (Vitalpilze)

Grünwalder
Grünwalder - Gesundheitsprodukte GmbH
Ruhlandstr. 5, 83646 Bad Tölz, DEUTSCHLAND
Telefon: +49 8041 7944000
Telefax: +49 8041 7944007
E-Mail: info@gruenwalder.de
Internet: www.gruenwalder.de
S. 214 Grünwalder Sennalax® (Magen-Darm-Beschwerden - Verstopfung)
S. 329 Asparagus-P® (Urogenitalerkrankungen - Harnweg)
S. 216 Zintona® Kapseln (Magen-Darm-Beschwerden - Übelkeit und Erbrechen)

H

H2Ovital e.K.
H2Ovital e.K.
Postfach 2020, 65010 Wiesbaden, DEUTSCHLAND
Telefon: +49 611 9018784

Telefax: +49 611 9018783
E-Mail: info_2@pirin-quellwasser.de
Internet: www.quellwasserkampagne.de
S. 320 PIRIN – Hochgebirgsquellwasser (Umwelt- und Schwermetallbelastung)

HWATO Deutschland GmbH
HWATO Deutschland GmbH
Irslenbach 19, 78727 Oberndorf a.N., DEUTSCHLAND
Telefon: +49 7423 9579800
Telefax: +49 7423 9579801
E-Mail: info@hwato.de
Internet: www.hwato.de
S. 376 Akupunkturnadeln silikonfrei aus dem Hause HWATO, der Nr. 1 Chinas und vieles mehr ... (Akupunktur)

hypo-A
hypo-A GmbH
Möllerung 9A, 23569 Lübeck, DEUTSCHLAND
Telefon: +49 451 3072121
Telefax: +49 451 304179
E-Mail: info@hypo-a.de
Internet: www.hypo-A.de
S. 89 Acerola Zink (Grippe, grippaler Infekt, Erkältung)
S. 270 ADEK (Nährstoffmangel - Vitamine)
S. 263 Calcium (Nährstoffmangel - Mineralstoffe und Spurenelemente)
S. 84 Eisen plus Acerola Vit. C (Erschöpfung und Müdigkeit)
S. 186 Enzyme (Magen-Darm-Beschwerden)
S. 264 Kalium spe (Nährstoffmangel - Mineralstoffe und Spurenelemente)
S. 121 Lachsöl (Herz- und Kreislaufbeschwerden)
S. 258 Lipon plus (Nährstoffmangel - Mikronährstoffe)
S. 336 Magnesium (Verletzungen - Sport)
S. 339 Magnesium-Calcium (Übersäuerung)
S. 264 Mineral plus (Nährstoffmangel - Mineralstoffe und Spurenelemente)
S. 60 Nachtkerzenöl (Dermatitis & Hautbeschwerden)

Alphabetisches Herstellerverzeichnis

S. 61 NK-Borretschöl (Dermatitis & Hautbeschwerden)
S. 312 Q10 plus Vit.C (Stress, Unruhe und Schlafstörungen)
S. 313 Schwarzkümmelöl (Stress, Unruhe und Schlafstörungen)
S. 116 Selen (Haarausfall)
S. 313 Selen plus Acerola Vit. C (Stress, Unruhe und Schlafstörungen)
S. 266 Spurenelemente (Nährstoffmangel - Mineralstoffe und Spurenelemente)
S. 52 Vit. AE + Lycopin (Augenbeschwerden)
S. 314 Vit. B-Komplex plus (Stress, Unruhe und Schlafstörungen)
S. 99 Zink (Grippe, grippaler Infekt, Erkältung)
S. 177 3-SymBiose (Magen-Darm-Beschwerden)
S. 177 3-SymBiose plus (Magen-Darm-Beschwerden)
S. 199 REHA 1 (Magen-Darm-Beschwerden)
S. 192 ODS 1A (Magen-Darm-Beschwerden)
S. 192 ODS 2 (Magen-Darm-Beschwerden)
S. 191 ODS 1 (Magen-Darm-Beschwerden)
S. 192 ODS 1K (Magen-Darm-Beschwerden)
S. 161 Itis-Protect® (Karies und Parodontitis)
S. 161 Itis-Protect® I (Karies und Parodontitis)
S. 161 Itis-Protect® II (Karies und Parodontitis)
S. 161 Itis-Protect® III (Karies und Parodontitis)
S. 162 Itis-Protect® IV (Karies und Parodontitis)
S. 110 PREGNASana® (Gynäkologische Erkrankungen & Frauenbeschwerden)
S. 77 Curcuma + Vit. B (Entzündungen)

I

Institut AllergoSan Deutschland (privat) GmbH
Institut AllergoSan Deutschland (privat) GmbH
Nördliche Münchner Str. 47, 82031 Grünwald,
DEUTSCHLAND
Telefon: +49 800 5035086
Telefax: +49 800 5035089
E-Mail: info@allergosan.at
Internet: www.allergosan.com

S. 196 OMNi-BiOTiC® SR-9 mit B-Vitaminen (Magen-Darm-Beschwerden)
S. 212 OMNi-BiOTiC® SR-9 mit B-Vitaminen (Magen-Darm-Beschwerden - Verdauung)
S. 194 OMNi-BiOTiC® Aktiv (Magen-Darm-Beschwerden)
S. 210 OMNi-BiOTiC® Aktiv (Magen-Darm-Beschwerden - Verdauung)
S. 197 OMNi-LOGiC® APFELPEKTIN (Magen-Darm-Beschwerden)
S. 212 OMNi-LOGiC® APFELPEKTIN (Magen-Darm-Beschwerden - Verdauung)
S. 197 OMNi-LOGiC® FIBRE (Magen-Darm-Beschwerden)
S. 216 OMNi-LOGiC® FIBRE (Magen-Darm-Beschwerden - Verstopfung)
S. 197 OMNi-LOGiC® IMMUN (Magen-Darm-Beschwerden)
S. 213 OMNi-LOGiC® IMMUN (Magen-Darm-Beschwerden - Verdauung)
S. 198 OMNi-LOGiC® PLUS (Magen-Darm-Beschwerden)
S. 213 OMNi-LOGiC® PLUS (Magen-Darm-Beschwerden - Verdauung)
S. 195 OMNi-BiOTiC® POWER (Magen-Darm-Beschwerden)
S. 211 OMNi-BiOTiC® POWER (Magen-Darm-Beschwerden - Verdauung)
S. 183 Caricol® (Magen-Darm-Beschwerden)

Alphabetisches Herstellerverzeichnis

S. 201 Caricol® (Magen-Darm-Beschwerden - Blähungen)
S. 208 Caricol® (Magen-Darm-Beschwerden - Verdauung)
S. 183 Caricol®-Gastro (Magen-Darm-Beschwerden)
S. 206 Caricol®-Gastro (Magen-Darm-Beschwerden - Sodbrennen)
S. 193 OMNi-BiOTiC® 6 (Magen-Darm-Beschwerden)
S. 194 OMNi-BiOTiC® 10 (Magen-Darm-Beschwerden)
S. 210 OMNi-BiOTiC® 10 (Magen-Darm-Beschwerden - Verdauung)
S. 109 OMNi-BiOTiC® FLORA plus (Gynäkologische Erkrankungen & Frauenbeschwerden)
S. 62 OMNi-BiOTiC® METAtox (Diabetes)
S. 302 OMNi-BiOTiC® METAtox (Stoffwechselstörung)
S. 173 OMNi-BiOTiC® HETOX (Lebererkrankung)
S. 195 OMNi-BiOTiC® metabolic (Magen-Darm-Beschwerden)
S. 211 OMNi-BiOTiC® metabolic (Magen-Darm-Beschwerden - Verdauung)
S. 195 OMNi-BiOTiC® PANDA (Magen-Darm-Beschwerden)
S. 211 OMNi-BiOTiC® PANDA (Magen-Darm-Beschwerden - Verdauung)
S. 196 OMNi-BiOTiC® REISE (Magen-Darm-Beschwerden)
S. 212 OMNi-BiOTiC® REISE (Magen-Darm-Beschwerden - Verdauung)
S. 135 OMNi-BiOTiC® Pro-Vi 5 (Immunsystemkrankungen und -schwäche)
S. 220 OMNi-BiOTiC® iMMUND (Mund- und Rachenerkrankung)
S. 85 OMNi-BiOTiC® POWER (Erschöpfung und Müdigkeit)
S. 210 OMNi-BiOTiC® 6 (Magen-Darm-Beschwerden - Verdauung)

S. 194 OMNi-BiOTiC® COLONIZE (Magen-Darm-Beschwerden)
S. 197 OMNi-LOGiC® HUMIN (Magen-Darm-Beschwerden)
S. 203 OMNi-LOGiC® HUMIN (Magen-Darm-Beschwerden - Durchfall)

Iscador AG
Iscador AG
Spitalstr. 22, 79539 Lörrach, DEUTSCHLAND
Telefon: +49 7621 1622600
Telefax: +49 7621 1622601
E-Mail: info@iscador.de
Internet: www.iscador.de
S. 165 ISCADOR® (Krebserkrankungen)

J

Jarfood GmbH
Jarfood GmbH
Oskar-von-Miller-Ring 29, 80333 München, DEUTSCHLAND
Telefon: +49 89 716723390
Telefax: +49 89 716723399
E-Mail: info@jarfood.de
Internet: www.jarfood.de
S. 77 JARMINO Knochenbrühen-Konzentrat (Entzündungen)

Johannes Bürger Ysatfabrik GmbH
Johannes Bürger Ysatfabrik GmbH
Herzog-Julius-Str. 83, 38667 Bad Harzburg, DEUTSCHLAND
Telefon: +49 5322 4444
Telefax: +49 5322 780229
E-Mail: info@ysat.de
Internet: www.ysat.de
S. 123 Olivysat® novo Bürger (Herz- und Kreislaufbeschwerden)
S. 111 Salvysat® 300 mg Filmtabletten (Gynäkologische Erkrankungen & Frauenbeschwerden)
S. 111 Salvysat® Flüssigkeit (Gynäkologische Erkrankungen & Frauenbeschwerden)

Alphabetisches Herstellerverzeichnis

S. 113 Styptysat 400 mg überzogene Tabletten (Gynäkologische Erkrankungen & Frauenbeschwerden)
S. 328 Uvalysat® Flüssigkeit (Urogenitalerkrankungen)
S. 55 Chamo® Bürger (Dermatitis & Hautbeschwerden)

K

Kattwiga Arzneimittel GmbH
Kattwiga Arzneimittel GmbH
Zur Grenze 30, 48529 Nordhorn, DEUTSCHLAND
Telefon: +49 5921 78020
Telefax: +49 5921 780220
E-Mail: info@kattwiga.de
Internet: www.kattwiga.de, www.venokatt.de, www.allergokatt.de
S. 361 Kattwiga Therapiesystem (Homöopathie - Komplexmittel)

L

Laves-Arzneimittel GmbH
Laves-Arzneimittel GmbH
Barbarastr. 14, 30952 Ronnenberg, DEUTSCHLAND
Telefon: +49 511 438740
Telefax: +49 511 4387444
E-Mail: info@laves-pharma.de
Internet: www.laves-pharma.de
S. 45 Synerga® (Allergie)
S. 184 Colibiogen® oral (Magen-Darm-Beschwerden)
S. 198 Pylosan® (Magen-Darm-Beschwerden)
S. 370 Sibosan® (Mikrobiologische Therapien)
S. 183 Colibiogen® Kinder (Magen-Darm-Beschwerden)
S. 56 Dermabiogen® (Dermatitis & Hautbeschwerden)

livQ Fermentationsprodukte
livQ Fermentationsprodukte
Unterhachinger Str. 78, 81737 München, DEUTSCHLAND
Telefon: +49 89 23514910
Telefax: +49 89 235149111
E-Mail: info@livQ.de
Internet: www.livQ.de
S. 342 Bio-Essenzen – von livQ (Homöopathie - Einzelmittel)

M

M-K Europa GmbH, Man-Koso
M-K Europa GmbH
Weinkellerstr. 28, 09337 Hohenstein-Ernstthal, DEUTSCHLAND
Telefon: +49 3723 658950
Telefax: +49 3723 6589511
E-Mail: info@mk-europa.de
Internet: www.man-koso.de
S. 244 Man-Koso (Nährstoffmangel)

Melaleuka
Melaleuka GmbH
Luisenstr. 17, 66125 Saarbrücken, DEUTSCHLAND
Telefon: +49 6897 1794199
Telefax: +49 6897 1791399
E-Mail: service@melaleuka.de
Internet: www.melaleuka.de
S. 57 Melaleuka.de Öl, Melaleuca alternifolia, Australisches Teebaumöl aus selektiertem Wildwuchs. Höchste Qualität seit 1988. (Dermatitis & Hautbeschwerden)

memon bionic instruments GmbH
memon bionic instruments GmbH
Oberaustr. 6A, 83026 Rosenheim, DEUTSCHLAND
Telefon: +49 8031 402200
E-Mail: service@memon.eu
Internet: www.memon.eu
S. 378 memonizer (Gerätemedizin)

Alphabetisches Herstellerverzeichnis

MensSana AG
MensSana AG
Am Bahnhof 1, 74670 Forchtenberg,
DEUTSCHLAND
Telefon: +49 7947 942940
Telefax: +49 7947 9429424
E-Mail: info@menssana.de
Internet: www.menssana.de
S. 234 B12 lingua MensSana (Nährstoffmangel)
S. 241 Ferro MensSana (Nährstoffmangel)
S. 241 Immuno / Immuno akut MensSana (Nährstoffmangel)
S. 244 Magnesium-Citrat + D direkt MensSana (Nährstoffmangel)
S. 256 Zink + C MensSana (Nährstoffmangel)
S. 238 BetaGlucan+ immun MensSana (Nährstoffmangel)
S. 238 Biotic premium MensSana (Nährstoffmangel)
S. 255 Vitaldrink Kinder / Erwachsene MensSana (Nährstoffmangel)
S. 248 Omega-3 vegan MensSana (Nährstoffmangel)

Meripharm
Meripharm GmbH
Eckbergstraße 18, 76534 Baden-Baden,
DEUTSCHLAND
Telefon: +49 7221 73734
Telefax: +49 7221 73733
E-Mail: info@meripharm.de
Internet: www.meripharm.de
S. 347 5. Meripharm: MERIDIANKOMPLEX 3 (Homöopathie - Komplexmittel)
S. 348 5. Meripharm: MERIDIANKOMPLEX 4 (Homöopathie - Komplexmittel)
S. 349 5. Meripharm: MERIDIANKOMPLEX 5 (Homöopathie - Komplexmittel)
S. 349 5. Meripharm: MERIDIANKOMPLEX 6 (Homöopathie - Komplexmittel)
S. 350 5. Meripharm: MERIDIANKOMPLEX 7 (Homöopathie - Komplexmittel)
S. 350 5. Meripharm: MERIDIANKOMPLEX 8 (Homöopathie - Komplexmittel)
S. 351 5. Meripharm: MERIDIANKOMPLEX 9 (Homöopathie - Komplexmittel)
S. 351 5. Meripharm: MERIDIANKOMPLEX 10 (Homöopathie - Komplexmittel)
S. 352 5. Meripharm: MERIDIANKOMPLEX 11 (Homöopathie - Komplexmittel)
S. 352 5. Meripharm: MERIDIANKOMPLEX 12 (Homöopathie - Komplexmittel)
S. 353 5. Meripharm: MERIDIANKOMPLEX 13 (Homöopathie - Komplexmittel)
S. 353 5. Meripharm: MERIDIANKOMPLEX 14 (Homöopathie - Komplexmittel)
S. 354 5. Meripharm: MERIDIANKOMPLEX 15 (Homöopathie - Komplexmittel)
S. 358 9. Meripharm: A.L.P.-Komplex „KERN" (Homöopathie - Komplexmittel)
S. 358 9. Meripharm: A.S.K.-Komplex „KERN" (Homöopathie - Komplexmittel)
S. 359 9. Meripharm: D.P.R.-Komplex „KERN" (Homöopathie - Komplexmittel)
S. 359 9. Meripharm: H.E.S.-Komplex „KERN" (Homöopathie - Komplexmittel)
S. 359 9. Meripharm: H.P.T.-Komplex „KERN" (Homöopathie - Komplexmittel)
S. 344 1. Meripharm: Erläuterungen und Eigenschaften der MERIDIANKOMPLEXE (Homöopathie - Komplexmittel)
S. 360 9. Meripharm: H.R.Z.-Komplex „KERN" (Homöopathie - Komplexmittel)
S. 360 9. Meripharm: M.G.R.-Komplex „KERN" N (Homöopathie - Komplexmittel)
S. 354 6. Meripharm: MERIDIANKOMPLEX-Kombinationen (Homöopathie - Komplexmittel)
S. 345 2. Meripharm: ORGANSYSTEM UND MERIDIANKOMPLEX (Homöopathie - Komplexmittel)

Alphabetisches Herstellerverzeichnis

S. 360   9. Meripharm: P.S.R.-Komplex „KERN" (Homöopathie - Komplexmittel)
S. 345   3. Meripharm: Wichtige Aspekte zur Methodik der Anwendung der Meridiankomplexe (Homöopathie - Komplexmittel)
S. 346   4. Meripharm: Zur Dosierung der Meridiankomplexe (Homöopathie - Komplexmittel)
S. 355   7. Meripharm: CHAKRA-therapierende Kombinationen zur ungezielten Ausleitung (Homöopathie - Komplexmittel)
S. 346   5. Meripharm: MERIDIANKOMPLEX 1 (Homöopathie - Komplexmittel)
S. 347   5. Meripharm: MERIDIANKOMPLEX 2 (Homöopathie - Komplexmittel)
S. 356   8. Meripharm: MERIDIANKOMPLEX Dreierkombinationen zur Chakra-Therapie (Homöopathie - Komplexmittel)

meta Fackler
meta Fackler Arzneimittel GmbH
Philipp-Reis-Str. 3, 31282 Springe, DEUTSCHLAND
Telefon: +49 5041 94400
Telefax: +49 5041 944049
E-Mail: kontakt@metafackler.de
Internet: www.metafackler.de
S. 290   metaossylen N (Rheuma)
S.   92   metaglobiflu Erkältungsglobuli (Grippe, grippaler Infekt, Erkältung)
S.   93   metavirulent® (Grippe, grippaler Infekt, Erkältung)
S. 309   metakaveron® Streukügelchen (Stress, Unruhe und Schlafstörungen)
S. 172   metaheptachol® N (Lebererkrankung)
S. 290   metatendolor (Rheuma)
S. 106   metatussolvent® Hustentropfen (Grippe, grippaler Infekt, Erkältung - Husten)
S. 204   metahepat (Magen-Darm-Beschwerden - Galle)

S. 319   metabiarex® N (Umwelt- und Schwermetallbelastung)
S. 202   metaharonga® (Magen-Darm-Beschwerden - Blähungen)
S. 128   metarubini N (Herz- und Kreislaufbeschwerden - Schwindel)
S. 322   metasolitharis (Urogenitalerkrankungen)

Multinova
Multinova GmbH & Co. KG
Wasserburger Str. 133, 83071 Stephanskirchen, DEUTSCHLAND
Telefon: +49 8031 4081330
E-Mail: info@multinova.eu
Internet: www.multinova.eu
S. 245   Multinova Bio Vitalpilze (Nährstoffmangel)
S. 372   Multinova Bio Vitalpilze (Vitalpilze)

N

Neurolab GmbH
Neurolab® GmbH
Fischinger Str. 16, 5163 Mattsee, ÖSTERREICH
Telefon: +43 621 750722
Telefax: +43 621 75072299
E-Mail: info@neurolab.eu
Internet: www.neurolab.eu
S.   77   InflaSan (Entzündungen)
S. 294   PEAPlus (Palmitoylethanolamid (Schmerzen akut/chronisch - Neuralgie)
S. 177   7 Kräuter Elixier (Magen-Darm-Beschwerden)
S. 263   Eisen plus C pflanzlich aus Curryblatt und Hagebutte (Nährstoffmangel - Mineralstoffe und Spurenelemente)
S. 135   Glutathion Liposomal (Immunsystemerkrankungen und -schwäche)
S. 152   Immun Express (Infektionen)
S. 286   SerenePro (Psychische Erkrankungen, Depressionen)

Alphabetisches Herstellerverzeichnis

S. 308 GABANight (Stress, Unruhe und Schlafstörungen)
S. 305 AdrePlus (Stress, Unruhe und Schlafstörungen)
S. 234 Aminosäuren Komplex (Nährstoffmangel)
S. 338 BasenKomplex (Übersäuerung)
S. 308 GABAPur (Stress, Unruhe und Schlafstörungen)
S. 153 Immunbiotic (Infektionen)
S. 300 Kryptopyrrol Komplex (Stoffwechselstörung)
S. 191 MucosaLiv (Magen-Darm-Beschwerden)
S. 110 Prävent Frau (Gynäkologische Erkrankungen & Frauenbeschwerden)
S. 313 Safran (Stress, Unruhe und Schlafstörungen)

NutraMedix Deutschland
NutraMedix Deutschland GmbH
Karl-Marx-Str. 1, 15926 Luckau, DEUTSCHLAND
Telefon: +49 3544 5576367
Telefax: +49 3544 5576435
E-Mail: info@nutramedix.de
Internet: www.nutramedix.de
S. 136 Samento NutraMedix Tropfen (Immunsystemerkrankungen und -schwäche)
S. 82 Adrenal NutraMedix Tropfen (Erschöpfung und Müdigkeit)
S. 152 Banderol NutraMedix Tropfen (Infektionen)
S. 316 Burbur-Pinella NutraMedix Tropfen (Umwelt- und Schwermetallbelastung)
S. 299 Glucomedix NutraMedix Tropfen (Stoffwechselstörung)
S. 159 Nutra-BRL NutraMedix Tropfen (Infektionen)
S. 320 Sealantro NutraMedix Tropfen (Umwelt- und Schwermetallbelastung)

S. 81 Serrapeptase NutraMedix Kapseln (Entzündungen)
S. 160 Takuna NutraMedix Tropfen (Infektionen)

nutrimmun GmbH
nutrimmun GmbH
Am Mittelhafen 56, 48155 Münster, DEUTSCHLAND
Telefon: +49 251 135660
Telefax: +49 251 1356622
E-Mail: info@nutrimmun.de
Internet: www.nutrimmun.de
S. 259 NUTRIGLUCAN® (Nährstoffmangel - Mikronährstoffe)
S. 209 MyBIOTIK®PRAELASAN (Magen-Darm-Beschwerden - Verdauung)
S. 367 MyBIOTIK®LIFE+ (Mikrobiologische Therapien)
S. 368 MyBIOTIK®PROTECT (Mikrobiologische Therapien)
S. 368 MyBIOTIK®PUR (Mikrobiologische Therapien)
S. 369 MyBIOTIK®SPORT (Mikrobiologische Therapien)
S. 366 MyBIOTIK®BALANCE RDS (Mikrobiologische Therapien)
S. 258 MUCOZINK® (Nährstoffmangel - Mikronährstoffe)
S. 93 MyBIOTIK®IMMUGY (Grippe, grippaler Infekt, Erkältung)
S. 366 MyBIOTIK®BIOFIBRE (Mikrobiologische Therapien)

P

Pflüger
Homöopathisches Laboratorium; Alexander Pflüger GmbH & Co. KG
Röntgenstr. 4, 33378 Rheda-Wiedenbrück, DEUTSCHLAND
Telefon: +49 5242 94720
Telefax: +49 5242 947220
E-Mail: info@pflueger.de

Alphabetisches Herstellerverzeichnis

Internet: www.pflueger.de; www.homoeopathie.de
S. 317 Derivatio Tabletten (Umwelt- und Schwermetallbelastung)
S. 363 Nervoregin® Tropfen (Homöopathie - Komplexmittel)
S. 164 Ranocalcin (Knochenschwund)
S. 274 Otofren® (Ohrenbeschwerden - Schmerzen und Entzündung)
S. 362 Nervoregin® H Tabletten (Homöopathie - Komplexmittel)
S. 300 Milchsäure Pflüger® (Stoffwechselstörung)
S. 301 Milchsäure Pflüger® (Stoffwechselstörung)
S. 295 Milchsäure Pflüger® Inj. 5 ml (Stoffwechselstörung)
S. 314 Derivatio H Inj. (Umwelt- und Schwermetallbelastung)
S. 343 Milchsäure Pflüger Potenz- akkord® (Homöopathie - Komplexmittel)
S. 279 Nervoregin® comp. H Pflüger (Psychische Erkrankungen, Depressionen)
S. 99 Lymphocausal H Pflüger® (Grippe, grippaler Infekt, Erkältung - Fieber)
S. 87 Lymphocausal Inj. Pflüger® (Grippe, grippaler Infekt, Erkältung)

PlantaVis GmbH
PlantaVis GmbH
Am Sportplatz 3, 56291 Leiningen, DEUTSCHLAND
Telefon: +49 6746 8037853
E-Mail: info@plantavis.de
Internet: www.plantavis.de
S. 370 ASTRAGALUS & PANAX (Phytotherapie)

Practomed UG
Practomed UG
Industriestr. 2, 79541 Lörrach, DEUTSCHLAND
Telefon: +49 7621 401240
Telefax: +49 7621 140196
E-Mail: info@practomed.de

Internet: www.reprop.de
S. 213 Reprop® Clyster (Magen-Darm-Beschwerden - Verstopfung)

Protina Pharmazeutische GmbH
Protina Pharmazeutische GmbH
Adalperostr. 37, 85737 Ismaning, DEUTSCHLAND
Telefon: +49 89 9965530
Telefax: +49 89 963446
E-Mail: info@basica.de
Internet: www.basica.com
S. 235 Basica Compact® (Nährstoffmangel)
S. 235 Basica Direkt® (Nährstoffmangel)
S. 236 Basica Instant® (Nährstoffmangel)
S. 237 Basica® Pur (Nährstoffmangel)
S. 237 Basica Vital® (Nährstoffmangel)

Q

Queisser Pharma
Queisser Pharma GmbH & Co. KG
Schleswiger Str. 74, 24941 Flensburg, DEUTSCHLAND
Telefon: +49 461 99960
Telefax: +49 461 9996170
E-Mail: info@queisser.de
Internet: www.queisser.de
S. 242 LITOZIN® (Nährstoffmangel)
S. 66 Doppelherz Ginkgo 120 mg Filmtabletten (Durchblutungsstörung)
S. 68 Doppelherz Ginkgo 240 mg Filmtabletten (Durchblutungsstörung)

Queisser Pharma (Doppelherz Pharma GmbH)
Queisser Pharma (Doppelherz Pharma GmbH)
Schleswiger Str. 74, 24941 Flensburg, DEUTSCHLAND
Telefon: +49 461 99960
Telefax: +49 461 9996170
E-Mail: info@queisser.de
Internet: www.queisser.de

Alphabetisches Herstellerverzeichnis

S. 102 HUSTENLÖSER EFEU 8,25 mg/ml Sirup (Grippe, grippaler Infekt, Erkältung - Husten)
S. 310 PASSIFLORA DoppelherzPharma 425 mg Filmtabletten (Stress, Unruhe und Schlafstörungen)

R

REGENAPLEX GmbH
Homöopathische Komplexmittel
Opelstr. 5A, 78467 Konstanz, DEUTSCHLAND
Telefon: +49 7531 8926930
Telefax: +49 7531 8926944
E-Mail: info@regenaplex.de
Internet: www.regenaplex.de
S. 363 REGENAPLEXE (Homöopathie - Komplexmittel)

Ruehe Healthcare GmbH
Ruehe Healthcare GmbH
Rudolf-Breitscheid-Str. 162, 14482 Potsdam, DEUTSCHLAND
Telefon: +49 331 23530554
Telefax: +49 3222 3946788
E-Mail: mail@ruehe-healthcare.com
Internet: www.ruehe-healthcare.de
S. 60 Sorion® Repair Creme Sensitive (Dermatitis & Hautbeschwerden)

S

Sanum-Kehlbeck
Sanum-Kehlbeck GmbH & Co. KG Arzneimittelherstellung
Postfach 1355, 27316 Hoya, DEUTSCHLAND
Telefon: +49 4251 93520
Telefax: +49 4251 9352290
E-Mail: info@sanum.com
Internet: www.sanum.com
S. 221 Albicansan® D3 (Mykosen)
S. 224 Albicansan® D3 (Mykosen)
S. 225 Albicansan® D4 (Mykosen)
S. 222 Albicansan® D5 (Mykosen)
S. 226 Albicansan® D5 (Mykosen)

S. 233 Alkala® „N" (Nährstoffmangel)
S. 181 Alkala® „T" (Magen-Darm-Beschwerden)
S. 233 Alkala® „S" (Nährstoffmangel)
S. 130 Bovisan® D5 (Immunsystemerkrankungen und -schwäche)
S. 131 Bovisan® D5 (Immunsystemerkrankungen und -schwäche)
S. 132 Bovisan® D6 (Immunsystemerkrankungen und -schwäche)
S. 53 Calvakehl® D3 (Blutung)
S. 53 Calvakehl® D4 (Blutung)
S. 47 Cerivikehl® Urtinktur (Asthma und Bronchitis)
S. 297 Citrokehl® (Stoffwechselstörung)
S. 298 Citrokehl® (Stoffwechselstörung)
S. 134 Fomepikehl® D5 (Immunsystemerkrankungen und -schwäche)
S. 287 Formasan® (Rheuma)
S. 289 Formasan® (Rheuma)
S. 188 Fortakehl® D4 (Magen-Darm-Beschwerden)
S. 175 Fortakehl® D5/D6 (Magen-Darm-Beschwerden)
S. 70 Ginkgobakehl® D4 (Durchblutungsstörung)
S. 170 Hexacyl® Mischung (Lebererkrankung)
S. 104 Larifikehl® D4 (Grippe, grippaler Infekt, Erkältung - Husten)
S. 105 Larifikehl® D5 (Grippe, grippaler Infekt, Erkältung - Husten)
S. 242 Lipiscor® Fischölkapseln Omega-3 (Nährstoffmangel)
S. 42 Luffasan® (Allergie)
S. 244 Mapurit® (Nährstoffmangel)
S. 281 Mucedokehl® D3 (Psychische Erkrankungen, Depressionen)

Alphabetisches Herstellerverzeichnis

S. 282 Mucedokehl® D4 (Psychische Erkrankungen, Depressionen)
S. 277 Mucedokehl® D5 (Psychische Erkrankungen, Depressionen)
S. 283 Mucedokehl® D5 (Psychische Erkrankungen, Depressionen)
S. 335 Mucokehl® D3 (Verletzungen - Sport)
S. 72 Mucokehl® D3 (Durchblutungsstörung)
S. 73 Mucokehl® D4 (Durchblutungsstörung)
S. 63 Mucokehl® D5 (Durchblutungsstörung)
S. 73 Mucokehl® D5 (Durchblutungsstörung)
S. 74 Mucokehl® D5 (Durchblutungsstörung)
S. 65 Mucokehl® D5/D6/D7 (Durchblutungsstörung)
S. 283 Muscarsan® D6 (Psychische Erkrankungen, Depressionen)
S. 284 Muscarsan® D6 (Psychische Erkrankungen, Depressionen)
S. 324 Nigersan® D3 (Urogenitalerkrankungen)
S. 324 Nigersan® D4 (Urogenitalerkrankungen)
S. 325 Nigersan® D5 (Urogenitalerkrankungen)
S. 326 Nigersan® D5 (Urogenitalerkrankungen)
S. 320 Nigersan® D5/D6/D7 (Urogenitalerkrankungen)
S. 58 Notakehl® D3 (Dermatitis & Hautbeschwerden)
S. 155 Notakehl® D3 (Infektionen)
S. 156 Notakehl® D4 (Infektionen)
S. 157 Notakehl® D5 (Infektionen)
S. 158 Notakehl® D5 (Infektionen)
S. 332 Okoubasan® D2 (Vergiftung)
S. 333 Okoubasan® D2 (Vergiftung)
S. 222 Pefrakehl® D3 (Mykosen)

S. 229 Pefrakehl® D4 (Mykosen)
S. 230 Pefrakehl® D5 (Mykosen)
S. 223 Pefrakehl® D6 (Mykosen)
S. 218 Pinikehl® D4 (Milzerkrankung)
S. 217 Pinikehl® D5 (Milzerkrankung)
S. 219 Pinikehl® D5 (Milzerkrankung)
S. 376 Polysan Test (Spengler-Kolloide) (Diagnostika)
S. 248 Probikehl® (Nährstoffmangel)
S. 94 Quentakehl® D3 (Grippe, grippaler Infekt, Erkältung)
S. 96 Quentakehl® D5 (Grippe, grippaler Infekt, Erkältung)
S. 101 Relivora® Komplex (Grippe, grippaler Infekt, Erkältung - Husten)
S. 107 Relivora® Komplex (Grippe, grippaler Infekt, Erkältung - Husten)
S. 364 Sankombi® D5 Mischung (Homöopathie - Komplexmittel)
S. 327 Sanucyst® Blasen-Nieren-Tropfen (Urogenitalerkrankungen)
S. 205 Sanugall® Tabletten (Magen-Darm-Beschwerden - Galle)
S. 137 Sanukehl® Acne D6 (Immunsystemerkrankungen und -schwäche)
S. 137 Sanukehl® Brucel D6 (Immunsystemerkrankungen und -schwäche)
S. 138 Sanukehl® Cand D6 (Immunsystemerkrankungen und -schwäche)
S. 139 Sanukehl® Coli D6 (Immunsystemerkrankungen und -schwäche)
S. 129 Sanukehl® Coli D7 (Immunsystemerkrankungen und -schwäche)
S. 140 Sanukehl® Klebs D6 (Immunsystemerkrankungen und -schwäche)

Alphabetisches Herstellerverzeichnis

S. 142 Sanukehl® Prot D6 (Immunsystemerkrankungen und -schwäche)
S. 143 Sanukehl® Pseu D6 (Immunsystemerkrankungen und -schwäche)
S. 144 Sanukehl® Salm D6 (Immunsystemerkrankungen und -schwäche)
S. 144 Sanukehl® Staph D6 (Immunsystemerkrankungen und -schwäche)
S. 145 Sanukehl® Strep D6 (Immunsystemerkrankungen und -schwäche)
S. 146 Sanukehl® Trich D6 (Immunsystemerkrankungen und -schwäche)
S. 296 Sanuvis® (Stoffwechselstörung)
S. 304 Sanuvis® Tabletten (Stoffwechselstörung)
S. 303 Sanuvis® (Stoffwechselstörung)
S. 59 Sanuvis® D1 (Dermatitis & Hautbeschwerden)
S. 304 Sanuvis® D2 (Stoffwechselstörung)
S. 260 Selenokehl® (Nährstoffmangel - Mineralstoffe und Spurenelemente)
S. 265 Selenokehl® Mischung (Nährstoffmangel - Mineralstoffe und Spurenelemente)
S. 173 Silvaysan® (Lebererkrankung)
S. 125 Strophanthus D4 Sanum (Herz- und Kreislaufbeschwerden)
S. 126 Strophanthus D4 Sanum (Herz- und Kreislaufbeschwerden)
S. 176 Taraxan Sanum® D3 (Magen-Darm-Beschwerden)
S. 293 Usneabasan® Urtinktur (Schmerzen akut/chronisch - Kopfschmerzen und Migräne)
S. 114 Ustilakehl® D5 (Gynäkologische Erkrankungen & Frauenbeschwerden)
S. 115 Ustilakehl® D5 (Gynäkologische Erkrankungen & Frauenbeschwerden)
S. 149 Utilin® „H" D5 Kapseln (Immunsystemerkrankungen und -schwäche)
S. 148 Utilin® „H" D5 (Immunsystemerkrankungen und -schwäche)
S. 269 Vitamin B12 Sanum (Nährstoffmangel - Vitamine)
S. 267 Zinkokehl® D3 dil. (Nährstoffmangel - Mineralstoffe und Spurenelemente)
S. 331 V-Th-E Kuhl Mischung (Venöse Insuffizienz & Stauungen)
S. 227 Exmykehl® D5 Mischung (Mykosen)
S. 43 Luffasan® (Allergie)
S. 149 Utilin® „H" D6 (Immunsystemerkrankungen und -schwäche)
S. 334 Okoubasan® Urtinktur (Vergiftung)
S. 44 Luffasan® (Allergie)
S. 226 Exmykehl® D3 (Mykosen)
S. 189 Fortakehl® D5 (Magen-Darm-Beschwerden)
S. 218 Pinikehl® D4 (Milzerkrankung)
S. 133 Episcorit® Auszug (Immunsystemerkrankungen und -schwäche)
S. 190 Fortakehl® D5 (Magen-Darm-Beschwerden)
S. 46 Cerivikehl® D3 (Asthma und Bronchitis)
S. 294 Citrokehl® (Stoffwechselstörung)
S. 187 Fortakehl® D3 (Magen-Darm-Beschwerden)
S. 100 Larifikehl® D5 (Grippe, grippaler Infekt, Erkältung - Husten)
S. 95 Quentakehl® D4 (Grippe, grippaler Infekt, Erkältung)
S. 141 Sanukehl® Myc D6 (Immunsystemerkrankungen und -schwäche)

Alphabetisches Herstellerverzeichnis

S. 261 Zinkokehl® D4 (Nährstoffmangel - Mineralstoffe und Spurenelemente)
S. 64 Ginkgobakehl® D4 (Durchblutungsstörung)
S. 278 Muscarsan® D6 (Psychische Erkrankungen, Depressionen)
S. 150 Notakehl® D5/D6/D7 (Infektionen)
S. 228 Pefrakehl® D3 (Mykosen)
S. 88 Quentakehl® D5/D6 (Grippe, grippaler Infekt, Erkältung)

SonnenMoor
SonnenMoor Verwertungs- und Vertriebs GmbH
5102 Anthering bei Salzburg, ÖSTERREICH
Telefon: +43 6223 2278 0
Telefax: +43 6223 2278 8180
Internet: www.sonnenmoor.at
S. 201 Trinkmoor (Magen-Darm-Beschwerden)

Swiss Medical Food AG
Swiss Medical Food AG
Falderbaumstr. 16a, 34123 Kassel
Telefon: +49(0)34197551360
E-Mail: info@swissmedicalfood.ch
Internet: www.swissmedicalfood.com
S. 231 OnLife® (Neurologische Erkrankungen)
S. 231 Epiderali® Plus (Neurologische Erkrankungen)

SymbioPharm GmbH
SymbioPharm GmbH
Auf den Lüppen 10, 35745 Herborn-Hörbach, DEUTSCHLAND
Telefon: +49 2772 981300
Telefax: +49 2772 981301
E-Mail: info@symbio.de
Internet: www.symbiopharm.de
S. 147 SYMBIOFLOR® 1 (Immunsystemerkrankungen und -schwäche)
S. 253 SymbioLact® Comp. (Nährstoffmangel)

S. 254 SymbioLact® pur (Nährstoffmangel)
S. 200 SYMBIOFLOR® 2 (Magen-Darm-Beschwerden)

T

Thymos elvau
Thymos elvau
Weinkellerstr. 28, 09337 Hohenstein-Ernstthal, DEUTSCHLAND
Telefon: +49 3723 658950
Telefax: +49 3723 6589511
E-Mail: info@sieben-schluessel-kur.de
Internet: www.sieben-schluessel-kur.de
S. 257 Immun-Regulator Sieben-Schlüssel Kur (Nährstoffmangel - Mikronährstoffe)

V

Volopharm GmbH Deutschland
Volopharm GmbH Deutschland
Münchener Str. 67, 83395 Freilassing, DEUTSCHLAND
Telefon: +49 8654 608730
Telefax: +49 8654 608930
E-Mail: office@volopharm.com
Internet: www.volopharm.com
S. 78 KaRazym® (Entzündungen)
S. 61 SanDermin®plus Kapseln (Dermatitis & Hautbeschwerden)
S. 159 SanFerin® (Infektionen)
S. 122 Natur-Nahrung™ (Herz- und Kreislaufbeschwerden)

W

w. feldhoff & comp. arzneimittel gmbh
w. feldhoff & comp. arzneimittel gmbh
Hans-C.-Wirz-Str. 2, 99867 Gotha, DEUTSCHLAND
Telefon: +49 3621 306074
Telefax: +49 3621 306043
E-Mail: info@feldhoff-vital.de

Alphabetisches Herstellerverzeichnis

S. 287 rheumamed® (Rheuma)
S. 186 esto-gast® (Magen-Darm-Beschwerden)

wandrey GmbH
wandrey GmbH
Motzener Str. 25, 12277 Berlin, DEUTSCHLAND
Telefon: +49 30 72010220
Telefax: +49 30 720102219
E-Mail: bestellung@akunadeln.de
Internet: www.akunadeln.de
S. 376 Akunadeln Wandrey (Akupunktur)

Weber & Weber
Weber & Weber GmbH - Biologische Arzneimittel
Herrschinger Str. 33, 82266 Inning/Ammersee, DEUTSCHLAND
Telefon: +49 8143 9270
Telefax: +49 8143 927150
E-Mail: info@weber-weber.net
Internet: www.weber-weber.de
S. 46 Heuschnupfen-Weliplex® S (Allergie - Heuschnupfen)
S. 275 Otovowen® (Ohrenbeschwerden - Schmerzen und Entzündung)
S. 288 Araniforce® arthro (Rheuma)
S. 106 Pectovowen® (Grippe, grippaler Infekt, Erkältung - Husten)
S. 98 Sinuvowen® (Grippe, grippaler Infekt, Erkältung)
S. 57 Ekzevowen® derma (Dermatitis & Hautbeschwerden)
S. 121 Goldtropfen-W (Herz- und Kreislaufbeschwerden)
S. 127 Vocorwen® (Herz- und Kreislaufbeschwerden)
S. 199 Spasmovowen® (Magen-Darm-Beschwerden)
S. 280 Echtronerval® (Psychische Erkrankungen, Depressionen)
S. 168 Aranicyn Leber-Gallemittel (Lebererkrankung)

S. 198 Payagastron® (Magen-Darm-Beschwerden)
S. 79 Odonton-Echtroplex® (Entzündungen)
S. 108 Tussovowen® (Grippe, grippaler Infekt, Erkältung - Husten)
S. 90 Echtrosept® (Grippe, grippaler Infekt, Erkältung)
S. 365 VoWen® -T (Homöopathie - Komplexmittel)
S. 361 Araniforce® -T (Homöopathie - Komplexmittel)
S. 292 Migräne-Echtroplex® S (Schmerzen akut/chronisch - Kopfschmerzen und Migräne)

Weleda AG
Weleda AG
Möhlerstr. 3-5, 73525 Schwäbisch Gmünd, DEUTSCHLAND
Telefon: +49 7171 9190
E-Mail: dialog@weleda.de
Internet: www.weleda.de
S. 182 Amara-Tropfen (Magen-Darm-Beschwerden)
S. 117 Aurum / Hyoscyamus comp. (Herz- und Kreislaufbeschwerden)
S. 117 Aurum / Lavandula comp. (Herz- und Kreislaufbeschwerden)
S. 203 Birkenkohle comp. (Magen-Darm-Beschwerden - Durchfall)
S. 307 Bryophyllum Argento cultum D2 (Stress, Unruhe und Schlafstörungen)
S. 48 Visiodoron Calendula (Augenbeschwerden)
S. 307 Calmedoron (Stress, Unruhe und Schlafstörungen)
S. 119 Cardiodoron Rh (Herz- und Kreislaufbeschwerden)
S. 118 Cardiodoron Cardiodoron mite (Herz- und Kreislaufbeschwerden)
S. 337 Combudoron (Verletzungen - Verbrennungen)
S. 120 Crataegus comp. (Herz- und Kreislaufbeschwerden)

Alphabetisches Herstellerverzeichnis

S. 49 Visiodoron Euphrasia comp. (Augenbeschwerden)
S. 49 Visiodoron Euphrasia (Augenbeschwerden)
S. 48 Visiodoron Euphrasia (Augenbeschwerden)
S. 169 Hepatodoron (Lebererkrankung)
S. 91 Infludo (Grippe, grippaler Infekt, Erkältung)
S. 92 Infludoron (Grippe, grippaler Infekt, Erkältung)
S. 309 Neurodoron (Stress, Unruhe und Schlafstörungen)
S. 50 Visiodoron Malva® (Augenbeschwerden)
S. 306 Bryophyllum 50 % (Stress, Unruhe und Schlafstörungen)
S. 204 Choleodoron (Magen-Darm-Beschwerden - Galle)
S. 185 Digestodoron (Magen-Darm-Beschwerden)
S. 119 Cardiodoron / Aurum comp. (Herz- und Kreislaufbeschwerden)

S. 178 7 Kräuter-Kraft nach Bertrand Heidelberger (Magen-Darm-Beschwerden)
S. 318 Koriander Bio Frischpflanzen Konzentrat (Umwelt- und Schwermetallbelastung)

WH Pharmawerk Weinböhla GmbH
WH Pharmawerk Weinböhla GmbH
Poststr. 58, 01689 Weinböhla, DEUTSCHLAND
Telefon: +49 35243 3870
Telefax: +49 35243 38728
E-Mail: office@pharmawerk-weinboehla.de
Internet: www.pharmawerk-weinboehla.de
S. 179 Activomin® (Magen-Darm-Beschwerden)

Wellnest Pflanzenkraft
Wellnest Service Center
Allee 6, 22941 Jersbek, DEUTSCHLAND
Telefon: +49 40 40135600
Telefax: +49 40 40135599
E-Mail: info@wellnest.info
Internet: www.wellnest-shop.com
S. 276 ClarkIntest Konzentrat nach Hulda Clark (Parasiten)
S. 321 Goldrute Bio Konzentrat (Urogenitalerkrankungen)
S. 323 Nieren-Kraft Konzentrat nach Hulda Clark (Urogenitalerkrankungen)
S. 316 Bärlauch Bio Konzentrat (Umwelt- und Schwermetallbelastung)
S. 153 Kardenwurzel Bio Frischpflanzen Konzentrat (Infektionen)
S. 171 Leber-Kraft Daily Bio Konzentrat (Lebererkrankung)
S. 154 LUMACELL Akut Konzentrat (Infektionen)